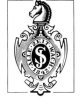

Endokrinologie des Kindes- und Jugendalters

Herausgegeben von H. Stolecke

Unter Mitarbeit von
V. Eysselein · J. Girard · H. Goebell · H.-P. Krohn
R.-D. Hesch · H.-O. Hoppen · P. Hürter
S. Herbst-Bormann · E. Passarge · D. Reinwein
I. Rey-Stocker · H. Stolecke

Mit 114 Abbildungen und 90 Tabellen

Springer-Verlag
Berlin Heidelberg New York 1982

Prof. Dr. H. Stolecke
Universitätsklinikum der Gesamthochschule Essen,
Kinderklinik, Abt. f. pädiatrische Endokrinologie,
Hufelandstraße 55, 4300 Essen

CIP-Kurztitelaufnahme der Deutschen Bibliothek:
Endokrinologie des Kindes- und Jugendalters
hrsg. von H. Stolecke. Unter Mitarb. von V. Eysselein ...
Berlin ; Heidelberg ; New York : Springer, 1982.
ISBN 3-540-11433-5 (Berlin, Heidelberg, New York)
ISBN 0-387-11433-5 (New York, Heidelberg, Berlin)
NE: Stolecke, Herbert [Hrsg.]; Eysselein, Viktor [Mitverf.]

ISBN 3-540-11433-5 Springer-Verlag Berlin Heidelberg New York
ISBN 0-387-11433-5 Springer-Verlag New York Heidelberg Berlin

Das Werk ist urheberrechtlich geschützt. Die dadurch begründeten Rechte, insbesondere die der Übersetzung, des Nachdrucks, der Entnahme von Abbildungen, der Funksendung, der Wiedergabe auf photomechanischem oder ähnlichem Wege und der Speicherung in Datenverarbeitungsanlagen bleiben, auch bei nur auszugsweiser Verwertung, vorbehalten. Die Vergütungsansprüche des § 54, Abs. 2 UrhG werden durch die Verwertungsgesellschaft Wort, München, wahrgenommen.

© Springer-Verlag Berlin Heidelberg 1982

Printed in Germany.

Die Wiedergabe von Gebrauchsnamen, Handelsnamen, Warenbezeichnungen usw. in diesem Werk berechtigt auch ohne besondere Kennzeichnung nicht zu der Annahme, daß solche Namen im Sinne der Warenzeichen- und Markenschutz-Gesetzgebung als frei zu betrachten wären und daher von jedermann benutzt werden dürften.

Gesamtherstellung: K. Triltsch, Würzburg
2121/3321 543210

Inhaltsverzeichnis

Mitarbeiterverzeichnis XXIII
Vorwort XXV

Teil I: Einführung

1.	Grundlagen der Endokrinologie . . . . H. Stolecke	3
1.1	Vorbemerkung	3
1.2	Hormone (Begriffsbestimmung)	3
1.3	Hormonbildung	4
1.4	Hormonsekretion	4
1.5	Hormontransport	5
1.6	Hormonwirkungen	5
1.7	Regulationsprinzipien	9
1.8	Hormonbestimmungen	9
	Literatur	10

Teil II: Normale und gestörte Funktion der endokrinen Drüsen

2.	Hypothalamus-Hypophysen-System . . . . J. Girard	15
2.1	Allgemeines	15
2.2	Hypothalamische Hormone und Neurotransmitter . . .	19
2.2.1	Thyreotropin-Releasinghormon (TRH)	19
2.2.2	Gonadotropin-Releasinghormon (LH–RH, LH–FSH–RH)	20
2.2.3	Somatostatin (GHRIH)	20
2.2.4	Neuropeptide unbekannter Strukturen	21
2.2.5	Im Gehirn nachgewiesene Neuropeptide mit möglicher Regulatorfunktion	21

2.2.6	Nichtpeptiderge Neurotransmitter	21
2.3	Hypothalamus – Hypophysenvorderlappen	23
2.3.1	Somatomammotropine	23
2.3.1.1	Wachstumshormon	25
2.3.1.2	Prolaktin	30
2.3.2	Glykoproteinhormone	32
2.3.2.1	Thyreoideastimulierendes Hormon (TSH)	32
2.3.2.2	Gonadotropine (LH und FSH)	33
2.3.3	Lipotropine	35
2.3.3.1	Regulation der Lipotropin- bzw. ACTH-Sekretion	35
2.3.3.2	ACTH-Konzentrationen im Plasma	38
2.4	Hypothalamus – Hypophysenhinterlappen	38
2.4.1	Regulation der Sekretion	39
2.4.2	Vasopressinkonzentrationen im Plasma	40
2.5	Störungen der hypothalamo-hypophysären Funktion	40
2.5.1	Dienzephales Syndrom	41
2.5.2	Unterfunktionssyndrome	41
2.5.3	Überfunktionssyndrome	44
2.6	Störung der hypothalamo-neurohypophysären Achse	47
2.6.1	Unterfunktion (Diabetes insipidus)	47
2.6.2	Überfunktion (Inadäquate ADH-Sekretion)	48
	Literatur	48

3. Schilddrüse 55
D. Reinwein

3.1	Allgemeine Daten	55
3.2	Physiologie	56
3.2.1	Hormone der Schilddrüse – Synthese und Metabolismus	56
3.2.1.1	Synthese	56
3.2.1.2	Hormontransport	57
3.2.1.3	Stoffwechsel der Schilddrüsenhormone	57
3.2.2	Schilddrüsenfunktion in der Entwicklung	58
3.2.2.1	Fetale Schilddrüsenentwicklung	58
3.2.2.2	Perinatales Verhalten der Schilddrüsenhormone	58
3.2.2.3	Schilddrüsenhormone bei Kindern und Jugendlichen	59
3.2.3	Wirkung der Schilddrüsenhormone	60
3.2.4	Regulation der Schilddrüsenfunktion	61
3.2.4.1	Steuerung durch TSH	61
3.2.4.2	Autonome Regulation	62
3.2.4.3	Extrathyreoidale Regulation	63
3.2.5	Untersuchungsmethoden	63
3.2.5.1	Lokalisationsdiagnostik	64
3.2.5.2	Funktionsdiagnostik	66
3.3	Erkrankungen der Schilddrüse	70
3.3.1	Erkrankungen mit Überproduktion von Schilddrüsenhormonen (Hyperthyreosen)	70

3.3.1.1	Einteilung und Pathophysiologie	70
3.3.1.2	Hyperthyreose Typ Basedow	72
3.3.1.3	Hyperthyreose ohne Ophthalmo- und Dermatopathie	74
3.3.1.4	Ungewöhnliche Formen der Hyperthyreose	75
3.3.1.5	Diagnostik	75
3.3.1.6	Therapie	77
3.3.2	Erkrankungen mit fehlender oder unzureichender Hormonproduktion	80
3.3.2.1	Angeborene Hypothyreosen	80
3.3.2.2	Postnatal erworbene Hypothyreosen	84
3.3.2.3	Klinik	87
3.3.2.4	Diagnostik und Suchtests	88
3.3.2.5	Therapie	90
3.3.3	Thyreoiditis	93
3.3.3.1	Diagnostik	94
3.3.3.2	Akute Thyreoiditis	94
3.3.3.3	Subakute Thyreoiditis	94
3.3.3.4	Chronische Thyreoiditis	95
3.3.4	Schilddrüsenmalignome	97
3.3.4.1	Diagnostik	98
3.3.4.2	Therapie	98
3.3.5	Notfallsituationen	99
3.3.5.1	Hypothyreotes Koma	99
3.3.5.2	Thyreotoxisches Koma	100
	Literatur	102
4.	**Nebenniere** H. Stolecke	**105**
4.1	Allgemeine Daten	105
4.1.1	Geschichtliches	105
4.1.2	Bemerkungen zur Anatomie und Histologie	105
4.2	Nebennierenrinde	106
4.2.1	Physiologie	106
4.2.1.1	Hormone der Nebennierenrinde – Synthese und Metabolismus	106
4.2.1.2	Regulation der Hormonsekretion	115
4.2.1.3	Wirkung der Nebennierenrindenhormone	121
4.2.1.4	Untersuchungsmethoden	125
4.2.2	Erkrankungen der Nebennierenrinde	127
4.2.2.1	Erkrankungen mit Überproduktion von Nebennierenrindenhormonen	127
4.2.2.2	Erkrankungen mit fehlender oder unzureichender Hormonproduktion (Addison-Syndrom)	139
4.2.2.3	Isolierte Insuffizienzen adrenaler Hormone	148
4.2.2.4	Hormonaktive Nebennierenrindentumoren	149
4.3	Nebennierenmark	152

4.3.1	Hormone des Nebennierenmarks – Synthese und Metabolismus	152
4.3.2	Physiologische Bedeutung der Katecholamine	152
4.3.3	Überfunktionssyndrome	155
4.3.3.1	Phäochromozytom	155
4.3.3.2	Syndromhafte Entitäten	156
	Literatur	156

5. Die männlichen Keimdrüsen 163
J. Girard

5.1	Physiologie und Untersuchung	163
5.1.1	Fetale Entwicklung	163
5.1.2	Postnatale Entwicklung und hormonale Regulation	163
5.1.2.1	Wachstum und Histologie	163
5.1.2.2	Testosteronsynthese, Stoffwechsel und Testosteronwirkung	166
5.1.2.3	Regulation der Gonadotropin-Gonaden-Funktion	168
5.1.2.4	Untersuchung der Hoden	170
5.1.2.5	Hormonale Diagnostik	171
5.2	Störungen der Testisfunktion	175
5.2.1	Primärer Hypogonadismus	175
5.2.1.1	Tubuläre und interstitielle Insuffizienzen	175
5.2.1.2	Isolierte tubuläre Insuffizienz	178
5.2.1.3	Isolierte interstitielle Insuffizienz	179
5.2.2	Sekundäre Gonadeninsuffizienz	180
5.2.3	Therapeutische Möglichkeiten beim Hypogonadismus	180
5.2.4	Tumoren der Testes	181
	Literatur	182

6. Die weiblichen Keimdrüsen 187
I. Rey-Stocker

6.1	Einführung	187
6.2	Entwicklung und Funktion	187
6.2.1	Intrauterin	187
6.2.1.1	Embryologie	187
6.2.1.2	Endokrine Aktivität	192
6.2.2	Extrauterin	194
6.2.2.1	Neonatale Phase und frühe Kindheit	194
6.2.2.2	Präpuberale Periode	195
6.2.2.3	Pubertät	196
6.2.2.4	Adoleszenz	200
6.3	Pathologische Veränderungen der weiblichen Gonaden im Kindes- und Jugendalter	205
6.3.1	Gestörter Deszensus	205
6.3.2	Torsion	205
6.3.3	Infektion	206

6.3.4	Ovarialtumoren	206
6.3.4.1	Symptome	207
6.3.4.2	Diagnostisches Vorgehen	208
6.3.4.3	Einteilung	208
6.3.4.4	Therapie	212
6.3.5	Einfluß von chronischen Krankheiten, zytostatischer und radiologischer Behandlung auf die Entwicklung des kindlichen Ovars	213
6.3.6	Mißbildungen und angeborene Defekte	213
6.3.6.1	Turner-Syndrom	213
6.3.6.2	Trisomie 21	214
6.3.6.3	Das gonadotropinresistente Ovar	214
6.3.6.4	17-Hydroxylasedefekt	214
6.3.7	Syndrom der polyzystischen Ovarien	214
6.4	Untersuchungsmethoden	215
	Literatur	216

7. Nebenschilddrüsen und Vitamin-D-Stoffwechsel 219
R.-D. Hesch (7.1–7.6, 7.7.5.2, 7.8, 7.9), H. P.-Krohn (7.7, 7.9)

7.1	Historische Daten	219
7.2	Anmerkungen zur Anatomie und Histologie	220
7.3	Physiologie von Bildung und Metabolismus der Parathormonpeptide	223
7.3.1	Glanduläres Parathormon	223
7.3.2	Peripher entstehende Parathormonpeptide	224
7.3.3	Parathormonmetabolismus	224
7.3.4	Regulation der Parathormonsekretion	226
7.4	Biologische Wirkung der Parathormonpeptide	226
7.4.1	Beeinflussung des Kalziumstoffwechsels	226
7.4.2	Wirkung auf die Knochenzellen	228
7.4.3	Wirkungen auf die Nieren	229
7.5	Bedeutung des Kalziums und seine biologische Wirkung	229
7.6	Physiologie des Vitamin-D-Stoffwechsels	232
7.6.1	Hormone der Vitamin-D-Gruppe	232
7.6.2	Biologische Wirkung der D-Vitamine	233
7.7	Klinik der Erkrankungen der Nebenschilddrüsen und des Vitamin-D-Stoffwechsels	236
7.7.1	Die Neugeborenenhypokalzämie	236
7.7.1.1	Klinik und Differentialdiagnose	237
7.7.1.2	Therapie	238
7.7.2	Hypoparathyreoidismus	239
7.7.2.1	Formen	239
7.7.2.2	Klinische Befunde	240
7.7.2.3	Röntgenbefunde	241
7.7.2.4	Laborbefunde	241
7.7.2.5	Therapie	242

7.7.3	Pseudohypoparathyreoidismus	242
7.7.3.1	Formen	243
7.7.3.2	Klinische Befunde	243
7.7.3.3	Röntgenbefunde	243
7.7.3.4	Laborbefunde	244
7.7.3.5	Therapie	245
7.7.4	Pseudo-Pseudohypoparathyreoidismus	246
7.7.5	Hyperparathyreoidismus	246
7.7.5.1	Extrarenaler Hyperparathyreoidismus	246
7.7.5.2	Renaler Hyperparathyreoidismus	248
7.7.6	Rachitis	253
7.7.6.1	Vitamin-D-Mangelrachitis	254
7.7.6.2	Andere Rachitisformen	256
7.7.6.3	Therapie mit Vitamin D	260
7.7.6.4	Vitamin-D-Intoxikation	262
7.8	Labortechnische Untersuchungsmethoden	263
	Literatur	265

8. Die Langerhans-Inseln des Pankreas 273
P. Hürter

8.1	Anatomie der Inselzellen	273
8.1.1	Embryologie	273
8.1.2	Makroskopische Anatomie	273
8.1.3	Histologie	273
8.2	Physiologie der Inselzellen	274
8.2.1	Insulin	274
8.2.1.1	Chemie	274
8.2.1.2	Biosynthese	275
8.2.1.3	Sekretion	277
8.2.1.4	Inaktivierung	277
8.2.1.5	Serumkonzentration	277
8.2.1.6	„Insulinähnliche" Substanzen	278
8.2.1.7	Insulinwirkungen	278
8.2.2	Glukagon	279
8.2.2.1	Chemie, Biosynthese, Sekretion, Inaktivierung und Serumkonzentration	280
8.2.2.2	Wirkungen	280
8.2.3	Somatostatin und andere Inselzellpeptide	281
8.3	Erkrankungen der Inselzellen	282
8.3.1	Überfunktionssyndrome	282
8.3.1.1	Insulinüberproduktion	282
8.3.1.2	Glukagonüberproduktion	282
8.3.1.3	Somatostatinüberproduktion	282
8.3.1.4	Überproduktion gastrointestinaler Hormone	282
8.3.2	Unterfunktionssyndrom (Diabetes mellitus)	283
8.3.2.1	Ätiologie	283

8.3.2.2	Pathogenese	286
8.3.2.3	Pathophysiologische Konsequenzen des Insulinmangels	288
	Literatur	290

9. Gastrointestinale Hormone ... 297
V. Eysselein, H. Goebell

9.1	Allgemeines	297
9.2	Die Polypeptide der Sekretin- und der Gastrinfamilie	298
9.2.1	Entdeckung	298
9.2.2	Struktur	299
9.2.3	Vorkommen	301
9.2.4	Messung und Freisetzung	303
9.2.5	Physiologische Wirkungen und Interaktionen	305
9.2.5.1	Gastrin	305
9.2.5.2	Sekretin	306
9.2.5.3	Cholezystokinin-Pankreozymin	307
9.2.5.4	Interaktionen zwischen gastrointestinalen Hormonen und neuralen Mechanismen	307
9.3	Hormonkandidaten	307
9.3.1	Vasoaktives intestinales Polypeptid	310
9.3.2	Glukagon und Enteroglukagon	310
9.3.3	Motilin	310
9.3.4	Neurotensin	311
9.3.5	Bombesin	311
9.3.6	Somatostatin	311
9.3.7	Substanz P	312
9.3.8	Pankreatisches Polypeptid	312
9.4	Benutzung gastrointestinaler Hormone in der Diagnostik	312
	Literatur	313

10. Prostaglandine ... 317
H.-O. Hoppen

10.1	Einleitung	317
10.1.1	Historisches	317
10.1.2	Biologisch aktive Metaboliten der Arachidonsäure	317
10.2	Chemie	318
10.2.1	Struktur und Nomenklatur	318
10.2.2	Synthese	318
10.2.3	Bestimmungsmethoden	322
10.3	Biosynthese	322
10.4	Stoffwechsel	324
10.5	Wirkungen	325
10.5.1	Leukotriene	326
10.5.2	Endoperoxide	327
10.5.3	Thromboxane	327

10.5.4	Prostazykline	327
10.5.5	Primäre Prostaglandine	327
10.5.6	Thromboxan A_2, Prostazyklin und das hämostatische Gleichgewicht	328
10.5.7	Prostaglandine und Nierenfunktion	329
10.5.8	Prostaglandine und Fortpflanzung	330
10.5.8.1	Beim Mann	331
10.5.8.2	Im weiblichen Reproduktionssystem	332
	Literatur	335

Teil III: Wachstum und Puberträt

11.	Physiologie des Längenwachstums H. Stolecke	345
11.1	Wachstum als biologisches Grundphänomen	345
11.2	Wachstumsfördernde Faktoren	345
11.2.1	Allgemeine Faktoren	345
11.2.2	Hormone	345
11.2.3	Somatomedine, NSILA (IGF, NSILP)	346
11.2.4	Sonstige Faktoren	347
11.3	Dokumentation des Längenwachstums, Normwerte	348
11.3.1	Somatogramm, Perzentilenkurven	348
11.3.2	Andere auxologische Verfahren	349
11.3.3	Somatographische Definitionen	349
11.3.4	Wachstumsrate	349
11.3.5	Wachstumsprognose	355
11.3.6	Körperproportionen	356
11.4	Varianten und Grenzsituationen normalen Längenwachstums	356
11.4.1	Normaler Kleinwuchs	357
11.4.2	Normaler Großwuchs	358
11.4.3	Konstitutionelle Entwicklungsverzögerung	358
11.4.4	Konstitutionelle Entwicklungsbeschleunigung	361
11.4.5	Extremvarianten der Wachstumspotenz ohne nachweisbar krankhafte Störung	362
11.4.5.1	Idiopathischer (familiärer) Minderwuchs	362
11.4.5.2	Idiopathischer (familiärer) Hochwuchs	362
11.4.5.3	Therapeutische Überlegungen	363
	Literatur	367
12.	Pathophysiologie und Klinik des gestörten Längenwachstums H. Stolecke	373
12.1	Vorbemerkungen zur Diagnostik	373
12.2	Vermindertes Wachstum als fakultatives Symptom nicht endokriner Erkrankungen	374

12.2.1	Intestinale Erkrankungen	374
12.2.2	Chronische Leberkrankheiten	375
12.2.3	Hypoxämische Erkrankungen	375
12.2.4	Nierenkrankheiten	376
12.2.5	Dyszerebrale Wachstumsstörungen	377
12.2.6	Funktionelle Wachstumsstörungen	378
12.2.7	Therapiebedingte Wachstumsstörungen	379
12.3	Vermindertes Wachstum als obligates Symptom nicht endokriner Erkrankungen	380
12.3.1	Skeletterkrankungen	380
12.3.2	Polysymptomatische Minderwuchssyndrome	382
12.3.2.1	Genetisch bedingte Syndrome	382
12.3.2.2	Exogene Ursachen intrauteriner Wachstumsstörungen	390
12.3.2.3	Andere Syndrome	392
12.4	Endokrin bedingte Wachstumsstörungen	395
12.4.1	Wachstumshormonmangel	395
12.4.1.1	Ätiologie, Häufigkeiten, Klinik	396
12.4.1.2	Diagnose, Differentialdiagnose, endokrinologische Beweisführung	398
12.4.1.3	Therapie	401
12.4.2	Hypothyreose	405
12.4.3	Adrenale Erkrankungen	405
12.4.4	Gonadale Funktionsstörungen	405
12.4.5	Pubertas praecox vera	405
12.5	Primärer Somatomedinmangel	405
12.6	Krankhafter Hochwuchs	405
12.6.1	Endokrine Störungen	406
12.6.1.1	Gigantismus, Akromegalie	406
12.6.1.2	Pubertas- und Pseudopubertas praecox	407
12.6.1.3	Hyperthyreose	407
12.6.2	Krankhafte Hochwuchssyndrome	407
12.6.2.1	Marfan-Syndrom	407
12.6.2.2	Wiedemann-Beckwith-Syndrom	407
12.6.2.3	Homozystinurie	408
12.6.2.4	XYY-Syndrom	408
12.6.2.5	Sotos-Syndrom	408
	Literatur	408

13. Physiologie und klinischer Ablauf der Pubertät ... 419
H. Stolecke

13.1	Definition	419
13.2	Induktion der Pubertät	419
13.2.1	Begriff der biologischen Reife	419
13.2.2	Rolle der Epiphyse	419
13.2.3	Gonadostattheorie	420
13.2.4	Zentralnervöse Prägung	422

13.3	Klinischer Ablauf der normalen Pubertät	423
13.3.1	Entwicklung der Pubertätsmerkmale bei Mädchen	424
13.3.2	Entwicklung der Pubertätsmerkmale bei Knaben	425
13.3.3	Psychologische und psychosoziale Aspekte	427
13.4	Endokrinologische Merkmale der Pubertätsentwicklung	428
13.4.1	Gonadarche	428
13.4.2	Adrenarche	429
13.4.3	Gonadotropininkretion	429
13.4.4	Gonadenhormone	433
13.4.4.1	Beim Knaben	433
13.4.4.2	Beim Mädchen	434
	Literatur	434

14. Gestörte Pubertätsentwicklung 437
H. Stolecke

14.1	Vorbemerkungen und Nomenklatur	437
14.2	Zeitliche Definition	438
14.3	Vorzeitige Pubertätsentwicklung	438
14.3.1	Idiopathische Form	439
14.3.2	Vorzeitige Pubertätsentwicklung bei zerebralorganischen Erkrankungen	440
14.3.3	McCune-Albright-Syndrom	441
14.3.4	Prämature Teilentwicklung	441
14.3.4.1	Prämature Thelarche	442
14.3.4.2	Prämature Adrenarche	443
14.3.4.3	Isolierte Menarche	443
14.3.5	Vorzeitige Pubertätsentwicklung bei Spättherapie der kongenitalen Nebennierenrindenhyperplasie und bei anderen Ursachen eines vorzeitigen Skelettalterprogresses	444
14.4	Therapie der vorzeitigen Pubertätsentwicklung	444
14.5	Vorzeitige Geschlechtsentwicklung	445
14.5.1	Paraneoplastische Hormonproduktion	446
14.5.2	Vorzeitige Geschlechtsentwicklung bei Tumoren der Gonaden	446
14.5.2.1	Ovarialtumoren	446
14.5.2.2	Testistumoren	446
14.5.3	Vorzeitige Geschlechtsentwicklung durch adrenale Erkrankungen	447
14.5.4	Exogene Hormonzufuhr	447
14.6	Therapeutische Aspekte zur vorzeitigen Geschlechtsentwicklung	447
14.7	Verspätete, unvollständige und ausbleibende Pubertätsentwicklung	447
14.7.1	Extremvarianten der Norm	448
14.7.1.1	Konstitutionelle Entwicklungsverzögerung	448
14.7.1.2	Verspätete normale Pubertät	448

14.7.2	Hypogonadale Entwicklungsstörungen	448
14.7.2.1	Primärer hypergonadotroper Hypogonadismus	449
14.7.2.2	Sekundärer und tertiärer hypogonadotroper Hypogonadismus	449
14.7.2.3	Therapieprinzipien	449
14.8	Sonstige Störungen der Pubertätsentwicklung	449
14.8.1	Gynäkomastie	449
14.8.2	Adipositas	451
14.8.3	Anorexia nervosa	451
	Literatur	452

15. Zyklusstörungen im Adoleszentenalter 457
I. Rey-Stocker

15.1	Einführende Bemerkungen	457
15.2	Anovulatorische Zyklen	457
15.3	Dysfunktionelle Uterusblutungen	458
15.3.1	Pathophysiologie	459
15.3.2	Diagnose und Differentialdiagnose	459
15.3.3	Behandlung	460
15.4	Oligomenorrhö und sekundäre Amenorrhö	461
15.4.1	Diagnose und Differentialdiagnose	463
15.4.2	Behandlung	464
15.4.3	Prognose	464
	Literatur	465

Teil IV: Diagnostische und therapeutische Aspekte umschriebener klinischer Entitäten und Probleme

16. Diabetes mellitus 469
P. Hürter

16.1	Definition und Klassifikation	469
16.2	Epidemiologie	472
16.3	Klinik	473
16.3.1	Klinisches Bild bei milder Manifestation ohne Stoffwechselentgleisung	473
16.3.2	Klinisches Bild bei stürmischer Manifestation mit Stoffwechselentgleisung	473
16.3.3	Differentialdiagnose	473
16.4	Verlauf und Prognose	474
16.4.1	Diabetesphasen	474
16.4.2	Wachstum und Reifung diabetischer Kinder und Jugendlicher	476

16.4.3	Komplikationen	477
16.4.3.1	Diabetische Angiopathie	477
16.4.3.2	Diabetische Neuropathie	480
16.4.3.3	Veränderungen an Haut und Gelenken	481
16.4.4	Prognose	482
16.5	Therapie	482
16.5.1	Klinische Behandlung	483
16.5.1.1	Initialbehandlung nach Manifestation des Diabetes	483
16.5.1.2	Behandlung der diabetischen Ketoazidose	485
16.5.1.3	Stationäre Behandlung bei Zweiterkrankungen und Operationen	487
16.5.2	Ambulante Langzeitbehandlung	488
16.5.2.1	Insulinbehandlung	489
16.5.2.2	Diätische Behandlung	495
16.5.2.3	Stoffwechselkontrolle	500
16.6	Rehabilitation diabetischer Kinder und Jugendlicher	503
16.6.1	Medizinische Versorgung	504
16.6.2	Psychologische Betreuung	504
16.6.3	Pädagogische Probleme	505
16.6.4	Soziale Hilfen	506
	Literatur	506

17.	**Die blande Struma** D. Reinwein	**515**
17.1	Struma: Definition und Einteilung der Größe	515
17.2	Die blande Struma	516
17.2.1	Definition	516
17.2.2	Vorkommen	516
17.2.3	Pathogenese	516
17.2.4	Pathophysiologie	518
17.2.5	Kropfformen	518
17.2.6	Diagnostik	520
17.3	Differentialdiagnose	520
17.4	Therapie	521
17.4.1	Therapie mit Schilddrüsenhormonen	522
17.4.2	Operative Behandlung	523
17.5	Prophylaxe	524
	Literatur	524

18.	**Adipositas** P. Hürter	**527**
18.1	Definition	527
18.2	Diagnose	527
18.3	Epidemiologie	529
18.4	Typisierung	530

18.5	Ätiologie	531
18.5.1	Nahrungsaufnahme	531
18.5.2	Energieverbrauch	532
18.6	Pathophysiologie	533
18.7	Differentialdiagnose	535
18.8	Prognose	537
18.9	Therapie	538
18.9.1	Diättherapie	539
18.9.2	Bewegungstherapie	540
18.9.3	Psychotherapie	540
18.9.4	Ungeeignete Therapieformen	541
18.10	Prophylaxe	541
	Literatur	542

19. Kongenitale Nebennierenrindenhyperplasie (angeborenes adrenogenitales Syndrom) mit Androgenüberproduktion ... 547
H. Stolecke

19.1	Nomenklatur	547
19.2	Häufigkeit und Heredität	547
19.3	Pathophysiologie	549
19.4	Biochemie der Hydroxylierungsdefekte	550
19.5	Klinische Befunde	551
19.5.1	Äußeres Genitale	551
19.5.2	Salzverlustsyndrom	552
19.5.3	Spätmanifestation	553
19.5.4	„Mini-AGS" (late/adult onset AGS)	553
19.5.5	Sonstige Befunde	553
19.6	Diagnose und Differentialdiagnose	553
19.7	Therapie	559
19.7.1	Grundsätze	559
19.7.2	Substanzen, Dosis und Verabreichungsmodus bei der Substitutionstherapie	559
19.7.3	Akute Salzverlustkrise	560
19.7.4	Kontrolle und Verlauf	561
19.7.5	Operative Maßnahmen	563
	Literatur	563

20. Klinische Krankheitsbilder bei Störungen der Bildung gastrointestinaler Hormone ... 565
H. Goebell, V. Eysselein

20.1	Allgemeine Beteiligung gastrointestinaler Hormone bei verschiedenen Krankheitsbildern	565
20.1.1	Gastrin	565
20.1.2	Cholezystokinin-Pankreozymin (CCK)	566

20.1.3	Sekretin	567
20.1.4	Gastrisches inhibitorisches Polypeptid (GIP)	567
20.1.5	Substanz P	567
20.2	Hormonproduzierende Tumoren im Gastrointestinaltrakt	567
20.2.1	Zollinger-Ellison-Syndrom (Gastrinom)	569
20.2.1.1	Ätiologie und Pathogenese	569
20.2.1.2	Symptome und klinische Befunde	569
20.2.1.3	Diagnose	570
20.2.1.4	Therapie	571
20.2.2	Multiple endokrine Adenomatose (MEA-I-Syndrom) und Inselzelltumoren mit mehrfacher Hormonbildung	572
20.2.2.1	MEA-I-Syndrom (Wermer-Syndrom)	572
20.2.2.2	Inselzelltumoren mit mehrfacher Hormonbildung	573
20.2.3	Pankreatische Cholera (Verner-Morrison-Syndrom)	573
20.2.4	Somatostatinom und PP-om	574
20.2.5	Glukagonom, Enteroglukagonom	575
20.2.6	Karzinoidsyndrom	575
20.2.6.1	Klinisches Bild und Diagnose	576
20.2.6.2	Therapie	577
	Literatur	578

21. Syndrome mit Endokrinopathien (tabellarische Übersicht) 583
E. Passarge

22. Intersexualität 589
E. Passarge

22.1	Einleitung	589
22.2	Genetische Grundlagen der Geschlechtsentwicklung	590
22.3	Genetisch bedingte Störungen der männlichen Geschlechtsentwicklung (männlicher Pseudohermaphroditismus)	592
22.3.1	Defekte des H-Y-Systems	592
22.3.1.1	XY-Gonadendysgenesie (Swyer-Syndrom)	593
22.3.1.2	XX-Männer mit Hypogonadismus	596
22.3.1.3	Campomele Dysplasie mit Geschlechtsumkehr bei XY-Individuen	597
22.3.2	Defekte der Androgenbiosynthese	598
22.3.3	Defekte der Androgenwirkung	598
22.3.3.1	Komplette Androgenresistenz bei Patienten mit weiblichem Phänotyp (testikuläre Feminisierung)	598
22.3.3.2	Inkomplette Androgenresistenz bei Patienten mit unvollständig männlichem Phänotyp (männlicher Pseudohermaphroditismus Typ 1)	599

22.3.3.3	Dihydrotestosteronineffektivität infolge 5α-Reduktase-Defizienz oder DHT-Rezeptordefekt (männlicher Pseudohermaphroditismus Typ 2)	600
22.3.3.4	Androgenrezeptordefekt und männliche Infertilität	601
22.3.4	Defekte der Gonadotropinregulation	601
22.3.5	Leydig-Zellen-Dysfunktion	601
22.3.6	Persistenz der Müller-Gänge beim männlichen Geschlecht (Hernia-uteri-Syndrom)	602
22.3.7	Bilaterale Anorchie	602
22.4	Genetisch bedingte Störungen der weiblichen Geschlechtsentwicklung (weiblicher Pseudohermaphroditismus)	602
22.5	Chromosomal bedingte Intersexualität	603
22.5.1	X0/XY-Syndrom (gemischte Gonadendysgenesie)	603
22.5.2	Strukturaberrationen des Y-Chromosoms	604
22.5.3	Intersexualität bei autosomalen Chromosomenaberrationen	605
22.6	Echter Hermaphroditismus und XX/XY-Chimärismus	605
22.7	Gonadenagenesie	606
22.8	Intersexualität bei multiplen Fehlbildungssyndromen	606
22.9	Teratogen bedingte Intersexualität	606
22.9.1	Feminisierung bei XY-Feten	606
22.9.2	Maskulinisierung bei XX-Feten	607
	Literatur	607
23.	**Genetische Beratung**	**611**
	E. Passarge	
23.1	Definition und Ziele	611
23.2	Bestandteile der genetischen Beratung	612
23.3	Voraussetzungen (genetische Kategorien und Heterogenität)	614
23.4	Genetische Analyse von Familiendaten	615
23.4.1	Autosomal rezessiver Erbgang	615
23.4.2	Autosomal dominanter Erbgang	616
23.4.3	X-chromosomaler Erbgang	616
23.4.4	Multifaktorielles Erbsystem	617
23.5	Chromosomenanalyse	619
23.5.1	Methodische Grundzüge und Materialentnahme	619
23.5.2	Interpretation der Ergebnisse	619
23.6	Genetische Pränataldiagnostik	622
23.6.1	Pränataldiagnostik der Steroid-21-Hydroxylasedefizienz (Adrenogenitales Syndrom)	622
23.7	Genetische Beratung nach eingetretener Schwangerschaft und Indikationsstellung zum Schwangerschaftsabbruch	623
23.8	Fetale Exposition durch mögliche Teratogene	624
23.8.1	Einfluß auf den Fetus durch orale Kontrazeptiva	624
	Literatur	625

24. Gynäkologische Infektionen im Adoleszentenalter 627
I. Rey-Stocker, S. Herbst-Bormann

24.1	Die Vulvovaginitis	627
24.1.1	Ätiologie	627
24.1.1.1	Mikrobiologische Ursachen	627
24.1.1.2	Chemisch-allergische Ursachen	628
24.1.1.3	Endogene Ursachen	628
24.1.1.4	Folge von infektiösen Allgemeinerkrankungen	629
24.1.2	Therapieprinzipien	629
24.2	Die Salpingitiden	629
24.2.1	Akute Salpingitis	629
24.2.1.1	Pathophysiologische und ätiologische Aspekte	630
24.2.1.2	Symptomatologie und diagnostische Überlegungen . . .	631
24.2.2	Andere Formen der Salpingitis	631
24.2.2.1	Iatrogene Salpingitis	631
24.2.2.2	Deszendierende Begleitsalpingitis	632
24.2.2.3	Salpingitis bei Genital-Tbc	632
24.2.2.4	Oxyurensalpingitis	632
24.2.3	Therapie der Salpingitis	632
24.2.3.1	Medikamentöse Behandlung	632
24.2.3.2	Chirurgische Behandlung	633
24.2.4	Folgezustände	633
	Literatur	634

25. Sexualität, Schwangerschaftsverhütung und Schwangerschaft bei Jugendlichen 635
I. Rey-Stocker

25.1	Einführung	635
25.2	Alter beim ersten Geschlechtsverkehr	635
25.3	Schwangerschaften bei Minderjährigen	636
25.4	Empfängnisverhütende Methoden	637
25.4.1	Coitus interruptus	637
25.4.2	Periodische Enthaltsamkeit	637
25.4.3	Intravaginale Kontrazeption	638
25.4.3.1	Vaginale chemische Spermizide	638
25.4.4	Hormonale Kontrazeption	639
25.4.4.1	Niedrig dosierte Kombinationspräparate	639
25.4.4.2	Abgestufte Kombinationspräparate	639
25.4.4.3	Sequentialpräparate	640
25.4.4.4	Reine Gestagene	640
25.4.4.5	Postkoitale Interzeption	641
25.4.4.6	Medizinische Einwände gegen die hormonale Kontrazeption bei Jugendlichen	641
25.4.4.7	Nebenwirkungen der hormonalen Kontrazeptiva	642

25.4.4.8	Beeinträchtigung der Wirksamkeit hormonaler Kontrazeptiva durch Pharmaka	642
25.4.4.9	Kontraindikationen	643
25.4.4.10	Verordnung und Kontrolle	643
25.4.5	Intrauterine Kontrazeption	643
	Literatur	645

Umrechnungstabelle zur SI-Dimensionierung 647

Stichwortverzeichnis 649

Mitarbeiterverzeichnis

Dr. V. Eysselein, Abteilung für Gastroenterologie, Medizinische Klinik des Universitätsklinikum Essen, Hufelandstr. 55, 4300 Essen 1

Prof. Dr. J. Girard, Abteilung für pädiatrische Endokrinologie, Kinderspital der Universität, Römergasse 8 CH-4005 Basel

Prof. Dr. H. Goebell, Abteilung für Gastroenterologie, Medizinische Klinik des Universitätsklinikums Essen, Hufelandstr. 55, 4300 Essen 1

Priv.-Doz. Dr. H.-P. Krohn, Kinderklinik der Medizinischen Hochschule, Karl-Wiechert-Allee 9, 3000 Hannover 61

Prof. Dr. R.-D. Hesch, Abteilung für klinische Endokrinologie an der Medizinischen Hochschule, Karl-Wiechert-Allee 9, 3000 Hannover 61

Dr. habil. Dr. rer. nat. H.-O. Hoppen, Max-Planck-Institut für experimentelle Endokrinologie, Karl-Wiechert-Allee 9, MHH, Th. II, Ebene 4, 3000 Hannover 61

Prof. Dr. P. Hürter, Kinderklinik Cäcilienstift, Leisewitzstr. 28, 3000 Hannover 1

Dr. S. Herbst-Bormann, Frauenklinik der Universität Basel, Schanzenstr. 46, 4030 Basel

Prof. Dr. E. Passarge, Institut für Humangenetik am Universitätsklinikum Essen, Hufelandstr. 55, 4300 Essen 1

Prof. Dr. D. Reinwein, Abteilung für Klinische Endokrinologie, Medizinische Klinik am Universitätsklinikum Essen, Hufelandstr. 55, 4300 Essen 1

Docteur Irmi Rey-Stocker, Spécialiste FMH Gynécologie et Obstetrique Hopital de Sierre, 2. av. Mercier-de Molin, CH-3960 Sierre

Prof. Dr. H. Stolecke, Abteilung für Endokrinologie, Kinderklinik des Universitätsklinikums Essen, Hufelandstr. 55, 4300 Essen 1

Wissen ist Tat.
Wissen ist Erlebnis.
Es beharrt nicht.
Seine Dauer heißt Augenblick.

Hermann Hesse, *Betrachtungen,* 1928

Vorwort

Die Endokrinologie ist sicherlich ein spezielles Arbeitsgebiet, das durch eine außergewöhnlich intensive Entwicklung innerhalb von 20 Jahren sowohl wissenschaftlich als auch klinisch zu einem großen Fach geworden ist. Dieses Fach übergreift die klassischen Disziplinen in der Medizin sehr viel weitgehender, als dies für andere Spezialgebiete gilt. Es gibt eigentlich keine Arbeitsrichtung der theoretischen und klinischen Medizin, in der endokrinologische Funktionen keine Bedeutung haben.

Die zunehmende Spezialisierung der letzten Jahrzehnte hat ihre Wurzeln in dem raschen Anwachsen der medizinischen Erkenntnisse und ist unstrittig notwendig, soll eine Spitzenversorgung realisiert werden. Andererseits weisen die sich verstärkenden Bemühungen um eine Allgemeinmedizin darauf hin, daß oft rigide Grenzen von Fach zu Fach entstanden sind, die im Interesse einer optimalen Versorgung der Patienten durch gezielte und lebhafte Kooperation abgebaut werden müssen.

Das vorliegende Buch „Endokrinologie des Kindes- und Jugendalters" ist vornehmlich auch aus dieser Perspektive konzipiert worden. Fachleute verschiedener klassischer Disziplinen – Pädiatrie, Innere Medizin, Gynäkologie, Humangenetik und Experimentelle Endokrinologie – haben sich unter dem Dach der Endokrinologie zu einer gemeinsamen Darstellung zusammengefunden und jeweils Gebiete ihrer besonderen Kompetenz bearbeitet. Die Verbindung über das Kindes- und Jugendalter erwies sich hier als ein hervorragendes Mittel, tradierte, aber sachlich unbrauchbar gewordene Grenzen aufzuheben.

Die zweite Perspektive ergab sich aus der Notwendigkeit, Physiologie und Pathophysiologie in ihren für das Verständnis der klinischen Verläufe wichtigen Tatsachen in *Organkapiteln* darzustellen (Teil I und II). Der unmittelbare Bezug zur Praxis soll sich darüber hinaus aus den Erörterungen *klinischer Schwerpunkte* ergeben (Teil III und IV). So werden Wachstums- und Pubertätsprobleme in 5 Kapiteln diskutiert, in weiteren 10 Kapiteln geht es um Diagnostik und Therapie umschriebener klinischer Gebiete wie Diabetes mellitus, blande Struma, Intersexualität u. a.

Eine dritte Perspektive galt der Nutzbarkeit des Werkes. Es soll überschaubar sein, Antworten zu aktuell auftretenden Fragen sollen rasch auffindbar, ein vertiefendes Studium möglich sein. Da die Ebene, auf der diese Ansprüche realisiert werden, sicherlich nicht verbindlich zu definieren ist, werden Wünsche offen bleiben und kritische Anmerkungen unvermeidbar sein.

Die Darstellung klinisch-pathologischer Vorgänge als endokrin bedingte Abweichung von der biologisch vorgegebenen Norm macht in einzelnen Kapiteln Wiederholungen unvermeidlich. Auch sind bei vergleichender Lektüre gelegentlich Interpretationsvarianten oder abweichende Vereinfachungen zu finden.

Ich sehe in diesen Fakten keinen Nachteil. Vielmehr sind Wiederholungen meist aus anderer, ergänzender Perspektive dargestellt und erhalten zudem die Geschlossenheit eines jeden Kapitels. Unterschiedliche Wertungen weisen darauf hin, daß die derzeitigen Kenntnisse Unschärfen haben oder noch lückenhaft sind. Schließlich sollten auch eigene Gedanken der Autoren als ihre „wissenschaftliche Handschrift" erkennbar bleiben und nicht zu Gunsten einer starren Lehrmeinung assimiliert werden.

Die Verfasser haben sich große Mühe gegeben, die vielfältigen Fakten der ihren Beiträgen zugrunde liegenden Gebiete auf aktuellem Stand zu berücksichtigen und kompetente Entscheidungen über die Auswahl dieser Fakten zu treffen. Sie haben darüber hinaus ihre Darstellungen in den Rahmen des Grundkonzepts gestellt, das nach gemeinsamer Auffassung für die praktische ärztliche Arbeit vorteilhaft ist.

Allen, die an der Entstehung dieses Buches mitgearbeitet haben, sei auch an dieser Stelle ein besonders herzliches Wort des Dankes gesagt.

H. Stolecke

Teil I:
Einführung

1. Grundlagen der Endokrinologie

H. Stolecke

1.1 Vorbemerkung

In einem biologischen System gehören endokrine Vorgänge zu den wichtigsten Informations- und Reaktionsabläufen. Sie gewährleisten zusammen mit der genetischen Grundkonzeption und anderen Regulationssystemen die individuelle Adaptation und Entwicklung. Endokrinologie ist damit zu einem biochemischen, experimentellen und praktisch-klinischen Fach geworden. Für das Kindes- und Jugendalter bilden insbesondere Wachstum und funktionelle Differenzierung als physiologische Entwicklungsorientierung und ein vielfältiges Muster von mangelhaften oder gar fehlenden Fortschritten in den erwartbaren biologischen Abläufen als Ausdruck krankhafter Störungen den klinischen Schwerpunkt. Besonders wichtig ist dabei, die Grenze zwischen Normvariante und tatsächlicher Defizienz zu erkennen, was in vielen Fällen noch Gegenstand wissenschaftlicher Arbeit ist.

1.2 Hormone (Begriffsbestimmung)

Endokrinologie bedeutete zunächst die Lehre von Drüsen mit innerer Sekretion, d.h. die gebildeten Wirkstoffe werden in die Blutbahn abgegeben. Heute muß der Begriff Endokrinologie umfassender beschrieben werden. Dies gilt besonders für die hormonellen Substanzen selbst. Wenngleich ein großer Teil der Hormone nach wie vor endokrine Produkte im klassischen Sinne sind, kennen wir inzwischen eine Vielzahl von Hormonen oder „Hormonkandidaten", die lokal sezerniert und wirksam werden. Auch ist der Entstehungsort eines Hormons nicht in jedem Fall ein drüsiges Organ. Ebenso sind Primärstruktur, Sekretionsverhalten und Wirkungsmechanismus verschiedener Hormongruppen unterschiedlich. Andererseits gibt es funktionell recht typische Eigenschaften, die eine Substanz als Hormon charakterisieren.

Hormone sind chemische Verbindungen, die in spezialisierten Organen oder Zellgruppen gebildet werden; sezerniert in extrazelluläre Flüssigkeiten haben sie in niedriger Konzentration Signalwirkung an Adressatorgane oder Zellen, die das übermittelte Signal in der Regel in eine physiologische Reaktion umsetzen.

1.3 Hormonbildung

Auf die spezielle Hormonsynthese wird in den jeweiligen Organkapiteln näher eingegangen, so daß hier nur die prinzipiellen Kenntnisse der Bildung hormoneller Substanzen skizziert werden.

Man unterscheidet 2 Synthesemodalitäten, die sich nach einem gemeinsamen Primärablauf ergeben. In jeder endokrinen Zelle gibt die genetisch determinierende DNS das Muster für das Endprodukt an. Die DNS-abhängige RNS vermittelt dieses Muster weiter, wobei grundsätzlich 2 Wege möglich sind. Einmal wird das hormonelle Endprodukt schrittweise durch enzymatisch kontrollierte Syntheseschritte erreicht; typische Beispiele sind die Hormonbildung in der Schilddrüse, in der Nebennierenrinde oder in den Gonaden. Die zweite Möglichkeit zur Hormonsynthese ist die Bildung von Oligo- und Polypeptiden („Proteohormone") mit der typischen genetischen determinierten Verkettung von Aminosäuren zu speziellen Sequenzen. Beispiele sind die hypothalamischen und Hypophysenvorderlappenhormone oder auch Insulin und die Parathormongruppe.

Neuere Vorstellungen über die Synthese der Polypeptidhormone des Hypophysenvorderlappens gehen davon aus, daß die Hypophyse möglicherweise „Riesenpolypeptide" produziert, von denen durch spezifische Peptidasen die jeweils benötigte Peptidsequenz (=Einzelhormon) abgespalten wird. Ohne Zweifel wäre dies ein Beispiel biologischer Ökonomie.

Diese Vorstellung von „Prohormonen" ist andererseits nichts Neues. Bestbekanntes Beispiel ist das Proinsulin, das zur Aktivierung in Insulin und C-Peptid gespalten wird. Eine andere Form eines Prohormons finden wir im Cholecalciferol, das durch Hydroxylierungen in Leber und Niere in aktive hormonelle Substanzen überführt wird. In erweitertem Sinn kann man den Begriff Prohormon auch auf Thyroxin anwenden, das, obwohl selbst schon aktives Hormon, Vorstufe für das größtenteils peripher entstehende Trijodthyronin ist. Die Bezeichnung Prohormon ist nicht sinnvoll, um Hormonvorstufen innerhalb einer in einem endokrinen Organ ablaufenden Synthesereihe zu bezeichnen.

1.4 Hormonsekretion

Die Sekretion der Hormone vollzieht sich im Sinne der Exozytose (Ausstoßung von intrazellulären Hormongranula durch die Zellmembran in den Extrazellulärraum). Im Zustand des Steady state sind Sekretion und Abbaurate gleich. Macht eine Verschiebung des funktionellen Gleichgewichts (z. B. in einem Feed-back-Regelkreis (s. 1.7) eine höhere Sekretionsrate notwendig, werden eine Reihe zellulärer Mechanismen aktiviert, die, soweit heute bekannt, auch für die metabolische Beantwortung eines hormonellen Stimulus (s. 1.6) zuständig sind.

1. Grundlagen der Endokrinologie

1.5 Hormontransport

Aus der Definition des Hormonbegriffs geht hervor, daß sezernierte Hormone ihre Wirkung an Zielorganen oder -zellen entfalten. Sekretion in den Extrazellularraum bedeutet in erster Linie Aufnahme in die Blutbahn und damit systemische Wirkung. Einige Hormone werden im Blut an spezifische Transportproteine gebunden (Beispiel: Thyroxin/TBG-TBPA; Kortisol/Transcortin; Sexualhormone/SHBG). Die anderen Hormone gehen in der Regel eine reversible Bindung, meist mit dem Albumin ein, das auch als Bindungseiweiß in Anspruch genommen wird, wenn durch höhere Konzentrationen bestimmter Hormone das spezifische Bindungsprotein abgesättigt ist.

In an Eiweiß gebundener Form sind die Hormone biologisch inaktiv, ohne daß man nach derzeitigem Wissen davon ausgehen kann, daß die Eiweißbildung eine weitergehende physiologische Bedeutung hat. Der jeweils freie, biologisch aktive Hormonanteil beträgt meist nur wenige Prozent der Gesamtkonzentration. Die Fraktion des jeweils freien Hormons gewinnt in der Endokrinologie zunehmend an Bedeutung.

1.6 Hormonwirkungen

Die weitgehende, meist ausschließliche Spezifität der Hormonwirkung setzt Zielorgane bzw. Zielzellgruppen voraus, die das hormonelle Signal erkennen und metabolisch verarbeiten können. Neben der Spezifität ist aufgrund der niedrigen Hormonkonzentration im Blut ($10^{-10}-10^{-12}$ mol für Eiweißhormone, $10^{-9}-10^{-6}$ mol für Steroid- und Schilddrüsenhormone) auch eine hohe Affinität der Adressatzellen notwendig. Das „Erkennen des hormonellen Signals" besorgen Rezeptoren der Adressatzelle.

Prinzipiell sind 2 Rezeptortypen zu unterscheiden, einmal der Membranrezeptor, zum anderen der Zytosolrezeptor.

Die Abb. 1.1, 1.2 zeigen schematisch den Ablauf der Hormonwirkung, wobei für Typ 1 ein Proteohormon, für Typ 2 ein Steroidhormon als Modellsubstanz gewählt sind. Die Abbildungen stellen einen offenbar noch ergänzbaren Kenntnisstand dar. Insbesondere muß man davon ausgehen, daß die Interaktion zwischen Hormon und Zelle nicht in allen Fällen nur über ein Rezeptorsystem abläuft, d.h. die Hormonrealisation auf Rezeptorebene könnte bereits ein stufenweiser Prozeß sein. Dieser fände dann in verschiedenen intrazellulären Bereichen statt.

Weiterhin wissen wir, daß Rezeptoren nicht als konstante Zellmembran- oder Zytoplasmafaktoren angesehen werden können. Dies trifft sowohl für die Funktion als auch für ihre Anzahl zu. So ist heute unstrittig, daß eine lineare Proportion zwischen metabolischer Hormonwirkung und Rezeptorbindung eher eine Ausnahme ist. Die biologische Reaktion auf einen hormonellen Stimulus erscheint vielmehr abhängig von der Kinetik der Hormon-Rezeptor-Interaktion. Schließlich zeigen Forschungsergebnisse der letzten Jahre eindeutig, daß die Rezeptorenzahl einer funktionell be-

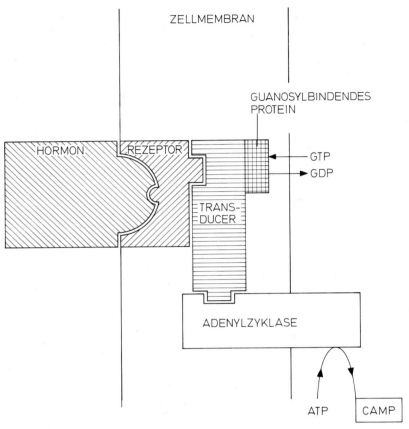

Abb. 1.1. Aktivierung des cAMP. 1. Bindung Hormon-Membranrezeptor; 2. Transducer erkennt Hormon-Rezeptor-Bindung und setzt Austausch von GDP zu GTP am guanosylbindenden Protein in Gang; 3. dadurch Aktivierung der Adenylzyklase; 4. Bildung von cAMP aus ATP intrazellulär

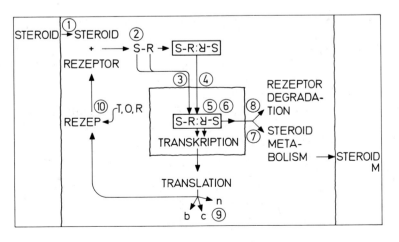

Abb. 1.2.

dingten Variabilität unterliegt. Gut bekannt ist auch das Phänomen der sog. Downregulation, bei der ein hohes Hormonangebot trotz genügend vorhandener Rezeptoren eine geringere Bindungsaffinität erfährt, wodurch die biologische Aktivität des Hormons geringer wird.

Die Interaktion Hormon – Rezeptor ist Ausgangspunkt einer Reaktionskette, die den eigentlichen metabolischen Hormoneffekt darstellt und funktionell integriert ist in das aktuelle physiologisch notwendige Regulationsgeschehen. Eine zentrale Rolle spielt bei derartigen hormoninduzierten Reaktionsketten einmal die Bildung von zyklischem Adenosinmonophosphat (cAMP) bei *hormoneller Aktion über Membranrezeptoren* (z.B. Proteohormone, Katecholamine). Das cAMP („second messenger"; „first messenger" in das Hormon selbst) steht in sensiblem Funktionsgleichgewicht zwischen Adenylzyklase (cAMP-Synthese) und Phosphordiesterasen (cAMP-Abbau). cAMP führt über die Aktivierung von Proteinkinase zu Phosphorylierungsvorgängen, die stoffwechselaktive Enzyme aufbauen oder inaktivieren. cAMP beeinflußt zudem auf zellulärer Ebene den Ionentransport (Ca^{++}, Na^+ und K^+), der essentieller Bestandteil für die Realisation der metabolischen Antwort ist.

Bei der hormonellen Wirkungskette *Rezeptor* (Signalempfang), *Transducer* (Signalverarbeitung = Aktivierung von Adenylzyklase), *Adenylzyklase* (Produktion des „second messenger" aus ATP), *cAMP* ist die entscheidende Rolle eines weiteren Nukleotids, des Guanosyltriphosphats (GTP) erst neuerdings erkannt worden. Der sog. Transducer enthält ein guanosylbindendes Protein, das die Adenylzyklase aktiviert, ein Vorgang, den das Hormon lediglich permissiv beeinflußt. Der Stellenwert des GTP blieb lange unzureichend bekannt, da das für experimentelle Studien benutzte ATP genügend GTP als Verunreinigung enthielt. Erst die Verwendung von reinem ATP ergab, daß GTP für die Aktivierung der Adenylzyklase und damit für den weiteren Ablauf der Wirkungskette essentiell ist. Dabei wird GTP gegen GDP am guanosylbindenden Protein in typischer Weise ausgetauscht (s. Abb. 1.1).

Der zweite hormonell induzierte Reaktionskettenablauf resultiert in einer *spezifischen Proteinsynthese* (z.B. Steroidhormone, Schilddrüsenhormone). Vorgänge dieser Art sind im Gegensatz zu den im Zusammenhang mit cAMP ablaufenden Hormonwirkungen, welche Sekunden bis Minuten dauern, längerfristig konzipiert und reichen über Stunden bis Tage. Es bestehen indessen vielfache, meist physiologisch zweckmäßige Querverbin-

◄ **Abb. 1.2.** Schema des Steroid-Rezeptor-Systems. (Nach Jungblut et al. [18a]). 1. Aufnahme des Steroids in die Zelle; 2. Bindung an einen Zytosolrezeptor; 3. Transport des Komplexes zum Kern; 4. Phänomen der „gesteigerten Nukleotropie" mit Dimerisation von Steroid-Rezeptor-Komplexen (S-R: -S); 5. Abnahme der Zytosolrezeptorkonzentration im äquimolaren Maß und Zunahme des Kernrezeptors; 6. Retention von Hormon und Rezeptor im Zellkern; 7. Abfall der Steroidkonzentration im Zellkern: → Metabolismus; 8. Rezeptordegradation; 9. spezifische, hormoninduzierte Proteinsynthese; 10. Wiederanstieg der Zytosolrezeptorkonzentration über einen mikrosomalen Rezeptor als Vorstufe (REZEP → T,O,R → REZEPTOR)

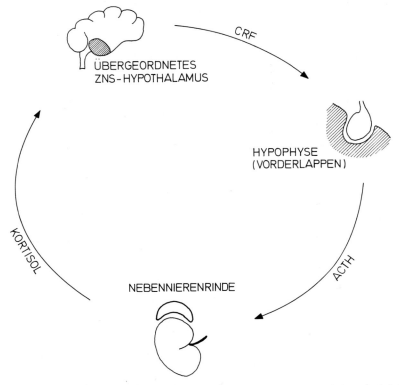

Abb. 1.3. Prinzip des Regelkreises Hypothalamus–Hypophyse–periphere endokrine Drüse (Beispiel: NNR). Leitgröße ist Kortisol. Kortisolabfall bewirkt Stimulation des Kortikotropin-Releasinghormons (CRF), das seinerseits die ACTH-Ausschüttung aus dem Hypophysenvorderlappen steigert. Dies führt zur spezifischen Anregung der adrenalen Steroidsynthese. Erhöhte Kortisolwerte wirken suppressiv auf CRF- und ACTH-Ausschüttung

dungen zwischen cAMP-abhängigen und durch direkte Proteinsynthese charakterisierten Hormonwirkungen.

Endokrinologische Defekte können nun nicht nur in der qualitativ oder quantitativ unzureichenden Hormonsynthese bestehen, es kann vielmehr auch eine „Rezeptorstörung" zu einer fehlenden oder mangelhaften Signalübermittlung und damit zu typischen klinischen Krankheitsbildern führen (z. B. Androgenresistenz, Pseudohypoparathyreoidismus). Dabei werden unter „Rezeptorstörung" alle Defizienzen verstanden, die innerhalb der Reaktionskette (Steroidtyp oder Proteohormontyp) denkbar sind.

Über die Abläufe der endokrin induzierten Regulation auf chromosomaler Ebene gibt es zwei unterschiedliche Vorstellungen (transskriptionelle und posttransskriptionelle Regulation); hier muß auf die spezielle Literatur verwiesen werden.

1.7 Regulationsprinzipien

Die Existenz vieler hormonaktiver Substanzen mit spezifischer Wirkung steht im Gegensatz zu den dargestellten, eigentlich nur 2 Komponenten (cAMP, Proteinsynthese) umfassenden molekularen Reaktionen. So muß ein zusätzliches Prinzip die ganz speziellen Wirkungen des einzelnen Hormons über die an sich noch wenig spezifische Primär- und Sekundärreaktion hinaus sicherstellen. Dies geschieht offenbar dadurch, daß Produktion und Metabolismus endokrin aktiver Substanzen in den funktionellen Ablauf der Lebensvorgänge des Gesamtorganismus integriert sind. Diese Integration wiederum macht empfindlich funktionierende Regelsysteme notwendig, die in der Lage sind, jeweils einen individuellen endokrinen Funktionskreis innerhalb der gesamten Stoffwechselvorgänge darzustellen. Damit entsteht in der Gesamtheit aller metabolischen Abläufe das Maß an Spezifität, das als hormonspezifisch definiert werden kann.

Typisches Beispiel eines solchen individuellen endokrinen Funktionskreises ist das sogenannte Rückkopplungssystem, der Feed-back-Regelkreis. Abbildung 1.3 zeigt am Beispiel des Kortisols das Prinzip, das durch eine Verbindung mehrerer endokriner Organe mit stufenweiser Abhängigkeit charakterisiert ist.

Im genannten Beispiel ist Kortisol Steuerfaktor. Ein zu geringer oder unter ein bestimmtes Niveau absinkender Plasmakortisolspiegel führt zu einer Aktivierung des Hypothalamus (Ausschüttung von Kortikotropin-Releasinghormon), damit zur Stimulation der Hypophyse, ACTH vermehrt zu bilden und auszuschütten, und schließlich zur vermehrten Kortisolproduktion und -sekretion der Nebennierenrinde. Das durch die jeweilige Stoffwechsellage charakterisierte Gleichgewicht im Regelkreis ist zwangsläufig dynamisch und damit auch Resultat zellulärer Regulationseffekte, die in einer Änderung enzymatischer Leistungen oder der Kinetik bestimmter Stoffwechselvorgänge bestehen. Damit ist die biologische Eigenart eines Organismus erkennbar ebenso wie verschiedene Phasen seiner Entwicklung.

1.8 Hormonbestimmungen

Bedeutende Fortschritte in der biochemischen Methodik und insbesondere die radioimmunologischen Techniken machen es heute möglich, den größten Teil der bekannten hormonellen Substanzen in Körperflüssigkeiten zu messen. Dabei verlief die Entwicklung von der Bestimmung bestimmter Hormongruppen (z.B. C-17-Ketosteroide oder die Gesamtkortikoide im Harn, C-11-Hydroxykortikosteroide im Plasma) oder von biologischen Testverfahren (Gonadotropinaktivität im Harn/Reaktion am Mäuseuterus) zur Messung individueller Hormone.

Methodisch werden heute vor allem Gaschromatographie (gas liquid chromatography, GLC) sowie radioimmunologische Verfahren (Radioimmunoassay, RIA) bevorzugt. Die Gaschromatographie kann zusammen mit der Massenspektrometrie (MS) besonders zur Identifikation, z. B. von Steroidhormonen, benutzt werden. Eine neue Entwicklung ist der Enzymimmunoassay, bei dem ein Enzym die Rolle des radioaktiven Markers einnimmt (enzyme linked immuno-sorbent assay ELISA), die Endpunktbestimmung erfolgt dann als photometrisch erfaßbare Farbreaktion.

Eine Variante des RIA ist der Rezeptorassay, bei dem die Rolle des Antikörpers im RIA der organ- bzw. gewebsständige Rezeptor übernimmt. Ebenso verhält es sich mit dem Proteinbindingassay, einem schon länger bekannten Verfahren, in dem ein spezifisches Bindungsprotein als Bindungsmaterial für das Hormon benutzt wird.

Bei allen Methoden, die sich einer spezifischen Hormonbindung als Ausdruck der jeweils vorliegenden Konzentration bedienen, sind Verfahren zur Trennung der gebundenen und nichtgebundenen Fraktion notwendig. In dieser Beziehung sind eine Reihe von Verfahren entwickelt worden, z. B. die Einführung eines zweiten Antikörpers zur Präzipitation des Hormonligantenkomplexes, eine Trennung über Aktivkohle, oder man wählt den Weg über die Bindung des Antikörpers im RIA, z. B. an eine feste Oberfläche, wodurch die nichtgebundene Fraktion etwa durch einfaches Dekantieren entfernt werden kann.

Präparative, also die Endpunktbestimmung vorbereitende Verfahren, berücksichtigen unterschiedliche physikalische und physikochemische Eigenschaften der zu untersuchenden Substanzen. Trennungen über Säulen (Silica-Gel Aluminiumoxyd, Sephadex u.a.), beschichtete Platten (Dünnschichtchromatographie) oder Papier sind möglich.

In biologischem Material sind mit den angesprochenen Methoden Größenordnungen bis in den Picogrammbereich meßbar.

Die jeweilige Bestimmungsmethode muß nach methodenkritischen Grundsätzen (Richtigkeit, Genauigkeit, Reproduzierbarkeit, Sensitivität) ausgewiesen sein. Die Meßwerte sind im Rahmen der Versuchsanordnung (Basalwert, dynamische Testverfahren, Längsschnittbestimmungen und anderes) mit Bezug auf das klinische Bild bzw. die klinische Fragestellung zu interpretieren. So ergibt sich ihre diagnostische Valenz.

Literatur

1. Blech W (1977) Regulation der Adenohypophyse durch hypothalamische Hormone – Teil I: Biochemie und Physiologie der Releasinghormone. Endokrinologie 69:369
2. Blech W (1978) Regulation der Adenohypophyse durch hypothalamische Hormone. Zur Biochemie und Physiologie der Releasinghormone. Teil III: Corticotropin Releasinghormon, Prolactin Releasinghormon, Prolactostatin, Melanotropin Releasinghormon, Melanostatin. Endokrinologie 71:325–336
3. Blech W (1978) Regulation der Adenohypophyse durch hypothalamische Hormone. Zur Biochemie und Physiologie der Releasinghormone. Teil IV: Somatostatin und Somatotropin Releasinghormon. Endokrinologie 72:77–118
4. Catt KJ, Dufau ML (1976) Basic concepts of the mechanism of action of peptide hormones. Biol Reprod 14:1

1. Grundlagen der Endokrinologie

5. Catt KJ, Harwood JP, Clayton RN et al (1980) Regulation of peptide hormone receptors and gonadal steroidgenesis. Recent Prog Horm Res 36:575–622
6. Clark JH, Peck EJ (1977) Steroidhormone receptors: Basic principles and measurement. In: O'Nolley BW, Birnboumer L (eds) Receptor and hormone action, vol 1. Academic Press, New York, pp 383–410
7. Clark J, Baulieu E-E, Baxter JD et al (1976) Intracellular receptors. Group report. Life Sci Res Rep 3:147
8. Clark JH, Markaverich B, Upchurch S, Erikson H, Hardin W, Peck EJ (1980) Heterogeneity of estrogen binding sites: Relationship to estrogen receptors and estrogen responses. Recent Prog Horm Res 36:89–134
9. Clemens JA, Shaar CJ, Smalstig EB (1980) Dopamine, PIF, and other regulators of prolactin secretion. Fed Proc 39:2907
10. Döhler K-D, Hancke Jl (1978) Thoughts on the mechanism of sexual brain differentiation. In Dörner G, Kawakami M (eds) Hormones and brain development. Elsevier/North-Holland Biomedical Press, Amsterdam Oxford New York, pp 153–158
11. Dörner G (1975) Perinatal hormone levels and brain organization. In: Anatomical neuroendocrinology. Int Conf Neurobiology of CNS-Hormone Interactions, Chapel Hill 1974. Karger, Basel, pp 245–252
12. Dörner G (1977) Hormones, brain differentiation and fundamental processes of life. J Steroid Biochem 8:531
13. Ferland L, Fernand L, Kelly PA, Raymond V (1980) Interactions between hypothalamic and peripheral hormones in the control of prolactin secretion. Fed Proc 39:2917
14. Frowein J, Petersen K-G (1976) Rezeptoren für Steroidhormone. Physiologische und pathogenetische Bedeutung. Dtsch Med Wochenschr 101:589
15. Ganong WF (1980) Neurotransmitters and pituitary function: Regulation of ACTH secretion. Fed Proc 39:2923
16. Gorski J, Gannon F (1976) Current models of steroid hormone action. Annu Rev Physiol 38:425
17. Guillemin R (1978) The brain as an endocrine organ. The F.O. Schmitt lecture in neuroscience 1977. Neuroscience 16:1–25
18. Jaffe BM, Behrman HR (eds) (1978) Methods of hormone radioimmunoassay, 2nd edn. Academic Press, New York
18a. Jungblut PW, Wagner RK (1979) Steroidhormon-„Rezeptoren" und endokrine Therapie von Mammakarzinomen. Verh Dtsch Ges Inn Med 85:1412
19. Kastin AJ, Schally AV, Kostrzewa RM (1980) Possible aminergic mediation of MSH release and of the CNS effects of MSH and MIF-I. Fed Proc 39:2931
20. Krieger DT (1980) Pituitary hormones in the brain: What is their function? Fed Proc 39:2937
21. Krieger DT (1978) Neuroendocrinology. In: Ingbar SH (ed) The year in endocrinology. Plenum, New York London, pp 1–33
22. Levitzki A (1976) Membrane receptor function. Life Sci Res Rep 3:79
23. MacLeod RM (1976) Regulation of prolactin secretion. Front Neuroendocrinol 4:169–194
24. McCann SM, Ojeda SR (1976) Synaptic transmitters involved in the release of hypothalamic releasing and inhibiting hormones. Rev Neurosci 2:91–110
25. McEwen BS (1980) Gonadal steroids: Humoral modulators of nerve-cell function. Mol Cell Endocrinol 18:151–164
26. McEwen BS (1980) Steroid hormones and the brain: Cellular mechanisms underlying neural and behavioral plasticity. Psychoneuroendocrinology 5:1–11
27. McEwen BS, Davis PG, Parsons B, Pfaff DW (1979) The brain as a target for steroid hormone action. Annu Rev Neurosci 2:65–112
28. Mainwaring WIP (1976) Steroid hormone receptors: A survey. Vitam Horm 33:223
29. Martini JB (1980) Functions of central nervous system neurotransmitters in regulation of growth hormone secretion. Fed proc 39:2902
30. Meites J (1980) Interactions between hypothalamic neurotransmitters and pituitary function – Introduction. Fed Proc 39:2888
31. Moore KE, Demarest KT, Johnston CA (1980) Influence of prolactin on dopaminergic neuronal systems in the hypothalamus. Fed Proc 39:2912

32. Moyle WR, Lee EY, Bahl OP, Rodbard D (1978) A model for peptide hormone action based upon measurement of functional hormone binding. In: Birnbaumer L, O'Malley BW (eds) Receptors and hormone action, vol 3, Academic Press, New York, pp 221–260
33. Munk A (1976) General aspects of steroid hormone-receptor interactions. Mod Pharmacol Toxicol 8:1–40
34. Porter JC, Nansel DD, Gudelsky GA et al (1980) Neuroendocrine control of gonadotropin secretion. Fed Proc 39:2896
35. Ross EM, Gilman AG (1980) Biochemical properties of hormone-sensitive adenylate cyclose. Annu Rev Biochem 49:533
36. Sawyer CH, Clifton DK (1980) Aminergic innervation of the hypothalamus. Fed Proc 39:2889
37. Schally AV, Coy DH, Meyers CH (1978) Hypothalamic regulatory hormones. Annu Rev Biochem 47:89–128
38. Schriefers H (1978) Die Sprache der Hormone. Schering, Berlin (Vorlesungsreihe Schering, H 4)
39. Westphal U (1977) Zur Bindung von Steroidhormonen an Serumproteine. Klin Wochenschr 55:877
40. Westphal U (1980) Bindung von Steroidhormonen an Serumproteine. Scherin, Berlin (Vorlesungsreihe Schering, H 8)
41. Wuttke W (1980) Neuroendokrine Regulationsmechanismen. Naturwissenschaften 67:288–295

Teil II:
Normale und gestörte Funktion der endokrinen Drüsen

2. Hypothalamus-Hypophysen-System

J. Girard

2.1 Allgemeines

Das hypothalamo-hypophysäre System ist ein Knotenpunkt und eine zentrale Schaltstelle für die Regulation einer Vielzahl vitaler Vorgänge, welche auf neuralem oder endokrinem Weg reguliert werden. Die anatomisch und funktionell nahe Verbindung zum autonomen Nervensystem wird durch die neueren Erkenntnisse der Neurotransmittersteuerung hypothalamischer Hormone unterstützt. Die enge Verflechtung des neuralen und humoralen Regulationssystems wird zudem durch die intrazerebrale Verteilung von Releasinghormonen, Hypophysenvorderlappenpeptiden und „gastrointestinalen" Hormonen (brain-gut-hormones) im zentralen Nervensystem auch außerhalb des Hypothalamus unterstrichen. Die Untersuchungen der Wechselwirkungen zwischen Neurotransmittersubstanzen und hypothalamischen Hormonen auf den Hypophysenvorderlappen einerseits und auf kortikale Funktionen andererseits, sind im Fluß. Die biochemischen Hinweise auf die Verknüpfung zwischen Endokrinologie, Neuroendokrinologie, Neurologie und Verhaltensforschung sowie Psychiatrie, eröffnen ein komplexes Spektrum. Die Physiologie, Pathophysiologie und pharmakologische Beeinflussung dieser komplizierten Interaktionen sind ein aktuelles Forschungsfeld [1, 2].

Die Reifungsprozesse während der postnatalen Entwicklung bis zum Erwachsenenstatus, die Regulationsvorgänge von Wachstum und Entwicklung durch das hypothalamo-hypophysäre System und dessen Interaktion mit dem zentralen Nervensystem sind noch weitgehend unbekannt.

Abbildung 2.1 zeigt ein Schema der Topographie des hypothalamo-hypophysären Systems. Der Hypothalamus als Teil des Dienzephalons entwickelt sich bereits beim 5 Wochen alten Embryo. Im Erwachsenengehirn mißt der Hypothalamus etwa 2,5 cm im Durchmesser und macht $1/3000$ des Gehirngewichts aus. Anatomisch bildet der Hypothalamus den Boden und einen Teil der seitlichen Wand des 3. Ventrikels. Die vordere Begrenzung ist durch das Chiasma opticum gegeben.

Das Tuber cinereum (Eminentia mediana) am Boden des Dienzephalons geht in das Infundibulum der Hypophyse über. Die funktionelle und anatomische Integrität des hypothalamo-hypophysären Systems ist für eine Reihe vitaler Funktionen eine Voraussetzung. Die selektive experimentelle Lä-

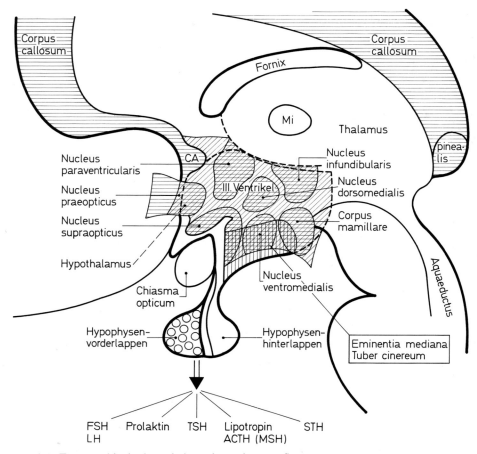

Abb. 2.1. Topographie des hypothalamo-hypophysären Systems

sion einzelner hypothalamischer Regionen kann im Tierversuch eine Reihe von Krankheitsbildern ausgelöst werden, welche zum Teil gegensätzliche Symptomkreise aufweisen. Dazu gehören hyperphagiebedingte Adipositas oder Anorexie, Pubertas praecox oder Ausbleiben der Reifeentwicklung, Schlafsucht oder Schlaflosigkeit mit Überaktivität und Erregungszuständen, Hyperthermie und Diabetes insipidus usw. [2–4].

Wir unterscheiden ein großzelliges neurohypophysäres System mit der Hypothalamus-Hypophysenhinterlappen-Einheit und ein kleinzelliges System der adenohypophysären Regulation. Die Neurohypophyse stammt aus dem Infundibulum des Dienzephalons und ist direkt neural mit dem Nucleus supraopticus und dem Nucleus paraventricularis des vorderen Hypothalamus verbunden. Die Neuronen der kleinzelligen Systeme finden sich in der Seitenwand des 3. Ventrikels und diffuser verteilt im lateralen Hypothalamus. Die Nervenfasern dieser Neuronen enden alle am Gefäßsy-

2. Hypothalamus-Hypophysen-System

Tabelle 2.1 Hypothalamische peptiderge Neuronensysteme. (Nach Müller et al. [25], Frohmann [28])

Großzelliges System (Nucleus supraopticus paraventricularis)	Neurohypophysär	Oxytozin Antidiuretisches Hormon (Arginin-Vasopressin Neurophysin 1,2)
Kleinzelliges System Seitenwand III. Ventrikel Lateraler Hypothalamus	Adenohypophysär	Thyreotropin-releasing-hormon (TRH) Gonadotropin-releasing-hormon (LH-RH) Somatostatin (GHRIH) GHRH (Struktur unbekannt) CRH

Potentielle peptiderge Transmitter oder Modulatoren (im Kortex, Hypothalamus und extrahypothalamisch nachweisbar)

Substanz P	Endorphine	Cholezystokinin	
Neurotensin	Enkephaline	VIP (vasoactive intestinal peptide)	
Angiotensin		Gastrin	Adenohypophysäre Hormone

stem der Eminentia mediana (Tuber cinereum) [5–7]. Tabelle 2.1 gibt eine Übersicht über die hypothalamopeptidergen Neuronensysteme.

Am Transport der hypothalamischen Hormone zum Hypophysenvorderlappen nimmt neben dem vaskulären Weg über die Portalgefäße das ventrikuläre System teil. Die im Liquor zirkulierenden Hormone werden durch Ependymzellen der Eminentia media aufgenommen und über die Tannizyten in die Kapillaren abgegeben. Für eine direkte regulatorische Beeinflussung zwischen Hinter- und Vorderlappen spricht eine direkte Gefäßverbindung zwischen Neuro- und Adenohypophyse. Die hypophysäre Zirkulation ist ein entscheidender Bestandteil der Funktionseinheit. Die obere und untere Hypophysenarterie sind für die Blutversorgung verantwortlich. Sie enden in einem feinen Kapillarnetzwerk, das um eine zentrale Arterie mit starker Muskulatur angeordnet ist. Die Funktion dürfte in einer Durchblutungsregelung des Vorderlappens bestehen. Die primären Kapillaren enden in der Eminentia media und im Hypophysenstiel. Von diesem Kapillarnetzwerk aus verlaufen die langen Portalgefäße, die sich in den Hypophysenstiel fortsetzen und in den Kapillaren des Vorderlappens enden. Kurze Portalgefäße entspringen im distalen Teil des Hypophysenstiels und im Hinterlappen [1, 2, 6, 7].

Der Hypophysenvorderlappen entsteht aus ektodermalem Mundbuchtepithel aus der Rathke-Tasche. Vom 3. Fetalmonat an ist die Hypophyse deutlich sichtbar. Am Ende des ersten Schwangerschaftstrimesters finden sich elektronenmikroskopisch sichtbare Granula. Akzessorisches Hypophysenvorderlappengewebe liegt in der Tiefe der Sella turcica, im Keilbeinkörper und am Rachendach (pharyngeale Hypophyse). Außerdem finden sich im Hinterlappen adenohypophysäre Zellhaufen. Das versprengte Hypo-

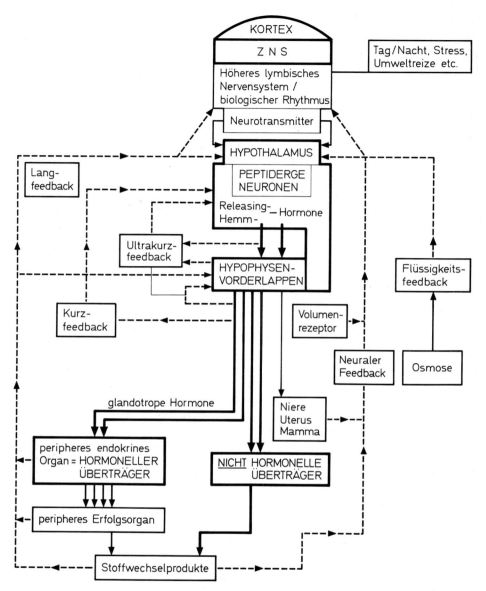

Abb. 2.2. Komplexität des Regelkreises vom zentralen Signal über die hypothalamo-hypophysäre Achse zum peripheren Erfolgsorgan und den Feedbacksignalen

physenvorderlappengewebe kann nach Untergang der Adenohypophyse endokrin aktiv werden. Das embryonale Mundbuchtepithel ist Ausgangspunkt für das Kraniopharyngeom, den häufigsten Tumor der hypothalamo-hypophysären Region.

Die Hypophyse mißt beim Erwachsenen 12×9×6 mm und wiegt 600 mg. Die Adenohypophyse macht 80% der Drüsenmasse aus. Funktionell am bedeutendsten ist die Pars distalis. Im Hypophysenvorderlappen sind 5 Zelltypen unterscheidbar. Die somatotropen Zellen machen etwa 50% aus, die Prolaktinzellen 10–20%, die Lipotropin-ACTH-produzierenden Zellen weitere 20%. Mit je 5% tragen die TSH- und die Gonadotropin (LH- und FSH-) produzierenden Zellen zur Gesamtpopulation bei. Die hormonproduzierenden Zellen werden aufgrund der ultrastrukturellen Aspekte und der Granulamorphologie identifizierbar [8, 9]. Die Komplexität des Regelkreises vom zentralen Signal über die hypothalamo-hypophysäre Achse bis zum peripheren Erfolgsorgan und die Feedbacksignale sind schematisch in Abb. 2.2 zusammengefaßt [10].

2.2 Hypothalamische Hormone und Neurotransmitter

In Tabelle 2.1 sind die Peptide der peptidergen Neuronen des kleinzelligen Hypothalamus-Hypophysen-Systems zusammengefaßt. Das Thyreotropin-Releasinghormon, das Gonadotropin-Releasinghormon und das Somatostatin (GHRIH = growth hormone release inhibiting hormone) sind strukturell analysiert, synthetisiert und in ihrer physiologischen und pharmakologischen Wirkung breit untersucht. Dabei wurden insbesondere für das LH-RH eine Vielzahl von Analoga synthetisiert [4, 10, 11–13].

2.2.1 Thyreotropin-Releasinghormon (TRH)

Das Tripeptid Thyro-Glu-His-Pro-NH_2 stimuliert beim Menschen das thyreoideastimulierende Hormon (TSH) und das Prolaktin. Beim Mann ist eine FSH-Freisetzung beschrieben worden. Der TRH-Effekt auf den Hypophysenvorderlappen tritt innerhalb von 2 min ein und ist nicht proteinsyntheseabhängig. Intravenöse Injektion von 200 µg TRH führt zu einer TSH-Freisetzung, welche innerhalb von 30 min die Plasmahöchstkonzentration erreicht. Orale Applikation von 20 mg TRH pro m² Körperoberfläche (KOF) hat einen protrahierten TSH-Anstieg mit maximalen TSH-Werten 3 h nach Einnahme zur Folge. Der Feedbackeffekt von Schilddrüsenhormonen auf die hypothalamische TRH-Sekretion ist unsicher. Es sind sowohl positive wie negative Rückkoppelungsregulationen berichtet worden. Der TRH-Test ist als empfindlichstes Kriterium einer Dysfunktion der Hypothalamus-Hypophysen-Schilddrüsen-Achse zu einem Routinediagnostikum geworden [14, 15].

TRH ist im Gehirn auch außerhalb des Hypothalamus nachweisbar. Membranrezeptoren weisen auf eine biologische Wirkung hin. Eine mikroiontophoretische Applikation von TRH hemmt glutamatinduzierte Feuerungsraten von Neuronen. Im Tierexperiment können mit hohen TRH-Dosen eindeutig analeptische Wirkungen erzeugt werden. Eine anfänglich vermutete Wirkung des TRH auf mentale Depressionszustände hat sich nicht definitiv bestätigen lassen und ist heute umstritten. Bei der Anwendung von TRH bei depressiven Zuständen wurde aber gefunden, daß ein großer Teil dieser Patienten eine subnormale TSH-Reaktion auf TRH zeigt. Aus dieser Beobachtung kann eine übergeordnete Neurotransmitterstörung vermutet werden. Beim Gesunden hemmt L-Dopa die hypophysäre Reaktion auf exogenes TRH. Die TRH-Sekretion ihrerseits wird durch Serotonin gehemmt und durch Noradrenalin stimuliert [11, 16].

2.2.2 Gonadotropin-Releasinghormon (LH-RH, LH-FSH-RH)

Dieses als zweites hypothalamisches Neuropeptid isolierte und synthetisierte Hormon ist ein Dekapeptid. Hunderte von Analoga mit antagonistischer und agonistischer Wirkung sind synthetisiert und untersucht worden. Das Peptid wird wahrscheinlich im Nucleus arcuatus und in der Eminentia mediana synthetisiert und gespeichert. LH-RH bewirkt an den gonadotropen Zellen des Hypophysenvorderlappens sowohl eine Hormonfreisetzung wie eine De-novo-Synthese von Luteinisierungshormon (LH) und Follikelstimulierungshormon (FSH). Die differenzierte Abgabe von FSH und LH wird teilweise durch die Steroid- und Steroidmetaboliten-Feedbacksignale auf den Hypophysenvorderlappen erklärt. Eine pulsatile LH-RH-Abgabe ist verantwortlich für die pulsatile LH-Sekretion. Ob die pulsatile Abgabe von LH-RH nur bei weiblichen Individuen ein Erfordernis für eine adäquate LH- und FSH-Sekretion darstellt, ist eine noch offene Frage. Längerdauernde Administration von LH-RH-Agonisten kann zu einer Hemmung der ovariellen Steroidproduktion führen. Bei Ratten konnte mit Agonisten (aber *nicht* mit Antagonisten) die uterine Implantation verhindert werden. Eine dosis- und applikationsabhängige Hemmung der LH- und FSH-Sekretion bei LH-RH-Behandlung ist auch beim Menschen beschrieben.

Die Neurotransmitterregulation ist unsicher. Noradrenalin und Dopamin scheinen die LH-RH-Sekretion zu stimulieren, während 5-Hydroxy-Tryptamin einen Hemmfaktor darstellt [16–18].

2.2.3 Somatostatin (GHRIH)

Auf der Suche nach dem Wachstumshormon-Releasinghormon wurde das Tetradekapeptid entdeckt und 1973 die Struktur aufgeklärt. Das Peptid wurde in zyklischer und linearer Form in verschiedenen Hirnregionen, aber auch im Pankreas, im Magen und im Darm nachgewiesen. Die Verteilung des Somatostatins im Gehirn, in den D-Zellen der Pankreasinseln und im gesamten Gastrointestinaltrakt weist auf eine mögliche parakrine Regulationsfunktion des Tetradekapeptids hin. Das Hormon hemmt die Wachstumshormonsekretion in vivo und in vitro, die TSH-Freisetzung auf TRH, die ACTH-Sekretion; hingegen ist der Hemmeffekt auf die Prolaktinfreisetzung variabel. Insulin, Glukagon, Gastrin und Sekretin werden in vivo und in vitro supprimiert. Die Wirkungsdauer ist kurz, und nach Infusionsabbruch ist ein Reboundphänomen zu beobachten. Das Somatostatin hemmt die Magensäuresekretion und in hoher Dosis die Plättchenaggregation.

2.2.4 Neuropeptide unbekannter Strukturen

Das Kortikotropin-Releasinghormon [19], das Wachstumshormon-Releasinghormon, das Prolaktin-Releasinghormon (evtl. identisch mit dem TRH) und das Prolaktin-Hemmhormon (evtl. identisch mit Dopamin) sind alle als hypothalamische Regulationsfaktoren identifiziert, aber die Struktur der Peptide ist noch nicht bekannt [1, 2, 4, 11].

2.2.5 Im Gehirn nachgewiesene Neuropeptide mit möglicher Regulatorfunktion

Die *Substanz P* ist ein Undekapeptid, welches im Intestinaltrakt und im Gehirn nachgewiesen wurde. Die Substanz führt zu einer Kontraktion glatter Muskulatur und ist in hohen Dosen durch eine periphere Vasodilatation hypotensiv. Eine Reduktion der Schmerzreizschwelle ist als zentraler Effekt anzusehen. Eine Neurotransmitterwirkung im Rückenmark wird diskutiert. Mit der Substanz P verwandt, vielleicht sogar identisch, ist das *Neurotensin*. Dieses Tridekapeptid ist stark hypotensiv und hat sowohl kontraktive als auch dilatierende Wirkung auf die glatte Muskulatur. Neurotensin erhöht die Gefäßpermeabilität. Das Peptid stimuliert die Nebennierenrindenaktivität und die LH- und FSH-Sekretion.

Die Bedeutung der gastrointestinalen Peptide wie Cholezystokinin (CCK) [20] „vaso-active intestinal peptide" (Vip) und Gastrin im zentralen Nervensystem ist unbekannt [21].

Die *Opiatpeptide Enkephalin und Endorphin* als Abkömmlinge des β-Lipotropins müssen als Neurotransmitter oder Modulatoren im Zentralnervensystem und im Rückenmark angesehen werden. Über das Zentralnervensystem werden durch die Opiatpeptide die adenohypophysären Funktionen beeinflußt. Ob die Wirkung als direkter Opiateffekt auf die Releasinghormone oder als Einfluß über Neurotransmitter interpretiert werden muß, ist noch nicht geklärt. Daß die Opiate nicht nur von der Hauptquelle, dem Hypophysenvorderlappen, synthetisiert werden, zeigt der unveränderte β-Endorphingehalt des Gehirns nach Hypophysektomie [1, 11, 22, 23].

2.2.6 Nichtpeptiderge Neurotransmitter

Zu den synaptischen Überträgersubstanzen (Tabelle 2.2) gehören die Tyrosinabkömmlinge Dopamin und Norepinephrin, die Indolamine 5-Hydroxytryptophan und Serotonin sowie das Acetylcholin, die γ-Aminobuttersäure und Histamin. Die Prostaglandine sind nicht als synaptische Transmitter, sondern als Modulatoren zu betrachten. Abb. 2.3 zeigt schematisch die dopaminerge und noradrenerge synaptische Übertragung. Die Neurotrans-

Tabelle 2.2 Nichtpeptiderge Neurotransmitter (v. a. biogene Amine). (Nach Müller et al. [25], Frohmann [28])

Tyrosin	Dopamin	
	Noradrenalin	
Tryptophan	5-Hydroxytryptamin	(5 HT, Serotonin)
Glutaminsäure	γ-Aminobuttersäure	(GABA)
Histidin	Histamin	
	Acetylcholin	

(Prostaglandine wirken als Modulatoren und nicht als synaptische Transmitter)

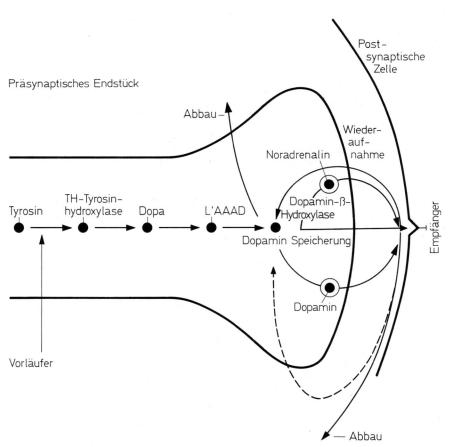

Abb. 2.3. Dopaminerge und noradrenerge synaptische Übertragung

mitwirkung auf die Hypophysenvorderlappenfunktion kann auf folgenden Wegen erfolgen: 1. direkter Neurotransmittereffekt auf die peptidergen Neuronen des Hypothalamus, welche Releasing- und Hemmhormone sezernieren; 2. direkte Beeinflussung der Hypophysenvorderlappenzelle zur Modifikation (Stimulation oder Blockierung) ihrer Reaktion auf einen peptidergen Reiz. Ein Neurotransmitter, der direkt im peptidergen Neuron vorhanden ist, kann innerhalb der Zelle die Releasing- oder Hemmfaktorfreisetzung beeinflussen. Andererseits ist eine direkte axoaxonale Beeinflussung der Peptidabgabe an der Endigung des peptidergen Neurons möglich. Schließlich ist eine indirekte Wirkung des Neurotransmitters über eine weitere synaptische Verbindung aus dem limbischen oder einem extrahypothalamischen System denkbar [10, 16, 24, 25].

Bei der Beurteilung von Hormonwerten und Ergebnissen von Funktionstests ist die gegenseitige Beeinflussung von Stoffwechselprodukten auf die Neurotransmitteraktivität zu beachten. Ein Beispiel dazu ist die Unterdrückung der schlafinduzierten Wachstumshormonsekretion durch die Erhöhung der freien Fettsäuren. Bei der ACTH-Regulation beeinflussen Steroide die Empfindlichkeit der Kortikotropin-Releasinghormonneuronen auf Neurotransmitterstimuli. Die Interaktion läßt sich am Beispiel des TRH darstellen. Das Tripeptid stimuliert die TSH- und Prolaktinsekretion. Das Wachstumshormon wird vom TRH direkt nicht beeinflußt. Da aber das Tripeptid an verschiedenen Stellen des zentralen Nervensystems den Norepinephrinumsatz beeinflußt, kann indirekt eine Wirkung auf andere Hormonsysteme resultieren. So hemmt TRH die L-Dopa und die argininstimulierte Wachstumshormonfreisetzung. Bei pathologischen Zuständen wie bei der Akromegalie oder beim funktionellen Wachstumshormonmangel des psychosozialen Kleinwuchses muß angenommen werden, daß die hypothalamische Kontrolle zwar weiter funktioniert, aber die Mechanismen quantitativ und qualitativ gestört sind.

Die komplexen möglichen Wirkungsorte, die vielfältigen Interaktionen und die Vielzahl der potentiellen Neurotransmitter machen es verständlich, daß die Physiologie der Neurotransmitterfunktion bei der Regulation der Hypophysenvorderlappensekretion nicht geklärt ist. Einen Hinweis auf die zukünftigen therapeutischen Möglichkeiten gibt die in Tabelle 2.3 zusammengefaßte pharmakologische Beeinflussung der Neurotransmitter und damit indirekt der hypothalamo-hypophysären Regulation [1, 10, 24–28].

2.3 Hypothalamus-Hypophysenvorderlappen

2.3.1 Somatomammotropine

Das Wachstumshormon und das Prolaktin, die beiden Hypophysenvorderlappenpeptide der Somatomammotropingruppe unterstehen nicht nur einem hypothalamischen Stimulationshormon, sondern auch einem Hemmhormon. Eine negative Rückkopplung über ein peripheres, endokrines Or-

Tabelle 2.3 Beispiele pharmakologischer Beeinflussung der Neurotransmitter (Nach Frohmann [28], Refetoff et al. [53])

Prinzip allgemein	Synthesehemmer	(Enzymhemmer: Tyrosinhydroxylase, L-AAAD, Dopamin-β-Hydroxylase)	
	Freisetzungshemmer Speicherentleerung Falsche Vorläufer		
	Rezeptorinterferenz	Blockierung (Antagonisten) Stimulation (Agonisten)	
Nor-Adrenalin	Freisetzungshemmer Speicherentleerung Falsche Vorläufer	Lithiumionen, Bromide Reserpin, Guanethidin α-Methyldopa	
	Rezeptor + Agonisten	Adrenalin Noradrenalin Phenylephrin Clonidin	α, β α α α
	Rezeptor − Antagonisten (kurz) (lang)	Phentolamin Phenoxybenzamin Chlorpromazin Propanolol Methoxamin	α α α β β
Dopamin	Freisetzer Vorläufer	d-Amphetamin L-Tyrosin L-Dopa	
	Rezeptor + Agonisten	Apomorphin 2-Bromo-α-Ergocryptin Lisurid	
	Rezeptor − Antagonisten	Phenothiazine Haloperidol Pimozid Metoclopramid Sulpirid	
Serotonin	Freisetzer 5-HT-Aufnahmehemmer	Amphetamin, Fenfluramin Imipramin	
	Vorläufer	L-Tryptophan	
	Rezeptor + Agonisten Rezeptor − Antagonisten	Tryptamin Methysergid Cyproheptadin Pizolifen Methergolin	

2. Hypothalamus-Hypophysen-System

Tabelle 2.3 (Fortsetzung)

Acetylcholin	Cholinesterasehemmer	Neostigmin Physostigmin
	Rezeptor + Agonisten	Acetylcholin Carbachol Muscarin Pilocarpin
	Anticholinergika	Atropin Scopolamin Chlorpromazin
GABA γ-Aminobutter- säure	Glutamatdecarboxylasehemmer	Hydrazide Penicillamin Östrogene
	Rezeptor − Antagonisten	Picrotoxin
Histamin	Freisetzer	Polypeptide (Bradykinine, Substanz P, usw.) Gifte, Toxine
	Rezeptor − Antagonisten	H_1-: Cyproheptadin H_2-: Cimetidin
	Histamin-N-Methyltransferasehemmer	Tryptamin, Imidazole Chlorpromazin

gan ist für die genannten Hormone nicht bekannt, wenn von der möglichen Rückkopplung der Somatomedine auf das Wachstumshormon abgesehen wird.

2.3.1.1 Wachstumshormon

Die sekretorischen Granula der somatotropen Zellen messen 300–400 nm. Der hypophysäre Wachstumshormongehalt von etwa 3–5 mg pro Hypophyse ist über die Lebensalter konstant. Das Wachstumshormon setzt sich aus 191 Aminosäuren mit 2 intramolekularen S-S Brücken zusammen. Der isoelektrische Punkt liegt bei pH 4,9, das Molekulargewicht bei 22 000 [29]. Die Speziesspezifität erfordert für die Therapie menschliches Hormon, das aus Autopsiehypophysen extrahiert werden muß [30]. Alternative Quellen sind Hypophysenzellkulturen und die bakterielle Synthese nach Klonierung von Wachstumshormongenen und Einbau in bakterielle Desoxyribonukleinsäure. Das Stoffwechselhormon zirkuliert in einer monomeren, dimeren und polymeren Form von unterschiedlicher biologischer, aber identischer immunochemischer Aktivität [31, 32].

2.3.1.1.1 Stoffwechselwirkungen

Das Wachstumshormon wirkt kohlehydrateinsparend, eiweißaufbauend und fettabbauend. Die Stoffwechseleffekte des Hormons sind zum Teil durch das Peptid direkt bedingt. Zum Teil werden die Wirkungen über die Generation von Somatomedinen aus der Leber auf die Empfängerzelle übertragen [32, 33]. Die Somatomedine machen einen Teil der NSILA (non-suppressible insuline-like activity) des Plasmas aus. Die großmolekularen Eiweißhormone steigern die Leucininkorporation in Eiweiß, die Kollagensynthese, die Thymidininkorporation in DNA. Die Somatomedinkonzentration steigt nach einer Wachstumshormoninjektion innerhalb von 3 h an und bleibt für 9–24 h erhöht. Die unterschiedlichen Phasen der Wachstumshormonwirkung im zeitlichen Ablauf sind z.T. durch die Einschaltung der Somatomedine erklärt [34–36]. An vielen Organen sind aber Wachstumshormonrezeptoren nachgewiesen, so daß eine direkte Wirkung des Hormons anzunehmen ist. Ein nachgewiesener, direkter Effekt ist in der Mitoserate menschlicher Knochenmarkkulturen gezeigt worden [37].

Kohlenhydratstoffwechsel

In physiologischer Konzentration hat das Wachstumshormon einen Kontrainsulineffekt. Die Glukoseeinsparung erfolgt über eine Hemmung der Glukoseaufnahme im Gewebe. Das Hormon hat auch einen insulinotropen Effekt, d. h. das pankreatische Insulin wird unter Wachstumshormon auf eine Reihe von Stimuli hin vermehrt ausgeschüttet. Beim Mann führt exogen zugeführtes Wachstumshormon zu einer Steigerung der Insulinsekretion. Diese insulinotrope Wirkung ist mit Östrogenen hemmbar [38]. Eine endogene Steigerung der Wachstumshormonreaktion durch Östradiolbehandlung hat keine gesteigerte Insulinsekretion zur Folge. Östrogene scheinen demnach eine oder mehrere Wachstumshormonwirkungen zu hemmen, entweder durch eine direkte Blockierung oder durch die Hemmung der Somatomedinsynthese. Mit pharmakologischen Wachstumshormonkonzentrationen ist ein insulinähnlicher Effekt induzierbar. Kurz nach Hormonapplikation kann ein Blutzuckerabfall durch gesteigerte Gewebepermeabilität und Zuckeraufnahme beobachtet werden. Gleichzeitig sinken die freien Fettsäuren und steigt die Aminosäureaufnahme ins Muskelgewebe. Dieser insulinähnliche Effekt hält für etwa 4 h an [32, 33, 39].

Fettstoffwechsel

Die lipolytische Wirkung des Wachstumshormons zeigt sich an einer Steigerung der Konzentration der freien Fettsäuren. Die dadurch gesteigerte Glukoneogenese trägt zur Verminderung der Glukosetoleranz bei. Die lipolytische und ketogene Wirkung ist bei Patienten mit einem Wachstumshormondefizit, einer Situation, bei der auch Insulin vermindert sezerniert wird, am ausgeprägtesten. Mit pharmakologischen Dosen wird eine insulinähnliche Wirkung mit Abfall der freien Fettsäuren erzeugt.

Eiweißstoffwechsel

Die anabole Wirkung des Hormons zeigt sich an der vermehrten Aufnahme von Aminosäuren in die Zelle. Diese Wirkung ist synergistisch mit Insulin und wird mindestens z. T. über Somatomedine erreicht. Ausdruck der anabolen Funktion sind ein Absinken des Serumharnstoffstickstoffs und der Harnstoff/Stickstoff-Ausscheidung. Die Bilanzen für Stickstoff, Natrium Kalium und Phosphor sowie für Kalzium werden positiv.

2.3.1.1.2 Wachstumseffekt

Das Wachstumshormon fördert das Wachstum vieler Organe. Das enchondrale Knochenwachstum wird durch Stimulation der Bildung der Epiphysensäulenknorpel gesteigert. Die Hydroxypolinausscheidung widerspiegelt den Kollagenumsatz. Ein biochemisches Equivalent der Wachstumsförderung ist die Stimulation des ^{35}S-Einbaus in Chondroitinsulfat, des ^{3}H-Thymidineinbaus in die DNA. In Gewebekulturen hat Wachstumshormon in vitro eine direkt mitogene Wirkung. Das Hormon selbst ist kaum ein wachstumsregulierender Faktor. Vielmehr schaffen die Stoffwechselwirkungen von Wachstumshormon eine Homöostase des Energiehaushalts, welche in Zusammenwirkung mit einer Reihe anderer Hormone, namentlich Insulin, den Wachstumsprozeß ermöglicht. Die energetischen Bedürfnisse des Organismus ändern sich in verschiedenen Wachstumsphasen dramatisch und führen auf einem unbekannten und komplexen Weg zu einer Regulation der Wachstumshormonsekretion. Daß die Stoffwechselregulation für akute Veränderungen die Mitwirkung des Wachstumshormons notwendig macht, zeigt die Streßreaktion dieses Stoffwechselfaktors.

Die Somatomedine übertragen einen Großteil der Wachstumshormonwirkungen. Diese Peptidhormone zirkulieren in einer etwa 1000 mal höheren Konzentration als das Wachstumshormon selbst. Die Wirkungsdauer von bis zu 40 h erklärt die Wirksamkeit von Wachstumshormonsubstitutionsbehandlungen mit einem Injektionsintervall von 4 und mehr Tagen. Kurzfristige Wachstumshormonfluktuationen, wie sie etwa durch Stimulationstests erreicht werden, spiegeln sich nicht in den Somatomedinkonzentrationen des Plasmas. Die Kenntnisse über die Plasmasomatomedinkonzentrationen sind allerdings noch unvollständig. Tiefe Werte wurden bei hypothalamo-hypophysärer Insuffizienz und erhöhte bei Akromegalie gefunden. Die Ausnahmesituation von klinisch akromegaloidem Habitus mit stark erhöhten Somatomedinkonzentrationen ohne Erhöhung des Wachstumshormons weist auf eine mögliche autonome Somatomedinproduktion bei pathologischen Zuständen hin. Eine pharmakologische Beeinflussung ist am Absinken der Somatomedinkonzentration unter hohen Dosen von Östrogenen oder Hydrokortison beschrieben worden [40–42].

2.3.1.1.3 Regulation der Wachstumshormonsekretion

Die somatotropen Zellen des Hypophysenvorderlappens stehen unter zweifacher hypothalamischer Neuropeptidkontrolle. Stimulierend wirkt das

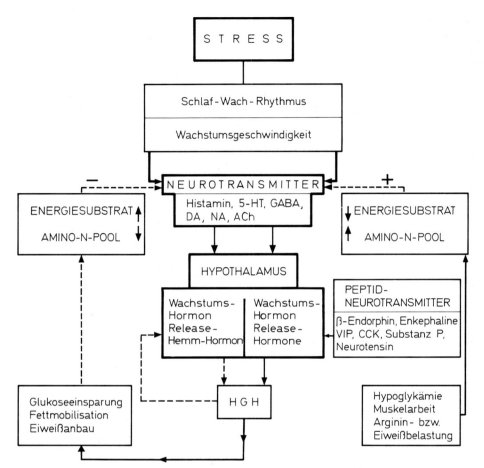

Abb. 2.4. Kreislauf der Wachstumshormonsekretionsregulation über Stoffwechselvorgänge

noch nicht isolierte Wachstumshormon-Freisetzungshormon und hemmend das Somatostatin. Beide Substanzen werden in der Eminentia media angereichert und möglicherweise dort synthetisiert. Die beiden Peptide vermitteln die Neurotransmitter- und Stoffwechselregulationssignale soweit diese nicht direkt die Wachstumshormonsekretion beeinflussen [32, 33 39]. Eine Reihe von Neuropeptiden (β-Endorphin, Enkephaline, VIP, Cholezystokinin, Neurotensin, Substanz P) stimulieren im Tierexperiment die Wachstumshormonsekretion [43]. Die Schaltstellen, welche die neuralen Stimuli integrieren und auf nichtpeptiderger Basis vermitteln, sind der ventromediale Nuleus, der Nucleus arcuatus und das lymbische System [32, 44, 45]. Epinephrin stellt den Transmitter für den ventromedialen Nukleus dar. Dopamin ist der Überträger am Nucleus arcuatus und Serotonin am lymbischen System. Die Glukorezeptoren und die α-adrenerge Stimulation sowie Glukagon, Vasopressin und Arginin als Stimulatoren, Hyperglykämie und β-Stimulation als Hemmer werden über den ventromedialen Nukleus geschaltet. Im Nucleus arcuatus wird L-Dopa zu Dopamin konvertiert, und hier ist die dopaminerge Regulation lokalisiert. Auf diesem Niveau bremst Chlorpromazin als postsynaptischer Hemmer der Dopaminrezeptoren die Wachstumshormonsekretion. Für die Slow-wave-Schlafstadien ist das lymbische System verantwortlich. Diese stimulierende Wirkung wie auch die pyrogeninduzierte Wachstumshormonsekretion werden via Serotonin reguliert [32, 44, 45]. Für eine Reihe von Sekretionsstimuli (Streß, Muskelarbeit, Morphinderivate usw.) und für eine Reihe von Hemmfaktoren (freie Fettsäuren und Glukokortikoide) sind die Regulationsmechanismen unbekannt. Dasselbe gilt für die gehemmte Wachstumshormonsekretion bei der Adipositas. Abbildung 2.4 skizziert den Kreislauf der Wachstumshormonsekretionsregulation über Stoffwechselvorgänge. Neben den Stoffwechselrückkopplungssignalen (freie Fettsäuren und Hyperglykämie) besteht wahrscheinlich eine negative Rückkopplung von Somatomedinen auf die Wachstumshormonsekretion. Von praktischer Wichtigkeit ist ein Kurzfeedback. Erhöhte Wachstumshormonkonzentrationen hemmen eine weitere Freisetzung des Peptids [46, 47]. Bei Stimulationstests kann damit ein geringer Anstieg bei hohen Ausgangswerten nicht als pathologisch interpretiert werden.

2.3.1.1.4 Plasmawachstumshormonkonzentrationen

Bei vermuteten Über- oder Unterfunktionen ist die unterschiedliche Beeinflußbarkeit von basalen Konzentrationen und von Stimulationseffekten durch verschiedenste Faktoren zu berücksichtigen. Die Basalwerte sind sehr variabel. Aus kontinuierlichen Bestimmungen über 24 h läßt sich eine Wachstumshormonkonzentration beim erwachsenen Mann um $1,8 \pm 1,0$ ng/ml errechnen, während die Konzentration bei der Frau vor der Menopause mit $3 \pm 1,6$ ng/ml etwas höher liegt. Der östrogenbedingte Geschlechtsunterschied bildet sich erst in der Pubertätsperiode aus [48, 49]. Die mittlere Konzentration unter Ovulationshemmern steigt auf $6,6 \pm 2,9$ ng/ml. Diese Konzentration entspricht der bei Adoleszenten gefundenen mittleren Konzentration von $5,6 \pm 3,6$ ng/ml. Die Altersabhängigkeit der Basiswerte zeigt sich in der Höhe der Konzentration bei Frühgeburten und in den ersten Lebenstagen bis zum 2. Monat (bis zu 30 ng/ml und oft umgekehrt proportional zum Geburtsgewicht). Die schlafinduzierten Amplituden der Sekretion sind während der Adoleszenz am größten [50–52]. Tabelle 2.4 gibt eine Reihe der bekannten Einflüsse auf Stimulationstests wider [53]. In die Beurteilung einer Wachstumshormonplasmakonzentration müssen Alter, Reifungszustand, Geschlecht, Tageszeit, Ernährungszustand und eine Reihe weiterer Faktoren einbezogen werden [32, 39, 53]. Die Komplexität der akuten und chronischen Stoffwechselwirkungen des Wachstumshormons erklärt die ebenso komplexen und vielfältigen Steuerungsmechanismen. Entsprechend ist ein einzelner Hormonwert im Plasma mit Vorsicht zu interpretieren. In der pädiatrischen Diagnostik steht das Problem der fraglichen „Wachstumshormoninsuffizienz" im Vordergrund. Unter den Stimu-

Tabelle 2.4. Beurteilung der Wachstumshormonstimulationstests. (Nach Frohmann [28], Refetoff [53]).

Eine verminderte Reaktion des Wachstumshormons auf Insulinhypoglykämie und andere Stimuli ist zu erwarten bei folgenden, nicht direkt die Wachstumshormonsekretion betreffenden, Erkrankungen:

> Primärer Hypogonadismus/Pubertas tarda
> Kallman-Syndrom
> Psychosoziale Wachstumsretardierung (maternal deprivation)
> Adipositas
> Cushing-Syndrom
> Anorexia nervosa
> Entzündliche Darmerkrankungen
> Pankreasfibrose

Pharmakologische Beeinflussung der Stimulation der Wachstumshormon-Sekretion

	Verminderte Reaktion	Gesteigerte Reaktion
Insulin	Minimaler Blutzucker $\geq$ 40 mg%	Propranolol
	L-Tryptophan	Adrenalin
	Chlorpromazin	
	Phentolamin	
	Methysergid	
	Cyproheptadin	
	Glukokortikoide, HGH, TRH	
Arginin	Phentolamin	Östrogene
	Primozid	
	Glukokortikoide, HGH, TRH	
	Progesteron	
L-Dopa	Pyridoxin	Propranolol
	Chlorpromazin	
	Phentolamin	
	TRH	
Muskelarbeit	Hypoglykämie	
	Cyproheptadin	
	Primozid	
	HGH	

lationstests hat sich die Ergometerbelastung bewährt. Bei unsicherem Ergebnis sind normierte Tests, z. B. die insulin-induzierte Hypoglykämie, angezeigt [39, 53, 54].

2.3.1.2 Prolaktin

Das Prolaktin ist ein dem Wachstumshormon nahe verwandtes Hypophysenvorderlappenpeptid mit einem Molekulargewicht von 26 364. Der hypophysäre Gehalt ist mit 200 µg pro Erwachsenenhypophyse sehr viel kleiner als der des Wachstumshormons. Die Sekretgranula messen 600–1200 nm. Die 198 Aminosäuren des Peptids sind durch 3 Disulfidbrücken verbunden. Die physiologische Bedeutung des Prolaktins ist mit Sicherheit nur für die

Laktation bekannt. Der regulatorische Einfluß des Prolaktins auf die Gonadenfunktion ist komplex. Eine physiologische Prolaktinkonzentration scheint für eine normale ovarielle Funktion notwendig. Unter den gonadalen Effekten ist aber vor allem der Effekt eines Prolaktinüberschusses gut belegt, bei dem die Progesteronproduktion der Granulosazellen auch in vitro reduziert wird. Die steroidogene Antwort auf Gonadotropine ist unter Hyperprolaktinämie vermindert. Gesichert ist die Unterdrückung der Gonadotropinproduktion und -sekretion bei Hyperprolaktinämie. Die physiologische Bedeutung des Prolaktins für die Mammaentwicklung beim Menschen ist unsicher. Bei der Ratte wirkt Prolaktin synergistisch mit Östrogenen und Nebennierenrindensteroiden für die vollständige Entwicklung der Brustdrüsen. Das Schafprolaktin hat dem menschlichen Wachstumshormon ähnliche Wirkungen. Gegen solche Stoffwechselwirkungen des menschlichen Prolaktins sprechen die fehlenden metabolischen Effekte bei Hyperprolaktinämie [55, 56].

2.3.1.2.1 Regulation der Prolaktinsekretion

Die Prolaktinsekretion ist weitgehend unter einer hypothalamischen *Hemmkontrolle*. Dopamin selbst und ein noch unbekannter zusätzlicher Faktor sind für diese Regulation verantwortlich. Das Tripeptid TRH ist ein gut wirksamer Stimulus. Tabelle 2.5 faßt die bekannten Stimuli und Hemmfaktoren der Prolaktinsekretion zusammen. Der steigernde Effekt von Östrogenen auf die Prolaktinsekretion und Provokationsstimuli gleicht dem beim Wachstumshormon. Schilddrüsenhormone und Glukokortikoide bremsen den Effekt einiger Stimulanzien. Eine meßbare Plasmaprolaktin-

Tabelle 2.5. Prolaktinstimulationstests. (Nach Kleeman u. Berl [90]).

Das Plasma-Prolaktin wird stimuliert bzw. der Basalwert *erhöht*	Das Plasma-Prolaktin wird *erniedrigt* bzw. die Reaktion auf Stimuli (vor allem TRH) supprimiert
Schlaf	Dopamin
Streß	L-Dopa
Schwangerschaft,	Apomorphin
Brustfütterung	Methysergid
Brustwandtrauma	Bromoergocryptin
Primäre Hypothyreose	Thyroxin und Trijodthyronin
TRH (üblicher Stimulationstest)	
Phenothiazine	Glukokortikoide
Trizyklische Antidepressiva	
Chlorpromazin (üblicher Stimulationstest)	
Metochlopramid	
Haloperidol	
α-Methyldopa	
Arginin	
Insulin	
Östrogene	

konzentration und deren Stimulierbarkeit unter TRH durch Chlorpromazin beweisen das Vorhandensein funktionsfähigen Hypophysenvorderlappengewebes.

Die Plasmaprolaktinkonzentration zeigt nur pränatal eine Altersabhängigkeit, indem die Werte bis zur Geburt auf etwa 200 ng/ml ansteigen. Anschließend fällt die Prolaktinkonzentration rasch ab und erreicht mit 1–2 Monaten die Erwachsenenwerte von weniger als 15 ng/ml. Eine sichere Veränderung der Prolaktinsekretion während der Pubertät ist nicht bewiesen. Während einer Östrogenexposition, so z. B. in der Schwangerschaft, steigt die Prolaktinkonzentration an. Das Prolaktin reagiert auf Streß, ähnlich wie das Wachstumshormon. Die Anstiege sind allerdings nicht parallel und auch im Ausmaß nicht vergleichbar [56]. Für die Diagnostik ist die Hyperprolaktinämie im Zusammenhang mit der Pubertas tarda von Bedeutung [57]. Für die Interpretation von Prolaktinplasmawerten sind die in Tabelle 2.4 zusammengefaßten Faktoren und insbesondere die Streßreaktion des Prolaktins zu berücksichtigen [53]. Symptome eines Prolaktinmangels sind nicht bekannt.

2.3.2 Glykoproteinhormone

Drei glandotrope Hormone des Hypophysenvorderlappens setzen sich aus einer allen drei gemeinsamen α-Peptidkette aus 96 Aminosäuren zusammen. Das Molekulargewicht dieser α-Kette beträgt 14 700. Das thyreoideastimulierende Hormon (TSH), das Luteinisierungshormon (LH), das follikelstimulierende Hormon (FSH) und auch das plazentare Choriongonadotropin enthalten in ihrem Glykoprotein diesen Molekülanteil. Für die biologische Wirkung ist die Kombination mit der jedem Hormon eigenen β-Untereinheit verantwortlich. Unter physiologischen und pathophysiologischen Bedingungen wird die α-Untereinheit zu einem geringen Anteil in der Zirkulation gefunden. Für die Interpretation immunochemisch bestimmter Hormonwerte muß die Spezifität für die β-Untereinheit nachgewiesen sein.

2.3.2.1 Thyreoideastimulierendes Hormon (TSH)

Die thyreotropen Zellen des Hypophysenvorderlappens enthalten die kleinsten Sekretgranula mit 150–300 nm. Die TSH-β-Kette enthält 110 Aminosäuren mit einem Molekulargewicht von 15 600. Jedes TSH-Molekül enthält 3 Oligosaccharideinheiten [58].

2.3.2.1.1 Regulation der TSH-Sekretion

Die thyreotropen Zellen des Hypophysenvorderlappens zeigen eine ausgeprägte Reaktion auf das Thyroxin. Thyroxin blockiert in diesen Zellen die Proteinsynthese, während ein T_4-Mangel ein nachhaltig positiver Stimulus ist. Der Rückkopplungsmechanismus von T_4 und T_3 beeinflußt vor allem die Hypophysenvorderlappenzellen [15, 58]. Dabei muß

Thyroxin als solches wirksam sein, da z. B. bei hypothyreoten Patienten mit niedrigem Thyroxin und normalem T_3 das TSH maximal erhöht sein kann, während beim Neugeborenen mit „normaler" Thyroxinkonzentration und niedrigem T_3 das TSH höchstens geringgradig und vorübergehend in den meßbaren Bereich ansteigt. Das Tripeptid TRH des Hypothalamus stimuliert die TSH-Synthese und -Sekretion. Geringe Konzentrationsänderungen von T_4 und T_3 beeinflussen die TSH-Reaktion auf TRH [59, 60]. Die TRH-Synthese und -Abgabe wird von T_4 und T_3 nicht sicher beeinflußt. Unter den Nichtpeptidneurotransmittern scheint Dopamin eine hemmende und Noradrenalin eine stimulierende Wirkung auf die TRH-TSH-Achse auszuüben. Direkt am Hypophysenvorderlappen wirksam sind ebenfalls L-Dopa und Dopamin [15, 25, 61]. Sie hemmen ebenso wie das Somatostatin die TSH-Sekretion auf TRH. Glukokortikoide in pharmakologischer Dosierung reduzieren die TSH-Reaktion auf TRH. Diese Reaktion wird auch durch eine Wachstumshormonbehandlung gebremst [53, 62].

2.3.2.1.2 TSH-Konzentration im Plasma

Im euthyreoten Status ist die Plasma-TSH-Konzentration mit immunochemischen Methoden i. allg. unmeßbar tief, d. h. unter 1 mE/l. In der Zirkulation finden sich etwa 3–7% isolierte α-Untereinheiten. Der Rückkopplungsmechanismus über Thyroxin ist sensibel. Eine geringe Erniedrigung der Plasmathyroxinkonzentration, die noch im „normalen" Streubereich liegen kann, führt bereits zu einer erhöhten TSH-Sekretion und -Plasmakonzentration. Eine erhöhte Plasma-TSH-Konzentration erfordert demnach eine Abklärung in Richtung primärer Hypothyreose. Injektion von 200 μg TRH oder Ingestion von 20 mg TRH pro m² Körperoberfläche führt zu einer prompten TSH-Freisetzung, die bei intravenöser Gabe nach 30 min und bei oraler Gabe nach 3 h ihren Maximalwert erreicht. Der TRH-Test ist der feinste Parameter einer Schilddrüsendysfunktion. Während eine überschießende TSH-Reaktion auf den Stimulus einen strengen Hinweis auf eine hypothyreote Stoffwechsellage darstellt, ist die fehlende TSH-Reaktion zwar eine Conditio, aber keinesfalls ein Beweis für eine hyperthyreote Stoffwechsellage. Umgekehrt kann mit einem meßbaren TSH-Anstieg eine Hyperthyreose ausgeschlossen werden [15, 63, 64].

Bei hypothalamo-hypophysärer Insuffizienz ist bei tiefen peripheren Schilddrüsenhormonwerten die basale TSH-Konzentration nicht erhöht. Ein meßbarer, aber zeitlich verspäteter TSH-Anstieg (Maximum bei intravenöser Stimulation später als 30 min und bei oraler Stimulation später als 3 h nach TRH) ist als Hinweis auf einen hypothalamischen Defekt zu deuten.

2.3.2.2 Gonadotropine

Die beiden Gonadotropine ergänzen die gemeinsame α-Kette mit einer β-Kette von 115 Aminosäuren für das FSH und 118 Aminosäuren für LH. Es ist noch nicht gesichert, ob LH und FSH in 2 differenten Zellpopulationen aus der gemeinsamen α- und der spezifischen β-Kette rekombiniert werden. Die sekretorischen Granula der Gonadotropine messen 250–400 nm [17, 18, 65, 66].

2.3.2.2.1 Luteinisierungshormon (LH)

Regulation der Sekretion
Das Luteinisierungshormon steht unter hypothalamischer Kontrolle des LH-RH. Die Feedbackkontrolle ist komplex und lange nicht vollständig geklärt. Die Annahme der Empfindlichkeitseinstellung eines hypothalamohypophysären Gonadostaten auf eine für das Alter festgelegte Sexualsteroidkonzentration bietet die beste Erklärung für die Bremsung der Gonadotropin-Gonaden-Achse bis zur Pubertätsentwicklung. Der positive Feedback von Östrogenen auf die LH-Sekretion bildet sich erst in der Pubertät aus. Die negative Rückkopplung von Östrogenen auf LH und FSH ist dosis- und altersabhängig. Clomifen, ein Antiöstrogen mit geringer intrinsischer Östrogenaktivität hemmt in der frühen Kindheit die LH- und FSH-Sekretion durch seine Östrogenaktivität. Erst beim Pubertätsbeginn löst Clomifen eine LH- und FSH-Sekretion aus [67, 68]. Der Testosteronfeedback wirkt hauptsächlich auf LH. Dabei scheint die Rückkopplung über Dihydrotestosteron zu funktionieren und von der Aromatisierung zu Östradiol unabhängig zu sein [69]. Für eine 50%ige Suppression des LH genügen beim Erwachsenen 7 μg Testosteron pro 1,7 m² Körperoberfläche. Östradiol supprimiert in einer Dosis von 40 μg. Die Regulation der LH-RH-Synthese und -Sekretion ihrerseits wird von Dopamin, Noradrenalin und Serotonin reguliert und steht unter dem hemmenden Einfluß von Melatonin. Ein kurzer Feedback von LH auf LH-RH ist ebenfalls wirksam [12, 16, 28].

Die episodische Sekretion von LH wird vom hypothalamischen LH-RH induziert und ist von dessen Sekretionsfrequenz und Amplitude abhängig [17, 65, 70–72].

Plasmakonzentrationen von LH
In der 18. Fetalwoche wird LH nachweisbar. Postnatal steigt die LH-Sekretion bis zum 2. Lebensmonat an. Diese Aktivierung geht parallel mit der Aktivierung der Leydig-Zellen und der Testosteronsynthese. In der Folge sinkt die LH-Sekretion auf die tieferen Konzentrationen, die für die kindliche Hypothalamus-Hypophysen-Gonadenachse charakteristisch sind. Die episodische Sekretion und die in der Präpubertät charakteristische schlafinduzierte LH-Abgabe leitet den Übergang zu den Erwachsenen-LH-Werten ein. Die Mittelwerte der LH-Konzentration für verschiedene Lebensalter zeigen die gesteigerte Gonadotropin-Sekretion an. Die Überlappung mit den Erwachsenenwerten macht die Interpretation von Plasma-Konzentrationen aber schwierig [67, 68, 73]. Dasselbe gilt für die Reaktion von LH und FSH auf die Injektion des Gonadotropin-Releasinghormons [74, 75]. Auf Stimulation mit exogenem LH-RH ergeben sich schon in der Präpubertät charakteristische Geschlechtsunterschiede [76].

2. Hypothalamus-Hypophysen-System

2.3.2.2.2 Follikelstimulierendes Hormon (FSH)

Regulation der Sekretion

Die Regulation der FSH-Abgabe ist ebenso komplex wie die beim LH und damit nahe verknüpft. Testosteron, der Hauptsuppressor für LH vermag FSH erst in wesentlich höheren Konzentrationen zu unterdrücken, und für diesen Rückkopplungseffekt ist eine Aromatisierung zu Östradiol notwendig. Beim männlichen Individuum wird in den Sertoli-Zellen ein Rückkopplungssignal sezerniert, das als Inhibin bezeichnet wird. Die supprimierende Östradioldosis für FSH ist etwa 4 mal höher als diejenige für LH. Ein positiver Feedback auf FSH ist nicht bekannt. Die Modulation der Hypophysenvorderlappenreaktion auf LH-RH in Richtung FSH oder LH ist schon in der Kindheit aktiv [17, 18, 73, 74].

FSH-Konzentrationen im Plasma

Das FSH ist in der 14. Fetalwoche in der Hypophyse nachweisbar. Beim Mädchen steigt postnatal die FSH-Sekretion über die ersten 2 Monate stärker an als beim Knaben. Die ausgeprägtere FSH-Sekretion beim Mädchen zeigt sich auch auf Stimulation mit LH-RH. Die Plasmawerte sind wegen der geringeren metabolischen Clearance weniger inkonstant als die LH-Werte. FSH ist schwerer supprimierbar als LH und steigt nach Gonadektomie rascher an. Entsprechend ist eine erhöhte FSH-Konzentration und eine vermehrte Ausschüttung auf das LH-RH charakteristisch für den Zustand des primären Hypogonadismus [65, 73, 74].

2.3.3 Lipotropine

Nach neuer Erkenntnis produzieren die sog. basophilen Zellen des Hypophysenvorderlappens aus einem Prohormon von 31 000 Dalton einerseits die Lipotropine und die opiataktiven Peptide Endorphin und Enkephalin, andererseits ACTH und – beim Menschen nur die fetale Hypophyse – das ACTH-Fragment 18-39 CLIP (corticotropin-like intermediate lobe peptide). Abbildung 2.5 gibt schematisch die gemeinsamen Aminosäurensequenzen wieder und skizziert den vermuteten Biosyntheseweg. Die beiden Pentapeptide der Enkephalingruppe und das Endorphin haben morphinagonistische Wirkung und binden sich an Opiatrezeptoren. Die Peptide wirken zudem als Regulatoren der Hypophysenvorderlappenfunktion. Die physiologische Bedeutung des β-LPH ist nicht bekannt. ACTH findet seine spezifischen Rezeptoren in der Nebennierenrinde. Zentrale Effekte von ACTH und ACTH-Bruchstücken beeinflussen das Lernverhalten. Die Regulation der Hormonsekretion von ACTH und der verwandten Peptide scheint übereinstimmend zu sein und spricht für die gemeinsame Prohormonquelle [77–79].

2.3.3.1 Regulation der Lipotropin- bzw. ACTH-Sekretion

Eine Zusammenfassung der Regulationsmechanismen der ACTH-Sekretion ist in Abb. 2.6 gegeben. Die ACTH-Sekretion wird durch Vasopressin

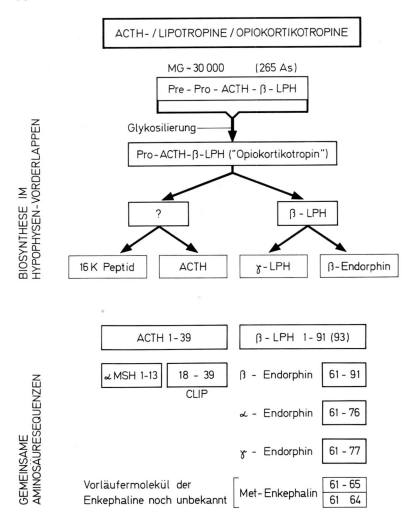

Abb. 2.5. Gemeinsame Aminosäurensequenzen und vermutete Biosynthesewege

und das hypothalamische, noch nicht identifizierte Kortikotropin-Releasinghormon additiv stimuliert. Eine α-Rezeptorstimulation führt zur ACTH-Freisetzung. Entsprechend hemmt Phentolamin und stimuliert Propranolol die ACTH-Reaktion auf insulininduzierte Hypoglykämie. Für die Regulation über 5-Hydroxytryptamin spricht die ACTH-Hemmung durch Cyproheptadin, einen Serotoninantagonisten. Methergolin, ein weiterer Serotoninblocker bremst die ACTH-Reaktion auf Metopiron. Der Glukokortikoidfeedback funktioniert für eine rasche und eine verzögerte Komponente. Die Lokalisation des Feedbacksignals ist nicht eindeutig gesichert. Eine Steroidimplantation im Hypothalamus, im Mittelhirn, im lymbischen System und im ganzen periventrikulären ZNS führt zu einer Blockierung der

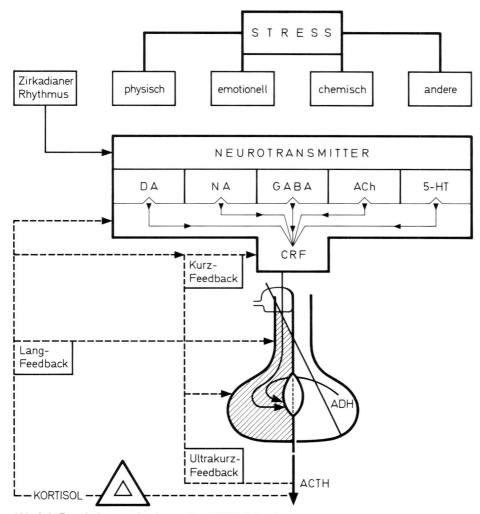

Abb. 2.6. Regulationsmechanismen der ACTH-Sekretion

ACTH-Sekretion. Verschiedene Kortikoide zeigen unterschiedliche Hemmlokalisationen. So sind die Rezeptoren für Dexamethason in der Hypophyse zu finden, während bei der Ratte die Kortikosteronrezeptoren im Gehirn gefunden werden. Die hypothalamisch sensiblen Regionen sind vom Portalsystem entfernt und es ist anzunehmen, daß die Information über den Liquor übertragen wird. Die im ZNS lokalisierten Feedbacksignale werden über das Kortikotropin-Releasinghormon moduliert, wie die Abnahme der CRH-Konzentration bei Implantation von Steroiden an den sensiblen Stellen zeigt. Die hypophysäre ACTH-Reserve bleibt konstant, und auch bei Stimulation wird nur etwa 2% der Kortikotropinreserve abgegeben. Eine direkte hypophysäre Modulation der Steroide ist anzunehmen, da in vitro und in vivo Glukokortikoide die CRH- und vasopressininduzierte ACTH-Freisetzung vermindern können. Ein Kurzfeedback von ACTH selbst wird durch die Abnahme der Kortikosteronwerte bei ACTH-Implantationen in die Eminentia media der Ratte demonstriert. Unterstützt wird dieser Befund durch die Beobachtung, daß die Zunahme des CRH-Gehalts der Eminentia media nach Adrenalektomie und Hypophysektomie bei gleichzeitiger ACTH-Applikation reduziert wird. Die Empfindlichkeit der CRH-Neuronen ist modulierbar. Diphenylhydantoin und Chlorpromazin hemmen die ZNS-Empfindlichkeit auf den Steroidfeedback. Das Antiepileptikum Diphenylhydantoin steigert die pulsatile ACTH-Sekretion und hemmt die Reaktion auf Metopiron. Streß und Vasopressinstimuli bleiben unbeeinflußt. Die gleichzeitige Regulation der Lipotropine, der Opiatpeptide, die gleichzeitig als Peptidneurotransmitter funktionieren und des ACTH, sind ein weiteres Beispiel der komplexen Interaktion hypothalamo-hypophysärer Funktionen auf die Peripherie, auf die Hypophysenvorderlappenfunktion selbst und die Rückwirkungen auf den Kortex [22, 23, 80–82].

2.3.3.2 ACTH-Konzentrationen im Plasma

Die Strukturverwandtschaft zwischen den Kortikotropinen und Lipotropinen muß bei der Beurteilung von immunochemisch bestimmten Hormonwerten berücksichtigt werden. Die Plasma-ACTH-Bestimmung ist nur in relativ wenigen Laboratorien möglich. Sie ist für die Diagnose der primären Nebennierenrindeninsuffizienz und für die Differentialdiagnose des Cushing-Syndroms wertvoll. Die wesentlich längere Halbwertszeit von β-LPH und die Tatsache, daß dieses Peptid parallel zum ACTH ausgeschüttet wird, läßt die Bestimmung von LPH als Diagnostikum sinnvoll erscheinen. Die basalen ACTH-Konzentrationen sind mit den erhältlichen immunochemischen Methoden an oder unter der Nachweisgrenze. Die Prüfung der Sekretion stützt sich auf Streß- und Feedbackmechanismen [83, 84]. Die am häufigsten verwendeten Stimuli mit indirekter Erfassung der ACTH-Sekretion über die Bestimmung des Kortisolverlaufes sind die insulininduzierte Hypoglykämie und die Lysin-Vasopressin-induzierte ACTH-Freisetzung. Die Blockierung der Kortisolsynthese mit dem 11-β-Hydroxylasehemmer Metopiron erlaubt über die Bestimmung der Hydroxykortikoide im Urin oder besser über die Bestimmung des 11-Deoxykortisols und des ACTH im Plasma auch nach einmaliger Applikation die Erfassung der ACTH-Reserve [85–88]. Die unterschiedliche Empfindlichkeit des ACTH-Nebennierenrinden-Systems im zirkadianen Rhythmus lassen die beste Stimulation bei einer Unterbrechung der Kortisolsynthese in der empfindlichen Nachtphase erwarten.

2.4 Hypothalamus-Hypophysenhinterlappen

Die Neurosekrete der hypothalamo-neurohypophysären Einheit sind das Oxytozin und das Arginin-Vasopressin (antidiuretisches Hormon, ADH). Beide Hormone sind aus 9 Aminosäuren aufgebaut. Die zyklischen Polypeptide sind an das Trägereiweiß Neurophysin gebunden. Die Hormone werden in den Ganglienzellen der supraoptischen und paraventrikulären Kerne synthetisiert. Eine physiologische Wirkung des Oxytozins beim Menschen ist nicht sicher nachgewiesen. Eine Beteiligung an der Uteruskontraktion und der Ejektion der Milch durch Kontraktion der Muskulatur der Ausführungsgänge wird aus der Analogie vom Tierexperiment vermutet. Das antidiuretische Hormon steigert die Wasserrückresorption im distalen Tubulus (Henle-Schleife). Die enormen Differenzen der ADH-kontrollierten Wasserpermeabilität bewegen sich zwischen 0,5 und 20 l pro Tag für einen Erwachsenen. Die maximale Konzentration liegt bei 1200 mosmol, so daß für eine Ausscheidung von 600–900 mosmol/24 h mindestens 500–750 ml Urin produziert werden müssen [89–91].

2.4.1 Regulation der Sekretion

Die Nuclei supraoptici und paraventriculares regulieren die Vasopressinabgabe. Die Durstperzeption ist eine kortikale Funktion. Trotz der nahen anatomischen und funktionellen Verbindung kann ein Kern allein ausfallen und damit trotz Hyperosmolarität das Durstgefühl fehlen. Umgekehrt kann eine Polydipsie bis zur Wasserintoxikation auftreten. Für den dipsogenen Stimulus ist die Natriumkonzentration maßgebender als die Osmolarität (äquimolare Lösungen von Glyzerol und Harnstoff sind im Gegensatz zu hypertonischer Kochsalzinjektion nicht dipsogen). Das Durstzentrum wird durch die Osmolaritätssteigerung und hauptsächlich durch die Zunahme der Natriumkonzentration im Liquor stimuliert. Neben der osmolaren Beeinflussung der ADH-Sekretion wird die Neurosekretion des Vasopressins hämodynamisch und hormonal β-adrenergisch reguliert. Tabelle 2.6 faßt die Stimulations- und Hemmechanismen der ADH-Sekretion zusammen [90].

Tabelle 2.6. Regulation des antidiuretischen Hormons

Stimulation		Hemmung
Osmolarität Liquor-Na	Osmolar	Osmolarität Liquor-Na
Volumenreduktion Blutdruck Herzminutenvolumen	Hämodynamisch	Volumenzunahme Blutdruck Herzminutenvolumen
β-adrenerge Stimulation (Angiotensin II, Glukokortikoid- mangel, T_4-Mangel?)	Hormonal	α-adrenerge Stimulation
Wärme Emotionaler, physikalischer Streß	Temperatur	Kälte
Nikotin Barbiturate Analgetika Antineoplastische Medikamente		Alkohol Diphenylhydantoin

2.4.2 Vasopressinkonzentrationen im Plasma

Eine direkte Bestimmung des antidiuretischen Hormons ist nur wenigen Laboratorien möglich. Der indirekte Weg über die Bestimmung des Transporteiweißes Neurophysin ist ebenfalls nicht verbreitet, so daß für die Funktionsprüfung indirekte Methoden zur Messung der Harnkonzentrationsfähigkeit zugezogen werden müssen. Im Durstversuch werden unter der Flüssigkeitseinschränkung das Urinvolumen und die Urin- und Plasmaosmolarität gemessen und das Körpergewicht sowie die Körpertemperatur als Maß der möglichen Dehydratation genommen. Um gefährliche Exsikkosen zu vermeiden, wird bei fehlendem Absinken des Urinvolumens und ungenügender Zunahme der Osmolarität bei einem Gewichtsverlust von 3% das antidiuretische Hormon zugeführt. Das snythetische Derivat Desamino-D-Arginin-Vasopressin kann über die Nasenschleimhaut appliziert werden und führt bei normalem Ansprechen der Nierentubuli innerhalb von 30 min zu einer prompten Antidiurese. Bei länger dauernder (schon nach einigen Tagen) übermäßiger Flüssigkeitszufuhr nimmt allerdings die Vasopressinwirkung ab, was eine Reduktion der Flüssigkeitszufuhr für die Restitution der vollen Wirksamkeit erfordert [91, 92]. Die Differentialdiagnose zwischen psychogener Polydipsie, zentralem und peripherem Diabetes insipidus ist jedoch i. allg. ohne Schwierigkeiten möglich.

2.5 Störungen der hypothalamo-hypophysären Funktion

Die Funktion der hypothalamo-hypophysären Reglerkreise kann einzeln oder in jeder denkbaren Kombination gestört sein. Eine einzelne Ursache wie ein Kraniopharyngeom kann zunächst zu einem einzelnen Hormonausfall führen und sukzessive weitere Ausfälle verursachen. Die gegenseitige Beeinflussung der Regelkreise erklärt, daß eine Dysfunktion eines Systems zu einer funktionellen Beeinträchtigung eines anderen Regelsystems führen kann. So vermindert beispielsweise die hypothyreote Stoffwechsellage die Wachstumshormonreaktion auf eine Reihe von Stimuli. Die Differentialdiagnose zwischen permanenter Funktionsstörung und funktioneller Über- oder Unterfunktion kann kompliziert sein und ist gelegentlich erst aus dem Verlauf zu entscheiden. Eine Differenzierung zwischen hypothalamischer und hypophysärer Läsion ist trotz diagnostischer Verwendung der Releasinghormone häufig nicht eindeutig möglich. Gerade diese Differenzierung hat aber in Zukunft therapeutische Konsequenzen. Es ist vorauszusehen, daß durch pharmakologische Beeinflussung der Neurotransmitter oder durch Zufuhr von Releasing- oder Hemmhormonen eine differenzierte Beeinflussung des hypothalamo-hypophysären Systems möglich wird. Die Prolaktinsekretion kann eine wertvolle diagnostische Hilfe sein, da eine intakte Suppression des Prolaktins und eine Reaktion auf sekretorische Stimuli gegen eine Unterbrechung der hypothalamo-adenohypophysären Verbindung spricht. Eine fehlende Prolaktinreaktion auf Stimulation läßt eine Läsion der Adenohypophyse vermuten, während eine ungehemmte Sekretion für eine Störung der hypothalamo-adenohypophysären Verbindung spricht. Auf eine Differenzierung zwischen hypothalamischer und hypophysärer Läsion wird im folgenden verzichtet.

2.5.1 Dienzephales Syndrom

Auf die gegensätzliche Über- und Unterfunktionssymptomatik bei hypothalamischen Funktionsstörungen wurde bereits hingewiesen. Die vegetativen Regulationen der Körpertemperatur, des Appetits, des Schlaf-Wach-Rhythmus, euphorische und dysphorische Verstimmungen usw. können durch anatomische oder funktionelle Störungen des hypothalamischen „Integrators" hervorgerufen werden. Beim Säugling führt das dienzephale Syndrom – bedingt durch ein Gliom im Hypothalamus – zu einer charakteristischen Abmagerung und Hyperkinesie bei euphorischer Verstimmung. Diese Symptomatik entwickelt sich, bevor der Tumor aufgrund ophthalmoneurologischer Untersuchungen faßbar wird. Jenseits des Säuglingsalters führen destruktive oder raumfordernde Prozesse im hypothalamischen Bereich zu sekundären Nebennierenrinden- und Schilddrüseninsuffizienzen, zu einem Ausfall der Wachstumshormonsekretion und zur Verzögerung der Pubertätsentwicklung. Unter den raumfordernden Prozessen, welche die hypothalamo-hypophysäre Funktion betreffen, steht das Kraniopharyngeom im Vordergrund. Charakteristischerweise entwickelt sich bei diesen Patienten prä- und postoperativ eine Tendenz zur Adipositas auch ohne offensichtliche Hyperphagie. Neben den faßbaren Ursachen wie Tumoren sind gröbere Mißbildungen oder anatomisch nicht faßbare Störungen im Rahmen einer Zerebralparese für ein hypothalamisches Syndrom in Betracht zu ziehen [3, 93–96].

2.5.2 Unterfunktionssyndrome

2.5.2.1 *Somatomammotropine*

2.5.2.1.1 Wachstumshormon

Das Leitsymptom der verminderten Wachstumshormonsekretion ist die Verlangsamung der Wachstumsgeschwindigkeit (Perzentilenwechsel), d.h. der Kleinwuchs im Vergleich zu rassischen und familiären Körpergrößen. Die Stoffwechselwirkungen des Hormons erklären die Adipositas und die gelegentliche Tendenz zur Hypoglykämie. Die isolierte Wachstumshormoninsuffizienz ist nur in der Wachstumsphase symptomatisch. Beim Erwachsenen muß bei hypophysärem Ausfall das Wachstumshormon nicht ersetzt werden. Die zur Zeit noch notwendige Substitution mit Wachstumshormon selbst, das nur extraktiv aus Autopsiehypophysen gewonnen werden kann respektive Biosynthese (s. S. 25), verlangt eine absolute Sicherung der Diagnose vor Beginn einer Substitutionsbehandlung. Am wesentlichsten ist die Differenzierung zwischen einem funktionellen Ausfall und einer permanenten Insuffizienz. Auch bei Berücksichtigung der in Tabelle 2.4 zusammengefaßten bekannten Beeinflussung von Stimulationstests ist eine funktionelle Insuffizienz bei psychosozialem Kleinwuchs und bei verzögerter Pubertätsentwicklung sowie bei der Anorexia mentalis gegenüber einer permanenten Insuffizienz häufig nur aus dem Verlauf abgrenzbar [97, 98]. Im allgemeinen ist mehr als ein Stimulationstest erforderlich, und häufig wird eine genügende Beobachtungszeit zur Bestimmung der Wachstumsgeschwindigkeit für die Beurteilung eines nachfolgenden Therapieeffekts unerläßlich sein. Die Differentialdiagnose der Wachstumshormoninsuffizienz wird in Kap. 12 diskutiert. Ein isolierter Wachstumshormonausfall, wie ein isolierter Ausfall eines anderen Hypothalamus-Hypophysenvorderlappen-Systems kann das erste Zeichen einer progressiven, kombinierten Insuffizienz sein. Funktionsprüfungen für die übrigen hypothalamo-hypophysären Systeme sind deshalb auch unter Therapie in regelmäßigen Abständen zu wiederholen. Dabei muß die Beeinflussung der Wachstumshormonbehandlung auf andere Funktionstests berücksichtigt werden (s. oben). Selbstverständlich ist die Diagnose „idiopathische Insuffizienz" nur per exclusionem zu stellen [3, 95, 99, 100].

2.5.2.1.2 Prolaktin

Eine klinisch feststellbare Symptomatik beim Prolaktinausfall ist im Kindesalter nicht bekannt. Eine fehlende Prolaktinreaktion auf einen provokativen Stimulus kann ein Hinweis auf eine Zerstörung des Hypophysenvorderlappengewebes sein.

2.5.2.2 *Glykoproteinhormone*

2.5.2.2.1 Gonadotropine (LH, FSH)

Der sekundäre, sog. hypogonadotrope Hypogonadismus ist wahrscheinlich die häufigste hypothalamo-hypophysäre Insuffizienz. Ein isolierter (oder auch kombinierter) Ausfall der Gonadotropinregulation in der Präpubertätsphase ist trotz der Hilfe des Gonadotropin-Releasinghormons schwer zu diagnostizieren. Die pulsatile Sekretion der Gonadotropine und die weite Überschneidung zwischen „Normwerten" von LH und FSH im Plasma wie im Urin von Erwachsenen und präpubertären Individuen lassen nur selten klare Grenzen zwischen Insuffizienz und normaler Funktion ziehen. Eine Differenzierung zwischen funktionellem und permanentem Ausfall ist häufig erst aus dem Verlauf möglich. Leitsymptome in der Adoleszentenperiode sind die fehlende oder mangelhafte Entwicklung der sekundären Geschlechtsmerkmale bei einem Skelettalter vor mehr als 11 Jahren beim Mädchen und mehr als 13 Jahren beim Knaben. Eine fehlende Reaktion von LH beim Knaben oder von FSH und evtl. LH beim Mädchen auf das Gonadotropin-Releasinghormon sind zwar Hinweise auf eine hypophysäre Unterfunktion, können aber nicht als Beweis genommen werden. Viel weniger gilt die umgekehrte Situation: eine anscheinend normale Freisetzung von LH und/oder FSH auf einen akuten Stimulus mit LH-RH kann bei klinisch gesichertem hypogonadotropem Hypogonadismus angetroffen werden [17, 18, 101]. Eine Erklärung für die Komplexität dieser Diagnose dürfte darin zu suchen sein, daß die LH- und FSH-Synthese und -Sekretion unter einer pulsatilen Beeinflussung des Gonadotropin-Releasinghormons stehen. Die Pulsamplitude und -frequenz scheint zusammen mit der komplexen Feedbackkontrolle über die kurzen, ultrakurzen und -langen Rückkopplungsmechanismen die Regulation zu steuern. Die Versuche der Ersatzbehandlung mit dem Gonadotropin-Releasinghormon und seinen Agonisten zeigen deutlich die Schwierigkeiten einer Stimulation der physiologischen Sekretion. Eine Dauerbehandlung mit agonistischen und langwirksamen Gonadotropin-Releasinghormonpräparaten kann eine Suppression der Gonadotropinsekretion bewirken [102–105]. Die Möglichkeit der Zufuhr von Releasinghormonen über die Nasenschleimhaut eröffnet therapeutische Aspekte, die aber bisher erst beim Kryptorchismus ausgenutzt werden konnten [106]. Die Dosierung und Applikationsart bei einer länger dauernden Behandlung bietet Probleme, welche noch nicht gelöst sind.

2.5.2.2.2 TSH

Der isolierte Ausfall des thyreoideastimulierenden Hormons oder seines regulierenden hypothalamischen Tripeptids ist eine Rarität. Die Kombination mit anderen hypothalamo-hypophysären Insuffizienzen ist häufiger. Die klinische Symptomatik entspricht derjenigen der primären Hypothyreose, nur sind die Symptome weniger ausgeprägt. Die pathophysiologische Konstellation macht die Diagnose leicht, da trotz erniedrigter T_4-Konzentrationen die Plasma-TSH-Konzentration nicht erhöht ist. Ein Stimulationsversuch mit TRH erübrigt sich im allgemeinen. Die Ersatzbehandlung ist mit dem peripheren Schilddrüsenhormon, dem Thyroxin, viel einfacher als mit dem Glykoproteinhormon selbst, und ein Therapieversuch mit TRH bietet ähnliche Schwierigkeiten der Kurz- und Ultrakurzfeedbackregulation wie beim Gonadotropin-Releasinghormon. Zudem müßte die Stimulation des Prolaktins durch eine Dauerzufuhr von TRH mit der Gefahr der Entwicklung eines Prolaktinoms berücksichtigt werden.

2.5.2.3 Lipotropine

Aus dem Kreis der Lipotropine ist nur die klinische Symptomatik und Relevanz des ACTH-Ausfalls bekannt. Die sekundäre Nebennierenrindeninsuffizienz durch ACTH-Defizit ist ein häufiges Syndrom als funktionelle Folge einer Steroidbehandlung [77, 107, 108]. Der kongenitale, isolierte ACTH-Ausfall ist ebenso eine Rarität wie die erworbene isolierte ACTH-Insuffizienz ohne Steroidbehandlung [109–112]. Im Rahmen einer Hypothalamus-Hypophysen-Insuffizienz nimmt der ACTH-Ausfall wegen der vitalen Funktion der Glukokortikoide eine therapeutisch und prophylaktisch zentrale Stelle ein. Bei jedem chirurgischen oder strahlentherapeutischen Eingriff in der hypothalamo-hypophysären Region ist mit einem Ausfall des ACTH-Nebennierenrinden-Systems zu rechnen und eine prophylaktische perioperative Behandlung einzuleiten. Die Differenzierung zwischen therapieinduziertem funktionellem und definitivem Ausfall in der Folge eines Eingriffs ist komplex und muß mit Sorgfalt abgeklärt werden, um eine unnötige permanente Kortisolabhängigkeit zu vermeiden und andererseits die potentielle Gefahr einer Nebennierenrindenkrise in Streßsituationen auszuschließen. Die Symptomatik des ACTH-Ausfalls entspricht derjenigen der primären Nebennierenrindeninsuffizienz in milderer Form. Selbstverständlich fehlt die Hyperpigmentierung. Charakteristischerweise ist die Mineralokortikoidfunktion erhalten. Die Labordiagnostik ist einfach, wenn neben der Kortisolbestimmung eine ACTH-Bestimmung möglich ist. Andernfalls ist die Diagnose über den Metopirontest oder via insulininduzierte Hypoglykämie (cave schwere Hypoglykämie!) mit geringer Insulindosis zu versuchen. Die Ersatzbehandlung erfolgt mit dem peripheren, oral applizierbaren Glukokortikoid. Der Verlust der Tagesrhythmik und der Streßreaktion muß therapeutisch ebenso wie bei primärer Insuffizienz berücksichtigt werden. Während einer gleichzeitigen Wachstumshormonsubstitution wird die Dosierung so gering wie möglich gehalten. Da die Suppression nach Steroidbehandlung lange anhalten kann, ist eine Reevaluation unter einer Ersatztherapie mit der niedrigst möglichen Dosierung angezeigt [77, 113].

2.5.3 Überfunktionssyndrome

Eine „Hypothalamus-Hypophysenvorderlappen-Überfunktion" als Kompensation für eine primäre Insuffizienz ist für jedes der glandotropen Hormone ein empfindlicher Indikator einer peripheren, auch partiellen Insuffizienz. Die eindeutige Erhöhung des glandotropen Hormons genügt meist für die Diagnose. Mit Hilfe der Releasinghormone lassen sich die erhöhten hypophysären „Reserven" bestätigen. Beispielsweise steigt die Plasma-TSH-Konzentration, welche normalerweise im euthyreoten Status unter der Nachweisgrenze der radioimmunologischen Methodik liegt, schon bei sich entwickelnder primärer Hypothyreose mäßig bis deutlich an, auch wenn die peripheren Schilddrüsenhormonwerte noch im Normbereich liegen. Dasselbe gilt für ACTH. Die Kortikotropinkonzentration ist beim adrenogenitalen Syndrom häufig, trotz genügender Kortisolproduktion auch ohne Stimulation im meßbaren Bereich. Ähnlich ist die FSH- und weniger eindeutig die LH-Plasmakonzentration bei primärer Gonadeninsuffizienz über die dem chronologischen Alter entsprechenden Normwerte erhöht. Hier kann allerdings wegen der Überschneidung mit den Erwachsenennormwerten ein Provokationstest mit LH-RH für die Diagnose notwendig sein [114].

Neben dieser sekundären, pathophysiologisch adäquaten Funktionssteigerung sind die autonomen Überfunktionssyndrome des Hypothalamus-Hypophysenvorderlappen-Systems im Kindesalter selten.

2.5.3.1 Somatomammotropine

2.5.3.1.1 Wachstumshormon

Eine Dysregulation der Wachstumshormonsekretion mit überschießender und dauernd erhöhter Plasmakonzentration ist im Kindesalter eine Rarität. Das klinische Zeichen ist vor Epiphysenschluß die auf das Alter bezogene hohe Wachstumsgeschwindigkeit. Die bei der Akromegalie des Erwachsenen bekannten Stoffwechseleffekte sind auch beim Kind und Jugendlichen zu erwarten. Das biochemische Leitsymptom ist die massiv erhöhte Wachstumshormonkonzentration. Nicht obligat, aber diagnostisch wertvoll sind die Zeichen der Dysregulation: fehlende Suppression des Wachstumshormons auf eine Glukosebelastung (zur Kontrolle eines Streßdurchbruchs empfiehlt es sich, Kortisol mitzubestimmen), Freisetzung des Wachstumshormons mit den Releasinghormonen TRH und LH-RH. Der physiologische Stimulationsmechanismus über insulininduzierte Hypoglykämie oder Arginin kann erhalten sein. Die beschriebenen biochemischen Befunde des Erwachsenen können nur beschränkt übertragen werden, da die Erfahrungen beim Kind und Jugendlichen auf Einzelbeschreibungen beschränkt sind und keine zusammenfassende, bindende Aussage erlauben. Als Folge der Dysregulation oder als primäre Störung kann sich im Hypophysenvorderlappen ein Adenom entwickeln, welches durch die Raumverdrängung zu klinischen Symptomen führt und zu funktionellen Ausfällen Anlaß geben kann. Ob die beim Erwachsenen z.T. erfolgreichen Behandlungen mit dem Dopaminagonisten Bromoergocryptin bei jugendlicher Wachstumshormonüberproduktion ebenfalls erfolgreich ist, kann noch nicht in Erfahrung gebracht werden [115–117].

2.5.3.1.2 Prolaktin

Die Syndrome des sekundären Hypogonadismus beim Erwachsenen, insbesondere das Galaktorrhö-Amenorrhö-Syndrom hat seit der Isolierung des menschlichen Prolaktins und der Möglichkeit der Bestimmung im Plasma nicht nur eine pathophysiologische Erklärung gefunden, sondern über die dopaminagonistische Beeinflussung eine konservative, erfolgversprechende Therapie erhalten. Die funktionelle Hyperprolaktinämie, die Entwicklung von Mikroadenomen und noch seltener eines Makroadenoms beim präpubertären Individuum als Ursache einer Pubertas tarda sind zwar zu vermuten, aber erst in wenigen Beispielen belegt. Eine Prüfung der Prolaktinregulation ist bei Patienten mit Pubertas tarda angezeigt [118–121]. Das Prolaktin als Streßhormon kann aber nur momentan erhöht sein, so daß aus einem einzelnen erhöhten Wert nicht die Diagnose einer Hyperprolaktinämie abgeleitet werden darf.

2.5.3.2 Glykoproteinhormone

2.5.3.2.1 Gonadotropine

Eine primäre Überproduktion von Gonadotropinen ist nur bei choriongonadotropinproduzierenden Tumoren bekannt. Die immunochemische Kreuzreaktion zwischen HCG und LH erklärt, daß bei dieser Situation anscheinend enorm hohe LH-Konzentrationen gemessen werden. Mit einer Bestimmungstechnik, welche die hormonspezifische β-Untereinheit erfaßt, ist das Choriongonadotropin identifizierbar. Bei der kompletten Pubertas praecox führt eine Regulationsstörung zur zeitlichen Verschiebung und zur zu frühen pulsatilen LH- und FSH-Sekretion. Bei einer symptomatischen, zentral ausgelösten Pubertas praecox steht die neurologische Symptomatik im Vordergrund und geht der Entwicklung der sekundären Geschlechtsmerkmale voraus. Das Hamartom des Tuber cinereum, welches für die Pubertas praecox verantwortlich sein kann, ist röntgenologisch schwer faßbar. Die komplexe Regulation der Gonadotropinsekretion und deren „Suppression" in der Kindheit bis zur Pubertät läßt es verständlich erscheinen, daß auch anatomisch kaum faßbare Läsionen wie milde Formen einer infantilen Zerebralparese mit einer Pubertas praecox einhergehen können [122–124], (s. Kap. 13 und 14).

2.5.3.2.2 TSH

Eine Dysregulation der TSH-Sekretion mit überschießender Produktion und TSH-bedingter Hyperthyreose ist beim Kind unbekannt und beim Erwachsenen eine extreme Rarität.

2.5.3.3 Lipotropine

2.5.3.3.1 ACTH

Die zentrale ACTH-Dysregulation führt zum hypothalamo-hypophysären Cushing-Syndrom. Das Überfunktionssyndrom der CRH-ACTH-Nebennierenrindenachse ist charakterisiert durch einen erhaltenen Kortisoltagesrhythmus auf erhöhtem Niveau, bedingt durch eine Regelstörung, welche unphysiologisch hohe Glukokortikoidkonzentrationen für die Suppression der ACTH-Sekretion erfordert. Die Symptomatik ist bedingt durch den Glukokortikoid- und Androgenexzess. Die Adrenalektomie und Kortisolersatztherapie ist eine im weiteren Sinn symptomatische Behandlung und schaltete die Regelstörung nicht aus. Die Folge ist eine hohe Inzidenz von ACTH-produzierenden Hypophysenvorderlappenadenomen nach Adrenalektomie beim Cushing-Syndrom (Nelson-Syndrom). Falls die neurochirurgische Möglichkeit gegeben ist, sollte deshalb einer selektiven Entfernung des Hypophysenvorderlappenadenoms der Vorzug vor der Adrenalektomie gegeben werden. Die konservative pharmakologische Behandlung mit dem Serotoninantagonisten Cyproheptadin ist beim Erwachsenen teilweise erfolgreich.

Die Diagnostik der zentralen Dysfunktion stützt sich auf die Zeichen der ACTH-Abhängigkeit einer Kortisolüberproduktion mit erhaltenen Regulations-Mechanismen, aber z.B. erhöhter Insulintoleranz und überschießender Reaktion auf Metopiron sowie Suppression erst auf hohe Dexamethasondosen (4 mal 2 mg) [125–130].

2.6 Störung der hypothalamo-neurohypophysären Achse

2.6.1 Unterfunktion (Diabetes insipidus)

Eine verminderte oder fehlende ADH-Produktion der hypothalamischen Neuronen führt rasch zu einem Wasserverlust mit entsprechendem Flüssigkeitsbedarf und Durstgefühl. Beim Säugling sind Durstfieber, Exsikkose und gleichzeitige Ausscheidung eines hypoosmolaren, hellen Urins die Leitsymptome. Der Durst und die Exsikkose führen beim Säugling zur Anorexie. Beim älteren Kind kann eine sekundäre Enuresis die Polyurie und Polydipsie begleiten. Die im Durstversuch fehlende Konzentrationsfähigkeit des Urins und das prompte Ansprechen auf antidiuretisches Hormon beweisen die Diagnose eines zentralen Diabetes insipidus. Am schwierigsten ist die Differentialdiagnose der psychogenen Polydipsie. Bei länger dauernder, erhöhter Flüssigkeitszufuhr nimmt die Konzentrationsfähigkeit der Nieren ab. Bei Klein- und Schulkindern mit vermuteter psychogener Polydipsie kann zunächst das Flüssigkeitsvolumen mit gleichzeitiger Applikation des nasal wirksamen Desamino-D-Arginin-Vasopressin reduziert werden. Damit ist die „Entwöhnung" von der übermäßigen Trinkmenge erleichtert. Sobald ein tolerables Trinkvolumen erreicht ist, wird der Dursttest angeschlossen. Im Durstversuch soll das Urinvolumen ab- und die Osmolarität zunehmen. Normalerweise sinkt das Urinvolumen auf weniger als 0,5 ml/min und das spezifische Gewicht steigt auf über 1020 (800 mosmol/kg) an. Wenn in 2 konsekutiven Urinportionen die Osmolarität um weniger als 30 mosmol ansteigt, wird die Plasmaosmolarität gemessen. Führt eine folgende ADH-Applikation zu einer weiteren Zunahme der Urinosmolarität um mehr als 5%, so muß ein ADH-Defizit angenommen werden. Die Ätiologie des Diabetes insipidus bleibt bei der Hälfte der Patienten ungeklärt. Neben einer hereditären Form ist unbedingt ein symptomatischer Diabetes insipidus als erstes Symptom eines raumverdrängenden Prozesses (Kraniopharyngeom) auszuschließen [131–133].

Für die Therapie hat sich das synthetische Arginin-Vasopressin-Derivat DDAVP, das nasal zugeführt werden kann, bewährt. Die Dosierung muß individuell erfolgen. Zu beachten ist der rasche Wirkungseintritt innerhalb von 30 min und die unterschiedliche Wirkungsdauer von 8–12 h. Das Ende des ADH-Effekts ist abrupt und äußert sich in einer Urinschwemme. Bei Rhinitis ist die applizierte Dosis zu erhöhen. Gegebenenfalls steht ein parenterales Präparat zur Verfügung. Keinesfalls darf bei einem Diabetes insipidus die Trinkmenge eingeschränkt werden. Bei parenteraler Flüssigkeitszufuhr oder bei Verlust des Durstgefühls muß eine Flüssigkeitsbilanz erstellt werden [134].

2.6.2 Überfunktion (Inadäquate ADH-Sekretion)

Beim Kind ist eine ektopische Tumor-ADH-Quelle bisher nicht beschrieben worden. Eine ADH-Ausschüttung bei Normovolämie und ungestörter Plasmaosmolarität kann zur Wasserintoxikation, zur Verdünnungshyponatriämie und zum Hirnödem führen. Diese Regulationsstörung ist bekannt nach Schädeltraumata, Meningitiden, Enzephalitiden sowie Hirntumoren. Da Anästhesie ebenfalls zu einer ADH-Freisetzung führen kann, ist auch hier die Gefahr der Wasserintoxikation gegeben [135, 136]. Bei Beatmung mit positivem Druck oder bei einer verminderten Füllung des linken Vorhofs über eine Lungenaffektion wie Asthma oder Bronchiopneumonie kann über den erhöhten Strömungswiderstand im pulmonalen Kreislauf eine ADH-Sekretion ausgelöst werden. Die Behandlung ist symptomatisch und besteht in einer prophylaktischen oder therapeutischen Einschränkung oder Flüssigkeitszufuhr.

Literatur

1. Jeffcoate SL, Hutchinson JSM (eds) (1978) The endocrine hypothalamus. Academic Press, London New York
2. Labhart A (1978) Der Hypothalamus: In: Labhart A (Hrsg) Klinik der inneren Sekretion, Springer, Berlin Heidelberg New York, S 22–34
3. Christy NP, Warren MP (1979) Disease syndromes of the hypothalamus and anterior pituitary. In: DeGroot LJ, Cahill GF, Odell WD et al (eds) Endocrinology, vol 1. Grune & Stratton, New York San Francisco London pp 215–252
4. Besser GM (ed) (1977) The hypothalamus and pituitary. Clin Endocrinol Metab 6
5. Mess B (1979) Functional anatomy of the hypothalamus and its afferent and efferent pathways. In: DeGroot LJ, Cahill GF, Odell WD et al (eds) Endocrinology, vol 1. Grune & Stratton, New York San Francisco London, pp 3–14
6. Everett JW (1978) The mammalian hypothalamo-hypophysial system. In: Jeffcoate SL, Hutchinson JSM (eds) The endocrine hypothalamus. Academic Press, London New York, pp 1–33
7. Palkovits M, Mezey E (1981) Anatomical connections between brain and anterior pituitary. In: Van Wimersma Greidanus TB, Rees LH (eds) ACTH and LPH in health and disease, vol 8. Karger, Basel München Paris London New York Sydney, pp 122–138
8. Ezrin C, Horvath E, Kovacs K (1979) Anatomy and cytology of the normal and abnormal pituitary gland. In: DeGroot LJ, Cahill GF, Odell WD et al (eds) Endocrinology, vol 1. Grune & Stratton, New York San Francisco London, pp 103–121
9. Doniach I (1977) Histopathology of the anterior pituitary. Clin Endocrinol Metab 6/1:21–52
10. Hutchinson JSM (1978) Control of the endocrine hypothalamus. In: Jeffcoate SL, Hutchinson JSM (eds) The endocrine hypothalamus. Academic Press, London New York San Francisco, pp 75–106
11. Bowers CY, Folkers K, Knudsen R, Lam Y-K, Wan Y-P, Humphries J, Chang D (1979) Hypothalamic peptide hormones; chemistry and physiology. In: DeGroot LJ, Cahill GF, Odell WD et al (eds) Endocrinology, vol 1. Grune & Stratton, New York San Francisco London, pp 65–93
12. Piva F, Motta M, Martini L (1979) Regulation of hypothalamic and pituitary function: Long, short, and ultrashort feedback loops. In: DeGroot LJ, Cahill GF, Odell WD et al (eds). Endocrinology, vol 1. Grune & Stratton, New York San Francisco London pp 21–33

13. Sandow J, König W (1978) Chemistry of the hypothalamic hormones. In: Jeffcoate SL, Hutchinson JSM (eds) The endocrine hypothalamus. Academic Press, London New York, pp 149–211
14. Reichlin S, Martin JB, Jackson IMD (1978) Regulation of thyroidstimulating hormone (TSH) secretion. In: Jeffcoate SL, Hutchinson JSM (eds) The endocrine hypothalamus. Academic Press, London New York, pp 229–269
15. Burger GH, Patel YC (1977) Thyrotropin releasing hormone – TSH. Clin Endocrinol Metab 6/1:83–100
16. McCann SM, Ojeda SR (1979) The role of brain monoamines, acetylcholine, and prostaglandins in the control of anterior pituitary function. In: DeGroot LJ, Cahill GF, Odell WD et al (eds) Endocrinology, vol 1. Grune & Stratton, New York San Francisco London, pp 55–63
17. Franchimont P (1977) Pituitary gonadotropins. Clin Endocrinol Metab 6/1:101–116
18. Franchimont P, Burger PH (1975) Human growth hormone and gonadotrophins in health and disease. Elsevier North Holland Excerpta Medica, Amsterdam
19. Vale W, Spiess J, Rivier C, Rivier J (1981) Characterization of a 41-residue ovine hypothalamic peptide that stimulates secretion of corticotropin and β-endorphin. Science 213:1394–1397
20. Rehfeld JF (1980) Cholecystokinin. Clin Gastroenterol 9:593–607
21. McCann SM, Vijayan E, Samson WK, Koenig J, Krulich L (1979) Role of brain peptides in the control of pituitary hormone release. In: Wuttke W, Weindl A, Voigt KH, Dries R-R (eds) Brain and pituitary peptides. Karger, Basel München Paris London New York Sydney, pp 223–233
22. Krieger DT, Liotta AS, Suda T, Yamaguchi H (1979) Plasma ACTH, lipotropin and endorphin in the human. In: Wuttke W, Weindl A, Voigt KH, Dries R-R (eds) Brain and pituitary peptides. Karger, Basel München Paris London New York Sydney, pp 35–45
23. Chrétien M, Gianoulakis C, Lis M, Gossard F, Seidah NG, Crine P (1979) Structure analysis and maturation of pro-opiomelanocortin in rat pars intermedia. In: Wuttke W, Weindl A, Voigt KH, Dries R-R (eds) Brain and pituitary peptides. Karger, Basel München Paris London New York Sydney, pp 1–11
24. Wuttke W, Honma K, Hilgendorf W (1979) Neurotransmitter-neuropeptide interaction. In: Wuttke W, Weindl A, Voigt KH, Dries R-R (eds) Brain and pituitary peptides. Karger, Basel München Paris London New York Sydney, pp 190–201
25. Müller EE, Nisticò G, Scapagnini U (1977) Neurotransmitters and anterior pituitary function. Academic Press, London New York
26. Thorner MO, Besser GM (1978) Clinical significance of dopaminergic mechanisms in the hypothalamus and pituitary. In: O'Riordan JLH (ed) Recent advances in endocrinology and metabolism, vol 1. Churchill Livingstone London, pp 1–16
27. Polleri A, MacLeod RM (1979) Neuroendocrinology: Biological and clinical aspects. Academic Press, London New York
28. Frohmann LA (1979) Neuroendocrine pharmacology. In: DeGroot LJ, Cahill GF, Odell WD et al (eds) Endocrinology, vol 1. Grune & Stratton, New York San Francisco London, pp 287–300
29. Li CH (1975) The chemistry of human pituitary growth hormone: 1967–73. In: Li CH (ed) Hormonal proteins and peptides, vol 3. Academic Press, London New York, pp 1–40
30. Holmström B, Fhölenhag K (1975) Characterization of human growth hormone preparations used for the treatment of pituitary dwarfism: A comparison of concurrently used batches. J Clin Endocrin Metab 40:856–862
31. Bieler EV, Pitart MJ, Stroud SW et al (1977) Conversion of monomeric human growth hormone and big growth hormone into different molecular weight forms in vitro and after injection into humans. Horm Res 8:29–36
32. Merimee TJ (1979) Growth hormone: Secretion and action. In: DeGroot LJ, Cahill GF, Odell WD et al (eds) Endocrinology, vol 1. Grune & Stratton, New York San Francisco London, pp 123–132
33. Merimee TJ, Rabin D (1973) A survey of GH secretion and action. Metabolism 22:1235

34. Daughaday WH (1977) Hormonal regulation of growth by somatomedin and other tissue growth factors. Clin Endocrinol Metab 6:117–135
35. Zapf J, Rinderknecht E, Humbel RE et al (1978) Nonsuppressible insulin-like activity (NSILA) from human serum: Recent accomplishments and their physiologic implications. Metabolism 27:1803–1828
36. Daughaday WH (1977) Hormonal regulation of growth by somatomedin and other tissue growth factors. Clin Endocrinol Metab 6/1:117–135
37. Golde DW, Bersch N, Li CH (1977) Growth hormone: Species specific stimulation of erythropoiesis in vitro. Science 196:1112–1113
38. Merimee TJ, Pulkkinen AJ (1977) GH-estrogen interaction in modulating insulin secretion. J Clin Endocrinol Metab 45:232–235
39. Pecile A, Müller EE (eds) (1975) Growth hormone and related peptides. Excerpta Medica, Amsterdam Oxford, American Elsevier, New York
40. Elders MJ, Wingfield BS, McNatt ML et al (1975) Glucocorticoidtherapy in children. Effect on somatomedin secretion. Am J Dis Child 129:1393–1396
41. Tessler R, Salmon WD (1975) Glucocorticoid inhibition of sulfate incorporation by cartilage of normal rats. Endocrinology 96:898
42. VanWyk J, Underwood LE et al (1974) The somatomedins: A family of insulin-like hormones under growth hormone control. Recent Prog Horm Res 30:259
43. Chihara K, Arimura A, Coy DH et al (1978) Studies on the interaction of endorphins, substance P and endogenous somatostatin in growth hormone and prolactin release in rats. Endocrinology 102:281–290
44. Cocchi D, Locatelli V, Gil-Ad I, Mantegazza P, Müller EE (1979) Control of growth hormone and prolactin secretion: Neuropharmacological aspects. In: Polleri A, MacLeod RM (eds) Neuroendocrinology: Biological and clinical aspects. Academic Press, London New York, pp 27–46
45. Koulu M, Lammintausta R, Kangas L et al (1979) The effect of methysergide, pimozide, and sodium valproate on the diazepam-stimulated GH-secretion in man. J Clin Endocrinol Metab 48:119–122
46. Abrams RL, Grumbach MM, Kaplan SL (1971) The effect of administration of human growth hormone on the plasma growth hormone, cortisol, glucose, and free fatty acid response to insulin: Evidence for growth hormone autoregulation in man. J Clin Invest 50:940–950
47. Hagen TC, Lawrence AM, Kirsteins L (1972) Autoregulation of growth hormone secretion in normal subjects. Metabolism 21:603–610
48. Merimee TJ, Fineberg SE (1971) Studies of the sex based variation of human growth hormone secretion. J Clin Endocrinol Metab 33:896
49. Plotnick LP, Thompson G, Beitins I et al (1974) Integrated concentrations of growth hormone correlated with stage of puberty and estrogen levels in girls. J Clin Endocrinol Metab 38:436–439
50. Vigneri R, D'Agata R (1971) Growth hormone release during the first year of life in relation to sleep-wake periods. J Clin Endocrinol Metab 33:561–563
51. Plotnick LP, Thompson RG, Kowarski A et al (1975) Circadian variation of integrated concentration of growth hormone in children and adults. J Clin Endocrinol Metab 40:240–247
52. Winter JSD (1978) Prepubertal and pubertal endocrinology. In: Falkner F, Tanner JM (eds) Human growth. 2. postnatal growth. Plenum, New York London, pp 183–213
53. Refetoff S, Frank PH, Roubebush C, DeGroot LJ (1979) Evaluation of pituitary function. In: DeGroot LJ, Cahill GF, Odell WD et al (eds) Endocrinology, vol 1. Grune & Stratton, New York San Francisco London, pp 175–214
54. Tze WJ, Guyda HJ, Hoy P (1976) Provocative tests for growth hormone release. J Pediatr 88:565
55. Frantz AG (1979) Prolactin. In: DeGroot LJ, Cahill GF, Odell WD et al (eds) Endocrinology, vol 1. Grune & Stratton, New York San Francisco London, pp 153–168
56. Thorner MO (1977) Prolactin. Clin Endocrinol Metab 6/1:201–222
57. Lucas C, Guibout M, Jacquet P, Grisoli F, Giraud F (1980) Aspects diagnostiques et evolutifs de l'adénome à prolactine chez l'enfant. Arch Fr Pediatr 37:79

58. Wilber JF (1979) Human pituitary thyrotropin. In: DeGroot LJ, Cahill GF, Odell WD et al (eds) Endocrinology, vol 1. Grune & Stratton, New York San Francisco London, pp 141–147
59. Snyder PJ, Utiger RD (1972) Inhibition of thyrotropin response to thyrotropin-releasing hormone by small quantities of thyroid hormones. J Clin Invest 51:2077–2084
60. Saberi M, Utiger R (1975) Augmentation of thyrotropin response to thyrotropin-releasing hormone following small decreases in serum thyroid hormone concentration. J Clin Endocrinol Metab 40:435–441
61. Faglia G, Ferrari C, Paracchi A, Beck-Peccoz P (1979) Monoaminergic regulation of thyrotropin secretion in humans. In: Polleri A, MacLeod RM (eds) Neuroendocrinology: Biological and clinical aspects. Academic Press, London New York, pp 187–196
62. Porter BA, Refetoff S, Rosenfield RL et al (1973) Abnormal thyroxine metabolism in hyposomatotrophic dwarfism and inhibition of responsiveness to TRH during GH therapy. Pediatrics 51:674–688
63. Girard J, Staub JJ, Nars PW, Bühler U, Studer P, Baumann JB (1977) Experience with thyrotropin releasing hormone (TRH): – Test in suspected thyroid disorders in childhood. In: Chiumello G, Laron Z (eds) Recent progress in pediatric endocrinology. Academic Press, London New York. pp 197–211
64. Vogt P, Girard J, Staub JJ (1978) Thyroid-stimulating hormone (TSH), triiodothyronine (T_3) and thyroxine (T_4) response to intravenous and oral stimulation with synthetic thyrotropin-releasing hormone (TRH) in young healthy adults. Klin Wochenschr 56:31–35
65. Odell WD (1979) FSH. In: DeGroot LJ, Cahill GF, Odell WD, Martini L, Potts JT, Nelson DH, Steinberger E, Winegrad AT (eds): Endocrinology, vol 1. Grune & Stratton, New York San Francisco London, pp 149–150
66. Odell WD (1979) LH. In: DeGroot LJ, Cahill GF, Odell WD et al (eds) Endocrinology, vol 1. Grune & Stratton, New York San Francisco London, pp 151–152
67. Grumbach MM, Roth JC, Kaplan SL, Kelch P (1974) Hypothalamic pituitary regulation of puberty: Evidence and concepts derived from clinical research. In: Grumbach MM, Grave GD, Mayer FE (eds) The control of the onset of puberty. Wiley & Sons, New York, pp 115–181
68. Grumbach MM (1978) The central nervous system and the onset of puberty. In: Falkner F, Tanner JM (eds) Human growth. 2. Postnatal growth. Plenum, New York London, pp 215–238
69. Celotti F, Massa R, Martini L (1979) Metabolism of sex steroids in the central nervous system. In: DeGroot L, Cahill GF, Odell WD et al (eds) Endocrinology, vol 1. Grune & Stratton, New York San Francisco London, pp 41–53
70. Fink G (1979) Neuroendocrine control of gonadotrophin secretion. Br Med Bull 35:155–160
71. Butt WR (1979) Gonadotrophins. In: Gray CH, James VHT (eds) Hormones in blood, vol 1. Academic Press, London New York, pp 411–471
72. Sharp PJ, Fraser HM (1979) Control of reproduction. In: Jeffcoate SL, Hutchinson JSM (eds) The endocrine hypothalamus. Academic Press, London New York, pp 271–332
73. Winter JSD (1978) Prepubertal and pubertal endocrinology. In: Falkner F, Tanner Jm (eds) Human growth. 2. Postnatal growth. Plenum, New York London, pp 183–213
74. Job JC, Chaussain JL, Garnier PE (1977) The use of luteinizing hormone-releasing hormone in pediatric patients. Horm Res 8:171
75. Dickerman Z, Prager-Lewin R, Laron Z (1979) The plasma FSH and LH response to LHRH in normal prepubertal and early pubertal girls. Acta Endocrinol (Copenh) 91:14
76. Garnier PE, Chaussain JL, Binet E, Schlumberger A, Job JC (1974) Effect of synthetic luteinizing hormone-releasing hormone (LH–RH) on the release of gonadotrophins in children and adolescents. VI. Relations to age, sex and puberty. Acta Endocrinol (Copenh) 77:422
77. Rees LH (1977) ACTH, lipotrophin and MSH in health and disease. Clin Endocrinol Metab 6/1:137–153
78. Van Wimersma Greidanus TB, Rees LH (1981) ACTH and LPH in health and disease, vol 8. Karger, Basel München Paris London New York Sydney

79. Morley JE (1981) The endocrinology of the opiates and opioid peptides. Metabolism, 30:194–209
80. Watson SJ, Akil H (1981) Anatomical and functional studies of ACTH and lipotropin in the central nervous system. In: Van Wimersma Greidanus TB, Rees LH (eds) ACTH and LPH in health and disease, vol 8. Karger, Basel München Paris London New York Sydney, pp 149–161
81. Ruhmann-Wennhold A, Nelson DH (1979) Pituitary adrenocorticotrophin. In: DeGroot LJ, Cahill GF, Odell WD et al (eds) Endocrinology, vol 1. Grune & Stratton, New York San Francisco London, pp 133–140
82. Jones MT (1978) Control of corticotrophin (ACTH) secretion. In: Jeffcoate SL, Hutchinson JSM (eds) The endocrine hypothalamus. Academic Press, London New York, pp 385–419
83. Aronin N, Krieger DT (1981) Measurements of ACTH and lipotropins. In: Van Wimersma Greidanus TB, Rees LH (eds) ACTH and LPH in health and disease, vol 8. Karger, Basel München Paris London New York Sydney, pp 62–79
84. Krieger DT, Liotta AS, Suda T, Yamaguchi H (1979) Plasma ACTH, lipotropin and endorphin in the human. In: Wuttke W, Weindl A, Voigt KH, Dries RR (eds) Brain and pituitary peptides. Karger, Basel München Paris London New York Sydney, pp 35–45
85. Kohlberg IJ, Doret AM, Paunier L, Sizonenko PC (1972) Assessment of the pituitary adrenal cortex axis in children by a single dose metyrapone test. Helv Paediatr Acta 27:437
86. Limal JM, Bamasciogullari A, Rappaport R (1976) Evaluation of singel oral dose in metyrapone tests in children with hypopituitarism. Acta Paediatr Scand 65:177
87. Lindholm J, Kehlet H, Blichert M et al (1978) Discrepancy between ACTH and cortisol responses to insulin-induced hypoglycemia. Clin Endocrinol (Oxf) 9:371
88. Staub JJ, Noelpp B, Girard J, Baumann JB, Graf S, Ratcliffe JG (1978) The short metyrapone test: Comparison of the plasma ACTH response to metyrapone and insulin-induced hypoglycemia. Clin Endocrinol (Oxf) 10:595–601
89. Chard T (1975) The posterior pituitary gland. Clin Endocrinol (Oxf) 4:89
90. Kleeman CR, Berl T (1979) The neurohypophysial hormones: Vasopressin. In: DeGroot LJ, Cahill GF, Odell WD et al (eds) Endocrinology, vol 1. Grune & Stratton, New York San Francisco London, pp 253–275
91. Edwards CRW (1979) Vasopressin. In: Gray CH, James VHT (eds) Hormones in blood, vol 2. Academic Press, London New York, pp 423–450
92. Aronson AS, Svenningsen NW (1974) DDAVP-test for estimation of renal concentration capacity in infants and children. Arch Dis Child 49:654
93. Girard J (1981) Intracranial space-occupying lesions. In: Brook CGD (ed) Clinical paediatric endocrinology. Blackwell, Oxford London Edinburgh Boston Melbourne, pp 275–284
94. Coston G (1979) Endocrine disorders associated with tumors of the pituitary and hypothalamus. Symposium on pediatric endocrinology. Pediatr Clin North Am 26:15–31
95. Refetoff S, Frank PH, Roubebush C, DeGroot LJ (1979) Clinical endocrine disorders of hypothalamus and pituitary. In: DeGroot L, Cahill GF, Odell WD et al (eds) Endocrinology, vol 1. Grune & Stratton, New York San Francisco London, pp 175–214
96. Burr IM, Slonim AE, Danish RK, Gadoth N, Butler IJ (1976) Diencephalic syndrome revisited. J Pediatr 88:439
97. Frasier SD, Rallison ML (1972) Growth retardation and emotional deprivation: Relative resistance to treatment with human growth hormone. J Pediatr 80:603
98. Beumont PJV, George GCW, Pimstone BL, Vinik AI (1976) Body weight and the pituitary response to hypothalamic releasing hormones in patients with anorexia nervosa. J Clin Endocrinol Metab 43:487
99. Rona RJ, Tanner JM (1977) Aetiology of idiopathic growth hormone deficiency in England and Wales. Arch Dis Child 52:197
100. Joss EE, Zuppinger KA (1972) The significance of intermediate plasma growth hormone levels in growth-retarded children. J Pediatr 1092, 81
101. Girard J (1980) Differentialdiagnose der Störungen der Pubertätsentwicklung. In: Bachmann KD, Ewerbeck H, Joppich G, Kleinhauer E, Rossi E, Stalder GR (Hrsg) Pädiatrie in Praxis und Klinik, Fischer, Stuttgart New York; Thieme, Stuttgart, S 1469–1472

2. Hypothalamus-Hypophysen-System

102. Mortimer CH, MacNeilly ASM, Fisher RA, Murray MAF, Besser GM (1974) Gonadotrophin-releasing hormone therapy in hypogonadal males with hypothalamic of pituitary disfunction. Br Med J 4:617
103. Smith R, Donald RA, Espiner EA, Stronach S (1979) The effects of prolonged administration of ser-LHRH-EA 10 in subjects with hypogonadotrophic hypogonadism. Clin Endocrinol (Oxf) 11:553
104. Krabbe S, Skakkeback NE (1977) LHRH and HCG in the treatment of two boys with hypogonadotrophic hypogonadism. Acta Paediatr Scand 66:361
105. Crowley WF, Beitins IZ, Vale W et al (1980) The biologic activity of a potent analogue of GnRH in normal and hypogonadotropic men. N Engl J Med 302:1052
106. Happ J, Kollmann F, Krawehl C, Neubauer M, Beyer J (1975) Intranasal GnRH therapy of maldescensus testes. Horm Metab Res 7:440–441
107. Byyny RL (1976) Withdrawal from glucocorticoid therapy. N Engl J Med 295:30–32
108. Ballard PL, Ballard RA (1979) Corticosteroids and respiratory distress syndrome: Status 1979. Pediatrics 63:163–165
109. Aynsley-Green A, Moncrieff MW, Ratter S et al (1978) Isolated ACTH deficiency. Arch Dis Child 53:499–502
110. Nichols ML, Brown RD, Granville GE et al (1978) Isolated deficiency of adrenocorticotropin (ACTH) and lipotropins (LPHs). J Clin Endocrinol Metab 47:84–90
111. Hung W, Migeon CJ (1968) Hypoglycemia in a two-year boy with ACTH deficiency and adrenal medullary unresponsiveness to insulin-induced hypoglycemia. J Clin Endocrinol Metab 28:146
112. Zachmann M, Girard J, Duc G, Illig R, Prader A (1979) Low urinary estriol during pregnancy caused by isolated fetal ACTH deficiency. Acta Paediatr Scand [Suppl] 277:26
113. Besser GM (1981) Adrenocorticotrophin and lipotrophin in pituitary-adrenocortical diseases. In: Van Wimersma Greidanus TB, Rees LH (eds) ACTH and LPH in health and disease, vol 8. Karger, Basel München Paris London New York Sydney, pp 80–106
114. Job JC, Garnier PE, Chaussain JL, Scholler R, Toublanc JE, Canlorbe P (1974) Effect of synthetic luteinizing hormone-releasing hormone (LH-RH) on the release of gonadotropins in hypophyso-gonadal disorders of children and adolescents. V Agonadism. J Clin Endocrinol Metab 38:1109–1114
115. Haigler ED, Hershman JM, Meador CK (1973) Pituitary gigantism. A case report and review. Arch Intern Med 132:588
116. Avruskin TW, San K, Tang S, Juan C (1973) Childhood acromegaly. Successful therapy with conventional radiation and effects of chlorpromazine on GH and prolactin secretion. J Clin Endocrinol Metab 37:380
117. Arafah BM, Brodkey JS, Kaufman B, Velasco M, Manni A, Prader OH (1980) Transphenoidal microsurgery in the treatment of acromegaly and gigantism. J Clin Endocrinol Metab 50:578
118. Koenig MP, Zuppinger K, Liechti B (1977) Hyperprolactinemia as a cause of delayed puberty. Successful treatment with bromocriptine. J Clin Endocrinol Metab 45:825
119. Brown DM (1977) Multiple hypothalamic-pituitary abnormalities in an adolescent girl with galactorrhea. J Pediatr 91:901
120. Van Meter QL, Gareis FJ, Hayes JW, Wilson CB (1977) Galactorrhea in a 12 year old boy with a chromophobe adenoma. J Pediatr 90:756
121. Barrio R, Roger M, Chaussain JL et al (1979) Les adénoms hypophysaires à prolactine de l'enfant et de l'adolescents. Etude d'une série de 8 cas. Arch Fr Pediatr 36:785
122. Bouvier-La Pierre M (1972) Aspects particuliers des pubertés précoces neurogènes. Pediatrie 27:611
123. Grant DB (1980) Variations in the clinical and endocrine patterns of female precocious puberty. In: Cacciari E, Prader A (eds) Pathophysiology of puberty. Academic Press, London New York, pp 175–181
124. Helge H (1973) Frühreife. Monatsschr Kinderheilkd 121:636–646
125. Hopwood NJ, Kenny FM (1977) Incidence of Nelson's syndrome after adrenalectomy for Cushing disease in children. Results of a nationwide survey. Am J Dis Child 131:1353
126. Grant DB, Atherden SM (1979) Cushing's disease presenting with growth failure: Clinical remission during cyproheptadine therapy. Arch Dis Child 54:466

127. Landau B, Leiba S, Kaufman H, Servadio C, Wainrach B (1978) Unilateral adrenalectomy and pituitary irradiation in the treatment of ACTH dependent Cushing's disease in children and adolescents. Clin Endocrinol (Oxf) 9:221
128. Jennings AS, Liddle GW, Orth DN (1977) Results of treating childhood Cushing's disease with pituitary irradiation. N Engl J Med 297:957
129. Sizonenko PC, Doret AM, Riondel AM, Paunier L (1974) Cushing's syndrome due to bilateral adrenal hyperplasia in a 13 year old girl. Successful treatment with op'DDD. Helv Paediatr Acta 29:195
130. Tyrell JB, Brook RM, Fitzgerald PA, Cofoid PB, Forsham PH, Wilson CB (1978) Cushing's disease: Selective trans-sphenoidal resection of pituitary microadenomas. N Engl J Med 298:753
131. Pomadère R, Czernichow P, Rappaport R, Royer P (1980) Le diabète insipide pitressosensible de l'enfant. Etude de 93 cas observés entre 1965 et 1978. Arch Fr Pediatr 37:37
132. Czernichow P, Pomadère R, Bamasciogullari A, Rappaport C (1979) Diabetes insipidus in children. Arginine-vasopressin in plasma during short dehydratation test. Acta Paediatr Scand [Suppl] 277:64
133. Merkelbach U, Czernichow P, Gaillard RC, Vallotton MB (1975) Radioimmunoassay of arginine-vasopressin. II. Application to determination of antidiuretic hormone in urine. Acta Endocrinol (Copenh) 80:453
134. Aronson AS, Andersson KE, Bergstrand CG, Mulder JL (1973) Treatment of diabetes insipidus in children with DDAVP, a synthetic analogue of vasopressin. Acta Paediatr Scand 62:133
135. Friedman AL, Segar WE (1979) Antidiuretic hormone excess. J Pediatr 94:521
136. Bartter FC, Schwartz WB (1967) The syndrome of inappropriate secretion of antidiuretic hormone. Am J Med 42:790

3. Schilddrüse

D. Reinwein

3.1 Allgemeine Daten

Der follikuläre Anteil der menschlichen Schilddrüse entwickelt sich von einer Anlage am Boden der Mundbucht aus. Ein entodermaler Epithelwulst senkt sich zunächst kolbenförmig in das anliegende Mesenchym ein. Vorerst bleibt die Schilddrüsenanlage durch den Ductus thyreoglossus noch mit der Ursprungsstelle am Mundboden verbunden; kaudale Reste des Ductus thyreoglossus können den Lobus pyramidalis bilden. Die Hauptmasse der Schilddrüse wird durch die beiden Seitenlappen geformt, die bereits am Ende des 3. Fetalmonats Follikel und Kolloid enthalten. Um die gleiche Zeit beginnt die Hormonsynthese.

Für die Entwicklung der kalzitoninbildenden (C-Zellen) Zellen der Schilddrüse scheinen die aus der 5. Kiementasche stammenden Ultimobranchialkörper eine Rolle zu spielen, indem nämlich die aus der Neuralleiste stammenden C-Zellen zunächst in die Gegend dieser Ultimobranchialkörper und erst mit diesen zusammen in die Schilddrüse einwandern sollen.

Die Schilddrüse des *Neugeborenen* wiegt 1,5–2,0 g und macht im ersten halben Jahr nach der Geburt einen 10%igen Gewichtsabfall durch. Das Geburtsgewicht wird nach einem weiteren halben Jahr wieder erreicht.

Im *Kindesalter* nimmt die Schilddrüse erheblich an Größe zu. Hierbei vermehren sich die Follikel durch Knospung und Teilung bestehender Follikel. Das histologische Schilddrüsenbild des Kindes entspricht weitgehend demjenigen des Erwachsenen. Im Alter von 6–10 Jahren wiegt die Schilddrüse durchschnittlich 8 g, von 11–15 Jahren 12 g und von 16–20 Jahren 22 g [29].

Beim *Erwachsenen* liegt das Durchschnittsgewicht in sicher kropffreien Gegenden zwischen 20 und 25 g.

Eine zweiblättrige Kapsel umhüllt die Schilddrüse, die als schmetterlingsförmiges Gebilde vor der Trachea liegt. Der beide Lappen verbindende Isthmus kreuzt die Trachea in Höhe des 2.–3. Trachealknorpels. Er kann verschieden groß sein oder sogar vollkommen fehlen. In mehr als der Hälfte der Fälle ist ein kegelförmiger Lobus pyramidalis ausgebildet, dessen Spitze gegen das Zungenbein zieht. Durch 4 reichlich anastomosierte Arterien erfolgt die arterielle Versorgung.

3.2 Physiologie [3, 60]

3.2.1 Hormone der Schilddrüse – Synthese und Metabolismus

Beide Schilddrüsenhormone, L-Thyroxin (T_4) und L-Trijodthyronin (T_3), werden in den Thyreozyten synthetisiert, im Kolloid der Follikel gespeichert und nach Bedarf durch Pinozytose über die Zelle an das Blut abgegeben. Der spezifische Bestandteil der Schilddrüsenhormone ist Jod. Da kein anderes Organ auf dieses Element angewiesen ist, steht die Schilddrüse somit im Zentrum des endogenen Jodstoffwechsels. Der Jodbedarf liegt bei 0,1 bis 0,2 mg täglich und wird durch Nahrung und Flüssigkeit gedeckt.

3.2.1.1 Synthese

Die Synthese von T_3 und T_4 erfolgt über mehrere Stufen, die sich isotopentechnisch verfolgen lassen.

1) *Jodination.* Der Jodidtransport entspricht enzymatischen Reaktionen. Die Konzentrierung des Jodids aus dem Blut erfolgt strukturgebunden im Inneren der Schilddrüsenzelle und im Kolloid. Der Vorgang wird durch TSH beschleunigt.

2) *Jodisation.* Das Jodidion muß zunächst oxidiert werden, bevor es selbst als effektives Jodierungsagens wirken kann. Der genaue Mechanismus der hierzu erforderlichen H_2O_2-Entstehung ist noch nicht bekannt. Ein und dieselbe Peroxidase katalysiert 2 Reaktionsschritte: die Oxidation des Jodids und den Transfer des oxidierten Jods in das Tyrosin zur Bildung von 3-Monojodtyrosin (MJT) und 3,5-Dijodtyrosin (DJT). Es ist in Mitochondrien, Lysosomen und Mikrosomen enthalten. MJT und DJT verlassen die Schilddrüse normalerweise nur in sehr geringen Konzentrationen.

3) *Kondensation von Jodtyrosin* (Kopplung). Durch Kondensation entstehen aus je einem Molekül MJT und DJT unter Abspaltung einer Alaninseitenkette L-3,3',5-Trijodthyronin (T_3) und aus 2 Molekülen DJT das 3,3',5,5'-Tetrajodthyronin (L-Thyroxin, T_4). Auch hierbei spielt die Schilddrüsenperoxidase eine direkte Rolle. Nebenprodukte, wie 3'3-Dijodthyronin und 3'3,5'-Trijodthyronin (reverse T_3, rT_3) sind hormonell inaktiv.

4) *Thyreoglobulin* ist die Proteinvorstufe der Schilddrüsenhormone T_4 und T_3 und wird im intrafollikulären Kolloid der Schilddrüse in großen Mengen gespeichert. Thyreoglobulin, ein Glykoprotein mit einem Molekulargewicht von 670 000, nimmt eine zentrale Stellung in der Biosynthese von Schilddrüsenhormonen ein. Es liefert bei niedriger Jodierung eine sehr viel bessere T_4-Ausbeute als andere Proteine. Thyreoglobulin enthält bis zu 1% Jod, das sich zu 75% auf Jodtyrosine und 25% auf Jodthyronine verteilt.

5) *Hormonsekretion.* Durch Endozytose an der apikalen Zellmembran wird Thyreoglobulin in die Zelle gebracht und durch eine Protease der

Lysosomen verdaut. Von den freigesetzten Jodaminosäuren werden MJT und DJT praktisch vollständig in der Zelle dejodiert. Jod steht zur erneuten Hormonsynthese zur Verfügung. T_4, T_3 und Jodid sind die Sekretionspunkte. Für die „normale Sekretion" von T_4 werden Werte von 94 bis 110 und für T_3 von 16 bis 22 µg/24 h angegeben. In den peripheren Zellen, vor allem der Leber, werden 15 bis 25% des T_4 durch Monodejodierung in T_3 konvertiert. Die thyreoidale Produktion von rT_3 entspricht derjenigen von T_3, die rT_3-Sekretion liegt etwas niedriger. TSH und Jodmangel ändern die T_4/T_3-Relation zugunsten von T_3. In Abwesenheit von TSH, dem wichtigsten Regulationsfaktor der Schilddrüsensekretion, bleibt die Hormonsekretion minimal.

3.2.1.2 Hormontransport

Nach der Sekretion von T_4 und T_3 aus der Schilddrüse werden die Hormone zum weitaus größten Teil an Plasmaeiweiße gebunden und in dieser Form zu den peripheren Zellen transportiert. Weniger als 0,03% des T_4 und weniger als 0,3% des T_3 liegen in freier Form vor. Zwischen Hormon und Protein besteht eine nichtkovalente, leicht reversible Bindung. Hierbei sind 3 Eiweiße beteiligt [62]: a) T_4-bindendes Globulin (TBG) mit einem Molekulargewicht von 64 000 bindet etwa 80% des zirkulierenden T_4 und hat eine Bindungskapazität von 20 µg T_4/100 ml. b) T_4-bindendes Präalbumin (TBPA) mit einem Molekulargewicht von etwa 70 111 transportiert 15% des T_4. Bei voller Sättigung hat es eine 10mal höhere Bindungskapazität als TBG. c) Albumin transportiert bis zu 10% des Plasmahormons. T_3 bindet sich bedeutend schwächer an das TBG, es wird vorzugsweise vom Albumin transportiert und steht daher der Peripherie schneller als T_4 zur Verfügung; es hat mit 8 h eine sehr viel kürzere Halbwertszeit als T_4 mit 8 Tagen. Ohne Zweifel stimmt die Schilddrüsenfunktion besser mit der sehr kleinen freien Hormonfraktion überein als mit dem gesamten eiweißgebundenen Hormon. Die Transportproteine selbst sind nicht lebensnotwendig. Viele Substanzen oder Zustände sind in der Lage [72], T_4 an den Bindungsstellen des TBG zu verdrängen (z.B. Salicylat, Barbiturat, Diphenylhydantoin) oder die TBG-Synthese zu stören (z.B. Östrogene, Androgene, konsumierende Erkrankungen, angeborene Anomalien).

3.2.1.3 Stoffwechsel der Schilddrüsenhormone

Der normale T_4-Spiegel im Blut beträgt 6–8 µg/dl und der T_3-Spiegel 100–150 ng/dl. Bei Kindern weichen die Werte z.T. erheblich ab (s. 3.2.2.3). Bei gesunden Menschen beträgt die Utilisationsrate für T_4 80 µg und für T_3 60 µg täglich.

Für den Jodthyroninstoffwechsel sind die Dejodierung und der enterohepatische Stoffwechsel am wichtigsten. T_4 wird in allen parenchymatösen Organen dejodiert. Ein obligatorischer Zwischenschritt in der Dejodierung des T_4 bildet die Monodejodierung. Sie kann sowohl am phenolischen wie auch am proximalen Ring erfolgen. Dementsprechend entsteht entweder das hormonell aktive T_3 oder das inaktive rT_3. Normalerweise werden rund 50% des T_4 zu T_3 und 35% zu rT_3 abgebaut [5]. Das so entstehende T_3 entspricht zwischen 40 und 80% der gesamten T_3-Produktionsrate. Nur ein kleiner Teil des zirkulierenden T_3 wird also von der Schilddrüse sezerniert. rT_3 ist außerordentlich instabil. rT_3 und sein Abbauprodukt 3,3'-T_2 hemmen die Konversionsreaktion und können damit den T_4-Metabolismus beeinflussen. Auf die Konversionsreaktion haben viele extrathyreoidale Faktoren wie Ernährung, Streß und konsumierende Erkrankungen Einfluß. Außer dieser Regulation kann etwa 5–10% des T_4 und T_3 durch Konjugation mit Glucuron- oder Schwefelsäure im enterohepatischen Kreislauf inaktiviert werden. Weniger als 10% der Jodthyronine werden täglich unverändert im Harn ausgeschieden.

3.2.2 Schilddrüsenfunktion in der Entwicklung

3.2.2.1 Fetale Schilddrüsenentwicklung

Beim Feten läßt sich die Akkumulation von Jod und die Synthese von Jodthyroninen zwischen der 10. und 12. Woche nachweisen. In der Hypophyse des Feten ist ab der 12. Woche TSH nachweisbar. Mit etwa der 18.–20. Woche erreichen die fetalen TSH-Spiegel den Bereich des Erwachsenen. Gesamt-T_4, freies T_4, Gesamt-T_3 im Serum steigen erst ab der 30. Woche in einen meßbaren Bereich an, nachdem die fetalen TSH-Werte die mütterlichen TSH-Werte überstiegen haben. Da ab der 15. Schwangerschaftswoche hohe rT_3-Konzentrationen im Fruchtwasser nachweisbar sind, wird vermutlich T_4 beim Feten vorzugsweise zum hormonell inaktiven rT_3 abgebaut. Das sezernierte T_3 wird beim Feten schneller als beim Erwachsenen metabolisiert, so daß auch diese Hormonkonzentration im Blut niedrig bleibt. Ein Austausch von T_4 und T_3 und TSH zwischen Fetus und Mutter findet nicht statt, d.h. der menschliche Fetus ist bezüglich der Schilddrüsenhormone autonom [15].

Fruchtwasser. Im Fruchtwasser sind die T_3 und T_4-Konzentrationen niedrig und steigen ab 2. Trimenon mit zunehmender Schwangerschaftsdauer an. Dagegen ist die rT_3-Konzentration höher als im mütterlichen Serum. Am Schaffeten wurde eine quantitative T_4-Absorption aus dem Fruchtwasser ab 2. Trimenon nachgewiesen. Dieser Befund ist für die Therapie einer Hypothyreose in utero von großer Wichtigkeit. Das freie T_4 ist im Fruchtwasser doppelt so hoch wie im Nabelschnurblut, was auf die niedrige TBG-Konzentration zurückzuführen ist.

3.2.2.2 Perinatales Verhalten der Schilddrüsenhormone [16]

Das fetale Serum-T_4 steigt bis zur Geburt auf Werte im oberen Normbereich des Erwachsenen an, was auf eine östrogenbedingte Zunahme der TBG-Konzentration zurückzuführen ist. Während der Geburt verläßt das Kind den homöothermen Mutterleib und wird der kühlen extrauterinen Umgebungstemperatur ausgesetzt. Diese Kälteexposition führt innerhalb von 30 min über das ZNS und die Aktivierung noradrenerger Zentren im

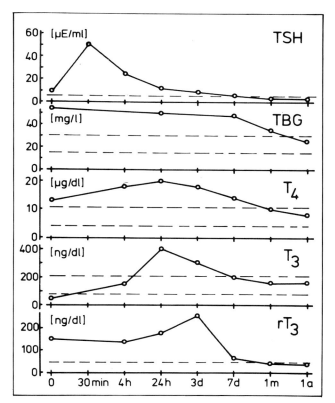

Abb. 3.1. TSH, TBG, T_4, T_3 und rT_3 im Verlauf der Neugeborenen- und Säuglingsperiode (Normbereich schraffiert). (Nach Klett u. Schönberg [49])

Hypothalamus zu einer Ausschüttung von TRH, woraufhin die hypophysäre TSH-Sekretion und schließlich auch die T_4-Sekretion der Schilddrüse mit einem Maximum nach 2–3 Tagen ansteigen (Abb. 3.1). Gleichzeitig steigt jetzt der anfangs niedrige T_3-Spiegel auf hohe Werte an, wobei als Quelle eine katecholaminstimulierte periphere Konversion von T_4 zu T_3 und außerdem eine zunehmende thyreoidale T_4-Sekretion in Betracht kommen. Perinatal findet man beim Feten gegenüber der Mutter ein deutlich erniedrigtes T_3, wogegen nach Untersuchungen am Schaffeten das rT_3 etwa 4mal höher ist. Offensichtlich ist die Zunahme der Konversion von T_4 nach rT_3 der entscheidende Mechanismus. rT_3 fällt mit etwa 5 Tagen in den Normbereich ab. Der 30 min nach der Geburt erreichte TSH-Gipfel geht innerhalb von 3–4 h zurück. Der TSH-Wert erreicht bereits nach 3–5 Tagen Werte unter 12 µE/ml (s. auch 3.3.2.4).

3.2.2.3 Schilddrüsenhormone bei Kindern und Jugendlichen

Am auffälligsten ändert sich bei Kindern der Gesamt-T_3-Spiegel im Serum. Bis zum 10. Lebensjahr liegt er um 42% höher als beim Erwachsenen [7];

bis zum 17. Lebensjahr nimmt er ab, liegt aber immer noch um 20% höher als bei Erwachsenen. In der Prämenarche liegt der mittlere T_3-Spiegel gegenüber der Postmenarche signifikant höher. Das Serum-T_4 liegt bei Kindern im 1. Lebensjahr zwischen 8 und 12 µg%, vom 2. Lebensjahr an noch etwa 20% höher als der mittlere Erwachsenenwert und fällt danach langsam auf Erwachsenenwerte ab. Signifikante Unterschiede zwischen den Geschlechtern während der ersten 10 Lebensjahre fanden sich nicht. Vom 10. bis 13. Lebensjahr fällt das Serum-T_4 signifikant ab, um bis zum 17. Lebensjahr zum normalen Erwachsenenspiegel leicht anzusteigen. Dieses T_4-Profil resultiert wahrscheinlich aus dem mit der Menarche einsetzenden östrogenbedingten TBG-Anstieg. TSH ändert sich zwischen dem 1. und 15. Lebensjahr nicht altersabhängig. Die TBG-Konzentration entspricht mit 15 Jahren derjenigen des Erwachsenen. rT_3 steigt vom 1. bis 15. Lebensjahr im Mittel von 31 auf 43 ng/100 ml an, möglicherweise als Ausdruck einer altersabhängigen Änderung des peripheren T_4-Stoffwechsels [18].

3.2.3 Wirkung der Schilddrüsenhormone

Zahlreiche Stoffwechselvorgänge werden von den Schilddrüsenhormonen kontrolliert, ohne daß wir den molekularen Mechanismus der physiologischen Wirkung kennen. Zum Verständnis der Schilddrüsenhormonwirkungen müssen z.Z. verschiedene Stoffwechselwege berücksichtigt werden, wie RNA-Synthese im Zellkern, Eiweißsynthese in Ribosomen, Zellatmung in den Mitochondrien, Natriumtransport an den Zellmembranen und Stimulation der Adenylzyklase [3].

Man kann heute davon ausgehen, daß Schilddrüsenhormone auf dem Weg über die Kontrolle spezifischer Zellbestandteile wirken. Im Zellkern wurden Hormonrezeptoren entdeckt, deren Kapazität begrenzt und von Gewebe zu Gewebe unterschiedlich ist, aber mit der Ansprechbarkeit des entsprechenden Gewebes auf Schilddrüsenhormone sehr gut übereinstimmt. Bei normaler Hormonkonzentration im Serum werden die Rezeptorplätze in der Leber zu 90% durch T_3 besetzt. Außer dem Zellkern sind aber auch Mitochondrien und Mikrosomen an den hormoninduzierten Energieprozessen beteiligt. Wirkungen, die vor allem Wachstum und Entwicklung kontrollieren, zeichnen sich durch eine relativ lange Latenzperiode von mehreren Stunden oder sogar Tagen aus. Diese Wirkungen sind im Gegensatz zu den schnell auftretenden Reaktionen nicht mit den strukturellen Elementen der Zelle assoziiert. Als Wirkungsfolge gilt heute anstelle der früher im Mittelpunkt stehenden „Entkoppelung der oxidativen Phosphorylierung" eine Stimulierung der Adenosintriphosphatase oder Acylphosphatase. Hiermit wird ebenfalls ein ineffektiver Stoffwechsel mit Wärmeentwicklung erklärbar. Innerhalb der Zelle ist eine direkte Regulation der Wirkungsfolge durch die bei Monodejodierung von T_4 und T_3 entstehenden Produkte rT_3 und T_2 gegeben, die ihrerseits die Konversion beeinflussen.

Unter *physiologischen Wirkungen* der Schilddrüsenhormone versteht man diejenigen, die bei einem normalen Hormonangebot zustande kommen. Die euthyreote Stoffwechsellage resultiert aus dem gesamten Energiehaushalt (normaler Grundumsatz), d.h. durch ausgewogene Bilanzierung des Eiweiß-, Kohlenhydrat- und Fettstoffwechsels. Während der Wachstumszeit stellen die Schilddrüsenhormone einen sog. Reifungsfaktor dar, ohne den somatische und geistige Fehlentwicklungen entstehen. Auf das fetale Wachstum haben Schilddrüsenhormone keinen Einfluß, d.h. die Geburtsgröße athyreoter Kinder ist normal.

Bei den biologischen Wirkungen wird unterschieden zwischen Wirkungen, die nur während des *Wachstums* eine Rolle spielen und *vom Lebensalter unabhängigen Stoffwechselwirkungen*.

Die kritische Periode, während der Schilddrüsenhormone die *Hirnentwicklung* beeinflussen, liegt in den letzten Monaten der fetalen Entwicklung und dem 1. postnatalen Jahr. In dieser Periode kommt es zur schnellen Myelinisation, intensiven Proliferation der Dendriten und Wachstum der Gliazellen [53]. Untersuchungen bei der angeborenen Hypothyreose, auf die sich unsere Kenntnisse der Hormoneffekte stützen, zeigen, daß die geistige Entwicklung der Kinder von der Dauer des postnatalen Hormonmangels abhängt, und daß geistige Retardierung im Gegensatz zur Wachstumsretardierung im späteren Leben nicht mehr aufgeholt werden kann. Kinder, die vor dem 3. Lebensmonat behandelt werden, zeigen einen durchschnittlich höheren IQ (über 85) als diejenigen, die danach behandelt werden [39]. Heute wird durch das Hypothyreosescreening im Neugeborenenalter eine Behandlung innerhalb der ersten 3 Lebenswochen möglich (s. 3.3.2.4)

3.2.4 Regulation der Schilddrüsenfunktion

Die gesunde Schilddrüse arbeitet nicht autonom, sondern ist eingebettet in verschiedene Regulationssysteme, die komplexer und ausgedehnter sind als bei allen anderen endokrinen Organen [47].

3.2.4.1 *Steuerung durch TSH*

In Form eines Feedback-Mechanismus mit Hypophysenvorderlappen und Hypothalamus wird die Schilddrüse reguliert. Ohne TSH-Stimulierung leistet die Schilddrüse lediglich eine Basalfunktion von ca. 10% der normalen. Regulierte Größe ist die Konzentration von freien Schilddrüsenhormonen im Blut. Sinkt der freie Hormonspiegel unter die Norm ab, so ist dies ein Signal. Zunächst für die Hypophyse, TSH auszuschütten; die Rückkopplung über die hypothalamische Ebene (TRH) ist in ihrem Ausmaß nicht ganz geklärt. TRH erreicht über den kleinen portalen Kreislauf den Hypophysenvorderlappen und wirkt offensichtlich via Erhöhung des cAMP. TSH stimuliert schließlich die Schilddrüse so lange, bis das periphere Defizit an Schilddrüsenhormonen gedeckt ist. Steigt der Spiegel an Schilddrüsenhormonen im Blut an, so verhalten sich die beiden Zentren entgegengesetzt, so daß die thyreotrope Stimulierung abnimmt (Abb. 3.2).

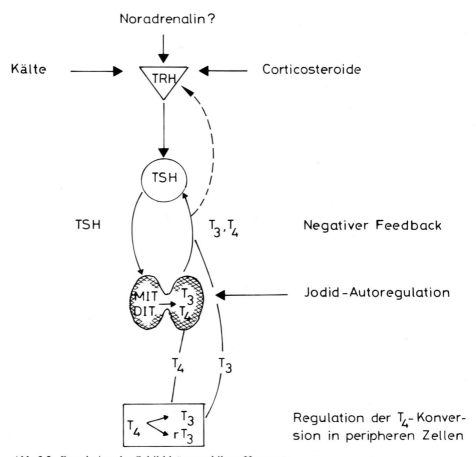

Abb. 3.2. Regulation der Schilddrüse und ihrer Hormone

TRH hat bei intravenöser Injektion eine Halbwertszeit von wenigen Minuten. Zwischen 10 und 400 µg i.v. besteht eine dosisabhängige Beziehung zwischen TRH- und TSH-Sekretion. TSH stammt aus den basophilen Zellen des Hypophysenvorderlappens, hat ein Molekulargewicht von 25 000 und zeigt eine zirkadiane Rhythmik mit einem Gipfel um 6 Uhr und einem Tal um Mitternacht, also einem Muster, das der Kortisolrhythmik entgegengesetzt ist. Nur 54 min beträgt die Plasmahalbwertszeit von TSH. Der endogene TSH-Pool liegt bei etwa 9 mE. Störungen der hier aufgezeigten Regulation können durch ein endogenes Fehlverhalten von Hypophyse/Hypothalamus oder Schilddrüse im Sinne einer Über-, Fehl- oder Unterfunktion zustande kommen.

3.2.4.2 Autonome Regulation

Vorwiegend in 2 Bereichen äußert sich die autonome Regulation der Schilddrüse: In der Erhaltung einer Minimalfunktion *ohne TSH* und in *Ab-*

3. Schilddrüse

wehrmechanismen bei Jodüberschuß und Jodmangel mit dem Ziel, den Vorrat an Schilddrüsenhormon möglichst konstant zu halten. Bei chronischem Jodmangel z.B. nimmt die TSH-Sekretion und damit die Schnelligkeit der Biosynthese der Schilddrüsenhormone zu. Hierbei wird Jod effektiver für den Jodstoffwechsel verwendet, indem die Produktion von T_3 gegenüber T_4 bevorzugt wird. Bei Jodexzeß kann die Schilddrüse durch Reduktion der Hormonsynthese mit und ohne TSH sowie durch spezielle Hemmung der Jodination (Wolff-Chaikoff-Effekt) antworten. Außerdem hemmt Jodid direkt die Hormonsekretion, eine Wirkung, die man sich therapeutisch bei der Behandlung der thyreotoxischen Krise zunutze macht.

3.2.4.3 Extrathyreoidale Regulation

Die extrathyreoidalen Regulationen spielen wahrscheinlich eine geringere Rolle als die thyreoidalen. Hierzu gehört die Regulation über die Transportproteine, vor allem TBG. Sie sorgt für einen über Stunden möglichst gleichbleibenden Hormonspiegel im Blut. Die Transportproteine ändern sich während der Schwangerschaft, bei manchen extrathyreoidalen Krankheiten und der Medikation, z.B. von Steroiden. Ein anderes, erst kürzlich entdecktes System reguliert den peripheren T_4-Stoffwechsel in der Weise, daß unter bestimmten physiologischen und pathophysiologischen Bedingungen Thyroxin entweder bevorzugt in Richtung T_3 oder in Richtung rT_3 abgebaut und somit inaktiviert wird.

3.2.5 Untersuchungsmethoden [45, 59]

Schilddrüsenkrankheiten äußern sich durch eine Änderung der Gestalt des Organs, durch seine gestörte Funktion oder in einer Kombination beider Vorgänge. Dementsprechend gliedern sich die Untersuchungsmethoden in:

1) *Lokalisationsdiagnostik* zur Feststellung von Größe und Beschaffenheit der Schilddrüse sowie gegebenenfalls von örtlichen Komplikationen im Halsbereich,
2) *Funktionsdiagnostik*, um die hormonelle Leistung der Schilddrüse und der Hypophyse zu erfassen und
3) *Zusatzverfahren* bei Verdacht auf Thyreoiditis oder Schilddrüsenmalignome.

Alle speziellen Untersuchungsverfahren sind nur in Koordination mit Anamnese und körperlicher Untersuchung anzuwenden und zu beurteilen. Andererseits bedarf die klinische Diagnose einer Schilddrüsenerkrankung *immer* der Ergänzung durch Laboratoriumsmethoden. Grundsätzlich ist eine bestimmte Methode einer anderen nicht überlegen. Oft reicht ein einzelnes Laboratoriumsverfahren nicht aus, deshalb ist abhängig von der Fragestellung und von den besonderen anamnestisch-klinischen Problemen des Einzelfalls eine Auswahl mehrerer Verfahren zur Ergänzung des klinischen Befundes erforderlich.

3.2.5.1 Lokalisationsdiagnostik

Bei einer Struma sollten folgende Fragen beantwortet werden: wann und wie schnell sich die Schilddrüse verändert hat, ob Fieber (Thyreoiditis) aufgetreten ist, welche lokalen Beschwerden (Druckgefühl, Heiserkeit, Dyspnoe, Globusgefühl, Schmerzen) vorliegen und ob strumigen wirksame Substanzen eingenommen wurden. Ein wechselhaft auftretendes Globusgefühl ist immer Ausdruck einer vegetativen Labilität und nicht schilddrüsenspezifisch. Zur körperlichen Untersuchung gehören eine genaue Inspektion und Palpation des Halsgebiets unter besonderer Berücksichtigung von Lymphknotenschwellungen, Stauungszeichen, Hautveränderungen und Verlagerung der Trachea.

Die Strumagröße teilt man in 3 Größengrade ein (Tab. 17.1). Durch Palpation ist die Beschaffenheit zu definieren, nämlich ob eine Struma diffus, einknotig oder mehrknotig ist.

Bei pathologischem Tastbefund oder bei Verdacht auf eine Schilddrüsendystopie erlaubt die *Szintigraphie* ein direktes Bild. Das Verfahren beruht darauf, daß nur funktionell aktives Schilddrüsengewebe Jod und somit auch Radiojod und Technetium speichert. Das kurzlebige Radionuklid ^{99m}Tc (Pertechnetat) wird heute wegen seiner wesentlich geringeren Strahlenbelastung der Schilddrüse und der Gonaden dem ^{131}Jod vorgezogen. Man kann die Verteilung des Isotops in der Schilddrüse 2 h nach Gabe einer Spürdosis mit geeigneten Meßgeräten anhand seiner Gammastrahlung aufzeichnen (Szintigramm). Aktivitätsaussparungen entsprechen hormonell inaktiven Bezirken, wie z.B. bei Zysten, regressiven, entzündlichen oder malignen Veränderungen der Schilddrüse. Entspricht die Aussparung einem tastbaren Knoten, spricht man von einem „kalten" Knoten, bei über das Niveau der jodspeichernden Umgebung hinausgehender Aktivitätskonzentration von „warmen" und bei maximaler Speicherung in einem einzigen Bereich von „heißen" Knoten. Konturen und gegebenenfalls Aktivitätsdefekte müssen noch während der Untersuchung genau dem Tastbefund zugeordnet werden, um die Veränderungen richtig interpretieren zu können. Eine fehlende Speicherung schließt Schilddrüsengewebe nicht aus, wie z.B. substernale oder thorakale Strumen, die röntgenologisch nachweisbar, jedoch oft regressiv-degenerativ oder auch maligne verändert sind und daher nicht mehr Jod speichern. Durch Röntgenuntersuchungen kann geklärt werden, ob die Trachea verdrängt oder eingeengt ist, ob sich Anhaltspunkte für eine substernal reichende Struma oder Metastasen eines Schilddrüsenmalignoms finden.

Für die morphologische Darstellung der Schilddrüse hat sich neuerdings die *Sonographie* bewährt. Auf der Basis der akustischen Dichte liefert sie Informationen über die Echostruktur, Lage, Form sowie Größe der Schilddrüse (Abb. 3.3). Die blande diffuse Struma zeigt eine charakteristische, gleichmäßig kleinfleckige Struktur, die Knotenstruma ist durchsetzt von unscharf begrenzten homogenen, z. T. echoreicheren, z. T. aber auch echoärmeren Arealen, die regressiven Veränderungen entsprechen können. Solide maligne und solide benigne Knoten lassen sich auch mit dieser Methode

3. Schilddrüse

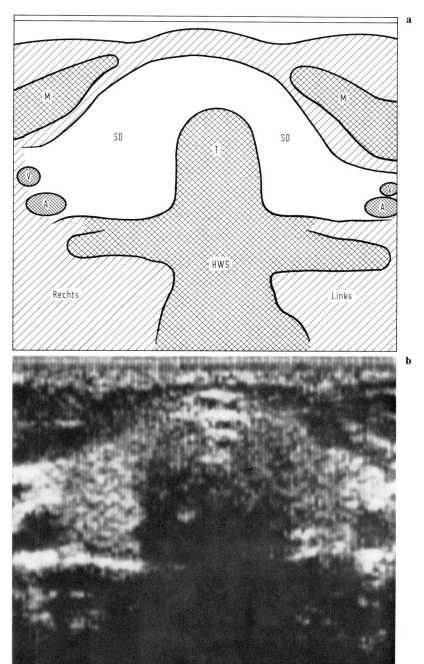

Abb. 3.3 a, b. Querschnitt einer normalen Schilddrüse. **a)** Skizze. SD: regelmäßiges feingranuliertes Echomuster der Schilddrüse, T: Tracheallumen, A: A. carotis communis li. und re., V: V. jugularis interna re. angeschnitten, M: M. sternocleidomastoideus. **b)** Sonogramm mit Ultraschallgerät Toshiba SAL 20 mit 5 MH Schallkopf

nicht voneinander differenzieren. Die Schilddrüsensonographie kommt als nichtinvasives Verfahren ohne Nebenwirkungen an erster Stelle für Kinder mit diffuser Struma in Betracht, bei denen ein Szintigramm nicht indiziert ist, und bei Patienten mit Strumaknoten. Sie hat ihren Platz außerdem bei der Volumenmessung der Schilddrüse, insbesondere unter der medikamentösen Therapie. Ohne Zuhilfenahme anderer Methoden sind mit der Sonographie nur Zysten und Lappenaplasien nachzuweisen.

Die *Feinnadelpunktion mit Zytodiagnostik* ergänzt und erweitert die Diagnostik bei Verdacht auf entzündliche und maligne Prozesse. Sie spielt insbesondere bei der Abklärung szintigraphisch „kalter" Solitärknoten eine entscheidende Rolle [13]. Punktiert wird mit einer normalen Injektionskanüle der Größe 12 oder 2 mittels Y- oder Fächerstich. Nach Aspiration mit einer Einmalspritze streicht man das Gewebe oder die Zystenflüssigkeit bzw. deren Sediment auf einem Objektträger aus. Die Färbung erfolgt nach Giemsa oder May-Grünwald wie beim Blutausstrich. Das zytologische Bild wird anhand bestimmter Kriterien (Kern-Plasma-Relation, Kernatypie, Chromasie) bezüglich eines eventuellen Malignomverdachts beurteilt. Entzündliche (Leukozyten, Riesenzellen) und lymphomatöse (immunologische) Prozesse sind auf diese Weise ebenfalls zu diagnostizieren.

3.2.5.2 Funktionsdiagnostik

3.2.5.2.1 Allgemeines

Die Funktionsdiagnostik hat sich heute durch die große Zahl der speziellen Untersuchungsverfahren und die Genauigkeit ihrer Aussage gegenüber früher geändert. Nach wie vor ist aber die *Anamnese* und die *körperliche Untersuchung* ungeschmälert Kernstück der Funktionsdiagnostik. Denn für die 5 großen Gruppen von Schilddrüsenkrankheiten (s. 3.3) gibt es keinen einzelnen pathognomonischen Laboratoriumswert. Bedeutungsvoll für die Diagnostik ist ferner, ob Laboratoriumsuntersuchungen zum *Ausschluß* von Funktionsstörungen oder zum *Nachweis* einer Hyper- oder Hypothyreose durchgeführt werden. Ersteres ist der Fall bei blanden Strumen, die ohnehin über 90% aller Schilddrüsenkrankheiten ausmachen. In diesem Fall ist die Diagnose anhand von Anamnese und körperlicher Untersuchung leicht zu stellen, der Laboratoriumsaufwand ist relativ gering.

Von den klinischen Gesichtspunkten sind am aufschlußreichsten das Verhalten des Körpergewichts, der Haut (heiß, feucht und zart oder kühl, trocken oder rauh) des Nervensystems (Motorik, Fingertremor, Reflexe) und weniger das von Herz und Kreislauf. Ergeben sich in dieser Hinsicht keine Auffälligkeiten, ist eine Funktionsstörung sehr unwahrscheinlich. Endokrine Augensymptome kommen als Komplikation von Schilddrüsenkrankheiten bei Euthyreose, Hypothyreose oder Hyperthyreose vor. Wachstums- und Reifungsstörungen sind besonders zu beachten, weil sie Ausdruck einer hypothyreoten Stoffwechsellage oder eines Kretinismus sein können.

3. Schilddrüse

3.2.5.2.2 Laboratoriumsdiagnostik [16]

Sie gliedert sich in 4 Gruppen unterschiedlicher Aussagekraft, die abhängig von der Fragestellung bevorzugt eingesetzt werden. Als Basisinformation sind auch bei einfacher Fragestellung, z. B. einer blanden Struma, mindestens 2 direkte Schilddrüsenparameter notwendig. Erst danach kommen die in der Folge aufgezeigten Verfahren zum Zuge.

1) *Direkte Schilddrüsenparameter* geben Auskunft über das Ausmaß der Hormonproduktion bzw. des Hormonangebots an die Körperperipherie [64]. Hierzu gehören:

a) *Bestimmung des Gesamtthyroxins* im Serum (T_4-Test) mittels Radioimmunoassay oder Enzymimmunoassay. Der T_4-RIA gilt als Basistest und hat die früher übliche Bestimmung des proteingebundenen Jods (PBI) verdrängt. Normalwerte liegen zwischen 5,0 und 13,0 µg/dl.
b) *Bestimmung des Gesamttrijodthyronins* im Serum (T_3-RIA). Sie erfolgt radioimmunologisch. Normalwerte liegen zwischen 80 und 180 ng/dl, bei jüngeren Kindern bis 240 ng/dl.
c) *Parameter zur Ermittlung der freien T_4-Konzentration* im Serum. Die Ermittlung freier T_4-Konzentrationen ist bei Veränderungen der Bindungsfähigkeit und Konzentration der Transportproteine notwendig. Dies ist z. B. der Fall bei Gravidität, Östrogenmedikation, Hepatitis, Proteinverlustsyndromen.

Es stehen direkte und indirekte Verfahren zur Verfügung. Für eine direkte Messung eignet sich ein RIA, der die Bestimmung eines freien T_4 (FT_4) auf kinetischem Weg gestattet. Die indirekten Verfahren messen die T_4-Bindung im Serum durch den sog. T_3-in-vitro-Test. Bei hohen Hormonkonzentrationen wie bei einer Hyperthyreose sind nur wenige, bei niedrigen Konzentrationen wie bei einer Hypothyreose sind noch viele Valenzen für die Bindung von in vitro zugefügtem radioaktiv markierten T_3 frei. Die Normalwerte liegen z. B. für den FT_4-Index zwischen 1,1 und 4,5 $\left(\frac{T_4 \cdot T_3 \text{ Uptake in \%}}{100} \right)$. Niedrige Werte sprechen für eine Hyperthyreose, höhere für eine Hypothyreose. Für die Kombination dieses Tests mit dem T_4-Test gibt es zahlreiche Modifikationen: FT_4-Index, T_7-Index, "effective thyroxine ratio" (ETR). Neuerdings kann man TBG direkt messen und das freie T_4 durch den Quotienten TBG/Gesamt-T_4 ausdrücken.
d) Der *Radiojod-Zweiphasentest mit ^{131}J* ist das einzige Verfahren, mit dem der thyreoidale Jodstoffwechsel direkt verfolgt werden kann.

Der Radiojodtest liefert keine quantitativen Daten und muß daher mit wenigstens 2 Methoden der von a) bis c) genannten Art kombiniert werden. Er ist wegen der Strahlenbelastung bei Kindern kontraindiziert, bei Jugendlichen kommt er nur unter besonderen Bedingungen (Thyreoiditis, Malignom) zur Anwendung. Als Jodidphase wird die Geschwindigkeit, mit der eine Spürdosis von ^{131}J von der Schilddrüse nach

2, 24 und 48 h aufgenommen wird, bezeichnet. Über die Hormonsynthese orientiert die Hormonphase (PB ^{131}J), die ihrerseits vom Jodangebot, intrathyreoidalen Jodpool (Operationsfolge, Entzündung) und von der Drüsenaktivität abhängt. Heute ist anstelle des ^{131}J das Jodisotop ^{123}J mit einer sehr viel geringeren Strahlenbelastung einzusetzen.

2) *Regulationsparameter* informieren über reaktives Verhalten des Hypophysenvorderlappens auf Funktionsstörungen der Schilddrüse. Sie sind empfindlicher als die unter 1) aufgeführten Verfahren und werden exogen, etwa durch Jodzufuhr, nicht beeinflußt. Hierzu gehören:

a) *Bestimmung des TSH-Spiegels* im Serum mittels Radioimmunoassay. Normwerte liegen unter 2,0 µE/ml, Werte über 6,0 µE/ml sind Ausdruck einer hypophysären Mehrinkretion bei subklinischer oder klinischer Hypothyreose. Die Methode ist vorzugsweise von Bedeutung für den

b) *Stimulationstest mit Thyreotropin-Releasinghormon (TRH-Test)*. Nach intravenöser Injektion von 200–400 µg TRH (bei Kindern 7 µg/kg KG oder nach oraler Gabe von 100 µg/kg KG) wird 30 min später erneut Blut für eine TSH-Bestimmung abgenommen. Bei euthyreoter Situation beträgt die TRH-Differenz (ΔTSH) 4–20 µE TSH/ml Serum (positiver TRH-Test). Ist die Differenz geringer oder fehlt der TSH-Anstieg nach TRH (negativer TRH-Test), ist die Sekretion durch erhöhte Schilddrüsenhormonkonzentrationen blockiert (subklinische oder manifeste Hyperthyreose). Bei subklinischer oder manifester Hypothyreose kommt es zu einem überschießenden TSH-Anstieg, es sei denn, eine HVL-Insuffizienz ist Ursache der Hypothyreose. Bei einem TRH-Mangel kommt es häufig zu einem verzögerten Anstieg des TSH, dessen Maximum erst nach 40 min eintritt; gelegentlich ist diese Antwort nicht nur verspätet, sondern auch überhöht („hypothalamisches Muster").

c) *Stimulationstest mit TSH*. Vor und 1–2 Tage nach intramuskulärer Injektion von 5 IE TSH werden T_4 und/oder T_3 im Serum bestimmt. Ein deutlicher Anstieg der Serumhormone gegenüber den Erstwerten spricht für eine sekundäre Hypothyreose, da bei einer primär geschädigten insuffizienten Schilddrüse eine Funktionssteigerung nicht mehr möglich ist.

Der *TSH-Stimulationstest* erfolgt auch *in Kombination mit einem Szintigramm*. Fragestellung für diesen Test ist das dekompensierte autonome Adenom der Schilddrüse, das beim ersten Szintigramm das umgebende und auch nicht andeutungsweise erkennbare Schilddrüsengewebe unterdrückt. Das gesunde Schilddrüsengewebe wird durch TSH aktiviert.

d) *Der Suppressionstest* besteht in der Aufnahmemessung der Schilddrüse 20 min nach der i.v. Applikation von 200 µCi ^{132}J oder Pertechnetat unter der Einwirkung einer kurzfristigen Medikation von Schilddrüsenhormonen (7 Tage 60–80 µg T_3 oder 7 Tage vor dem Test einmalig 3 mg T_4).

3. Schilddrüse

Der Suppressionstest dient zum Beleg (fehlende Suppression) oder Ausschluß einer Hyperthyreose (Suppression der ^{132}J oder Pertechnetataufnahme auf unter 8% der verabfolgten Dosis). In Verbindung mit einem Szintigramm kann bei Verdacht auf Autonomie eines Solitärknotens diese ausgeschlossen (keine bevorzugte Suppression des paranodulären Gewebes) oder gesichert werden (Suppression von paranodulärem Gewebe).

3) *Indirekte (periphere) Parameter* beurteilen die Auswirkungen der Schilddrüsenhormone in der Körperperipherie. Da sie sehr oft durch extrathyreoidale Erkrankungen im gleichen Sinne wie bei der Hyper- oder Hypothyreose verändert sind, handelt es sich um unspezifische Befunde. Sie sind aber wertvoll für Verlaufskontrollen der Behandlung einer Hypothyreose oder Hyperthyreose.

Cholesterin und Triglyceride sind bei Hypothyreosen stets erhöht und bei Hyperthyreosen gelegentlich vermindert oder niedrig normal. Die Normalwerte (altersabhängig) liegen zwischen 150 und 250 mg/dl für Cholesterin und 80–200 mg/dl für Triglyceride. Bei Säuglingen sind diese Parameter weitgehend, im 1. Trimenon absolut unbrauchbar.

Die *Achillessehnenrelaxationszeit* ist bei Hypothyreose als Ausdruck der Reaktion der Muskulatur verlängert, bei Hyperthyreose meist unverändert. Sie kann photoelektrisch registriert werden. Normalwerte (altersabhängig) liegen zwischen 225 und 370 ms.

Der *Grundumsatz* ist ein Maß für den gesamten Energiestoffwechsel und daher nicht nur von der Versorgung der Körpergewebe mit Schilddrüsenhormonen abhängig. Registriert werden in einem geschlossenen (Sauerstoffatmung) oder offenen (Luftatmung) System die aufgenommenen Sauerstoffmengen pro Zeiteinheit. Der Grundumsatz beträgt normalerweise -10 bis $+30\%$ des aus Tabellen ersichtlichen Sollwerts. Für die Erstdiagnose ist die Grundumsatzbestimmung ungeeignet. Begrenzten diagnostischen Wert hat sie gelegentlich zur Therapiekontrolle.

4) *Immunologische Methoden* sind für die weitere Differentialdiagnose der Hyperthyreose, einschließlich der endokrinen Ophthalmopathie, Hypothyreose und der Thyreoiditis notwendig. Hier geht es um den Nachweis autoimmunologischer Prozesse. Von praktischer Bedeutung ist die Bestimmung der aggressiven zirkulierenden Autoantikörper [67]. Sie können gerichtet sein gegen Thyreoglobulin im Kolloid des Schilddrüsenfollikels, das 2. Antigen des Kolloids (CA_2) und gegen Mikrosomen und andere Bestandteile der Schilddrüsenzelle.

Für die klinische Routine bewährt sich die parallele Bestimmung von Antikörpern gegen Thyreoglobulin und gegen das mikrosomale Antigen. Beide Antikörper können heute zweckmäßig mit dem Boyden-Test quantitativ erfaßt werden. Titer über 1:2500 beim Boyden-Test mit Hilfe thyreoglobulinbeladener Erythrozyten sprechen für das Vorliegen eines Immunprozesses. *Schilddrüsenstimulierende Antikörper* werden heute TSI (Thyreoideastimulierende Immunglobuline) genannt. Hierzu zählen der LATS (long-acting thyroid stimulator), der LATS-Protektor, der menschliche Schilddrüsenstimulator (HTS) und der menschliche Schilddrüsen-Adenylzyklase-Stimulator (HTACS). Ihre Bestimmungen sind sehr kompliziert und daher diagnostisch noch nicht verwertbar. TSI spielen bei der Hyperthyreose vom Typ Basedow eine Rolle.

3.3 Erkrankungen der Schilddrüse

3.3.1 Erkrankungen mit Überproduktion von Schilddrüsenhormonen (Hyperthyreosen)

3.3.1.1 Einteilung und Pathophysiologie

Als Hyperthyreose bezeichnen wir Krankheitsbilder, bei denen es durch einen Überschuß der Schilddrüsenhormone zu einem Hypermetabolismus der Gewebe kommt. Sie unterscheiden sich klinisch durch unterschiedliche Größe der Schilddrüse, die Reaktion der verschiedenen Organsysteme auf den Hormonüberschuß und die eventuellen Komplikationen durch eine begleitende endokrine Ophthalmopathie oder Dermatopathie. Im Gegensatz zu Erwachsenen ist die Hyperthyreose bei Kindern und Jugendlichen seltener als die Hypothyreose und stellt nach der blanden Struma die dritthäufigste Schilddrüsenkrankheit dar. Das Verhältnis hypothyreote zu hyperthyreote Kinder beträgt etwa 5,2–7 zu 1 [56]. Vorzugsweise betroffen werden Jugendliche in der Pubertät, und zwar Mädchen etwa 5mal häufiger als Jungen. 68% aller hyperthyreoten Kinder findet man zwischen 11 und 15 Jahren. Abgesehen von der neonatalen Hyperthyreose ist der eigentliche Beginn der Hyperthyreose mit dem 3.–4. Lebensjahr anzusetzen.

Autonome Adenome mit Hyperthyreose sind bei Kindern unter 10 Jahren sehr selten. Vom 11. bis 19. Lebensjahr kommen sie genau so oft vor wie bei 20- bis 29jährigen, d.h. etwa nur 1/3 bis 1/4 mal so häufig wie bei über 50jährigen [20]. Die Ätiologie der Hyperthyreose ist unbekannt. Bei der Klassifikation der verschiedenen Hyperthyreoseformen hält man sich an ihre Pathogenese.

In Anlehnung an die von der Sektion Schilddrüse der Deutschen Gesellschaft für Endokrinologie vorgelegten Einteilungen der Schilddrüsenkrankheiten [48] unterscheidet man:

1. Hyperthyreosen, die mit oder ohne endokrine Ophthalmopathie oder Dermatopathie einhergehen können:

    – Hyperthyreose ohne Struma,
    – Hyperthyreose mit Struma diffusa,
    – Hyperthyreose mit Struma nodosa.

2. Hyperthyreose ohne endokrine Ophthalmopathie und Dermatopathie:
   - Autonomes Adenom mit Hyperthyreose
     - solitär,
     - multilokulär,
   - Hyperthyreose durch Adenokarzinom der Schilddrüse (Primärtumor oder Metastasen),
   - Hyperthyreose bei Thyreoiditis.

3. Hyperthyreose durch TSH oder TSH-ähnliche Aktivitäten:
   - Hypophysenvorderlappenadenom,
   - paraneoplastisches Syndrom.

4. Hyperthyreosis factitia.

Bei den Krankheitsformen der Gruppe 1 spricht man auch von Morbus Basedow (mit Struma, mit endokriner Ophthalmopathie) bzw. Hyperthyreosen vom Typ Basedow in den anderen Fällen. Es handelt sich dabei um eine genetisch determinierte Erkrankung, bei der Autoantikörper – wahrscheinlich gegen den TSH-Rezeptor – unkontrolliert alle Zellen der Schilddrüse stimulieren. Diese Immunhyperthyreose ist aufgrund der genetischen Prädisposition besonders von Patienten mit den HLA-Typen B 8 und DRW 8 oft mit anderen Autoimmunerkrankungen assoziiert. Hierzu gehören die endokrine Ophthalmopathie, Dermatopathie und die Hashimoto-Thyreoiditis. Die autoimmunologischen Prozesse sind an Lymphozyteninfiltraten in dem durch kleine, kolloidarme Follikel mit hohem Epithel ausgezeichneten Drüsengewebe zu erkennen. In vivo führt die Infusion von antikörperaktivem Serum zu einer Steigerung des thyreoidalen Jodumsatzes (PB ^{131}J) bei Versuchspersonen. Autoantikörper können die Plazenta passieren und die neonatale Hyperthyreose induzieren. Eine Besserung des klinischen Bildes geht parallel mit dem Abfall der Antikörperaktivität beim Kind. Die Ursache für die Entstehung Basedow-spezifischer Autoantikörper ist noch unklar. Zur Zeit gilt folgende Vorstellung [68]:

Bei jedem Menschen können durch spontane Mutationen „forbidden clones" von B-Lymphozyten entstehen, die jedoch durch eine bestimmte Gruppe von T-Lymphozyten, die Suppressorzellen, an einer fortgesetzten Antikörperbildung gehindert werden. Ist die Interaktion zwischen B-Lymphozyten und T-Lymphozyten gestört, kommt es zu einer Vermehrung der B-Lymphozyten und im Zusammenhang mit einer anderen Gruppe von T-Lymphozyten, den Helferzellen, zur Produktion des Autoantikörpers, der für die volle Expression dieser Erkrankung notwendig ist. Welche Umweltfaktoren (z. B. Streß) zu einer Störung der Suppressorzellfunktion führen können, ist noch nicht bekannt. Diskutiert wird auch noch die Möglichkeit, daß z. B. durch Virusinfekte strukturell veränderte Moleküle (z. B. der TSH-Rezeptor) Anlaß zur Antikörperbildung geben [20].

Die Sekretion von TSH ist mit Ausnahme der seltenen Krankheitsformen der Gruppe 3 bei allen übrigen Hyperthyreosen durch die erhöhte

Schilddrüsenhormonkonzentration im Blut gehemmt. Ursache des erhöhten T_4- und T_3-Spiegels ist bei den Hyperthyreosen der Gruppe 1 die durch Autoantikörper bedingte Stimulierung des Organs, bei denen der Gruppe 2 eine Autonomie des hormonproduzierenden Gewebes (Adenome und disseminierte Autonomie), im seltenen Fall der akuten Thyreoiditis ein entzündungsbedingter vorübergehender Verlust des Hormonvorrats der Schilddrüse und bei der unter 4) genannten Hyperthyreosis factitia die überdosierte exogene Zufuhr von Schilddrüsenhormonen.

Pathophysiologie
Bei allen Formen der Hyperthyreose ist das gemeinsame wichtigste Kriterium der erhöhte Spiegel an freien Schilddrüsenhormonen im Blut. Ob nun im Einzelfall das erhöhte Hormonangebot aus T_4 und T_3 oder nur aus T_3 oder T_4 besteht, ist für die Krankheitsform, den Verlauf, die Therapie und damit auch für die Diagnostik belanglos.

Entsprechend der Einteilung der Hyperthyreosen kann die Schilddrüse bei den Formen 1–3 normal groß, diffus oder knotig vergrößert sein. Der Jodumsatz und damit Hormonsynthese und Hormonsekretion sind um ein Vielfaches beschleunigt. Das thyreoidale Jodreservoir ist kleiner als normal und die Drüse damit entsprechend kolloidarm. Einen erhöhten TSH-Spiegel im Blut sieht man nur bei den seltenen, meist durch ein Hypophysenadenom bedingten Fällen. Bei allen übrigen Hyperthyreoseformen ist TSH dagegen, da ja der negative Feedbackmechanismus intakt ist, auf nicht meßbare Werte supprimiert und auch durch TRH nicht mehr stimulierbar.

Das *autonome Adenom* mit Hyperthyreose (frühere Bezeichnung toxisches Adenom) unterscheidet sich von den eben genannten Formen dadurch, daß nur das Adenom oder die Adenome ungeregelt überfunktionieren. Dies hat eine Suppression der TSH-Sekretion und damit auch eine Suppression des noch intakten Schilddrüsengewebes zur Folge.

Bei einer *akuten und subakuten Thyreoiditis* kann es initial zu einem thyreoidalen Verlust von Thyreoglobulin und damit T_4 und T_3 kommen. Hierdurch kann bei entsprechender Hormonkonzentration vorübergehend eine Hyperthyreose auftreten. Das Krankheitsbild ist deswegen spontan passager, weil mit Sistieren der Entzündung auch die vermehrte Sekretion von Schilddrüsenhormonen aufhört.

3.3.1.2 Hyperthyreose Typ Basedow

Diese Form der Hyperthyreose ist bei Kindern mit mehr als 90% aller Hyperthyreoseformen die häufigste. Sie macht etwa 10% aller pädiatrischen Schilddrüsenstörungen aus [17]. Ihr Auftreten vor dem 3. Lebensjahr ist ungewöhnlich. Hyperthyreosen bei Patienten vor dem 16. Lebensjahr machen etwa 1–5% aller Hyperthyreosen aus [37]. Das Krankheitsbild ist gekennzeichnet durch die Auswirkungen der Stoffwechselsteigerung auf die Organe und wird kompliziert durch die endokrine Ophthalmopathie. In fast allen Fällen ist bei Kindern im Gegensatz zu Erwachsenen eine Struma und eine endokrine Ophthalmopathie nachzuweisen. Eine maligne Ophthalmopathie ist dagegen selten.

Die *subjektiven* und *objektiven Symptome* unterscheiden sich nicht sehr von denen der Erwachsenen; die *vegetativ nervösen* Erscheinungen, wie allgemeine Unruhe und Schlafstörungen, vermehrter Aktivitätsdrang, psychische Labilität und gesteigerter Appetit bei Gewichtsabnahme stehen bei allen Formen der Hyperthyreose im Vordergrund. Als erste Krankheitszeichen werden oft von den Eltern und von den Lehrern zurückgehende Leistungen in der Schule trotz guter Intelligenz beobachtet. Die Konzentrationsfähigkeit läßt nach. Die Stimmungslage ist sehr labil, es kommt oft zu Spannungen im Elternhaus oder in der Schule.

Das *Halsrelief* ist durch eine feste, weiche diffuse Struma deformiert. Lokale Beschwerden fehlen meist.

Die *Haut* ist feucht und warm bis heiß. Es bestehen daher Wärmeintoleranz, vermehrte Schweißsekretion und Haarausfall.

Herz und Kreislauf. Sinustachykardie bei relativ hoher Blutdruckamplitude (Schlagvolumenhochdruck). Rhythmusstörungen kommen nur bei vorgeschädigtem Herzen vor und sind im Gegensatz zu den Erwachsenen selten.

Die *Ophthalmopathie* bei Morbus Basedow kommt bei Kindern häufiger als bei Erwachsenen vor, verursacht aber weniger Komplikationen [37]. Häufigste Zeichen sind Lidretraktion und starrer Blick, gelegentlich Lichtempfindlichkeit und vermehrtes Augentränen. Die Protrusio bulborum ist meist nur gering.

Nervensystem. Auffällig sind die allgemeine Unruhe, der feinschlägige Fingertremor, die gesteigerten Reflexe und die verbreiterten reflexogenen Zonen. Der Kranke neigt zum Dissimulieren. Es bestehen Schlafstörungen.

Verdauungstrakt. Beschleunigter Stuhlgang (gegenüber früher), auch Neigung zu Durchfällen. Unstillbares Erbrechen und Defäkationen eines sehr fetthaltigen Stuhls sind selten. Uncharakteristische Oberbauchbeschwerden.

Muskulatur. Vorschnelle Ermüdbarkeit bis zur Adynamie in schweren Fällen und periodische Paralysen. Nicht selten Schmerzen in der Schulter und der Region unterhalb des Akromions mit Symptomen einer Bursitis oder Tendinitis.

Stoffwechsel. Der Eiweißstoffwechsel ist katabol, wodurch eine Osteoporose entsteht, die durch einen exzessiven Kalziumverlust via Gastrointestinaltrakt und Nieren noch verstärkt wird. Wasserverluste unterhalten eine Dehydratation. Infolge Störungen des Eisenstoffwechsels entwickelt sich eine hypochrome Anämie. Im Falle eines Diabetes mellitus steigt der Insulinbedarf. Bei längerem Krankheitsverlauf, vor allem wenn die Hyperthyreose vor dem 10. Lebensjahr auftritt, ist in 10% der Fälle die Längen- und Skelettentwicklung beschleunigt [66]. Nach erfolgreicher Therapie stellt sich meist eine normale relative Körpergröße wieder ein. Eine verfrühte Knochenreifung bei Hyperthyreose im frühen Kindesalter führt zu einer vorzeitigen Schädelnahtsynostose mit selten auftretender intrakranieller Druckerhöhung; sie wurde auch bei übermäßiger Substitution mit Schilddrüsenhormonen bei Hypothyreose beschrieben [42, 55].

Besonderheiten des Krankheitsbildes gegenüber demjenigen bei Erwachsenen sind das seltene Auftreten von Herzinsuffizienz, Myasthenia gravis und thyreotoxischer Krise. Ein prätibiales Myxödem ist bei Kindern unbekannt [37].

3.3.1.2.1 Die neonatale Hyperthyreose

Seit der Erstbeschreibung der neonatalen Hyperthyreose 1910 sind weniger als 100 Fälle bekannt geworden [35]. Klinisch ist sie wegen ihrer Seltenheit wenig bedeutungsvoll. Ihr kommt aber ein hohes pathogenetisches Interesse zu, da hier schilddrüsenstimulierende Immunglobuline (TSI) als ätiologische Faktoren, welche die Mutter auf das Kind überträgt, diskutiert werden.

In den meisten Fällen hat die Mutter während der Schwangerschaft eine Hyperthyreose. Das Geburtsgewicht liegt unter 2500 g. Die Neugeborenen sind oft unreif, es werden aber auch Synostosen und akzeleriertes Knochenalter beobachtet. Struma und endokrine Ophthalmopathie kommen oft, aber nicht immer vor. Der Schweregrad der Erkrankung wechselt sehr, meist haben die Neugeborenen erhebliche hypermetabolische Symptome. Die Krankheitsdauer liegt zwischen 8 Wochen und 6 Monaten. Komplikationen entstehen durch Asphyxie infolge trachealer Kompression. In seltenen Fällen beginnt die Hyperthyreose erst Wochen nach der Geburt mit klinischen Erscheinungen. Die Mütter dieser Kinder haben selbst oft keinen Morbus Basedow. In diesen Fällen ist das Krankheitsbild schwerer, und die Krankheit endet nicht von selbst. Wahrscheinlich wird die neonatale Hyperthyreose durch TSI der Mutter hervorgerufen. Im Laufe der Schwangerschaft scheint der Spiegel des LATS-P, ein zur Gruppe der TSI gehörender Antikörper, abzufallen, wobei die Werte im Nabelschnurblut und mütterlichen Serum gleich sind.

1% der Säuglinge von Müttern mit Hyperthyreose sollen sich eine neonatale Hyperthyreose zuziehen [56]. Das seltene Vorkommen der neonatalen Hyperthyreose hängt wahrscheinlich mit der niedrigen Inzidenz (0,047%) der Hyperthyreose in der Schwangerschaft [28] zusammen.

3.3.1.3 Hyperthyreose ohne Ophthalmo- und Dermatopathie

Der wichtigste und häufigste Vertreter dieser Gruppe ist das *autonome Adenom der Schilddrüse*. Im Gegensatz zur Hyperthyreose vom Typ Basedow handelt es sich hier um eine Krankheit der Schilddrüse selbst, und zwar der Follikel, die aus noch nicht bekannten Gründen autonom sind, sich vergrößern und vermehren und Thyroxin sowie Trijodthyronin überschießend produzieren. Meistens handelt es sich um ein einziges, nicht tastbar vergrößertes Adenom, dessen paranoduläres Gewebe in der Funktion unterdrückt ist [25]. Charakteristikum des Adenoms ist der Verlust der Koordination zwischen der Multiplikation der Epithelien, dem Jodstoffwechsel, der Thyreoglobulinsynthese und der Kolloidendozytose. Jede dieser Funktionen kann mehr oder weniger individuell aktiv werden, unabhängig vom aktuellen TSH-Spiegel. Histologisch unterscheidet sich diese Form der Hyperthyreose vom Typ Basedow durch das Fehlen lymphozytärer Infiltrationen. Selbstverständlich fehlen auch die extrathyreoidalen Manifestationen, wie endokrine Ophthalmopathie und Dermatopathie.

Das Krankheitsbild verläuft i. allg. milder als das der Hyperthyreose vom Typ Basedow. Während bei Erwachsenen hierzulande jeder 3. Patient mit Hyperthyreose ein autonomes Adenom hat, dürfte die entsprechende Zahl bei Kindern über 10 Jahren bei jedem 10. bis 15. Patienten liegen. Über die Entwicklung des kompensierten in ein dekompensiertes autonomes Adenom bei Kindern ist nichts bekannt.

3.3.1.4 Ungewöhnliche Formen der Hyperthyreose

Hierzu gehören die *jodinduzierte Hyperthyreose* und die *sog. sekundäre Hyperthyreose*. Die jodinduzierte Hyperthyreose kommt zwar überwiegend in Endemiegebieten vor, ist aber keineswegs auf sie beschränkt. Gefährdet sind Patienten mit einem autonomen Adenom oder Patienten mit einem multinodulären Kropf. Angaben über die Höhe der Jodzufuhrdosis, die zur Hyperthyreose führt, schwanken zwischen 500 µg und 180 µg täglich [56]. Es darf als wahrscheinlich gelten, daß eine Jodidzufuhr unter 500 µg/Tag nicht zu einem Umschlag in eine Hyperthyreose führt. Jodinduzierte Hyperthyreosen entstehen erst einige Monate nach der Jodexposition, sie können sich nach einer Dauer von Wochen und Monaten spontan zurückbilden, sind aber keineswegs als harmlos anzusehen, da Übergänge in thyreotoxische Krisen beobachtet werden.

Durch eine Molenschwangerschaft oder durch trophoblastische Tumoren kann eine Hyperthyreose erzeugt werden. Die Schilddrüsenüberfunktion wird durch einen Schilddrüsenstimulator hervorgerufen, der sich vom hypophysären TSH radioimmunologisch unterscheidet und wahrscheinlich dem plazentaren „human chorionic thyrotrophin" (HCT) entspricht. Metastasierende Chorionkarzinome mit klinischen Anzeichen der Hyperthyreose und nachweisbarem Schilddrüsenstimulator kommen auch bei Knaben vor. Sehr selten sind Hyperthyreosen durch TSH-produzierende Adenome und Mikroadenome des Hypophysenvorderlappens. Auch in diesen Fällen unterscheidet sich das TSH immunologisch vom normalen TSH. Gelegentlich sind diese TSH-produzierenden Hypophysentumoren bei Patienten mit Akromegalie oder mit chromophobem Adenom nachgewiesen worden [1].

3.3.1.5 Diagnostik

Die Diagnose Hyperthyreose wird im Kindesalter sicher zu oft gestellt, weil Strumen einerseits und Zeichen der Übererregbarkeit andererseits gerade zu bestimmten Zeiten der Entwicklung oft zusammen vorkommen und fehlgedeutet werden. Besonders bei diesem Krankheitsbild ist eine klare Diagnose und Charakterisierung der Hyperthyreose mit Laboratoriumsmethoden notwendig.

Die Symptomatik des Hypermetabolismus kann vielseitig sein und oft richtungsmäßig mit derjenigen extrathyreoidaler Krankheiten übereinstimmen. Wichtig ist, daß es kein einzelnes für Hyperthyreose typisches Symptom gibt und daß nur Befundkonstellationen aufschlußreich sind [44]. *Anamnestisch* sind hervorzuheben die Kombination Wärmeintoleranz, Gewichtsabnahme, verstärktes Schwitzen, zunehmendes Händezittern, Auftreten oder Größerwerden einer Struma und Augenveränderungen mit Lichtempfindlichkeit und Augentränen. Zur *Symptomenkombination* gehört die Ruhetachykardie, eine heiß-feuchte Haut und ein Schlagvolumenhochdruck (Blutdruckamplitude über 60 mmHg) (s. 3.3.1.1).

Eine Hyperthyreose wird nachgewiesen durch ein erhöhtes Serum-T_4 und einen Parameter für das freie T_4 (T_3-Test oder FT_4) sowie durch ein erhöhtes Serum-T_3-RIA. Bei grenzwertigen Befunden oder einem isoliert erhöhten T_3-Wert ist der TRH-Test mit Bestimmung von TSH indiziert. Ein T_3-Suppressionstest ist nur ausnahmsweise notwendig (s. 3.2.5.2.2 Punkt 2) d). Zur weiteren Charakterisierung der Hyperthyreose ist ein Szintigramm der Schilddrüse erforderlich, auch wenn keine Struma besteht, um z. B. ein kaum oder nicht tastbares autonomes Adenom in Form eines heißen Knotens zu erkennen. Liegt ein heißer solitärer Knoten vor, so muß man sich durch ein übersteuertes Szintigramm davon überzeugen, ob paranoduläres Schilddrüsengewebe vorhanden ist oder etwa eine Lappenaplasie, die in etwa 1% aller Szintigramme nachzuweisen ist, vorliegt. Thyreoglobulin- und mikrosomale Schilddrüsenantikörper helfen bei der Differenzierung einer Hyperthyreose vom Typ Basedow (beide Antikörper geringgradig erhöht), einer Immunthyreoiditis mit hyperthyreotem Schub (beide Antikörper extrem erhöht) und Hyperthyreosen auf dem Boden einer Autonomie der Schilddrüse – autonomes Adenom, disseminierte Autonomie – (Fehlen der Antikörper). Sekundäre Hyperthyreosen sind überaus selten und nur durch einen erhöhten TSH-Spiegel mit wechselnd ausfallendem TRH-Test zu diagnostizieren. Die diagnostisch-therapeutische Bedeutung von TSI ist z. Z. noch gering.

Differentialdiagnose
Abzugrenzen ist eine Hyperthyreose vor allem gegenüber der vegetativen Dystonie mit und ohne Struma. Die bei hyperthyreoten Kindern oft anzutreffende Hyperkinetik läßt gelegentlich an eine Chorea minor denken. Seltener kommt eine Myokarditis, ein Phäochromozytom oder eine Herzrhythmusstörung differentialdiagnostisch in Betracht. Eine temporäre Hyperthyreose kann als flüchtiger Zustand im Laufe der Entwicklung einer Hashimoto-Struma und einer subakuten Thyreoiditis auftreten. Letztere unterscheidet sich durch die heftigen lokalen, bis in die Ohren ausstrahlenden Schmerzen. Ein erhöhter T_3-Wert ohne klinische Symptomatik einer Hyperthyreose spricht für eine jodavide Struma.

In diesem Fall klärt der TRH-Test die Stoffwechselsituation. Eine sog. T_3-Hyperthyreose unterscheidet sich nicht von der üblichen Hyperthyreose. Bei einer endokrinen Ophthalmopathie ist eine scharfe Trennung des Stoffwechselzustandes unverzichtbar, da die Ophthalmopathie auch ohne Hyperthyreose vorkommt.

Zu beachten ist, daß es für dieses Krankheitsbild der *euthyreoten endokrinen Ophthalmopathie* keinen pathognomonischen Laboratoriumsbefund gibt. In etwa der Hälfte dieser Fälle findet man einen negativen TRH-Test, einen negativen Suppressionstest der ^{131}J-Aufnahme und einen beschleunigten intrathyreoidalen Jodumsatz (PB ^{131}J). Insbesondere bei einseitiger Protrusio bulborum ist ein Computertomogramm zum Ausschluß eines raumverdrängenden Prozesses (Meningiom, Neurofibrom, Zyste, Orbitaltumor, Aneurysma der Arteria carotis u.a.m.) notwendig. Als wichtigstes Zeichen für eine endokrine Genese der Ophthalmopathie gelten die Kombination Lidretraktion, Protrusio bulborum und Parese, eine Kombination, wie sie bei keiner anderen Augenkrankheit vorkommt.

Die Hyperthyreose kann gelegentlich zur Akzeleration und zu einer verfrühten Knochenreifung führen und muß daher differentialdiagnostisch bei dieser Befundkonstellation berücksichtigt werden [42, 55].

Kombination der Hyperthyreose mit anderen Erkrankungen
Syndrom der polyostischen fibrösen Dysplasie oder McCune-Albright-Syndrom: charakterisiert durch disseminierte braune, nicht erhabene pigmentierte Areale der Haut und eine endokrine Hyperfunktion. Sie äußert sich in Pubertas praecox, Hyperthyreose, Hyperparathyreoidismus, Akromegalie und Cushing-Syndrom. Die Krankheit kommt häufiger bei Mädchen als bei Jungen vor. Möglicherweise repräsentiert dieses Syndrom eine Variation der multiplen endokrinen Adenomatose [12]. Eine erhöhte Inzidenz folgender Krankheiten bei Morbus Basedow ist bekannt [37]: Diabetes mellitus (4,6% der Patienten), Down-Syndrom (2,3%), Vitiligo, rheumatische Arthritis, akute Nephritis, Zöliakie, Sarkoidose, außerdem Lupus erythematodes, Perniziosa, Sjögren-Syndrom als Autoimmunerkrankung.

3.3.1.6 Therapie

Für die differentialtherapeutischen Erwägungen sind Schwere und Dauer der Erkrankung, vor allem die Größe der Struma und etwa vorhandene Komplikationen zu berücksichtigen [44, 56]. Zur Therapie der Hyperthyreose stehen allgemeine und spezielle Maßnahmen zur Verfügung. Zu den *allgemeinen Behandlungsmaßnahmen* zählen die ausgesprochen kalorien- und eiweißreiche Kost, um dem Katabolismus zu begegnen. Gegebenenfalls ist wegen der hochgradigen Tachykardie eine Therapie mit β-Rezeptorenblockern (z. B. Propranolol) notwendig. Zur allgemeinen Sedierung haben sich reserpinhaltige Präparate bewährt. Ziel der *speziellen Maßnahmen* ist es, die übermäßige Sekretion von Schilddrüsenhormonen einzudämmen und aufkommende Komplikationen zu beherrschen. Eine kausale Behandlung ist nur bei autonomen Adenomen der Schilddrüse, nicht aber beim Morbus Basedow bekannt. Standardverfahren sind die Therapie mit antithyreoidalen Substanzen und die Strumaresektion. Dagegen scheidet die beim Erwachsenen so erfolgreiche Radiojodtherapie im kindlichen Alter wegen des karzinogenen Risikos aus.

Entscheidend für die einzuschlagene Behandlung ist, ob die Eltern zuverlässig und kooperativ sind und ob ein erfahrener Chirurg zur Verfügung steht. Keine Methode kann in allen Fällen der Krankheit als allein erfolgreich bezeichnet werden. Die Eltern müssen unterrichtet werden, daß eine Kompensation der Stoffwechsellage durch die antithyreoidalen Substanzen nicht Heilung heißt, und daß eine lebenslange Kontrolle nötig ist. Eine Hypothyreose andererseits tritt in einem bestimmten Prozentsatz zwischen 10 und 30% bei den operativen Verfahren auf.

Medikamentöse Behandlung
Die medikamentöse Behandlung bewirkt eine Hemmung der Hormonsynthese, die sich aber frühestens nach 5 Tagen bemerkbar machen kann, da die Schilddrüse zunächst noch ihren Hormonvorrat sezerniert. Zwei Gruppen von Substanzen stehen zur Verfügung: anorganische Perchlorate ($NaClO_4$, $KClO_4$) und organische Thioharnstoffderivate. Perchlorate hemmen die Jodaufnahme der Schilddrüse und sind daher besonders strumigen. Sie sind im Falle einer gleichzeitigen Behandlung mit Jod (Plummerung vor der Operation) oder in der Präkrise nicht geeignet (kompetitive Hemmung). Zu den wichtigsten organischen Thioharnstoffderivaten zählen die Imidazole, Thiamazol (Favistan) und Carbimazol (neo-morphazole) sowie das Propylthiouracil (Propycil). Diese Substanzen hemmen die Jodisation und Kondensation der Hormonvorläufer. Die Jodination bleibt dagegen weitgehend unbeeinflußt.

Alle antithyreoidalen Substanzen führen zu einem Abfall des T_4- und T_3-Spiegels im Blut, der unter Umständen subnormale Werte erreicht. Durch den negativen Feedbackmechanismus wird dann eine vermehrte TSH-Sekretion angeregt, die zwar nicht die blockierte Hormonsynthese, wohl aber das Schilddrüsengewebe zur weiteren Hyperplasie stimuliert. Möglicherweise gilt dieser Mechanismus auch für die endokrinen Augenphänomene. Man kombiniert daher jede thyreostatische Behandlung von diesem um die 4. Woche liegenden Zeitpunkt an mit L-Thyroxin oder einem Kombinationspräparat, um die TSH-Stimulation zu vermeiden. Ob der Medikation mit Imidazolen ein direkter Effekt auf das Krankheitsgeschehen selbst, beim Morbus Basedow etwa durch Änderung der immunogenen Antwort zukommt, ist zur Zeit noch nicht bekannt.

Nebenwirkungen sind seltener, als man früher befürchtete. Man rechnet mit etwa 4% toxischen oder allergischen Reaktionen, wie Exanthemen, Zytopenie, gastrointestinalen Erscheinungen, Neuritis und gelegentlich Schwellung der Gelenke und Lymphknoten. Eine Agranulozytose kommt in 0,2% der Fälle vor.

Für die medikamentöse Behandlung gelten *folgende Richtlinien:* Man dosiert anfangs hoch, wobei man sich mehr nach dem klinischen Schweregrad und weniger nach der Höhe des Hormonspiegels richtet. Im allgemeinen verwendet man 30–50 mg Carbimazol. Diese Dosis entspricht 20–50 mg Thiamazol, 150 mg Propycil und 1200 mg Perchlorat. Von Woche zu Woche wird die Tagesdosis etwas reduziert, so daß man nach etwa 6–10 Wochen die sog. Erhaltungsdosis von z. B. 5 mg Carbimazol erreicht hat. Eine maßgerechte Einstellung ist nur anhand des T_4-Spiegels und der Kenntnis des klinischen Befundes (Gewichtsverhalten, Pulsfrequenz, Halsumfang, Schwirren, subjektives Befinden) möglich. Die medikamentöse Behandlung sollte mindestens 1 Jahr lang durchgeführt werden. Man erreicht damit ähnlich wie bei Erwachsenen [56] bei 50-60% der Kinder eine Remission [6]. Gegen eine längerdauernde Medikation ist unter der Bedingung entsprechender Kontrolluntersuchungen nichts einzuwenden. Bei Strumen größer als Stadium I und schnellem Rezidiv nach Absetzen der Medikation ist keine Remission zu erwarten und die Operation indiziert [36]. Bei allen stärkeren endokrinen Ophthalmopathien mit Hyperthyreose bewährt sich eine initiale stoßartige Zusatzmedikation von Steroidderivaten über 4-6 Wochen in rückläufiger Dosierung.

Die Therapie muß sorgfältig überprüft werden, um Überdosierungen und ein zu frühes Absetzen der Medikamente zu vermeiden. Sollte sich eine operative Therapie als notwendig erweisen, ist diese wegen der Strumarezidivgefahr erst jenseits des 18. Lebensjahrs durchzuführen.

Therapie bei neonataler Hyperthyreose
Eine neonatale Hyperthyreose ist meistens assoziiert mit einer Hyperthyreose vom Typ Basedow der Mutter, entweder während oder vor der Schwangerschaft (s. 3.3.1.1.1). Im Serum der Mutter kommen perinatal immer bei Morbus Basedow der Neugeborenen hohe TSI-Titer vor. Die neonatale Hyperthyreose endet von selbst und dauert i. allg. so lange, bis das mütterliche TSI im Serum des Kindes verschwunden ist, was mindestens 8 Wochen dauert. Es gibt andererseits Fälle mit einer Verlaufsdauer bis zu einem Jahr, die durch ein Persistieren von TSI nicht erklärt werden können. Gefürchtet sind hier der vorzeitige Knochenschluß des Schädels, die vorzeitige Skelettreifung und Verhaltensprobleme. Sofortige Therapie ist erforderlich, da sonst die Letalität 16% beträgt [2]. Empfohlen werden Propylthiouracil, etwa 150 mg/m² KOF täglich oder 40 mg Thiamazol in geteilten Dosen alle 8 h intravenös. Propranolol ist zur Kontrolle der Tachykardie notwendig. Gelegentlich ist zusätzlich Jodid in Form der Lugol-Lösung (4 Tropfen alle 12 h) erforderlich. Diese Kinder sind meist schwerkrank. Sie benötigen ferner Kortikosteroide, Flüssigkeit, Sedierung, Kühlung und Sauerstoff. In der Hoffnung, daß die Hyperthyreose von selbst endet, sollten die antithyreoidalen Substanzen und Jodid nach etwa 2 Monaten langsam abgesetzt werden.

Prä- und postoperative Behandlung
Die Indikation zur operativen Behandlung ist gegeben bei über faustgroßen Strumen, bei über 2 Jahre erfolglos thyreostatisch behandelten Hyperthyreosen, bei Komplikationen der thyreostatischen Therapie (Agranulozytose) und bei mangelnder Kooperation während der medikamentösen Behandlung.

Vorbedingung für die Operation ist die mit Thiamazol eingestellte euthyreote Stoffwechsellage. Man gibt 8-10 Tage präoperativ zusätzlich Jodid in Form von Lugol-Lösung, um das Schilddrüsengewebe zu festigen und für die Operation geeigneter zu machen. Man testet zunächst die Jodempfindlichkeit durch 3 mal 3 Tropfen Lugol-Lösung und behandelt dann mit höherer Dosis, i. allg. 2 mal 15 Tropfen täglich, bis 600 Tropfen insgesamt (entspricht 600 mg Jod) verabreicht worden sind. Postoperativ kann die Medikation mit Jodid und Thiamazol ohne Ausschleichen abgesetzt werden. Im allgemeinen entsteht bei der Schilddrüsenresektion auf Daumenendgliedgröße eine subklinische Hypothyreose, die nach 6 Monaten verschwindet. Es empfiehlt sich daher, über diese Zeit postoperativ eine Rezidivprophylaxe mit 50 µg T_4 durchzuführen; die Notwendigkeit zur weiteren Medikation hängt von dem T_4- und TSH-Wert nach Auslaßversuch ab. Jede operierte Hyperthyreose sollte in Jahresabständen im Hinblick auf eine postoperative Hypothyreose (Serum-T_4, TSH), ein Hyperthyreoserezidiv bzw. ein Strumarezidiv lebenslänglich kontrolliert werden.

3.3.2 Erkrankungen mit fehlender oder unzureichender Hormonproduktion

Hierzu gehören Hypothyreosen und z.T. auch blande Strumen. Hypothyreosen umfassen alle Krankheitsbilder mit einem Mangel an wirksamen Schilddrüsenhormonen im Organismus und können unterschiedlich stark ausgeprägt sein. Schilddrüsenunterfunktion ist die häufigste schwere endokrinologische Erkrankung im Kindesalter. Eine subklinische Hypothyreose liegt bei biochemischer sowie klinischer Euthyreose und erhöhtem Serum-TSH vor. Bei der blanden Struma andererseits besteht kein oder noch kein Hormondefizit der Körperperipherie, weil über den negativen Feedbackmechanismus Hypophysenvorderlappen – Schilddrüse das Hormondefizit kompensiert wird, allerdings dann nur auf Kosten einer Gewebszunahme. Zweifellos ist die blande Struma die häufigste endokrine Erkrankung mit einer vom Norden nach dem Süden Deutschlands zunehmenden Häufigkeit von 5–20%.

Die Ursachen des Hormonmangels sind sehr unterschiedlich, wobei die Auswirkungen weitgehend vom Lebensalter abhängig sind, in welchem die hormonelle Insuffizienz einsetzt. Man teilt daher die Hypothyreose in angeborene und erworbene Formen ein, wobei innerhalb dieser Gruppen jeweils mehrere Formen zu unterscheiden sind.

3.3.2.1 Angeborene Hypothyreosen

In den meisten Fällen handelt es sich um eine primäre Hypothyreose, die wir folgendermaßen unterteilen:

1 Schilddrüsenaplasie (Athyreose)

2 Schilddrüsendysplasie (ektopisch oder an normaler Stelle)

3 Struma mit genetisch bedingter Jodfehlverwertung
3.1 Gestörter Jodtransport (Jodinationsdefekt)
3.2 Gestörte organische Bindung von Jod (Jodisationsdefekt)
3.3 Gestörte Jodtyrosinkopplung (Kopplungsdefekt)

3. Schilddrüse

3.4 Gestörte Jodtyrosindejodierung (Dejodasedefekt)
3.5 Gestörte Thyreoglobulinsynthese
3.6 Gestörte proteolytische Aktivität (Proteasedefekt)
3.7 Endorganresistenz gegenüber Thyroxin und Trijodthyronin
3.8 Andere genetische Störungen

4 Bei endemischer Struma (endemischer Kretinismus)

3.3.2.1.1 Pathogenese

Morphologische Entwicklungsstörungen sind zweimal häufiger als biochemische Funktionsdefekte [61]. Bei Athyreosen und Schilddrüsenektopien besteht eine Prävalenz des weiblichen Geschlechts von 2,5:1. Die Ursache für die Entwicklungsstörungen ist unbekannt. Für ein Autoimmungeschehen der Athyreoseentstehung spricht wenig. Man rechnet nach Screeninguntersuchungen in Kanada mit einer morphologischen Entwicklungsstörung von 1 Fall auf 7000 Neugeborene [14] bei einer Gesamthäufigkeit angeborener Hypothyreosen von 1:2000 bis 1:4000 [33]. Die jüngste Zusammenstellung von Screeninguntersuchungen an über 1 Mill. Neugeborenen in Nordamerika ergab folgende Zahlen: 1 primäre Hypothyreose auf 4254 Geburten, 1 sekundäre Hypothyreose auf 68200 Geburten; 63% der primären Hypothyreosen hatten eine Aplasie oder Hypoplasie der Schilddrüse, 14% eine normal große oder vergrößerte Schilddrüse und 23% ektopisches Schilddrüsengewebe [19].

Ektopisches Schilddrüsengewebe kann sich überall entlang des Wanderwegs der Schilddrüsenanlage ansiedeln. Die häufigste Lokalisation ist der Zungengrund. Allerdings sind nur 20% der Patienten mit Zungengrundschilddrüse hypothyreot. In den ersten Lebensjahren wird bei maximaler TSH-Stimulation die Euthyreose erreicht, allerdings nur bei einer bestimmten Mindestgröße des Organs. Spätestens in der Pubertät reicht die Funktion des ektopischen Gewebes nicht mehr aus, und es entwickelt sich eine Hypothyreose. Beginn und Schweregrad der Hypothyreose sind direkt abhängig von der Größe der ektopischen Drüse, d.h. je kleiner das Organ, desto früher und desto schwerer der Hormonmangel. Alle Formen der angeborenen Hypothyreose sind dadurch gekennzeichnet, daß die Hormonmangelsituation bereits während des intrauterinen Fetallebens eingesetzt hat und je nach Ausmaß des Hormonmangels definitive Entwicklungsstörungen präformiert sind. Diese Störungen betreffen in erster Linie Skelett und Nervensystem. Sie werden beim Vollbild der Erkrankung als Kretinismus bezeichnet. Grundsätzliche Unterschiede zwischen dem sporadischen und endemischen Kretinismus bestehen nicht; für beide sind der perinatale Thyroxinmangel und die daraus resultierenden irreversiblen Defekte entscheidend. Sie differieren aber durch Gehörstörungen und durch die bei gewissen Formen des endemischen Kretinismus offenbar häufigen, beim sporadischen Kretinismus dagegen seltenen schweren neurologischen Defekte. Ursachen der sporadischen Hypothyreose können genetische und medikamentöse Faktoren während der Schwangerschaft sein. Bei der endemischen Form, die oft mit einer Struma vergesellschaftet ist, sind es neben hereditären insbesondere exogene Faktoren, wie Jodmangel, Jod und strumigen Substanzen.

3.3.2.1.2 Pathophysiologie

Ausschlaggebend für die Pathophysiologie ist der Hormonmangel. Im Falle der Athyreose ist er vollständig, bei den anderen Formen sind die Serumspiegel von T_3 und T_4 stark erniedrigt und der periphere Hormonumsatz vermindert. Die Thyroxinproduktion liegt unter 50 µg täglich. Infolge eines kleinen Jodpools ist der thyreoidale Jodumsatz beschleunigt, die ^{131}J-Aufnahme der Schilddrüse ist bei endemischem Kretinismus erniedrigt und bei Jodfehlverwertung, abhängig von der individuellen Störung, verändert oder normal. In allen Fällen kommt es durch den Hormonmangel zu einer vermehrten TSH-Sekretion mit konsekutiver Gewebshyperplasie.

Jodfehlverwertungen (Hormonsynthesestörungen, Dyshormonogenese)
Die Biosynthese von T_4 und T_3 verläuft in einer Serie von Schritten, von denen an sich jeder durch einen Defekt gestört sein kann (s. auch 3.2.2.1). Verschiedene Hormonsynthesestörungen sind bekannt [10, 61]. Einige sind gut definiert, andere hypothetisch. In keinem Fall kennt man den fundamentalen Defekt für die biochemische Störung. Oft ist Blutsverwandtschaft der Eltern nachgewiesen worden, meistens sind mehrere Geschwister betroffen. Klinisch unterscheiden sich die einzelnen Defekte nicht voneinander. Gelegentlich besteht die Struma schon bei der Geburt, meistens entwickelt sie sich jedoch in der frühen Kindheit. Die Hypothyreose ist kaum je so schwer ausgeprägt wie bei der Schilddrüsenaplasie. Gleichzeitiges Vorkommen von Struma und Hypothyreose beim Kind ist von vornherein verdächtig auf eine Jodfehlverwertung. 7 Defekte sind bekannt.

Typ I. Jodinationsdefekt
In seltenen Fällen einer hereditären Hypothyreose kann die Schilddrüse nicht Jodid aus dem Blut aktiv aufnehmen. Diese Anomalie betrifft nicht nur die Schilddrüse, sondern auch die Speichel- und Magendrüsen. Dementsprechend weist man diesen Defekt durch Fehlen der ^{131}J- bzw. ^{99m}Tc-Aufnahme der Schilddrüse und der Konzentrierung im Speichel nach. Die folgenden Schritte der Hormonsynthese laufen regelrecht ab [22].

Typ II. Jodisationsdefekt
Es handelt sich hierbei um verschiedene biochemische Defekte, durch die das gespeicherte Jodid nicht wie normalerweise schnell in organische Form gebracht wird. Man unterscheidet folgende Gruppen [24]: 1) Völliges Fehlen der Schilddrüsenperoxydase. Perchlorat verdrängt fast vollständig aufgenommenes Radiojod. 2) Die Patienten leiden zusätzlich an Innenohrschwerhörigkeit (Pendred-Syndrom), haben einen Kropf und sind euthyreot. Aufgenommenes Radiojod wird nicht vollständig durch Perchlorat verdrängt. Hier ist die Schilddrüsenperoxydaseaktivität normal. 3) Die Patien-

ten sind euthyreot, haben keine Peroxydaseaktivität, eine Verdrängung des Radiojods durch Perchlorat erfolgt nur partiell. Nach Zugabe von Hämatin, der angeblichen prosthetischen Gruppe der Peroxydase, normalisiert sich die Enzymaktivität. Man postuliert daher einen Defekt der Apoenzymbildung. Inzwischen wurden noch andere gestörte Partialfunktionen der Peroxydase bei der Kopplung von Jodtyrosinen während der Jodierung von Thyreoglobulin gefunden.

Typ III. Kopplungsdefekt
Die Synthese ist bei der Kopplung von Jodtyrosinen zu Jodthyroninen gestört. Dies läßt sich nur durch biochemische Aufarbeitung des exzidierten Schilddrüsengewebes, durch Nachweis von Monojodtyrosin (MJT) und Dijodtyrosin (DJT) und Fehlen von T_4 sichern. Der genaue Mechanismus der Reaktion ist umstritten, wahrscheinlich wird sie auch von der Schilddrüsenperoxydase katalysiert. Jodmangel soll im Tierexperiment ebenfalls einen Kopplungseffekt hervorrufen können [23]. Möglicherweise ist der Hauptsitz der Störung in der Thyreoglobulinsynthese zu sehen [21].

Typ IV. Dejodasedefekt
Patienten mit dieser Störung können MJT oder DJT weder innerhalb noch außerhalb der Schilddrüse normal dejodieren. Der Defekt beruht auf einem Dejodasemangel für Jodtyrosine, nicht Jodthyronine. Daher steht das bei der Spaltung von Thyreoglobulin freigesetzte MJT und DJT als Jodquelle nicht mehr zur Verfügung, sondern geht auf dem Blutwege via Nieren verloren. Entscheidend hierbei ist der Jodverlust und damit die Konstellation wie bei einer Jodmangelstruma. Mit anorganischem Jodid kann man nämlich den Defekt ausgleichen und die Struma verkleinern. Der Defekt wird rezessiv autosomal vererbt [38]. Partielle Dejodasedefekte sind beschrieben worden.

Typ V. Defekt bei der Thyreoglobulinsynthese
Diese Gruppe von Störungen ist am wenigsten klar umrissen. Hauptmerkmal ist die Produktion großer Mengen eines nicht mit saurem Butanol extrahierbaren Jodalbumins. Das Syndrom wurde NBEI (non-butanol extractable iodine)-Syndrom genannt [9]. Dementsprechend besteht eine große Differenz zwischen Serum-PBI und Serumthyroxin. Der Sitz der Störung ist noch nicht bekannt. Diskutiert werden Störungen beim Transport des Thyreoglobulins auf dem Wege von der Zelle zum Lumen. Im Radiojodzweiphasentest findet man einen beschleunigten intrathyreoidalen Jodumsatz (PB ^{131}Jod).

Typ VI. Proteasedefekt
Bei normaler Biosynthese des Thyreoglobulins ist hier die Freisetzung des gebildeten Jodthyreoglobulins wegen Mangels an proteolytischer Aktivität gestört. Trotz maximaler TSH-Stimulierung können daher nur ungenügende Hormonmengen die Schilddrüse verlassen [61].

Typ VII. Endorganresistenz gegenüber Thyroxin und Trijodthyronin
Die Patienten mit dieser Störung weisen eine Struma mit erhöhtem Serum-T_4 und Serum-T_3 bei euthyreoter oder hypothyreoter Stoffwechsellage auf. Die klinische Symptomatologie ist vielfältig. Auch familiär auftretende Taubstummheit wurde beschrieben. Eine Störung der Konversion von T_4 zu T_3 konnte ausgeschlossen werden, da TSH weder durch T_4 noch durch T_3 bei üblicher Dosierung supprimiert wurde. An Lymphozyten wurde kürzlich ein Fehlen oder eine Abnormität der Hormonrezeptoren festgestellt [11]. Als besondere, noch nicht geklärte genetische Störung wird eine verminderte Schilddrüsenreaktion auf TSH diskutiert [70].

Besonders wirkt sich der Thyroxinmangel bei der angeborenen Hypothyreose auf *Skelettsystem* und *Zentralnervensystem* mit Zeichen der verzögerten Entwicklung aus [27, 50].

Die Verzögerung der *Skelettreifung* beginnt schon intrauterin. Beim athyreoten Säugling fehlt die beim gesunden Säugling röntgenologisch sichtbare Ossifikation der distalen Femur- und proximalen Tibiaepiphyse. Knochenkerne bilden sich abnorm: Statt eines Ossifikationskerns, der sich exzentrisch ausbreitet und in gleicher Weise vom Zentrum her verkalkt, bilden sich im Knorpel multiple und vielgestaltige Herde, die langsam konfluieren. Diese sog. *Epiphysendysgenesie* ist zuerst am Humerus und Femurkopf nachzuweisen. Unter dem mechanischen Druck kann es zu einer Abflachung des Kopfs mit Epiphysengleiten kommen. Gleichartige Veränderungen findet man auch an anderen Skelettabschnitten. Typisch sind die keilförmige Deformierung des 2. Lendenwirbels, die weiten Schädelnähte an den Schädelknochen, die lange Zeit offene Fontanelle und die verzögerte Pneumatisierung der Basis. *Neurologische Ausfälle* sind besonders häufig bei vollständigem Mangel an Schilddrüsenhormonen und irreversibel. Hierzu gehören spastische Lähmungen, Krampfleiden, Koordinationsstörungen und grobschlägiger Tremor. Die Folgen der Hirnschädigung finden sich im Elektroenzephalogramm durch Amplitudenverminderung und Frequenzabnahme. Besteht ein unkorrigierbarer Intelligenzmangel mit diskreten neurologischen Ausfällen, sind pathologische Hirnstrombilder häufig. Das psychopathologische Erscheinungsbild ist eintönig. Im Vordergrund steht die Antriebsstörung. Schon im Säuglingsalter fallen die Kinder wegen ihrer durch nichts zu erschütternden Ruhe auf. Hervorstechend ist ihre Gutmütigkeit und ihre meist heitere Grundstimmung. Die Sprache ist oft gestört. Alle Grade der Intelligenzminderung kommen vor.

3.3.2.2 Postnatal erworbene Hypothyreosen

3.3.2.2.1 Einteilung und Pathogenese

Wir teilen die postnatal erworbenen Hypothyreosen ein in:

1 Primäre Hypothyreose (mit und ohne Struma)
1.1 idiopathisch
1.2 entzündlich

1.3 neoplastisch
1.4 Folgen therapeutischer Eingriffe
1.4.1 postoperativ
1.4.2 nach radiologischer Behandlung (extern oder Radiojod)
1.4.3 durch Medikamente (Jod in hohen Dosen, strumigene Medikamente)
1.5 bei extremem Jodmangel
1.6 bei starken renalen oder intestinalen Hormonverlusten

2 Sekundäre Hypothyreosen (TSH-Mangel bei totaler oder partieller Hypophysenvorderlappeninsuffizienz oder bei Erkrankungen des Hypothalamus mit TRH-Ausfall)

Die erworbene Hypothyreose des Kindes ähnelt mehr der des Erwachsenen. Es gibt jedoch einige deutliche Besonderheiten wie Wachstumsrückstand, Veränderungen der Proportionen, Störung der Skelettentwicklung und der Dentition sowie Behinderungen der geistigen Entwicklung. Je früher das Hormondefizit einsetzt, um so schwerwiegender sind die klinischen Symptome.

Von den hier ausgeführten Ursachen ist die Immunthyreoiditis die häufigste. Danach kommen die Folgen therapeutischer Eingriffe. Manchmal liegen aber auch kongenitale Defekte morphologischer Art oder Jodfehlverwertung zugrunde, die zwar pränatal angelegt sind, sich aber erst im Kindesalter entwickeln, weil die Hormonproduktion in den ersten Jahren leidlich ausreiche. Die Begriffe angeboren und erworben sind deshalb nicht scharf zu trennen. In seltenen Fällen kann die kindliche Hypothyreose im fetalen Stadium durch Behandlung der Mutter mit antithyreoidalen Substanzen, Radiojod oder durch eine hoch dosierte Jodidbehandlung hervorgerufen werden.

3.3.2.2.2 Pathophysiologie

Die erworbenen primären Hypothyreosen sind Schädigungen der Schilddrüse selbst. Die Hormonsynthese reicht nicht mehr aus, wobei die Drüse durch partielle Parenchymdefekte verkleinert oder bei der hyperplastisch-hypothyreoten Immunthyreoiditis (Hashimoto-Struma) und gelegentlich bei langdauernder Einwirkung antithyreoidaler Substanzen (Thyreostatika, Antirheumatika) kropfig vergrößert sein kann. Hierbei kann es dann zu Jodfehlverwertungen kommen, die im Gegensatz zu den angeborenen Formen reversibel sind. Selten entstehen Hyperthyreosen durch renale oder intestinale Hormonverluste. Nicht selten kommt es hierbei zu Kompensationsversuchen der Schilddrüse, die sich durch Hyperplasie, beschleunigten Jodumsatz und erhöhtes Serum-TSH äußern.

Bei *sekundären Hypothyreosen* leistet die an sich gesunde Schilddrüse infolge mangelnder physiologischer Stimulierung durch TSH eine für die Erhaltung des Lebens eben ausreichende Basalsekretion von etwa 10% der Norm. Der Jodumsatz ist stark reduziert, im Laufe der Zeit entwickelt sich eine Inaktivitätsatrophie des Organs. Man unterscheidet die sekundäre Hypothyreose von der primären durch TSH-Zufuhr, die hypothalamische von der hypophysären Hypothyreose durch TRH-Zufuhr. Bei hypophysären Formen liegt meist ein komplexeres Krankheitsbild als bei den primären vor. Hier bildet sich meist die körperliche Entwicklungsstörung komplett zurück.

Bei allen unbehandelten Hypothyreosen kommt es durch die Verzögerung der biologischen Reifung (s. Kap. 11) auch zur verspäteten Sexualentwicklung, so daß sich ein präpuberaler Zustand lange hinauszieht. Derartige Verläufe sollten in ärztlich ausreichend versorgten Gebieten jedoch nicht mehr vorkommen. Pathophysiologisch interessant ist ein Hypophysenvorderlappenadenom mit vermehrter Produktion von LH, FSH, Prolaktin und MSH. Bei schweren Hypothyreosen kann sogar eine Pubertas praecox auftreten. Offenbar ist die durch den Schilddrüsenhormonmangel angeregte TSH-Produktion Primum movens, das zu einer funktionellen „Überlappung" führt und eine Mehrproduktion anderer hypophysärer Hormone auslöst [57]. Hierbei scheint insbesondere die Hyperprolaktinämie eine wichtige Rolle zu spielen [32]. Das Knochenalter bleibt aber im Verhältnis zur erhöhten Gonadotropinkonzentration zurück.

Ausdruck der reduzierten Schilddrüsenhormonproduktion in der Körperperipherie ist die Retardierung des Stoffwechsels. Im Gegensatz zur Hypothyreose des Neugeborenen und des Säuglings, bei denen die klinischen Erscheinungen bereits nach einigen Wochen voll ausgeprägt sind, stellen sich die klinischen Anzeichen bei der erworbenen kindlichen Hypothyreose erst nach Ablauf des ersten Lebensjahres ein. Am stärksten betroffen sind:

Skelettsystem. Abhängig vom Einsetzen der Hypothyreose kommt es zu Entwicklungsstörungen (verspäteter Zahndurchbruch, verspätete Zahnentwicklung, Störung des Skelettwachstums und der Skelettreifung mit konsekutivem Wachstumsrückstand, infantile Körperproportionen). Bei spätem Einsetzen der Erkrankung ähneln die Osteopathien denen des hypothyreoten Erwachsenen.

Entwicklung. Icterus prolongatus, Nabelhernie, Intelligenzdefekte, verzögerte Pubertät.

Haut. Charakteristisch verändert (kühl, trocken, verdickt, schuppig). Glanzloses struppiges Haar, Kälteintoleranz.

ZNS und Psyche. Geistige Verlangsamung, auffällig ruhiges Verhalten, Ausfall der Trotzphase, herabgesetztes Begriffsvermögen, schlechtes Gedächtnis, verminderte Reaktivität, Apathie, Parästhesien, Schwerhörigkeit.

Herz und Kreislauf. Vermindertes Schlagvolumen und verminderte periphere Durchblutung. Neigung zu seröser Durchtränkung des Gewebes, Bradykardie, verbreitertes Herz. Gelegentlich Hydroperikard.

Gastrointestinaltrakt. Anorexie und Obstipation. Nicht selten diffuse Oberbauchbeschwerden. Komplette Anacidität. Infolge Resorptionsstörungen hyper-, normo- oder hypochrome Anämien.

Muskulatur. Muskuläre Schwäche, leichte Ermüdbarkeit, Krämpfe, Steifigkeit der Glieder, Verlangsamung der Reflexe.

3.3.2.3 Klinik

Die Einteilung der Hypothyreosen in angeborene und erworbene hat sich für die Klinik bewährt, obwohl auch hierbei Überschneidungen vorkommen und manchmal eine Trennung nicht möglich ist [57].

3.3.2.3.1 Hypothyreose beim Säugling

Die klinische Diagnose einer Hypothyreose während der ersten Lebensperiode ist schwierig. Zur Zeit der Geburt können selbst athyreote Kinder normal aussehen. Die Suchprogramme zur Früherkennung der Hypothyreose haben hier einen Wandel geschaffen. Die Screeninguntersuchungen des Blut aller Neugeborenen auf Hypothyreose hat in vielen Fällen eine Frühdiagnose ermöglicht [39, 49, 61, 76]. Sie wird aber noch nicht überall praktiziert, so daß eine Besprechung der allerersten Symptome gerechtfertigt ist.

Das hypothyreote neugeborene Kind zeigt in der Regel keine Zeichen von Schilddrüseninsuffizienz. Klinisch ist die Diagnose nicht zu stellen. Auf einen relevanten Hormonmangel schon beim Feten weisen zwei Fakten hin, einmal der Rückstand der Knochenentwicklung bei der Geburt und zum anderen die bleibenden neurologischen Auffälligkeiten, wenn trotz frühzeitiger Substitutionstherapie eine völlig normale Intelligenz nicht erreicht werden kann. Das Geburtsgewicht liegt etwas über dem Durchschnitt. Gelegentlich fällt die große Zunge auf, das Gesicht ist gedunsen und rot-zyanotisch. Die verzögerte Knochenreifung läßt sich durch das Fehlen des distalen Femurkerns nachweisen. Auffällig ist die lange Dauer des Neugeborenenikterus.

Die Zeichen des herabgesetzten Stoffwechsels machen sich im Laufe der ersten Wochen bemerkbar, wenn schon wertvolle Zeit für die Therapie verlorengegangen ist. Die Kinder sind auffällig ruhig, schreien wenig, schlafen viel, sind trinkfaul und obstipiert. Langsam fallen die motorische Trägheit, der stumpfe Gesichtsausdruck, das geblähte Abdomen mit der häufigen Nabelhernie und die gelbliche, trockene, rauhe und verdickte Haut immer mehr auf. Der Säugling entwickelt sich geistig und körperlich langsamer. Das Gesicht wird gedunsen, Mund und Zunge sind groß. Die Haare sind trocken und glanzlos. Die Schilddrüse ist im Gegensatz zu Patienten mit Jodfehlverwertung nicht zu tasten bzw. nicht tastbar vergrößert. Im 2. Lebensmonat sind i. allg. alle Symptome so ausgeprägt, daß die Diagnose vermutet werden kann.

3.3.2.3.2 Hypothyreose im späteren Säuglings- und Kindesalter

Nach dem 6. Lebensmonat fallen auch die vorher nicht erkannten leichten Fälle auf. Alle Befunde verschlimmern sich zunehmend. Die Kinder bleiben in ihrer gesamten körperlichen und geistigen Entwicklung zurück. Auffällig sind die Kälteintoleranz, Obstipation und gesteigerte Ermüdbarkeit. Das Gesicht ist breit und gedunsen. Die Gesichtszüge sind wenig modelliert. Der Zahndurchbruch ist verspätet, Schmelzdefekte und Karies sind häufig. Die Stimme ist rauh, die Sprache undeutlich. Meist besteht eine gewisse Schwerhörigkeit.

Die besonderen Merkmale des *Entwicklungsrückstandes* sind der Minderwuchs infolge starken Rückstandes in der Knochenentwicklung und damit verbunden die infantilen Proportionen. Der Kopf ist im Verhältnis zum Körper zu groß. In der Regel ist das Knochenalter stärker retardiert als das Gewichtsalter und spricht auch schneller auf die Hormontherapie an als andere Parameter des Entwicklungsrückstandes. Bei unbehandelten Patienten tritt die Pubertät je nach Schwere der Hypothyreose verspätet ein.

Der Rückstand der Knochenentwicklung ist am verspäteten Auftreten der Knochenkerne, verzögerten Fontanellenschluß und am nur zögernden Fortschritt des Skelettalters ablesbar. Zur Bestimmung des Knochenalters genügt ein Röntgenbild der rechten Hand. Typisch ist ferner die epiphysäre Dysgenesie; sie macht sich besonders durch Verkalkung der Epiphysen unter der Therapie bemerkbar. Der Befund gleicht der Perthes-Erkrankung, ist aber im Gegensatz zu dieser immer beidseits vorhanden. Die Deformation des Femurkopfs mit ausgesprochener Coxa vara (Kretinenhüfte) erklärt den unbeholfenen Gang der älteren Hypothyreotiker.

3.3.2.4 Diagnostik und Suchtests

Weitgehend hängt die Prognose der kongenitalen Hypothyreose von einem frühen Therapiebeginn ab, d.h. von der möglichst frühen Diagnose. Da es unmöglich ist, die Hypothyreose als eine der häufigsten angeborenen Stoffwechselstörungen in den ersten Lebenswochen allein klinisch zu erkennen, sind Suchprogramme, zuerst 1974 in Quebec, nachfolgend dann in der Schweiz, Österreich sowie in Dänemark und seit 1979 in der Bundesrepublik Deutschland begonnen worden.

Als einfachste und sicherste Methode hat sich nach bisheriger Erfahrung die T_4- und TSH-Bestimmung am 5. Lebenstag erwiesen, zumal diese Methode eine Ankopplung an schon laufende Screeninguntersuchungen erlaubt. Die TSH-Bestimmung eines auf Filterpapier getrockneten Bluttropfens hat sich hier gegenüber den zuerst begonnenen T_4-Bestimmungen durchgesetzt [39, 40]. Für das Neugeborenenscreening auf Hypothyreose hat sich in Zürich der in Tabelle 3.1 dargestellte Untersuchungsplan bewährt.

Die falsch-negative Irrtumswahrscheinlichkeit bei TSH durch Fälle von sekundärer Hypothyreose und Spätmanifestation liegt mit 0,02% sehr niedrig. Nach ersten größeren Erfahrungen in der Bundesrepublik mit dem TSH-Suchtest sind passagere Hypothyreosen mit einer Inzidenz von 1:300 relativ häufig [65].

Ein Teil dieser passageren Hypothyreosen wurde auf eine vaginale Behandlung der Mütter mit jodhaltigen Medikamenten (Providon-Jod) oder

3. Schilddrüse

Tabelle 3.1 Untersuchungsplan für das Neugeborenenscreening

1. Früherfassung durch Neugeborenenscreening (5. Tag)
   Bestimmung von TSH in Blutstropfen getrocknet auf Filterpapier
2. Bestätigung der Diagnose (2. Woche)
   Klinische Untersuchung Knieröntgen a.-p.
   T_4 und TSH im Plasma
3. Behandlung und Therapiekontrolle (2. Woche)
   Beginn der Therapie mit L-Thyroxin
   Alle 1 bis 3 Monate klinische Kontrolle; TSH und T_4 im Plasma
4. Überprüfung der Diagnose nach kurzer Unterbrechung der Therapie (jenseits des 1. Lebensjahrs)
   T_4 und TSH im Plasma
   TRH-Test
   ^{123}J-Aufnahme und Szintigraphie
5. Kontrolle von Wachstum und Entwicklung (mit 1 Jahr, mit 4 Jahren, im Schulalter)
   Länge, Gewicht, Kopfumfang
   Röntgen (für Knochenalter)
   Standardisierte Entwicklungstests

auf Jodmangel zurückgeführt [49]. Die Frequenz primärer Hypothyreosen beträgt nach Untersuchungen an 427 000 Neugeborenen in der BRD 1:3100, die der sekundären 1:142 000 [49]. Für die Entdeckung einer angeborenen Hypothyreose liegen die Kosten von etwa 14 000 DM erheblich unter dem Sozialaufwand von 150 000 DM, der bei geistiger Behinderung zu erwarten ist.

Neuerdings ist es möglich, bereits pränatal eine angeborene Hypothyreose durch Nachweis niedriger rT_3-Konzentrationen im Fruchtwasser zu erkennen [52].

Die *Diagnose der Neugeborenen- und frühkindlichen Hypothyreose* stützt sich auf die direkten Zeichen des herabgesetzten Stoffwechsels und die Zeichen der verzögerten somatischen und geistigen Entwicklung [61]. Finden sich alle Schäden an Haut, Skelett, Nervensystem in starker Ausprägung kombiniert, spricht man von einem Kretin. Die klinische Verdachtsdiagnose einer primären Hypothyreose wird gesichert durch einen erniedrigten T_4-Spiegel im Blut, erniedrigten FT_4-Index und einen erhöhten basalen und TRH-stimulierten TSH-Spiegel. Bei den Hormonuntersuchungen in den ersten Lebenstagen sind die physiologischen Hormonveränderungen (s. 3.2.2.2) zu berücksichtigen. Die entsprechenden Laboratoriumswerte müssen mit Kontrollkollektiven desselben Alters verglichen werden, da die Werte normalerweise eine Altersabhängigkeit zeigen. Indirekte Parameter sind Achillessehnenrelaxationszeit (über 350 ms verlängert), eine Fettstoffwechselstörung mit Hypercholesterinämie, eine Erniedrigung des Grundumsatzes und gelegentlich eine Niedervoltage im EKG. Beim athyreotischen Säugling fehlt die Ossifikation derjenigen Epiphysenkerne, welche beim gesunden Neugeborenen sichtbar sind (distale Femur- und proximale Tibiaepiphyse). Somit gelingt es, den Erkrankungsbeginn der angeborenen wie auch der erworbenen Hypothyreose ungefähr zu datieren.

Differentialdiagnose

Die verschiedenen Formen der Jodfehlverwertung (3.3.2.1.2) lassen sich nur durch komplizierte Analysen des Jodstoffwechsels und/oder durch biochemische Aufarbeitung von Schilddrüsengewebe voneinander abgrenzen. Sie hat für die Praxis keine Bedeutung, da die Therapie ohnehin die gleiche ist. Als Faustregel kann gelten, daß Hypothyreosen mit Strumen, insbesondere bei familiärer Belastung, an erster Stelle auf eine Dyshormonogenese zurückzuführen sind. Die Abgrenzung einer primären von einer sekundären Hypothyreose erfolgt durch den TRH-Test. Der isolierte TSH-Ausfall ohne Beeinträchtigung anderer glandotroper Hormone des Hypophysenvorderlappens (HVL) ist eine Rarität. Meist handelt es sich um eine globale HVL-Insuffizienz mit Ausfall vorzugsweise der somatropen, der gonadotropen und seltener auch der adrenalen Achse (s. 12.4.1). Die subklinische Hypothyreose läßt sich durch das normale Serum-T_4 und das Fehlen klinischer Parameter belegen.

Differentialdiagnostisch kommen gegenüber der Hypothyreose alle Krankheitsbilder mit Kleinwuchs, retardierter Entwicklung und Debilität in Betracht [27]. Im Säuglingsalter wird die Hypothyreose bisweilen mit der Rachitis verwechselt, weil bei beiden Wachstum und Knochenentwicklung gehemmt sind. Auch die Chondrodystrophie, der Pseudohypoparathyreoidismus und der Gargoylismus sind diesbezüglich zu nennen. Schwierig ist gelegentlich auch die Differentialdiagnose bei Patienten mit anderen die zerebrale und körperliche Entwicklung beeinträchtigenden Stoffwechselstörungen, wie Mukopolysaccharidose und Phenylketonurie. Bei Adipositas wird eine Hypothyreose viel zu oft als Ursache vermutet. Das nephrotische Syndrom ähnelt der Hypothyreose im äußeren Erscheinungsbild, besonders durch Hautveränderung, Anämie und Zeichen des Hypometabolismus. Differentialdiagnostisch am nächsten kommt der Hypothyreose das Down-Syndrom (Trisomie 21). Es fehlen aber die motorische Trägheit und die Hautveränderungen. Andererseits findet man hier die auffallende Schrägstellung der Lidspalten mit einem Epikanthus. Die Kombination von mongoloider Idiotie mit klinischer Hypothyreose ist im Gegensatz zu den Erwachsenen selten [58]. Bei der genetisch bedingten Zystinspeicherkrankheit kommen Schilddrüsenunterfunktionen gehäuft vor, wahrscheinlich durch Schädigung der Schilddrüsenfollikel durch Zystinkristallablagerungen [4].

3.3.2.5 Therapie

Ziel der Behandlung ist es, die klinischen Symptome mit einer möglichst geringen Menge von Schilddrüsenhormon zu beseitigen. Eine Substitution muß ohne Unterbrechung lebenslang durchgeführt werden. Die Therapie der Hypothyreose ist ebenso einfach wie dankbar. Bei der erworbenen Hypothyreose sind im Gegensatz zu den kongenitalen Hypothyreosen mit verspätetem Therapieeinsatz stets befriedigende Erfolge zu erzielen.

Tritt die Hypothyreose erst nach dem 2. Lebensjahr in Erscheinung, ist diese bei entsprechender und rechtzeitiger Substitution ohne das Risiko von Entwicklungsstörungen voll zu korrigieren [10]. Wird eine angeborene

Hypothyreose in den ersten Wochen diagnostiziert und adäquat behandelt, ist eine normale Entwicklung möglich [43], aber nicht sicher.

Ein normales Körperwachstum und entgegen früherer Ansichten auch oft eine wesentliche Besserung des Intelligenzgrades ist zu erreichen. Liegt noch eine funktionierende Restschilddrüse oder ein Struma vor, kann man noch nach Jahren ein eindrucksvolles Ergebnis erzielen und einen mehrjährigen Rückstand im Knochenalter aufholen. Hier hängt alles vom Schweregrad und der Dauer einer Hypothyreose ab. Dabei kann die Skelettreifung schneller vor sich gehen, als es dem chronologischen Alter und dem Wachstum entspricht. Man muß daher bei der Dosierung auf die Gefahr eines vorzeitigen Epiphysenschlusses achten. Der Übergang von einer in psychischer Hinsicht ruhigen zu einer lebhaften Phase kann sehr schnell, z.B. unter Nachholen der vorher vermißten Trotzphase, erfolgen. Die Eltern müssen auf diese Möglichkeit zu Beginn der Therapie hingewiesen werden, um ein konsequentes therapeutisches Vorgehen nicht zu gefährden [73].

Die *Dosierung* im Kindesalter richtet sich am besten nach der von Harnack [26] angegebenen Oberflächenregel und den in Tabelle 3.2 wiedergegebenen Mengen an T_4. Man beginnt in jedem Fall mit 25 µg T_4 in den ersten 3 Tagen, unabhängig vom Gewicht, danach wird die Dosis entsprechend den Laborwerten und der Klinik angepaßt. Konversionsstörungen von T_4 nach T_3 sind offensichtlich selten, daher erscheint eine Indikation zur T_3-Behandlung oder zur Behandlung mit Kombinationspräparaten nicht mehr gegeben [34]. Glandula thyroidea siccata kommt ohnehin wegen der unsicheren Dosierung nicht in Betracht. Auf keinen Fall sollte die Dosierung schematisch erfolgen. Die körperliche und geistige Aktivität, Schlafdauer und Wachstum müssen bewertet und bei der Dosierung berücksichtigt werden.

Man gibt wegen der langen Thyroxinhalbwertszeit von 7–8 Tagen die gesamte Tagesmenge in einer Einzeldosis nüchtern vor dem 1. Frühstück. Nach neueren Gesichtspunkten braucht man initial nicht mit einer geringeren Dosierung zu beginnen.

Bei hypothyreoten Jodmangelstrumen im Neugeborenenalter kann eine Normalisierung der Stoffwechsellage und der Schilddrüsengröße durch Jod allein erreicht werden [31]. Wird pränatal bereits eine kongenitale Hypothyreose diagnostiziert (3.3.2.4), ist eine Therapie mit 500 µg T_4, in zweiwöchigen Abständen intraamniotisch injiziert, angezeigt [52]. Eine subklinische Hypothyreose bedarf keiner Therapie, sondern nur der Überwachung.

Bei *sekundärer Hypothyreose* muß die Insuffizienz anderer glandotroper Funktionen des Hypophysenvorderlappens berücksichtigt werden. T_4 ist

Tab. 3.2. Vorschläge für die Dosierung von L-T_4 im Kindesalter

Alter Jahre	0	¼	½	1	3	5	7,5	12	Erw.
Tagesdosis in µg T_4	12,5	25	37,5	37,5	50	75	75–100	100	150–170

zwar wirksam, kann aber eine gleichzeitig bestehende Nebennierenrindeninsuffizienz verschlimmern und zum Abgleiten in eine Krise führen [57]. Man muß daher zunächst eine ebenfalls vorliegende sekundäre NNR-Insuffizienz über 3 Wochen hin mit Kortison substituieren, ehe die volle Thyroxindosis gegeben wird. Andernfalls riskiert man einen lebensbedrohlichen Steroidhormonmangel.

Verlaufskontrollen sollten anfangs alle 2 Wochen, später in größeren Abständen (alle 6 Monate) erfolgen. Hierfür haben sich das Serum-T_4 und TSH, im Zweifelsfall auch der TRH-Test bewährt. Eine schnelle Übersicht über die Stoffwechsellage gibt die Achillessehnenrelaxationszeit. Der T_4-Spiegel sollte bei behandelter primärer Hypothyreose im oberen Normbereich liegen, das Serum-TSH braucht hierbei nicht komplett supprimiert zu werden; es soll im mittleren Normbereich liegen. Ein negativer TRH-Test unter der Substitution zeigt eine Überdosierung an. Selbstverständlich ist bei Wachstumsrückstand eine röntgenologische Kontrolle des Knochenalters notwendig. Die Langzeitergebnisse sind aber keineswegs so gut, wie man erwarten sollte, da Patienten mit Hypothyreose die Tendenz aufweisen, das Thyroxin nach einiger Zeit des Wohlbefindens fortzulassen; sie gleiten dann nicht selten, kaum bemerkt, wieder in ihren alten Zustand der Hypothyreose zurück [73, 75].

Die *Prognose der Hypothyreose* hängt vom Ausmaß und Zeitpunkt der Schädigung sowie von der Qualität, d.h. besonders auch von der Kontinuität der Behandlung ab. Ohne Behandlung ist bei Athyreose eine hochgradige Idiotie zu erwarten. Die Kinder bleiben schwer retardiert, erreichen nicht das Erwachsenenalter, da sie an respiratorischer bzw. Herzinsuffizienz oder an interkurrenten Infektionen sterben. Der körperliche Rückstand läßt sich durch die T_4-Behandlung in den meisten Fällen, auch bei Athyreotikern, noch bei Therapiebeginn im 2. Lebensjahr voll ausgleichen [27]. Weniger günstig ist das statistische Resultat in intellektueller Hinsicht, wobei auch eine direkte Beziehung zwischen Therapiebeginn und erreichtem Intelligenzgrad besteht. Nur 35% der Patienten mit angeborener Hypothyreose erreichen eine altersentsprechende Intelligenz, 44% der Kinder sind mit einem Intelligenzquotienten unter 70 als eindeutig schwachsinnig zu bezeichnen und 21% haben Intelligenzleistungen unter 84. Bei einer Nachuntersuchung von 35 Patienten, die zu verschiedenen Zeiten, aber frühestens 3 Monaten post partum substituiert wurden, waren 9 debil und nicht arbeitsfähig. Am günstigsten ist das Behandlungsresultat bei Kindern mit erworbener Hypothyreose nach dem 2. Lebensjahr. Die Intelligenzleistungen sind hier als normal zu bezeichnen. In Abb. 3.4 ist die Beziehung zwischen Therapiebeginn und erreichtem Intelligenzniveau dargestellt. Etwa 200 Fälle der Literatur und Fälle von v. Harnack [27], über die genaue Daten vorliegen, sind hier zusammengefaßt.

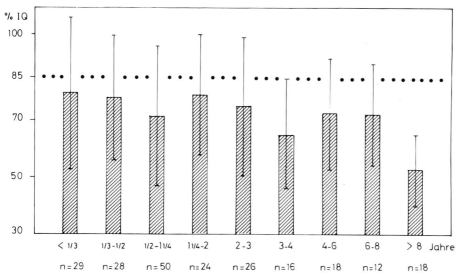

Abb. 3.4 Therapiebeginn und spätere Intelligenzleistung bei 220 Kindern mit angeborener Hypothyreose. Zusammenstellung von Literaturdaten und Ergebnissen von v. Harnack [27]

3.3.3 Thyreoiditis

Schilddrüsenentzündungen machen etwa 4% aller Schilddrüsenkrankheiten aus und verlaufen oft ohne Beschwerden [46a]. Nicht selten werden sie erst an Folgezuständen in Form einer Hypothyreose oder einer zystisch blanden Struma erkannt. Chronische Entzündungen imponieren anfangs als blande Strumen, akute und subakute Thyreoiditiden verursachen initial immer lokale Beschwerden. Die Entzündungen können fokal und diffus auftreten, wobei das weibliche Geschlecht und bestimmte Altersgruppen für die subakute und chronische Form prädisponiert sind. Im klinischen Bereich hat sich die Einteilung nach pathogenetischen Gesichtspunkten bewährt [48]:

1 Akute Thyreoiditis (diffus oder fokal)
1.1 eitrig
1.2 nicht eitrig (bakteriell, viral, strahlenbedingt, traumatisch)

2 Subakute Thyreoiditis (diffus oder fokal)
2.1 infektiös
2.2 parainfektiös

3 Chronische Thyreoiditis
3.1 lymphozytär (Autoimmunthyreoiditis)
3.2 fibrös
3.3 perithyreoidal (sog. Riedel-Struma)
3.4 spezifisch (Tuberkulose, Lues)

3.3.3.1 Diagnostik

Zur Diagnostik gehören neben dem anamnestisch-körperlichen Status eine Bestimmung der Blutkörperchensenkungsgeschwindigkeit, ein Szintigramm der Schilddrüse und nach Möglichkeit eine Zytodiagnostik mittels Feinnadelpunktion. Die Bestimmung von Thyreoglobulin und mikrosomalen Schilddrüsenantikörpern kommt nur bei Verdacht auf eine chronische Thyreoiditis in Betracht. Zur Abklärung der Schilddrüsenfunktion ist je nach Symptomatik das Stufenprogramm wie bei Hypo- oder Hyperthyreose oder blander Struma durchzuführen. Nur szintigraphisch läßt sich eine fokale von einer diffusen Thyreoiditis differenzieren. Man findet dann entweder einen begrenzten Aktivitätsausfall in Form eines kalten Bezirks oder diffus verteilte kleinere Aktivitätsdefekte, die durch eine gleichmäßige, aber geringere Aktivitätsansammlung imponieren. Zusätzliche Laboratoriumsuntersuchungen sind Serumelektrophorese, Blutstatus mit Differentialblutbild und das Spektrum an Immunglobulinen sowie der Antistreptolysintiter.

3.3.3.2 Akute Thyreoiditis

Im Vordergrund dieses bei Kindern seltenen Krankheitsbildes stehen starke örtliche Beschwerden, meist im Rahmen einer Infektion des Halsbereichs, gelegentlich mit Schwellung der ganzen Drüse und Lymphknotenschwellungen [30]. Die akute Thyreoiditis ist am häufigsten bakteriell (Staphylokokken, Streptokokken, Pneumokokken, Escherichia coli) und damit hämatogen oder lymphogen verursacht. Oft handelt es sich um eine Komplikation eines Allgemeininfekts, der Tage oder Wochen zuvor aufgetreten war. Die BSG ist nur bei eitrigen, nicht traumatisch bedingten (Schleuderverletzungen) Thyreoiditiden erhöht. In 10% der akuten Thyreoiditiden kommt es infolge von Follikelrupturen zum Hormonaustritt mit passager auftretender Hyperthyreose ohne endokrine Ophthalmopathie.

Differentialdiagnostisch ist an die subakute Thyreoiditis zu denken. Blutungen in zystisch degenerierte Strumen unterscheiden sich durch ihren raschen Verlauf und das schnelle Abklingen der Beschwerden. Beim Schilddrüsenmalignom mit oder ohne Lymphknotenschwellungen stehen Schmerzen, im Gegensatz zur Thyreoiditis, nicht im Vordergrund.

Die *Therapie* der akuten Thyreoiditis erfolgt durch Antibiotika und Antiphlogistika sowie für kurze Zeit mit kalten Umschlägen auf die Halsregion. Abszesse werden besser durch Punktion als durch Inzision entleert. Zur Hemmung der thyreotropen Stimulierung der Schilddrüse sind Schilddrüsenhormone vorübergehend indiziert. Eine zwischenzeitlich auftretende Hyperthyreose bedarf i. allg. keiner besonderen Behandlung. Meist kommt es zu einer Restitutio ad integrum.

3.3.3.3 Subakute Thyreoiditis

Diese Form der granulomatösen Entzündung, zuerst von DeQuervain beschrieben, kommt vorzugsweise bei Erwachsenen (Altersgipfel) vor und bevorzugt das weibliche Geschlecht in einem Verhältnis von 3–6 zu 1. Die subakute Thyreoiditis ist wahrscheinlich die primär parainfektiöse Reaktion auf einen Virusinfekt. Hierfür sprechen: 1) Die subakute, nicht eitrige Thyreoiditis erfolgt oft im Anschluß an einen Infekt im oberen Rachenraum. 2) Die Prodromalphase ist durch Muskelschmerzen, Abgespanntheit und Krankheitsgefühl charakterisiert. 3) Die Krankheit tritt gehäuft bei einem Ausbruch spezifischer Viruserkrankungen (Grippe oder Coxsackie-Viren) auf. 4) Nach einigen Wochen bis Monaten kommt es zur kompletten Wiederherstellung. 5) Eine Leukozytose fehlt.

Lokale Beschwerden entstehen weniger plötzlich als bei der akuten Thyreoiditis und häufig erst 2 Wochen nach einer Allgemeininfektion mit einem zweiten Fieberanstieg. Im Vordergrund stehen diffuse Schmerzen im Nacken, Schluckbeschwerden und Allgemeinerscheinungen. Die Schilddrüse ist mäßig vergrößert, in der Hälfte der Fälle halbseitig. Klinisch besteht oft eine Hyperthyreose ohne endokrine Augensymptome. Typisch ist das erhöhte Serum-T_4 bei niedriger oder fehlender ^{131}J-bzw. Pertechnetataufnahme der Schilddrüse. Man findet ferner eine hohe BSG, erhöhtes α_2-Globulin in der Serumelektrophorese und einen erhöhten Fibrinogenspiegel. HLA-Antigene vom Typ BW 35 und CW 4 werden in hoher Frequenz gefunden.

Differentialdiagnostisch sind abzugrenzen die seltene Tuberkulose der Schilddrüse, die akute Thyreoiditis sowie der akute Beginn eines Strumawachstums mit Fieber und Allgemeinerscheinungen in endemischen Kropfgebieten. Blutungen kommen selten vor. Die Kombination einer Thyreoiditis mit Hyperthyreose (Hashitoxicosis) ist bisher nur bei Erwachsenen in wenigen Fällen beschrieben worden.

Therapie. Die leichte Thyreoiditis heilt spontan. In den schmerzhaften Fällen empfiehlt sich eine stoßweise Medikation von Prednison, zunächst mit 50 mg täglich in der ersten Woche, langsam abfallend auf 5 mg täglich innerhalb von 3 Monaten. Salizylate und Phenylbutazon als Analgetika sind ergänzend einzusetzen, nur ausnahmsweise ersetzen sie die Steroide. Thyreostatika wirken bei einer begleitenden Hyperthyreose nicht, weil es sich nicht um eine zu blockierende vermehrte thyreoidale Hormonsynthese handelt. Bei persistierender Struma kommt wie bei der blanden Struma die Langzeitbehandlung mit Schilddrüsenhormon in Betracht. Antibiotika sind nutzlos.

3.3.3.4 Chronische Thyreoiditis

Zu dieser Gruppe gehören die unter den Thyreoiditiden häufigsten, genetisch-immunologisch bedingten Entzündungsformen (Hashimoto-Thyreoiditis) und die selten und isoliert vorkommende fibrosierende, invasive Entzündung ohne autoimmunologischen Charakter (Riedel-Struma).

Die Autoimmunthyreoiditis bevorzugt das weibliche Geschlecht in einem Verhältnis von 4:1 bis 20:1; sie kommt in jedem Alter vor. Etwa zwei Drittel der in der Kindheit und im Jugendalter beobachteten Strumen sind eine lymphozytäre Thyreoiditis [54]. Man rechnet hierzulande mit einem

Vorkommen von 6 Fällen Hashimoto-Thyreoiditis auf 100 Fälle einer Struma juvenilis [41]. Die atrophische asymptomatische Thyreoiditis ist wahrscheinlich eine der vielen Varianten dieses Krankheitsbildes. Häufig findet man in der Familienanamnese Strumen, Hypothyreosen, Hyperthyreosen und andere immunologisch bedingte Krankheiten.

Pathogenese. Die Ursache der lymphozytären Thyreoiditis ist unbekannt. Das morphologische Substrat ist eine diffuse oder fokale Infiltration aus Lymphozyten und Plasmazellen. Primär kommt es durch eine Noxe unter Mitwirkung von TSH zu einer Schädigung der Schilddrüsenfollikel. Zellbestandteile der Schilddrüse induzieren als Antigen spezifische Antikörperproduktionen, weil die dafür immunkompetenten Zellen aus genetisch determinierten Gründen ihre sog. Immuntoleranz verloren haben. Es entstehen humorale und zellständige Antikörper, die an Lymphozyten gebunden und für die autoaggressive Wirkung der Schilddrüse verantwortlich sind. Folgen dieser Vorgänge sind Hormonsynthesestörungen bis zur Entwicklung einer primären Hypothyreose. Die häufigste Jodfehlverwertung ist der Jodisationsdefekt.

Für die *Diagnostik* entscheidend ist der erhöhte Antikörpertiter gegen Thyreoglobulin (> 1:2500 im Boyden-Test) und gegen Mikrosomenfraktion (Komplementbindungsreaktion) sowie der zytologische Nachweis der lymphozytären Infiltration durch Feinnadelpunktion. Man findet ferner eine γ-Globulinvermehrung in der Serumelektrophorese und damit eine mäßige Beschleunigung der BSG. Klinisch und biochemisch ist die Stoffwechsellage euthyreot bis hyperthyreot. Als typisch gilt die diffuse knotige Schwellung der Schilddrüse *ohne* lokale Beschwerden.

Klinisch können die Entzündungsformen sich unterscheiden durch eine atrophische Immunthyreoiditis ohne und eine hypertrophische Form mit Struma. Die Symptomatik entspricht der einer blanden Struma. Gelegentlich, aber viel seltener als bei der subakuten Thyreoiditis, tritt eine Hyperthyreose auf. Komplikationen in Form einer endokrinen Ophthalmopathie bzw. Dermatopathie kommen vor.

Differentialdiagnostisch ist davon auszugehen, daß die chronische Thyreoiditis bei weitem die häufigste Thyreoiditis überhaupt ist und sich von der subakuten Form durch Geringfügigkeit der Beschwerden unterscheidet. Die endokrine Ophthalmopathie und Dermatopathie lassen an eine Hyperthyreose vom Typ Basedow denken. Hierbei sind aber die Antikörpertiter nicht so hoch. Abzugrenzen sind weiter extrathyreoidale Autoimmunerkrankungen, die mit einer Thyreoiditis kombiniert sein können, wie z. B. die idiopathisch erworbene hämolytische Anämie, idiopathische Thrombozytämie, rheumatoide Arthritis, Perniziosa, Morbus Addison und Diabetes mellitus. Umgekehrt findet man bei den genannten Erkrankungen oft Hinweise auf eine subklinische Hypothyreose mit gering erhöhten Antikörpertitern. Die eisenharte Riedel-Struma als fibröse Thyreoiditis ist weniger von der chronischen lymphozytären Thyreoiditis als von dem Malignom abzugrenzen. Sie ist eine Rarität und nur zytologisch oder histologisch zu klären.

Therapie. Die Behandlung der Immunthyreoiditis erfolgt wie bei der blanden Struma mit Schilddrüsenhormonen in Form von Dauermedikation mit L-Thyroxin oder einem Kombinationspräparat von T_4 und T_3. Bei thyreoidaler Insuffizienz kommt ohnehin nur die Substitutionstherapie in Betracht. Strumaoperationen sollten wegen der Rezidivgefahr bei Jugendlichen nicht oder noch nicht durchgeführt werden. Kortikoide kommen nur bei gleichzeitiger endokriner Ophthalmopathie oder Dermatopathie in Betracht.

3.3.4 Schilddrüsenmalignome

Schilddrüsenmalignome machen im Kindes- und Jugendalter weniger als 1% aller Schilddrüsenkrankheiten aus. Sie sind unter endemischen und sporadischen sowie unter Rezidivstrumen nicht häufiger als sonst. Also spielt die Dauer einer bereits bestehenden Struma keine pathogenetische Rolle [46]. In über der Hälfte der Fälle manifestiert sich das Malignom zu Beginn als solitärer Knoten. Vorwiegend handelt es sich um papilläre Adenokarzinome; es gilt als *das* typische Karzinom beim Jugendlichen und erreicht in seiner Häufigkeit bei 20- bis 30jährigen ein Plateau, im Gegensatz zu den follikulären und undifferenzierten Karzinomen, die bei Jugendlichen sehr selten vorkommen. Mädchen sind etwa 2mal häufiger betroffen als Knaben. Das medulläre Schilddrüsenkarzinom scheint bei Kindern häufiger vorzukommen als man bisher annahm [71]. Die wichtigste bis heute unbekannte Ursache des Schilddrüsenkarzinoms sind Einwirkungen ionisierender Strahlen. Dies wurde bei Exposition nach Atombombenexplosionen oder nach ärztlich verordneter Bestrahlung im Halsbereich nachgewiesen [8, 63]. Die spezielle Problematik der Schilddrüsenkarzinome liegt in der Abgrenzung, weil nicht nur morphologische Merkmale, sondern auch biologische Eigenheiten der Tumorzellen das klinische Bild bestimmen. Für die Klinik hat sich folgende *Einteilung* der Schilddrüsenmalignome in Anlehnung an die von der Sektion Schilddrüse der Deutschen Gesellschaft für Endokrinologie vorgeschlagene bewährt [48]:

1 Karzinome
1.1 Karzinome der Thyreozyten
1.1.1 Differenziert
1.1.1.1 Follikulär
1.1.1.2 Papillär
1.1.2 Undifferenziert
1.2 Karzinome der C-Zellen
1.2.1 Medullär (kalzitoninproduzierend)
1.3 Plattenepithelkarzinom

2 Sarkome

3 Verschiedenartige Malignome

4 Nicht klassifizierbare maligne Tumoren

3.3.4.1 Diagnostik

Verdachtssymptome für ein Schilddrüsenmalignom sind:

- in der Anamnese Röntgenbestrahlung im Halsbereich,
- Solitärknoten,
- sehr schnelles und durch Schilddrüsenhormone nicht zu hemmendes Schilddrüsenwachstum,
- harte, unverschiebliche Beschaffenheit einer Struma,
- parathyreoidale Lymphknotenschwellung auch ohne Anwesenheit einer Struma. Es handelt sich dabei meist um die erste Lymphknotenmetastase eines noch mikroskopisch kleinen Primärtumors im homolateralen Schilddrüsenlappen.

Fortgeschrittene Stadien sind durch lokale Komplikationen und Exulzerationen zu erkennen. Hierzu gehören auch die Rekurrensparese und Irritation des Nervus hypoglossus mit Schluckstörungen und Schmerzen am Hals und retroaurikulär. Die Schilddrüsenfunktion bleibt für lange Zeit erhalten. Dementsprechend sind alle Werte für T_4, T_3 und den freien T_4-Index normal. Der wichtigste diagnostische Schritt ist die Lokalisationsdiagnostik.

Lokalisation. Hierzu gehört ein Szintigramm mit ^{99m}Tc, in dem sich maligne Drüsenanteile bzw. Knoten „kalt", ausnahmsweise allerdings auch „warm" darstellen. Die Zytodiagnostik mittels Feinnadelpunktion schließt sich dieser Untersuchung an. Die diagnostische Treffsicherheit liegt bei 90%. Tumormetastasen sind nur dann extrathyreoidal als Aktivitätsmaxima auszumachen, wenn es sich um ein geweblich differenziertes, follikuläres Karzinom handelt. Bevorzugter Sitz von Fernmetastasen sind ihrer Frequenz nach Lungen, Schädel, Wirbelsäule, Sternum, Humerus, Femur, Rippen und Becken.

Funktionelle Besonderheiten zeigt das medulläre C-Zellkarzinom. Die C-Zellen produzieren exzessive Mengen an Kalzitonin. Etwa ein Drittel der Patienten leiden an starken, wäßrigen Durchfällen. Das Kalzitonin läßt sich radioimmunologisch nachweisen. Die Patienten haben meist wulstige Fibrome an den Lippen und Augenlidern und eine periorale Pigmentation.

Differentialdiagnose. Sie entspricht derjenigen der blanden Struma und insbesondere des kalten Knotens (s. 17.4). Fehldiagnosen entstehen immer wieder durch laterale Halszysten, knotige Speicheldrüsenschwellungen und Thyreoiditiden. Grundsätzlich kommen differentialdiagnostisch alle Tumoren des Halsbereichs in Betracht. Das medulläre Karzinom der Schilddrüsen ist häufig mit Phäochromozyten assoziiert (Sipple-Syndrom) und tritt nicht selten im Rahmen der multiplen endokrinen Adenome Typ 2 auf, mit Phäochromozytom, Hyperparathyreoidismus und Morbus Cushing [51].

3.3.4.2 Therapie

Die Therapie der Schilddrüsenmalignome erfordert eine intensive Zusammenarbeit zwischen Chirurgen, Endokrinologen und Strahlentherapeuten. Für jeden individuellen Fall ergeben sich besondere Aspekte, die in einem

Behandlungsplan berücksichtigt werden müssen. Bei früh diagnostizierten Karzinomen beträgt die 10-Jahres-Überlebensdauer heute etwa 95% der Fälle. In jedem Fall ist eine Operation oder/und eine Strahlentherapie kombiniert mit medikamentösen Maßnahmen indiziert.

1) Die *Operation* soll so radikal wie nötig und so schonend wie möglich durchgeführt werden. Da selbst bei sehr kleinen Primärtumoren eines Schilddrüsenlappens bei genauer histologischer Prüfung in 70–80% der Fälle beide Lappen befallen sind [74], ist mindestens eine totale Thyreoidektomie erforderlich. Darüberhinaus muß bei jodspeichernden follikulären Primär- und metastatischen Tumoren das gesunde Schilddrüsengewebe entfernt sein, damit etwa belassenes malignes Gewebe mit radioaktivem Jod behandelt werden kann.
2) Die *Bestrahlung* erfolgt postoperativ oder bei der seltenen Inoperabilität als alleinige, palliative Maßnahme.

Basis für die *Behandlung mit* ^{131}J ist die Fähigkeit eines Teils der Adenokarzinome, Radiojod zu konzentrieren. Hiermit ist die Möglichkeit gegeben, innerhalb des Tumors eine Bestrahlungsintensität zu bewirken, insbesondere beim follikulären Karzinom, die durch eine externe Strahlentherapie mit Rücksicht auf das übrige Gewebe kaum zu erreichen wäre.

Für die nicht jodspeichernden Schilddrüsenmalignome stellt die *Hochvolttherapie mit Telekobalt* oder schnelleren Elektronen heute ein schonendes Verfahren dar, mit welchem postoperativ verbliebene Tumorreste zerstört und auch Fernmetastasen gelegentlich günstig beeinflußt werden können. Die übliche Dosis, von mehreren Feldern appliziert, beträgt, zumindest bei Jugendlichen, etwa 500 rad. Die Effektivität der nuklearmedizinischen oder externen Bestrahlung ist weitgehend abhängig von der Strahlensensibilität des betreffenden Malignoms.

Die *medikamentöse Tumortherapie* besteht wie bei der blanden Struma in der Dauermedikation von Schilddrüsenhormon, um das endogene TSH mit seinem wachstumsfördernden Effekt für differenzierte Karzinome komplett zu substituieren. Hierbei dosiert man die Schilddrüsenhormone höher als bei der Therapie blander Strumen, und zwar zwischen 150 und 300 µg T_4 täglich. Eine Hormontherapie ist bei allen Malignomtypen und Tumorstadien notwendig. Über die zytostatische Therapie als Ultima ratio für operierte und ausbestrahlte jugendliche Patienten liegen noch keine Erfahrungen vor.

3.3.5 Notfallsituationen

3.3.5.1 Hypothyreotes Koma

Das hypothyreote Koma ist selten und meist der Endzustand eines sich über lange Zeit hinziehenden Krankheitsgeschehens. Bei Erwachsenen sind etwa 150 Fälle bekannt geworden [2], doch ist die Dunkelziffer sehr hoch. Bei Kindern wurde dieses Krankheitsbild nur in einem Fall eines 4 Monate alten Mädchens beschrieben [5]. Dem Koma liegt ein schwerer Schilddrüsenhormonmangel zugrunde, fast immer kommen auslösende Ursachen hinzu.

Von den auslösenden Faktoren [1, 4] sind die Kälteexposition, die Infektion, das Trauma sowie Sedativa, Barbiturate und Tranquilizer zu nennen. Ein entscheidender, oft übersehener Faktor ist die Untersuchung der Substitutionstherapie. Pathophysiologisch stehen Hypothermie, Schwäche der Atemmuskulatur, Hypoxie und Hyperkapnie im Vordergrund. Die Bewußtseinstrübung entwickelt sich langsam aus einer zunehmenden Müdigkeit, Apathie über eine tagelange Phase und Desorientiertheit. Differentialdiagnostisch ist vor allem eine Hypophysenvorderlappeninsuffizienz zu berücksichtigen.

Zur *Therapie* des hypothyreoten Komas gehören die Substitution des Hormondefizits und adjuvante Maßnahmen. Einigkeit herrscht darüber, daß die Therapie so schnell wie möglich begonnen werden soll, nicht aber über das Hormon und dessen initiale Dosierung. Dosierungsempfehlungen reichen von 50 bis 300 µg T_3 als Initialdosis intravenös oder durch Magenschlauch. Steigt die Temperatur (Messen mit einem Spezialthermometer), was meist innerhalb von 8 Tagen auftritt, so kann man die Dosis auf die Hälfte reduzieren. Ein brauchbarer Parameter ist auch die Pulsfrequenz. Der theoretische Vorteil der Substitution mit T_3, das sich weniger an TBG bindet und schneller wirkt, wird durch den Nachteil der geringeren Halbwertszeit, der ungenauen Berechnungsmöglichkeit des tatsächlichen Defizits und der entsprechenden Überkorrektur aufgehoben. Mit T_4 erreicht man dagegen eine Depotwirkung, so daß es nicht wie beim T_3 zum Rückfall in ein Koma kommen kann. Von diesen Überlegungen ausgehend wird bei Erwachsenen empfohlen [3], mit 500 µg T_4 als Bolus i.v. zu beginnen und für weitere 10 Tage je 100 µg T_4 täglich zu injizieren (L-Thyroxin-inject. „Henning"). Bei Kindern liegen keine Erfahrungen mit T_4 vor.

Zu den adjuvanten Maßnahmen [4] gehören die Beseitigung eventueller Schwellungen bzw. Verlegungen im Nasen-Mund-Bereich und die Normalisierung der Atmung durch endotracheale Intubation oder Tracheotomie mit assistierter Beatmung und Trachealtoilette. Regelmäßige Blutgasanalysen sind erforderlich. Im Falle eines hypothyreoten Komas liegt wahrscheinlich auch eine NNR-Insuffizienz vor. Man appliziert daher 100–200 µg Hydrokortison täglich als Dauerinfusion. Die Hyponatriämie ist bei einer erfolgreichen Substitutionstherapie schnell reversibel, nur bei Na-Werten unter 115 mmol/l ist die Zugabe von Kochsalz erforderlich. Eine Hypoglykämie wird mit 40%iger Glukose intravenös ausgeglichen. Der Körper soll in jedem Fall sehr langsam unter Vermeidung von provozierten peripheren Vasodilatationen aufgewärmt werden. Bei einer Zimmertemperatur von 22 °C reicht eine normale Bettdecke aus. Über die Prognose läßt sich mangels Erfahrung nichts sagen. Bei Zeichen eines Infekts soll gleichzeitig ein Breitspektrumantibiotikum eingesetzt werden.

3.3.5.2 Thyreotoxisches Koma

Als thyreotoxisches Koma bezeichnet man eine akut einsetzende bedrohliche Exazerbation der klinischen Erscheinungen einer Hypothyreose. Pathogenetisch spielt das exzessive Angebot an Schilddrüsenhormonen die entscheidende Rolle. Der Ausgang ist sehr zweifelhaft [5]. Es ist daher entscheidend wichtig, von vornherein eine thyreotoxische Krise zu vermeiden. Bei Kindern liegen hierüber keine einschlägigen Beobachtungen vor, es ist aber auch hier grundsätzlich mit einem derartigen Zustand zu rechnen, weswegen auf die Therapie eingegangen werden soll.

Kardinalsymptome [1, 4] sind eine enorm gesteigerte Tachykardie, das Auftreten von Fieber, schwere Adynamie und psychische Alterationen. Eine Überschwemmung mit Schilddrüsenhormonen wird plötzlich, meist nach schilddrüsenfernen Operationen ohne Kenntnis der Hyperthyreose, Jodmedikation in hoher Dosis oder nach fieberhaften Erkrankungen, ausgelöst. Die Krise entwickelt sich nur bei therapeutisch nicht beherrschten Hyperthyreosen, wenn die Patienten sich vorher in einem schlechten Allgemeinzustand befanden. Eine Krise kann sich auch durch den plötzlichen Entzug antithyreoidaler Substanzen und durch zu hohe Dosierung von TSH beim TSH-Test einstellen.

Therapie
Schon bei Verdacht auf eine thyreotoxische Krise sollten sofort 2 Ampullen Thionamid i.v. injiziert werden. Die Gesamtdosis beträgt 160–240 mg Thiamazol (Favistan) in 24 h. Hiermit blockiert man die De-novo-Synthese. Nach etwa 3 Tagen reduziert man auf 120 mg und dann auf die bei der Hyperthyreose übliche Dosierung.

Eine Hemmung der Hormonsekretion erfolgt durch die Gabe von Jodid, am besten in Form von Proloniumjodid (Endojodin), und zwar maximal mit 3 Ampullen pro Tag. Jodid sollte aber erst nach Thiamazol verabreicht werden, andernfalls könnte durch komplette Jodierung von Tyrosinresten am Thyreoglobulin eine *verstärkte* Hormonsynthese erfolgen.

Zur Blockade des peripheren Angriffs der Schilddrüsenhormone hat sich die Gabe von Pindolol (Visken) (80–160 mg) zur Blockierung β-adrenerger Rezeptoren bewährt. Kortikosteroide sind in jedem Fall zur Prävention der NNR-Insuffizienz und zur Hemmung der Konversion von T_4 zu T_3 indiziert. Man gibt 100–200 mg Hydrokortison in die Dauerinfusion.

Als erweiterte Notfallmaßnahmen sind Versuche zu nennen mit dem Ziel, vorhandene Hormonvorräte möglichst schnell aus dem Körper zu eliminieren. Hierfür kommt nach Erfahrungen an Erwachsenen [2, 3] die Plasmapherese durch Plasmafiltration über Hohlfasermembranen der Firma Asahi Medical in Frage, wobei das Plasma des Patienten an Zelluloseacetatmembranen mit einer Porengröße von 0,2 µm abgepreßt und durch 2%ige Albuminlösung ersetzt wird. Die Kriterien hierfür sind die Erfolglosigkeit konservativer Maßnahmen bei Patienten im Stadium I (ohne Bewußtseinsstörungen) nach 24 h und bei Patienten im Stadium II (mit Bewußtseinsstörungen) bzw. Stadium III (mit Koma).

Weitere Maßnahmen betreffen die hinreichend bekannte Überwachung der Vitalfunktionen, wie Flüssigkeits- und Elektrolytbilanzierung, Stabilisierung der Herz-Kreislauf-Situation, Antibiotikaschutz, ausreichende Sauerstoffversorgung (intermittierende Sauerstoffversorgung), Freihalten der

Luftwege, assistierte Beatmung und die künstliche Hibernation (Temperaturzelt, Eisbeutel). Nach Überwinden des Krisenzustandes ist die Dauertherapie mit Thyreostatika ohne Jod fortzusetzen, bis die Stoffwechsellage und das klinische Bild sich wieder normalisiert haben. Die Prognose ist in jedem Fall mit einer Letalität um 50% belastet [3].

Literatur

1. Benker G (1982) Störungen der Temperaturregulation bei endokrinen Erkrankungen. Therapiewoche 32:1494
2. Braverman E (1978) Therapeutic considerations. Clin Endocrinol Metab 7:221
3. Bürgi C, Labhart A (1978) Die Schilddrüse. In: Labhart A (Hrsg) Klinik der inneren Sekretion. Springer, Berlin Heidelberg New York, S 135
3a. Bühler UK et al.(1966) Water intoxication in a cretinoid infant. J Klin Endokrinol 26:111
4. Burke JR, El-Bishti MM, Maisey NN, Chantler C (1978) Hypothyroidism in children with cystinosis. Arch Dis Child 53:947
5. Chopra IJ (1976) Assessment of daily production and significance of thyroidal secretion of 3,3',5'-triiodothyronine (reverse T_3) in man. J Clin Invest 58:32
6. Collen RJ, Landaw EM, Kaplan SA, Lippe BM (1980) Remission rates of children and adolescents with thyrotoxicosis treated with antithyroid drugs. Pediatrics 65:550
7. Corcovan JM, Eastman CJ, Carter JN, Lazarus L (1977) Circulatory thyroid hormone levels in children. Arch Dis Child 52:716
8. DeGroot LJ (1977) Radiation-associated thyroid carcinoma. Grune & Stratton, New York San Francisco London
9. DeGroot LJ, Stanbury JB (1959) The syndrome of congenital goiter with butanol-insoluble serum iodine. Am J Med 27:586
10. DeGroot Lj, Stanbury JB (1975) The thyroid and its diseases. Wiley Medical, New York
11. DeGroot LJ, Refetoff S, Bernal J, Rue PA, Coleoni AH (1978) Nuclear receptors for thyroid hormone. J Endocrinol Invest 1:79
12. DiGeorge AM (1975) Albright syndrom: Is it coming of age? J Pediatr 87:1018
13. Droese M (1979) Methodische Gesichtspunkte und Treffsicherheit der Feinnadelpunktion der Schilddrüse. Nuclearmediziner 2:111
14. Dussault JH, Coulombe P, Laberge C, Letarte J, Guyda H, Khoury K (1975) Preliminary report on a mass screening program for neonatal hypothyroidism. J Pediatr 86:670
15. Fisher DA (1975) Thyroid function in the fetus. In: Fisher DA, Burrow GN (eds) Perinatal thyroid physiology and disease. Raven, New York, p 21
16. Fisher DA (1978) Thyroid physiology and function tests in infancy and childhood. In: The thyroid, a fundamental and clinical text. Harper & Row, New York, p 375
17. Fisher DA (1978) Pediatric aspects. In: The thyroid, a fundamental and clinical text. Harper & Row, New York, p 805
18. Fisher DA, Sack J, Oddie TH, Pekary AE, Hershman JM, Lam RW, Parslow ME (1977) Serum T_4, TBG, T_3-uptake, T_3, reverse T_3, and TSH concentrations in children 1–15 years of age. J Clin Endocrinol 45:191
19. Fisher DA, Dussault JH, Foley TP et al (1979) Screening for congenital hypothyroidism: Results of screening one million North American infants. J Pediatr 95:700
20. Fudenberg HH (1978) Molecular theology, immunphilosophy, and autoimmune disease. Scand J Immunol 7:351
21. Gatteran A, Bénard B, Bellabarba D, Verdy M, Brun B (1973) Congenital goiter in four euthyroid siblings with glandular and circulating iodoproteins and defective iodothyronine synthesis. J Clin Endocrinol 37:118
22. Gilboa Y, Ber A, Lewitus Z, Hasenfratz J (1963) Goitrous myxedema due to iodine trapping defect. Arch Intern Med 112:212
23. Green WL (1976) Induction of a coupling defect in rats during inhibition of tyrosine dehalogenase. Endocrinology 98:10
24. Hagen GA, Niepomiszsze H, Haibach H et al. (1971) Peroxidase deficiency in familial goiter with iodide organification defect. N Engl J Med 285:139

3. Schilddrüse

25. Hamburger JI (1980) Evolution of toxicity in solitary nontoxic autonomously functioning thyroid nodules. J Clin Endocrinol Metab 50:1089
26. Harnack GA von (1965) Arzneimitteldosierung im Kindesalter. Thieme, Stuttgart
27. Harnack GA von (1971) Die Schilddrüse und ihre Erkrankungen. In: Opitz H, Schmid F (Hrsg) Springer, Berlin Heidelberg New York (Handbuch der Kinderheilkunde, Bd 1/1, S 245)
28. Hawe P, Francis HH (1962) Pregnancy and thyrotoxicosis. Br Med J II:817
29. Hedinger C, Egloff B (1980) Normale und pathologische Anatomie der Schilddrüse. In: Oberdisse K, Klein E, Reinwein D (Hrsg) Die Krankheiten der Schilddrüse. Thieme, Stuttgart New York, S 6
30. Hehunstre JP, Battin J (1980) Un incident rare chez l'enfant: La thyroidite suppurée. Problèmes thérapeutiques et prognostiques à propos de deux observations dont l'une recurrente. Rev. Pediatr 16:145
31. Heidemann PH, Stubbe P, Habermann J (1979) Die hypothyreote Jodmangelstruma im Neugeborenenalter. Dtsch Med Wochenschr 104:423
32. Hemady ZS, Siler-Khodr TM, Najjar S (1978) Precocious puberty in juvenile hypothyroidism. J Pediatr 92:55
33. Hesch R-D (1978) Screening für Neugeborenen-Hypothyreose? Materialien einer internationalen Umfrage. Dtsch Med Wochenschr 103:811
34. Hesse V, Lauterbach H, Stoll W (1977) Die „hypothyreote" Struma in der Pubertät unter Therapie mit T_3/T_4-Kombinationspräparaten. Dtsch Med Wochenschr 102:1413
35. Hollingworth DR, Mabry CC (1976) Congenital Graves' disease – four familial cases with longterm follow-up and perspective. Am J Dis Child 130:148
36. Hothem AL, Thomas CG, van Wyk JJ (1978) Selection of treatment in the management of thyrotoxicosis in childhood and adolescence. Ann Surg 187:593
37. Howard CP, Hayles AB (1978) Hyperthyroidism in childhood. Clin Endocrinol Metab 7:127
38. Hutchison JH, McGirr EM (1954) Hypothyroidism as an inborn error of metabolism. J Clin Endocrinol 14:869
39. Illig R (1979) Congenital hypothyroidism. Clin Endocrinol Metab 8:49
40. Illig R, Torresani T, Sobradillo B (1977) Early detection of neonatal hypothyroidism by serial TSH-determination in dried blood. Helv Paediatr Acta 32:289
41. Jentsch B, Stubbe P, Heidemann P, Droese M (1979) Die Struma juvenilis. Dtsch Med Wochenschr 104:838
42. Johnsonbaught RE, Bryan RN, Hierlwimmer UR, Georges LP (1978) Premature craniosynostosis: A common complication of juvenile thyrotoxicosis. J Pediatr 93:188
43. Klein AH, Melzer S, Kenny FM (1972) Improved prognosis in congenital hypothyroidism treated before age three months. J Pediatr 81:912
44. Klein E (1978) Die Schilddrüse, 2. Aufl. Springer, Berlin Heidelberg New Yrok
45. Klein E (1980) Untersuchungsmethoden der Schilddrüse. In: Oberdisse K, Klein E, Reinwein D (Hrsg) Die Krankheiten der Schilddrüse. Thieme, Stuttgart New York, S 132
46. Klein E (1980) Die bösartigen Geschwülste der Schilddrüse. In: Oberdisse K, Klein E, Reinwein D (Hrsg) Die Krankheiten der Schilddrüse. Thieme, Stuttgart New York, S 538
46a. Klein E (1980) Die Entzündungen der Schilddrüse (Thyreoiditis). In: Oberdisse K, Klein E, Reinwein D (hrsg) Die Krankheiten der Schilddrüse. Thieme, Stuttgart New York, S 594
47. Klein E, Reinwein D (1976) Regulation of thyroid function. Schattauer, Stuttgart
48. Klein E, Kracht J, Krüskemper HL, Reinwein D, Scriba PC (1973) Klassifikation der Schilddrüsenkrankheiten. Dtsch Med Wochenschr 98:2249
49. Klett M, Schönberg D (1981) Neugeborenen-Hypothyreose-Screening in der Bundesrepublik Deutschland. Dtsch Med Wochenschr 106:6
50. König MP (1968) Die kongenitale Hypothyreose und der endemische Kretinismus. Springer, Berlin Heidelberg New York
51. Labhart (1978) Pluriglanduläre Syndrome. In: Labhart A (Hrsg) Klinik der inneren Sekretion. Springer, Berlin Heidelberg New York, S 984
52. Landau H, Sack J, Frucht H, Palti Z, Hochner-Celnikier D, Rosenmann A (1980) Amniotic fluid 3,3',5'-triiodothyronine in the detection of congenital hypothyroidism. J Clin Endocrinol Metab 50:799

53. Legrand J (1967) Analyse de l'action morphogénétique des hormones thyreoidiennes sur le cervelet du jeune rat. Arch Anat Microsc Morphol Exp 56:205
54. Ling SM, Kaplan SA, Weitzman JJ, Reed GB, Costin G, Landing BH (1969) Euthyroid goiters in children: Correlation of needle biopsy with other clinical and laboratory findings in chronic lymphatic thyroiditis and simple goiter. Pediatrics 44:695
55. Menking M, Wiebel J, Schmid WK, Schmid WT, Ebel KD, Ritter R (1972) Premature craniosynostosis associated with hyperthyroidism in 4 children with reference to 5 further cases in the literature. Monatsschr Kinderheilkd 120:106
56. Oberdisse K (1980) Die Hyperthyreose. In: Oberdisse K, Klein E, Reinwein D (Hrsg) Die Krankheiten der Schilddrüse. Thieme, Stuttgart New York, S 189
57. Oberdisse K (1980) Die erworbene Hypothyreose. In: Oberdisse K, Klein E, Reinwein D (Hrsg) Die Krankheiten der Schilddrüse. Thieme, Stuttgart New Yrok, S 388
58. Prader A, Bürgi H, Labhart A (1978) Hypothyreose im Kindesalter. In: Labhart A (Hrsg) Klinik der inneren Sekretion. Springer, Berlin Heidelberg New York, S 166
59. Reinwein D (1979) Diagnose und Differentialdiagnose der Schilddrüsenkrankheiten heute. Med Klin 74:1471
60. Reinwein D (1980) Physiologie der Schilddrüse und ihre Hormone. In: Oberdisse K, Klein E, Reinwein D (Hrsg) Die Krankheiten der Schilddrüse. Thieme, Stuttgart New York, S 47
61. Reinwein D (1980) Kretinismus und angeborene Hypothyreose. In: Oberdisse K, Klein E, Reinwein D (Hrsg) Die Krankheiten der Schilddrüse. Thieme, Stuttgart New York, S 472
62. Robbins J (1974) The thyroid and iodine metabolism. In: Bondy PK, Rosenberg LE (eds) Duncan's diseases of metabolism. Saunders, Philadelphia, p 1008
63. Rosenfeld AA, Newberger EH (1977) Radiation exposure and thyroid cancer. JAMA 237:2089
64. Rudorff K-H, Herrmann J, Horster FA, Krüskemper HL (1979) Verfahren und methodische Voraussetzungen der Schilddrüsenhormonbestimmung im Serum. Nuklearmediziner 2:2
65. Sander J, Niehaus C (1980) Konnatale Hypothyreose. Ergebnisse einer Vorsorgeuntersuchung bei 30 000 Neugeborenen in Niedersachsen. MMW 122:309
66. Saxena KM, Crawford JD, Talbot NB (1964) Childhood thyrotoxicosis: a long-term perspective. Br Med J II:1153
67. Schatz H (1979) Methodik und Wertigkeit der Bestimmung von Schilddrüsenantikörpern. Nuklearmediziner 2:40
68. Schleusener H (1980) Die Pathogenese der Hyperthyreose und der „endokrinen" Ophthalmopathie. Nuklearmediziner 3:163
69. Seif FJ (1980) Physiologische Einflüsse auf die Funktion der Schilddrüse und ihre Meßgrößen. Therapiewoche 30:6329
70. Stanbury JB, Rocmans P, Bahler UK, Ochi Y (1968) Congenital hypothyroidism with impaired thyroid response to thyrotropin. N Engl J Med 279:1132
71. Stjernholm JC, Frendenbourg JC, Mooney HS, Kinney FK, Deftos LJ (1980) Medullary carcinoma of the thyroid before age 2 years. J Clin Endocrinol Metab 51:252
72. Wenzel KW (1980) Einfluß von pharmakologischen Substanzen auf die in-vitro-Tests der Schilddrüsenfunktionsdiagnostik: Anlaß zu diagnostischen Irrtümern. Therapiewoche 30:6348
73. Wiebel J (1977) Hypothyreose bei Neugeborenen und Kindern. Med Monatsschr 31:7
74. Woolner LB, Beahrs OH, Black BM, McConahey WM, Keating FR (1968) Thyroid carcinoma. General considerations and follow-up data in 1181 cases. In: Young S, Iman DR (eds) Thyroid neoplasia. Academic Press, London New York
75. Zabransky S (1979) Langfristige Therapieüberwachung bei Kindern mit Hypothyreose. Extracta Paediatr 4:433
76. Zabransky S (1979) Hypothyreose-screening bei Neugeborenen. Med Klin 74:1645

4. Nebenniere

H. Stolecke

4.1 Allgemeine Daten

4.1.1 Geschichtliches

Der Anatom Bartolomäus Eustachi beschrieb 1563 erstmals im 6. Kapitel der *Opuscula Anatomica Venetiis* die „Glandulae quae renibus incumbunt". Es gibt keine ausreichend verläßlichen Mitteilungen, daß die Nebennieren vorher bekannt waren. In der Folgezeit entstanden große Meinungsverschiedenheiten über die Existenz und die Funktion des Organs. 1627 heißt es in der *Humani corporis fabrica* des Spigelius: „Ad implendum vacuum, quod inter renes et diaphragma interstat".

1718 trägt Montesquieu in der Académie des Sciences de Bordeaux einen Bericht zur Frage „Quel est l'usage des glandes surrénales?" vor mit der Schlußbemerkung: „Le hasard fera peut-être quelque jour ce que tous ses soins n'ont pu faire."

Wichtigstes Datum ist nach vielfachem Expertenstreit im 18. Jahrhundert die Arbeit von Thomas Addison im Jahre 1855 *On the constitutional and local effects of disease of the suprarenal capsules* (kurze Übersicht bei [1]).

4.1.2 Bemerkungen zur Anatomie und Histologie

In der Embryonalzeit sind die Nebennieren größer als die Nieren. Noch beim Neugeborenen haben sie fast dasselbe Gewicht wie beim Erwachsenen (je ca. 10 g). Die Nebennieren liegen retroperitoneal den oberen Nierenpolen auf. Im Schnittpräparat lassen sich weißliches Mark und gelbliche Rinde unterscheiden. Der Rindenanteil ist 4mal größer als der Markanteil.

Feingeweblich bilden die epithelialen Rindenzellen unter der Oberfläche kugelige Zellhaufen (Zona glomerulosa), ordnen sich dann in Strängen (Zona fasciculata), die den Hauptanteil der Rinde darstellen und gehen in Marknähe in eine unregelmäßige netzige Anordnung über (Zona reticularis). Die zonale Gliederung der Rinde ist nicht absolut stabil; sie hängt wesentlich von der funktionellen Beanspruchung ab, wodurch Transformationsvorgänge induziert werden können.

4.2 Nebennierenrinde

Die Nebennierenrinde (NNR) ist eine lebenswichtige Struktur. Ihre Hormone beeinflussen alle entscheidenden Stoffwechselfunktionen. Die große Aktivität der Drüse spiegelt sich in ihrem hohen Sauerstoffverbrauch und einer entsprechenden Durchblutung wider [2]. Die von der Nebennierenrinde produzierten Hormone werden ständig sezerniert; eine Speicherfähigkeit hat die Nebennierenrinde nicht; der aktuelle Hormongehalt bleibt minimal.

4.2.1 Physiologie

Die Erkenntnisse zur Physiologie der Nebennierenrindenhormone haben sich in den letzten 25 Jahren vervielfacht. Dies gilt besonders für jüngere Arbeitsrichtungen, die auf molekularer Ebene rezeptive Funktionen untersucht oder funktionell modulierende Einflüsse, z.B. des Kalziumions oder der Prostaglandine erkannt haben.

Besondere Bedeutung haben neue Untersuchungen zur Dynamik der Kortisolwirkung auf die ACTH-Sekretion oder zum Einfluß von Monoaminen des Gehirns auf die Hypophysenvorderlappenfunktion gewonnen. Sie konnten die Regelkreistheorie differenzieren und die übergeordnete Rolle des ZNS weiter klären (s. 4.2.1.2). Auch die Wechselbeziehung der Nebennierenrinde mit anderen endokrinen Systemen bzw. Funktionen, z.B. im Rahmen der Pubertätsentwicklung ist Gegenstand aktueller Arbeiten (s. Kap. 13).

4.2.1.1 Hormone der Nebennierenrinde – Synthese und Metabolismus

Die adrenalen Hormone kann man nach ihrer biochemischen Struktur und aufgrund ihrer metabolischen Funktion in 3 Gruppen einteilen, wobei die Kongruenz der genannten Merkmale nicht immer vollständig ist. Die NNR-Hormone sind alle nach dem gleichen Prinzip aufgebaut; sie sind Steroide mit dem typischen Perhydrophenantrengerüst und erhalten ihre funktionelle Differenzierung durch enzymatisch gesteuerte Substituenten. Im einzelnen handelt es sich um C-21-Steroide vom Kortisoltyp, um C-21-Steroide vom Kortikosteron/Aldosterontyp und um C-19-Steroide, im wesentlichen um Dehydroepiandrosteron und Androstendion. Aus letzteren entstehen durch periphere Umwandlung Testosteron und durch Aromatisierung im A-Ring Östrogene (Abb. 4.1). Eine strenge Zuordnung des Steroidtyps zu einer der histologisch definierten Zonen ist heute verlassen worden. Hauptproduktionsort der C-21-Steroide ist die Zona reticularis, in der auch die Steroide vom C-18- und C-19-Typ gebildet werden. Die Zona fasciculata gilt als Depotbereich für Steroidbaumaterial (Cholesterin, Cholesterinester). Die Zona glomerulosa ist wahrscheinlich für den Mineralkortikoidhaushalt, vornehmlich für die Bildung des Aldosterons, zuständig [3].

4. Nebenniere

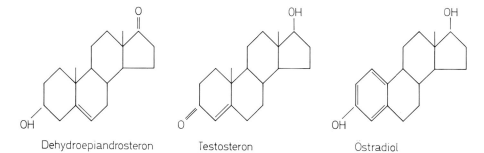

Abb. 4.1. Steroidgerüst und Strukturformeln typischer NNR-Steroide (Endprodukte)

4.2.1.1.1 Biosynthese

Die Biosynthese der NNR-Hormone wurde durch Dorfman und seinen Arbeitskreis bereits in den 50er Jahren grundsätzlich dargestellt; heute gilt dieser klassische Syntheseweg, allenfalls mit einigen Modifikationen, als gesichert. Er ist in Abb. 4.2 dargestellt.

Das Prinzip für die Synthese der Nebennierenrindenhormone besteht in einer Reduktion der Cholesterolseitenkette zu einem C-21-Steroid. Es folgen Hydroxylierungen an C 17, C 21 und C 11 für die Kortisolsynthese, an C 21 und C 11 für die Bildung von Kortikosteron, das gleichzeitig Vorstufe

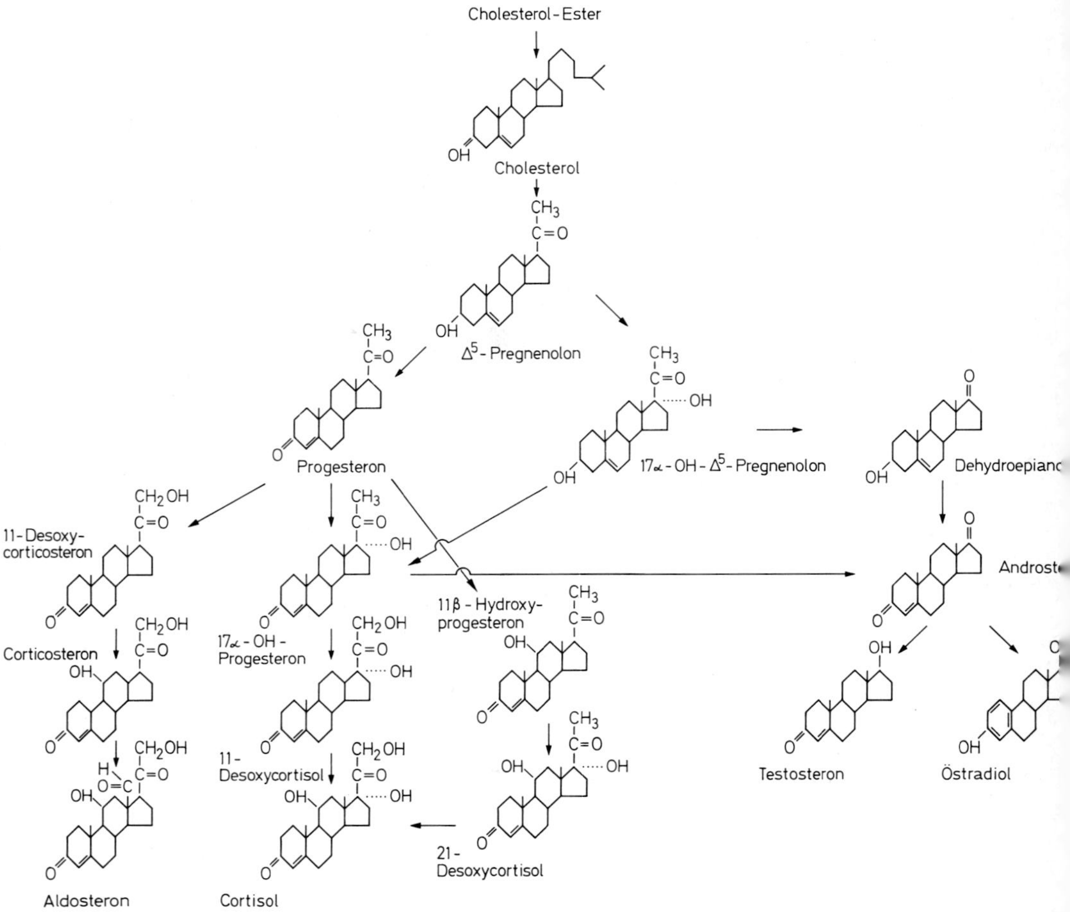

Abb. 4.2. Formelbilder der Kortikosteroide im Verlauf des Synthesewegs zu Kortisol, Aldosteron, DHA, Androstendion, Testosteron und Östrogenen; zu den enzymatischen Reaktionen s. Tabelle 4.1

für die Aldosteronsynthese ist, die wiederum über die Einführung einer zusätzlichen Hydroxylgruppe an C 18 mit anschließender Dehydrogenierung abgeschlossen wird.

Die Reihenfolge der verschiedenen Hydroxylierungen wurde ursprünglich als eine systematisch ablaufende Kette definiert [4]. Der C-17-Hydroxylierung folgt die Einführung der OH-Gruppe an C 21, erst dann ist eine Hydroxylierung an C 11 möglich. Es ist heute nicht abschließend entschieden, ob dieses Synthesemuster zwar regelhaft, nicht aber unbedingt exklusiv abläuft.

So weisen neuere Untersuchungen darauf hin, daß 21-Desoxykortisol ein regelmäßiges Zwischenprodukt der Kortisolsynthese sei [5, 6]. Allerdings sind diese Ergebnisse nicht als abschließender Beweis zu werten, da in in-vitro-Versuchen eine Kontamination der Enzymfraktion in der Membran des „smooth endoplasmatic reticulum" (C-17-/C-21-Hydroxylase) und derjenigen in den Mitochondrien (C-11-Hydroxylase) nicht sicher auszuschließen ist [7]. Gegen eine *nennenswerte* Bedeutung des Syntheseweges über 21-Desoxykortisol sprechen auch gas- bzw. dünnschichtchromatografische Untersuchungen von Harnsteroiden, die zeigen, daß Pregnantriolon als Metabolit des 21-Desoxykortisol unter Basalbedingungen nicht meßbar ausgeschieden wird. Der Nachweis von Pregnantriolon beweist nach bisheriger Auffassung einen C-21-Hydroxylasedefekt.

Ebenso ist die offenbar sehr rasche und weitgehend vollständige Hydroxylierung von C-11-Desoxykortisol zu Kortisol ein Hinweis darauf, daß die enzymatische Kapazität der C-11-Hydroxylierung über den klassischen Syntheseweg auf eine enorme Reservekapazität hin ausgelegt ist, da selbst nach Metopyron THS nicht als *freies* Steroid nachweisbar ist (Stolecke, unveröffentlichte Daten). Dies möchten wir dahingehend interpretieren, daß das oben genannte Hydroxylierungsmuster absolut dominiert.

In der Literatur gibt es darüber hinaus eine Reihe von Mitteilungen über mögliche alternative Synthesewege, so z. B. zu Kortisol über 17, 21-Dehydroxypregnenolon als eine „bypass-reaction" zum 17 α-Hydroxyprogesteron [9] oder über 21-Hydroxypregnenolon [10] zu Kortikosteron. Auch hinsichtlich der Aldosteronsynthese bestehen ähnliche Überlegungen [11, 12].

Die Bildung der C-19-Steroide Dehydroepiandrosteron und Androstendion als typische adrenale Androgene erfolgt über eine Abspaltung der Seitenkette an C 17. 17-α-Hydroxy Δ5-Pregnenolon und 17-α-Hydroxyprogesteron sind obligate Zwischenstufen. Dehydroepiandrosteron kann über eine mehrfache Reaktion zum Androstendion weiter entwickelt werden. Die einzelnen Syntheseschritte sind in Tabelle 4.1 benannt.

Die Synthese der NNR-Hormone ist auf molekularer Ebene ein offensichtlich wesentlich komplizierterer Vorgang, als es die vorgegebene Darstellung vermuten läßt. So ergaben schon Arbeiten Anfang der 70er Jahre zur Frage der stimulierenden Wirkung des ACTH, daß die Bildung von Δ-5-Pregnenolon aus Cholesterol am ehesten durch einen indirekten Effekt auf die Bindung des Cholesterols an ein Zytochrom P 450 zustande kommt. Zytochrom P 450 – offenbar handelt es sich um eine Enzymgruppe – [13] ist an der Abspaltung der Seitenkette des Cholesterols ebenso wie an dem mitochondrialen steroidhydroxylierenden System beteiligt.

Schon früher war NADPH als Bestandteil der steuernden Enzyme bekannt geworden. NADPH wirkt als Reduktor über ein Flavoprotein auf ein Eisen-Schwefel-Protein, Adrenodoxin genannt; offenbar braucht das hydroxylierende mitochondriale System reduziertes Adrenodoxin als spezifischen Bestandteil (Übersicht bei [7, 15].

4.2.1.1.2 Proteinbindung

Nebennierenrindenhormone werden kontinuierlich sezerniert. Auf die speziellen Besonderheiten dieses Vorgangs wird später eingegangen (4.2.1.2).

Tabelle 4.1. Hauptsächliche Syntheseschritte der NNR-Hormone

1. Hydrolyse von Cholesterolestern in den hellen Zellen der Zona fasciculata: *Cholesterol*
2. Transport des Cholesterols in die Mitochondrien
3. Abspaltung der Cholesterolseitenkette: *Δ-5-Pregnenolon* (Enzym: 20-22-Desmolase)
4. Transport des Δ-5-Pregnenolons in das endoplasmatische Retikulum
5. Dort erste Hydroxylierung an C 17 in α-Stellung: *17α-Hydroxypregnenolon* (Enzym: 17α-Hydroxylase)
6. Gleichfalls im endoplasmatischen Retikulum Oxidation und Isomerisation von unter 5. entstandenem 17α-Hydroxypregnenolon, aber auch von nicht an C 17 hydroxyliertem Pregnenolon, *17α-Hydroxyprogesteron* bzw. *Progesteron* (Enzyme: 3-β-ol-Steroiddehydrogenase – Δ5/Δ4-Isomerase)
7. Zweite Hydroxylierung von
   a) 17-α-OH-Progesteron an C 21
      17,21-Dihydroxyprogesteron = 11-Desoxycortisol
   b) Progesteron an C 21
      21-Hydroxyprogesteron = 11-Desoxycorticosteron
      (Enzym: 21-Hydroxylase)
8. Dritte Hydroxylierung (in den Mitochondrien) von
   a) 17,21-Dihydroxyprogesteron an C 11 in β-Stellung:
      Kortisol
   b) 21-Hydroxyprogesteron an C 11
      Kortikosteron
      (Enzym: 11-β-Hydroxylase)
9. Vierte Hydroxylierung (in den Mitochondrien) von Kortikosteron: *18-Hydroxycorticosteron* (Enzym: 18-Hydroxylase)
10. Oxidation von 18-Hydroxycorticosteron: *Aldosteron* (Enzym: 18-Dehydrogenase)
11. Abspaltung der Seitenkette des 17α-OH-Pregnenolons Dehydroepiandrosteron (Enzym: 17-20-Desmolase)
12. Abspaltung der 17α-Seitenkette des 17α-OH-Progesterons:
    Androstendion (Enzym: 17-20-Desmolase)

Nach Eintritt in die Blutbahn werden die adrenalen Hormone an Serumproteine gebunden. Physiologisch ist dieses Phänomen in verschiedener Hinsicht bedeutsam. Gebundene Hormone sind biologisch inaktiv [16]. Somit können sie, ohne unmittelbar metabolischen Vorgängen zu unterliegen [17, 18], mit dem Blutstrom an alle Zellen transportiert werden. Die funktionellen Eigenschaften der Hormon-Protein-Bindung sind so ausgelegt, daß diese Bindung am Zielgewebe dissoziiert und das aktive Hormon vom Rezeptor der Zielzelle aufgenommen werden kann. Dieser Vorgang wiederum unterhält die Dissoziation.

Die Bindung an ein Transportprotein gewährleistet gleichzeitig, daß die Zielgewebe nicht ungesteuert der Hormonwirkung ausgesetzt sind. Die Bindungskapazität der steroidbindenden Serumproteine ist stets größer als die physiologische Konzentration des Hormons, so daß auch bei nennenswerten Oszillationen der Gesamtkonzentration eines Hormons diejenige der biologisch freien Fraktion weitgehend konstant gehalten werden kann.

Eine zusätzliche physiologische Bedeutung der Proteinbindung konnte durch Perfusionsstudien aufgezeigt werden. Die Bindungsproteine erleichtern den Durchtritt der meist hydrophoben Steroide durch das Endothel

4. Nebenniere

der Kapillarwände. Dieser Effekt hängt offenbar von dem Ausmaß der Bindungsaffinität des Proteins ab [19–21]. Experimentelle Hinweise aus den letzten Jahren sprechen dafür, daß dieses Phänomen darüber hinaus Teil eines systematischen Einflusses des Bindungsproteins auf die Modulation der Steroid-Rezeptor-Interaktion ist [22–24]. Somit sind Bedeutung und Aufgaben der Bindungsproteine wesentlich komplexer und keineswegs auf die Transport-, Schutz- und Kapazitätsfunktion beschränkt.

80–90% der sezernierten NNR-Steroide vom C-21-Typ werden unter physiologischen Bedingungen von den Plasmaproteinen gebunden. Das wichtigste Bindungsprotein ist das Transkortin, auch Corticosteroid-binding-Globulin (CBG) genannt. CBG ist ein Glykoprotein mit einem Molekulargewicht von etwa 52 000 und einem ca. 26%igen Kohlenhydratanteil. Es bindet Kortisol und Progesteron mit etwa gleichgroßer Affinität, darüberhinaus auch Korticosteron und wenige andere dem Kortisol ähnlich strukturierte Steroide [20, 25–27].

Außer dem typischen Transkortin gibt es noch transkortinähnliche Makromoleküle mit kortisolbindenden Eigenschaften in zahlreichen Geweben, ohne daß ihre Bedeutung z.Z. geklärt ist [28].

Die Kapazität des CBG ist jenseits einer Kortisolgesamtkonzentration von 0,55–0,65 µmol/l voll ausgenutzt. Dies ist allerdings kein konstantes Phänomen. Systematische Änderungen der CBG-Bindungskapazität sind bekannt; so steigt sie in der Schwangerschaft stark an, ebenso, allerdings von sehr niedrigen Werten unmittelbar vor der Geburt ausgehend, in der ersten postnatalen Phase [29, 30].

Ist die Transkortinkapazität abgesättigt, wird ein großer Teil der Steroide an Albumin gebunden. Der Anteil des freien Kortisols nimmt progredient zu [31]. Dieser Effekt ist nach ACTH sehr gut darzustellen; das freie Kortisol im Harn, das eng mit der freien Plasmakortisolfraktion korreliert, steigt exponentiell an [32–34]. Direkte Methoden zur Messung des freien Kortisols im Plasma sind bisher nicht beschrieben worden. Entsprechende Publikationen basieren in der Regel auf einer rechnerischen Bestimmung des freien Hormonanteils, nachdem CBG bzw. die gebundene Fraktion und Gesamtkortisol im Plasma gemessen wurden.

Besondere Probleme bei derartigem Vorgehen sind in den letzten Jahren bekannt geworden. Radioimmunologische Analysen des CBG gaben Anlaß, eine „immunreaktive" und eine „aktive" Fraktion des CBG zu diskutieren. So berichteten Rubin et al. [36] von einem immunologisch normalen, in seiner Wirkung aber defekten Transkortin bei einem Fall von Cushing-Syndrom. Verschiedene Formen des CBG sind somit denkbar.

Wir haben eine radioimmunologische Methode zur direkten Bestimmung des freien Plasmakortisols entwickelt, bei welcher der gebundene und der freie Anteil zunächst durch Filtration über Sephadex G 75 getrennt wurden [37]. Die Methode konnte durch die Einführung antikörperbeschichteter Röhrchen (coated tubes) und die Beibehaltung des neutralen Assaypuffermilieus vereinfacht werden [38]. Erste Erfahrungen zeigen, daß der Prozentsatz des freien Kortisols unter Basalbedingungen beim Gesunden zwischen 5 und 15% liegt.

Angeli et al. [28] beschreiben eine dem Plasmagesamtkortisol entsprechende diurnale Änderung der CBG-Bindungskapazität für Cortisol mit einem Minimum zwischen 24 und 4 Uhr und einem Maximum zwischen 12 und 16 Uhr. Für Kortikosteron konnte eine Bindungskapazitätsfluktuation nicht gefunden werden. Gegenläufige Minima und Maxima wurden hingegen für 11-Desoxykortisol und Kortison gefunden. Es hat demnach den Anschein, daß die Rhythmik der Plasmakortisolkonzentration eine Kontrollfunktion bei Verteilung und Metabolismus anderer Kortikosteroide darstellt, indem die Zahl der verfügbaren Bindungsstellen am CBG-Molekül verändert wird.

Bemerkenswert ist schließlich die Beobachtung, daß Prednison im Gegensatz zu fast allen synthetischen Steroiden, die nur minimal an CBG gebunden werden, eine dem Kortisol vergleichbare Affinität zu CBG hat [28]. Von pathophysiologischer Bedeutung ist die Beobachtung, daß es unter einer Langzeitbehandlung mit Prednison zu einer Verminderung der CBG-Konzentration kommt, so daß die biologisch aktive freie Fraktion und schließlich die pharmakologische Wirkung zunehmen.

4.2.1.1.3 Abbau

Der Abbau der Kortikosteroide (Übersicht bei [39]) verläuft ähnlich wie die Synthese nach einem weitgehend konstanten Schema. Die metabolischen Veränderungen entstehen hauptsächlich in der Leber. Prinzipiell sind 4 Stufen der Abbauvorgänge zu unterscheiden (s. auch Abb. 4.3, Modellsubstanz: Kortisol).

1) Reduktion der Doppelbindung an C4/C5,
2) Reduktion der Ketogruppe an C3,
3) Reduktion der Ketogruppe an C20,
4) Abspaltung der Seitenkette an C17.

Die Reduktion der Doppelbindung an C4/C5 ist NADPH-abhängig und irreversibel. Diese Reaktion scheint die Kinetik des gesamten metabolischen Programms zu bestimmen. Offenbar gibt es verschiedene Δ-4-Reduktasesysteme, die steroidspezifisch sind.

Die Reduktion der Ketogruppe an C3 läuft in engem zeitlichen Zusammenhang mit der Δ-4-Reduktion ab und führt zu den Tetrahydroderivaten. Diese werden teilweise zu hexahydrierten Metaboliten durch Reduktion der C-20-Ketogruppe. Schließlich führt die Abtrennung der Seitenkette an C17 bei weniger als 10% des entsprechenden Steroidmaterials zu C-17-Ketosteroiden.

Die hydrierten Kortikosteroide werden durch die Glucuronyltransferase mit Uridin-Diphosphat-Glucuronsäure verestert. Die Kopplung an Schwefelsäure ist eine andere, weit weniger umfangreiche Möglichkeit, die Steroidmetaboliten durch Esterbildung wasserlöslich zu machen.

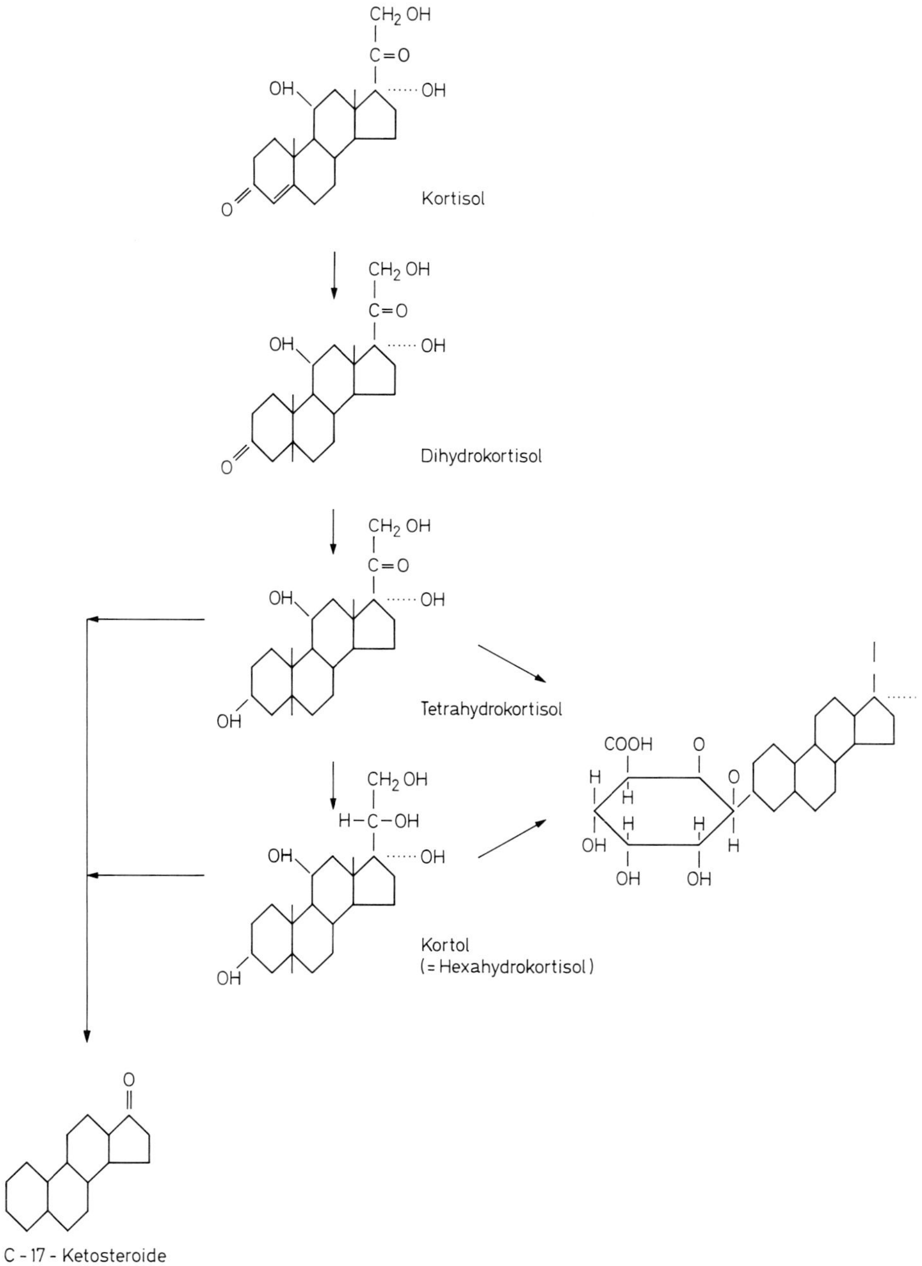
CH2 OH
C=O
OH
OH
O
Kortisol
CH2 OH
C=O
OH
OH
O
Dihydrokortisol
CH2 OH
C=O
OH
OH
OH
Tetrahydrokortisol
CH2 OH
H-C-OH
OH
OH
OH
Kortol
(= Hexahydrokortisol)
COOH
O
H
H
O
H
H
OH
H
OH
OH
O
C-17-Ketosteroide

Abb. 4.3. Prinzip des Steroidmetabolismus

Tabelle 4.2. Plasmasteroide und ihre Harnmetaboliten

Plasma	Harn
Kortisol/Kortison	Freies Kortisol; THE; THF; Allo-THF; Cortol; Allocortol; Cortolon; 11-β-Hydroxy-Aetiocholanolon 11-Oxo-Aetiocholanolon
11-Desoxycortisol	THS
17α-Hydroxyprogesteron	Pregnantriol
Kortikosteron	THB
11-Desoxycorticosteron	TH-DOC
11-Dehydrocorticosteron	THA
Aldosteron	TH-Aldosteron, „PH-1-Metabolit" = Aldosteron-18-Glucuronid
Androstendion	Androsteron
Dehydroepiandrosteron	Ätiocholanolon 11-Hydroxyandrosteron

Folgende Abkürzungen sind gebräuchlich:

F	= Kortisol	A	= 11-Dehydrocorticosteron
E	= Kortison	DOC	= 11-Desoxycorticosteron
S	= 11-Desoxycortisol	DHA	= Dehydroepiandrosteron
B	= Kortikosteron	TH	= Tetrahydro-.....

Die Kortikosteroidmetaboliten werden im Harn ausgeschieden und sind als typisches Metabolitenspektrum meßbar. Für Kortisol bedeutet dies etwa folgende Verteilung:

0,5% freies Kortisol,
20–30% hexahydrierte Glucuronide/Sulfate,
30–40% Tetrahydroglucuronide/Sulfate,
5% 17-Ketosteroidglucuronide/Sulfate.

Tabelle 4.2 zeigt die wichtigsten Harnmetaboliten und ihre primären Plasmapräkursoren.

Zur Verteilung der Tetrahydrometaboliten wurden seinerzeit ausführliche Studien durchgeführt (s. bei [40–42]).

Der Steroidmetabolismus kann auch – allerdings in sehr geringem Maße – extrahepatisch ablaufen. So wird Aldosteron z.B. auch in der Niere zu Aldosteron-18-Glucuronid verestert. Metabolische Hydrierungen an anderen Stellen des Steroidmoleküls sind bekannt. Hervorzuheben ist die 6β-Hydrierung [43].

Die Halbwertszeit für Kortisol im Plasma beträgt ca. 110 min, für Kortikosteron werden 90 min angegeben, für Aldosteron 15–30 min in Abhängigkeit vom Verteilungsraum.

4. Nebenniere

4.2.1.1.4 Steroidkonzentrationen in Plasma und Harn

Wenn man die im Serum bzw. Plasma oder Harn meßbaren Steroide quantitativ erörtern will, müssen typische Abhängigkeit, z. B. von der Tageszeit, vom Alter oder von der Körperoberfläche berücksichtigt werden. Auch bei dynamischen Tests hängt die Interpretation der Meßwerte vom verwendeten Testdesign ab.

In den letzten Jahren haben die Steroidbestimmungen im Plasma und Serum, auch im Sinne von kurzfristigen Längsschnittuntersuchungen (steroid profiling), vornehmlich durch die radioimmunologische Bestimmungstechnik zunehmend an Bedeutung gewonnen und Harnsteroidanalysen in den Hintergrund treten lassen. Tabelle 4.3 gibt Normwerte wichtiger Steroidhormone an, wobei es sich um Basalwerte handelt, die ggf. stichwortartig kommentiert werden.

4.2.1.2 Regulation der Hormonsekretion

4.2.1.2.1 Kortisol

Cortisol ist im Plasma oder Serum in einer Konzentration von 5–25 µg/dl meßbar. Als Sekretionsrate werden 14 mg/Tag angegeben. Es besteht eine typische diurnale Rhythmik mit Maximum zwischen 6 und 9 Uhr morgens und einem Minimum gegen 2 Uhr nachts. Der 24-h-Rhythmus ist ACTH-abhängig und zeigt eine typische Beziehung zum Schlaf-Wach-, nicht hingegen zum Tag-Nacht-Wechsel [44].

Neuere Untersuchungen lassen erkennen, daß die Kortisolsekretion pulsativ verläuft und dieses Sekretionsmuster die entsprechende ACTH-Ausschüttung reflektiert. Die Beobachtung episodischer ACTH-stimulierter Kortisolausschüttung [45, 46] und Phasen sehr niedriger Kortisolwerte ohne Stimulation der ACTH-Ausschüttung haben Zweifel an einer einfachen negativen Feedback-Kontrolle durch den Plasmakortisolbasalwert als alleiniger Leitgröße aufkommen lassen. Auch die sehr exakte Reproduzierbarkeit derartiger Kortisolsekretionsepisoden bei ein und demselben Probanden werden dahingehend gedeutet, daß diese Sekretionsmuster nicht ausschließlich durch ein negatives Feedbacksystem, sondern durch eine programmierte zentralnervöse Kontrolle zustande kommen, in die die Funktion des CRF-ACTH-Nebennierenrindensystems integriert ist [45, 47, 48].

Schon Yates [49] postulierte hinsichtlich afferenter Signale zum Hypothalamus eine steroidsensible und eine steroidinsensible CRF-Sekretion, womit er die Perspektive der Leitfunktion einer zentralnervösen Programmierung des „negativen Feedbackregelkreises" erkennen ließ. Untersuchungsergebnisse, die eine zirkadiane Variation der ACTH-Konzentration bei adrenalektomierten Tieren und damit die Unabhängigkeit dieser Rhythmik von der adrenalen Hormonproduktion zeigen, sind in gleicher Richtung zu deuten [50].

Daß die Kortisonkonzentration ein entscheidender Faktor innerhalb dieses erweitert definierten Regulationssystems ist, bleibt sicher unstrittig.

Tabelle 4.3. Werte wichtiger Steroide im Plasma

Steroid		Basalwertbereich	Quelle	Anmerkungen
Kortisol	gesamt	5 – 15 µg/dl	[130]	Tagesrhythmik; Sekretion pulsativ
		2,2– 18,4 µg/dl (Range 3–15 Jahre)	[131]	Abfall in 1. Lebenswoche ($\bar{x} = 1,1$ µg/dl); danach Anstieg in Normalwertbereich bis $\bar{x} = 7,5$ µg/dl (Range: 1,7–13,7 µg/dl)
	frei	7 – 15% des Gesamtkortisols	[37, 38]	
Kortikosteron		0,4– 2,0 µg/dl	[63]	
		<0,5– 1,22 µg/dl (Range 3–15 Jahre)	[131]	
Aldosteron		2 – 15 ng/dl	[63]	
		15 –115 ng/dl (im frühen Säuglingsalter)	[130]	
		5 – 25 ng/dl (> 10 Jahre)		
		5 – 40 ng/dl (5–10 Jahre)		
		120 –850 ng/dl (Range; Neugeborene)		
		14 –105 ng/dl (Range; 2. Lebenswoche–3. Lebensmonat)	[131]	8^{00}–10^{00}; Normalbedingungen
		6 – 92 ng/dl (Range; 3. Lebensmonat–1 Jahr)		
		10 – 88 ng/dl (Range; 1–15 Jahre)		
11-Desoxycorticosteron		2 – 18 ng/dl	[130]	
		152 –187 ng/dl (Range; Neugeborene)	[131]	Abfall der *Mittelwerte* bis zum 1. Lebensjahr, danach Anstieg mit Plateaubildung zwischen 1–7 Jahren; dann erneut Abfall: $\bar{x} = 2,45$ ng/dl (7–15 Jahre)
		3 – 37 ng/dl (Range; 2. Lebenswoche–15 Jahre)		
11-Desoxycortisol		40 –1000 ng/dl	[130]	

4. Nebenniere

Progesteron	20–80 ng/dl (♂ < 11 Jahre) 10–50 ng/dl (♂ > 11 Jahre) 5–25 ng/dl (♀ < 8 Jahre) 15–60 ng/dl (♀ < 8 Jahre < 15 Jahre) 15–80 ng/dl (♀ > 15 Jahre)	[130]

17α-OH-Progesteron	Perinatalperiode:
	a) Nabelschnurblut
	  ♂ 1752 ± 1014 ng/dl
	  ♀ 2341 ± 1352 ng/dl
	b) Peripheres Blut
	  ♂ 420 ± 191 ng/dl
	c) Säuglingsalter
	  ♂ 5.–7. Tag 80 ± 46 ng/dl
	     2. Monat 201 ± 79 ng/dl
	     3.–7. Monat 29 ± 2 ng/dl
	
	  ♀ Abfall 1. Woche wie bei Knaben
	    1.–3. Monat ≈ 100 ng/dl
	    3.–7. Monat 60 ± 42 ng/dl
	
	d) Kindesalter
	  ♂ und ♀: 2.–7. Lebensjahr 26 ± 12 ng/dl
	           7.–12. Lebensjahr = 45 ng/dl
	e) Jugendliche, Erwachsene
	  ♂: 118 ± 34 ng/dl
	  ♀: Follikelphase 44 ± 8 ng/dl
	      Lutealphase 243 ± 66 ng/dl
		[133] Alle Werte entsprechen $\bar{x} \pm 1$ SD
		
		Langsamer Abfall bis zum angegebenen Wert, der bis zum 7. Lebensjahr (26 ± 12 ng/dl) erhalten bleibt
		
		Langsamer Abfall bis zum angegebenen Wert, der vor allem zwischen 7. und 9. Monat signifikant höher ist als bei Knaben
		
		[132, 133]
		
		Große individuelle Streuung: 10–140 ng/dl;
		
		[133] Andere Normalwerterhebungen bei [131, 132];

Tabelle 4.3. (Fortsetzung)

Steroid	Basalwertbereich	Quelle	Anmerkungen
Testosteron	a) Neugeborene ♂: 265±90 ng/dl ungebundene Fraktion: 7,71± 3,8 ng/dl ♀: 46,3±13,9 ng/dl	[133]	Die Werte entsprechen x̄ ± 1 SD, sofern nicht anders angegeben
	b) Säuglingsalter ♂: Triphasischer Verlauf: 1. Woche Abfall bis auf 31±14 ng/dl. Dann Anstieg bis Maximum im 2. Monat (265±31,3 ng/dl); 3.–7. Monat Abfall bis 7±4,1 ng/dl ♀: Abfall innerhalb 2 Wochen auf 8±3,7 ng/dl		
	c) Kindesalter Niveau der Werte am Ende des 1. Lebensjahres bleibt bis ca. 9.–11. Lebensjahr erhalten		
	d) Pubertät/14.–15. Lebensjahr ♂ 130 ng/dl (x̄); 8–885 ng/dl (Range) ♀ 23 ng/dl (x̄); 13–52 ng/dl (Range)	[132]	
	e) Erwachsenenalter ♂ 595±160 ng/dl ungebundene Fraktion: 8,33±24 ng/dl	[133]	
	> 17 Jahre: 540 ng/dl (x̄); 160–850 ng/dl (Range); ♀ > 17 Jahre: 25 ng/dl (x̄); 12–47 ng/dl (Range)	[132]	
Δ-4-Androstendion	a) Neugeborene ♂: 197±92 ng/dl ♀: 174±75 ng/dl	[133]	
	b) Säuglingsalter ♂: 1.–3. Monat: 43±13 ng/dl ♀: 1.–3. Monat: 19± 7 ng/dl ♂ und ♀ ab 6. Monat: 11±2 ng/dl	[133]	Rascher Abfall in 1. Lebenswoche; kurzer erneuter Anstieg (2.–3. Woche), dann kontinuierlicher Abfall bis 6. Monat

4. Nebenniere 119

	bis 5. Lebensjahr bei beiden Geschlechtern 3–47 ng/dl (Range); $\bar{x}$ zwischen 10 und 14 ng/dl 6.–9. Lebensjahr: $\bar{x} = 25$ ng/dl	[132]	„Adrenarche"
	d) Pubertät ♂: 14.–15. Lebensjahr: 59 ng/dl ($\bar{x}$); 21–143 ng/dl (Range) ♀: 14.–16. Lebensjahr: 59 ng/dl ($\bar{x}$); 10–160 ng/dl (Range)		
	e) 17 Jahre ♂ 102 ng/dl ($\bar{x}$); 44–264 ng/dl (Range) ♀ 100 ng/dl ($\bar{x}$); 18–268 ng/dl (Range)	[132]	
Dehydroepiandrosteron (DHA)	a) Neugeborene 919±304 ng/dl	[133]	
	b) Säuglingsalter 1.– 6. Monat: 149∓59 ng/dl 6.–12. Monat: 80± 37 ng/dl		
	c) Kindesalter 2.–6. Lebensjahr: 25± 9 ng/dl 7.–11. Lebensjahr: 189±55 ng/dl		
	d) Postpubertär 300–800 ng/dl	[130]	„Adrenarche"
Dehydroepiandro-steronsulfat (DHA-S)	a) Neugeborene 140±125 g/dl		
	b) Säuglingsalter Rascher Abfall im 1. Lebensmonat auf 28±18,8 g/dl; weiterer Abfall bis 6. Monat auf 2,8±3,0 g/dl		
	c) Kindesalter Anstieg im Rahmen der Adrenarche (7.–9. Lebensjahr); zunächst 0–20 (♂), –50 (♀) µg/dl; mit 10 J. 25–75 µg/dl und 25–100 µg/dl (♀)	[133]	RIA nach Chromatographie auf Minicelitesäulen
	d) Postpubertär ♂ 120–400 µg/dl ♀ 140–350 µg/dl	[130]	RIA nach papierchromatographischer Auftrennung
		[130]	

Untersuchungen zur Dynamik der Kortisolwirkung auf die ACTH-Sekretion beim Menschen [51] ließen zwei unterschiedliche Hemmechanismen erkennen, einen Soforteffekt bei Anstieg der Kortisolkonzentration und einen zeitlich versetzten Effekt. Der Soforteffekt war in seinem Ausmaß durch die Steilheit des Anstiegs der Plasmakortisolkonzentration bestimmt (Differential über den zeitlichen Verlauf der Kortisolkonzentration = Differentialfeedback). Der Späteffekt (ca. 30 min nach Kortisolanstieg) war hinsichtlich des Ausmaßes der ACTH-Hemmung proportional zu der Kortisoldosis, die dem Integral der zeitlichen Verlaufskurve der Plasmakortisolkonzentration entspricht (integraler Feedback). Umgekehrt funktioniert die Aktivierung der Kortisolausschüttung auf einen adäquaten Reiz hin binnen Sekunden (z. B. erhöhte Plasmakortisolwerte durch Psychostreß bei Blutabnahme).

4.2.1.2.2 Aldosteron

Die Sekretion des zweiten primär bedeutsamen NNR-Hormons Aldosteron wird in erster Linie durch das Renin-Angiotensin-System kontrolliert (s. Abb. 4.4). Darüber hinaus spielen Natrium, Kalium, ACTH, Serotonin und die Prostaglandine eine zusätzliche Rolle.

Untersuchungen von James et al. [45] wiesen eine episodische Fluktuation der Aldosteronspiegel nach, wobei eine eindeutige zeitliche Synchronisation zur Kortisolrhythmik gezeigt werden konnte. Daß es sich hier um echte sekretorische Episoden handelt, ist sehr wahrscheinlich.

Daß ACTH die Aldosteronsekretion stimulieren kann, steht außer Zweifel. Dieser Effekt hat jedoch für die Aldosteronsekretion keine primäre Bedeutung, wie dies auch Versuche mit Dexamethasonsuppression zeigen konnten; hierbei wurde die Kortisolstimulation via ACTH-Suppression unterdrückt, die Aldosteronsekretion blieb jedoch unverändert. Bemerkenswert ist allerdings die Synchronisation zwischen ACTH, Renin und anderen die Aldosteronproduktion steuernden Faktoren, ohne daß die biologische Bedeutung dieses Phänomens geklärt ist [45].

Zur Aktivierung der Aldosteronsekretion über das Renin-Angiotensin-System spielt die Hypovolämie eine entscheidende Rolle. Bei natriumdefizitärer Situation ist sie zwangsläufige Folgeerscheinung. Es ist nicht ausreichend geklärt, welche Qualität die offenbar in der Niere lokalisierten Rezeptoren (Volumen, Druck, Durchfluß) haben, die das Renin-Angiotensin-Aldosteron-System aktivieren.

Der Einfluß von Prostaglandinen auf die Aldosteronproduktion wird in der permissiven Rolle innerhalb des letzten Syntheseschritts gesehen [52], ähnlich wie die schon früher beschriebene Funktion eines Natriumabfalls [53, 54]. Weiter konnte an menschlichem NNR-Material nachgewiesen werden [55], daß PGE_1 und PGE_2 die Aldosteronproduktion stimulieren, wobei die Mehrproduktion einer kurzen initialen Depression der Sekretion folgte. Weiter wurde gefunden, daß PGF_2 und PGF_1 das Aldosteronrelease hemmen. Mit Prostaglandinsynthetasehemmern wurde die basale und ACTH-induzierte Aldosteronproduktion supprimiert. Schließlich sind auch

4. Nebenniere

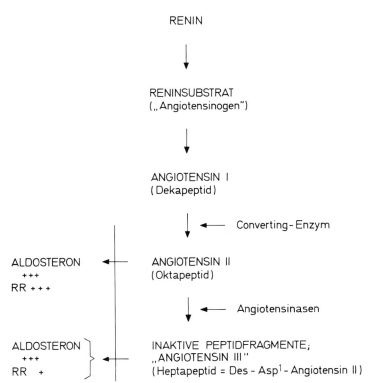

Abb. 4.4. Wirkungskette des Renin-Angiotensin-Systems

die renal gebildeten Prostaglandine bedeutsam, da sie das Reninrelease stimulieren [56, 57].

An dieser Stelle sei ergänzend erwähnt, daß die Prostaglandine nicht nur die Aldosteronsekretion mitbeeinflussen; es gibt experimentelle Hinweise dafür, daß ein PGE-Release die ACTH-induzierte Steroidogenese auf früher Stufe (vor Pregnenolon) stimuliert [58–60].

4.2.1.2.3 Androgene

Die wesentlichen adrenalen Androgene sind DHA, DHA-S, 11β-Hydroxyandrostendion und Androstendion. Es ist sicher, daß ACTH als entscheidender Faktor die Produktion dieser Steroide kontrolliert. DHA wird basal episodisch und synchron mit Kortisol sezerniert, DHA-S zeigt diese Korrelation weit weniger [61]. Auch Androstendion zeigt ähnlich wie DHA Fluktuationen, die sich denen des Kortisols anpassen [45].

4.2.1.3 Wirkung der Nebennierenrindenhormone

Aus der vitalen Notwendigkeit einer ausreichenden Versorgung des Organismus mit NNR-Hormonen ergibt sich, daß praktisch keine Zelle von den

NNR-Hormonen unbeeinfluß bleibt. Eine Vielzahl von zellspezifisch unterschiedlichen Reaktionen ist somit zu erwarten. Als Grobschema gilt die Einteilung der adrenalen Hormone in Glukokortikoide, Mineralokortikoide und Androgene. Eine scharfe funktionelle Trennung besteht jedoch nicht. So hat z.B. Kortisol als typisches Hormon der Glukokortikoidreihe (17α- Hydroxygruppe) auch eine Wirkung im Bereich des Salz-Wasser-Haushalts; Kortikosteron als Beispiel der Mineralkortikoidreihe (keine 17α-Hydroxylierung) weist glukokortikoidtypische Effekte in Kohlenhydrat- und Eiweißstoffwechsel auf. Kortisolmetaboliten sind teilweise schwache Androgene (s. Tabelle 4.2).

4.2.1.3.1 Glukokortikoide

Die Bezeichnung Glukokortikoide bezieht sich auf die „glukoneogenetische" Wirkung; unter dem Einfluß von Kortisol als dem wichtigsten Hormon dieser Kategorie werden Kohlenhydrate aus Aminosäuren gebildet, wobei Eiweiß mobilisiert und metabolisiert wird. Die Glukoneogenese findet fast ausschließlich in der Leber statt. Der erhöhte Glukoseumsatz bewirkt eine Anhebung des Blutzuckers um 10–20%. Während die glukokortikoide Wirkung von Kortisol und Kortison gleich ist, wird sie für Kortikosteron mit etwa 30% der Kortisolwirkung angegeben, Aldosteron hat keine entsprechende Wirkung.

Durch den unter vermehrtem Kortisoleinfluß eiweißkatabolen Effekt kommt es zur negativen Stickstoffbilanz. Zwar wird auch der Proteinaufbau stimuliert, er gleicht die Abbaurate jedoch nicht aus.

Obwohl am *isolierten* Fettgewebe Kortisol die Glukoseaufnahme hemmt und damit letztlich zu einer herabgesetzten Wiederveresterungsrate der freien Fettsäuren führt, wird dieser Effekt *in vivo* durch eine gesteigerte Insulinausschüttung mehr als ausgeglichen. So wird ein Teil der durch Glukoneogenese entstandenen Glukose in Fett umgewandelt. Die gegenüber dem Aldosteron weitaus schwächere Mineralokortikoidwirkung des Kortisols (Faktor 10^{-3}) wurde bereits erwähnt. Prinzipiell fördert Kortisol die Natriumretention und die Kaliumausscheidung. Dosis und Dauer einer pharmakologischen Gabe können diesen physiologischen Effekt bis zur Inversion verändern und zur metabolischen Alkalose führen.

Kalzium- und Phosphatausscheidung werden durch Glukokortikoide gefördert, die Resorption von Kalzium aus dem Darm, die Rückresorption in den Nierentubuli ebenso wie die Mobilisation aus dem Skelett werden gehemmt. Eine wichtige, weitgehend spezifische Glukokortikoidfunktion ist die Steigerung der glomerulären Filtration. Auch ist die therapeutisch wichtige immunsuppressive Glukokortikoidwirkung zu erwähnen.

Die antiphlogistische Wirkung der Glukokorticoide kommt erst nach Gabe pharmakologischer Dosen zustande (>50 mg/m² KOF Hydrocortison). Pharmakologische Dosen von Glukokortikoiden werden meistens in Form synthetischer Steroide wie Prednison, 6α-Methylprednison, Triamcinolon u.a. gegeben. Tabelle 4.4 gibt Äquivalenzdosen einiger synthetischer Steroide für die Glukokortikoidwirkung an.

Tabelle 4.4. Äquivalenzdosen (relative Wirkungsstärken) synthetischer Steroide

Steroid	Entzündungshemmende Wirkung	Na-retinierende Wirkung
Hydrocortison	1,0	1,0
Kortison	1,25	1,25
Prednison	0,25	1,25
Prednisolon	0,25	1,25
6-Methylprednisolon	0,25	1,25
Dexamethason	0,04	–
Fluorocortison	0,1	0,008

4.2.1.3.2 Mineralokortikoide

Als typische Mineralokortikoide sind Aldosteron und sein Vorläufer, 11-Desoxycorticosteron (30–40mal schwächer als Aldosteron), zu nennen. Die entsprechenden biologischen Aktivitäten von Kortisol, Kortison und Kortikosteron wurden bereits erwähnt, sie sind für den Salz-Wasser-Haushalt jedoch nachrangig.

Aldosteron führt zur Kalium- und Wasserstoffionenausscheidung und zur Natriumionenrücksresorption; es beeinflußt so maßgeblich das Volumen der extra- und intravasalen Flüssigkeit. Auch die Ausscheidung von Magnesium- und Amoniumionen ist unter Aldosteron gesteigert. Beim Menschen greifen die Mineralokortikoide vornehmlich an den Nierentubuli an, andere Erfolgsorgane sind Darm, Speichel- und Schweißdrüsen.

Aldosteron hat unter physiologischen Bedingungen nicht nur keine Glukokortikoidwirkung, es fehlen auch antiphlogistische Eigenschaften und ein Hemmeffekt auf die ACTH-Sekretion. Man nimmt an, daß täglich 100–300 µg Aldosteron gebildet werden.

4.2.1.3.3 Androgene

Über die physiologische Bedeutung der NNR-Androgene bestehen noch unzureichende Erkenntnisse. Obwohl sie in nennenswerten Mengen gebildet werden, ist ihre biologische Wirkung nicht unmittelbar zu erkennen.

Man kann allerdings mit großer Sicherheit annehmen, daß DHA-S, DHA und Androstendion bedeutsame Präkursorhormone für die Umwandlung in potente Androgene und Östrogene sind. Ihre Metaboliten können biologisch aktiv sein. Als Beispiel ist einmal das als pathophysiologische Störung aufzufassende Ätiocholanolonfieber zu nennen, wobei die 5-α-Wasserstoffkonfiguration entscheidend ist. Zum anderen sei daran erinnert, daß bei der Frau Androstendion sowohl zu Testosteron als auch zu Östrogenen umgewandelt werden kann, so daß auf diese Weise zielorganwirksame Plasmaspiegel entstehen können.

DHA-S wiederum ist vor allem als Präkursorhormon für die Östrogenbildung in der Schwangerschaft (plazentare Umwandlung) bedeutsam.

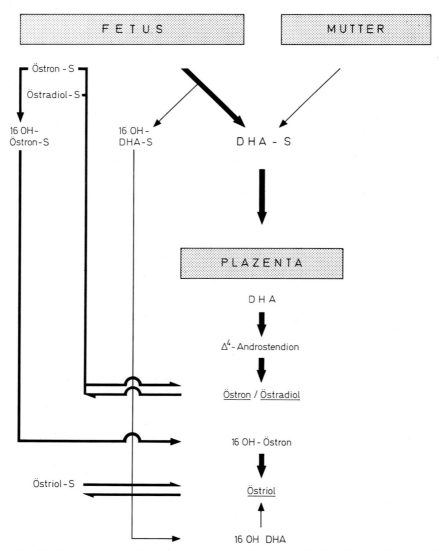

Abb. 4.5. Fetoplazentare Einheit. Dehydroepiandrosteronsulfat (*DHA-S*) als Präkursor für die plazentare Östrogenbildung

In diesem Zusammenhang sei auf die „fetoplazentare Einheit" hingewiesen. Das in der *fetalen* NNR gebildete DHA-S bildet einen wesentlichen Präkursorpool für die plazentare Östrogenbildung (s. Abb. 4.5).

Etwa von der 12. Schwangerschaftswoche an dominieren in der fetalen Hypophyse α-MSH und das „corticotropin-like intermediate lobe peptide" (CLIP) gegenüber dem authentischen ACTH[1-39]. Zum Geburtstermin findet ein rascher Wechsel dieser Verteilung statt [61a].

Inweiweit dieses Prinzip die unterschiedliche Stimulation der fetalen NNR (α-MSH-CLIP → DHA-Bildung) bzw. der sich postpartal rasch entwickelnden endgültigen Rindenstruktur (ACTH$^{1-39}$ → Kortisol) widerspiegelt, bleibt zunächst abzuwarten.

Die Rolle der adrenalen Androgene im Rahmen der „Adrenarche" und der Pubertätsentwicklung wird in den Kapiteln über die Pubertät erörtert.

4.2.1.4 Untersuchungsmethoden

4.2.1.4.1 Endokrinologische Verfahren

Bei der Darstellung physiologischer und pathophysiologischer Abläufe ergaben sich bereits Hinweise zur Untersuchung der endokrinen Funktion der NNR. Wir wollen im folgenden für die Diagnostik wichtige hormonelle Parameter und dynamische Testanordnungen kurz darstellen. Dabei ist anzumerken, daß die jeweilige Bestimmungsmethodik wie auch das angewandte Testdesign in verschiedenen Zentren nicht einheitlich sind und zu nennenswert unterschiedlichen Werten führen können. Man muß also die Charakteristik der im Einzelfall benutzten Verfahren genau kennen, um Fehlinterpretationen zu vermeiden. Es soll daher an dieser Stelle das *Prinzip der Untersuchung* im Vordergrund stehen.

Kortisol im Plasma
Kortisol im Serum oder Plasma ist eine der wichtigsten diagnostischen Größen zur Beurteilung der adrenalen Funktion. Kortisol kann als Gesamtkortisol (freie plus proteingebundene Fraktion) oder als freies Kortisol (nur ungebundene Fraktion) gemessen werden. Zu beachten ist neben dem absoluten Wert die diurnale Rhythmik (morgens hoch, abends tief). Genauere Einblicke in die Sekretionsdynamik erlaubt das „steroid profiling", eine individuelle Längsschnittbestimmung in 1- bis 2-stündigen Abständen über 24 oder mehr Stunden.
Normwert für Gesamtkortisol im Serum: basal 5–15 µg/dl;
Methode: Spezifischer RIA.
Normwert für freies Kortisol im Serum: basal 5–15% der Gesamtkortisolkonzentration;
Methode: Spezifischer RIA.

Andere Steroide im Serum oder Plasma basal
Besondere Bedeutung haben je nach Fragestellung:

– Progesteron,
– 17α-Hydroxyprogesteron,
– 11-Desoxycortisol,
– 11-Desoxycorticosteron,
– Kortikosteron,
– Aldosteron,
– Testosteron,

- Androstendion,
- Dehydroepiandrosteron/-Sulfat (DHA, DHA-S).

Zu den Normwerten siehe Tabelle 4.3.

ACTH-Belastungstests
Prinzip: Spezifische Stimulation der NNR.
Reaktion: Anstieg der NNR-Hormone in definiertem Ausmaß.
Fragestellung:
a) Primäre NNR-Insuffizienz
   Parameter: Kortisol.
b) Kongenitale NNR-Hyperplasie (Schwachformen);
   Parameter: 17-OH-Progesteron, Testosteron, Androstendion bei C-21-Hydroxylasedefekt; 11-Desoxycortisol bei C-11-Hydroxylasedefekt (s. auch Kap. 19).

ACTH-Kurztest
I.v.-Gabe von β^{1-24}-Tetracosactid, (250 µg/1,73 m² KOF). Normreaktion des Kortisols im Serum: Anstieg auf > 30 µg/dl nach 60 min; Testbeginn 8 Uhr morgens.

ACTH-Depottest
I.m.-Gabe von 1 mg/Depot-ACTH/m² KOF; Bestimmung der Steroidwerte vor und 1, 3 und 5 Tage nach der Injektion. Normreaktion des Kortisols im Serum: Maximum des Anstiegs meist am 3. Tag, Werte > 25 µg/dl; Blutabnahme jeweils morgens 8 Uhr.

Metopirontest
Prinzip: Blockade der 11β-Hydroxylierung in der NNR, damit Limitierung der Kortisolbildung.
Reaktion: ACTH-Ausschüttung der Hypophyse (Regelkreis!); Stimulation der NNR mit Anstieg der unmittelbaren Kortisolvorstufe 11-Desoxycortisol (Plasma) bzw. Tetrahydro-11-Desoxycortisol (=THS) im Harn.
Fragestellung: Beurteilung der „ACTH-Reserve", sekundäre NNR-Insuffizienz. (Literatur und Kurztestdesign s. Kap. 2, Literatur 85–88).

Dexamethasonhemmtest
Prinzip: Bei erhöhten Kortikosteroidwerten, die durch Überstimulation der NNR durch ACTH zustande kommen (zentraler Cushing, kongenitales adrenogenitales Syndrom), bewirkt Dexamethason durch ACTH-Hemmung (Regelkreisprinzip) eine Senkung der NNR-Hormonkonzentrationen im Serum bzw. Harn. Dexamethason selbst geht in die üblichen Meßwerte (Kortisol, 17-OH-Progesteron, Testosteron, Δ-4-Androstendion) nicht ein.
Fragestellung: Suppressibilität erhöhter Steroidwerte. Normreaktion: Nach Dexamethasongabe (6stündlich je 2 mg über 48 h) Abfall der oben genannten Parameter um ca. 50% oder mehr, falls ACTH-abhängige Stimulation besteht. Ausnahmen (=falsch-positiver Test) möglich.

Differentialdiagnose: NNR-Tumoren, deren autonome Hormonproduktion meist nicht suppressibel ist.

Sonstiges
Zur ACTH-Messung, Vasopressintest, Insulintoleranztest s. Kap. 3 und 12.

4.2.1.4.2 Nicht endokrinologische Methoden

Eine einfache *Abdomenleeraufnahme* kann Verkalkungen der Nebennierenrinde erkennen lassen (s. NNR-Blutung, S. 143).

Invasive Methoden
Dazu zählen Methoden zur Darstellung des adrenalen Gefäßsystems, gezielter Katheterismus der NNR-Vene mit Steroidanalysen aus dem so gewonnenen Blut, die Darstellung der Niere und Nebenniere durch Lufteingabe in den Retroperitonealraum und die isotopentechnische Darstellung der NNR. Sie sind heute durch Sonographie und Computertomographie weitgehend abgelöst worden.

Messung transmuköser Potentialdifferenzen
Eine einfache indirekte Methode zur Diagnostik von Veränderungen vornehmlich der Aldosteronproduktion über die Messung transmuköser elektrischer Potentialdifferenzen ist kürzlich von Skrabal beschrieben worden („Adrenosonde"; [61b]). Weitergehende allgemeine Erfahrungen liegen noch nicht vor.

4.2.2 Erkrankungen der Nebennierenrinde

4.2.2.1 Erkrankungen mit Überproduktion von Nebennierenrindenhormonen

Trotz einer gewissen Überlappung zwischen biochemischer Struktur und biologischer Wirkung kann man die Einteilung der NNR-Hormone in Glukokortikoide, Mineralokortikoide und Androgene als Raster benutzen, um krankhafte Über- und Unterfunktionszustände darzustellen. Zumindestens Erkrankungen mit hormonaler Überfunktion lassen sich zum größten Teil in diesem Schema unterbringen. Lediglich tumoröse Prozesse (4.2.2.1.4) können eine ausgeprägte Mischsymptomatik zeigen.

4.2.2.1.1 Cushing-Syndrom

Mit Cushing-Syndrom [62] benennt man heute eine typische klinische Entität, der ursächlich eine Überstimulation der NNR mit ACTH, eine exogene Glukokortikoidzufuhr im Exzeß oder ein adrenaler, kortisolproduzierender Tumor zugrunde liegen kann.

Häufigkeit und ursächliche Verteilung
Das Cushing-Syndrom ist eine seltene Erkrankung. Es kann in jedem Lebensalter, auch schon beim Säugling auftreten. Labhardt [63] gibt für die

Tabelle 4.5. Adrenale Überfunktion. Die Pathologie der Nebennierenrinde bei 262 Patienten (Nach Neville u. Symington [64])

Krankheitsbezeichnung	Anzahl der Patienten		Bilaterale Hyperplasie [n]	Adrenale Läsion	
	[n]	[%]		Adenome [n]	Karzinome [n]
Cushing-Syndrom	149	57	121	13	15
Hyperaldosteronismus mit niedrigem Plasmarenin (Conn-Syndrom)	89	34	22	65	2
Adrenogenitales Syndrom					
– Virilisierung	22	9	7	7	8
– Feminisierung	2				2
Gesamt	262	100	150	85	27

medizinische Universitätsklinik Zürich 30 Fälle unter 30 000 Patienten innerhalb von 10 Jahren an, am Züricher Kinderspital wurden im gleichen Zeitraum unter 70 000 Patienten 6 Kinder mit Cushing-Syndrom beobachtet. Es besteht eine 3- bis 4mal höhere Erkrankungshäufigkeit für das weibliche Geschlecht. Bevorzugt tritt das Cushing-Syndrom in der 3. bis 4. Lebensdekade auf.

Zur Verteilung des Hyperkortizismus nach den eingangs erwähnten funktionellen Gesichtspunkten teilen Neville u. O'Hare [64] bei 262 Patienten einer eigenen Untersuchungsserie die in Tabelle 4.5 dargestellten Daten mit.

Burke [65] gibt für die Ätiologie des Cushing-Syndroms folgende Zahlen an:

Primäres adrenales Karzinom	1%,
primäres adrenales Adenom	5%,
„ectopic-ACTH-syndrome"	15%,
hypophysäre ACTH-Überproduktion (Morbus Cushing)	80%.

Im Kindesalter dominieren indessen die Karzinome bei mindestens der Hälfte der Patienten, gefolgt von der bilateralen Hyperplasie bei etwa 35% [66]. Es besteht also eine zumindest statistisch darstellbare Änderung in der primären Ursache des Cushing-Syndroms vom Kindes- zum Erwachsenenalter.

Pathophysiologie und pathologische Anatomie
Als Ursache einer bilateralen adrenalen Hyperplasie ist die ACTH-Überproduktion unstrittig. Demgegenüber konnte die Frage nach der primären Läsion, ob hypothalamisch oder hypophysär, nicht abschließend beantwortet werden. Die vorherrschende Meinung geht von einer primär hypothalamischen Störung aus, die zu einem Defekt im Regelkreissystem führt [65,

67–69]. Die Beobachtung, daß sich nach Entfernung des beim Morbus Cushing fast regelmäßig vorhandenen basophilen Adenoms der Hypophyse der normale Tagesrhythmus des Kortisols wieder einstellt, wird dahingehend interpretiert, daß auch eine primäre, vom Hypothalamus unabhängige autonome Genese der ACTH-Überproduktion vorkommen kann [70, 71].

Hypophysenadenome sind nach autoptischen Befunden in nahezu allen Fällen von Morbus Cushing vorhanden [72, 73]. Sie liegen in der Regel intrasellär und weiten die Sella, wenn überhaupt, nur geringfügig auf [74, 75]. Extraselläres Wachstum kommt vor. Etwa 1/3 der Adenome sind chromophob und werden bevorzugt bei sehr aktiven Verlaufsformen gefunden. Klinisch oder bei biochemischen Testuntersuchungen finden sich bei Patienten mit oder ohne Nachweis eines hypophysären Adenoms keine Unterschiede, was wiederum als Hinweis auf die sekundäre (hypothalamische) Genese dieser Adenome interpretiert wird.

Pathologisch-anatomisch läßt die bilaterale Hyperplasie 3 strukturelle Formen erkennen: die einfache Hyperplasie, die Hyperplasie bei „nichtendokrinen" Tumoren („ectopic ACTH-Syndrom") und die noduläre Hyperplasie, wobei multinoduläre Formen hinsichtlich ihrer primären Genese kontrovers diskutiert werden [66, 72–74].

Burke [65] legt aus Gründen der adäquaten Therapie besonderen Wert auf die Unterscheidung von „nodulärer, adrenaler Hyperplasie" (ACTH hoch, NNR hyperplastisch, Dexamethason resistent) und „nodulärer Dysplasie" (ACTH normal bis erniedrigt, nicht betroffene NNR-Areale supprimiert, Dexamethason resistent). Bei der nodulären Dysplasie soll demnach eine funktionelle Autonomie vorliegen [65]. Neville [74] lehnt eine auch partielle funktionelle Autonomie bei der nodulären Dysplasie aufgrund histomorphologischer Befunde ab, insbesondere auch, weil eine Suppression der Rest-NNR nicht auftrete. Ein Spezifitätsverlust des ACTH-Rezeptors zugunsten anderer das cAMP-System stimulierender Faktoren wird diskutiert.

Adenome treten meist solitär auf und können bis zu einer Größe von mehreren Zentimetern im Durchmesser wachsen und das umgebende Rindengewebe komprimieren. Sie sind nur zu 1–2% doppelseitig. Ebenso selten sind Adenome von dystop liegendem NNR-Gewebe.

Karzinome vom undifferenzierten Typ sind histologisch problemlos zu erkennen. Differenziertere Formen machen die Unterscheidung von Adenomen oftmals schwierig. Kapseldurchbrüche und Veneneinbrüche sind typische karzinomatöse Bilder. Histologie und endokrinologische Aktivitäten zeigen keine sichere Beziehung. Eine Atrophie der nicht befallenen kontralateralen NNR (ACTH-Suppression!) findet man bei karzinogenem Cushing-Syndrom in etwa 70% der Fälle.

Klinik, Diagnose, Differentialdiagnose
Das klinische Bild des Cushing-Syndroms ist ganz besonders charakteristisch und erlaubt eine Spontandiagnose, wenngleich die spezielle Ursache im Einzelfall durch gezielte Diagnostik festgestellt werden muß.

Als typische Erscheinungen entwickeln sich in unterschiedlicher Geschwindigkeit ein körperlich-geistiger Leistungsknick, eine stammbetonte Fettgewebszunahme und eine meist entstellende Veränderung des Gesichts („Vollmondgesicht"). Im Kindes- und Jugendalter, jedenfalls solange die Wachstums- und Pubertätsphase nicht abgeschlossen sind, entstehen durch die antianabole Stoffwechsellage Verzögerungen des Längenwachstums und der biologischen Entwicklung.

Weiterhin findet sich meist eine Akne mit z.T. deutlicher Vermehrung der Körperbehaarung auch schon beim Kleinkind, wobei Stirn- und Rückenbehaarung besonders auffallen. Dies ist Folge der aus dem Kortisonmetabolismus anfallenden C-19-Steroide, die trotz ihrer biologisch geringen Androgenaktivität durch die erheblich erhöhte Konzentration wirksam werden. Bei Kindern wird das Cushing-Syndron ohnehin in der Mehrzahl der Fälle durch Tumoren verursacht, bei denen die Androgenproduktion oft primär gesteigert ist und ggf. weitergehende Virilisierungszeichen bedingt.

Auch die Haut ist auffällig; Striae rubrae treten bei der Mehrzahl der Patienten auf, die Haut selbst ist gespannt und glänzend. Außerdem können selbst bei normaler Beanspruchung offenbar gefäßbedingt Petechien und Suffusionen entstehen. Die Gerinnungsparameter sind stets normal. Eine gewisse Pigmentvermehrung ist möglich. Durch eine Atrophie der Myofibrillen ist die Leistungsfähigkeit der Muskulatur oft erheblich reduziert.

Eine besondere Erscheinung ist das „endokrine Psychosyndrom", bei dem sehr unterschiedliche psychische Abnormitäten vorkommen können. Viele Patienten fühlen sich verunsichert und weinerlich, andere zeigen depressive oder auch manisch-hypomanische Zustandsbilder.

Tabelle 4.6 gibt eine Übersicht über die Hauptsymptome des Cushing-Syndroms nach Angaben von Labhardt [63].

Der „Steroiddiabetes" tritt in ca. 15% der Fälle auf und reagiert schlecht auf Insulingaben. Ein Insulinmangel und somit eine verminderte periphere Glukoseutilisation liegen hier sicher nicht vor, vielmehr bedingen die hohen Kortisolwerte die Anhebung des Blutzuckerwerts. Im Glukosebelastungstest findet man auch bei Patienten ohne manifesten Steroiddiabetes fast ausnahmslos eine in diabetischer Richtung veränderte Stoffwechsellage.

Tabelle 4.6. Hauptsymptome des Cushing-Syndroms (Modifiziert nach Labhardt [63])

Vollmondgesicht mit auffallender Rötung
Stammfettsucht
Verminderte Glukosetoleranz/Steroiddiabetes
Hypertonie
Osteoporose
Hypogonadismus
Striae distensae

4. Nebenniere

Die Hypertonie wird beim Cushing-Syndrom selten vermißt. Ihre Genese ist trotz zahlreicher experimenteller Einzeldaten nach wie vor nicht ausreichend geklärt [75, 76]. Das Renin-Angiotensin-Aldosteron-System hat bei der Entstehung dieser Hypertonie keine eindeutig erkennbare Bedeutung. Die unter ACTH-Stimulation ebenfalls vermehrt anfallenden Steroide Kortikosteron und 11-Desoxycorticosteron, deren Erhöhung in früheren Arbeiten auch beim Cushing-Syndrom nachgewiesen wurde, können zusammen mit dem Hyperkortisolismus über eine Natriumretention hypertensiv wirken (Übersicht und Literatur bei [77]).

Die Diagnose Cushing-Syndrom ist, wie erwähnt, primär eine klinische Diagnose. Sie muß laborchemisch gesichert und differenziert werden (s. Tabelle 4.7).

Wie aus Tabelle 4.7 hervorgeht, ist keiner der aufgeführten Parameter als alleiniges Kriterium geeignet, die Diagnose zweifelsfrei zu belegen. Es

Tabelle 4.7. Diagnostik des Cushing-Syndroms (CS)

Parameter	Ergebnis	Interpretation
1. Gesamtkortisol im Plasma 8 und 20 Uhr	a) beide Werte > 25 µg%	CS sehr wahrscheinlich
	b) hochnormale Werte bei aufgehobener Tagesrhythmik (8-Uhr-Wert etwa = 20-Uhr-Wert)	
2. Freies Kortisol im Harn (24 h)	> 200 µg/m² KOF	Für CS praktisch beweisend
3. ACTH N-terminal immunoreaktiv	a) Oberer Normbereich	Verdacht auf CS im Sinne des Cushing-Syndroms kann nicht erhärtet werden
	b) Erhöht (> 75 pg/ml)	Spricht im Sinne der Verdachtsdiagnose (= „zentraler Cushing")
	c) Massiv erhöht (> 500 pg/ml)	Spricht für ektopisches ACTH-Syndrom; niedrigere Werte schließen es aber nicht aus!
	d) Werte < 50 pg/ml bzw. nicht meßbar	Verdacht auf adrenales CS (Tumor)
4. Dexamethasonhemmtest (6stündlich 2 mg Dexamethason für 2–3 Tage)	a) Nachhaltige Reduktion des Plasmakortisolspiegels (8 Uhr), des ACTH, ggf. der 17-OHCS- bzw. des freien Kortisols im 24-h-Harn am 2. oder 3. Tag (= Test positiv)	Erhärtet die Verdachtsdiagnose Cushing-Syndrom (bilaterale Hyperplasie)
	b) Keine gerichtete Änderung (Test negativ, Dexamethasonresistenz)	Spricht für Tumor; auch ektopische ACTH-Produktion wird meist nicht supprimiert

ist vielmehr notwendig, alle genannten Daten zu erheben und im Zusammenhang zu interpretieren.

Die endokrinologischen Untersuchungen werden durch radiologische Befunde ergänzt. In jüngster Zeit haben Sonographie und Computertomographie früher angewandte Techniken (Retropneumoperitoneum, Angiographie, Nebennierenszintigraphie mit ^{131}J-Cholesterol) fast völlig verdrängt.

Die Computertomographie liefert auch im Sellabereich oft entscheidende Befunde. Die Beurteilung der Sella selbst geschieht zunächst mit Hilfe einer normalen seitlichen Aufnahme, bei Mikroadenomen kann eine Sellatomographie weiterführen.

Das *ektope ACTH-Syndrom* als Ursache für ein Cushing-Syndrom spielt im Kindesalter keine Rolle. Bemerkenswert ist, daß oft extrem hohe ACTH-Spiegel gefunden werden. Das im Tumor produzierte Polypeptid ist offenbar mit dem originären ACTH identisch. Auffallend ist auch eine stark ausgeprägte Hypokaliämie, die stets den Verdacht auf ektope ACTH-Produktion wecken sollte. Der Kortisoltagesrhythmus fehlt, Dexamethason bewirkt keine Reduktion des ACTH. Im Tumor kann neben ACTH auch MSH (starke Pigmentierung der Patienten!) gebildet werden. Gilles et al. [78] fanden beim ektopischen ACTH-Syndrom höhere Plasmaspiegel für γ-Lipotrophin als für ACTH, ein Befund, der bei zentralen Formen des Cushing-Syndroms nicht festzustellen war. Schließlich sind auch CRF-produzierende Tumoren bekannt geworden.

Klinisch vermißt man oft das typische Bild des Morbus Cushing, was durch den raschen Krankheitsverlauf erklärt wird. Die Tumoren selbst sind meist Bronchialkarzinome (mehr als 50%), zum geringeren Teil Thymus- und Pankreasgeschwülste. Zahlreiche andere Organe können von entsprechenden Tumoren befallen sein.

Das *exogene Cushing-Syndrom* entsteht durch längerfristige Gabe von Glukokortikoiden oder ACTH in pharmakologischen Dosen. Das endokrinologische Problem dieser Therapie ist die Suppression der hypophysären und adrenalen Aktivität durch die exogene Steroidmedikation. Das Ausmaß dieser Suppression ist abhängig von der Steroiddosis und von der Dauer der Verabreichung.

Als *Pseudo-Cushing-Syndrom* haben wir ein Zustandsbild bezeichnet, bei dem klinisch die klassischen Zeichen eines Cushing-Syndroms auftraten, endokrinologisch die Diagnose jedoch nicht zu bestätigen war (ACTH normal bis leicht erhöht, Plasmakortisol < 2 µg%, CBG normal). Innerhalb von wenigen Monaten entstand klinisch und laborchemisch eine NNR-Unterfunktion. Es wird diskutiert, ob das Cushing-Syndrom, das sich im Anschluß an eine Windpockeninfektion entwickelte, durch einen passager zirkulierenden Autoantikörper mit Glukokortikoideigenschaften hervorgerufen wurde [79].

Therapie
Die Therapie des Cushing-Syndroms richtet sich nach der primären Ursache. Liegt ein adrenaler Tumor vor, ist dessen operative Entfernung die

Methode der Wahl. Ist es bei einem Karzinom zu invasivem Wachstum mit Metastasierung gekommen, können nach bestmöglicher chirurgischer Tumorbehandlung Adrenostatika (s. unten) palliativ versucht werden. Die in der Regel sehr malignen Geschwülste mit ektoper ACTH-Bildung sind oft nur palliativ oder gar nicht operabel. Ein anderes onkologisches Therapieverfahren ist dann zu diskutieren.

Beim Morbus Cushing sind die therapeutischen Möglichkeiten durch Fortschritte in der Strahlenbehandlung und der Mikrochirurgie an der Hypophyse differenzierter geworden. Ziel der Behandlung ist, die Kortisolüberproduktion zu beseitigen. Die klassische Methode der bilateralen Adrenalektomie verbürgt dieses Ziel immer, bedingt aber eine iatrogene Addison-Krankheit mit der Notwendigkeit lebenslanger Steroidsubstitution.

In rund 10% der Fälle kommt es nach bilateraler Adrenalektomie zum sog. Nelson-Syndrom [80]. Es handelt sich dabei um die Entstehung oder Vergrößerung eines ACTH-produzierenden Adenoms des Hypophysenvorderlappens. Gelegentlich kann ein derartiger Tumor invasiv wachsen. Meist entwickelt sich das Adenom jedoch langsam und kann durch regelmäßige ACTH-Bestimmung in der Nachsorge der Patienten mit bilateraler Adrenalektomie erkannt werden. Etwa die Hälfte dieser Tumoren muß operativ behandelt werden.

Die früher bevorzugte subtotale *bilaterale Adrenalektomie* wird heute *nicht mehr* durchgeführt. Etwa 25% Rezidive mit Nachwachsen des verbliebenen NNR-Rests wie auch die Gefahr einer akuten adrenalen Krise für den Patienten, der nicht substituiert wurde, machen diese Methode obsolet. Über eine erfolgreiche Behandlung mit bilateraler Adrenalektomie und gleichzeitiger Autotransplantation eines Drittels jeder ektomierten NNR in den homolateralen Oberschenkel berichten Barzilai et al. [80a] (11 Jahre Nachbeobachtung).

Die chirurgische Entfernung eines ACTH-produzierenden Hypophysentumors als primäre Therapie des Morbus Cushing hat in den letzten Jahren rasch an Bedeutung gewonnen, nachdem auch *Mikroadenome der Hypophyse transsphenoidal operativ* entfernt werden können. Eine Hypophysektomie ist nur noch bei großen aggressiv wachsenden Tumoren angezeigt [65]. Der große Vorteil der transsphenoidalen Therapieform ist die im Vergleich zur Adrenalektomie fehlende oder erheblich geringere endokrine Beeinträchtigung des Patienten. Offenbar ist die Erfolgsrate beim operierten Mikroadenom höher als bisher erwartet. Scriba et al. [81] geben bei einer Nachbeobachtung von bis zu 8 Jahren nur 1 Rezidivverdacht bei 20 Patienten an, bei denen ein Mikroadenom der Hypophyse ausgeschält wurde. Allerdings ist es nicht von vornherein sicher, daß nach operativer Entfernung eines Hypophysenadenoms die adrenale Kortisolüberproduktion sistiert, so daß die bilaterale Adrenalektomie schließlich doch durchgeführt werden muß.

Die *radiologischen Behandlungsmethoden* wie auch die Verabreichung von *Adrenostatika* treten gegenüber dem genannten Verfahren in den Hintergrund. Die konventionelle Röntgenbestrahlung der Hypophyse ist nicht empfehlenswert, da ein Erfolg erst nach etwa 6–12 Monaten eintritt und die

Erfolgsrate außerordentlich schwankt (25–50% [65], 10–25% [63]). Häufige Rezidive zwingen darüber hinaus zu einer anderen Therapie. Auch die interne Radiotherapie mit intrasellärer Implantation von ^{90}Yttrium, ^{198}Aureum oder ^{192}Iridium wie die „heavy particle irradiation" sind heute kaum noch aktuell (Literatur s. [65]).

Die Behandlung mit Adrenostatika ist in keinem Falle im engeren Sinne kausal ausgerichtet und kann als palliative Methode in Fällen gelten, in denen die effektiven Verfahren nicht mehr angewandt werden können. Die Nebenwirkungen sind z.T. erheblich. Ob eine Beeinflussung des Morbus Cushing über eine medikamentöse Regulation der CRF-ACTH-Nebennierenrindenachse möglich ist, bleibt abzuwarten.

Wird eine *bilaterale Adrenalektomie* durchgeführt, ist während und nach der Operation eine sorgfältige Substitutionstherapie zunächst mit der 4- bis 6fachen Hydrocortisonerhaltungsdosis von 20–30 mg Hydrocortison/m² KOF vorzusehen. Fludrocortison als Mineralkortikoid wird unter Ionogrammkontrolle in einer Dosis von 0,003 bis 0,01 mg/kg KG gegeben. Nach Reduktion der Kortisoldosis kann eine Anhebung der Mineralokortikoiddosis notwendig sein. Der Abbau der erhöhten Hydrocortisondosis muß schrittweise und langsam erfolgen. Der Behandlungserfolg wird nach wenigen Wochen deutlich, die Normalisierung des Gesamtzustandes benötigt oft bis zu 1/2 Jahr. In seltenen Fällen können Rezidive entstehen, die auf einer Regeneration restlicher Zellnester am Operationsort oder auf eine Hyperplasie dystopen NNR-Gewebes zurückzuführen sind. Tabelle 4.8 faßt die therapeutischen Möglichkeiten beim Cushing-Syndrom zusammen.

Tabelle 4.8. Übersicht über die therapeutischen Ansätze beim Cushing-Syndrom

Methode	Zielorgan	Therapie
Operativ	a) Nebennierenrinde	– Subtotale bilaterale Adrenalektomie – Totale bilaterale Adrenalektomie
	b) Hypophyse	– Hypophysektomie – Mikrochirurgische Entfernung des Adenoms
Bestrahlung	Hypophyse	– Konventionelle externe kV- bis MV-Radiotherapie – Interne Radiotherapie – "Heavy-particle-irradiation"
Adrenostatische Behandlung	Nebennierenrinde	– o,p'-DDD (= 2,2-[4-Chlorophenyl, 2-Chlorophenyl] 1,1-Dichloroaethan) (4–8 g täglich): Enzymhemmung, besonders der 3β-Dehydrogenase → Steroidsynthesehemmung – Metyrapon (11-Hydroxylasehemmung)

4.2.2.1.2 Mineralokortikoidsyndrome

Ein Überangebot von Steroidhormonen mit hauptsächlicher Wirkung auf den Salz-Wasser-Haushalt führt, wenn auch mit graduellen Unterschieden, jeweils zu dem gleichen Syndrom: Natriumretention, Erhöhung des arteriellen Blutdrucks, Steigerung der renalen Kaliumausscheidung, evtl. bis zur Ausbildung einer hypokaliämischen Alkalose.

Zum Formenkreis der Mineralokortikoidsyndrome gehören der primäre und sekundäre Aldosteronismus, das Problem erhöhter Mineralokortikoide als mögliche Ursache der „low renin hypertention", die Hydroxylierungsdefekte an 11β, 17α und 18 sowie seltene Überproduktionen von Desoxycorticosteron und Kortikosteron bei normalen Aldosteronwerten.

Primärer Aldosteronismus
Der primäre Aldosteronismus ist von Conn [82] in zahlreichen Arbeiten beschrieben worden (s. auch [63]). Das nach ihm benannte Syndrom ist in seiner typischen Ausprägung charakterisiert durch Hypertonie, Hypokaliämie, niedrige Plasmareninaktivität (PRA) und erhöhte Aldosteronsekretion.

Über die Häufigkeit des Conn-Syndroms gibt es sehr unterschiedliche Zahlen, wobei diese alle aus einem Kollektiv von Patienten mit Hypertonie stammen. Als Prozentsatz für das Conn-Syndrom als Ursache einer Hypertonie finden sich in der Literatur Angaben zwischen 0 und 20%, wobei letztere Zahl eher eine Annahme von Conn in den 60er Jahren war. Mantero et al. [83] geben für ihr Patientengut mit Hypertension 10% an, halten den Kreis ihrer Patienten aber für ausgewählt. Der primäre Aldosteronismus ist also eine seltene Krankheit, die zum überwiegenden Teil zwischen dem 30. und 50. Lebensjahr diagnostiziert wird. Grundsätzlich kann sie aber in jedem Lebensalter auftreten.

Pathophysiologie und pathologische Anatomie. Als häufigste Ursache wird ein aldosteronproduzierendes Adenom angenommen, das einseitig, aber auch doppelseitig auftreten kann. Die bilateralen adrenalen Hyperplasien als Ursache des primären Aldosteronismus wurden in den letzten Jahren zunehmend häufiger diagnostiziert [83]. In einzelnen Kollektiven fanden sich hinsichtlich Adenom und Hyperplasie unterscheidbare Werte für Kalium – höhere Werte bei Hyperplasie – und für PRA – ebenfalls höhere Werte bei Hyperplasie [84, 85]. Auch ließen sich bei Patienten mit Hyperplasien die erhöhten Aldosteronwerte im Harn durch Gabe von Desoxycorticosteronacetat oder Fluorohydrocortison in den Normalbereich supprimieren.

Diesen Test wählte Biglieri [86] als Grundlage, um den primären Aldosteronismus bei Patienten mit adrenaler Hyperplasie zu differenzieren: Kommt es nach Desoxycorticosteronacetat oder Fluorocortisol zur Suppression des Aldosterons, spricht er von „indeterminate aldosteronism", bei Ausbleiben der Suppression von „idiopathic aldosteronism". Eine besondere Form, die als glukokortikoidempfindlicher Aldosteronismus bezeichnet wird (s. S. 139), ordnen Mantero et al. [83] dem *primären* Aldosteronismus zu,

Tabelle 4.9. Einteilung des primären Aldosteronismus (Nach Mantero et al. [83])

1. **Aldosteronproduzierendes Adenom**
   1.1 Unilateral
   1.2 Bilateral
2. **Adrenokortikale Hyperplasie**
   2.1 Idiopathischer Aldosteronismus
   2.2 "Indeterminate" Aldosteronismus
   2.3 Glukokortikoidempfindlicher Aldosteronismus
3. **Gemischte Formen**
   (Adenom plus Hyperplasie/noduläre Hyperplasie)
4. **Aldosteronproduzierendes adrenales Karzinom**
5. **Ektopische aldosteronproduzierende Tumoren**

Müller und Labhard [63] sprechen von ACTH-abhängigem *sekundärem* Aldosteronismus (s. Tabelle 4.9).

Pathologisch-anatomisch finden sich Adenome mehr als doppelt so häufig in der linken NNR. 90% sind solitär, 10% multipel, in 2% der Fälle kommen Adenome beidseits vor; meist sind sie kleiner als 3 cm im Durchmesser [63]. Histologisch ist eine typische Differenzierung schwierig, da sich die Adenomzellen nur wenig von der üblichen Fasciculatastruktur unterscheiden. Die funktionelle Situation (hoher Gehalt an Aldosteron, Kortikosteron, oft auch Kortisol) der Adenome ist feingeweblich nicht zu beurteilen. Atrophie der Restrinde wie der kontralateralen NNR sind beschrieben worden.

Klinik. Das klinische Bild ist in ausgeprägten Fällen charakteristisch, wenngleich die vom Patienten vorgetragenen Beschwerden sehr allgemeiner Art sind. Abgeschlagenheit, Klagen über Glieder-, Rücken- und diffuse Schmerzen wie auch über (hypertoniebedingte) Kopfschmerzen werden sicher nicht primär Anlaß sein, an einen Hyperaldosteronismus zu denken. Tabelle 4.10 gibt eine Übersicht über die häufigsten Symptome. In 6% der

Tabelle 4.10. Symptomatologie des primären Aldosteronismus (Modifiziert nach Conn; Conn et al. [87 – 89])

Hypertonie	100%
Muskelschwäche	73%
Nächtliche Polyurie	72%
Kopfschmerzen	51%
Retinopathie I – III	50%
Polydipsie	46%
Parästhesien	24%
Zeitweilige Muskellähmung	21%
Tetanische Zustände	21%
Muskelschmerzen	16%
Ödeme	3%
Asymptomatisch	6%

Fälle ist die Diagnose allenfalls aufgrund eines „check up" zu vermuten, da Beschwerden nicht bestehen.

Diagnostik, Differentialdiagnostik. Besteht aufgrund der Anamnese und der klinischen Untersuchung der Verdacht auf einen Hyperaldosteronismus, gilt es, die Diagnose zu sichern und möglichst festzustellen, ob ein Adenom oder eine Hyperplasie vorliegt. Im *Ionogramm* findet sich bis auf seltene Ausnahmen eine ausgeprägte Hypokaliämie. Natrium ist meist hochnormal, allenfalls mäßig erhöht. Teilweise entsteht eine metabolische Alkalose mit gesteigerter neuromuskulärer Erregbarkeit. Diese kann jedoch auch bzw. zusätzlich durch eine ursächlich nicht geklärte Hypomagnesiämie hervorgerufen werden.

Die Erhöhung des *Aldosterons* im Harn (bei normaler Natriumchloridzufuhr, d.h. > 100 mmol NaCl) und im Serum ist bei primärem Aldosteronismus obligat. Die Harnwerte sind mindestens auf das 3fache der Norm, d.h. > 15 µg/24 h, erhöht [83]. Plasmaaldosteronwerte variieren stark, liegen aber morgens um 9 Uhr in der Regel über 15 ng/dl.

Verschiedene dynamische Testverfahren wie auch Längsschnittbestimmungen über 24 h wurden mit dem Ziel unternommen, Adenom und Hyperplasie zu unterscheiden. Als recht brauchbares Verfahren erwies sich die Bestimmung des Plasmaaldosterons im Liegen (= Ausgangswert) und nach 4stündiger aufrechter Haltung (8–12 Uhr). Bei Patienten mit Adenom ändert sich die Plasmaaldosteronkonzentration nicht oder sinkt geringfügig ab. Patienten mit bilateraler Hyperplasie weisen einen 2- bis 3fachen Anstieg des Plasmaaldosterons nach Orthostase auf [80, 83, 91].

Die basale (liegender Patient) Plasmareninaktivität (PRA) ist beim primären Aldosteronismus erniedrigt und steigt im Orthostaseversuch nicht an. Beim sekundären Aldosteronismus ist die PRA basal erhöht.

Bestimmungen des Desoxycorticosterons im Plasma von Patienten mit primärem Aldosteronismus zeigten im Mittel höhere Werte bei Adenomen [83].

Die präoperative Seitendiagnose eines aldosteronproduzierenden Tumors ist auch mit den heute verfügbaren, sehr leistungsfähigen Verfahren wie Sonographie und Computertomographie nicht immer leicht, da diese Tumoren kaum größer als 2–3 cm im Durchmesser sind, und bei 1 cm Durchmesser die methodischen Grenzen erreicht werden. Von den älteren Verfahren (Retropneumoperitoneum, Angiographie, Szintigramm mit ^{131}J-Jodcholesterin) ist die beidseitige Katheterisierung der Nebennierenvenen über einen Vena-cava-Katheter mit Bestimmung des Aldosterons im so gewonnenen Plasma zuverlässig [83a], technisch aber nicht ohne Probleme.

Differentialdiagnostisch wird man sich an dem Muster der Parameter Kalium, PRA, Aldosteron, Kortisol, Alkalose/Azidose im Plasma, der Kaliumausscheidung im Harn und natürlich an der Blutdrucksituation orientieren. Tabelle 4.11 faßt die Parameter für die verschiedenen differentialdiagnostisch zu diskutierenden Zustandsbilder zusammen.

Therapie. Die Behandlung des primären Aldosteronismus besteht in der operativen Entfernung des Adenoms, sofern dieses zweifelsfrei nachgewie-

Tabelle 4.11. Differentialdiagnose beim primären Aldosteronismus (n : normal)

	Plasma					Harn	
	K⁺	Alkalose Azidose	PRA	Aldosteron	Kortisol	K⁺	RR
Primärer Aldosteronismus	↓	Alkalose	↓	↑/↑↑	n	↑	↑
Cushing-Syndrom	(↓)	Alkalose	n	n	↑/↑↑	n/↑ (↑)	(↑)
Renale Hypertonie	↓	Acidose	↑	↑↑	n	↑	↑↑
Tubuläre Nephropathie	↓	Acidose	↑	n	n	↑	n
K-Verlust Nephropathie Liddle-Syndrom	↓	Alkalose	n/↓	n/↓	n	↑	↑
Bartter-Syndrom	↓	Alkalose	↑	↑	n	↑	n/↓
17-Hydroxylase-Defekt	↓	Alkalose	↓	↓	↓	↑	↑
Sucus liquiritiae	↓	Alkalose	↑	↑	n	↑	n/↑
Salidiuretika	↓	Alkalose	↓	↓	n	↑	↑

sen werden konnte. Andernfalls ist eine offene Inspektion der Nebennieren vorzuziehen und das Adenom intra operationem zu entfernen. Eine bilaterale Adrenalektomie hat sich in Fällen mit Hyperplasien nicht bewährt. Diese behandelt man heute mit Spironolacton, ggf. mit zusätzlichen Antihypertensiva.

Sekundärer Aldosteronismus
Von sekundärem Aldosteronismus spricht man bei erhöhter Aldosteronproduktion, ohne daß eine adrenale Ursache dafür in Frage kommt. Diese Form des Hyperaldosteronismus kommt mit wenigen Ausnahmen durch eine stimulierte Renin-Angiotensin-Produktion zustande.

Renale Erkrankungen. Renale Erkrankungen mit Hypertonie und/oder tubulären Funktionsstörungen wurden schon erwähnt (s. Tabelle 4.11). Beim *nephrotischen Syndrom* löst im wesentlichen die Hypovolämie die Aldosteronüberproduktion aus. Bemerkenswert ist, daß keine Hypokaliämie entsteht. Erwähnt werden soll auch die *Nierenarterienstenose* als Ursache einer Aldosteronüberproduktion via Renin-Angiotensin-Stimulation. Ein Tumor des juxtaglomerulären Apparats mit konsekutiver Aldosteronüberproduktion ist eine Rarität [92].

Bartter-Syndrom. Ein sekundärer Aldosteronismus liegt auch beim Bartter-Syndrom vor [93]. Hypokaliämie, Polyurie und Alkalose, aber ein normaler

Blutdruck, kennzeichnen diese Störung, bei der es durch Hyperplasie des juxtaglomerulären Apparats zur Überproduktion von Renin kommt. Neue Untersuchungen weisen darauf hin, daß beim Bartter-Syndrom offenbar eine Störung im Prostaglandinstoffwechsel vorliegt; PGA und PGE_2 sind erhöht. Durch Gabe von Prostaglandinsynthetasehemmern läßt sich eine entscheidende Rückbildung der Krankheitszeichen erreichen.

ACTH-abhängiger Aldosteronismus. Als sekundär wird auch der glukokortikoidsensible oder ACTH-abhängige Aldosteronismus aufgefaßt [63], wenngleich diese Meinung nicht einheitlich ist (s. S. 135, [83]). Sutherland et al. [94] und New u. Peterson [95] beschreiben nicht ganz identisch Zustandsbilder mit erhöhter Aldosteronsekretion, erniedrigtem Plasmarenin, Hypokaliämie mit Alkalose und mäßiger Hypertonie. Sutherland fand bei seinem Patienten einen normalen Wert für ACTH, New u. Peterson maßen bei dem 12 Jahre alten Jungen erhöhte Werte. Auf die Familiarität dieser Störung weisen in einer jüngsten Publikation Grim u. Weinberger [96] hin. Die Behandlung mit Dexamethason bzw. Prednison normalisierte die Befunde.

17α-Hydroxylasemangel. Ein nicht aldosteronabhängiges Mineralokortikoidsyndrom entsteht bei dem zu den Enzymdefekten der Steroidsynthese gehörenden 17α-Hydroxylasemangel. Es werden vornehmlich Kortikosteron und 11-Desoxycorticosteron im Übermaß produziert.

Isolierte Überproduktion von Desoxycorticosteron und Kortikosteron. Eine isolierte Überproduktion von Desoxycorticosteron und Kortikosteron bei normalen Aldosteronwerten ohne enzymatische Bildungsstörung ist beschrieben worden [97, 98].

Low-renin-Hypertension. Ob bei Patienten mit sog. Low-renin-Hypertension eine veränderte Mineralokortikoidproduktion eine Rolle spielt, ist zur Zeit unklar.

4.2.2.2 Erkrankungen mit fehlender oder unzureichender Hormonproduktion (Addison-Syndrom)

Wie das Cushing-Syndrom eine Art Oberbegriff für ätiologisch unterschiedliche Überfunktionszustände der NNR ist, wird mit Addison-Krankheit ebenfalls eine Gruppe ursächlich differenter chronischer Unterfunktionszustände bezeichnet. Man sollte deshalb analog auch vom *Addison-Syndrom* sprechen. Ein akutes NNR-Versagen, wie es u. a. auch im Verlauf einer chronischen adrenalen Insuffizienz entstehen kann, bezeichnet man als *Addison-Krise*.

Im Gegensatz zu den Formen der adrenalen Überfunktion ist beim Addison-Syndrom eine nach der Steroidfunktion ausgerichtete Gliederung der Insuffizienz nicht sinnvoll, da in der Regel alle Steroidgruppen betroffen sind. Es dominiert allerdings der Glukokortikoidmangel. Selektive Ausfälle des Aldosterons sind seltene Ausnahmen. Eine isolierte primäre Insuffi-

Tabelle 4.12. Formen des Addison-Syndroms

1.	**Kongenitale Formen**
1.1	Nebennierenhypoplasie
1.2	ACTH-unresponsiveness-Syndrom
1.3	Blutungen/Zysten
1.4	Salzverlustsyndrom bei adrenalen Synthesestörungen mit Hyperplasie
1.4.1	Mit Androgendefekt
1.4.1.1	*Lipoidhyperplasie*
1.4.1.2	*3β-ol-Dehydrogenase-Defekt*
1.4.2	Mit Androgenüberproduktion
1.5	Adrenoleukodystrophie
2.	**Erworbene Formen**
2.1	Autoimmunadrenalitis
2.2	Tuberkulose
2.3	Andere Formen
3.	**Sekundäre NNR-Insuffizienz**
3.1	Bei HVL-Insuffizienz
3.2	Nach pharmakologischer Steroidtherapie
4.	**Akute NNR-Insuffizienz** (Addison-Krise)
4.1	Akute Krise bei bekannter NNR-Insuffizienz
4.2	Beim Neugeborenen
4.3	Waterhouse-Friedrichsen-Syndrom

zienz adrenaler Androgene ist nicht bekannt. Die präpubertär niedrige adrenale Androgenproduktion ist bis zur Adrenarche physiologisch (s. auch 4.2.2.3).

Unabhängig von der jeweiligen Genese wird die NNR-Insuffizienz klinisch erst manifest, wenn etwa 9/10 des endokrin aktiven Gewebes funktionsuntüchtig geworden ist. Bei den angeborenen Formen des Addison-Syndroms bestimmt im frühesten Säuglingsalter die Elektrolytstörung (Salzverlustsyndrom) klinisches Bild und Verlauf. Die in der Regel erworbenen Formen mit später beginnenden klinischen Symptomen zeigen den typischen schleichenden Beginn, bei dem Gewichtsverlust und Antriebsschwäche im Vordergrund stehen. Tabelle 4.12 gibt eine Übersicht über die verschiedenen Formen des Addison-Syndroms.

4.2.2.2.1 Kongenitale Formen

Nebennierenrindenhypoplasie
Die seltene angeborene NNR-Hypoplasie ist entweder Teil eines Fehlbildungssyndroms übergeordneter Organe des Regelkreises (Anenzephalie, angeborene Hypophysenhypoplasie) oder als isolierter Organdefekt aufzufassen. Dieser kann familiär auftreten und zeigt histologisch und genetisch zwei unterscheidbare Formen [99]. Während bei zerebraler bzw. hypophysärer Fehlbildung ein ACTH-Mangel als Ursache der adrenalen Hypoplasie im Sinne einer sekundären Insuffizienz naheliegt, ergeben sich bei der isolierten adrenalen Hypoplasie normale endokrine Daten für die hypothalamo-hypophysären Funktionen [100]. Ob eine passagere CRF/ACTH-In-

suffizienz während der embryonalen Entwicklung ätiologisch in Frage kommt, bleibt ungewiß.

Klinisch fallen in der Regel schon beim Neugeborenen, z.T. auch erst nach Wochen, ausbleibendes Gedeihen, Trinkschwäche, Erbrechen, Exsikkose, Hyperpigmentation und Kreislaufstörungen auf. Das Ionogramm mit *Hyponatriämie, Hypochlorämie* und *Hyperkaliämie* ist für die ätiologische Einordnung der Befunde entscheidend. Meist besteht auch eine Hypoglykämie. Die Steroidwerte (Kortisol und Aldosteron im Plasma, Steroidmetaboliten im Harn) sind extrem erniedrigt und sprechen auf ACTH-Stimulation kaum oder nicht an. Wird die Diagnose rechtzeitig gestellt oder vermutet, ist eine Substitution mit Hydrocortison (30–40 mg/m² KOF täglich) und Fludrocortisol (0,2 mg täglich) lebensrettend, wenn nicht weitgreifende zerebrale Mißbildungen zum Tod in den ersten Lebenstagen führen.

ACTH-unresponsivness-Syndrom
Das ACTH-unresponsivness-Syndrom (= familiäre Glukokortikoidinsuffizienz) ist durch die fehlende Elektrolytstörung bei sonst vergleichbarem klinischen Bild zu erkennen. Kortisol ist extrem niedrig und läßt sich durch ACTH nicht stimulieren. Ein ACTH-Rezeptordefekt an der NNR-Zelle wird diskutiert [101].

Blutungen und Zysten
Blutungen in die NNR, auch Zysten können klinisch nicht unterschieden werden. Streng genommen handelt es sich hier eigentlich um sekundäre Insuffizienzen. Durch die fast ausnahmslos perinatale Genese erscheint ihre Einordnung in die kongenitalen Formen jedoch didaktisch sinnvoller. Leichtere Fälle überleben auch ohne Therapie. Später fällt oft eine Verkalkung im Nebennierenbereich bei einem Röntgenbild des Abdomens auf. Je nach Ausmaß der Blutung bzw. Gewebeverkalkung kann auch bei symptomloser Situation und guter Entwicklung des Kindes eine Einschränkung der adrenalen Leistungsfähigkeit bestehen bleiben [102].

Salzverlustsyndrom bei adrenaler Synthesestörung mit Hyperplasie
Charakteristisch für die Enzymdefekte der *ersten* Steroid-Biosynthese-Reaktionen ist die Bildungsstörung aller NNR-Hormone (s. Abb. 4.6).

Im einzelnen handelt es sich um die Störung der Umwandlung des *Cholesterols in Δ-5-Pregnenolon.* Der 3β-Hydroxysteroiddehydrogenase-Δ^4/Δ^5-Isomerase-Defekt führt zu einer Behinderung der *Bildung des Progesterons aus Δ-5-Pregnenolon, des 17α-OH-Progesterons aus 17α-OH-Δ^5-Pregnenolon und des Androstendions aus Dehydroepiandrosteron.* Der jeweilige Enzymdefekt besteht auch in den Testes, so daß bei genetisch männlichen Kindern durch die mangelhafte Virilisierung eine intersexuelle Fehlbildung entsteht. Im Gegensatz zu den Formen der CNH mit Androgenüberproduktion (s. Kap. 19), besteht deshalb auch bei weiblichen Säuglingen keine Genitalanomalie, wenn man von gelegentlich geringen Virilisierungszeichen durch hohe DHA-Spiegel bei 3β-Hydroxysteroiddehydrogenasemangel absieht.

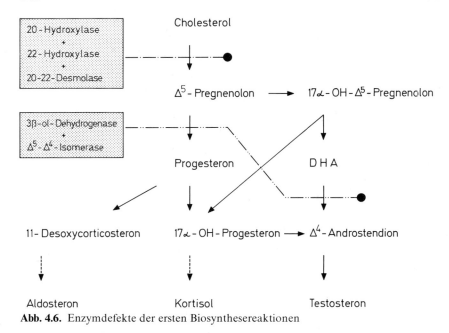

Abb. 4.6. Enzymdefekte der ersten Biosynthesereaktionen

Klinisch dominiert bei beiden Formen das Salzverlustsyndrom durch weitgehenden Ausfall der Mineralokortikoide und des Kortisols. Die Säuglinge sind meist erst wenige Tage bis Wochen alt, gedeihen schlecht und entwickeln das krisenhafte Syndrom mit Anorexie, Erbrechen, Exsikkose und Kreislaufversagen.

Bei rechtzeitig einsetzender *Therapie* können die Kinder überleben. Kürzlich berichteten Zachmann et al. [102] über ein Mädchen mit 3-β-ol-Dehydrogenasemangel, das 12 Jahre alt geworden ist.

Pathologisch-anatomisch findet man bei dem 20-22-Desmolase-20-22-Hydroxylierungsdefekt erheblich vergrößerte und auffallend gelbe Nebennieren („Lipoidhyperplasie"). Histologisch sind die Zellen mit Lipoiden (Cholesterol), die durch die Enzymdefekte nicht zur Steroidbiosynthese verwertet werden können, angefüllt. Endokrinologisch wird die Diagnose durch das praktisch vollständige Fehlen aufgebauter NNR-Hormone bewiesen.

Bei der Form mit 3β-Hydroxy-Steroid-Dehydrogenasemangel bleibt die Steroidbildung auf der Stufe der Δ-5-Verbindung stehen. Es finden sich demnach stark vermehrt – Δ-5-Pregnenolon, 17-α-Hydroxy-Δ-5-Pregnenolon und Dehydroepiandrosteron (s. Abb. 4.6). Von den Enzymaktivitäten für Folgeschritte ist die C-21-Hydroxylase normal vorhanden [103]. Unerwartet normale oder gar erhöhte Pregnantriolwerte im Harn sprechen für eine unspezifische 3-β-Dehydrogenierung [104].

Das Salzverlustsyndrom bei adrenalen Enzymdefekten der *späten* Syntheseschritte (C-21- und C-11-Hydroxylasemangel), die mit Hyperplasie

4. Nebenniere

und Überproduktion von Intermediärsteroiden und vor allem von Androgenen einhergehen, unterscheidet sich klinisch nicht von der Elektrolytstörung bei den erwähnten Formen. C-21- und C-11-Hydroxylierungsdefekte bedingen das „kongenitale-adrenogenitale Syndrom" im engeren Sinne. Eine ausführliche Darstellung findet sich in Kap. 19.

Adrenoleukodystrophie
Die Annahme eines angeborenen Enzymmangels als Ursache der Hirnsklerose rechtfertigt die Erwähnung der Adrenoleukodystrophie bei den angeborenen Formen des Addison-Syndroms. Das wahrscheinlich rezessiv geschlechtsgebunden X-chromosomal vererbte Leiden beginnt im Kindesalter bis zur Pubertät und führt durch die fortschreitende zerebrale Destruktion unbeeinflußbar zum Tode [105]. Neben den typischen Zeichen der NNR-Insuffizienz stellen sich neurologische Ausfälle (Ataxie, extrapyramidale und pyramidale Bewegungsstörung, geistig-seelischer Abbau) ein. Das Gehirn weist umschriebene bis diffuse Entmarkungsherde auf; auch die graue Substanz ist geschädigt. Hinweise für eine immunologische Genese gibt es bisher nicht.

4.2.2.2.2 Erworbene Formen des Addison-Syndroms (Morbus Addison)

Die mit Abstand wichtigste Form der erworbenen chronischen NNR-Insuffizienz ist die idiopathische zytotoxische Adrenalitis, die als Autoimmunkrankheit aufzufassen ist. In früheren Jahren dominierte die tuberkulöse Genese in etwa 70% der Fälle [106]. Neuere Statistiken belegen ein reziprokes Verhältnis von tuberkulöser und „idiopathischer" Ursache, so daß man heute – jedenfalls in Europa und Nordamerika – zu etwa 50–80% eine Immunadrenalitis diagnostiziert. Andere Erkrankungen der NNR (Mykosen, Tumormetastasen) mit nachfolgender Addison-Krankheit kommen nur selten vor. Masen et al. [107] geben als Erkrankungsinzidenz 0,04 ‰ der Erwachsenenbevölkerung (England), Liddle 0,01 ‰ (USA) an [108].

Zytotoxische Adrenalitis
Die Pathogenese der Autoimmunreaktion ist nicht ausreichend bekannt. Es ist nach derzeitigem Wissensstand wahrscheinlich, daß eine möglicherweise erbliche Störung der Immuntoleranz zu Autoimmunreaktionen führt. Die in hohem Prozentsatz meßbaren Antikörper entstehen dann praktisch sekundär und realisieren den Krankheitsprozeß. Nach der Theorie des mutierten T-Lymphozytenklons, der immunologisch nicht eliminiert werden kann, entstehen sowohl zelluläre als auch humorale Immunreaktionen, die gegen körpereigene Zellen gerichtet sind. Die Immunadrenalitis zeigt eine deutliche Assoziation mit dem HLA-DW3. Sie kommt in jedem Lebensalter vor.

Anamnese. Die Anamnese ist oft lang und wenig typisch. Tabelle 4.13 faßt die geklagten Beschwerden und Symptome zusammen. Ein großer Teil der Symptome ist für sich gesehen gänzlich unspezifisch. Werden besonders

Tabelle 4.13. Anamnestische Angaben bei Morbus Addison (Immunadrenalitis)

Müdigkeit
Adynamie (Muskelschwäche, Muskelermüdbarkeit)
Verzögerte Rekonvaleszenz nach banalen Infekten
Gewichtsabnahme
Appetitlosigkeit bis Anorexie
Übelkeit, Erbrechen
Magen-Darm-Beschwerden (Obstipation, Diarrhö, Schmerzempfindungen)
Benommenheit, Schwindel (Hypotonie)
Anfallsartige Schweißausbrüche, akute Blässe, Zittern, Heißhungerempfindung (Hypoglykämie)
Nykturie
Psychische Störungen (Konzentrationsschwäche, geistige Verlangsamung, Depression): organisches Psychosyndrom, evtl. mit psychotischen Reaktionen

nachhaltig bestehende Einzelsymptome mit teilweise dramatischer Progredienz nicht in Zusammenhang mit anderen Angaben und Befunden gebracht, entstehen teilweise problematische Fehldiagnosen, die u. U. noch durch sekundär entstandene Laborbefunde unterstützt werden. Beispiel: Muskuläre Schwäche mit innerhalb von 2–3 Tagen entstehender Unfähigkeit zu laufen; Fehldiagnose: Poliomyelitis; Fortschreiten des Krankheitsbildes mit Oligurie und erhöhten Werten für Harnstoff-Stickstoff, Kreatinin und Kalium; zusätzliche Fehldiagnose, beginnendes Nierenversagen.

Klinischer Befund. Der klinische Befund ist im fortgeschrittenen Stadium eindrücklich genug, um die Diagnose praktisch zu sichern. Im Vordergrund steht der deutlich reduzierte Allgemeinzustand mit Exsikkosezeichen und ausgeprägter Schlaffheit der Muskulatur. Die Patienten sind kaum in der Lage aufzustehen. In der Regel fällt die bräunliche, z.T. ins Graue abweichende Hautfarbe sofort ins Auge. Recht häufig finden sich auch pigmentintensive Flecken an den Schleimhäuten. Eine besondere Form der Addison-Pigmentierung ist als Vitiligo bekannt. Dabei entstehen unregelmäßige Flecken mit vollständigem Pigmentverlust, die durch die typische Braunfärbung der übrigen Hautpartien besonders auffallen. Auch eine Zunahme von dunkeltingierten Sommersprossen kann Ausdruck einer beginnenden Addison-Krankheit sein.

Bei Patienten, bei denen die Krankheit nach der Pubertät beginnt, kann sich die *Pubes- und Axillarbehaarung* vermindern.

Der *erniedrigte Blutdruck* ist ein weiteres regelmäßiges Symptom bei der klinischen Untersuchung. Im *Orthostase*-Versuch zeigt sich, sofern er noch durchführbar ist, eine fehlende Blutdruckkompensation.

Die Pigmentierung ist Ausdruck der gesteigerten Bildung des normalen Hautpigments (Melanin plus Abbaustufe Melanoid). Sie erklärt sich durch die massive ACTH-Erhöhung als Regelkreisreaktion auf die unzureichende adrenale Sekretion. Die Vorstellung, das melanozytenstimulierende Hormon (MSH) sei für die Pigmentierung verantwortlich und werde, an die

ACTH-Mehrausschüttung im Sinne eines „pituitary overlap" gekoppelt, vermehrt sezerniert, ist in dieser Form überholt.

MSH kommt als α- und β-MSH vor. Beide Formen werden zusammen mit einem „corticotropin-like intermediate lobe peptide" (CILP) aus dieser hypophysären Struktur, dem Intermediärlappen sezerniert. Dieser Intermediärlappen existiert beim Menschen als möglicherweise funktioneller Anteil bei der schwangeren Frau und in der Hypophyse des Feten [109, 110].

β-MSH hat 18 Aminosäuren. Entgegen früheren Meinungen ist das „menschliche β-MSH" mit 22 Aminosäuren ein Artefakt, der bei der Extraktion von Hypophysen entstand und als ein Fragment des β-Lipotrophins, das weitgehend parallel mit ACTH gebildet wird, anzusehen ist. Die Vorstellung, daß die Pigmentierung des Addison-Patienten im wesentlichen ACTH-abhängig ist, erscheint daher im Sinne der Theorie von gemeinsamen Präkursorpeptiden der HVL-Hormone als eine Art Hilfkonstruktion, zumal alle hypophysären Peptide, die den Heptapeptidcore enthalten, eine Menalophorenausbreitung in der Froschhaut bewirken (Übersicht bei [111]).

Diagnose. Die Diagnose ist durch den Nachweis der mangelhaften Kortisol- und Aldosteronproduktion zu sichern. Plasmakortisol wird bereits basal erniedrigt gemessen und steigt nach ACTH nicht oder nur geringfügig an. Aldosteron im Plasma ist bei manifester Addison-Krankheit oft unter die Nachweisbarkeitsgrenze erniedrigt und führt zu der charakteristischen Elektrolytstörung mit Hyponatriämie, Hypochlorämie und Hyperkaliämie.

In der Regel reicht der ACTH-Kurztest zur Klärung aus. Basalwerte unter 3 µg/dl beweisen praktisch die NNR-Insuffizienz. Eine Tagesrhythmik ist meist nicht erkennbar. Nach ACTH findet sich kein oder nur ein geringer Anstieg (s.a. 4.2.1.4).

Die Bestimmung der Plasmasteroide ist schnell, spezifisch und zumindest nach ACTH von verbindlicher Aussagekraft. Harnsteroiduntersuchungen sind für die Erstellung der Diagnose heute in den Hintergrund getreten.

Tabelle 4.14. Laborparameter bei unbehandeltem Morbus Addison

Kortisol im Plasma basal: ↓↓
Kortisolsteigerung nach ACTH: ∅/↓
Aldosteron im Plasma: ↓↓
Natrium: ↓
Chlor: ↓
Kalium: ↑/↑↑
Natrium: Kalium (mÄ/l): unter 30; normal: 32
Kalzium: oft ↑
Plasma-pH: durch Hyperventilation kompensierte metabolische Azidose; schwere Azidose in Krise und bei renalem Versagen
Glomeruläre Filtration: ↓
Harnstoff-N: in fortgeschrittenen Stadien ↑
Kreatinin: wie vor
Plasmavolumen: ↓/↓↓
Antikörper gegen Nebennieren (Mikrosomen/Mitochondrien): in etwa 50% positiv
Antikörper gegen Schilddrüse, Magenschleimhaut, Parathyreoidea: häufig nachweisbar

Tabelle 4.14 gibt eine zusammenfassende Übersicht über veränderte Laborparameter bei Addison-Krankheit.

Wie bei praktisch allen endokrinologischen Erkrankungen gibt es auch beim Morbus Addison unterschiedliche Schweregrade des Krankheitsbildes. Dabei kann man oft modulierende Verläufe mit unter normalen Lebensbedingungen klinisch unauffälligem Zustand beobachten, die natürlich die zweifelsfreie Diagnose verzögern können („latenter Addison", „Addisonismus"). Entscheidend ist dann der Nachweis einer eingeschränkten adrenalen Funktionsreserve im ACTH-Test. Meist kommt indessen eine Hyperpigmentation zustande, die den Verdacht in die richtige Richtung lenkt. Ein „latenter" oder „kompensierter" Addison kann bei akuten Belastungssituationen (fieberhafte Erkrankungen, operative Eingriffe, massive körperliche Anstrengung) zu einer lebensbedrohenden Addison-Krise führen (s. 4.2.2.2.4).

Therapie und Verlauf. Prinzipiell gilt, daß eine nachgewiesene NNR-Insuffizienz substitutiv behandelt werden soll. Die Therapie besteht in der Gabe von Hydrocortison als Glukokortikoid und von 9-α-Fluorocortisol als Mineralokortikoid. Beide Substanzen können als Tabletten gegeben werden. Die Richtdosis ist 20–30 mg Hydrocortison/m² KOF täglich, wobei 3 Dosen in folgender Verteilung vorzusehen sind: morgens 7 Uhr etwa 50%, mittags 13–15 Uhr etwa 10–20%, abends 22 Uhr etwa 30–40%. Zur Morgendosis Hydrocortison wird Fluorocortisol in einer Dosis von 0,005–0,01 mg/kg KG gegeben.

Der Therapieeffekt ist je nach Ausgangslage klinisch teilweise bereits innerhalb von 24 h festzustellen. Die Aktivität bessert sich in der Folge rasch, die Kreislaufverhältnisse stabilisieren sich. Meist dauert es aber Wochen, bis die normale Leistungsfähigkeit des Organismus durch Wiederaufbau verlorener Substanz wiederhergestellt ist. Bei Kindern und Jugendlichen ist die Erholungsphase oft schon durch erstaunliche Agilität und physische Belastbarkeit gekennzeichnet. Besonders aufmerksam müssen Addison-Patienten mit akuten fieberhaften Erkrankungen beobachtet werden. Zunächst genügt die Verdoppelung der täglichen Hydrocortisondosis für wenige Tage. Immer besteht aber die Gefahr der akuten Addison-Krise, besonders wenn die orale Steroidzufuhr ineffektiv bleibt (Erbrechen, Enteritis)! Es muß dann sofort eine parenterale Behandlung einsetzen.

Bei Verlaufskontrollen von kindlichen und jugendlichen Patienten muß besonders auf Zeichen für eine individuelle Kortisolüberdosierung geachtet werden (Absinken der Wachstumsrate, übermäßige Gewichtszunahme, Sistieren oder Verzögerung der Skelettreifung). Unerwartet auftretendes nächtliches Einnässen oder Nykturie kann Hinweis für eine unzureichende Balance der Kortisolsubstitution sein (kortisolbedingter Hemmeffekt auf die fakultative tubuläre Wasserrückresorption, Nachtharnmenge größer als Tagesharnmenge). Kontrollen des Ionogramms und des Plasmakortisols 2 h nach Einnahme der Morgendosis (Werte liegen bei optimaler Dosierung zwischen 15 und 25 µg/dl) ergänzen die Nachuntersuchung jedoch *nicht vollständig.* Bei vielen Patienten ist die Addison-Erkrankung nur der

Beginn einer umfassenderen Autoimmunkrankheit, oft tritt der Morbus Addison zu schon bestehenden anderen autoimmunologischen Prozessen hinzu.

In diesem Zusammenhang besonders gut bekannt ist die Kombination eines Morbus Addison mit einem primären Hypoparathyreoidismus und einer Moniliasis. Auch treten Immunthyreoiditis, perniziöse Anämie, Myasthenia gravis, Diabetes mellitus, Gonadeninsuffizienz und juvenile Leberzirrhose im Rahmen der sog. *Autoimmunpolyendokrinopathien* auf.

So ist bei Verlaufskontrollen von Addison-Patienten vor allem nach einem Hypoparathyreoidismus und Moniliasis zu fahnden. Sämtliche Kombinationen mit den genannten Erkrankungen sind möglich und zu bedenken. Eine Korrelation zwischen Antikörpertiter und Erkrankung besteht nicht.

Tuberkulose
Die tuberkulöse Erkrankung der Nebenniere ist meist eine verkäsende Organtuberkulose. Sie entsteht hämatogen. Bis zur klinischen Manifestation adrenaler Ausfälle vergehen viele Jahre, so daß derartige Verläufe im Kindes- und Jugendalter praktisch nicht beobachtet werden.

Andere Ursachen
Auch Pilzerkrankungen und die angeborene Lues können zum Morbus Addison führen.

4.2.2.2.3 Sekundäre Nebennierenrindeninsuffizienz
(Zur sekundären NNR-Insuffizienz bei HVL-Insuffizienz s. Kap. 12)

Nebennierenrindeninsuffizienz nach pharmakologischer Steroidtherapie
Jede Behandlung mit Glukokortikoiden in unphysiologisch hohen Dosen verursacht eine Suppression der endogenen Kortisolproduktion. Die adrenale Insuffizienz ist von dem verwendeten Steroid, von der Dosis, dem Verabreichungsmodus (kontinuierlich, intermittierend, alternierend), der Tageszeit der Medikation und der Dauer der Therapie abhängig [112–116]. Eine maximale NNR-Atrophie entsteht bei kontinuierlicher Gabe von 60 mg Kortisol bzw. anderer Glukokortikoide in Äquivalenzdosis über 4–5 Monate. Die Erholung der NNR dauert dann 1/2 Jahr, evtl. auch wesentlich länger [117]. Selbst eine kurzdauernde Steroidmedikation von 1–2 Wochen mit der 3- bis 4fachen Substitutionsdosis bewirkt eine adrenale Insuffizienz für wenige Tage. Sie läßt sich im ACTH-Test eindeutig nachweisen. Die NNR-Insuffizienz ist die klinisch relevante Folge einer pharmakologischen Steroidtherapie, deren *primärer* Angriffspunkt die ACTH-Sekretion ist. Es besteht also von seiten der NNR eine sekundäre Insuffizienz [118].

Während sich akute Effekte einzelner oder kurzzeitiger Steroidgaben auf die ACTH-Sekretion weitgehend voraussagen lassen, weisen längerfristige Behandlungen mit Kortikosteroiden in Abhängigkeit von den eingangs genannten Parametern z.T. erhebliche individuelle Streuungen in der suppressiven Wirkung auf das System Hypothalamus-Hypophyse-NNR auf. Für die Einschränkung der NNR-Funktion bedeutsam sind also vor allem Ausmaß und Frequenz der CRF-ACTH-Suppression, was gleichzeitig bedeutet, daß die weniger ACTH-abhängige Aldosteronproduktion in aller Regel nicht klinisch relevant beeinträchtigt wird.

Wird eine längerfristige Behandlung mit pharmakologischen Steroiddosen beendet, muß eine kontinuierliche Kontrolle der Kortisol-, möglichst auch der ACTH-Spiegel erfolgen, um die Reaktivierung des Systems zu verfolgen und eine zu rasche Reduktion zu vermeiden (Übersicht und Literatur bei [119]).

4.2.2.2.4 Akute Nebennierenrindeninsuffizienz (Addison-Krise)

Ein akutes Versagen der adrenalen Funktion ist lebensbedrohlich. Klinisch findet man einen zunächst reizbar unruhigen, rasch verfallenden oder schon bewußtseinsgetrübten Patienten. Zu Beginn sind Erbrechen und kolikartige Bauchschmerzen häufig. Die Exsikkose ist vor allem an den trockenen Schleimhäuten zu erkennen, die Haut ist kalt, grau-blaß, später zyanotisch. Der Blutdruck fällt rasch ab und ist u. U. nicht mehr meßbar. Hypoglykämien können zu Krämpfen führen, durch die Kreislaufinsuffizienz ist die Nierenfunktion z. T erheblich eingeschränkt.

Addison-Krise bei bekannter NNR-Insuffizienz
Die häufigste Ursache ist eine unvorhergesehene Belastung eines Patienten mit bekanntem Morbus Addison. In Frage kommen akute enterale Erkrankungen (Resorption!), hochfieberhafte Allgemeininfekte, übermäßige physische Anstrengungen, operative Eingriffe ohne aktuelle Anpassung der hormonellen Therapie.

Die Behandlung erfordert eine sofortige Substitution von Flüssigkeit, Elektrolyten (Natrium, Chlor, *kein* Kalium!), Kortisol und Aldosteron i. v. Sie entspricht prinzipiell derjenigen, wie sie bei kongenitaler NNR-Hyperplasie mit Salzverlustsyndrom (s. Kap. 19) beschrieben wurde.

Bei Neugeborenen
Bei Neugeborenen kann eine akute adrenale Krise durch eine sog. NNR-Apoplexie hervorgerufen werden (hämorrhagische Infarzierung der Nebenniere).

Waterhouse-Friedrichsen-Syndrom
Eine vergleichbare Ursache findet man im Rahmen der perakuten Meningokokkensepsis (Waterhouse-Friedrichsen-Syndrom).

4.2.2.3 Isolierte Insuffizienzen adrenaler Hormone.

Ein isolierter Glukokortikoiddefekt als primäre Insuffizienz ist nicht bekannt, gleiches gilt für die adrenalen Androgene, wenn man von der physiologischen Situation der Präpubertät absieht. Beim ACTH-unresponsiveness-Syndrom (s. 4.2.2.2.1) ist die synonyme Bezeichnung „familiäre Glu-

4. Nebenniere 149

kokortikoidinsuffizienz" insofern irreführend, als auch die androgenen Hormone durch den diskutierten ACTH-Rezeptordefekt vermindert gebildet werden, nicht hingegen Aldosteron. Eine isolierte Defizienz des Aldosterons hingegen ist bekannt.

4.2.2.3.1 Hypoaldosteronismus

Eine isolierte Minderproduktion von Aldosteron beruht auf einer enzymatischen Bildungsstörung des Hormons. Neben einem 18-Hydroxylasemangel [120] wird auch ein 18-Hydroxy-Dehydrogenasedefekt diskutiert [121]. Diese Enzymdefekte sind angeboren, es liegt offenbar ein rezessiv autosomaler Erbgang vor.

Auch erworbene Formen wurden beschrieben, wobei meist eine erniedrigte Plasmareninaktivität gefunden wurde.

4.2.2.3.2 Pseudohypoaldosteronismus

Patienten mit Pseudohypoaldosteronismus (Kasuistik und Literaturübersicht bei [122]) zeigen ebenfalls einen ausgeprägten Salzverlust bei Hyperkaliämie. Renale und adrenale Funktion sind normal. Ätiologisch wird in erster Linie an eine gestörte Realisation der Aldosteronwirkung auf tubulärer Ebene gedacht, was durch den Nachweis eines Na-/K-ATPase-Mangels in den Nierentubuli [123] unterstrichen wird.

4.2.2.4 Hormonaktive Nebennierenrindentumoren

Einige Aspekte tumoröser Erkrankungen der Nebennierenrinde sind in anderen Abschnitten dieses Kapitels bereits angesprochen worden (Cushing-Syndrom, Hyperaldosteronismus). Insgesamt sind derartige Geschwülste selten; bis 1966 fand man in der Mayo-Clinic in Baltimore in 30 Jahren 12 Patienten [124].

Die Tumoren sind bis auf wenige Ausnahmen endokrin aktiv, wobei ganz überwiegend eine Androgenüberproduktion das klinische Bild prägt. Cushing-Syndrome als zusätzlicher endokriner Aspekt oder eine isoliert feminisierende Tumoraktivität sind Ausnahmen. Änderungen der vorherrschenden hormonellen Wirkung sind beschrieben worden [124, 125]. Histologisch ist eine eindeutige Differenzierung zwischen Adenom und Karzinom oft nicht möglich. Lediglich die Metastasierung beweist ein Karzinom zweifelsfrei.

Klinisch sind die Tumoren nur selten palpabel, die Diagnostik setzt durch die endokrine Symptomatik früher ein. Hormonelle Untersuchungsdaten sind sehr kritisch zu bewerten. Einen typischen Befund gibt es nicht. Auch der Dexamethasonhemmtest kann bei Tumoren positiv ausfallen, d.h. es kommt zu einer deutlichen Senkung der erhöhten Steroidproduktion. Diese ist als einziger Befund regelmäßig vorhanden, wobei ihre Zusammensetzung hinsichtlich der verschiedenen Hormongruppen jedoch pathognomonisch wenig verläßlich ist ([126]; dort 4 eigene Kasuistiken).

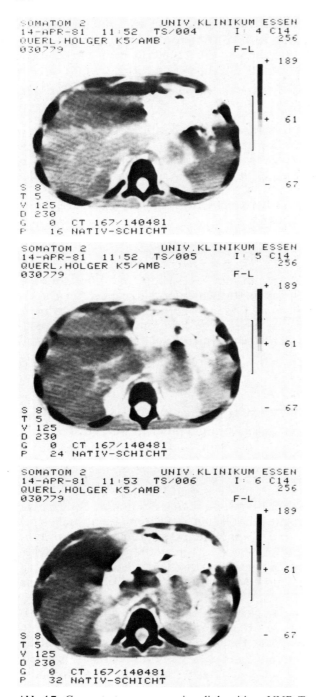

Abb. 4.7. Computertomogramm eines linksseitigen NNR-Tumors

4. Nebenniere

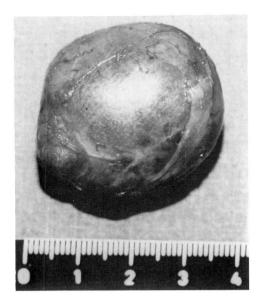

Abb. 4.8. Operationspräparat: virilisierender Nebennierenrindentumor; histologisch Karzinom

Bei einem inzwischen beobachteten weiteren Patienten (2 Jahre alt) ergab sich aufgrund basaler Steroiduntersuchungen bei einer Zuweisungsdiagnose „Pubertas praecox" der Verdacht auf eine kongenitale NNR-Hyperplasie (AGS): Erhöhung der Serumspiegel für 17-α-Hydroxyprogesteron und Testosteron, Plasmakortisol normal, LH und FSH ebenfalls normal. Nach Dexamethason fielen 17-Hydroxyprogesteron und Kortisol prompt ab, der Wert für Testosteron blieb unverändert. Dieser Befund und ein rascher, innerhalb von 6 Wochen zu erheblicher Penisvergrößerung, Pubesbehaarung und mäßiger Beschleunigung der Skelettalterung führender Verlauf ließen den Verdacht auf einen Tumor entstehen. Die Sonographie und das Computertomogramm bewiesen die Verdachtsdiagnose. Die Abb. 4.7 und 4.8 zeigen das Computertomogramm und das Operationspräparat. Histologisch wurde ein Karzinom ohne Kapseldurchbruch diagnostiziert. Dieser Fall zeigt recht gut die diagnostischen Möglichkeiten, die insbesondere auch zur Seitenlokalisation durch Sonographie und Computertomographie gegeben sind.

Therapeutisch ist die operative Entfernung die Methode der Wahl. Bei kortisolproduzierenden Tumoren ist an die Suppression der kontralateralen NNR zu denken und postoperativ eine Substitution vorzusehen, die unter Kortisolspiegelkontrolle und der so erkennbaren Erholung der verbliebenen NNR stufenweise abgebaut werden kann.

Zytostatische oder radiologische Therapieformen scheinen ohne weitere Vorteile, wenn eine Infiltration oder Metastasierung vorgelegen hat. Eine grundsätzliche Nachbestrahlung bei in toto entferntem Karzinom ist dubios, wie dies einer unserer Fälle zeigt (offenbar radiogene Induktion eines hypernephroiden Karzinoms nach 10jähriger Latenz; [126]).

4.3 Nebennierenmark

Das Nebennierenmark (NNM) ist Bestandteil des autonomen Nervensystems, da seine charakteristische Funktion die Synthese und Inkretion postsynoptischer Neurotransmittersubstanzen, der Katecholamine, ist. Das NNM gehört damit funktionell zum sympathischen Anteil des autonomen Nervensystems. Die vom NNM produzierten Substanzen sind Hormone, die somit in ein sehr kompliziertes Regulationssystem einbezogen sind. Die endokrinologischen Gesichtspunkte sollen daher kurz dargestellt werden.

4.3.1 Hormone des Nebennierenmarks – Synthese und Metabolismus

Hormone des Nebennierenmarks sind Dopamin, Noradrenalin und Adrenalin. Sie werden zusammen als Katecholamine bezeichnet, da sie Aminderivate des Dihydroxybenzolrings sind. Abb. 4.9 zeigt den Syntheseweg. Die Bildung der Endprodukte Adrenalin (nur im NNM) bzw. Noradrenalin wird über einen Feedback kontrolliert, der von der Hemmung dieser Endprodukte abhängig an der Tyrosinhydroxylase angreift.

Die Katecholamine werden in den sympathischen Nervenendigungen in Form intrazellulärer Granula gespeichert. Bei neuraler Aktivierung wandern diese zur Zellmembran und geben die Hormone frei.

Der Abbau der Katecholamine ist in Abb. 4.10 skizziert. Katecholamine, die vom NNM sezerniert werden, gelangen direkt in den Blutstrom und sind für die peripheren Wirkungen verantwortlich. Der Abbau der Katecholamine erfolgt entsprechend dem in Abbildung 4.10 dargestellten Weg über die Vanillinmandelsäure. Katecholamine, die aus anderen sympathischen Strukturen stammen, werden teilweise als originäre Substanzen in die Nervenendigungen zurückgeführt und lokal metabolisiert. Hier wird der Weg über die 3,4-Dehydroxymandelsäure bevorzugt. Nur ein kleiner Teil der peripher gebildeten Katecholamine gelangt in den Kreislauf und wird entsprechend metabolisiert. Hauptprodukt des Abbaus ist die Vanillinmandelsäure. Sie wird zusammen mit einem sehr geringen Teil der unveränderten Hormone im Harn ausgeschieden. Ihr Anteil liegt bei 75–80%.

Die normale Produktion liegt für Noradrenalin bei 10–70 µg und für Adrenalin bei 5–30 µg/Tag. Die physiologische Ausscheidung der primären Metaboliten (Methoxamine = Methanephrin und Normethanephrin) beträgt 0,3–1,3 mg/24 h, die der Vanillinmandelsäure 2,0–6,8 mg/24 h.

4.3.2 Physiologische Bedeutung der Katecholamine

Sieht man von einer stoffwechselaktivierenden Rolle der Katecholamine unter Streßbedingungen ab, ist ihre Bedeutung unter normalen Bedingungen am ehesten die eines stabilisierenden Systems. Ausfälle des Nebennierenmarks, z. B. nach Adrenalektomie, führen nicht zu nennenswerten klinischen Ausfallserscheinungen im Bereich der physiologischen Wirkungen dieser Hormone. Empfindlicher bemerkbar machen sich hingegen Funktionseinbußen nicht adrenaler katecholaminbildender Strukturen. Es

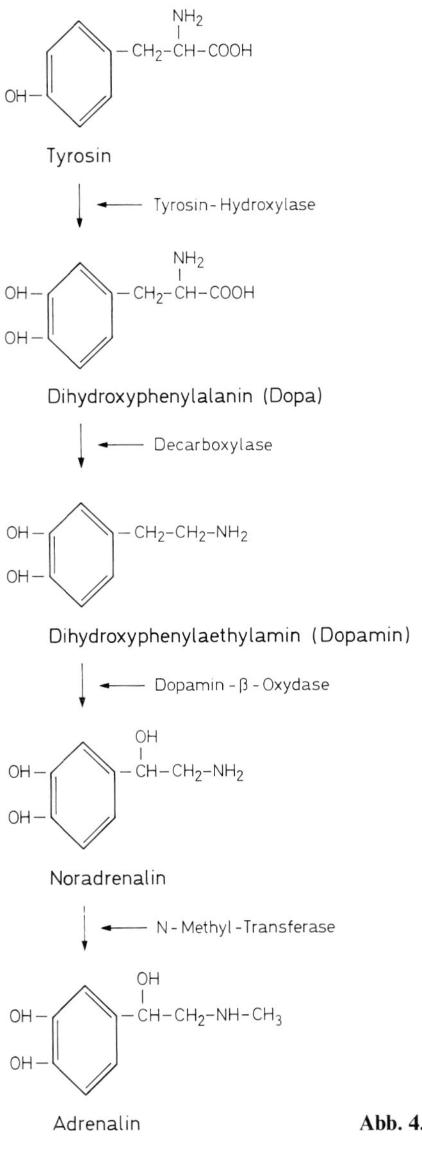
NH2
— CH2-CH-COOH
OH—
Tyrosin
Tyrosin-Hydroxylase
NH2
OH—
— CH2-CH-COOH
OH—
Dihydroxyphenylalanin (Dopa)
Decarboxylase
OH—
— CH2-CH2-NH2
OH—
Dihydroxyphenylaethylamin (Dopamin)
Dopamin-β-Oxydase
OH
OH—
— CH-CH2-NH2
OH—
Noradrenalin
N-Methyl-Transferase
OH
OH—
— CH-CH2-NH-CH3
OH—
Adrenalin

Abb. 4.9. Synthese der Katecholamine

kommt hier vor allem zu vasomotorischen Imbalancen und Störungen der Hohlorganmotilität. Die β-sympathomimetische Wirkung soll durch Stimulation der Adenylzyklase und Steigerung des cAMP zustande kommen, die α-adrenergen Effekte sollen die Adenylzyklaseaktivität hemmen.

Die in diesem Zusammenhang klinisch bedeutsamste Entität ist die idiopathische orthostatische Hypotension. Auch bei der sog. familiären Dysautonomie (Riley-Day-Syndrom) handelt es sich um eine Störung des sympathischen, aber auch des parasympathischen Systems.

Tabelle 4.15. Physiologische Wirkungen der Katecholamine

Gesteigerte Lipolyse
Steigerung des Sauerstoffverbrauchs
Anhebung der Körpertemperatur
Erhöhung der Glykogenolyse (→ Erhöhung des Blutzuckers)
Hemmung der Insulinsekretion

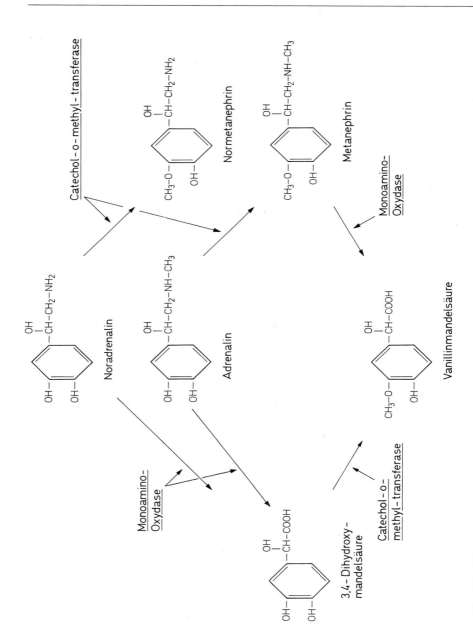

Abb. 4.10. Abbau der Katecholamine

Tabelle 4.15 gibt eine kurze Übersicht über einzelne physiologische Wirkungen der Katecholamine.

4.3.3 Überfunktionssyndrome

Hierbei handelt es sich um Phäochromozytome und um genetisch bedingte Krankheiten, bei denen das Phäochromozytom ein Aspekt des Syndroms ist.

4.3.3.1 Phäochromozytom

Das Phäochromozytom ist ein Tumor, der Katecholamine produziert und aus Zellen des sympathischen Nervensystems entsteht. Die Tumoren treten vornehmlich im Kindes- und Jugendalter auf. Sie finden sich überwiegend in einer oder beiden Nebennieren. In diesem Zusammenhang werden auch noduläre Hyperplasien beobachtet. Bei extraadrenaler Lage sind Prädilektionsstellen die paravertebralen Ganglien des Sympathikus, besonders das an der Bifurkation der Aorta gelegene sog. Zuckerkandl-Organ. Seltene andere Lokalisationen kommen vor.

Die Tumoren sind meist (etwa zu 90%) gutartig. Bösartigkeit kann nur bei nachgewiesenen Metastasen (Leber, Knochen, Knochenmark, Lunge, Lymphknoten) als bewiesen angesehen werden. Phäochromozytome können multipel auftreten (20%), auch gibt es Patienten mit adrenalen und extraadrenalen Phäochromozytomen. Die Größe der einzelnen Tumoren variiert erheblich.

Klinisch steht die Hypertonie im Vordergrund. Sie hat paroxysmalen Charakter und tritt bei Tachykardieanfällen mit Schweißausbrüchen und allgemeinem Schwächegefühl auf. Assoziierte Kopf- und Bauchschmerzen, Tremor, Wechsel der Hautfarbe werden auch aufgrund der wechselnden Frequenz und Intensität häufig als „vegetative Labilität" mißdeutet. Seltener besteht basal schon eine Hypertonie, auf die sich die hypertonen Attacken aufpfropfen. Schockähnliche Verläufe mit extremer peripherer Vasokonstriktion gehören zu den Ausnahmen.

Die zur Diagnostik lange Zeit eingesetzten pharmakologischen Tests (Histamin, Glukagon, Tyramin) im Sinne einer provokativen Blutdrucksteigerung werden heute ebenso wie der Regitintest (blockierende Wirkung, „vasodepressor response") kaum noch angewandt, da sie bis zu 30% falschpositive oder falsch-negative Ergebnisse zeigen. Im Einzelfall kann darüber hinaus ein nicht kalkulierbares Risiko für den Patienten aus der individuellen Reaktion auf den Test entstehen.

Die Diagnose wird heute durch Bestimmung der Ausscheidung von Adrenalin, Noradrenalin, den Metanephrinen und der Vanillinmandelsäure in einer 24-h-Harnprobe gesichert (Erhöhung auf das Doppelte oder Mehrfache der Norm zumindest einer der genannten Substanzen). Eventuell müssen die Bestimmungen in fraktionierten Harnproben durchgeführt werden.

Für die therapeutische Konsequenz ist die *Lokalisation* der Tumoren von entscheidender Bedeutung. Über 95% der Tumoren finden sich im Abdomen oder im Beckenraum. Somit kommt es bei der Tumorsuche im wesentlichen darauf an, ihre Lokalisation im Thorax, im Nasen- oder Kopfbereich auszuschließen. Dazu dienen eine sorgfältige palpatorische und neurologische (Nervus VII und XII!) Untersuchung und eine röntgenologische Darstellung des Thorax (paravertebrale Verschattung im hinteren Mediastinum?). Eine wichtige Methode ist auch die thorakale Fluoroskopie.

Abdominelle oder im Becken gelegene Tumoren lassen sich bei der Laparotomie meist gut sehen. Invasive und nichtinvasive Verfahren (Arteriographie, Pyelographie, Computertomographie) werden mit nicht immer zuverlässigem Erfolg, vornehmlich bei kleinen Tumoren, eingesetzt.

Bei der Therapie ist die Methode der Wahl die möglichst vollständige operative Entfernung der Tumoren. Die Erfolgsrate liegt bei 90%. Vorher muß aber stets durch eine medikamentöse Behandlung die Hypertension beherrscht werden (Gefahr hypertoner Krisen und kardialer Rhythmusstörungen durch Tumorstimulation intra operationem). Dies gelingt mit blokkierenden Substanzen (α- und β-Blocker), die die peripheren Katecholamineffekte aufheben. Zu nennen sind hier Dibenzylin (20–60 mg/Tag) und Propranolol (5–10 mg 4mal täglich).

Übersichten und Literaturhinweise zu speziellen Themen siehe [127–129].

4.3.3.2 Syndromhafte Entitäten

Hier sind meist familiär gehäuft auftretende kombinierte Krankheitsbilder zu nennen, die mit Phäochromozytomen einhergehen. Es sind dies der *Morbus Recklinghausen* („Neurofibromatose") und das *Sipple-Syndrom,* letzteres mit durch Prostaglandin- und Serotoninproduktion des Tumors hervorgerufener karzinoidähnlicher Symptomatik medullärer Schilddrüsenkarzinome und Zeichen eines Hyperparathyreoidismus (endokrine Adenomatose Typ II = multiple Fehlbildung der APUD-Zellen). Keineswegs selten ist die Kombination mit einer tumorbedingten Überproduktion von VIP (s. Kap. 20).

Literatur

1. Stoffregen M (1980) Nebennieren – Anmerkungen zur vorendokrinologischen Ära. Med Welt 31:296
2. Symington T (1962) Morphology and secretory cytology of the human adrenal cortex. Med Bull 18:117
3. Gupta D, Bierich JR (1977) Erkrankungen der Nebennierenrinde. Schattauer, Stuttgart New York
4. Hayano M, Saba N, Dorfman RI, Hechter O (1956) Some aspects of the biogenesis of adrenal steroid hormones. Recent Prog Horm Res 12:79
5. Lisboa BP, Strassner M, Nocke-Fink L, Breuer H, Bayer JM (1975) Metabolism of steroid hormones in a virilizing adenoma of adrenal cortex. Acta Endocrinol [Suppl] (Copenh) 199:395
6. Maschler I, Horn H, Finkelstein M (1977) Studies on the C-11 and C 21-steroid hydroxylation sequence in subcellular fractions of human adrenals. J. Steroid Biochem 8:35
7. Grant JK (1978) An intraductory review of adreno-cortical steroid biosynthesis. In: James VHT, Serio M, Giusti G, Martini L (eds) The endocrine function of the human adrenal cortex. Academic Press, London New York, p. 1

9. Pasqualini JR, Lafoscade G, Jayle MF (1964) Role of 21-hydroxypregnenolone and of 17a, 21-dihydroxypregnenolone in the biogenesis of C_{21} and C_{19} steroids by adrenal gland slices. Steroids 4:739
10. Diedrichsen G, Sinterhauf T, Wolff HP, Lommer D (1977) Indications for the existence of alternative pathways of steroid synthesis VIA 21-hydroxypregnenolone in the rat adrenal cortex. J Steroid Biochem 8:631
11. Brode E, Grant JK, Symington T (1962) A biochemical and biological investigation of adrenal tissues from patients with Conn's syndrome. Acta Endocrinol (Copenh) 41:411
12. Marusik ET, White A, Aedo AR (1973) Oxidative reactions in the formation of one aldohyde group in the biosynthesis of aldosterone. Arch Biochem Biophys 157:320
13. Jefcoate CR, Hume R, Boyd GS (1970) Separation of two forms of Cytochrome P_{450} in adrenal cortex mitochondria. FEBS Lett 9:41
14. Mason HS (1957) Mechanisms of oxygen metabolism. Adv Enzymol 19:79
15. Kimura T, Nakamura S, Huang JJ, Chu J-W, Wang HP, Tsernoglou D (1973) Electron transport system for adrenocortical mitochondral steroid hydroxylation reactions: The mechanism of the hydroxylation reactions and properties of the flavoprotein-iron-sulfur protein complex. Ann NY Acad Sci 212:94
16. Westphal U (1980) Bindung von Steroidhormonen an Serumproteine. Schering, Berlin (Vorlesungsreihe Schering, H 8)
17. Farese RW, Plager JE (1962) The in vitro red blood cell uptake of C 14-cortisol; studies of plasma protein binding of cortisol in normal and abnormal states. J Clin Invest 41:53
18. Baulien E-E (1973) In: Scow RO (ed) Endocrinology. Exerpta Medica, Amsterdam, p 30
19. Westphal U (1970) Corticosteroid-binding globulin and other steroidhormon carriers in the blood stream. J Reprod Fertil [Suppl] 10:15
20. Westphal U (1971) Steroid-protein interactions. Springer, Berlin Heidelberg New York (1971) (Monographs on Endocrinology, vol 4)
21. Ewing LL, Chubb CE, Robaire B (1976) Macromolecules, steroid binding and testosterone secretion by rabbit testes. Nature 264:84
22. Munck A, Leung K (1977) Glucocorticoid receptors and mechanisms of action. In: Pasqualini JR (ed) Receptors and mechanism of action of steroid hormones. Dekker, New York Basel, p 311
23. Funder JW (1977) In: James VHT (ed) Endocrinology, vol 1. Exerpta Medica, Amsterdam, p 458
24. De Kloet ER, Burbach P, Mulder GH (1977) Localization and role of transcortin-like molecules in the anterior pituitary. Mol Cell Endocrinol 7:261
25. Sandberg AA, Slaunwhite WR Jr, Antoniades HN (1957) The binding of steroid and steroid conjugates to human plasma proteins. Recent Prog Horm Res 13:209
26. Daughaday WH (1958) Binding of corticosteroids by plasma proteins. IV. The electrophoretic demonstration of corticosteroid binding globulin. J Clin Invest 37:519
27. Rosner W (1976) In: Jannieson GA, Greenwalt TI (eds) Progress in clinical and biological research, vol 5. Elsevier, Amsterdam, p 377
28. Angeli A, Frajira R, Crosazzo C, Rigoli F, Gaidano G, Ceresa F (1978) The binding of glucocorticoids to human plasma proteins. In: James VHT, Serio M, Giusti G, Martini L (eds) The endocrine function of the human adrenal cortex. Academic Press, London New York, p 155
29. Simmer HH, Frankland MV, Greipel M (1974) Unbound unconjugated cortisol cord and corresponding maternal plasma. Gynecol Invest 5:199
30. Cawood ML, Heys RF, Oakey RE (1976) Cortisol Binding Capacity and Oestrogen Concentrations in Maternal and Cord Plasma in Pregnancies with normal and anencephalic Fetuses. Clin Endocrinol (Oxf) 5:341
31. Daughadey WH, Maritz IK (1960) The binding of steroid hormones by plasma proteins. In: Pincus G, Vollmer EP (eds) Biological activities of steroids in relation to cancer. Academic Press, London New York, p 27
32. Beisel WR, Cos JJ, Horton R, Chao PY, Forsham PH (1964) Physiology of urinary cortisol excretion. J Clin Endocrinol Metab 24:887

33. Rosner JM, Cos JC, Biglieri EG, Hane S, Forsham PH (1963) Determination of primary unconjugated cortisol by glas fiber chromatography in the diagnosis of Cushing's syndrome. J Clin Endocrinol Metab 23:820
34. Stolecke H (1972) Free urinary cortisol as a representative steroid of the urinary portersilber-chromogens. Acta Endocrinol (Copenh) 70:65
35. Angeli A, Frajria R, Richiardi L, Agrimonti F, Gaidano GP (1977) Simultaneous measurement of circulating cortisol, corticosteroid binding globulin (CBG) binding capacity and „apparent free cortisol concentration" in human peripheral plasma using gel-exchanges with sephadex G-25. Clin Chim Acta 77:1
36. Rubin LM, Loriaux DL, Slaunwhite WR Jr (1976) Polymorphism of human transcortin, and a variant associated with Cushing's syndrome. In: Abstracts of short communications and poster presentation. V. Intern Congr of Endocrinology, Hamburg p 372
37. Gillessen G, Stolecke H (unveröffentlicht) Trennung des freien und gebundenen Plasmacortisols durch Gelfiltration und radioimmunolog. Endpunktbestimmung des freien Anteils
38. Stolecke H, Gillessen G, Drahovski M (unveröffentlicht) Coated-tube-RIA-Technik zur Bestimmung des freien Plasmacortisol
39. Samuels LT (1960) Metabolism of steroid hormones. In: Greenberg DM (ed) Metabolic pathways, vol 1. Academic Press, London New York
40. Blunck W (1968) Die a-ketolischen Cortisol- und Corticosteronmetaboliten sowie die 11-Oxy- und 11-Desoxy-17-ketosteroide im Urin von Kindern. Acta Endocrinol [Suppl] (Copenh) 134
41. Stolecke H, Dönges KG (1966) Veränderungen von Produktion und Metabolismus des Cortisol bei gesunden Säuglingen nach dreitägiger Depot-ACTH-Gabe. Z Kinderheilkd 95:237
42. Stolecke H (1967) Die funktionelle Analyse des Steroidhaushaltes bei gesunden und krampfkranken Kindern. Habilitationsschrift, Universität Essen
43. Frantz AB, Katz FH, Jailer JW (1961) 6-Beta-hydroxy-cortisol and other polar corticosteroids; measurement and significance in human urine. J Clin Endocrinol Metab 21:1290
44. Orth DN, Island DP, Liddle GW (1967) Experimental alteration of the circadian system in plasma cortisol (17oHCS) concentration in man. J Clin Endocrinol Metab 27:549
45. James VHT, Tunbridge RDG, Wilson GA, Hutton J, Jacobs HS, Rippon AE (1978) Steroid profiling: A technique for exploring adrenocortical physiology. In: James VHT, Serio M, Giusti G, Martini L (eds) The endocrine function of the human adrenal cortex. Academic Press, London New York, p 179
46. Hallman L, Fujinori N, Curti J et al (1970) Cortisol is secreted episodically by normal man. J Clin Endocrinol Metab 30:411
47. Kaneko M, Hiroshige T (1978) Site of fast, rate-sensitive feedback inhibition of adrenocorticotropin secretion during stress. Am J Physiol 234:46
48. Fehm HL, Stech R, Voigt KG (1980) Paradoxical ACTH response to glucocorticoids induced by desimipramine. Acta Endocrinol (Copenh)
49. Yates FE (1967) Physiological control of adrenal cortical hormone secretion. In: Eisenstein AB (ed) The adrenal cortex. Little Brown, Boston, p 133
50. Krieger DT, Gewirtz GP (1974) The nature of the circadian periodicity and suppressibility of immunoreactive ACTH levels in Addison's disease. J Clin Endocrinol Metab 39:46
51. Fehm HL, Kummer GW, Lang RE, Pfeiffer EF (1979) Differential and integral corticosteroid feedback effects on ACTH-secretion in hypoadrenocorticism. J Clin Invest 63:247
52. Spät A, Jozan S (1975) Effect of prostaglandine E_2 and A_2 on steroid synthesis by the rat adrenal gland. J Endocrinol 65:55
53. Davis WW, Vurwell LR, Casper AGT, Barrter FC (1968) Sites of action of sodium depletion on aldosterone biosynthesis in the day. J Clin Invest 47:1425
54. Haning R, Tait SAS, Tait JF (1970) In vitro effects of ACTH, angiotensins, serotonin and potassium on steroid output and conversion of corticosterone by isolated adrenal cells. Endocrinology 87:1147
55. Honn KV, Chavin W (1976) Role of prostaglandins in aldosterone production by the human adrenal. Biochem Biophys Res Commun 72:1319

4. Nebenniere

56. Werning C, Vetter W, Weidmann P, Schweikert HU, Stiehl D, Siegenthaler O (1971) Effect of prostaglandin E_1 on renin in the day. Am J Physiol 220:852
57. Yun J, Kelly G, Bartter FC, Smith HW (1977) Role of prostaglandins in control of renin secretion in the day. Circ Res 40:459
58. Gallant S, Brownie AC (1973) The in vivo effect of indomethacin and prostaglandine E_2 on ACTH and DBCAMP-induced steroidogenesis in hypophysectomized rats. Biochem Biophys Res Commun 55:831
59. Laychock SG, Rubin RP (1977) Regulation of steroidogenesis and prostaglandin formation in isolated adrenocortical alls: The effects of pregnenolone and cycloheximide. J. Steroid Biochem 8:663
60. Laychock SG, Warner W, Rubin RP (1977) Further studies on the mechanisms controlling prostaglandin biosynthesis in the cat adrenal cortex: The role of calcium and cyclic AMP. Endocrinology 100:74
61. Rosenfeld RS, Rosenberg BJ, Fukushima DK, Hellman L (1975) 24-hour secretory pattern of dehydroisoandrosterone and dehydroisoandrosterone sulfate. J Clin Endocrinol Metab 40:850
61 a. Silman RE, Chard T, Lowry PJ, Smith I, Young IM (1976) Human foetal pituitary peptides and parturition. Nature 260:716
61 b. Skrabal F (1981) Ein Nebennierenfunktionstest für die Praxis – Diagnose der Nebennierenrinden-Insuffizienz sowie des primären und sekundären Hyperaldosteronismus. Fortschr Med 99:645,689
62. Cushing H (1932) The basophil adenomas of the pituitary body and their clinical manifestations (pituitary basophilism). Bull Johns Hopkins Hosp 50:137
63. Labhard A (1978) Die Nebennierenrinde. In: Labhard A (Hrsg) Klinik der inneren Sekretion, 3. Aufl. Springer, Berlin Heidelberg New York, S 344
64. Neville AM, O'Hare MJ (1978) Cell culture and histopathology of the human adrenal cortex in relation to hypercorticalism. In: James VHT, Serio M, Giusti J, Martini L (eds) The endocrine function of the human adrenal cortex. Academic Press, London New York, p 229
65. Burke CW (1978) Disorders of cortisol production: Diagnostic and therapeutic progress. Recent Adv Endocrinol Metab 1:61
66. Neville AM, MacKay AW (1972) The structure of the human adrenal cortex in health and disease. Clin Endocrinol Metab 1:361
67. James VHT, Landon J, Wynn V, Greenwood FC (1968) A fundamental defect of adrenocortical control in Cushing's disease. J Endocrinol 40:15
68. Krieger DT, Glick SM (1974) Sleep EEG stages and plasma growth hormone concentrations in states of endogenous and exogenous hypercortisolaemia or ACTH elevation. J Clin Endocrinol Metab 39:986
69. Fehm HL, Voigt KH, Lang RE, Beinert KE, Kummer GW, Pfeiffer EF (1977) Paradoxical ACTH response to glucocorticoid in Cushing's disease. N Engl J Med 297:904
70. Lagerquist LG, Meikle AW, West CD, Tyler FH (1974) Cushing's disease with cure by resection of a pituitary adenoma. Amer J Med 57:826
71. Müller OA, Marguth F, Scriba PC (1976) Cushing's disease due to autonomous pituitary ACTH-release. In: Abstr. Nr.: 491; V. Intern Congr Endocrinology, Hamburg.
72. Neville AM, Symington T (1967) The pathology of the adrenal gland in Cushing's syndrome. J Pathol 93:19
73. Neville AM, Symington T (1972) Bilateral adrenocortical hyperplasia in children with Cushing's syndrome. J Pathol 107:95
74. Neville AM (1978) Invest Cell Pathol 1:99
75. Genest J, Boucher R, Nowaczynski W, Kuchel O (1978) The role of the adrenal cortex in the pathogenesis of essential hypertension. In: James VHT, Serio M, Giusti G, Martini L (eds) The endocrine function of the human adrenal cortex. Academic Press, London New York, p 389
76. Krahoff L, Nicolis G, Amsel B (1975) Pathogenesis of hypertension in Cushing's syndrome. Am J Med 58:216

77. Wolff HP, Philippi A (1972) Mineralocorticoidsyndrome. In: Frick P, Harnack GA von, Martini GA, Prader A, Wolff HP (Hrsg) Ergebnisse der inneren Medizin und Kinderheilkunde, Bd 33. Springer, Berlin Heidelberg New York, S 182
78. Gilkes JJH, Rees LH, Besser GM (1977) Plasma immunoreactive corticotrophin and lipotrophin in Cushing's syndrome and Addison's disease. Br Med J I:966
79. Stolecke H, Andler W (1977) Pseudo-Cushing-syndrome in a 3-year old boy. Ann. Meeting Europ Soc Paed Endocrinology, Cambridge, UK, 1977
80. Nelson DH, Meakin, JW, Thorn GW (1960) ACTH-producing pituitary tumors following adrenalectomy for Cushing's syndrome. Ann Intern Med 52:560
80a. Barzilai D, Dickstein G, Kanter Y, Plawnick Y, Schramek A (1980) Complete remission of Cushing's disease by total bilateral adrenalectomy and adrenal autotransplantation. J Clin Endocrinol Metab 50:853
81. Scriba PC, Fahlbusch R, Müller OA (1981) Zur Diagnose und Therapie des Cushing-Syndroms. Vortrag Dtsch Ges Inn Med, 86. Tagung, Wiesbaden 1981
82. Conn JW (1967) The evolution of primary aldosteronism 1954–1967. Harvey Lect 62:257
83. Mantero F, Armanini D, Gion M, Opocher G (1978) The syndrome of primary aldosteronism. In: James VHT, Serio M, Giusti G, Martini L (eds) The endocrine function of the human adrenal cortex. Academic Press, London New York, p 471
83a. Ganguly A, Bergstein J, Grim CE, Yum NN, Weinberger MH (1980) Childhood primary aldosteronism due to an adrenal adenoma: Preoperative localization by adrenal vein catheterization. Pediatrics 65:605
84. Stockigt JR, Collins RD, Biglieri EG (1971) Determination of plasma renin concentration by angiotensin I immunoassay. Circ Res [Suppl II] 28:175
85. Conn JW, Cohen EL (1974) In: Page IH, Bumpus FM (eds) Angiotensin. Springer, Berlin Heidelberg New York (Handbook of experimental pharmacology, vol 37, p 264)
86. Biglieri EG (1976) A perspective on Aldosterone Abnormalities. Clin Endocrinol 5:399
87. Conn JW (1961) Aldosteronism and hypertension. Arch Intern Med 107:813
88. Conn JW, Knopf RF, Nesbit RM (1964) Clinical characteristics of primary aldosteronism from an analysis of 145 cases. Am J Surg 107:159
89. Conn JW, Rovner DR, Cohen EL (1965) Normal et altered function of the renin-angiotensin-aldosterone system in man. Ann Intern Med 63:266
90. Ganguly A, Melado GA, Luetscher JA, Dowdy AJ (1973) Control of plasma aldosterone in primary aldosteronism: Distinction between adenoma and hyperplasia. J Clin Endocrinol Metab 37:765
91. Biglieri EG, Stockigt JR, Schambelan M (1976) Adrenal Mineralcorticoid Hormones Causing Hypertension. In: Laragh JH (ed) Hypertension manual. p 461
92. Schambelan M, Howes EL Jr, Stockigt JR, Noakes CA, Biglieri EG (1973) Role of renin and aldosterone in hypertension due to a renin secreting tumor. Am J Med 55:86
93. Bartter FC, Pronove P, Gill JR JR, McCardle RC (1962) Hyperplasia of intraglomerula complex with hyperaldosteronism and hypothalamic alkalosis. Am J Med 33:811
94. Sutherland DJA, Ruse JL, Laidlaw JC (1966) Hypertension, increased aldosterone secretion and low plasma renin activity relieved by dexamethason. Can Med Assoc J 95:1109
95. New MI, Peterson RE (1967) A new form of congenital adrenal hyperplasia. J Clin Endocrinol Metab 27:300
96. Grim CE, Weinberger MH (1980) Familial, dexamethasone-suppressible, normokalemic hyperaldosteronism. Pediatrics 65:597
97. Biglieri EG (1965) Hypokalemic alkalosis and edema with increased desoxycorticosteron excretion. J Clin Endocrinol Metab 25:884
98. Fraser R, James VHT, Landon J, Peart WS, Rawson A, Giles CA, McKay AM (1968) Clinical and biochemical studies of a patient with corticosterone-secreting adrenocortical tumour. Lancet II:1116
99. Weiss L, Mellinger RC (1970) Congenital adrenal hypoplasia an X-linked disease. J Med Genet 7:27
100. Sperling MA, Wolfsen AR, Fisher DA (1973) Congenital adrenal hypoplasia: An isolated defect of organogenesis. J Pediatr 82:444
101. Spark RF, Etzkorn JR (1977) Absent aldosterone response to ACTH in familial glucocorticoid deficiency. N Engl J Med 297:917

102. Zachmann M, Forest MG, DePeretti E (1979) 3-Beta-hydroxysteroid-dehydrogenase deficiency. Follow up study in a girl with pubertal bone age. Horm Res 11:292
103. Bongiovanni AM, Clark A (1962) Urinary delta-5-pregnene-3-beta-17-alpha-20-alpha-tetrol in 3-beta-ol-dehydrogenase deficiency. J Clin Invest 41:1346
104. Zachmann M, Völlmin JA, Mürset G, Curtius HC, Prader A (1970) Unusual congenital adrenal hyperplasia probably due to 3-beta-hydroxy-steroid-dehydrogenase deficiency. Case report and steroid studies. J Clin Endocrinol Metab 30:719
105. Domagk J, Linke A, Spaar FW, Rahlf G, Schulte FJ (1975) Adrenoleukodystrophie. Neuropaediatrie 6:41
106. Guttman PH (1930) Addison's disease; a statistical analysis of 566 cases and a study of the pathology. Arch Pathol 10:742
107. Mason AS, Meade TW, Lee JAH, Morris JN (1968) Epidemiological and clinical picture of Addison's disease. Lancet II:744
108. Liddle GW, (1979) Adrenal cortex – Addison's disease. In: Liddle Cecil (eds) Textbook of medicine. 15. Edition, Saunders Philadelphia, London, Toronto p 2147
109. Visser M, Swaab DF (1977) Melanocyte Stimulating Hormone: Control, Chemistry and Effects. In: Tilders FJH, Swaab DF, Wimersma-Greidanus TB (eds) Frontiers of hormone research. Vol. 4. Karger, Basel, p 179
110. Wingstrand KG (1966) In: Harris GW, Donovan BT (eds) The pituitary gland, vol 3. Butterworth, London, p 1
111. Rees LH, Lowry PJ (1965) ACTH and related peptids. In: James VHT, Serio M, Giusti G, Martini L (eds) The endocrine function of the human adrenal cortex. Academic Press, London New York, p 33
112. Nichols F, Nugent CA, Tyler FH (1960) Diurnal variation in suppression of adrenal function by glucocorticoids. J Clin Endocrinol Metab 25:343
113. Hedner LP (1967) Quantitative assay of the acute hypothalamopituitary depressing effects of corticosteroids in man. J Endocrinol 37:57
114. Ceresa F, Angeli A, Boccuzzi G, Molino G (1969) Once-a-day neurally stimulated and basal ACTH secretion phases in man and their response to corticoid inhibition. J Clin Endocrinol Metab 29:1074
115. Boss N, Kluge F, Müller OA, Pickardt CR, Scriba PC (1971) Quantitative assay of the suppressive effect of synthetic corticoids in man. Acta Endocrinol (Copenh) 67:508
116. Werder K von, Hane S, Forsham PH (1971) Suppression of the hypothalamo-pituitary-adrenal axis and growth hormone release with dexamethasone. Norm Metab Res 3:171
117. Labhard A (1978) Die Nebennierenrinde. In: Labhard A (Hrsg) Klinik der inneren Sekretion, 3. Aufl. Springer, Berlin Heidelberg New York, S 329
118. Yates FE, Russel SM, Maran JW (1971) Brain-adenohypophyseal communication in mammals. Annu Rev Physiol 33:393
119. Myles AB, Daly JR (1974) Corticosteroid and ACTH treatment – Principles and problems. Arnold, London
120. Visser HKA, Cost WS (1964) A new hereditary defect in the biosynthesis of aldosterone. Acta Endocrinol (Copenh) 47:589
121. Ulick S, Gautier E, Vetter KK, Markello JR, Yaffe S, Lose CK (1964) An aldosterone biosynthetic defect in a saltlosing disorder. J Clin Endocrinol Metab 24:669
122. Dillon MJ, Leonard JV, Buckler JM, Ogilvie D, Lillystone D, Honour JW, Shakleton CHL (1980) Pseudohypoaldosteronism. Arch Dis Child 55:427
123. Bierich JR, Schmidt U (1976) Tubular Na, K-ATPase deficiency, the cause of congenital renal salt losing syndrome. Eur J Pediatr 121:81
124. Hayles AB, Hahn HB, Sprague RG, Bahn RC, Priestly JT (1966) Hormone secreting tumours of the adrenal cortex in children. Pediatrics 37:19
125. Halmi KA, Lascari AD (1971) Conversion of virilisation to feminization in a young girl with adrenal cortical carcinoma. Cancer 27:931
126. Andler W, Kohns U, Stolecke H (1978) Virilisierende Nebennierenrindentumoren im Kindesalter – Diagnostische und therapeutische Besonderheiten. Klin Paediat 190:293
127. Landtberg L (ed) (1977) Catecholamines. Clin Endocrinol Metab 6, vol. 6

128. Catalona WJ, Engelman K, Ketcham AS, Hammond WG (1971) Familical medullary thyroid carcinoma, phaechromozytoma, and parathyroid adenoma (Sipple's syndrome), study of a kindred. Cancer 28:1245
129. Engelman K (1979) The adrenal medulla and sympathetic nervous system. In: Beeson PB, McDermott W, Wyngaarden JB (Eds) Cecil textbook of medicine. Saunders, Philadelphia, p 2199
130. Giusti G, Mannelli M, Forti G et al. (1978) Plasma steroid values in congenital adrenocortical hyperplasia. In: James VHT, Serio M, Giusti G, Martini L (eds) The endocrine function of the human adrenal cortex. Academic Press, London New York San Francisco, p 271
131. Sippell WG, Dörr HG, Bidlingmaier F, Knorr D (1980) Plasma levels of aldosterone, corticosterone, 11-deoxycorticosterone, progesterone, 17-hydroxyprogesterone, cortisol, and cortisone during infancy and childhood. Pediatr Res 14:39–46
132. Schnakenburg K von, Bidlingmaier F, Knorr D (1980) 17-Hydroxyprogesterone, androstendione, and testosterone in normal children and in prepubertal patients with congenital adrenal hyperplasia. Eur J Pediatr 133:259–267
133. Forest MG, Peretti E, Bertrand J (1978) Developmental patterns of the plasma levels of testosterone, Δ^4-androstendione, 17α-hydroxyprogesterone, dehydroepiandrosterone and its sulfate in normal infants and prepubertal children. In: James VHT, Serio M, Giusti G, Martini L (eds) The Endocrine Function of the Human Adrenal Cortex. Academic Press, London New York San Francisco, p 561

5. Die männlichen Keimdrüsen

J. Girard

5.1 Physiologie und Untersuchung

5.1.1 Fetale Entwicklung

Das genetische Geschlecht ist mit der Konzeption festgelegt. Die undifferenziert angelegte Gonade entwickelt sich zwischen dem 43. und 49. Tag unter dem Einfluß des Y-Chromosoms zum Testis [1, 2]. Die Genitalentwicklung in männlicher Richtung ist ein aktiver Prozeß, der das Vorhandensein von Testisgewebe und eine hormonale Sekretion voraussetzt. In der 8. Fetalwoche ist das Gonadengewebe in interstitielles und tubuläres Gewebe differenziert. Die Leydig-Zellen beginnen Testosteron, die Sertoli-Zellen Östradiol und das Anti-Müller-Hormon zu sezernieren [3–5].

Die Induktion der äußeren Genitalentwicklung (Penis und Skrotum) ist dihydrotestosteronabhängig, während die Entwicklung der Epididymis, der Vasa efferentia und der Samenblase vom Testosteron induziert werden. Die maskuline Transformation der mesonephrischen (Wolff-)Strukturen ist von einer hohen Testosteronkonzentration abhängig und erfolgt bei einseitiger Anorchie nur ipsilateral auf der Seite des ausgebildeten Testis. Die Regression der Müller-Gänge unter dem Einfluß des Anti-Müller-Hormons ist vom 56. bis 60. Tag der Fetalentwicklung an zu beobachten. Die Testosteronsekretion steht unter HCG- und von der 12. Fetalwoche an unter der Kontrolle von LH und FSH des Hypophysenvorderlappens. Sie steigt zwischen der 10. und 20. Fetalwoche bis in den Bereich des erwachsenen Mannes an. Die in der Folge absinkenden Testosteronkonzentrationen verlaufen parallel zur sinkenden HCG-Konzentration. Bei der Geburt ist beim Knaben eine etwas höhere mittlere Testosteronkonzentration im Plasma zu messen als beim Mädchen [6–8]. Die Testes sind beim reifen Neugeborenen ins Skrotum deszendiert.

5.1.2 Postnatale Entwicklung und hormonale Regulation

5.1.2.1 Wachstum und Histologie

Das Testisvolumen nimmt vom Säuglings- bis zum Pubertätsalter von 0,5 auf 2 ml zu. Mit beginnender Reifung ist eine Zunahme des Testisvolumens auf über 3 ml zu erwarten. Umgekehrt weist ein Testisvolumen von 2 ml

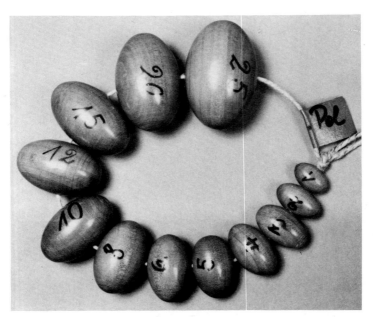

Abb. 5.1. Orchidometer (genormte Ellipsoide mit definierten Volumina) zur Bestimmung des Testisvolumens mit vergleichender Palpation

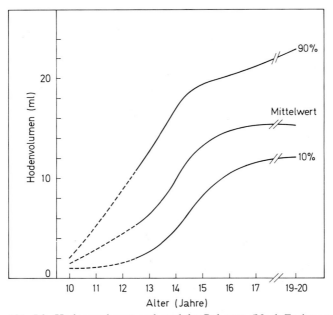

Abb. 5.2. Hodenwachstum während der Pubertät. (Nach Zachmann et al. [9])

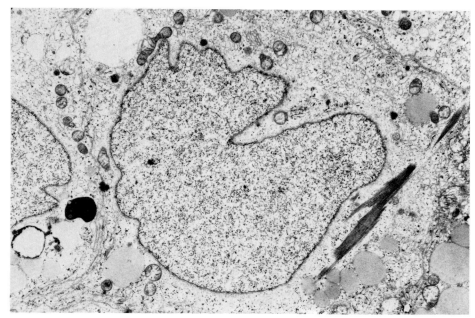

Abb. 5.3. SC-Sertolizelle (Erwachsenentyp) [10]. Beachte: Nukleare Eindellung, Kristalloid im Zytoplasma, Lipoidtropfen (Zur Verfügung gestellt von F. Hadziselimovic, Kinderspital Basel)

und mehr auf eine Gonadotropinstimulation hin. Eine Fertilität kann angenommen werden, wenn das Testisvolumen mindestens 8 ml beträgt. Für die Beurteilung der Entwicklung, speziell bei vermuteter Pubertas tarda und praecox, bietet das Abschätzen des Testisvolumens durch vergleichende Palpation eine äußerst wertvolle Hilfe (Abb. 5.1). Die altersentsprechenden Normwerte der Testisgröße sind in Abb. 5.2 dargestellt [9]. Bei der Geburt und während des 1. Lebensjahrs sind die Leydig-Zellen im Interstitium gut entwickelt. Die Aktivitätszeichen der testosteronproduzierenden Zellen nehmen nach dem 2. Monat ab, und die Leydigzellen bleiben bis zur Pubertät in einem juvenilen Status. Die Tubuli seminiferi setzen sich beim Kind aus Sertoli-Zellen, Gonadozyten und Spermatogonien zusammen. In der Kindheit prädominieren die Sertoli-Zellen. Die Gonozyten sind bis zum 3. Monat zu sehen, später finden sich fetale Spermatogonien und Übergangsformen und nach dem 5. Lebensjahr primäre Spermatozyten (Abb. 5.3). In diesem Stadium ruht die Spermatogenese bis zur Pubertätsentwicklung. Die Zahl der Spermatogonien nimmt aber von der Geburt bis zur Pubertät linear zu. Für das raschere Testiswachstum in der Adoleszenz ist weitgehend eine Zunahme des tubulären Apparats und der Sertoli-Zellen verantwortlich (Abb. 5.4) [10]. Die Strukturen stehen in erster Linie unter Kontrolle des follikelstimulierenden Hormons.

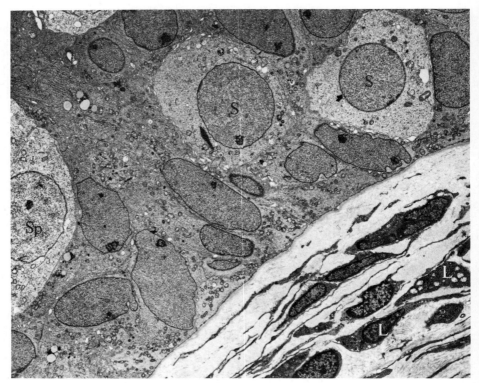

Abb. 5.4. Tubulusschnitt bei einem 5jährigen. *Links* ein Spermatozyt (*SP*), *rechts* 2 Spermatogonien (*S*) – helles Zytoplasma. Größter Anteil Sertoli-Zelle vom Sb-Typ (im Gegensatz zu SC wenig Organellen, keine deutliche Eindellung, kein Kristalloid). Peritubulär dunkle Zelle = Leydig-Zellvorstufen. (Zur Verfügung gestellt von F. Hadziselimovic, Kinderspital Basel)

5.1.2.2 Testosteronsynthese, Stoffwechsel und Testosteronwirkung

Die Testosteronsynthese folgt der Steroidsynthese der Nebennierenrinde. Über Acetylkoenzym A wird Cholesterin synthetisiert und über Pregnenolon führen 2 Synthesewege zu den Sexualsteroiden. Im Testisgewebe ist der Δ-5,3-β-Hydroxysteroid-Weg über 17α-Hydroxypregnenolon und Dehydroepiandrosteron im Vordergrund [11–13] (Abb. 5.5). Die natürlichen Androgene sind C-19-Steroide mit einer Doppelbindung zwischen C4 und C5 oder C5 und C6. Testosteron ist das wirksamste Androgen. Am Muskelgewebe und an der Niere etwa ist das Testosteron direkt wirksam, während andere Gewebe das Testosteron erst in seiner reduzierten Form als Dihydrotestosteron wirksam werden lassen [11, 13]. In der hypothalamischen Feedbackregulation ist eine lokale Aromatisierung zu Östradiol für die Feedbackkontrolle notwendig. Die schwach androgenwirksamen Steroide Dehydroepiandrosteron und Androstendion sind erst androgenwirksam, wenn sie in Testosteron metabolisiert wurden. Ätiocholanolon hat gar keine Androgenaktivität.

Testosteron entfaltet eine Reihe von *extragenitalen Wirkungen*. Das Steroid hat einen ausgeprägt anabolen Effekt. Es ist umstritten, ob diese anabole Wirkung der Androgene in einem wesentlichen Ausmaß vom virilisierenden Effekt differenziert werden kann. Die differenzierte Einwirkung der Androgene auf das Skelettwachstum und den Epiphysenschluß ist bei der Beurteilung der Pubertätsentwicklung ebenso wesentlich wie die Beeinflussung des Muskelwachstums und der Muskelkraft. Die Testosteronwirkung auf den Larynx und dessen Wachstum ist für den Stimmbruch verantwortlich. In hoher Dosis kann der anabole Effekt über eine Stimulation des Erythropoietins zu einer Erhöhung des Hämoglobingehalts beitragen. Testoste-

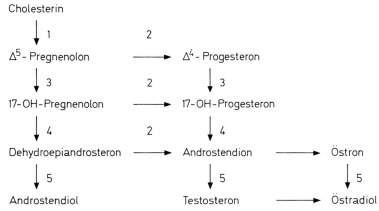

Abb. 5.5. Testosteronsynthese. *1* 20-Hydroxylase, 22-Hydroxylase, 20-22-Desmolase; *2* 3β-Dehydrogenase, Δ5-Δ4 Isomerase; *3* 17α-Hydroxylase; *4* 17-20-Desmolase; *5* 17β-Dehydrogenase

ron hemmt in hohen Dosen die Natriumsekretion und führt deshalb bei hoher Dosierung über eine Natriumretention zu einer Wasserretention und zu Ödemen [11]. Die gesteigerte Aktivität der Talgsekretion erklärt die unter Testosteron auftretende Akne. Die apokrinen Schweißdrüsen entwickeln sich unter dem Einfluß androgener Steroide.

Testosteron fördert das Wachstum von Penis und Epididymis sowie der Samenblase, der Prostata und Wachstum und Pigmentierung des Skrotums. Das Steroid wirkt trophisch auf die Tubuli seminiferi. Beim hypogonadotropen Hypogonadismus ist das humane Menopausengonadotropin (vorwiegend FSH) allein nicht wirksam, sondern es muß für eine Fertilitätsbehandlung mit HCG oder Testosteron kombiniert werden. Sehr hohe Testosterondosen führen andererseits zu einer – allerdings reversiblen – Atrophie der Testes und zu einer vorübergehenden Azoospermie beim Erwachsenen. Dieser Effekt kommt durch die Suppression der Gonadotropine zustande [11, 14].

Die Sexualsteroide werden wie alle Steroide de novo synthetisiert und nicht gespeichert. Die Plasmatestosteronkonzentration setzt sich aus dem direkt sezernierten Testosteron und aus der peripheren Interkonversion des Androstendions und des Dehydroepiandrosterons (DHEA) zusammen. Beim erwachsenen Mann stammen etwa 10% des Plasmatestosteronanteils aus Androstendion, während bei der Frau 60% aus Androstendion konvertiert werden. Diese Interkonversion erklärt, warum die Testosteronausscheidung im Urin nicht als Maß der Testosteronsekretion genommen werden kann. Der Transport im Blut erfolgt gebunden an das Sexhormonbindungsglobulin (SHGB), ein β-Globulin, das beim erwachsenen Mann etwa 98% des Testosterons bindet. Die Trägereiweißkonzentration steigt unter Östrogeneinfluß und sinkt unter Androgenerhöhung. Testosteron wird in der Peripherie über eine 5α-Reduktase zu Dihydrotestosteron oder über eine Aromatisierung zu Östradiol abgebaut. Über eine 5β-Reduktion entstehen inaktive Steroidprodukte. Das Testosteron wird zu weniger als 0,01% unverändert im Urin ausgeschieden und nur etwa 1% erscheint als Glucuronid. Unter den konjugierten 17-Ketosteroiden macht die Testosteronmetabolisierung etwa 40% aus. Dieser Anteil ist vom Abbau der übrigen Androgene (Androstendion, Dehydroepiandrosteron, Androsteron, Ätiocholanolon) nicht unterscheidbar. Die Ketosteroidausscheidung widerspiegelt deshalb nicht die Testosteronsekretion [11, 13].

5.1.2.3 Regulation der Gonadotropin-Gonaden-Funktion

Abbildung 5.6 faßt schematisch die Regulation der Gonadotropin-Testis-Funktion zusammen. Das Luteinisierungshormon (LH) stimuliert die Leydig-Zellen zur Testosteronsynthese und Sekretion. Das Testosteron hat einen negativen Rückkopplungseffekt auf die Adenohypophyse. Testosteron und Dihydrotestosteron hemmen die LH-Abgabe auf das LH-Releasinghormon. Eine Aromatisierung des Testosterons im Hypothalamus dürfte einen negativen Rückkopplungseffekt auf LH-RH auslösen. Die Kontrolle der Gonadotropinsekretion erfolgt demnach sowohl über den Rückkopplungseffekt der Sexualsteroide auf hypophysärem wie auf hypothalamischem Niveau [15, 16]. Die charakteristische pulsatile LH-Sekretion ist eine Folge der raschen pulsatilen LH-RH-Ausschüttung. In der frühen Kindheit sind die LH-RH-Impulse in Frequenz und Amplitude anscheinend noch nicht hoch genug, um sich in den Plasma-LH-Werten widerzuspiegeln. Eine Zunahme von Amplitude und Frequenz führt zur faßbaren episodischen Sekretion. Auf diesem Wege ist auch die charakteristische schlafinduzierte LH-Ausschüttung in der frühen Pubertätsphase zu erklären. Diese schlafinduzierte Gonadotropinsekretion ist ein Charakteristikum der pubertären Entwicklung [17].

Das follikelstimulierende Hormon (FSH) hat seine Rezeptoren an den Sertoli-Zellen, und diese bilden neben Östradiol ein noch nicht sicher definiertes Peptidhormon, das Inhibin [18]. Dieses Peptid ist das negative Rückkopplungssignal für die FSH-Sekretion am Hypophysenvorderlappen. Auf FSH hat das Testosteron nur in seiner zu Östradiol aromatisierten Form einen Hemmeffekt. Die FSH-Kontrolle der Spermiogenese ist eng mit der Testosteronsynthese gekoppelt. Für eine normale Spermiogenese ist

5. Die männlichen Keimdrüsen

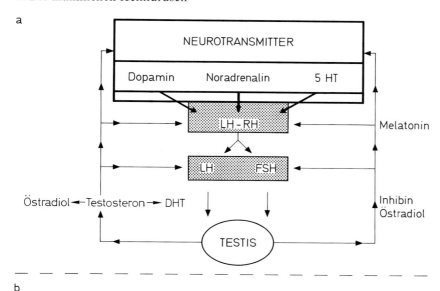

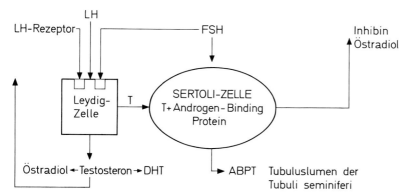

Abb. 5.6a, b. Regelkreis der Hypothalamus-Hypophysen-Gonaden-Achse. **a** Kaskade der Stimulation und Rückkopplung. **b** Intratestikuläre Wirkungen von LH und FSH auf die Leydig- und Sertoli-Zelle. *ABP* Androgenbindungsprotein, *ABPT* Androgenbindungsprotein-Testosteron-Komplex (intratubuläre Testosteronkonzentration), *DHT* Dihydrotestosteron, *5HT* 5-Hydroxytryptamin. (Nach Lipstett [12], Lincoln [16])

ein hoher intratubulärer Testosterongehalt eine Voraussetzung. Das FSH reguliert diese Konzentration, da die LH-Rezeptorenzahl an der Leydig-Zelle vom FSH mitreguliert wird. Zudem stimuliert FSH in den Sertoli-Zellen die Synthese des androgenbindenden Proteins, das im Bereich der Tubuli zu einer Erhöhung der Testosteronkonzentration beiträgt [19].

Der Gonadotropin-Gonaden-Regelkreis ist intrauterin aktiv und zeigt im Verlauf der postnatalen Entwicklung unterschiedliche Einstellungen [20]. Bei der Geburt und während des 1. Lebensjahrs sind die Leydig-Zellen gut entfaltet und spiegeln die steigende LH- und Testosteronsekretion in dieser Lebensphase. Bis zum 4. Lebensmonat erreicht die Plasmatesto-

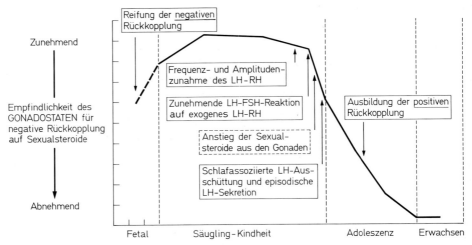

Abb. 5.7. Funktionelle Veränderungen des Gonadostaten und der Hypothalamus-Hypophysen-Gonaden-Achse während der Entwicklung. (Aus Grumbach et al. [20])

steronkonzentration Erwachsenenwerte. In der Folge stellt sich die Gonadotropin-Gonaden-Achse auf das präpubertäre Niveau ein, das erst in der frühen Pubertät wieder eindeutige Änderungen zeigt. Die wechselnde Empfindlichkeit des hypothetischen hypothalamischen Gonadostaten, wie er in Abb. 5.7 schematisch dargestellt ist, ist im Detail ungeklärt. Für das Verständnis der physiologischen Reifungsprozesse, für pathophysiologische Überlegungen und damit für eine sinnvolle Anwendung der diagnostischen Mittel in jedem Reifungsstadium ist aber eine Berücksichtigung der dem Schema zugrundeliegenden Tatsachen unumgänglich.

5.1.2.4 Untersuchung der Hoden

Bei der Beurteilung der Hodenfunktion in der Präpubertät steht die klinische Untersuchung des Genitale im Vordergrund. Form und Größe von Skrotum und Penis sind zu beurteilen und Situs sowie Volumen der Hoden festzuhalten. Um das häufige Syndrom des Maldeszensus der Testes nicht mit dem physiologischen Status des Pendelhodens zu verwechseln, muß die Untersuchung in einem warmen Raum und in Ruhe erfolgen. Die Inspektion des Skrotums ist von großer Wichtigkeit. Ein asymmetrisches Skrotum kann auf einen einseitigen Maldeszensus hinweisen. Bei der Inspektion des Penis ist auf die Urethralmündung zu achten, um glanduläre Hypospadien nicht zu übersehen. Die Lageuntersuchung der Testes erfolgt am sichersten im Schneidersitz, wobei von der Leiste her untersucht wird und so dem Cremasterreflex entgegengewirkt werden kann. Bei der Palpation ist darauf zu achten, daß bei Kompression des Inguinalkanals, eine evtl. vorhandene Hydrozele nicht als Testis interpretiert wird. Besondere Beachtung verdient außerdem die Untersuchung auf eine – besonders rechtsseitige – Varikozele

5. Die männlichen Keimdrüsen

[21]. Neben der Form und Lage sowie der Konsistenz der Testes ist das Volumen durch palpatorischen Vergleich mit dem Orchidometer zu messen. Die Diagnose des physiologischen Pendelhodens darf gestellt werden, wenn der Testis im Schneidersitz ins Skrotum deszendiert werden kann und in dieser Lage bleibt. Die Beobachtung der Hodenlage im warmen Bad ist empfehlenswert. Während in der Pubertätsentwicklung eine Volumendifferenz zwischen links und rechts physiologisch ist, muß vor der Pubertät oder bei rasch zunehmender ungleicher Entwicklung an einen primären Hodentumor oder eine tumoröse Infiltration (etwa beim Morbus Hodgkin oder bei Leukämie) gedacht werden.

5.1.2.5 Hormonale Diagnostik

Die bereits intrauterin und im Säuglingsalter aktive Gonadotropin-Gonaden-Achse erlaubt es, über die Testosteron- und LH/FSH-Bestimmung den Funktionskreis zu messen. Die Plasmatestosteronkonzentration ist in Abhängigkeit vom Alter bzw. Skelettalter und Reifegrad zu beurteilen [22–24]. Der Normbereich der Testosteronkonzentrationen ist in Abb. 5.8 zusammengefaßt. Die nicht stimulierten Gonadotropinkonzentrationen im

Tabelle 5.1. Richtwerte für LH-, FSH- und Testosteronkonzentration in Abhängigkeit vom Alter. (Aus Winter [22])

	Alter	FSH [IE/l]	LH [IE/l]	Testosteron [nmol/l]
Knaben	5 – 7 Tage	1,6 (1,5 – 10,8)	18,9 (14,0 – 23,4)	0,7 (0,5 – 0,9)
	8 – 60 Tage	4,3 (1,5 – 27,5)	23,4 (9,9 – 70,2)	5,7 (1,8 – 12,5)
	2 – 12 Monate	2,5 (1,5 – 17,5)	9,5 (3,6 – 18,0)	2,0 (0,1 – 10,7)
	1 – 4 Jahre	3,0 (1,5 – 8,0)	6,8 (3,6 – 14,9)	0,3 (0,1 – 0,4)
	4 – 8 Jahre	4,5 (1,5 – 6,8)	7,2 (3,6 – 13,1)	0,2 (0,1 – 0,5)
	8 – 10 Jahre	5,2 (3,0 – 10,7)	8,6 (5,0 – 13,5)	0,3 (0,1 – 0,9)
	10 – 12 Jahre	6,3 (3,1 – 11,3)	9,0 (4,5 – 13,5)	0,5 (0,1 – 1,7)
	12 – 14 Jahre	6,8 (4,5 – 11,8)	11,3 (6,3 – 22,1)	2,7 (0,3 – 15,2)
	14 – 16 Jahre	7,9 (5,8 – 12,8)	14,0 (9,5 – 22,1)	11,8 (5,2 – 26,8)
	16 – 18 Jahre	7,9 (5,8 – 13,5)	18,5 (10,8 – 26,1)	18,5 (9,2 – 31,2)
Mädchen	5 – 7 Tage	2,7 (1,5 – 35,0)	10,4 (5,9 – 15,8)	0,5 (0,4 – 1,0)
	8 – 60 Tage	9,1 (1,5 – 44,2)	14,9 (5,9 – 38,3)	0,4 (0,1 – 0,8)
	2 – 12 Monate	6,7 (1,5 – 80,0)	12,6 (3,6 – 32,9)	0,2 (0,1 – 0,6)
	1 – 4 Jahre	4,7 (1,5 – 12,3)	7,7 (3,6 – 15,8)	0,3 (0,1 – 0,5)
	4 – 8 Jahre	3,5 (2,0 – 8,7)	9,0 (3,6 – 14,9)	0,2 (0,1 – 0,5)
	8 – 10 Jahre	3,5 (2,1 – 6,6)	10,4 (5,4 – 22,5)	0,3 (0,1 – 0,7)
	10 – 12 Jahre	5,6 (2,8 – 10,9)	11,3 (4,5 – 28,4)	0,6 (0,2 – 1,6)
	12 – 14 Jahre	6,9 (3,6 – 11,2)	20,3 (5,0 – 55,4)	0,9 (0,4 – 2,0)
	14 – 16 Jahre	9,5 (3,3 – 25,7)	39,2 (10,8 – 202,5)	1,2 (0,6 – 2,5)
	16 – 18 Jahre	11,1 (4,4 – 26,5)	42,3 (23,9 – 202,5)	1,4 (0,7 – 2,3)
		Mittelwert	Mittelwert	Mittelwert

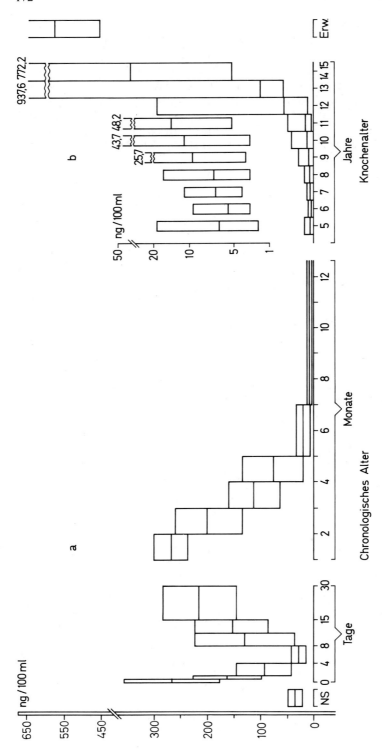

Plasma sind altersabhängig. Die Normbereiche für verschiedene Altersgruppen bzw. Reifestadien überschneiden sich und überlappen sich auch mit den Erwachsenenwerten. Gonadotropinkonzentrationen müssen entsprechend vorsichtig interpretiert werden. Der Normbereich der Gonadotropinkonzentration ist im untersuchenden Labor für die entsprechende Altersgruppe zu klären. Richtwerte für die LH- und FSH-Konzentration in Abhängigkeit von der Pubertätsentwicklung sind in Tabelle 5.1 zusammengefaßt [22]. Das aktive negative Rückkopplungssystem erlaubt beim Säugling und Kind die Diagnose einer primär gonadalen Insuffizienz aufgrund maximal erhöhter LH- und FSH-Werte. Besonders die ersten 6 Lebensmonate mit der Aktivierung der Gonadotropin-Gonaden-Achse gestatten es in dieser Zeitperiode, die Diagnose einer primär gonadalen Insuffizienz zu stellen. Vom 6. bis zum 11. Lebensjahr kann trotz primärer Gonadeninsuffizienz die FSH-Erhöhung ausbleiben [25]. Im Präpubertäts- und Pubertätsalter ist eine eindeutige Erhöhung der Plasma-FSH-Konzentration ein diagnostisches Zeichen für die primäre Insuffizienz. Bei der sekundären hypothalamo-hypophysären Insuffizienz ist die Differenzierung gegenüber dem physiologischen Status außerordentlich schwierig und i.allg. erst aus dem Verlauf möglich.

Die Stimulation der Leydig-Zellen mit Choriongonadotropin (HCG) führt – schon beim Säugling – zu einer altersabhängigen Stimulation der Testosteronsekretion. Unter den verschiedenen gebräuchlichen Stimulationsschemata ist die 3malige Stimulation mit 1500 E HCG in der Dynamik der Testosteronreaktion am besten untersucht [26, 26 a]. Bereits eine einmalige Injektion von 5000 E/m² KOF führt zu einer Erhöhung der Plasmatestosteronkonzentration von 87–400 nmol/l. Die Injektion oder intranasale Applikation des Dekapeptids LH-RH führt zu einer alters- und geschlechtsspezifischen Freisetzung von LH und FSH. Die Interpretation der LH-RH-Stimulationswerte kann nur im Zusammenhang mit den übrigen endokrinen Befunden und auch dann nur bedingt verwendet werden. Die mittleren stimulierten Werte bei einmaliger Stimulation mit 100 µg LH-RH sind in Abb. 5.9 zusammengestellt [27]. Zu beachten ist dabei die geringe oder gelegentlich fehlende Stimulation des FSH, die beim Knaben als physiologisch anzusehen ist. Die Normgrenzen für die Maximalwerte der Gonadotropinstimulation sind stark variabel. Eine als zu gering beurteilte oder fehlende Reaktion von LH und/oder FSH kann nur als Verdacht einer sekundären Insuffizienz beurteilt werden. Die Stimulationstests mit Clomiphen, einem Antiöstrogen mit leichter intrinsischer Östrogenaktivität, sind physiologischerweise erst in der Pubertätsphase anwendbar, wenn sich der positive Feedbackmechanismus entwickelt und die geringe Östrogenaktivität nicht mehr als negatives Rückkopplungssignal wirkt. Der Test ist in der Evaluation der Pubertätsentwicklung von untergeordneter diagnostischer Bedeutung.

◀ **Abb. 5.8 a, b.** Plasmatestosteron bei Knaben von Geburt bis zum Erwachsenenalter. **a)** 0–1 Jahr. Mittelwert ±1 SD. (Nach Forest [24a]). **b)** 5–15 Jahre, auf Knochenalter bezogen. Mittelwert und 95% Vertrauensgrenze (Nach Sizonenko [24]).

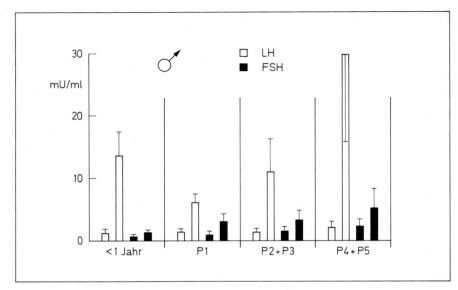

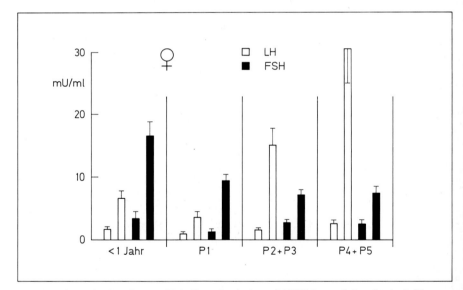

Abb. 5.9. Basale und stimulierte LH-(offene Säulen) und FSH-(ausgefüllte Säulen) Plasmakonzentrationen vor und nach Gabe von 100 µg LH-RH/m² KoF bei Knaben (**a**) und Mädchen (**b**) dargestellt, in Abhängigkeit von der Pubertätsentwicklung (P_1–P_5) (Aus Job et al. [27])

5.2 Störungen der Testisfunktion

5.2.1 Primärer Hypogonadismus

5.2.1.1 Tubuläre und interstitielle Insuffizienzen

5.2.1.1.1 Anlagestörungen

Bei den *dysgenetischen* Gonaden ist außer beim Klinefelter-Syndrom i. allg. ein intersexueller Status zu erwarten. Bei der reinen XY-Gonadendysgenesie (Swyer-Syndrom) sind keine Testes vorhanden, welche die Induktion männlicher Merkmale und die Suppression der Müller-Gänge induziert hätten, so daß der Phänotypus weiblich ist. Entgegen dem X0-Ullrich-Turner-Syndrom sind keine Dysmorphiemerkmale zu finden. Hingegen sind bei beiden Syndromen, wegen der fehlenden Feedbackfunktion massiv erhöhte FSH- und evtl. erhöhte LH-Werte zu erwarten. Die Diagnose wird erst in der Pubertät gestellt, wenn die Entwicklung der sekundären Geschlechtsmerkmale ausbleibt [5, 28].

Die Differenzierung des äußeren Genitales beim *Syndrom der rudimentären Testes* hängt von deren Funktion während der intrauterinen Entwicklung ab. Als Ausdruck der Unterfunktion sind Penis und Skrotum hypoplastisch und es findet sich gehäuft ein Kryptorchismus. Die primär gonadale Insuffizienz führt auch hier zu einer Erhöhung der Gonadotropinsekretion [5, 28].

Beim *XX-Karyotyp mit phänotypisch normal männlicher Entwicklung* gleicht die Hodenmorphologie derjenigen beim Klinefelter-Syndrom. Entsprechend kann bei ungenügender Testosteronsekretion die Pubertätsentwicklung gestört verlaufen [5, 28].

Beim *echten Hermaphroditismus* ist ein intersexueller Genitalbefund zu erwarten.

Die häufigste Form des dysgenetischen Testis findet sich beim *Klinefelter-Syndrom*. Bei der Chromosomenaberration XXY, welche eines von 800 männlichen Individuen betrifft, ist in erster Linie der tubuläre Apparat insuffizient. Eine ungenügende Volumenzunahme der Testes ist die Folge der fehlenden tubulären Entwicklung. Hormonal spiegelt sich diese Situation in einer massiv erhöhten FSH-Konzentration. Eine verminderte Leydig-Zellfunktion kann sich im Verlauf ausbilden. Die Pubertätsentwicklung ist aber i. allg. unauffällig und die Testosteroninsuffizienz wird erst später manifest [29, 30]. Als Zeichen des Hypogonadismus ist die pathogenetisch ungeklärte Gynäkomastie zu werten. Das klinische Bild des Syndroms wird durch einen häufig verminderten Intelligenzquotienten ergänzt sowie durch den eunuchoiden Hochwuchs. Die Diagnose kann bei ungenügender oder fehlender Volumenzunahme der Testes in der Pubertätsentwicklung und unauffälliger Ausbildung der sekundären Geschlechtsmerkmale vermutet werden. Die Fertilität der dysgenetischen Gonaden ist natürlich nicht korrigierbar. Die Substitutionsbedürftigkeit mit einem Depottestosteronpräparat richtet sich nach der Steroidproduktion und ist meist erst im Erwachsenenalter notwendig.

Beim *Reifenstein-Syndrom* muß eine hereditäre Anlagestörung angenommen werden. Die Chromosomenkonstellation ist normal, das klinische Bild ist durch eine Hypospadie und durch eine posttuberale tubuläre Atrophie gekennzeichnet. Neben der Infertilität ist bei diesem Syndrom bereits in der Pubertätsentwicklung mit einer gestörten Entwicklung der sekundären Geschlechtsmerkmale zu rechnen. Auch hier weist eine Gynäkomastie auf den Hypogonadismus hin [5, 28]. Möglicherweise besteht eine Androgenresistenz.

Die *Anorchie,* das Bild der „vanishing testes" ist charakterisiert durch einen phänotypisch normal männlichen Habitus mit einem normalen Karyotypen XY, aber ohne nachweisbares Hodengewebe. Da die Entwicklung des männlichen Phänotyps das Vorhandensein von hormonal aktivem Testisgewebe in der Fetalperiode voraussetzt, muß angenommen werden, daß die Testes bei diesen Patienten während der späteren intrauterinen Entwicklung degeneriert sind. Differentialdiagnostisch ist das Bild vom beidseitigen Kryptorchismus abzugrenzen. Die schon in der Kindheit funktionierende Feedbackregulation erklärt, daß FSH- und LH-Plasmakonzentrationen stark erhöht sind. Mit einem LH-RH-Provokationstest läßt sich eine überschießende LH- und FSH-Reaktion beobachten. Die Sicherung der Diagnose kann mit der HCG-Stimulation erfolgen, da bei fehlendem Testisgewebe mit HCG kein Testosteronanstieg gefunden werden kann [31, 32]. Bei unsicherem Befund empfiehlt sich zusätzlich eine Ultraschalluntersuchung zur Lokalisation evtl. vorhandenen Testisgewebes.

5.2.1.1.2 Testisdystopie

Bei 97% der reifen Neugeborenen sind die Testes beidseits ins Skrotum deszendiert. Bei 3 Monate alten Kindern ist noch bei 1% ein Maldeszensus festzustellen. Frühgeborene zeigen im Alter von 3 Monaten noch etwa zu 6% nichtdeszendierte Testes. Es ist unwahrscheinlich, daß nach dem 1. Lebensjahr noch ein Deszensus spontan erfolgen kann. Der einseitige Kryptorchismus ist etwa 2mal häufiger als der doppelseitige.

Der *Pendelhoden* oder *retraktile Testis* ist bis zur Pubertät ein physiologischer Befund. Dabei findet sich der Testis gelegentlich (z.B. im warmen Bad) spontan im Skrotum und/oder kann bei manueller Untersuchung ins Skrotum verlagert werden und verbleibt dort.

Von diesem normalen Befund zu differenzieren ist die häufigste Form der Dystopie, der *Gleithoden.* Dabei ist ein unvollständiger Deszensus zustande gekommen und der Testis kann passiv in den äußeren Leistenring oder in das obere Skrotalfach deszendiert werden. Nach bimanueller Reposition ins Skrotum schnellt er aber wegen des zu kurzen Samenstrangs rasch wieder in die Ausgangslage zurück.

Bei der *Hodenektopie* liegt der Testis außerhalb des normalen Deszensuswegs. Klinisch kann die Unterscheidung vom Leistenhoden schwierig sein.

Beim *Kryptorchismus* ist der betroffene Testis nicht palpabel und liegt intraabdominell. Bei beidseitigem Kryptorchismus ist die Differentialdiagnose gegenüber der Anorchie aufgrund der Plasmagonadotropinbefunde oder des HCG-Tests möglich.

Die wichtigste *Komplikation* des Maldeszensus ist das Sterilitätsrisiko. Dies betrifft 25–70% der Knaben mit unilateraler und 50–90% der Knaben mit bilateraler Hodendystrophie [33–35].

Die Gefahr der Malignomentwicklung ist bei dystopen Testes 10- bis 30mal höher als bei normal deszendierter Gonade [36]. Bioptische Untersuchungen bei Orchipexien zeigen im nicht deszendierten Testis eine Reihe primärer und sekundärer Veränderungen, die histologisch und ultrastrukturell ein charakteristisches Bild ergeben. Die weitere Abnahme der Spermatogonienzahl bei Testes, die erst nach dem 2. Lebensjahr in die normale Position gebracht wurden, spricht für eine zusätzliche sekundäre Schädigung bei Verbleib des Testis in abnormaler Lage [10, 35, 37, 38].

Der histologische und ultrastrukturelle Befund einer Beeinträchtigung der Spermatogonienzahl und einer Leydig-Zellatrophie weist auf eine übergeordnete zentrale Störung hin. In gleiche Richtung weist die klinische Erfahrung der eingeschränkten Fertilität auch bei einseitiger Lageanomalie und das pathologische Bild der Histologie des deszendierten Testis bei kontralateraler Dystopie. Nach neuer Erkenntnis ist demnach mindestens bei einem Teil der Patienten mit Maldeszensus eine endokrine Dysfunktion der Gonadensteuerung nachweisbar und für den fehlenden Deszensus mitverantwortlich [39]. Sowohl die Testosteronfreisetzung auf eine HCG-Stimulation wie die Reaktion der Gonadotropine auf LH-RH sind häufig abnorm. Die Pubertätsentwicklung ist aber bei Hodendystopie nicht merkbar verzögert. Die sekundären Geschlechtsmerkmale sind normal ausgebildet und die verminderte Testosteron- sowie LH- und FSH-Reaktion auf die Stimulationstests sind statistische Befunde, welche sich mit der Reaktion beim Gesunden überschneiden [40–43]. Die klinische Erfahrung einer therapeutischen Behandlung mit HCG unterstützt die Annahme eines hormonalen Defizits als ätiologischer Faktor der Dystopie. Die funktionellen und histologischen Zeichen der Gonadotropininsuffizienz machen dieses Krankheitsbild damit zur häufigsten Endokrinopathie des Kindesalters [44–46].

Die *Behandlung* der Testisdystopie hat die primären und sekundären Veränderungen sowie die Komplikationen zu berücksichtigen. Der Pendelhoden ist nicht behandlungsbedürftig. Beim ektopischen Testis ist nur die chirurgische Korrektur möglich. Die übrigen Formen, d.h. Gleithoden, einseitiger oder doppelseitiger Leistenhoden oder Kryptorchismus können prinzipiell konservativ oder chirurgisch behandelt werden. Nach den neuen Erfahrungen ist die Möglichkeit zur Erlangung der Fertilität höher, wenn die Behandlung frühzeitig, d.h. vor dem 2. Lebensjahr erfolgt. Diese Beurteilung stützt sich vorläufig auf Biopsiebefunde, da größere Untersuchungsserien über Vaterschaft bei frühzeitiger Behandlung einer Testisdystopie noch nicht vorliegen. Die Überlegungen zur Pathogenese und die histologischen Befunde sprechen für eine Behandlungsstrategie, welche zunächst mit einer konservativen hormonalen Therapie beginnt und erst bei Mißerfolg die chirurgische Korrektur anschließt. Die Erfolgsaussichten variieren stark in Abhängigkeit vom Zeitpunkt und von der Dosierung des HCG [47, 48]. Ein empfohlenes Therapieschema sieht folgende Dosierungen vor: 2 Injektionen/Woche über 5 Wochen, und zwar im 1. und 2. Lebensjahr 250 E/Injektion, im 3.–6. Lebensjahr 500 E und im 7.–10. Lebensjahr 1000 E/Injektion [49]. Alternativ wurden 1000 E/m² KOF pro Injektion bei insgesamt 9 Injektionen über 3 Wochen verteilt vorgeschlagen.

Bei bilateralem Kryptorchismus sollte unbedingt 48 h nach der 9. oder 10. Injektion eine Plasmatestosteronbestimmung durchgeführt werden, um die Diagnose zu bestätigen.

Die Einführung des LH-RH in einer galenischen Form zur intranasalen Applikation hat zu Therapieversuchen mit LH-RH bei Testisdystopie geführt. Die Erfolgsraten sind unterschiedlich [50–53]. Neuere Erfahrungen lassen erhoffen, daß mit einer LH-RH-Behandlung bei ein- oder beidseitigem Maldeszensus bei etwa 50% der Patienten ein Deszensus erreicht werden kann. Eine bei Mißerfolg der LH-RH-Behandlung anschließende HCG-Therapie bringt eine Erfolgsrate von 70–80% sowohl bei ein- wie bei beidseitiger Lageanomalie [54]. Von dieser Untersuchung ausgehend ist folgendes Therapieschema zu empfehlen: Initialbehandlung mit LH-RH-Nasalspray 1,2 mg/Tag verteilt auf 3mal 400 µg (200 µg pro Nasenöffnung) während 4 Wochen. Bei fehlendem oder nur partiellem Erfolg anschließend 1500 E HCG/Woche für 3 Wochen. Bei Ausbleiben eines Deszensus nach der HCG-Behandlung ist die operative Korrektur zu empfehlen.

5.2.1.1.3 Toxische, traumatische und strahlenbedingte Schädigung

Traumatische Einwirkungen auf die Testes, entzündliche Erkrankungen und toxische Schädigungen, besonders durch Zytostatika und Immunsuppressiva führen zu einer Beeinträchtigung der tubulären und seltener der interstitiellen Anteile der Testes.

Unter den *traumatischen* Einflüssen ist die spontane Hodentorsion zu erwähnen.

Die *Orchitis* ist eine Rarität im Kindesalter und als Komplikation der Parotitis im Pubertätsalter gefürchtet. Die Folge kann eine Sterilität sein. Eine Therapie, welche zur Verbesserung der Fertilitätsprognose nach Orchitis führt, ist zur Zeit nicht bekannt.

Bei einer Strahlenschädigung der Testes ist in erster Linie der tubuläre Apparat betroffen.

Mit zunehmendem Erfolg der onkologischen Therapie ist neben immunsuppressiver Behandlung beim nephrotischen Syndrom die zytostatische Behandlung bei der Leukämie eine Ursache einer Gonadeninsuffizienz. Die toxische Schädigung des tubulären Apparats äußert sich in einer Erhöhung der FSH-Sekretion [55–60].

5.2.1.2 Isolierte tubuläre Insuffizienz

Bei jeder toxischen, traumatischen oder Irradiationsschädigung ist der tubuläre Apparat in erster Linie betroffen. Dies gilt ebenfalls für den Kryptorchismus, wo Infertilität und keine Leydig-Zellinsuffizienz auftritt. Auch beim Klinefelter-Syndrom steht die Insuffizienz des Tubulusapparats im Vordergrund. Eine häufigere Ursache einer Tubulusschädigung ist eine ausgeprägte Varikozele. Allerdings ist die Ausbildung einer Varikozele in der Pubertätsentwicklung wohl als physiologisch zu betrachten, da bei etwa 20% der Knaben in der Pubertät eine linksseitige Varikozele auffindbar ist. Eine rechtsseitige oder eine ausgeprägte linksseitige Varikozele mit einer Veränderung des Testisvolumens bzw. der Konsistenz sind therapiebedürftig [61].

Eine tubuläre Insuffizienz äußert sich in der Pubertät und Präpubertät sowie in der frühen Kindheit in einer Erhöhung der FSH-Sekretion.

5.2.1.2.1 Sertoli-cell-only-Syndrom

Dieses seltene Syndrom wird kaum im Kindesalter diagnostiziert, da die endokrine Funktion erhalten ist und zu einer normalen Ausbildung der sekundären Merkmale führt. Das Testisvolumen ist etwas reduziert, allerdings nicht so ausgeprägt wie beim Klinefelter-Syndrom [60, 62].

5.2.1.3 Isolierte interstitielle Insuffizienz

5.2.1.3.1 Fertile Eunuchen

Das isolierte Fehlen der Leydig-Zellfunktion wird im seltenen Syndrom der „fertilen Eunuchen" angetroffen. Die ausbleibende oder unvollständige Ausbildung der sekundären Geschlechtsmerkmale führt zur Diagnose [60, 63]. Zu einem ähnlichen Bild können die seltenen Störungen der Testosteronbiosynthese führen.

5.2.1.3.2 Testosteronsynthesestörungen

Die Enzymdefekte, welche die Steroidsynthese in der Nebennierenrinde und im Testis betreffen, sind in Kap. 4 berücksichtigt und werden hier nur erwähnt. Zum männlichen Pseudohermaphroditismus führt der 20-Hydroxylase-, 22 α-Hydroxylase- und der 20-22-Desmolase-Defekt. Diese Enzyme sind für die Überführung von Cholesterol in Pregnenolon verantwortlich. Im Vordergrund des klinischen Bildes steht das schwere Salzverlustsyndrom und der Glukokortikoidmangel [5, 64–66].

Auf der Stufe der 3-β-ol-Dehydrogenase sind ebenfalls alle Steroidsyntheseschritte betroffen. Von den Androgenen wird nur das schwach wirksame Dehydroepiandrosteron gebildet. Auch hier steht das Salzverlustsyndrom im Vordergrund [5, 64, 65].

Beim 17-Hydroxylasedefekt ist die Aldosteron-Synthese nicht betroffen, hingegen wird sowohl Kortisol wie auch Testosteron und Östradiol vermindert synthetisiert. Die 17α-Hydroxysteroide sind reduziert oder fehlen, hingegen sind Kortikosteron und Desoxycorticosteron erhöht [5, 64, 65]. Diese führen zu Hypokaliämie und Hypertension bei phänotypisch weiblichen Individuen mit einem Pseudohermaphroditismus masculinus.

Nur die Steroidsynthese der Testes ist betroffen beim 17-20-Desmolasedefekt. Hier ist sowohl die Sekretion von Testosteron wie auch die von Dehydroepiandrosteron vermindert. Die Östradiolsynthese ist ebenfalls reduziert zu erwarten. Weibliche Individuen mit diesem Defekt sind aber bisher nicht beschrieben. Das klinische Bild gleicht der inkompletten testikulären Feminisierung und der pseudovaginalen perineoskrotalen Hypospadie. Die Kortisol- und Mineralokortikoidfunktion ist erhalten [5, 64–65, 67].

Der zweite, nur die Testes betreffende Steroiddefekt, betrifft das Enzym 17-Ketosteroidreduktase. Diese ermöglicht die Konversion von Androstendion zu Testosteron und von Dehydroepiandrosteron zu Androstendiol, sowie von Östron zu Östradiol. Bei verminderter Enzymaktivität sind im Plasma die Androstendion- und DHEA-Werte erhöht, während das Testosteron erniedrigt bleibt.

Das klinische Bild gleicht dem der partiellen testikulären Feminisierung und ist evtl. identisch mit dem Reifenstein-Syndrom [5, 64–65, 68].

Bei einem Fehlen der 5α-Reduktase kann Testosteron nicht oder nur ungenügend in Dihydrotestosteron überführt werden. Phänotypisch zeigen die Patienten ein intersexuelles äußeres Genitale. Die Pubertätsentwicklung ist jedoch männlich, da die testosteronabhängigen Zielorgane (Penis, Kehlkopf, Muskulatur) sich in der Pubertät normal entwickeln [5, 69].

5.2.2 Sekundäre Gonadeninsuffizienz

Ein hypogonadotroper Hypogonadismus ist, wie in Kap. 2 erwähnt, der häufigste isolierte hypothalamo-hypophysäre Defekt. Die Diagnose wird aber bei einem isolierten Defizit ohne Hinweis auf Heredität (Kallmann-Syndrom) kaum vor der Pubertät gestellt. Die Differentialdiagnose zwischen Pubertas tarda und hypogonadotropem Hypogonadismus ist außerordentlich komplex. Trotz der Anwendung von Gonadotropin-Releasinghormonen zur Stimulation und auch mit Hilfe des HCG-Stimulationstests ist eine definitive Entscheidung oft erst bei einem Skelettalter von deutlich mehr als 13 Jahren möglich [70].

5.2.3 Therapeutische Möglichkeiten beim Hypogonadismus

Prinzipiell stehen 3 Möglichkeiten für die Behandlung des Hypogonadismus zur Verfügung: 1) direkte Substitution mit Testosteron, 2) Substitution mit den Gonadotropinen LH und FSH und 3) Substitution mit dem Gonadotropin-Releasinghormon.

Die Behandlung mit dem hypothalamischen Hormon kommt nur bei intakter hypophysärer Funktion in Frage. Die Erfahrung mit der LH-RH-Behandlung erlaubt es noch nicht, ein definitives Behandlungsschema anzugeben. Die Langzeitbehandlung mit LH-RH hat zwar positive Resultate ergeben, und zwar sowohl mit parenteraler Applikation [71–73] wie mit nasaler Applikation. Die Frage der korrekten Dosierung und der Frequenz der Applikation ist aber nicht definitiv gelöst.

Die Gonadotropinbehandlung ist dem sekundären hypophysären Hypogonadismus vorbehalten. Die Behandlung mit LH (HCG) und FSH

(HMG) kann zu einer Fertilität führen. Die Therapie ist aber in jeder Beziehung aufwendig. Behandlungsbeginn i. allg. mit HCG allein in einer Dosis von 2 mal 1500 E pro Woche, im 2. Behandlungsjahr wird HMG (FSH) in einer Dosierung von 150 E 2mal wöchentlich zusätzlich injiziert. Bei einer Behandlungsdauer von mehreren Jahren ist nicht nur die Belastung durch die häufigen Injektionen zu beachten, sondern auch der große Kostenaufwand [60]. Da die Fertilität zu einem späteren Zeitpunkt mit der Gonadotropinbehandlung erreicht werden kann, empfiehlt es sich, zu Beginn und als Basisdauerbehandlung die Testosteronsubstitution vorzuziehen. Zur Zeit ist eine parenterale Depottestosteronapplikation der einzig erfolgversprechende Weg. Die Dosierung richtet sich nach dem Effekt, d.h. nach dem Auftreten der sekundären Geschlechtsmerkmale und nach dem Plasmatestosteronwert vor einer nächsten Injektion. Als Richtdosis kann die Injektion von 250 mg eines Depottestosteronpräparats alle 3–4 Wochen gelten. Ob das orale Testosteronundekaonat für die Aufrechterhaltung einer ausreichenden Testosteronkonzentration eingesetzt werden kann, wird z.Z. untersucht [74].

5.2.4 Tumoren der Testes

Die testikulären Tumoren sind im Kindesalter selten (etwa 1 : 100 000). Ein Häufigkeitsgipfel findet sich im 1. und 2. Lebensjahr [49, 75, 76]. Die Großzahl der Tumoren geht vom germinativen Anteil aus und ist hormonal inaktiv.

Beim *Kryptorchismus* ist das Tumorrisiko 10- bis 30mal höher als in der allgemeinen Population [77]. Ein kryptorcher Testis darf deshalb nicht im Abdomen belassen werden.

Bei *dysgenetischen Gonaden* ist die Entwicklung von Gonadoblastomen besonders zu befürchten, wenn im Karyotyp ein Y-Chromosom aufzufinden ist (etwa gemischte Gonadendysgenesie). Wegen der ausgeprägt hohen Degenerationsgefahr empfiehlt sich deshalb eine prophylaktische Gonadektomie [78, 79].

Seminome sind vor der Pubertät kaum anzutreffen. Die Tumoren sind maligne und äußerst strahlenempfindlich.

Unter den *Teratomen* ist zwischen den gutartigen, differenzierten und den malignen Teratomen zu unterscheiden. Die malignen werden ihrerseits in intermediäre, undifferenzierte und hypoplastische eingeteilt. Die trophoplastischen Tumoren können HCG produzieren und damit zu einer Pubertas praecox mit deutlicher Vergrößerung eines Testis und Wachstum des kontralateralen Testis führen. Hormonal finden sich extrem hohe β-HCG-Werte und ein immunologisch gemessen erhöhtes LH mit gleichzeitiger Erhöhung des Testosterons. Bei der Abklärung der Pubertas praecox ist es deshalb sinnvoll, die Plasma-LH-Konzentration zu bestimmen, da über die immunologische Kreuzreaktion mit HCG eine HCG-Sekretion erfaßt werden kann [80]. Zu den endokrin aktiven Tumoren gehört der *Leydig-Zelltumor*. Diese fast immer gutartigen Adenome führen über ihre Testosteronsekretion zu einer Pseudopubertas praecox. Differentialdiagnostisch sind sie von versprengten NNR-Resten beim adrenogenitalen Syndrom abzugrenzen.

Beim seltenen *Sertoli-Zelltumor* sind Virilisierungszeichen beobachtet worden [81].

Bei den bösartigen Tumoren wie beim embryonalen Karzinom und Adenokarzinom ist neben einer Orchidektomie die Ausräumung der Lymphknoten, eine zytostatische Behandlung und evtl. eine Nachbestrahlung erforderlich [49, 82]. Bei den gutartigen Tumoren genügt i. allg. die Ablatio testis.

Unter den *sekundären Tumoren* ist vor allem das *leukämische Hodeninfiltrat* zu erwähnen.

Literatur

1. Short RV (1979) Sex determination and differentiation. Br Med Bull 35:121–127
2. Wachtel SS (1979) H-Y antigen and sexual development. In: Vallet HL, Porter IH (eds) Genetic mechanisms of sexual development. Academic Press, London New York, pp 271–277
3. Nathanielsz PW (ed) (1976) Fetal endocrinology. An experimental approach. North-Holland, Amsterdam New York Oxford (Monographs in fetal physiology vol 1)
4. Josso N (1981) Physiology of sex differentiation. A guide to the understanding and management of the intersex child. Pediatr Adolesc Endocrinol 8:1–13
5. Prader A (1978) Störungen der Geschlechtsdifferenzierung (Intersexualität). In: Labhart A (Hrsg) Klinik der inneren Sekretion. Springer, Berlin Heidelberg New York, 654–688
6. Sizonenko P, Aubert M (1978) Pre- and perinatal endocrinology. In: Falkner F, Tanner JM (eds) Human growth, 1. Principles and prenatal growth. Plenum, New York London, pp 549–592
7. Grumbach MM, Kaplan SL (1973) Ontogenesis of growth hormone-, insulin-, prolactin- and gonadotropin secretion in the human fetus. In: Comeine RS, Cross KW, Dawes GD, Nathanlielsz PW (eds) Foetal and neonatal physiology. University Press, London, p 462
8. Forest MG, Cathiard AM (1975) Pattern of plasma testosterone and Δ-4-androstendione in normal newborns: Evidence for testicular activity at birth. J Clin Endocrinol Metab 41:977
9. Zachmann M, Prader A, Kind HP, Häfliger H, Budlinger H (1974) Testicular volume during adolescence. Cross-sectional and longitudinal studies. Helv Paediat Acta 28:61–72
10. Hadziselimovic F (1977) Cryptorchidism. Ultrastructure of normal and cryptorchid testis development. Springer, Berlin Heidelberg New York (Advances in anatomy, embryology and cell biology, vol 53/3)
11. Müller J (1978) Biochemie der Androgene. In: Labhart A (Hrsg) Klinik der inneren Sekretion. Springer, Berlin Heidelberg New York, S 452–456
12. Lipsett MB (1980) Physiology and pathology of the Leydig cell. N Engl J Med 303:682–688
13. Vermeulen A (1979) The androgens. In: Gray CH, James VHT (eds) Hormones in blood. Academic Press, London New York, pp 355–416
14. Steinberger E (1979) Male infertility. In: DeGroot LJ, Cahill GF, Odell WD et al. (eds) Endocrinology, vol 3. Grune & Stratton, New York San Francisco London, pp 1567–1571
15. Fink G (1979) Neuroendocrine control of gonadotrophin secretion. Br Med Bull 35:155–160
16. Lincoln GA (1979) Pituitary control of testicular activity. Br Med Bull 35:167–172
17. Grumbach MM (1978) The central nervous system and the onset of puberty. In: Falkner F, Tanner JM (eds) Human growth. 2. Postnatal growth. Plenum, New York, London, pp 215–238

5. Die männlichen Keimdrüsen

18. Franchimont P, Demoulin A, Verstraelen J, Hazee MT, Bourguignon JP (1980) Inhibine, nouvelle hormone gonadique. Ann Endocrinol (Paris) 41:3
19. Steinberger E (1971) Hormonal control of spermatogenesis. In: DeGroot LJ, Cahill GF, Odell WD et al. (eds) Endocrinology, vol 3. Grune & Stratton, New York San Francisco London, pp 1535–1538
20. Grumbach MM, Roth JC, Kaplan SL, Kelch P (1974) Hypothalamic pituitary regulation of puberty: Evidence and concepts derived from clinical research. In: Grumbach MM, Grave GD, Mayer FE (eds) The control of the onset of puberty. Wiley & Sons, New York, pp 115–181
21. Fernando N, Leonard JM, Paulsen CA (1976) The role of varicocele in male fertility. Andrologia 8:1–9
22. Winter JSD (1974) Prepubertal and pubertal endocrinology. In: Falkner F, Tanner JM (eds) Postnatal growth. Plenum, New York (Human growth, vol 2, p 183)
23. Knorr D, Bidlingmaier F, Butenandt O, Fendel H, Ehrt-Wehle R (1974) Plasma testosterone in male puberty. Acta Endocrinol (Copenh) 75:181–194
24. Sizonenko PC, Paunier L (1975) Hormonal changes in puberty. III. Correlation of plasma dehydroepiandrosterone, testosterone, FSH and LH with stages of puberty and bone age in normal boys and girls and in patients with Addison's disease or hypogonadism or with premature or late adrenarche. J Clin Endocrinol Metab 41:894–904
24a. Forest MG, de Peretti E, Bertrand J (1978) Developmental patterns of the plasma levels of testosterone, Δ^4-androstendione, 17α-hydroxyprogesterone, dehydroepiandrosterone and its sulfate in normal infants and prepubertal children. In: James VHT, Serio M, Giusti G, Martini L (ed) The endocrine function of the human adrenal cortex. Academic Press, London New York San Francisco, p 561–582
25. Conte FA, Grumbach MM, Kaplan SA, Reiter EO (1980) Correlation of LHRH-induced LH and FSH release from infancy to 19 years with the changing pattern of gonadotropin secretion in agonadal patients. J Clin Endocrinol Metab 50:163
26. Forest MG, David M, Lecoq A, Jeune M, Bertrand J (1980) Kinetics of the HCG-induced steroidogenic response of the human testis: III: Studies in children of the plasma levels of testosterone, and HCG rationale for testicular stimulation test. Pediat Res 14:819
26a. Forest MG (1979) Pattern of the response of testosterone and its precursors to human chorionic gonadotropin stimulation in relation to age in infants and children. J Clin Endocrinol Metab 49:132
27. Job J-C, Chaussain J-L, Garnier PE (1977) The use of luteinizing hormone-releasing hormone in pediatric patients. Horm Res 8:171–187
28. Simpson JL (1976) Disorders of sexual differentiation. Etiology and clinical delineation. Academic Press, London New York
29. Wang C, Baker H, Burger H, Ketser D, Hudson B (1975) Hormonal studies in Klinefelter's syndrome. Clin Endocrinol (Oxf) 4:399
30. Boudailliez P, Chaussain JL, Garnier P, Canlorbe P, Job JC (1981) Le syndrome de Klinefelter chez l'enfant et à l'âge de la puberté: Exploration endocrinienne. Ann Pediat (Paris) 28:195
31. Job JC, Garnier PE, Chaussain JL, Scholler R, Toublanc JE, Canlorbe P (1974) Effect of synthetic luteinizing hormone-releasing hormone (LH-RH) on the release of gonadotropins in hypophyso-gonadal disorders of children and adolescents. V. Agonatism. J Clin Endocrinol Metab 38:1109–1114
32. Weil J, Bidlingmaier F, Knorr D (1979) Endokrinologische Frühdiagnose der Anorchie. Paediatr Prax 21:273–275
33. Richter W, Proschold M, Butenandt O, Knorr D (1976) Die Fertilität nach HCG-Behandlung des Maldescensus Testis. Klin Wochenschr 54:467
34. Lipshultz LI, Caminos Torres R, Greenspan CS, Snyder PJ (1976) Testicular function after orchidopexy for unilaterally undescended testis. N Engl J Med 295:15
35. Hadziselimovic F, Herzog B, Segushi H (1975) Surgical correction of cryptorchidism at 2 years. Electron microscopic and morphometric investigations. J Pediatr Surg 10:19
36. Gehring GG, Rodriguez FR, Woodhead DM (1974) Malignant degeneration of cryptorchid testes following orchidopexy. J Urol 112:354

37. Hedinger C (1972) Über den Zeitpunkt frühesterkennbarer Hodenveränderungen beim Kryptorchismus des Kleinkindes. In: Seifert G (Hrsg) Aktuelle Probleme der Kinderpathologie. Fischer, Stuttgart, S 172
38. Prader A (1978) Kryptorchismus (Retentio testis). In: Labhart A (Hrsg) Klinik der inneren Sekretion. Springer, Berlin Heidelberg New York, S 483–487
39. Hadziselimovic F, Girard J (1977) Pathogenesis of Cryptorchidism. Horm Res 8:76–83
40. Gendrel D, Job JC, Roger M (1978) Reduced post-natal rise of testosterone in plasma of cryptorchid infants. Acta Endocrinol (Copenh) 89:372
41. Gendrel D, Roger M, Job JC (1980) Plasma gonadotropins and testosterone values in infants with cryptorchidism. J Pediatr 97:217
42. Gendrel D, Roger M, Chaussain JL, Canlorbe P, Job JC (1978) Correlation of pituitary and testicular response to stimulation tests in cryptorchid children. Acta Endocrinol (Copenh) 85:644
43. Hadziselimovic F, Girard J, Höcht B, Von der Ohe M, Stalder G (1980) Effect of LH-RH treatment on hypothalamo-pituitary-gonadal axis and Leydic cell ultrastructure in cryptorchid boys. Horm Res 13:358–366
44. Fonkalsrud EW, Mengel W (1981) The undescended testis (Year Book Medical Publishers, Chicago London
45. Bierich JR, Giarola A (1980) Cyptorchidism, vol 1. Academic Press, London New York
46. Job JC (1979) Cryptorchidism, diagnosis and treatment. Adolesc Endocrinol 6
47. Canlorbe P, Laclyde JP, Toublanc JE, Bader JC (1979) Results of treatment with HCG in cyptorchidism. In: Job JV (ed) Cryptorchidism. Karger, Basel, p 167
48. Fonkalsrud EW, Lippe BM (1981) Role of human chorionic gonadotropin in the management of undescended testes. In: Fonkalsrud EW, Mengel W (eds) The undescended testis. Year Book Medical Publishers, Chicago London, pp 164–169
49. Knorr D (1980) Erkrankungen der männlichen und weiblichen Gonaden. In: Bachmann KD, Ewerbeck H, Joppich G, Kleihauer E, Rossi E, Stalder GR (Hrsg) Pädiatrie in Praxis und Klinik. Fischer, New York, Thieme, Stuttgart, 14.55–14.68
50. Illig R, Torresani T, Bucher H, Zachmann M, Prader A (1980) Effect of intranasal LHRH-therapy on plasma LH, FSH and testosterone, and relation to clinical results in prepubertal boys with cryptorchidism. Clin Endocrinol (Oxf) 12:91
51. Cacciari E, Cicognani A, Pirazzoli P et al. (1979) Treatment of cryptorchidism by intranasal LH-RH. In: Job JC (ed) Cryptorchidism. Karger, Basel, p 173
52. Pirazzoli P, Zappulla F, Bernardi F et al. (1978) LHRH nasal spray as therapy for undescended testicle. Arch Dis Child 53:235
53. Happ J, Kallman F, Krauwehl C, Neubauer M, Beyer J (1975) Intranasal GRH therapy of maldescended testes. Horm Metab Res 7:440
54. Hadziselimovic F, Girard J, Herzog B, Stalder G (to be published) Hormonal treatment of cryptorchidism. Horm Res
55. Etteldorf JN, West CD, Pitcock JA, Williams DL (1976) Gonadal function, testicular histology and meiosis following cyclophosphamide therapy in patients with nephrotic syndrome. H Pediatr 88:206–212
56. Fairley KF, Barrie JU, Johnson W (1972) Sterility and testicular atrophy related to cyclophosphamide therapy. Lancet II:568–569
57. Penso J, Lippe B, Ehrlich R, Smith FG (1974) Testicular function in prepubertal and pubertal male patients treated with cyclophosphamide for nephrotic syndrome. J Pediatr 84:831–836
58. Schärli A (1971) Probleme der Hodentorsion im Kindesalter. Schweiz Med Wochenschr 101:1096
59. Williamson RCN (1977) Death in the scrotum: Testicular torsion. N Engl J Med 296:338
60. Labhart A (1978) IX. Testis. In: Labhart A (Hrsg) Klinik der inneren Sekretion. Springer, Berlin Heidelberg New York, S 447–524
61. Wutz J (1977) Über die Häufigkeit von Varikozelen und Hodendystopien bei 19jährigen Männern. Klinikarzt 6:319–320
62. Zarate A, Garrido J, Canales ES, Soria J, Schally AW (1974) Disparity in the negative gonadal feedback control for FSH and LH in cases of germinal aplasia. J Clin Endocrinol Metab 38:1125

63. Smals AGH, Kloppenborg PWC, van Haelst UJG, Lequin R, Benraad TJ (1978) Fertile eunuch syndrome versus classic hypogonadotrophic hypogonadism. Acta Endocrinol (Copenh) 87:389
64. Zachmann M (1980) Erkrankungen der Nebennierenrinde. In: Bachmann KD, Ewerbeck H, Joppich G, Kleihauer E, Rossi E, Stalder GR (Hrsg) Pädiatrie in Praxis und Klinik. Fischer, Stuttgart New York, Thieme, Stuttgart, 14.89–14.103
65. Prader A, Zachmann M (1978) Das adrenogenitale Syndrom. In: Labhart A (Hrsg) Klinik der inneren Sekretion. Springer, Berlin Heidelberg New York, 363–385
66. Imperatio-Mac Ginley J, Peterson RE (1976) Male pseudohermaphroditism: The complexities of male phenotypic development. Am J Med 61:251
67. Zachmann M, Vollmin JA, Hamilton W, Prader A (1972) Steroid 17,20 desmolase deficiency. A new cause of male pseudohermaphroditism. Clin Endocrinol (Oxf) 1:369
68. Saez JM, Peretti E, Morera AM, David M, Bertrand J (1971) Familial male pseudohermaphroditism with gynecomastia due to a testicular 17-ketosteroid reductase defect. J Clin Endocrinol 32:604 and 34:598 (1972)
68a. Saez JM, Morera AM, Peretti E de and Bertrand J (1972) Further in vivo-studies in male pseudohermaphroditism with gynecomastia due to a testicular 17-keto-steroid reductase defect (compared to a case of testicular feminisation). J Clin Endocr Metab 34:598–600
69. Peterson RE, Imperatio-MacGinley J, Gautier T, Sturla E (1977) Male pseudohermaphroditism due to steroid 5alpha-reductase deficiency. Am J Med 62:170
70. Girard J (1980) Differentialdiagnose der Störungen der Pubertätsentwicklung. In: Bachmann KD, Ewerbeck H, Joppich G, Kleihauer E, Rossi E, Stalder GR (Hrsg) Pädiatrie in Praxis und Klinik. Fischer, Stuttgart New York, Thieme, Stuttgart, 14.69–14.72
71. Crowley WF, Beitins IZ, Vale W et al. (1980) The biologic activity of a potent analogue of GnRH in normal and hypogonadotropic men. N Engl J Med 302:1052
72. Smith R, Donald RA, Espiner EA, Stronach S (1979) The effects of prolonged administration of Ser-LHRH-EA 10 in subjects with hypogonadotrophic hypogonadism. Clin Endocrinol (Oxf) 11:553
73. Mortimer CH, MacNeilly ASM, Fisher RA, Murray MAF, Besser GM (1974) Gonadotrophin-releasing hormone therapy in hypogonadal males with hypothalamic or pituitary dysfunction. B Med J 4:617
74. Franchimont P, Kicovic PM, Mattei A, Roulier R (1978) Effects of oral testosterone undecanoate in hypogonadal male patients. Clin Endocrinol (Oxf) 9:313
75. Giebink MG, Ruymann FB (1974) Testicular tumors in childhood. Am J Dis Child 127:433–438
76. Woodtli W, Hedinger C (1974) Hodentumoren im Kindesalter. Schweiz Med Wochenschr 104:650–658
77. Martin DC (1981) Malignancy and the undescended testis. In: Fonkalsrud EW, Mengel W (eds) The undescended testis. Year Book Medical Publishers, Chicago London, pp 144–156
78. Teter J, Tarlowski R (1960) Tumors of the gonads in cases of gonadal dysgenesis and male pseudohermaphroditism. Am J Obstet Gynecol 79:321–329
79. Manuel M, Katayama P, Jones HW (1976) The age of occurrence of gonadal tumors in intersex patients with an Y-chromosome. Am J Obstet Gynecol 124:293–300
80. Lipsett MB (1979) Functional tumors of the testis. In: DeGroot LJ, Cahill GF, Odell WD et al. (eds) Endocrinology, vol. 3. Grune & Stratton, New York San Francisco London, pp 1573–1576
81. Weitzner S, Gropp A (1974) Sertoli cell tumor of testis in childhood. Am J Dis Child 128:541–543
82. Douwes FR, Yu D, Truss F (1978) Diagnostik und Therapie maligner Hodentumoren. Onkologie 1:185

6. Die weiblichen Keimdrüsen

I. Rey-Stocker

6.1 Einführung

Die Entwicklung der weiblichen Gonaden zur Ausübung ihrer zwei Funktionen, Ovogenese und Sexualsteroidsynthese, bedingt

- normalen Karyotyp,
- normale Differenzierung während der Fetalzeit,
- adäquate gonadotrope Stimulierung während Fetalzeit, Neonatalperiode und Pubertät
- harmonisches Zusammenwirken mit den übrigen endokrinen Drüsen.

Bei allen Krankheiten, welche die weiblichen Gonaden betreffen, ist es wichtig, daß die Eltern über den Verlauf der Krankheit, über die therapeutischen Möglichkeiten und über die Prognose betreffend Fortpflanzungsfähigkeit ihres Kindes genau aufgeklärt werden. Nur so können sie dem Kind beistehen, ihm helfen, Ängste zu überwinden und ihm im Falle fehlender oder nicht stimulierbarer Gonaden durch die Art ihrer Erziehung beibringen, daß Mutterschaft eine Aufgabe ist, die sich auch an fremden oder adoptierten Kindern erfüllen kann und immer dort, wo Menschen schwach sind und einer aufrichtenden oder führenden Hand bedürfen.

6.2 Entwicklung und Funktion

6.2.1 Intrauterin

6.2.1.1 Embryologie

Die Gonaden haben einen gemeinsamen Ursprung mit den primitiven Nieren, Mesonephros, in der Eminentia urogenitalis. Diese entspricht einer longitudinalen Ausbuchtung im hinteren Teil der Zölomhöhle beidseits der Insertion des Mesenteriums. Unabhängig vom Geschlecht entwickeln sich beim 4 Wochen alten Fetus am ventromedialen Teil der Eminentia urogenitalis aus bilateralen Verdickungen des Zölomepithels und darunterliegendem Mesenchym die *primitiven Keimleisten* und grenzen sich damit vom Mesonephros ab (Abb. 6.1). Die aus der Dottersackwand stammenden Urkeimzellen werden beim 3 Wochen alten Fetus durch Keimblattverschiebungen intraembryonal verlagert und bewegen sich aktiv mittels Pseudopodien dem Mesenterium entlang in Richtung Keimleisten, von denen sie durch chemotaktische Reize angezogen werden. Schon auf der Wanderung zu den beiden primitiven Keimleisten, die ungefähr 2 Wochen dauert, vermehren sich vereinzelte Urkeimzellen durch Mitose.

Mit dem Eindringen der Urkeimzellen in die primitiven Keimleisten wird deren weitere Entwicklung zu *undifferenzierten Gonaden* stimuliert. Ohne Eindringen der Urkeimzellen findet keine weitere Gonadenentwicklung statt. Die undifferenzierten Gonaden sind sexuell bipotent. Ihr somatischer Anteil besteht aus dem vom Zölomepithel stammenden Oberflächenepithel, aus Mesenchym und Zellen, die vom Mesonephros stammen. Aus dem Oberflächenepithel bildet sich der periphere Gonadenanteil, der Kortex, aus, der die sich durch Mitose rasch vermehrenden Keimzellen enthält. Vom Kortex her dringt Oberflächenepithel in kortikalen Sexsträngen fächerförmig in das darunterliegende Mesenchym der Medulla und vermischt sich mit den vom Retesystem des Mesenchyms ausgehenden medullären Sexsträngen [72] (Abb. 6.1).

Das Retesystem entspricht einer schmalen Gewebsschicht zwischen Mesonephros und Medulla und besteht aus Tubuli des Mesonephros. Diese entwickeln sich beim männlichen Feten zur Epididymis und besitzen die Fähigkeit, Testosteron zu synthetisieren und dieses in Metaboliten umzuwandeln [44].

Die normale Entwicklung der undifferenzierten Gonaden zu Ovarien setzt die Gegenwart von 2 X-Chromosomen und das Fehlen des HY-Antigens voraus. Die Entwicklung der Müller-Gänge und die Differenzierung der weiblichen Geschlechtsorgane erfolgt aber auch bei inaktiven Stranggonaden und immer dann, wenn ein Y-Chromosom fehlt und keine HY-Antigensekretion stattfindet (s. auch Kap. 12 und 22).

Die Umwandlung der undifferenzierten Gonaden zu *Ovarien* beginnt später als die Testesdifferenzierung. Sie erfolgt beim 8 Wochen alten weib-

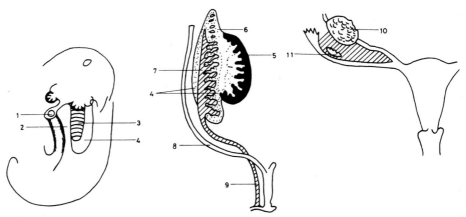

Abb. 6.1 Entwicklung der weiblichen Gonade. 1 Urdarm, 2 Mesenterium, 3 Primitive Keimleiste, 4 Mesonephros, 5 Kortikale Sexstränge, 6 Mesenchym, 7 Medulläre Sexstränge (rete), 8 Müller'scher Kanal, 9 Wolff'scher Kanal, 10 Ovar, 11 Rest des Mesonephros

lichen Fetus und beruht auf

- der raschen Proliferation des Kortex und der fehlenden Weiterentwicklung der Medulla,
- der Konzentration der aus den Urkeimzellen durch Mitose hervorgegangenen Oogonien im kortikalen Bereich,
- der Umwandlung der Sexstränge in Stroma.

Die breite Verbindung mit den primitiven Nieren verschwindet infolge Involution des Mesonephros. An dieser Stelle verbleiben der Hilus und das Mesovarium. In beiden können mesonephrotische Gewebsreste zurückbleiben und postnatal zu Tumorwachstum Anlaß geben.

Am Ende des ersten Schwangerschaftsdrittels sinkt der Choriongonadotropinspiegel (HCG) und die fetale hypophysäre Gonadotropinsekretion nimmt zu [33]. Gleichzeitig hören die der Medulla am nächsten gelegenen Oogonien mit der bis jetzt intensiven mitotischen Teilung auf, treten in die Prophase der Meiose und entwickeln sich zu primären Ovozyten. Die peripher im Kortex gelegenen Oogonien setzen ihre mitotische Teilung noch über einige Monate fort. Bis ans Ende der Fetalzeit haben jedoch alle Keimzellen die meiotische Reifungsteilung angetreten. Diese vollzieht sich bis zum Diplotänstadium, wo sie anhält, in das erste Ruhestadium übergeht und dort bis zur Pubertät verharrt. Die Faktoren, die gewisse Oogonien dazu bewegen, mit der Mitose aufzuhören und die Meiose aufzunehmen, sind unbekannt ebenso wie jene Faktoren, die das Anhalten der Reifungsteilung im Diplotänstadium bewirken. Sicher ist, daß die Induktion der Meiose einen zellulären Kontakt oder zumindest eine nur geringe Distanz zwischen Oogonien und den vom Mesonephros stammenden Retezellen voraussetzt, daß Retezellen eine zur Meioseinduktion notwendige Substanz sezernieren und daß diese Sekretion beim weiblichen Fetus durch follikelstimulierendes Hormon (FSH) angeregt wird [11, 12, 40].

Im Gegensatz zu Urkeimzellen und Oogonien sterben Ovozyten ab, wenn sie nicht von Epithelzellen umgeben werden. *Primordialfollikel* treten erstmals im 4. Monat auf, parallel zur rapid ansteigenden fetalen hypophysären Gonadotropinsekretion. Sie bestehen aus einer Ovozyte im Diplotänstadium, die von einer Schicht spindelförmiger, nicht zusammenhängender Zellen umgeben ist. Diese Vorläufer der Granulosazellen sind wahrscheinlich Abkömmlinge der Retezellen [11] und werden vom sie umgebenden Stroma durch eine Lamina basalis getrennt. Beim Feten und Kleinkind enthalten Primordialfollikel gelegentlich mehrere Ovozyten. Die Bedeutung dieser polyovulären Follikel ist nicht bekannt. Möglicherweise sind sie an der Genese von Ovarialteratomen beteiligt [58].

Primordialfollikel, deren Durchmesser weniger als 0,05 mm beträgt, bilden den Pool ruhender, nicht proliferierender Follikel, der sich im distalen Kortex befindet und bis zum Ende der Fetalzeit 97% aller Follikel umfaßt [46]. Je zahlreicher Primordialfollikel im Pool vorhanden sind, desto größer ist die Anzahl derer, die den Pool verlassen um ihr Wachstum zu beginnen [36]. Alle Follikel, die den Pool verlassen, durchlaufen die charakteristischen Wachstumsstadien, die vom primordialen über den präantralen zum antralen und präovulatorischen Follikel führen, es sei denn, sie sterben vorher ab.

Wenn ein Follikel zu wachsen beginnt, vergrößert sich zunächst die Ovozyte durch Zunahme der Ribonukleinsäure- und Proteinsynthese von 0,015 zu 0,1 mm Durchmesser und wird damit zur größten Zelle des menschlichen Organismus [21]. Ihr Wachstum ist damit beendet und sie hat die Fähigkeit gewonnen, den meiotischen Prozeß weiterzuführen, falls sie dazu stimuliert wird. Gleichzeitig vermehren sich die sie umgebenden spindelförmigen Zellen und entwickeln sich zu einer vorerst einreihigen, dann mehrreihigen Schicht kubischer, nicht vaskularisierender *Granulosazellen,* die von einer dicken Lamina basalis umgeben wird. Sie sezernieren eine gelartige, Mukopolysaccharide enthaltende Substanz, die einen hellen, durchsichtigen Ring um die Ovozyte bildet. Diese *Zona pellucida* trennt die Ovozyte von der sie umgebenden Granulosaschicht, doch bleiben zytoplasmatische Granulosaausläufer mit der Ovozyte in engerem Kontakt [57]. Das der Lamina basalis anliegende Stroma verdichtet sich zu einer mehrreihigen, vorerst spindelförmigen, später zytoplasmareichen epithelähnlichen Zellschicht, der *Theca interna.* Diese wird von einem kapillären Netzwerk durchzogen, durch welches der Follikel erstmals in direkten Kontakt tritt mit dem hormonalen Milieu des peripheren Bluts. Eine lose Bindegewebsschicht, die *Theca externa,* schließt sich an die Theca interna an. Sie enthält vereinzelt Muskelfasern und Gefäße, die sich mit denjenigen der Theca interna verzweigen.

Fortgeschrittene *präantrale Follikel* bestehen aus Ovozyte, Zona pellucida, Granulosazellschicht und Theka. Sie entwickeln sich erstmals im 6. Schwangerschaftsmonat, zu einem Zeitpunkt, wo der fetale hypophysäre Plasmagonadotropinspiegel zu Höchstwerten angestiegen ist [30], die mitotische Teilung der Oogonien zu Ende geht und die Anzahl der Keimzellen mit 6–7 Millionen ihr Maximum erreicht (Abb. 6.2).

Bei zunehmendem Follikelwachstum treten im 7. Fetalmonat die ersten *antralen Follikel* in dem der Medulla am nächsten gelegenen Bereich des Kortex auf. Follikel, deren Durchmesser über 0,2 mm beträgt [57], bilden durch Granulosazellsekretion und durch Diffusion von Transsudat aus den Kapillaren der Theka eine Ansammlung von Flüssigkeit zwischen den Granulosazellen, die konfluiert und zur Antrumbildung führt. Die Follikelflüssigkeit besteht aus Mukopolysacchariden, Plasmaproteinen und Elektrolyten. Ob sie beim menschlichen Feten wie beim Erwachsenen Sexualsteroide, Gonadotropine, Prolaktin und Inhibin enthält, ist unbekannt [45].

Gegen Ende der Schwangerschaft sind die fetalen hypophysären Gonadotropine auf kaum meßbare Werte abgesunken. Trotzdem bildet sich im Ovar durch weitere Proliferation der Granulosa- und Thekazellen und durch Vergrößerung des Antrums der *präovulatorische Follikel* aus, bei dem Granulosazellen die nun exzentrisch gelegene Ovozyte mit einer Corona radiata umgeben und den Cumulus oophorus bilden (Abb. 6.3). Im letzten Fetalmonat wachsen vermehrt präovulatorische Follikel bis zu einem Durchmesser von 8–10 mm, doch erreichen sie nur ausnahmsweise die

6. Die weiblichen Keimdrüsen

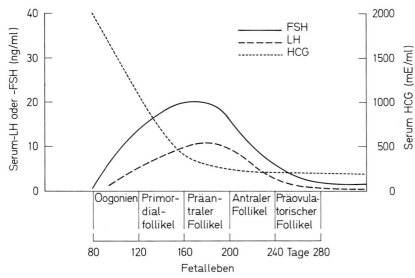

Abb. 6.2 Gonadotropinausscheidung und Follikelbildung während des Fetallebens. (Nach Hutchinson [30])

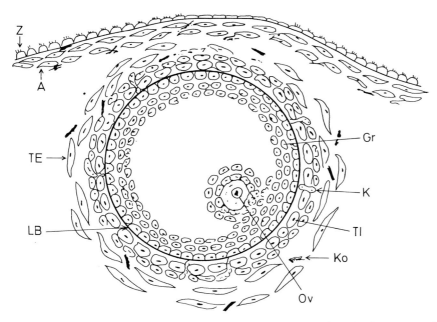

Abb. 6.3. Der präovulatorische Follikel. *Z* Zölomepithel, *A* Tunica albuginea, *Ko* Kollagenfaser, *TE* Theca externa, *TI* Theca interna, *LB* Lamina basalis, *K* Kapillare, *Gr* Granulosa. *Ov* Ovozyte umgeben von Zona pellucida, Corona radiata und Cumulus oophorus

Größe eines Follikels vor der Ruptur. Bei über 35 Wochen alten Feten finden sich vermehrt polyzystische Ovarien. Pryse-Davis [49] beschreibt Follikelzysten, die einen Ovarialtumor vortäuschen und besonders bei Feten auftreten, deren Mütter Diabetikerinnen sind.

Vor der Pubertät sind alle aus dem Pool tretenden und das Wachstum beginnenden Follikel zur *Atresie* (a = keine; tresos = Ruptur) bestimmt. Schon vor dem Auftreten der ersten Follikel im Ovar sind Urkeimzellen und Oogonien durch degenerative Prozesse abgestorben. Als Atresie wird aber ein Prozeß bezeichnet, der den Follikel auf vielfältige Weise zerstört. Er beginnt beim Fetus und endet in der Senilität. Follikelatresie beruht beim Erwachsenen auf einem Verlust der Rezeptoren für FSH, LH und Östradiol [16]. Zudem ist sie abhängig vom intraovariellen Milieu. Wie weit dies beim Feten zutrifft, ist unbekannt.

In gewissen Fällen beginnt die Atresie in den am weitesten von der Ovozyte entfernten Granulosazellen durch Kernpyknose, Karyolyse und Zytolyse, befällt sukzessive alle anderen Granulosazellen, den Cumulus oophorus und die Corona radiata und führt zum Absterben der Ovozyte. In anderen Fällen werden Thekazellen durch Karotineinschlüsse luteinisiert [21, 29, 64]. Es bildet sich der luteinisierte Follikel, der die degenerierte Ovozyte enthält. Schließlich kann die Atresie in der Ovozyte beginnen, indem diese die erste meiotische Reifungsteilung beendet, das erste Polkörperchen ausstößt und anschließend abstirbt.

Durch den atretischen Prozeß degenerieren alle Komponenten des Follikels innerhalb der Lamina basalis. Die Thekazellen dagegen werden in Stromazellen umgewandelt.

Die kontinuierliche Abnahme der Keimzellen im Ovar ab dem 6. Fetalmonat beruht auf dem Sistieren der meiotischen Keimzellteilung und auf der Follikelatresie.

6.2.1.2 Endokrine Aktivität

Es bestehen vielfältige Beziehungen zwischen dem endokrinen System der Mutter, der Plazenta und dem Fetus. Der Fetus besitzt jedoch eine relative Autonomie.

Gonadotropin-Releasinghormon (GnRH) ist ab 2. Monat im fetalen Gehirn nachweisbar. Etwas später sezerniert die Plazenta bioaktives und immunoreaktives GnRH [33]. Aus Hypothalamus und Plazenta stammendes GnRH nimmt bis Schwangerschaftsmitte kontinuierlich zu. Gleichzeitig steigt die Anzahl der gonadotropen Zellen in der Antehypophyse an. Kaplan u. Grumbach [33] weisen nach, daß immunoreaktives FSH von 1 ng/ml in der 10. Woche auf 20–50 ng/ml in der 25. Woche ansteigt und damit die hohen Werte erreicht, wie sie sich bei kastrierten Frauen und in der Postmenopause vorfinden. Ab 29. Woche nimmt der FSH-Spiegel ab und fällt bis Schwangerschaftsende auf 1,2 ng/ml. Dieser niedrige Wert findet sich im mütterlichen Plasma während der ganzen Schwangerschaft und ändert sich nicht im Verlaufe der variierenden fetalen Gonadotropinsekretion [33]. Immunoreaktives LH ist ab der 12. Woche nachweisbar, steigt bis

Schwangerschaftsmitte ebenfalls zu hohen postmenopausalen Plasmaspiegeln an und fällt bis Schwangerschaftsende zu niedrigen, kaum dosierbaren Werten ab [28, 31]. Beim weiblichen Feten ist der FSH-Plasmaspiegel stets höher als der LH-Spiegel (FSH > LH), und sein Abfall findet später statt [30].

Prolaktin, ab 3. Monat im fetalen Plasma nachweisbar, nimmt im Gegensatz zu FSH und LH vom 6. Monat an bis zum Schwangerschaftsende kontinuierlich zu [13]. Der rapide hypophysäre Gonadotropinanstieg in der ersten Schwangerschaftshälfte entwickelt sich in Gegenwart der zunehmenden fetoplazentaren Östrogensekretion (s. auch 4.2.1.3.3, Abb. 4.4, 4.5). Bedingt durch fehlende oder spärlich ausgebildete Steroidrezeptoren in den gonadotropen Zellen und eine dadurch uneingeschränkte Stimulierung durch GnRH [31] bewirkt er eine Zunahme des Follikelwachstums, einen leichten, jedoch signifikanten Östrogenanstieg im fetalen Plasma [31] und einen erhöhten Östradioltiter im Urin [54]. Im letzten Schwangerschaftsdrittel sind wahrscheinlich vermehrt zentrale Steroidrezeptoren ausgereift, so daß die jetzt besonders hohen fetoplazentaren Östrogenspiegel eine negative Feedbackwirkung auf die GnRH-stimulierte Gonadotropinsekretion ausüben. Vielleicht sind auch Östrogene aus dem fetalen Ovar und die gegen Schwangerschaftsende stark erhöhte Prolaktinsekretion [13] an der Hemmung der Gonadotropinausschüttung beteiligt.

Östriol, aus der fetoplazentaren Einheit, ist das beim Feten dominierende Östrogen. Progesteron wird in den Nebennieren und in der Plazenta synthetisiert.

Über die endokrine Funktion des fetalen Ovars ist wenig bekannt [8, 28, 31]. Eine gewisse, wenn auch geringe Steroidsynthese scheint stattzufinden. Payne u. Jaffe [43] finden in inkubierten fetalen Ovarien Pregnenolon, Dehydroepiandrosteron und Androstendion. Reyes et al. [51] weisen eine geringe Sekretion von 17β-Östradiol (0,5 pg/ml) im 20–22 Wochen alten menschlichen Ovar nach. Histochemische Untersuchungen [46] lassen auf eine endokrine Aktivität am Ende der Schwangerschaft schließen. Eine Östrogensekretion durch die vermehrt vorhandenen antralen und präovulatorischen Follikel kann jedoch von den hohen feto-plazentaren Östrogenspiegeln kaum unterschieden werden [5].

Mit Sicherheit üben die fetalen Ovarien wesentliche Rückwirkungen auf Hypothalamus und Hypophyse aus. Dysgenetische Ovarien bewirken gegen Schwangerschaftsende eine massive Gonadotropinausschüttung [30, 45], die durch die fetoplazentaren Östrogenspiegel nicht unterdrückt wird.

Über Synthese und Anzahl von Steroid- und Glykoproteinrezeptoren im fetalen menschlichen Ovar ist wenig bekannt [14]. Untersuchungen mit Antigonadotropinen zeigen, daß das fetale Ovar der Ratte spezifische Bindungsstellen für Gonadotropine besitzt [53]. Zudem führen Behandlungen mit Antigonadotropinen sowohl bei der fetalen Maus [50] als auch bei der fetalen Ratte [59] zu abnormer Follikelentwicklung, die durch Gonadotropinbehandlung rückgängig gemacht werden kann. Beim menschlichen Feten sind Gonadotropine zum richtigen Ablauf der frühen Follikelreifestadien nötig [44]. Später stimulieren sie den Übergang vom präantralen zum antralen Follikel und die weitere Follikelreifung. Beim anenzephalen Feten finden sich hypoplastische Ovarien mit nur vereinzelten Primordialfollikeln [46].

6.2.2 Extrauterin

Der intraovarielle Prozeß von Follikelreifung und -atresie und die Umwandlung atretischer Follikel in Stroma vollzieht sich unverändert vom 5. Fetalmonat bis zum Ende der Geschlechtsreife. Das präpuberale Ovar sezerniert geringe Mengen Östradiol. Es unterscheidet sich vom postpuberalen durch Fehlen von Ovulation und Gelbkörperbildung. Es ist jedoch bereit, auf endogene oder exogene Gonadotropineinwirkung mit Follikelwachstum, erhöhter Steroidsynthese und Ovulation zu reagieren.

6.2.2.1 Neonatale Phase und frühe Kindheit

6.2.2.1.1 Anatomische Anmerkungen

Die Ovarien haben im Verlauf der Embryonalzeit ihre vertikale Stellung verlassen und sich durch Rotation zusammen mit den Eileitern in horizontale Stellung begeben. Gleichzeitig sind sie aus Nierenhöhe tiefer in die Abdominalhöhle getreten. Beim Neugeborenen sind die Ovarien zwei längliche, weiße, häufig polyzystische Strukturen von ca. 20 mm Länge, 5 mm Breite und 3 mm Dicke. Sie wiegen 0,5 g und enthalten ca. 2 Millionen Keimzellen [3].

Das Neugeborenenovar ist demjenigen der letzten Fetalmonate ähnlich. Es wird von einer Schicht kubischer Epithelzellen umgeben. Darunter befindet sich die schmale, zellarme, semihyaline Tunica albuginea, die aus einer Kondensation des darunterliegenden Stromas besteht und den Cortex ovarii als eine schützende Kapsel umgibt. Dieser besteht aus Stroma und enthält in seinem peripheren Bereich den Pool kleiner, nicht proliferierender Primordialfollikel. Im medullanahen Bereich enthält er mehrere Follikel in fortgeschritteneren Wachstumsstadien. Die schmale Medulla besteht aus schwammartigem, stark vaskularisiertem Gewebe aus Bindegewebsfasern, glatten Muskelfasern, Resten der kortikalen und medullären Sexstränge. Der Hilus enthält die ein- und austretenden Blut- und Lymphgefäße und Nervenfasern. Am Ende des Fetallebens und bei gewissen Neugeborenen enthält er Hiluszellen, die den Leydig-Zellen ähnlich und möglicherweise wie sie zur Androgensynthese befähigt sind [23]. Diese verschwinden in den ersten Monaten nach der Geburt und treten zu Beginn der Pubertät wieder auf.

6.2.2.1.2 Endokrine Aktivität

Die hohen Östrogenspiegel im Nabelschnurvenenblut unterscheiden sich bei weiblichen und männlichen Neugeborenen nicht. Sie betragen für Östrogen 26,1 ng/ml und für Östradiol 10,4 ng/ml [5], werden in der Leber durch Glucurokonjugation inaktiviert und durch die Nieren ausgeschieden. Am Ende der ersten Lebenswoche sind beim weiblichen Neugeborenen Östron auf 10 pg/ml und Östradiol auf 16 pg/ml [5] abgesunken. Dieser massive Abfall des Östrogenspiegels bewirkt eine sofortige, bis zum 3. Lebensmonat zunehmende Gonadotropinausschüttung, die vor allem FSH, in etwas geringerem Maße auch LH betrifft. Sie nimmt im Verlauf der nächsten Monate langsam ab und erreicht im 2.–3. Lebensjahr die niedrigen Werte, die für das präpubertale Alter charakteristisch sind.

Im Ovar findet während der ersten Lebensmonate eine progressive Zunahme präovulatorischer Follikel statt, die wahrscheinlich zur Östradiolsynthese befähigt sind. Zwar zeigen die Serumöstradiolspiegel beträchtliche Schwankungen, doch sind ihre Mittelwerte höher als beim Knaben und höher als in der späteren Kindheit [5, 67]. Ihre negative Feedbackwirkung entwickelt sich langsam im Verlauf der ersten 2–3 Lebensjahre [66], während derer der Gonadostat seine größere Sensibilität durch vermehrte Ausbildung von Östrogenrezeptoren zu erlangen scheint.

6.2.2.1.3 Klinischer Aspekt

Die Geschlechtsorgane des neugeborenen Mädchens stehen während der ersten 10 Lebenstage unter dem nachhaltigen Einfluß der hohen intrauterinen Östrogenspiegel. Die Schamlippen sind turgeszent, leicht zyanotisch. Der Hymen ist dick, ödematös. Introitus, Hymen und Vagina besitzen ein mehrschichtiges Epithel. Im Vaginalabstrich sind Oberflächenzellen mit Karyopyknose vorhanden und Döderlein-Laktobazillen. Die Zervikaldrüsen sezernieren reichlich glasklaren Schleim. Der Uterus ist größer als in den späteren Jahren der Kindheit, er mißt ca. 4 cm und wiegt 4 g. Eine in der Regel nach Tagen bis Wochen abklingende Brustdrüsenanschwellung (Neugeborenengynäkomastie) tritt bei Knaben und Mädchen gleich häufig auf.

6.2.2.2 *Präpuberale Periode*

6.2.2.2.1 Anatomische Anmerkungen

Während der Kindheit befinden sich die Ovarien oberhalb des Beckeneingangs. Sie sind von porzellanweißer Farbe und häufig polyzystisch. Infolge Follikelwachstum, -atresie und Umwandlung in Stroma nehmen sie langsam an Größe und Gewicht zu. Der dynamische intraovarielle Prozeß von Follikelreifung und -atresie ist verlangsamt und atretische Veränderungen treten auf, bevor der Follikel ein reiferes antrales Stadium erreichen kann.

Valdes-Dapena [63] weist darauf hin, daß das kortikale Stroma kein statisches Gewebe ist. Es bildet sich aus dem interfollikulären Mesenchym und aus atretischen Thekazellen und verändert sich mit zunehmendem Wachstum des Ovars. Die vorerst vertikal zur Oberfläche des Ovars verlaufenden Bindegewebsfasern des Stromas nehmen zu Beginn der Pubertät eine horizontale Stellung ein und umgeben die einzelnen Follikel wie ein Netz.

6.2.2.2.2 Endokrine Aktivität

Bisher nicht sicher geklärte Mechanismen erhöhen die Sensibilität des Gonadostats gegenüber den niedrigen zirkulierenden Östrogenmengen und unterdrücken die Sekretion von GnRH.

Die Gonadotropinspiegel sind niedrig, kaum meßbar. Nach Job u. Pierson [31] beträgt der mittlere Basalwert für FSH 1,1 mE/ml und für LH 0,9 mE/ml. Die niedrigen Östrogenspiegel sind bei Knaben und Mädchen identisch. Sie betragen für Östrogen 9 pg/ml und für Östradiol 6 pg/ml [5] und verändern sich zwischen dem 2. und 7. Lebensjahr nicht. Möglicherweise stammen auch beim Mädchen beide Östrogene, evtl. Östron allein, aus der Nebennierenrinde.

Mehrere Jahre vor Pubertätsbeginn treten 28- bis 42tägige zyklische Schwankungen der FSH- und LH-Ausscheidung auf [67]. Im kindlichen Ovar entwickeln sich ab 6. Lebensjahr größere antrale Follikel [58]. Alle Follikel, die den Wachstumsprozeß begonnen haben, enden in Atresie, während von den kleinen ruhenden Follikeln im Pool nur 2% atretisch werden [25]. Die Unterdrückung des Gonadostats durch die niedrigen Östrogenspiegel ist nicht sehr stabil. Zudem besitzen Mädchen einen größeren hypophysären Pool mit sofort realisierbarem FSH als Knaben [60]. Dies mag ein zusätzlicher Faktor für die bei ihnen häufiger auftretende idiopathische Pubertas praecox ohne Zeichen einer organischen Läsion sein (s. auch Kap. 14).

6.2.2.2.3 Klinischer Aspekt

Die Präpubertät ist durch eine physiologische Östrogenarmut charakterisiert. Die Brüste des kleinen Mädchens sind von jenen des Knaben nicht zu unterscheiden. Die Schamlippen sind blaß und entsprechen zwei dünnen Hautfalten. Das Epithel des Introitus und der Vagina besteht wie in der Senilität aus wenigen Zellschichten, frappiert durch seine rote Farbe und ist leicht verwundbar. Der Vaginalabstrich ist zellarm und enthält nur vereinzelt Basal- und Parabasalzellen. Die Zervix ist geschlossen und sezerniert keinen Mukus. Das Corpus uteri ist so dünn, daß es bei der bimanuellen Untersuchung nicht getastet werden kann.

6.2.2.3 Pubertät

6.2.2.3.1 Anatomische Anmerkungen

Zu Beginn der Pubertät beschleunigt sich das Wachstum der jetzt mandel- bis pflaumenförmigen, häufig polyzystischen Ovarien. Ein Jahr vor der Menarche beträgt ihre Länge ca. 3 cm, ihre Breite 2 cm, ihre Dicke 1 cm und ihr Gewicht je 3–4 g [29]. Sie treten aus der Bauchhöhle ins kleine Becken ein und können jetzt bei der rektoabdominalen Untersuchung erstmals palpiert werden. Werden sie beim Neugeborenen oder beim Kind vor der Pubertät getastet, so sind sie vergrößert, was für einen pathologischen Prozeß spricht.

6.2.2.3.2 Endokrine Aktivität

Mit beginnender Pubertät verliert der Gonadostat zunehmend seine Sensibilität gegenüber der Hemmwirkung, die die niedrigen Östron- und Östradiolspiegel auf ihn ausüben. Die nun erhöhte GnRH-Sekretion bewirkt eine verstärkte Gonadotropin-, vor allem FSH-Ausschüttung, die zu raschem Follikelwachstum und zu zunehmender Östrogensekretion führt [15, 60]. Ab Pubertätsstadium P_3 nimmt die Sekretion von Östradiol durch die reifenden Follikel in stärkerem Maße zu als diejenige von Östron, und dieser Unterschied verstärkt sich durch alle Stadien der Pubertät hindurch (E2 > E1). Die mittleren Plasmaöstrogenspiegel zeigt Tabelle 6.1.

Tabelle 6.1. Mittlere Plasmaöstrogenspiegel. (Nach Bidllingmaier u. Knorr [5])

Pubertätsstadium	Östron [pg/ml]	Östradiol [pg/ml]
P_3	29	30
P_4	38	45
P_5	53	63
Erwachsenenalter	69	111

Östradiol ist der mächtigste Inhibitor von FSH. Ab Pubertätsstadium P_4 bewirkt der erhöhte Östradiolspiegel eine verstärkte Ausschüttung von LH verglichen mit derjenigen von FSH, so daß der Plasmaspiegel von LH erstmals höher ist als jener von FSH (LH > FSH). Job u. Pierson [31] finden einen mittleren basalen LH-Spiegel im Pubertätsstadium P_4 von 3,4 mE/ml und einen FSH-Spiegel von 2,7 mE/ml.

Die Gonadotropinausschüttung zeichnet sich während der Pubertät durch massive nächtliche LH-Anstiege aus und durch fluktuierende FSH- und LH-Spiegel während des Tages, denen ebenfalls fluktuierenden Östrogenspiegel folgen [5]. Diese Fluktuationen wirken möglicherweise vorbereitend auf die sich später einstellende zyklische Ovarialfunktion.

Östrogene üben seit der zweiten Hälfte des Fetallebens und durch die Kindheit hindurch eine negative Rückwirkung auf die Gonadotropinsekretion aus. Ab Pubertätsmitte vermögen die zunehmenden Plasmaöstrogenspiegel erstmals auch eine positive Feedbackwirkung auf die GnRH-Sekretion auszuüben, die eine östrogenstimulierte, rapide LH-Ausschüttung zur Folge hat. Eine pulsatile GnRH-Freisetzung, die zu einer pulsatilen Gonadotropinausschüttung führt, erfolgt erst am Ende der Pubertät [65].

Im Ovar stellen der Follikelkomplex und das Stroma die zwei funktionellen Einheiten dar. Zudem könnten die im Lauf der Pubertät erneut in Erscheinung tretenden Hiluszellen an der Androgensynthese beteiligt sein.

Die Wirkung der Gonadotropine erfolgt durch ihre Bindung an spezifische Rezeptoren an der Oberfläche der Granulosa-, Theka- und Stromazellen und die dadurch ausgelöste Aktivierung der Adenylzyklase [65].

Der pubertäre FSH-Anstieg induziert in den Granulosazellen die zunehmende Ausbildung von FSH-Rezeptoren. Er bewirkt die Synthese der Aromatase, eines Enzyms, das zur Östrogenbiosynthese in den Granulosazellen notwendig ist. Die Zellen der Theca interna und des Stromas entwickeln spezifische Rezeptoren für LH. Der pubertäre LH-Anstieg stimuliert die Biosynthese von Androstendion und Testosteron aus Cholesterin und Pregnenolon in den Zellen der Theca interna, und von Androstendion in denen des Stromas (Abb. 6.4). Entsprechend der nicht unbestrittenen [38] Zweizellentheorie der Östrogenbiosynthese diffundieren die in der Theca interna synthetisierten Androgene in die Follikelflüssigkeit und werden in den Granulosazellen zu Östron und Östradiol aromatisiert (Abb. 6.4). Aus der nicht vaskularisierten Granulosazellschicht diffundieren die beiden Östrogene in das Kapillarnetz der Theka und gelangen in die periphere Zirkulation. Östrogene allein oder zusammen mit FSH regen das Follikelwachstum und die Synthese von FSH- und LH-Rezeptoren an. Androgene hemmen die Ausbildung der FSH- und LH-Rezeptoren [13, 39].

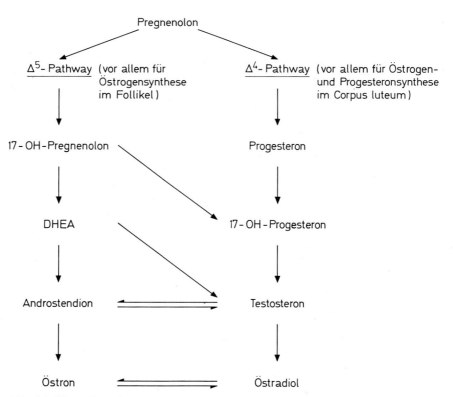

Abb. 6.4. Biosynthese der Ovarialsteroide. (Nach Lipsett [38])

Tabelle 6.2. Im Ovar synthetisierte Hormone. (Nach Yen [68], Bidlingmaier, Knorr [5])

	Synthese		Produktion/24 h				Metabolit im Urin
			Prä-pubertär	Frühe Follikelphase	Prä-ovulation	Mittlere Lutealphase	
Sexualsteroide							
1. Östrogene							
Östradiol (E_2)	Follikel, Corpus luteum Konversion aus E_1		2 – 10 pg/ml	35 μg	380 μg	250 μg	Östriol
Östron (E_1)	Follikel, Corpus luteum Konversion aus E_2 Periphere Konversion aus Androstendion			50 μg	352 μg	200 μg	Östriol
Östriol (E_3)	Metabolit von E_1 und E_2 Synthese im Ovar unsicher			14 μg		22 μg	
2. Gestagene							
Progesteron	Präovulatorischer Follikel Corpus luteum		1 mg	4 mg	25 mg		Pregnandiol
17-OH-Progesteron	Follikel, Corpus luteum Nebennierenrinde		0,5 mg	4 mg	4 mg		Pregnanetriol
3. Androgene							
Testosteron	Follikel, Corpus luteum Nebennierenrinde Periphere Konversion aus Androstendion	25% 25% 50%		200 μg	240 μg	170 μg	17-Ketosteroide
Androstendion	Follikel, Corpus luteum, Stroma Nebennierenrinde und periphere Konversion aus DHEA	50% 50%		2,6 mg	4,7 mg	3,7 mg	17-Ketosteroide
Nicht-Steroide							
Inhibin	In Granulosazellen, Follikel und Corpus luteum → selektive Inhibition von FSH, LH-RH, P						

Ein Follikel, der genügend FSH und LH zu binden vermag, synthetisiert genügend Östrogen und entwickelt sich zu fortgeschritteneren Reifestadien. Ein Follikel mit ungenügender FSH-Bindungsfähigkeit synthetisiert vor allem Androgene und wird atretisch.

6.2.2.3.3 Klinischer Aspekt

Die ersten Zeichen zunehmender Östrogensekretion finden sich im zytologischen Abstrich, der aus dem hinteren Scheidendrittel stammt, und im Urozytogramm durch das Auftreten vereinzelter Oberflächenzellen. Der puberale Längenwachstumsschub, die Thelarche, die Sekretion von Zervikalschleim und das Wachstum des Corpus uteri treten einige Monate später auf. Die weiteren Stadien der Pubertät entwickeln sich parallel zu den kontinuierlich zunehmenden Östrogenplasmaspiegeln.

6.2.2.4 Adoleszenz

Sie entspricht dem letzten Reifestadium zwischen Pubertätsabschluß P_5 und Erwachsenenalter.

6.2.2.4.1 Anatomische Anmerkungen

Zur Zeit der Menarche sind die Ovarien im kleinen Becken angelangt. Sie sind ca. 4 cm lang, 3 cm breit, 1 cm dick und wiegen je 6 g. Damit ist ihr Wachstum beendet. Im Ovar hat sich die Zahl der Follikel auf 400 000 [3] reduziert. Von ihnen gelangen während des Lebens der Frau ca. 400 zur Ovulation. Alle anderen Follikel enden in Atresie. Während der Adoleszenz entstehen große präovulatorische Follikel mit einem Durchmesser von 2–2,5 cm. Bei entsprechender gonadotroper Stimulierung erreicht einer von ihnen die Ovulationsreife, wobei die Follikelruptur mit Ausstoßung der Ovozyte stattfindet.

6.2.2.4.2 Endokrine Aktivität

Die Menarche entspricht einem bestimmten Stadium im langsamen Reifeprozeß von Zentralnervensystem, Hypothalamus, Hypophyse und Ovar. Sie tritt dann ein, wenn die zu- und abnehmenden Östrogentiter eine genügend große Amplitude erreicht haben, um die Abbruchblutung aus einem proliferierten Endometrium auszulösen.

Die Menarche entspricht auch einem bestimmten Stadium im allgemeinen Reifeprozeß. Sie erfolgt, wenn der puberale Längenwachstumsschub seinen Höhepunkt erreicht hat, wenn die sekundären Geschlechtsmerkmale entweder teilweise oder vollständig entwickelt sind. Als Rarität tritt sie als erstes Zeichen der Pubertät vor den sekundären Geschlechtsmerkmalen auf [24]. Sie erfolgt normalerweise zwischen dem 10. und 16. Lebensjahr, in Mitteleuropa meistens um das 13. Lebensjahr herum, bei einem Knochenalter von 12,5 (SD±2) und bei einem Gewicht von 47,5 kg (SD±6,9).

6. Die weiblichen Keimdrüsen

Mit dem Auftreten der Menarche ist der endokrine Reifeprozeß, der den Menstruationszyklus steuert, nicht beendet. Nur ausnahmsweise tritt eine Ovulation vor der Menarche auf; weit häufiger sind die ersten Menstruationen unregelmäßige Östrogenentzugsblutungen mit oft mehrmonatigen Intervallen. Apter u. Vihko [2] ermitteln bei jungen Mädchen im 1. Jahr nach der Menarche ovulatorische Zyklen zu 20%, Rey et al. [52] im 2. Jahr nach der Menarche zu 38%, Styne u. Grumbach [60] im 5. Jahr nach der Menarche zu 80%. Bei 5% der erwachsenen Frauen tritt kein Eisprung auf, und die chronische Anovulation erklärt ihre endokrine Sterilität.

Östradiol und FSH induzieren in den Granulosazellen des präovulatorischen Follikels die Ausbildung von LH-Rezeptoren, wodurch diese zur Progesteronsynthese befähigt werden. Prolaktin stimuliert möglicherweise zusammen mit LH die Synthese von Progesteron [30].

Die Plasmawerte von Östradiol und Progesteron steigen zwischen Menarche und Erwachsenenalter in signifikanter Weise an [52] (Tabelle 6.3).

Tabelle 6.3. Basalwerte von Gonadotropinen, Östradiol und Progesteron bei jungen Mädchen in der 2. Zyklushälfte. (Nach Rey-Stocker, Zufferey et al. [52])

Jahre nach der Menarche	FSH [mE/ml]	LH [mE/ml]	PRL [ng/ml]	Östradiol [pg/ml]	Progesteron [ng/ml]	Östradiol [pg] / Progesteron [ng]
1–2	3,4 ± 0,5	5,0 ± 0,8	10,3 ± 1,0	74[a] ± 15	2,82[a] ± 1,25	26
3–4	3,2 ± 0,3	8,5 ± 1,2	11,9 ± 0,8	104 ± 16	4,73[a] ± 1,01	22
5–6	4,2 ± 0,4	10,3 ± 1,5	9,3 ± 0,6	114 ± 15	5,45[a] ± 0,95	20
10	3,6 ± 0,3	7,5 ± 0,8	9,7 ± 1,1	105 ± 10	11,2 ± 1,52	9

[a] Signifikanter Unterschied zu Basalwerten der erwachsenen Kontrollgruppe. Durchschnitt ± SEM

Im Gegensatz zum Östradiol sind aber die Progesteronwerte noch 6 Jahre nach der Menarche bedeutend niedriger als bei der erwachsenen Frau.

Die Ovarialfunktion besteht somit während Pubertät und Adoleszenz in einer überwiegenden Östrogensekretion, die sich im Anschluß an die Menarche noch über mehrere Jahre erstrecken kann.

Niedrige Progesteronspiegel potenzieren die positive Retroaktion der zunehmenden Östrogenspiegel auf die GnRH-induzierte Gonadotropinausschüttung. Hohe Progesteronspiegel dagegen hemmen sie.

Während der Adoleszenz kann eine suboptimale Gonadotropinsekretion zur Reifung der Ovozyte in einem reifen Follikel führen, ohne daß eine Ovulation stattfindet. Die Granulosazellen werden in Luteinzellen umgewandelt und der luteinisierte Follikel sezerniert Östrogene und Progesteron. Sie kann auch zur Ovozytenreifung und Ovulation in einem nicht ganz reifen Follikel führen. Das aus dem unreifen Follikel hervorgehende Corpus luteum ist nicht zu genügender Progesteronsekretion fähig und bleibt insuffizient [23].

Die Sequenz der Ereignisse, die von der Menarche über den anovulatorischen Zyklus mit persistierendem Follikel und den ovulatorischen Zyklus mit insuffizientem Corpus luteum zum normalen ovulatorischen Zyklus des Erwachsenen führt, ist nicht geklärt. Meistens bedarf es mehrerer Jahre nach der Menarche, um das subtile Gleichgewicht der negativen und positiven Feedbackwirkungen von Östradiol und Progesteron auf Hypothalamus und Hypophyse auszubilden, das eine Ovulation ermöglicht.

Der ovulatorische Zyklus (Abb. 6.5, Tab. 6.2)
Die Entwicklung zum präantralen Follikel vollzieht sich unabhängig vom Ovarialzyklus. Nur antrale Follikel können während der Follikelphase zu präovulatorischen Follikeln heranreifen.

Zu Beginn der Follikelphase üben die niedrigen Östrogenspiegel eine negative Rückwirkung auf die GnRH-induzierte Gonadotropinfreisetzung aus und bewirken eine erhöhte Gonadotropinspeicherung.

Mit fortschreitender Follikelphase findet eine progressive Zunahme der Östrogensekretion durch die präovulatorischen Follikel statt. Zusammen mit FSH stimuliert 17α-Östradiol des Follikelwachstums durch Beschleunigung der Mitose und der Granulosazellteilung und durch erhöhte Sekretion der Follikelflüssigkeit, die zur Vergrößerung des Antrums führt. Gleichzei-

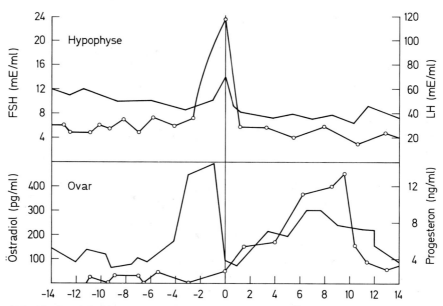

Abb. 6.5. Ovarialzyklus. Plasmaspiegel von FSH, LH, Östradiol und Progesteron. (Nach Beaulieu [4])

tig findet auch eine erhöhte follikuläre Sekretion von Testosteron, Androstendion und Hydroxyprogesteron in die Blutzirkulation und in die Follikelflüssigkeit statt. Diese letztere enthält nicht nur Sexualsteroide und Gonadotropine, sondern auch verschiedene Inhibitoren, Peptide aus den Granulosazellen, welche die Gonadotropinwirkung lokal regulieren [60]. OMI (ovocyto maturation inhibitor), von Tsafiri u. Channing 1975 entdeckt, ist vor allem in der Follikelflüssigkeit kleiner antraler Follikel vorhanden. Er bewirkt den Stillstand der Meiose in der Prophase der ersten Reifungsteilung und hemmt die Progesteronsynthese in den Granulosazellen. FSH-RBI (FSH receptor binding inhibitor), 1977 durch Reichert und Abbou-Isa isoliert, ist vor allem in der Follikelflüssigkeit großer präovulatorischer Follikel vorhanden und hemmt die Fixation von FSH an seine Rezeptoren. Dadurch wird die Aromatisation der Östrogene in den Granulosazellen verlangsamt und der Androgenspiegel im Follikel nimmt zu. Da die Östradiolsynthese abnimmt und FSH nicht allein auf die Granulosazellteilung einwirken kann, entsteht ein Wachstumsstillstand des Follikels, der zur Atresie führt [22]. Inhibin, das 1978 von Erickson u. Huesh in den Granulosazellen nachgewiesen wurde, gelangt in den Blutkreislauf und bewirkt eine selektive Hemmung der hypophysären FSH-Synthese und -Freisetzung. Es reduziert zudem den Gehalt des Hypothalamus an LH-RH und hemmt die Progesteronsynthese in den Granulosazellen [22]. Die Follikelflüssigkeit stellt somit das hormonale Mikroklima dar, das sie Ovozytenreifung und die Steroidbiosynthese in den Granulosazellen reguliert und das verantwortlich sein könnte für die Selektion des zur Ovulation bestimmten Follikels [38]. LH induziert die thekale Synthese der Androgene und des Hydroxyprogesterons. FSH induziert durch die ganze Follikelphase hindurch die Aromatisierung der thekalen Androgene durch die Granulosazellen und bewirkt dadurch eine kontinuierlich zunehmende Östrogensekretion.

Der hohe Östrogenspiegel am Ende der Follikelphase hemmt die hypophysäre FSH-Freisetzung, bewirkt dadurch eine Reduktion der FSH-Rezeptorenzahl in den Granulosazellen und führt schließlich zum präovulatorischen Abfall des Östrogenspiegels. Zuvor induziert der hohe Östrogenspiegel durch positive Rückwirkung die massive LH-Ausschüttung, die das Ende der Follikelphase charakterisiert. Der etwas später eintretende FSH-Anstieg wird durch den abfallenden Östrogenspiegel ausgelöst.

Kurz vor dem LH-Gipfel wird die bis jetzt gefäßlose Granulosa von der Theca interna her vaskularisiert. FSH und Östradiol induzieren nun die Synthese von LH-Rezeptoren in den Granulosazellen und befähigen sie zur Progesteronsynthese. Der präovulatorische Progesteronanstieg auf 1–2 ng/ml bewirkt eine zusätzliche Beschleunigung der Gonadotropinausschüttung, die Dissoziation des Cumulus oophorus und die Abstoßung der von der Corona radiata ungebenen Ovozyte in die Follikelhöhle.

Von allen präovulatorischen Follikeln gelangt derjenige zur Ovulation, der am meisten FSH und Östradiol speichert und dessen hormonales Mikroklima östrogenbetont ist [61]. Alle anderen gelangen durch die abnehmende FSH-Freisetzung am Ende der Follikelphase in ein FSH- und Östradioldefizit, das zu Wachstumsstillstand und Atresie führt.

Der präovulatorische LH-Gipfel hebt die Inhibition der Meiose [61] auf. Zwei Tage vor der *Ovulation* wird die erste Reifeteilung durch Bildung einer diploiden sekundären Ovozyte und eines diploiden Polkörperchens abgeschlossen. Die sekundäre Ovozyte tritt alsbald in die zweite Reifeteilung ein, die kurz vor der Ovulation im Stadium der Metaphase zum Stillstand kommt.

Die Follikelruptur findet 16–24 h [68] nach dem LH-Gipfel und nach dem initialen Progesteronanstieg statt und besteht darin, daß an ihrer Stelle das Oberflächenepithel verschwindet, die Tunica albuginea durch Einfluß proteolytischer Enzyme dünner wird und eine kleine Vorwölbung, ein Stigma, bildet [61]. Prostaglandine sind am Prozeß der Follikelruptur beteiligt, und zusammen mit Oxytozin provozieren sie durch Kontraktionen der Thekazellschicht die Ausstoßung der Ovozyte. Diese wird vom Fimbrienende der Tuba aufgenommen, das sich bereits vor der Ruptur des Follikels an die Stigmastelle angelegt hat. Durchdringt jetzt eine Samenzelle die Zona pellucida, so wird die zweite Reifeteilung durch Bildung einer haploiden reifen Eizelle und eines haploiden Polkörperchens mit einem Chromosomensatz von je 23 abgeschlossen. Tritt keine Befruchtung ein, so stirbt die Ovozyte ab.

Die *Lutealphase* beginnt anschließend an die Ovulation. Die im kollabierten Follikel verbleibenden Granulosazellen hypertrophieren und wandeln sich um in gelbpigmentierte Luteinzellen, die vor allem zur Progesteronsynthese und nur in vermindertem Maße zur Aromatisierung der Androgene befähigt sind. Es bildet sich das Corpus luteum, das neben den verbleibenden Granulosazellen auch die umgebenden Thekazellen einschließt und durch deren Gefäße vaskularisiert wird. Die Progesteronblutspiegel erreichen während der Lutealphase Maximalwerte von 20–50 ng/ml. Sie bewirken zusammen mit dem durch das Corpus luteum und die übrigen antralen Follikel sezernierten Östradiol eine Hemmung der Gonadotropinfreisetzung, blockieren das Wachstum weiterer präovulatorischer Follikel, üben einen thermogenetischen Effekt am Hypothalamus aus und sind verantwortlich für den Anstieg der Basaltemperatur in der Lutealphase. Die Funktion des Corpus luteum ist nicht autonom, sondern abhängig von der hypophysären Sekretion kleiner FSH- und LH-Mengen während ca. 14 Tagen. Tritt keine Befruchtung der Ovozyte ein, so kommt es schon 10 Tage nach der Ovulation zur Luteolyse. Diese beruht auf einem Verlust der LH-Rezeptoren in den Granulosa- und Thekaluteinzellen und wird möglicherweise durch Östradiol zusammen mit Prostaglandin $F_{2\alpha}$ ausgelöst [64]. Östradiol stimuliert die Synthese der Progesteronrezeptoren im präovulatorischen Follikel und im Corpus luteum. Progesteron hemmt die Synthese der Östrogenrezeptoren und verhindert dadurch die Ausbildung seiner eigenen Rezeptoren [16].

Zudem führt das 1979 von Yang in den Granulosazellen des präovulatorischen Follikels isolierte Peptid LH-RBI (LH receptor binding inhibitor) zu einer konsekutiven Desensibilisierung der LH-Rezeptoren, indem es die Fixation von LH an die LH-Rezeptoren der Luteinzellen hemmt [22]. Nach dem Einsetzen der Luteolyse und dem Abfall der Progesteronspiegel ist die

Progesteronhemmung auf das Follikelwachstum aufgehoben, und es beginnt ein neuer Ovarialzyklus.

Die Adoleszenz ist dann beendet, wenn der ausgereifte Follikel ovuliert und sich ein Corpus luteum bildet, das genügend Progesteron sezerniert, um das Endometrium derart sekretorisch umzuwandeln, daß sich ein befruchtetes Ei in ihm einnisten kann.

6.2.2.4.3 Einfluß des Ovarialzyklus auf Stimmungslage, schulische und berufliche Leistung

Der Ovarialzyklus ist nicht ohne Einfluß auf das Allgemeinbefinden der jungen Frau. Während der letzten prämenstruellen Tage und während der Menstruation sind depressive Verstimmung, Weinkrämpfe, Reizbarkeit und Schlafstörungen häufiger [56]. Die Suizidfrequenz ist erhöht [17]. Es besteht eine stärkere Ermüdbarkeit bei sportlichen Höchstleistungen, eine größere Unfallfrequenz [18], eine Abnahme der schulischen Leistung und des Intelligenzquotienten [19]. Auf welche Weise Sexualsteroide in der prämenstruellen Phase diese Veränderungen bewirken, ist nicht bekannt.

6.3 Pathologische Veränderungen der weiblichen Gonaden im Kindes- und Jugendalter

6.3.1 Gestörter Deszensus

Normalerweise verläßt das Ovar die während des Fetallebens eingenommene Stellung auf Nierenhöhe, sinkt während der Kindheit tiefer in die Abdominalhöhle, erreicht zu Beginn der Pubertät den Beckeneingang und tritt zum Zeitpunkt der Menarche ins kleine Becken ein. Wenn der Deszensus nicht oder nur unvollständig stattfindet, bleiben ein oder beide Ovarien in der Bauchhöhle zurück. Ausnahmsweise prolabiert ein Ovar dem Ligamentum rotundum entlang in den Inguinalkanal oder in die große Schamlippe. In 2% der Fälle ist die nur teilweise deszendierte oder ektopische Gonade kein Ovar, sondern ein Testis bei einem männlichen Pseudonermaphroditen [29]. Im Gegensatz zum Kryptorchismus, der zur Beeinträchtigung der Spermatogenese führt, findet im nur teilweise deszendierten oder ektopischen Ovar eher ein vermehrtes Follikelwachstum statt [42].

6.3.2 Torsion

Die Torsion eines gesunden Adnexes oder eines gesunden Ovars allein findet selten statt. Meistens handelt es sich um die Torsion einer Ovarialzyste oder eines Ovarialtumors. Sie bewirkt ein massives Ödem und eine Blutung im Ovar, die zu heftigen Schmerzen führen. Das Ovarialgewebe wird innerhalb weniger Stunden nekrotisch. Die Torsion tritt fast immer auf der rechten Seite auf und wird leicht mit einer Appendizitis verwechselt. Die Prädilektion für die rechte Seite erklärt sich daraus, daß der rechte Beckenraum freier ist, während der linke von Sigmoidschlingen ausgefüllt wird. Die Ätiologie der Torsion ist unbekannt. Möglicherweise können bei besonders langen, schlaffen Ovarialligamenten eine erhöhte Darmperistaltik, Hustenanfälle oder schnelle rotatorische Bewegungen wie beim Tanzen eine Torsion hervorrufen. Die Behandlung besteht in der operativen Detorsion und Fixation der Adnexe als sofortige Notfalloperation.

6.3.3 Infektion

Die Oophoritis ist vor der Pubertät eine seltene Erkrankung. Sie entsteht meistens durch eine Infektion, während derer das Ovar anschwillt und schmerzhaft wird:

a) durch direkte Kontamination bei einer Appendizitis, Divertikulitis, Sigmoiditis oder Peritonitis;
b) durch hämatogene Aussaat, selten im Zusammenhang mit einer Parotitis epidemica (1–5‰), wobei der Verlauf der Oophoritis weniger destruktiv ist als derjenige der Orchitis beim Knaben; im Zusammenhang mit einer Lungentuberkulose entwickeln sich besonders bei unterernährten Kindern tuberkulöse Ovarialabszesse.

Im Kindesalter tritt die Oophoritis nur ausnahmsweise zusammen mit einer Salpingitis auf. Die Entzündung des Ovars findet meistens isoliert statt, sie ist oberflächlich, und die infektiösen Herde durchbrechen die Tunica albuginea nicht.

Beim Adoleszenten dagegen tritt die Oophoritis am häufigsten zusammen mit einer Salpingitis auf. An der Stelle des Follikelsprungs kann sich der infektiöse Prozeß durch die Tunica albuginea hindurch auf den Cortex ovarii ausbreiten und das Ovarialgewebe zerstören. Adhäsionen der Tube mit dem Ovar können zu einen schwerwiegenden Sterilitätsfaktor werden.

Die Behandlung besteht im akuten Stadium in Bettruhe, Verabreichung von Mumpsimmunoglobulin bei der Mumpsoophoritis und in den anderen Fällen in einer rasch einsetzenden Antibiotikatherapie. Beim Adoleszenten bewährt sich eine Ruhigstellung des Ovars durch Inhibitoren der Gonadotropinsekretion.

6.3.4 Ovarialtumoren

Sie sind die häufigsten Genitaltumoren bei Kindern und Adoleszenten unter 17 Jahren und machen etwa 1% aller Neoplasien in dieser Altersgruppe aus. Ihre Inzidenz beträgt 2,6 auf 100 000 Mädchen zwischen 0 und 14 Jahren [37]. Sie sind alters- und wahrscheinlich hormonabhängig, entstehen sie doch vor allem im 1. Lebensjahr und während der Pubertät [1] (Abb. 6.6). Dabei handelt es sich in 35% der Fälle um einfache Zysten, in 65% um Tumoren, wovon ⅔ gutartig, ⅓ bösartig sind [35].

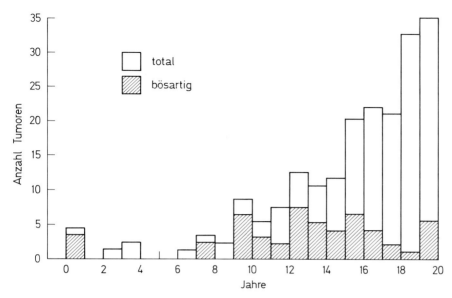

Abb. 6.6. Altersverteilung der Ovarialtumoren bei Kindern und Adoleszenten. (Aus Abell [1])

6.3.4.1 Symptome

a) *Bauchschmerzen* sind das häufigste und in ⅔ der Fälle das erste Symptom. Infolge der verschiedenen Lokalisation der Ovarien treten sie beim kleinen Mädchen vor allem periumbilikal und zu Beginn der Pubertät vermehrt im Unterbauch auf. Akute, intermittierende, mit Nausea, Fieber, Leukozytose verbundene Schmerzen sind verdächtig auf Torsion, Nekrose oder Ruptur eines zystischen Tumors.

b) Der *Abdominaltumor* selbst, der beim kleinen Mädchen oberhalb des Beckens die Bauchdecken vorwölbt, ist in ⅓ der Fälle das erste Symptom. Beim Adoleszenten sind die Ovarien ins kleine Becken eingetreten, der Tumor kann jedoch oberhalb der Symphyse getastet werden, wenn sein Durchmesser 15 cm übersteigt.

c) *Aszites* kann sowohl bei gutartigen als auch bei bösartigen Tumoren vorhanden sein.

d) 14% der Ovarialtumoren sind hormonal aktiv und bewirken *endokrine Störungen* wie Pubertas praecox, Virilisation, Zyklusstörungen. Ovarialtumoren, die zum frühzeitigen Auftreten der sekundären Geschlechtsmerkmale führen, sind:

in ⅓ der Fälle banale Follikelzysten,
in ⅓ der Fälle Granulosazelltumoren,
in ⅓ der Fälle Granulosathekazelltumoren umd immature Teratome.

Androgenbildende Tumoren sind die Androblastome. 60% der Ovarialtumoren, die eine iso- oder heterosexuelle Pubertas praecox auslösen, sind bösartig [10].

6.3.4.2 Diagnostisches Vorgehen

Eine sorgfältige gynäkologische Untersuchung, evtl. in Narkose, muß bei jedem Mädchen vorgenommen werden, das sich über Bauchschmerzen beklagt. Beim leisesten Verdacht auf Ovarialtumor muß die Abklärung durch Sonographie (solider oder zystischer Tumor), evtl. Röntgen (50% der Teratome enthalten radiologisch nachweisbare Kalzifikationen) und Laparoskopie bis zur gesicherten Diagnose erfolgen. Ein Thoraxröntgenbild kann Hinweise geben auf ein Meigs-Syndrom und auf Metastasen. Auch Darm und Harnwege müssen in gewissen Fällen röntgenologisch abgeklärt werden. Die Vaginalzytologie ist ein sensibler Indikator einer pathologischen Östrogeneinwirkung im Kindesalter. Bei hormonal aktiven Tumoren ist eine weitere endokrinologische Abklärung notwendig: Beim primären Chorionkarzinom sind HCG, Östradiol und Progesteron erhöht. Bei östrogensezernierenden und bei virilisierenden Tumoren finden sich erhöhte Sexualsteroidwerte.

Die α-Fetoproteine sind beim unreifen Teratom und beim embryonalen Karzinom erhöht. Das karzinoembryonale Antigen (CEA) ist bei 50% der Ovarialtumoren erhöht [60].

Differentialdiagnostisch müssen ausgeschlossen werden:

a) Erkrankungen der Harnwege wie Nierentumor, Zystenniere, Senkniere, Hydronephrose, Urachuszyste, Blasenretention;
b) gastrointestinale Erkrankungen wie appendizitischer Abszeß, Zyste des Mesenteriums, Megakolon;
c) genitale Erkrankungen wie Hydrometrokolpos, Hämatometra, Pyosalpinx; Gravidität.

Der Nachweis eines Ovarialtumors ist wegen seines inhärenten Malignitätsrisikos eine Indikation zur Laparotomie. Nur banale Follikelzysten können durch das Laparoskop punktiert und ihr Inhalt aspiriert werden; das Punktat muß jedoch zytologisch untersucht werden.

6.3.4.3 Einteilung

6.3.4.3.1 Nicht tumorale Ovarialzysten

sind zu 50% Follikelzysten und zu 50% Thekaluteinzysten, Corpus-luteum-Zysten und Paraeovarialzysten, deren Größe zwischen 5 und 25 cm variiert. Ihr Wachstum wird während des Fetallebens durch HCG und während der Neugeborenenperiode und der Pubertät durch die hypophysären Gonadotropine stimuliert. Während der Kindheit entwickeln sie sich durch abnorme Flüssigkeitsansammlung in einem zur Atresie bestimmten Follikel [48]. Sie sind häufig Ursache pathologisch gesteigerter Östrogensekretion beim Kind infolge hormonaler Aktivität ihrer Granulosa- und Thekazellen. Bei entsprechender Größe führen sie zu Kompressionserscheinungen. Meistens sind sie asymptomatisch und verschwinden von selbst.

6.3.4.3.2 Ovarialtumoren

Es kann sich um gutartige, potentiell bösartige oder bösartige Geschwülste handeln [1, 10] (Tabelle 6.4). Sie können hormonal aktiv oder inaktiv sein. Die Prognose betreffend Heilung ist bei bösartigen Tumoren eher besser als bei der erwachsenen Frau.

Tumoren, die von den primitiven Keimzellen ausgehen
Sie enthalten Gewebe, das vom Ekto-, Meso- und Entoderm stammt, und stellen 67% aller Ovarialtumoren bei Kindern und jungen Mädchen unter 20 Jahren. Mit zunehmendem Alter nimmt ihre Frequenz ab, und bei der erwachsenen Frau machen sie noch 20% aller Ovarialtumoren aus.

Reifes Teratom oder Dermoid. 40% aller Ovarialtumoren bei Mädchen unter 20 Jahren sind reife Teratome. Diese häufigsten Ovarialtumoren im Kindesalter sind gutartig. Sie treten meistens einseitig, selten beidseitig auf und enthalten Haut, Talgdrüsen, Haare, Knochen, Zähne, glatte Muskelfasern, selten Schilddrüsengewebe [1]. Die Behandlung beschränkt sich auf eine Ausschälung des Tumors.

Unreifes Teratom (Teratokarzinom, Teratoblastom). 7% aller Ovarialtumoren beim Kind sind unreife Teratome, die hochmaligne sind. Sie sind resistent gegen Strahlentherapie und metastasieren rasch. In 50% der Fälle

Tabelle 6.4. Ovarialtumoren beim Kind und Adoleszenten. (Nach Bonser u. Jull [9])

Tumorart	Häufigkeit [%]	Malignität
Tumoren, die von den primitiven Keimzellen ausgehen	*67% (Erwachsene: 20%)*	
Reifes Teratom oder Dermoid	*38%*	Gutartig
Unreifes Teratom	*7%*	Bösartig
Dysgerminom	*11%*	± Bösartig
Embryonales Karzinom	*6%*	Bösartig
Primäres Chorionkarzinom	*rar*	Bösartig
Mischtumor	*4%*	± Bösartig
Tumoren, die vom Mesenchym der Sexstränge ausgehen *13%*		
Granulosa- und Granulosa-Theka-Zelltumor	*4%*	± Bösartig
Thekom	*0,6%*	Gutartig
Androblastom	*2%*	± Bösartig
Fibrom	*3%*	Gutartig
Fibrosarkom	*0,5%*	Bösartig
Gonadoblastome	*0,6%*	
Epitheliale Tumoren	*17% (Erwachsene: 65 – 80%)*	
Seröses Zystadenom	*9%*	± Bösartig
Muzinöses Zystadenom	*5%*	Gutartig
Seröses Zystadenokarzinom	*1,4%*	Bösartig
Muzinöses Zystadenokarzinom	*0,8%*	Bösartig
Klarzellenkarzinom	*0,4%*	Bösartig

können wie beim Dermoid Knochen und Zähne radiologisch nachgewiesen werden. Die Mortalität beträgt 75%.

Dysgerminom. 11% aller Ovarialtumoren bei Mädchen unter 20 Jahren sind Dysgerminome, Tumoren von beschränkter Malignität. Sie treten meistens einseitig, selten beidseitig auf und sind die auf Strahlentherapie am besten ansprechenden Ovarialtumoren. Das reine Dysgerminom ist hormonal inaktiv. Mit Chorionzellen gemischte Dysgerminome führen dagegen zu Pubertas praecox, Metrorrhagie oder Amenorrhö. Mit Leydig-Zellen gemischte Dysgerminome führen zu Klitorishypertrophie und evtl. anderen Virilisierungserscheinungen. Die Mortalität liegt bei 15%.

Embryonales Karzinom. 6% aller Ovarialtumoren bei Mädchen unter 20 Jahren sind hochmaligne embryonale Karzinome. Sie sind resistent gegen Radio- und Chemotherapie. Die operative Behandlung ist meistens erfolglos. Der Verlauf ist fatal.

Primäres Chorionkarzinom. Dieser vor der Pubertät auftretende, sehr seltene Tumor ist hochmaligne. Der Verlauf ist in jedem Fall fatal.

Mischtumor. 4% aller Ovarialtumoren bei Mädchen unter 20 Jahren sind Mischtumoren. Wenn sie endokrin aktive Zellen enthalten, bewirken sie eine Pubertas praecox beim Kind oder Zyklusstörungen beim jungen Mädchen. Enthalten sie Zellen des embryonalen Karzinoms, so ist ihr Verlauf fatal.

Tumoren, die vom Mesenchym der Sexstränge ausgehen.
13% aller Ovarialtumoren bei Mädchen unter 20 Jahren sind Tumoren, die von den primitiven Sexsträngen ausgehen. 7% sind hormonal aktiv, 5% sind inaktiv.

Granulosazelltumor und Granulosa-Theka-Zelltumor. 4% aller Ovarialtumoren bei Mädchen unter 20 Jahren gehen von den Granulosa- oder Thekazellen aus. Sie sind in vielen Fällen hormonal aktiv. Beim Kind bewirken sie in 40% der Fälle eine Pubertas praecox, bei der Adoleszenten in 75% der Fälle Menometrorrhagien und in 25% eine Amenorrhö. In seltenen Fällen sezernieren Granulosa-Theka-Zelltumoren Androgene, die zur Virilisierung führen.
   Diese Tumoren treten meistens einseitig, ausnahmsweise beidseitig auf. Sie sind in 5–25% der Fäble bösartig. Spätrezidive nach über 30 Jahren sind bekannt. Die Mortalität variiert je nach untersuchtem Kollektiv zwischen 1 und 12%.

Thekom. 0,6% aller Ovarialtumoren bei Mädchen unter 20 Jahren sind Thekome, ein selten bösartiger, aber stets hormonal aktiver Tumor, der meistens gleichzeitig beide Ovarien befällt.

Androblastom (Arrhenoblastom, Sertoli-Leydig-Zelltumor). Dieser virilisierende Tumor macht 1,9% aller Ovarialtumoren bei Mädchen unter 20 Jahren aus, der in 15% der Fälle bösartig ist. Er stammt aus dem Mesenchym der Sexstränge und in gewissen Fällen aus den Hiluszellen. Die Mortalität beträgt 10%.

Fibrom. Dieser gutartige, aus Bindegewebe bestehende Tumor ist im Kindesalter außerordentlich selten.

Gonadoblastom
0,6% aller Ovarialtumoren bei Mädchen unter 20 Jahren sind Gonadoblastome, ein beschränkt bösartiger Tumor, der in ⅓ der Fälle gleichzeitig beide Ovarien befällt. Er entwickelt sich in 20% der Fälle aus der dysgenetischen Gonade bei Mädchen, deren Karyotyp ein Y-Chromosom enthält [21, 41].

Epitheliale Tumoren
Sie gehen von dem das Ovar bekleidenden Zölomepithel und dem darunterliegenden Stroma aus und stellen 17% aller Ovarialtumoren bei Mädchen unter 20 Jahren, verglichen mit 80% bei der erwachsenen Frau. Diese Tumoren treten nicht vor Pubertätsbeginn auf, und ihre Häufigkeit nimmt mit fortschreitendem Alter zu.

Seröse Zystadenome. 53% der epithelialen Tumoren sind seröse Zystadenome, an sich gutartige, von gewissen Autoren als potentiell bösartig bezeichnete Tumoren enthalten sie ein- bis mehrkammrige Zysten, die an ihrer Oberfläche und in ihrem Innern papillomatöse Formationen aufweisen. Sie rupturieren leicht, wobei Abklatschmetastasen papilläre Wucherungen auf dem umgebenden Peritoneum ausbilden. Ein Übergang auf das hochmaligne *seröse Zystadenokarzinom,* das 8% der epithelialen Tumoren bei Mädchen unter 20 Jahren betrifft, ist jederzeit möglich. Beide Tumoren treten in 50% der Fälle doppelseitig auf. Ihre mikroskopische Unterscheidung ist schwierig und erweist sich oft als unmöglich.

Pseudomuzinöse Zystadenome. 32% der epithelialen Tumoren sind pseudomuzinöse Zystadenome, die möglicherweise durch Metaplasie eines serösen Zystadenoms entstehen [9]. Diese an sich gutartigen Tumoren weisen papillomatöse Formationen auf und enthalten Schleim. Rupturieren sie, so bilden sie schleimproduzierende Herde auf den Nachbarorganen und auf dem Peritoneum und bewirken ein Pseudomyxoma peritonei, das zu Kompressionserscheinungen des Darms führen kann.

Pseudomuzinöse Zystadenokarzinome. 5% der epithelialen Tumoren sind pseudomuzinöse Zystadenokarzinome, die sich aus den papillären Formationen eines pseudomuzinösen Zystadenoms entwickeln.

6.3.4.4 Therapie

Die *Behandlung* der Ovarialtumoren ist in jedem Fall operativ.

Bei gutartigen Tumoren ist das Vorgehen konservativ und besteht in der Resektion des Tumors oder in der Ovarektomie. Da gutartige Ovarialtumoren zu etwa 10% [32] doppelseitig auftreten, muß das gegenüberliegende Ovar genau untersucht werden. Bei bösartigen Tumoren rechtfertigt sich eine konservative chirurgische Therapie, die sich auf die alleinige Ovarektomie beschränkt, nur im Stadium Ia (Tabelle 6.5), wenn der Tumor auf ein Ovar limitiert ist, dessen Kapsel nicht durchbrochen ist, wenn kein Aszites vorhanden ist und die Peritonealzytologie keine malignen Zellen enthält. Durch Längsspaltung des gegenüberliegenden Ovars kann Gewißheit erlangt werden, daß dieses vollkommen gesund ist. Beim leisesten Zweifel

Tabelle 6.5. Stadieneinteilung des primären Ovarialkarzinoms (FIGO 1974)

Stadium I	Tumorwachstum auf die Ovarien beschränkt
Stadium Ia	Tumorwachstum auf ein Ovar beschränkt, kein Aszites nachweisbar
Stadium Ib	Tumorwachstum auf beide Ovarien beschränkt, kein Aszites vorhanden
Stadium Ic	Tumorwachstum in Stadium Ia oder Ib plus Aszites mit Tumorzellen
Stadium II	Tumorwachstum in einem oder beiden Ovarien. Der Tumor hat sich auf das kleine Becken ausgebreitet
Stadium IIa	Tumorwachstum auf Uterus und Tube übergetreten
Stadium IIb	Tumorwachstum auf andere Organe im kleinen Becken übergetreten
Stadium IIc	Tumorwachstum in Stadium IIa oder IIb plus Aszites mit Tumorzellen
Stadium III	Tumorwachstum in einem oder beiden Ovarien, intra- oder retroperitoneale Metastasen
Stadium IV	Tumorwachstum in einem oder beiden Ovarien mit Fernmetastasen

müssen Biopsien vorgenommen werden. Doch soll das weitere chirurgische Vorgehen nicht von Schnellschnitten abhängen. Es hat sich erwiesen, daß das biopsierte Ovar beim Kind besser belassen wird, bis eine definitive anatomisch-pathologische Diagnose vorliegt, auch wenn diese unter Umständen zur Relaparotomie zwingt.

Bei Strahlensensibilität des auf ein Ovar limitierten Tumors wird evtl. – je nach seiner Bösartigkeit – zusätzlich zur Operation eine iliakale homolaterale Bestrahlung vorgenommen. Zuvor empfiehlt es sich, das intakte Ovar wie bei den an Hodgkin-Lymphogranulomatose erkrankten Kindern in die Abdominalhöhle zu verpflanzen und dort mit metallischen Klammern zu markieren. Damit wird es aus dem Bestrahlungsfeld entfernt und bleibt für die weitere Funktion erhalten [29]. Bei fortgeschrittenen bösartigen Ovarialtumoren, die sich nicht auf ein Ovar allein beschränken oder die dessen Kapsel durchbrochen haben, entspricht die Behandlung derjenigen bei erwachsenen Frauen. Die Fortpflanzungsfähigkeit kann in diesen Fällen nicht mehr erhalten werden.

Die *Überwachung* der Therapie besteht aus:

– der allgemeinen, gynäkologischen und sonographischen Untersuchung des Kindes in regelmäßigen Abständen;

- der Überwachung der Tumormarker α-Fetoprotein und karzinoembryonales Antigen (CEA), die nach Exhärese des Tumors verschwinden und bei Rezidiv oder Metastasen erneut ansteigen;
- Laparoskopie oder Douglas-Punktion mit Peritonealzytologie;
- eventuell einer Second-look-Operation mehrere Monate nach dem ersten operativen Eingriff.

6.3.5 Einfluß von chronischen Krankheiten, zytostatischer und radiologischer Behandlung auf die Entwicklung des kindlichen Ovars

Die normale Entwicklung des kindlichen Ovars beruht auf dem dynamischen Prozeß von Follikelreifung und -atresie.

Chronische Erkrankungen des Kindes bewirken in gewissen Fällen einen Stillstand dieses intraovariellen Prozesses. Bei gebessertem Allgemeinzustand nimmt das Ovar seine normale Funktion wieder auf. Ob durch länger dauernde chronische Erkrankung die spätere Ovarialfunktion beeinträchtigt wird, ist unbekannt.

Länger dauernde zytostatische Behandlungen bewirken ebenfalls eine Hemmung des Follikelwachstums im kindlichen Ovar.

Nach Himelstein-Braw [69] zeigten alle über 2 Monate mit Polychemotherapie behandelten Kinder, die später zur Autopsie kamen, eine schwere Hemmung des Follikelwachstums und in vereinzelten Fällen eine verminderte Anzahl ruhender Primordialfollikel im Pool.

Bei Kindern, die wegen eines bösartigen Abdominaltumors einer postoperativen Bestrahlung unterzogen wurden, bestand nicht nur eine vollständige Unterdrückung des Follikelwachstums im Ovar, sondern auch eine Zerstörung der ruhenden Primordialfollikel im Pool [26].

6.3.6 Mißbildungen und andere angeborene Defekte

6.3.6.1 Turner-Syndrom

Die das fehlende oder abnorme X-Chromosom enthaltenden Urkeimzellen dringen normal in die primitive Keimleiste ein und teilen sich dort durch Mitose. Ab 3. Fetalmonat degenerieren sie, ohne den meiotischen Prozeß aufgenommen zu haben [34, 54].

Die dysgenetische Gonade entwickelt sich aus der undifferenzierten fetalen Gonade zur Stranggonade und besteht aus Stromazellen, Resten von medullären Sexsträngen und Hiluszellen.

Wegen ihrer Unfähigkeit zur Östrogensynthese bewirkt sie eine ungehemmte hypophysäre Gonadotropinsekretion beim Feten kurz vor der Geburt und beim Neugeborenen, die besonders FSH betrifft. Später, zwischen dem 4. und 10. Lebensjahr nehmen parallel zur zunehmenden Sensibilität des Gonadostats die Gonadotropinspiegel ab und lassen sich basal kaum von denjenigen gesunder gleichaltriger Mädchen unterscheiden [31, 69] (s. Kap. 14). Das Malignitätsrisiko dysgenetischer Gonaden ist bei Trägerinnen, deren Karyotyp kein Y-Chromosom enthält, sehr gering [6, 41].

6.3.6.2 Trisomie 21

Nach Højager et al. [28] sind die Ovarien bei Kindern mit Down-Syndrom geschädigt. Sowohl die Anzahl der Primordialfollikel im Pool als auch die Anzahl und Größe der wachsenden Follikel ist stark reduziert. Gleichzeitig finden sich im Bereich der Adenohypophyse abnorme basophile Zellen, so daß die primäre Störung in der Hypophyse und nicht im Ovar liegen könnte.

6.3.6.3 Das gonadotropinresistente Ovar

Bei diesen normal ausgebildeten, aber kleinen Ovarien reagieren die Primordialfollikel nicht auf die gonadotrope Stimulierung. Die Östrogenspiegel sind niedrig, die Gonadotropinausschüttung, besonders diejenige von FSH, ist stark erhöht. Es bestehen ein sexueller Infantilismus und eine primäre Amenorrhö.

Dieses Krankheitsbild beruht möglicherweise auf einem angeborenen Defekt der Gonadotropinrezeptoren im Follikel.

Die Behandlung entspricht derjenigen der Gonadendysgenesie.

6.3.6.4 17-Hydroxylasedefekt

siehe Kap. 4.

6.3.7 Syndrom der polyzystischen Ovarien

Diese Erkrankung kann bereits während der Pubertät durch pathologische Androgensekretion in Erscheinung treten und zu Adipositas, Hirsutismus, Klitorishypertrophie, später zu dysfunktionellen Blutungen, Oligomenorrhö oder Amenorrhö führen.

Die beidseits vergrößerten Ovarien sind von einer weißen, fibrotischen Kapsel umgeben, unterhalb derer sich zahlreiche Follikelzysten befinden. Die Pathogenese dieses Syndroms ist nicht bekannt. Es ist nicht erwiesen, ob der Schaden, der zur gestörten Konversion der Androgene zu Östradiol führt, primär im Bereich des Hypothalamohypophysensystems oder im Ovar liegt.

Die histologische Untersuchung zeigt Follikelzysten, die von einer dünnen Granulosa und einer dicken, hyperplastischen Theca interna umgeben sind, deren Zellen häufig luteinisiert sind. Die exzessive Sekretion von Testosteron, Androstendion und 17-OH-Progesteron durch die Theca interna vollzieht sich gleichzeitig mit der teilweisen 5α-reduzierten Umwandlung von Testosteron in Dihydrotestosteron, das die Aromatase in den Granulosazellen inaktiviert.

Die überschießende Androgenmenge kann von den Granulosazellen nicht zu Östradiol metabolisiert werden und wird extragonadal in Östron umgewandelt. Der azyklische, chronisch erhöhte Östrogenspiegel bewirkt einerseits eine selektive Hemmung der FSH-Sekretion, andererseits erhöht er die hypophysäre Sensibilität für GnRH. Die dadurch verstärkte LH-Ausschüttung stimuliert die Androgensynthese in den Thekazellen und im Stroma. Auch die Nebennieren sind an der erhöhten Androgensynthese beteiligt. Schließlich ist bei Patientinnen mit diesem Syndrom das testosteronbindende Protein (SHBG) auf die Hälfte reduziert [69], so daß ihnen vermehrt freies, biologisch aktives Testosteron zur Verfügung steht.

Die *Diagnose* ergibt sich aus der typischen Anamnese und dem Untersuchungsbefund. Laborchemisch findet man einen mäßig erhöhten Testosteronspiegel (maximal 200 ng/ml), erhöhte LH-Werte bei normalen FSH-Werten, erhöhte Östronwerte bei erniedrigten Östradiolwerten, normale oder leicht erhöhte 17-Ketosteroide im Urin. Bei gewissen Patientinnen findet eine erhöhte Pregnanetriolausscheidung statt. Die Diagnose wird mittels Laparoskopie gesichert.

Die *Behandlung* bei jungen Mädchen, bei denen eine Schwangerschaft nicht erwünscht ist, besteht in der Verabreichung biphasischer Sequenzpräparate, die einerseits zu einer Zunahme von SHBG, andererseits zu einer Abnahme der Follikelreifung führen. Nach 3wöchiger Behandlung ist der Androgenspiegel um 50% reduziert [69]. Auch eine langfristige Behandlung mit Cyproteronacetat kann erfolgreich sein [35].

Die Behandlung des Syndroms der polyzystischen Ovarien ist eine notwendige Prophylaxe des Endometriumkarzinoms, das durch die hohen, über Jahre nicht unterbrochenen Östrogenspiegel induziert werden kann [69].

Differentialdiagnostisch muß ein Nebennierenadenom oder -karzinom ebenso wie ein androgensezernierender Ovarialtumor ausgeschlossen werden.

6.4 Untersuchungsmethoden

Gynäkologische Untersuchung
Die weiblichen Gonaden können mittels bimanueller Untersuchung normalerweise erst nach Pubertätsbeginn getastet werden. Werden sie zu einem früheren Zeitpunkt palpiert, so spricht das für einen pathologischen Prozeß.

Die Vaginalzytologie aus dem seitlichen hinteren Scheidengewölbe oder das Urozytogramm aus dem Morgenurin sind feine Indikatoren der Östrogeneinwirkung. Das Auftreten von Oberflächenzellen und Karyopyknose während des Kindesalters spricht für eine exogene oder endogene Östrogeneinwirkung. Zervikalschleimbildung und die Thelarche setzen höhere Östrogenspiegel voraus als die Veränderungen im Vaginalepithel.

Hormonale Abklärung
Die endokrine Funktion der weiblichen Gonaden kann in Kindheit und Pubertät durch die Bestimmung der Gonadotropine und der Sexualsteroide in Plasma und Urin verfolgt werden.

Ultrasonographie
Sie ermöglicht die Größenbestimmung des Ovars, die Auszählung der großen antralen Follikel sowie die Ausmessung des präovulatorischen Follikels.

Laparoskopie
Sie erlaubt die direkte Visualisation der Ovarien, die Vornahme von Ovarialbiopsien und die Aspiration von Aszites zur zytologischen Untersuchung.

Literatur

1. Abell MR (1977) The ovarian neoplasms of childhood and adolescence. In: Blaustein A (ed) Pathology of the female genital tract. Springer, Berlin Heidelberg New York, pp 586–626
2. Apter D, Vihko R (1976) Serum steroid hormones in girls 7–17 years of age. Rapp. IIIe. Symp. Int. Gynécol. enfant et adolescente, Lausanne 287
3. Baker T (1963) A quantitative and cytological study of germ cells in human ovaries. Proc R Soc Lond [Biol] 158:412
4. Beaulieu EE (1978) Hormones. Hermann, Paris
5. Bidlingmaier F, Knorr D (1978) Oestrogens. Pediatr Adolesc Endocrinol 4:43–119
6. Bishop PM (1977) Disorders of the human ovary. In: Zuckerman S, Weir J (eds) The ovary, vol II. Academic Press, London New York, pp 185–216
7. Block E (1952) Quantitative morphological investigations of the follicular system in women. Acta Anat (Basel) 16:108–123
8. Block E (1979) Fetal gonadal endocrine activity and reproductive tract differentiation. Contrib Gynecol Obstet 5:21–39
9. Bonser GM, Jull JW (1977) The tumors of the ovary. In: Zuckerman S, Weir B (eds) The ovary, vol II. Academic Press, London New York, pp 129–147
10. Breen JL, Maxon WS (1977) Ovarian tumors in children and adolescents. Clin Obstet Gynecol 20:607
11. Byskov AG (1975) The role of the rete ovarii in meiosis and follicle formation in different mammalian species. J Reprod Fertil 45:201–209
12. Byskov AG, Lintern-Moore S (1973) Follicle formation in the immature mouse ovary: The role of the rete ovarii. J Anat 116:207–217
13. Catt KJ, Pierce JG (1978) Gonadotropic hormones of the adenohypophysis. In: Yen S, Jaffe R (eds) Reproductive endocrinology. Saunders, Philadelphia, p 46
14. Challis JRG et al (1976) Development and endocrine function in the human fetus. In: Roberts DF, Thomson AM (eds) The biology of human fetal growth. Symp Soc Study of human Biology, 15. Taylor & Francis, London, pp 149–194
15. Chaussain JG et al (1980) Hormonologie sexuelle de l'enfant et de l'adolescente. In: Netter A, Gorins A (eds). Actualités gynécologiques, 11ème Serie. Masson, Paris, pp 180–189
16. Clark J, Peck JR Jr (1979) Female sex steroid, receptors and function. Springer, Berlin Heidelberg New York, p 158
17. Dalton K (1959) Menstruation and acute psychiatric illness. Br Med J I:148–149
18. Dalton K (1960) Menstruation and accidents. Br Med J 2:1425–1426
19. Dalton K (1968) Menstruation and examination Lancet 2:1386–1388
20. Debois IC et al (1977) Gonadoblastomes. Med Infant 84/5:526–547
21. Erickson GF (1978) Normal ovarian function. Clin Obstet Gynecol 21:31–51
22. Franchimont P (1980) Les cybernines intragonadiques. J Gynecol Obstet Biol Reprod 9:825–834
23. Harrison RJ, Weir BJ (1977) Structure of the mammalian ovary. In: Zuckerman S, Weir BJ (eds) The ovary vol I. Academic Press, London New York, pp 115–132

24. Heller ME, Dewhurst J, Grant DB (1979) Premature menarche without other evidence of precocious puberty. Arch Dis Child 54:472
25. Himelstein-Braw R, Byskov AG, Peters H, Faber M (1976) Follicular atresia in the infant human ovary. J Reprod Fert 46:55–59
26. Himelstein-Braw R, Peters H, Faber M (1977) Influence of irradiation and chemotherapy on the ovaries of children with abdominal tumors. Br J Cancer 36:269
27. Himelstein-Braw R, Peters H, Faber M (1978) Morphological study of the ovaries of leukaemic children. Br J Cancer 38:82
28. Højager B, Peters H, Byskov AG, Faber M (1978) Follicular development in ovaries of children with Down syndrome. Acta Paediatr Scand 67:637–643
29. Huffman WJ, Dewhurst CJ, Capraro VJ (1981) The gynecology of childhood and adolescence. Saunders, Philadelphia
30. Hutchinson JSM (1979) The hypothalamo-pituitary control of the ovary. Wheaton, Exeter
31. Job CC, Pierson M (1978) Endocrinologie pédiatrique et croissance. Flammarion, Paris
32. Käser O, Ikle FA, Hirsch HA (1973) Atlas der gynäkologischen Operationen, 3. Aufl. Thieme, Stuttgart
33. Kaplan SL, Grumbach MM (1978) Pituitary and placental gonadotropins and sex steroids in the human and subhuman primate fetus. Clin Endocrinol Metab 7/3:487–529
34. Kennedy JF, Freeman G, Benirschke K (1977) Ovarian dysgenesis and chromosome abnormalities. Obstet Gynecol 50/1:13–19
35. Knorr D (1980) Endokrin bedingte Erkrankungen der männlichen und weiblichen Gonaden. In: Bachmann KD, Ewerbeck H, Joppich G, Kleihauer E, Rossi E, Stalder GR (Hrsg) Pädiatrie in Klinik und Praxis, Bd 2. Fischer, Stuttgart New York, Thieme, Stuttgart, S 14.64–14.65
36. Krohn PL (1967) Factors influencing the number of oocytes in the ovary. Arch Anat Microsc Morphol Exp 56:151–159
37. Linfors O (1971) Primary ovarian neoplasms in infants and children. Ann Chir Gynaecol [Suppl 177] 60:12
38. Lipsett MB (1978) Steroid hormones. In: Yen SS, Jaffe RB (eds) Reproductive endocrinology. Saunders, Philadelphia, pp 80–92
39. Lunenfeld B, Insler K (1978) Diagnosis and treatment of functional infertility. Rosse, Berlin, p 12–17
40. Lunenfeld B, Weissenberg R, Blankenstein J (1979) A hypothesis of the factors which may influence the initiation of meiosis. In: Migdlen AR, Sadler WA (eds) Ovarian follicular development and function. Raven, New York
41. Mavel A, Turc C et al. (1980) La fonction gonadique des femmes à caryotype XO homogène ou en mosaïque numérique. J Gynecol Obstet Biol Reprod (Paris) 9:875–886
42. Meyer M, Buck P, Sauvage P, Philippe E, Ruch JV (1979) Croissance et maturation folliculaire dans l'ovaire prépubertair e en position normale ou ectopique. J Gynecol Obstet Biol Reprod (Paris) 8:201–205
43. Payne AH, Jaffe RB (1974) Androgen formation from pregnenolon sulfate by the human fetal ovary. J Clin Endocrinol Metab 39:300–304
44. Peters H (1979) Some aspects of early follicular development. In: Migdlen AR Jr, Sadler WA (eds) Ovarian follicular development and function. Raven, New York, pp 1–15
45. Peters H, Himelstein-Braw R, Faber M (1976) The normal development of the ovary in childhood. Acta Endocrinol (Copenh) 82:617–631
46. Peters H, Byskov AG, Grinsted J (1978) Follicular growth in fetal and prepubertal ovaries of humans and other primates. Clin Endocrinol Metab 7/3:469–485
47. Pinkerton JH, McKay DG, Adams EC, Hertig AT (1961) Development of the human ovary. Obstet Gynecol 18:152–181
48. Polhemus DW (1953) Ovarian maturation and kyst formation in children. Pediatrics 11:588
49. Pryse-Davis J (1974) The development, structure and function of the female pelvic organs in childhood. Clin Obstet Gynecol 1:483
50. Purandare TV, Munski SR, Rao SS (1974) Follicular development in mice treated with antisera to FSH and LH in the neonatal period Proceeding of the V. Asia and Oceania Congress of Endocrinology, I.

51. Reyes FI, Winter JS, Faiman C (1973) Studies on human sexual development I. Fetal gonadal and adrenal sex steroids. J Clin Endocrinol Metab 37:74–78
52. Rey-Stocker I, Zufferey MM, Lemarchand MT, Rais M (1980) Sensibilität der Hypophyse, der Gonaden und der Schilddrüse beim jungen Mädchen. Gynaekol Rundsch 20/3:135–160
53. Richards JS, Midgley AR (1976) Protein hormon action: A key to understanding ovarian follicular and luteal cell development. Biol Reprod 14:82–96
54. Rivelis C, Coco R, Bergade C (1978) Ovarian differentiation in Turner's syndrome. J Genet Hum 26/1:69–83
55. Robinson JD, Judd HL, Young PZ, Jones OW, Yen SSC (1977) Amniotic fluid androgens and estrogens in midgestation. J Clin Endocrinol Metab 45:755–761
56. Rosenzweig S (1943) Psychology of the menstrual cycle. J Clin Endocrinol Metab 3:296–300
57. Ross GT, Schreiber JR (1978) The ovary. In: Yen SSC, Jaffe RB (eds) Reproductive endocrinology. Saunders, Philadelphia, pp 63–79
58. Scherrer CW, Gerson B, Woodruff JO (1977) The incidence and signification of polynuclear follicles. Am J Obstet Gynecol 128/1:6–12
59. Schwartz NB, Andersen CH, Neguin LA, Ely CA (1974) Follicular maturation. In: Grumbach MW, Grave DD, Maye FE (eds) The control of the onset of puberty. Wiley & Sons, New York Chichester, pp 367–382
60. Styne OM, Grumbach MM (1978) Puberty in the male and female. In: Yen SSC, Jaffe RB (eds) Reproductive endocrinology. Saunders, Philadelphia, pp 200–210
61. Taubert HD, Kuhl H (1981) Kontrazeption mit Hormonen. Thieme, Stuttgart
62. Thiebault C (1977) L'ovulation. In: Netter A, Gorins A (eds) Actualités gynécologiques, 8ème Series. Masson, Paris, pp 11–27
63. Valdes-Dapena M (1967) The normal ovary of children. Ann NY Acad Sci 142:597
64. Weir BJ, Rowlands IW (1977) Ovulation and atresia. In: Zuckerman S, Weir BJ (eds) The ovary. Academic Press, London New York, pp 265–277
65. Wildt L, Leyendecker G (1981) Die endokrine Kontrolle des menstruellen Zyklus. Gynaekologe 14:64–83
66. Winter JS, Faiman C, Hobson WC, Prasad AV, Reyes FI (1975) Pituitary gonadal regulation in infancy. J Clin Endocrinol Metab 40:545
67. Winter JS, Fairman C, Reyes FI, Hobson WC (1978) Gonadotropins and steroid hormones in the blood and urine of prepubertal girls and other primates. Clin Endocrinol Metab 7/3:513–559
68. Yen SSC (1978) The human menstrual cycle. In: Yen SSC, Jaffe RB (eds) Reproductive endocrinology. Saunders, Philadelphia, pp 126–151
69. Yen SSC (1978) Chronic anovulation. In: Yen SSC, Jaffe RB (eds) Reproductive endocrinology. Saunders, Philadelphia
70. Yi-Yung Hsia D (1968) Human developmental genetics. Year Book Medical Publishers, Chicago, p 174
71. Zachman E (1980) Erkrankungen der Nebennierenrinde. In: Bachmann KD, Ewerbeck H, Joppich G, Kleihauer E, Rossi E, Stalder GR (Hrsg) Pädiatrie in Klinik und Praxis, Bd 2. Fischer, Stuttgart New York, Thieme, Stuttgart, S 14.89–14.102
72. Zuckerman S, Bake TG (1977) The development of the ovary and the process of oogenesis. In: Zuckerman S, Weir J (eds) The ovary I. Academic Press, London New York, pp 42–59

7. Nebenschilddrüsen und Vitamin-D-Stoffwechsel

R.-D. Hesch (7.1–7.6, 7.7.5.2, 7.8–7.9) und
H.-P. Krohn (7.7.1–7.7.4; 7.7.5.1; 7.7.6; 7.9)

7.1 Historische Daten

Die Nebenschilddrüsen hat als erster wahrscheinlich Owen 1850 bei der Sektion eines Rhinozeros im Londoner Zoo beschrieben [1]. Danach haben Remak [2], Virchow [3] und Sandström [4] 1880 über die Nebenschilddrüsen publiziert, letzterer beschrieb sie bei zahlreichen Spezies von Säugetieren und beim Menschen. Der Name Nebenschilddrüsen wurde wahrscheinlich erstmals von Vassale u. Generale [5] gebraucht. Der Zusammenhang zwischen Nebenschilddrüsenfunktion und Tetanie wurde von Wölfer 1879 [6] und von Weiss 1880 [7] erkannt und von Vassale u. Generale 1896 weiter belegt [8]. Der Zusammenhang zwischen Nebenschilddrüsenfunktion und der von v. Recklinghausen beschriebenen Knochenveränderung wurde 1903 von Ashkenazy in Königsberg vermutet [9] und führte zu dem langen wissenschaftlichen Streit zwischen Erdheim [10] und Mandl [11]. Erdheim vermutete eine Nebenschilddrüsenüberfunktion sekundär zu den Knochenveränderungen, während Mandl eine Überfunktion der Nebenschilddrüsen als Ursache für die Knochenerkrankung verantwortlich machte, womit ihm das Verdienst der korrekten Erstbeschreibung der ossären Symptomatik bei Hyperparathyreoidismus zukommt.

1923 beschrieb Hanson [12] einen Parathormonextrakt, später auch Collip et al. [13]. MacLean u. Hastings [14] postulierten 1935 einen Zusammenhang zwischen dem Einfluß des Serumkalziumspiegels auf die Parathormonsekretion und Castleman u. Mallory die Rückwirkung einer Nierenerkrankung auf die Nebenschilddrüsen. Es sollte auch erwähnt werden, daß Martin u. Bourdillon [15] 1940 zum ersten Mal die „Vitamin-D-resistente Hypocalcaemie" beschrieben, sie aber erst 1942 von Albright [16], der heute als Erstautor angesehen wird, dargestellt wurde. Die endgültige Reinigung von bovinem und humanem Parathormon wurde von Rasmussen et al. [17] und Potts et al. [18] betrieben. Beide Hormone sind heute in ihrer Struktur aufgeklärt [19] (Abb. 7.1). Die erste radioimmunchemische Bestimmung von Parathormon wurde 1930 von Berson et al. [20] berichtet, der Mechanismus der cAMP-Übertragung der Parathormonwirkung von Chase u. Aurbach [21].

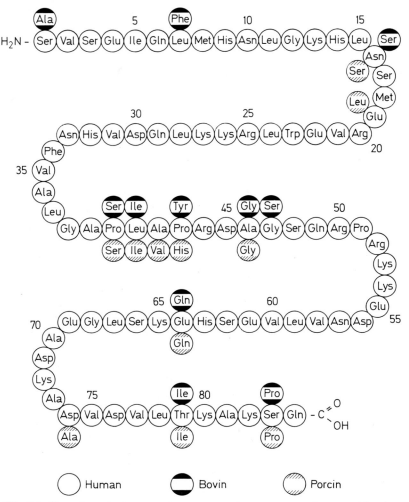

Abb. 7.1. Komplette Aminosäurensequenz von humanem, porcinem und bovinem PTH. Die entscheidendsten Unterschiede finden sich am aminoterminalen Ende und in der Mittregion. Dies bedingt die wesentlichen Unterschiede in der biologischen Wirksamkeit und der Spezifität in der radioimmunchemischen Bestimmung

7.2 Anmerkungen zur Anatomie und Histologie

Die Nebenschilddrüsen sind gelblich-braune, etwa linsengroße, ovale Organe, 6 mm lang, 3–4 mm breit, 2–3 mm tief und wiegen beim Erwachsenen ca. 30–50 mg. Die unteren Nebenschilddrüsen liegen dorsal und oft unter der Rückfläche der Schilddrüse. Sie haben entwicklungsphysiologische Beziehungen zum Thymus und können daher bis in das vordere Mediastinum reichen. Die Blutversorgung der Nebenschilddrüsen beschrieb

7. Nebenschilddrüsen und Vitamin-D-Stoffwechsel

Curtis [22], die Nervenversorgung wurde auch auf ultrastruktureller Ebene von Altenaehr [23] beschrieben.

Histologisch unterscheidet man Hauptzellen, oxyphile und wasserhelle Zellen. Die Hauptzellen sind zunächst die einzigen Zellen [24], die oxyphilen Zellen sollen sich erst um das 7. Lebensjahr herum entwickeln [25, 26]. Die Hauptzellen haben unter physiologischen Bedingungen wohl den größten Anteil an der Parathormonsekretion; je nach Sekretionsintensität können sie sich stark von Parathormon entleeren bis hin zum Zustand der großen wasserhellen Zellen. Die wasserhelle histologische Eigenschaft hat also nichts mit einem wechselnden Glykogengehalt zu tun. Ob die oxyphilen Zellen mit ihrem Mitochondrienreichtum Parathormon sezernieren, ist noch unklar.

Rein oxyphile Nebenschilddrüsenadenome zeigten keine Parathormonwirkung im Organismus [27] im Gegensatz zur Auffassung von Paloyan et al. [28]. Die Bedeutung dieser Zellen ist also noch nicht endgültig geklärt.

Die Verteilung von in den Sekretgranula gespeichertem Parathormon ist, zumindest im menschlichen Hauptzelladenom des Erwachsenen, bei immunhistochemischer Darstellung nicht homogen, was auch einem häufigen Befund bei der elektronen-optischen Darstellung von Sekretgranula entspricht (Abb. 7.2, 7.3). Daraus kann zwar noch nicht abgeleitet werden,

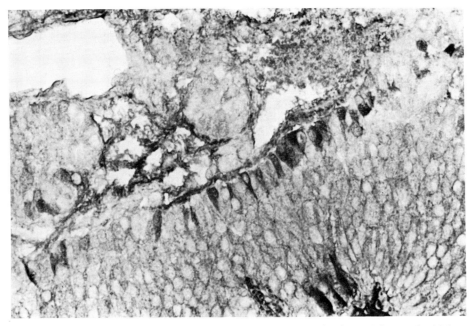

Abb. 7.2. Immunhistologische Darstellung von humanem PTH in einem Adenom der Nebenschilddrüse. Man beachte die palisadenartige Anreicherung von PTH-enthaltenden Zellen in der Nähe von Gefäßen, während ein großer Teil der Adenomzellen kein PTH zu enthalten scheint. Diese Zellen haben wahrscheinlich die höchste PTH-Sekretionsrate entsprechend einer stark gesteigerten Exozytose (s. Abb. 7.3)

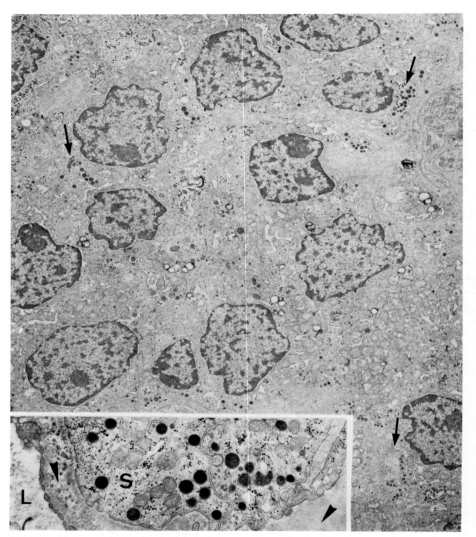

Abb. 7.3. Elektronenmikroskopische Aufnahmen eines Hauptzellenadenoms der Parathyreoidea bei primärem Hyperparathyreoidismus. In der Übersicht zahlreiche Hauptzellen mit großen chromatinreichen Kernen, prominenten Nukleolen und unterschiedlich dichten Ansammlungen von dunklen Sekretgranula in einzelnen Zellen (*Pfeile*). Im *Einsatzbild* Zellperipherie mit mehreren Sekretgranula (*S*), die sich im Stadium der Ausschleusung (Exozytose) befinden; weiter eine schmale Basalmembran (*Pfeilspitzen*) und eine Kapillare mit gefenstertem Endothel und Lichtung (*L*).

daß eine inhomogene Hormonverteilung auch in normalen Zellen vorliegt; dies scheint aber aufgrund des Sekretionsmechanismus von Parathormon, der in jüngsten Arbeiten untersucht und von Habener et al. [29] in einer kürzlichen Übersicht dargestellt wurde, durchaus denkbar zu sein.

Die Pathomorphologie der Nebenschilddrüsen ist kürzlich ausführlich von Thiele et al. [27] dargestellt worden.

7.3 Physiologie von Bildung und Metabolismus der Parathormonpeptide

Parathormon (PTH) im physiologischen Sinne ist kein einheitliches Hormon, wie noch vielfach angenommen wird, sondern eine Peptidfamilie, die Parathormonpeptide; sie können glandulär und peripher aus glandulärem Material entstehen.

7.3.1 Glanduläres Parathormon

Bei der Bildung des typischen glandulären (1–84)-Parathormon wird an den Ribosomen durch nukleäre RNA zunächst das Prä-Pro-PTH synthetisiert und mit dem Eintritt in und durch die Membran des rauhen endoplasmatischen Retikulums die Aminosäurensequenz (–31 bis –7) des Prähormonanteils durch eine Endopeptidase abgebaut. Dieser Prozeß dauert nur ca. 1–2 min. Anschließend erfolgt der Transport aus dem rauhen endoplasmatischen Retikulum zum Golgi-Apparat und diesen Transportweg entlang die Konversion von Pro-PTH zu PTH durch eine weitere Endopeptidase. Diese Endopeptidase hat eine Trypsin- und Carboxypeptidase-B-ähnliche Charakteristik im Gegensatz zur Peptidase des Prä-Pro-PTHs, die relativ uncharakterisiert ist. Die Konversion dauert etwa 15–20 min, anschließend wird dann PTH innerhalb von etwa 30 min in der Nähe des Golgi-Apparats in die reifen Sekretgranula verbracht (Abb. 7.4).

Prä-Pro-PTH und Pro-PTH werden wahrscheinlich nicht in die Blutbahn abgegeben, sondern lediglich intaktes, in Sekretgranula gepacktes (1–84)-PTH. Aber auch eine sog. Bypass-Sekretion, also eine überstürzte Sekretion von PTH und kleineren PTH-Peptiden aus der Nebenschilddrüse

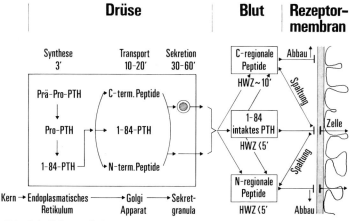

Abb. 7.4. Schematische Darstellung von Synthese, Transport und Sekretion von PTH-Peptiden innerhalb der Nebenschilddrüsenzelle unter Berücksichtigung der jeweiligen Zellorganellen und des zeitlichen Ablaufs (*links*) sowie über den humoralen Transport zur Rezeptorzellmembran unter Angabe der Plasmahalbwertszeiten für verschiedene PTH-Peptide (*rechts*). (Nach Hesch RD und Hehrmann R (1978) Internistische Welt 2:38)

ist möglich [30, 31]. Kürzlich konnte auch gezeigt werden, daß intaktes PTH bereits in der Nebenschilddrüse selbst durch ortständige weitere Enzymsysteme in kleinere PTH-Peptide zerlegt werden kann, die dann freigesetz werden können. Inwieweit solche PTH-Peptide im Bereich von Lysosomen entstehen, ist noch unklar [32].

7.3.2 Peripher entstehende Parathormonpeptide

Intaktes, in die Zirkulation abgegebenes PTH, aber auch bereits glanduläre PTH-Peptide werden durch verschiedene Organe weiter metabolisiert. Bisher wird angenommen, daß die aus diesem Metabolismus entstehenden PTH-Peptide bis auf das die kalzämische Wirkung vermittelnde (1–34)-PTH keine biologische Wirksamkeit haben. Dem (1–34)-PTH wird die minimale Peptidlänge für ein noch biologisch aktives PTH-Peptid vom N-terminalen Charakter zugeschrieben. Es ist aber gewiß, daß zumindest mittregionale PTH-Peptide ebenfalls eine biologische Wirkung entfalten, wenn auch bisher nur bekannt ist, daß sie die Wirkung von intaktem PTH an mehreren Organen verändern können. Inwieweit nicht N-terminale, also mittregionale und C-regionale PTH-Peptide andere biologische Wirkungen als die dem PTH bisher zugeschriebenen haben können, bleibt abzuwarten.

7.3.3 Parathormonmetabolismus

Der PTH-Metabolismus scheint organspezifisch zu sein. Es kann angenommen werden, daß an der Basal-Lateral-Membran von Nierentubuli PTH an mehreren Peptidbindungsstellen durch spezifische Enzyme gespalten wird. Dabei entstehen N-terminale, biologisch aktive PTH-Peptide [33], es kommt aber auch zu einer weiteren Fragmentierung von PTH zu nicht N-terminalen PTH-Peptiden. Auf der Seite der Bürstensaummembran wird PTH ebenfalls metabolisiert, wobei hier zunächst ein rascher Transport von glomerulär filtriertem PTH durch die Bürstensaummembran in das Innere der Zelle erfolgt. Die dabei auftretende Fragmentierung ist geringer, die biologische Bedeutung dieses Vorgangs noch unbekannt [154].

Die beiden tubulären Nierenrezeptoren spielen also eine große, nicht nur organ-, sondern sogar suborganspezifische Rolle im Metabolismus von PTH und regulieren damit die biologische Wirkung der renalen PTH-Peptide. Da diese Peptide ebenfalls in die Peripherie abgegeben werden, entfalten sie auch in anderen Organen entsprechende Signalwirkungen.

Eine solche spezifische Fragmentierung ist noch typischer für die Leber. Ganz offensichtlich kann die Leber intaktes PTH, wahrscheinlich im Organ der Kupffer-Sternzellen, spezifisch an der Bindungsstelle 34–35 spalten. Dadurch entsteht das N-terminale (1–34)-PTH. Da die Kupffer-Zellen mengenmäßig ein nahezu ebenso großes Organ wie die Nieren ausmachen, wird dieser Metabolismus für die biologische Realisation der PTH-Wirkung besondere Bedeutung haben. Das (1–34)-PTH-Peptid scheint am Erwachsenenknochen das wirksame PTH-Peptid zu sein, so daß neben renalen N-terminalen PTH-Peptiden die Funktion des Kupffer-Zellorgans wesentlich den PTH-gesteuerten Knochenmetabolismus beeinflußt [34]. Falls die Knochenzellen selbst PTH nicht weiter metabolisieren, was bisher nicht berichtet wurde, muß der Knochen als ein „Endorgan" für die PTH-Wirkung angesehen werden (Abb. 7.5). In letzter Zeit wurde indessen berichtet, daß Lymphozyten PTH spezifisch fragmentieren können, so daß eine ortsständige Beeinflussung des Knochenstoffwechsels durch solche Lymphozyten möglich ist [35].

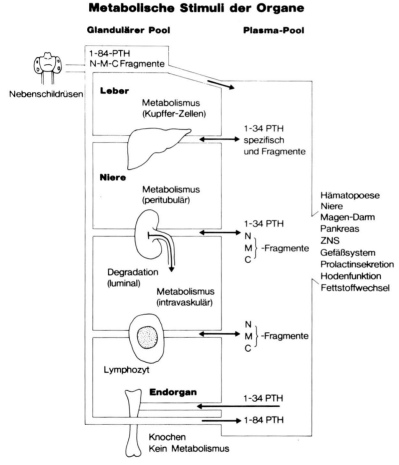

Abb. 7.5. Organmodulation der PTH-Wirkung. Glanduläre PTH-Peptide (intaktes (1-84)-PTH, N-regionale, mittregionale und C-regionale Peptide) werden durch verschiedene Organe metabolisiert. Leber, Nieren und Lymphozyten haben einen spezifischen, regulierten Metabolismus. Der Knochen hat nach bisheriger Auffassung keinen eigenen PTH-Metabolismus und ist daher als Endorgan für die Fernwirkung anderer Organe anzusehen. Weitere Fernwirkungen sind *rechts* aufgetragen. (Nach Hesch u Hehrmann [36])

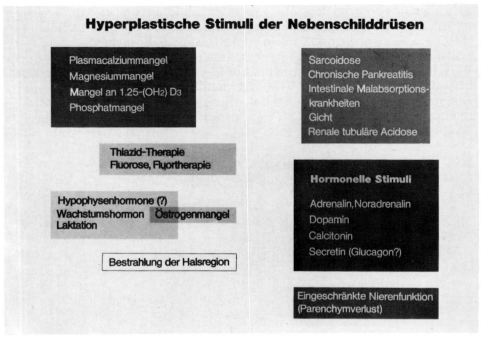

Abb. 7.6. Übersicht über bisher bekannte hyperplasiogene Stimuli der Nebenschilddrüse. (Nach Hesch RD (1980) Dtsch Med Wschr B 2)

7.3.4 Regulation der Parathormonsekretion

Die Regulierung der PTH-Synthese erfolgt durch die intrazelluläre Konzentration von Kalzium, wobei diese wesentlich beeinflußt wird durch ein kalziumbindendes Protein. Darüber hinaus greifen aber zahlreiche andere Modulatoren der Nebenschilddrüsenhormonsekretion an der Nebenschilddrüse an, wie das $1{,}25\text{-}(OH)_2$-Vitamin D_3, Sekretin und andere gastrointestinale Hormone sowie die Katecholamine [36] (s. auch Abb. 7.6).

7.4 Biologische Wirkung der Parathormonpeptide

Phylogenetisch läßt sich als eine Hauptwirkung von PTH durchgehend die Regulation des Serumkalziumspiegels nachweisen [37]. Des weiteren sind die Wirkungen auf die Knochenzellen sowie in der Niere zu besprechen.

7.4.1 Beeinflussung des Kalziumstoffwechsels

Die Konstanz des Serumkalziumspiegels ist individuell extrem fein gesichert, was am ehesten dadurch zu erklären ist, daß die meisten energieabhängigen Zelleistungen von einer intrazellulären Kalziumumverteilung in verschiedenen Kompartimenten des Kalziums begleitet sind. Über den Zusammenhang zwischen intrazellulärem und extrazellulärem Kalzium ist jedoch nur wenig bekannt. Die biologisch relevante Fraktion von zirkulierendem Kalzium ist das ionisierte Kalzium mit 1,1–1,3 mmol/l. Es besteht kein Zweifel, daß PTH am stärksten die ionisierte Fraktion von Kalzium beeinflußt [38] (Abb. 7.7). Ähnlich wie bei anderen Liganden, die eine Proteinbindung aufweisen, ist die Wirkung von Kalzium vor allem durch die Fraktion des ionisierten Kalziums bestimmt, mithin auch der Fluß zwischen intra- und extrazellulärem Kalzium. Darüber hinaus wird Kalzium als „second messenger" für die Übertragung der zahlreichen Informationen an die Zellwand und deren Weitergabe in das Zellinnere angesehen [39]. Die Regulation des Kalziumflusses von extra- nach intrazellulär und die Kompartimentalisation von Kalzium sind noch nicht geklärt. Es besteht aber die berechtigte Annahme, daß PTH an zahlreichen Organsystemen in diese Regulation des Kalziumstoffwechsels direkt eingreift, womit seine eminente physiologische Bedeutung viel mehr unterstrichen wird als durch die alleinige Betrachtung von Veränderungen des Serumkalziumspiegels und dessen Regulation. Für das Verständnis der PTH-Wirkung ist also die Regulation der PTH-Sekretion und die Wirkung von PTH an verschiedenen Organsystemen wesentlich.

Die klinische Bedeutung zunehmender Kenntnisse über spezifische Organwirkungen ist noch nicht abzusehen. Dies soll hier erwähnt werden, da wir in naher Zukunft brauchbare Informationen für unser klinisches Handeln erwarten dürfen. So wurde z. B. bei der renalen Osteopathie (s. auch 7.7.5.2) von Massry u. Goldstein [40] PTH als ein urämisches Toxin postuliert. Kürzlich konnten wir zeigen, daß bei chronischer Niereninsuffizienz

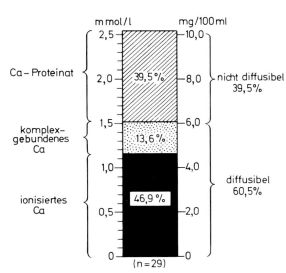

Abb. 7.7. Zusammensetzung der Kalziumfraktionen im Serum nach Ergebnissen der Ultrafiltration Angegeben sind die Mittelwerte von 29 Normalseren. (Nach Moore [38])

in der Fraktion der hierbei retinierten „middle molecules" PTH-Peptide in quantitativ erheblichem Ausmaß zu finden sind. Diese wirken stark toxisch auf PTH-abhängige Rezeptorwirkungen der Niere. Damit liegt ein erster Hinweis dafür vor, daß fragmentierte PTH-Peptide biologisch nicht inert sind und daß bei Niereninsuffizienz toxische PTH-Peptide akkumulieren können, deren Funktionen eben erst verstanden werden [41].

7.4.2 Wirkung auf die Knochenzellen

Die Mobilisierung von Kalzium aus dem Knochen erfolgt im Rahmen des Knochenumsatzes durch 2 Zellsysteme. Um die PTH-Wirkung an Knochenzellen zu verstehen, muß deren Herkunft zumindest angesprochen werden.

Ursprünglich nahm man an, daß die Knochenzellinien aus den Mesenchymzellen differenzieren. Diese Zellen werden als primitive Bindegewebszellen mesodermalen Ursprungs angesehen, die sich weiter zur „comitted system-cell", auch Osteoprogenitorzelle oder Proosteoblast genannt, differenzieren [42]. Neuere Vorstellungen scheinen jedoch zu belegen, daß die Osteoklasten aus knochenfernen Provinzen von monozytären Makrophagen und histiozytären Zellreihen in den Knochen einwandern. Die Osteoblasten sollen aus einer anderen Reihe, den Mesenchymzellen stammen. Der Pool solcher Zellen, die zu Osteoblasten differenzieren können, sei genetisch begrenzt, so daß offensichtlich ein sehr komplexes Regelgefüge zwischen retikulohistiozytärem Zellsystem und mesenchymalem Zellsystem im Knochen zu bestehen scheint [43]. Die Entwicklung der Knochenzelle besteht also darin, daß bei Zellteilungen vorangehender Zellpopulationen nachfolgende Zellen in der Funktion höher spezialisiert sind, aber die Fähigkeit zur Teilung immer weiter verlieren. Damit ändert sich ihr genetisches Programm. Solche Zellteilung kann als „quantal" bezeichnet werden im Gegensatz zur „replikativen" Teilung, bei welcher der genetische Kode prinzipiell konstant gehalten wird.

Der embryonale und auch der wachsende kindliche Knochen weisen natürlich morphologische Unterschiede zum Erwachsenenknochen auf. Dies hat Bedeutung für die Wirkung der Hormone, die den Knochenstoffwechsel beeinflussen. Am embryonalen Rattenknochen scheinen (1–84)- und (1–34)-PTH ähnliche histologische Veränderungen hervorzurufen. Allerdings ist die Wirkung von (1–84)- und (1–34)-PTH wohl dadurch zu unterscheiden, daß (1–34)-PTH die cAMP- und Laktatproduktion im Vergleich zum (1–84)-PTH in einem molaren Verhältnis von 50% beeinflußt, während für die Stimulation von Kalzium und Phosphat das molare Verhältnis nur 3–5% beträgt. Offensichtlich bestehen also am embryonalen Knochen (zumindest bei der Ratte) ein hochaffiner und ein niedrigaffiner Rezeptor für beide PTH-Peptide, jedoch mit unterschiedlicher Bindungsfähigkeit [44].

Die Inkubation mit (1–84)-PTH ruft an solchen Knochenrezeptoren ferner eine sog. Desensitivierung hervor, d.h. der Knochen reagiert auf eine zweite PTH-Stimulation schwächer als zuvor, was für (1–34)-PTH nicht beobachtet wurde, im Gegenteil, die Aktivität nimmt dort zu. Der junge Knochen zeigt mit unterschiedlichen PTH-Peptiden eine unterschiedliche Reaktion. Dies entspricht Beobachtungen, wie sie am Rezeptor des Nierentubulus gemacht worden sind. Auch scheint der embryonale Knochen in der Lage zu sein, intaktes PTH zu fragmentieren, was für den Erwachsenenknochen wohl nicht mehr zutrifft (Endorgan). Der junge Knochen hat eine starke Variabilität in der funktionellen Beeinflussung von Rezeptoruntereinheiten durch unterschiedliche PTH-Peptide, ein Prozeß, der einer Maturation zum Erwachsenenalter hin unterliegt. Der jugendliche Knochen hängt in seinem Stoffwechsel also nicht nur von der Niere, spezifischer noch von der Leber, sondern auch von ihm eigenen Parathormonstoffwechselreaktionen ab. In welchem Lebensabschnitt die endgültige quantale Determinierung der Knochenzelle zum Stoffwechsel des Erwachsenen mit alleiniger Abhängigkeit vom N-terminalen (1–34)-PTH-Fragment erfolgt, ist noch völlig unklar. Eine Zäsur ist aber sicher: Mit Abschluß des Knochenwachstums sinkt die alkalische Phosphatase dramatisch. Es wird zwar angenommen, daß dies der tatsächlichen Senkung der Enzymaktivität entspricht, viel wahrscheinlicher ist aber, daß es sich hierbei um eine hormonabhängige Änderung des Osteoblastenzellstoffwechsels im Rahmen der altersabhängigen Zelldeterminierung handelt.

PTH-abhängige metabolische Knochenerkrankungen lassen sich somit einteilen in 1) primär zellulär bedingte, 2) solche, die durch Über- und Unterfunktion der Nebenschilddrüsen selbst zustandekommen und 3) solche, die durch Änderung des organselektiven PTH-Metabolismus erklärt werden können.

7.4.3 Wirkungen auf die Nieren

Parathormon hat zahlreiche spezifische Rezeptoren entlang dem Nephron [45] und entfaltet demnach mannigfache Wirkungen auf Wasser-, Elektrolyt- und Ionentransport. Die Kalziumclearance wird reduziert [46]. Als Hauptwirkung war bislang die Hemmung der Phosphatrückresorption bekannt [47], später wurde gezeigt, daß diese Wirkung an die Stimulation der Adenylatzyklase gekoppelt ist und daß die cAMP-Exkretion der Phosphaturie vorangeht [48]. PTH hat noch zahlreiche andere Wirkungen auf verschiedenen Ebenen des Nephrons, auf die wir andernorts hingewiesen haben [49].

Die renalen PTH-Wirkungen sind klinisch von Bedeutung, da eine Störung der Informationsübertragung dieser renalen PTH-Funktion zur Manifestation des Pseudohypoparathyreoidismus führt (s. 7.7.3).

7.5 Bedeutung des Kalziums und seine biologische Wirkung

Kalzium hat eine zweifache Wirkung. Seine vitale Bedeutung bei zahlreichen zellulären Vorgängen ist anerkannt. Neuromuskuläre Übertragung und die Beeinflussung der Blutgerinnung sind typische Organwirkungen von Kalzium. Aber auch die Steuerung von Peptidhormonsekretionsvorgängen ist kalziumabhängig. Weniger organselektive Wirkungen sind die auf allgemeine Zellfunktionen wie: Steuerung mitochondrialer Funktionen, Informationsbote in die Zelle als „second messenger" wie cAMP, Stabilisierung von Membranstrukturen und Membrantransportfunktionen, Beeinflussung der cytoskelettalen Zellreaktionen, Ausschüttung und Aktivierung zahlreicher Enzymsysteme, z. B. der exokrinen Pankreassekretion, sowie Regulation intrazellulärer Enzyme.

Sein zweite Wirkung entfaltet Kalzium in der Bereitstellung einer stabilen Stützsubstanz im Knochen. Im fettfreien Gesamtkörper beträgt der Gesamtkalziumgehalt 20–25%, davon 99% im Skelett, wobei das Verhältnis zu Phosphor, dessen Gehalt 10–15‰ beträgt und zu 80% im Knochen ist, etwa 1,5:1 beträgt. Das Serum-Kalzium-Phosphor-Produkt liegt bei etwa 35, wenn man es dimensionslos, ausgehend von mg%-Werten errechnet, auf molarer Basis bei etwa 0,72 mol/l. Im Knochen liegt das Kalzium als Hydroxylapatit [$C_{10}(PO_4)_6(OH)_2$] vor, wobei seine exakte kristalline Struktur im Knochen noch unklar ist. Der Vorgang der Nukleation und Kristallisation läuft in mehreren Schritten ab, deren Sequenz umstritten ist [50] (Abb. 7.8). Kalzium und Phosphor liegen beide nahe am Sättigungspunkt, präzipitieren jedoch nicht spontan. Die organische Matrix liefert also dem

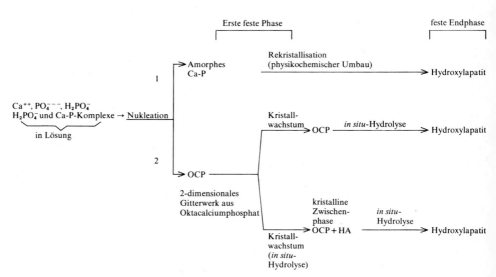

Abb. 7.8. Schematische Darstellung der Kristallisation, wobei 2 physikalische Vorgänge (*1* und *2*) diskutiert werden. Im ersten Fall wird die Bildung von Hydroxylapatit (*HA*) über physikochemische Umbauvorgänge von amorphen Ca-P-Komplexen bewirkt. Bei der zweiten Möglichkeit bildet sich ein zweidimensionales Gitterwerk aus Oktakalziumphosphat (*OCP*), an dem direkt (*oberer Weg*) oder unter Bildung einer kristallinen Zwischenphase aus OCP und Hydroxylapatit (*unterer Weg*) Hydroxylapatit hydrolysiert wird. (Nach Glimcher u. Krane [51])

Calziumpoolverteilung und Kinetische Reaktionsschritte
(ϑi, ϑF, ϑu, $\vartheta o'$, $\vartheta \bar{o}$)

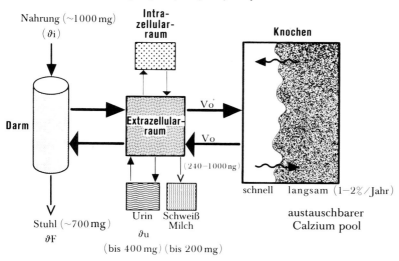

Abb. 7.9. Modell einer Kalziumpoolverteilung aufgrund kinetischer Daten. Die einzelnen Kompartimente sind jeweils bezeichnet. Es ist versucht worden, die kinetischen Schritte, welche die Homöostase regulieren, zu quantifizieren

Knochen eine organselektive Spezifität zur Deposition von Kalzium und Phosphor.

Diese Spezifität wird durch die Kollagenstruktur bedingt. Mehrere Kollagenformen (das leicht lösliche, in welchem die aktuelle Kalzifikation stattfindet, Protokollagen mit langsamem Umsatz und inveteriertes Kollagen mit sehr trägem Umsatz bis zu einem Jahr) stellen die Grundvoraussetzung für die verschieden schnell ablaufenden humoralen Kalziumverschiebungen aus dem Knochen ohne wesentliche Zellbeteiligung dar. Kollagen enthält kovalent gebundene organische Phosphorverbindungen, an welchen möglicherweise ebenfalls eine Kalzifikation stattfindet, so daß die Phosphorylierung von Kollagen durch Phosphokinase für die Kalzifikation eine Rolle spielen kann [51]. Neuere Untersuchungen [52] zeigen, daß Pyrophosphat eine Bedeutung bei der Kontrolle der Kalziumdeposition im Knochen haben kann. Diese Überlegungen haben Fleisch et al. [53] zur Synthese von sog. Diphosphonaten (P-C-P) geführt, Substanzen, die in der Lage sind, Knochenstoffwechselerkrankungen mit akzeleriertem Knochenstoffwechsel günstig zu beeinflussen [54, 157].

Kalzium löst sich aus dem Knochen durch reine Diffusion aus dem rasch mobilisierbaren Pool (humorale Kalziolyse). Man stellt sich vor, daß zwischen die Knochenmineralschicht und die extrazelluläre Flüssigkeit eine kontinuierliche, physikochemisch noch nicht klar definierte, semipermeable Membran gespannt ist [54–56]. Diese Reaktion ermöglicht Änderungen eines rasch austauschbaren Calciumpools, der in 4 Pools unterschiedlicher Kinetik zerfällt. Darüber hinaus gibt es als zweites Kompartiment für den Knochenumsatz einen langsam austauschbaren Pool [57]. Eine Kalziolyse durch Änderung des Knochenstoffwechsels (langsam austauschbarer Pool) ist entweder hormonell bedingt oder wird durch eine Änderung der Mikroumgebung im Knochen, wie Durchblutungsänderungen, Änderungen der mechanischen Kräfte, bewirkt; dies bedeutet Information zur Zellaktivitätssteigerung. Physikochemische, humoral-hormonale und lokale statische Veränderungen der Zellaktivität sind es also, die den Knochenkalziumgehalt bestimmen.

Der zwischen diesen Pools stattfindende tägliche Knochenumbau beträgt beim normalen Menschen etwa 250–1000 mg Kalziumäquivalent, also 1–2% des Gesamtskeletts pro Jahr. Einzelne Bereiche des Skeletts erfahren aber in wenigen Wochen einen völligen Oberflächenumbau an langsam umgesetzten Altstrukturen. Daten über entsprechende Umsätze beim Kind, dessen Knochen viel rascher umgesetzt werden muß, liegen in der Literatur nicht vor. Modellhaft sind diese Daten in Abb. 7.9 dargestellt.

7.6 Physiologie des Vitamin-D-Stoffwechsels

Man kann heute nicht mehr von Vitamin D sprechen. Chemisch handelt es sich um eine ganze Familie von Substanzen, die dem Cholesterin ähnlich sind und die im weitesten Sinne antirachitisch wirken. Zwei Substanzen sind Ausgangsprodukte der D-Hormonreihe (Abb. 7.10), 7-Dehydrocholesterol und Ergosterol. UV-Bestrahlung bricht die Ringstruktur des zweiten Rings an den C-Atomen 9 und 10 auf, worauf Cholecalciferol (Vitamin D_3) und Ergocalciferol entstehen.

Vitamin D_3 wird in UV-bestrahlter Milch und in Fischleberöl gefunden, ebenso in menschlicher Haut nach UV-Bestrahlung. Ergosterol ist in zahlreichen Pflanzen und Ergocalciferol in Hefe und Brot nach UV-Bestrahlung nachzuweisen.

7.6.1 Hormone der Vitamin-D-Gruppe

Der Stoffwechsel des Vitamin D_3 soll hier nur prinzipiell diskutiert werden. Aus Cholecalciferol wird in der Leber das erste Gewebshormon, das 25-OH-Vitamin-D_3 gebildet, aus dem in der Niere das wirksamste Hormon der D-Gruppe, das 1α-25-$(OH)_2$-Vitamin-D_3 entsteht. Andere Hydroxylierungsmuster führen zu dem 24,25-$(OH)_2$-Vitamin-D_3, dem 25,26-$(OH)_2$-Vitamin-D_3 und dem 1,25,24,26-$(OH)_4$-Vitamin-D_3. Schematisch verläuft der Vitamin-D_3-Metabolismus wie in Abb. 7.11 dargestellt, die einer Übersichtsarbeit von Haussler u. McCain [58] entnommen ist.

Bei AT 10, einer besonders wirksamen Substanz, befindet sich in einer Pseudo-1-Stellung eine 3-OH-Gruppe ähnlich dem 1,25-$(OH)_2$-Vitamin-D_3, was durch eine Rotation des distalen Rings an der 5-6-Bindung zustan-

7. Nebenschilddrüsen und Vitamin-D-Stoffwechsel

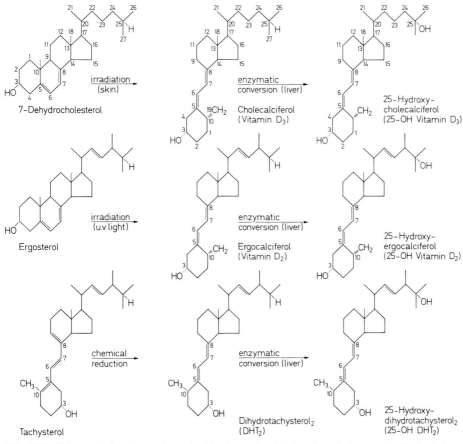

Abb. 7.10. Schematische Darstellung der Struktur, der Herkunft und der metabolisch aktiven Produkte von Vitamin D_2 und Vitamin D_3. (Aus Potts u. Deftos [57a])

de kommt. Dies hat man sich bei der Synthese wirksamer D-Analoga zunutze gemacht und durch eine solche Rotation des Rings die 5,6-trans-Vitamin-D_3-Analoga erhalten. Die Kenntnis dieser Zusammenhänge basiert letztlich auf dem enorm raschen Fortschritt, der auf dem Gebiet des Vitamin-D-Stoffwechsels durch die Arbeiten von deLuca u. Schnoes [59], Fraser u. Kodicek [60] und Norman u. Henry [61] erreicht wurde.

7.6.2 Biologische Wirkung der D-Vitamine

Ganz offensichtlich ist für das Verständnis der D-Hormone das Wirkungsspektrum von Einzelmetaboliten an bestimmten Zielorganen (Nebenschilddrüsen, Knochen mit Osteoblasten, Osteoklasten und Osteozyten, Darmmukosa und Niere) nicht so aufschlußreich. Vielmehr gibt es Hinweise dafür, daß unterschiedliche Metaboliten ganz unterschiedliche Wirkungen auf

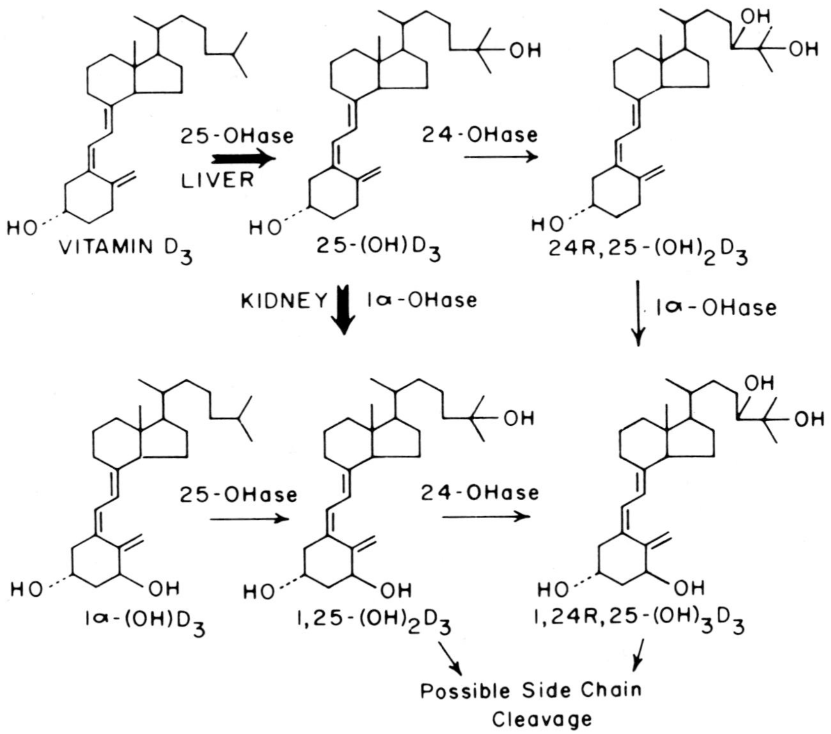

Abb. 7.11. Weiterer Stoffwechsel von Vitamin D_3 und 25-Cholecalciferol (s. Abb. 7.10) durch das Nierenenzym 1 α-Hydroxylase und durch eine 24-Hydroxylase. (Nach Haussler u. McCain [58])

bestimmte Zielorgane haben (z. B. 25-OH-Vitamin-D_3 und 1,25-$(OH)_2$-Vitamin-D_3 an den Osteoblasten), so daß von einer D-Wirkung generaliter nicht gesprochen werden kann. Offensichtlich ist das Spektrum zirkulierender D-Hormone und das am Zielorgan die Zelle erreichende D-Metabolitmuster für die Vitamin-D-Gesamtwirkung verantwortlich. Auch für Vitamin D trifft zu, daß ein unterschiedliches D-Metabolitmuster für unterschiedliche Organe gefunden werden kann. Daraus leitet sich ab, daß therapeutisch – im Gegensatz zu erwarteten Hoffnungen – bestimmte Analoga nur bestimmte D-Funktionen übertragen, und daß bei einer Therapie neben erwünschten Effekten u. U. unerwünschte andere Organeffekte auftreten können (Übersicht s. [62]).

Organspezifische oder krankheitsspezifische Vitamin-D-Analoga liegen noch nicht vor. Denkbar sind auch Analoga mit rezeptorblockierender Wirkung ähnlich den Aldosteron- und Reninantagonisten [63]. Insgesamt scheint die isolierte Bestimmung einzelner Metaboliten wenig sinnvoll, da sie nur einen Ausschnitt aus einem komplexen Stoffwechselgeschehen liefern. Daher ist die chromatographische Aufzeichnung des gesamten D-Metabolitspektrums, wie sie von den Arbeitsgruppen um deLuca und

Standbury angestrebt wird, wohl ein vernünftiger experimenteller Ansatz, die multiplen Alterationen des D-Hormonstoffwechsels pathobiochemisch zu verstehen.

Wesentlich für unser Verständnis einer gestörten Funktion von D-Hormonen ist die Feststellung des sog. Vitamin-D-Status, womit die generelle Versorgung des Organismus mit 25-OH-Vitamin-D_3 gemeint ist. Die Messung von 25-OH-Vitamin-D_3 ist leicht möglich und kann übrigens auch als Test zur Überprüfung der intestinalen Absorption lipoidlöslicher Substanzen dienen. Eine Verminderung des Vitamin-D-Status wurde in der Schwangerschaft gefunden, bei Patienten mit schwerem Leberschaden, bei Niereninsuffizienz, bei Schilddrüsenüberfunktion sowie bei einer Therapie mit Steroiden und antikonvulsiven Substanzen. Ferner wurde über eine Einschränkung des Vitamin-D-Status durch verminderte Sonnenbestrahlung und inadäquate Nahrungsaufnahme berichtet. Letztere Faktoren spielen einerseits in der Pädiatrie, andererseits auch in der Geriatrie zunehmend eine größere Rolle. Normalwerte für 25-OH-Vitamin-D_3 sind in Europa 10–80 ng/ml.

Die Bedeutung von 1,25-$(OH)_2$-Vitamin-D_3 ist unter den dargestellten grundsätzlichen Aspekten unzureichend geklärt. Seine Konzentration beträgt im Serum nur ca. 2,0–5,0 ng/dl. Kinder unter 10 Jahren haben etwas höhere Werte [62]. Dieses Hormon zeigt aber in seinem Plasmaspiegel keine saisonalen Variationen entsprechend der veränderten Sonneneinstrahlung und variiert auch nicht mit der unterschiedlichen Vitamin-D_3-Aufnahme, wie dies 25-OH-Vitamin-D_3 tut. Ganz offensichtlich hängt die Konzen-

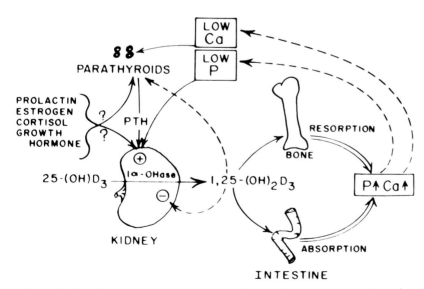

Abb. 7.12. Modell der Regulation der 1,25-$(OH)_2$-D_3-Biosynthese. Die *Pfeile* zeigen einen positiven Effekt, die *gestrichelten Pfeile* einen negativen, hemmenden Effekt auf die Bildung von 1,25-$(OH)_2$-D_3. Die Übersicht zeigt die Komplexität dieses Regulationssystems. (Nach Haussler u. McCain [58])

tration dieses Hormons viel weniger mit dem Vitamin-D-Status zusammen als mit der komplexen renalen Interaktion (Abb. 7.12). Berichte über die 1,25-$(OH)_2$-Vitamin-D_3-Konzentration bei Niereninsuffizienz und Rachitis sind noch spärlich, helfen aber schon, die Vitamin-D-abhängigen Erkrankungen besser einzuteilen. Die Funktion von 24,25-$(OH)_2$-Vitamin-D_3 ist noch weniger klar, seine Konzentration mit ca. 1–5 ng/ml fast 100mal höher als die von 1,25-(OH)-$_2$-Vitamin-D_3 und um $\frac{1}{10}$–$\frac{1}{20}$ niedriger als die von 25-OH-Vitamin-D_3.

7.7 Klinik der Erkrankungen der Nebenschilddrüsen und des Vitamin-D-Stoffwechsels

7.7.1 Die Neugeborenenhypokalzämie

Der Kalziumhaushalt wird in der Fetalzeit durch mütterliche und kindliche Faktoren beeinflußt. Die Gesamtkalziumkonzentration im Nabelschnurblut liegt mit 2,5–3 mmol/l leicht über den Werten älterer Kinder und Erwachsener [64]. Innerhalb der ersten 48 Lebensstunden fällt sie stark ab (Abb. 7.13) und erreicht am 4. und 5. Lebenstag wieder Werte, wie sie bei älteren Kindern und Erwachsenen erwartet werden. Unter physiologischen Bedingungen korrelieren dabei Gesamtkalziumkonzentration und Konzentration des ionisierten Kalziums [65]. Ein Absinken der Gesamtkalzium-

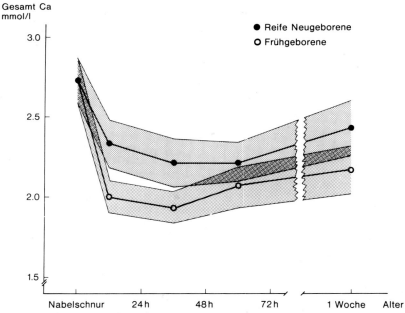

Abb. 7.13. Gesamtkalziumkonzentrationen im Blut von Frühgeborenen und reifen Neugeborenen in den ersten Lebenstagen

7. Nebenschilddrüsen und Vitamin-D-Stoffwechsel

Tabelle 7.1. Einteilung der Neugeborenenhypokalzämie. (Nach Fanconi [76])

	Frühe Form	Späte Form
Alter	Erste 3 Tage	Erste 3 Wochen
Häufigkeit	+++	(+)
Symptome	Gering und selten	Häufig, besonders Krämpfe
Serumphosphat	Altersgemäß normal (1,25–2,0 mmol/l)	Erhöht (>2,0 mmol/l)
Vorkommen	Frühgeborene, Mangelgeborene, Neugeborene diabetischer oder gestotischer Mütter	Mütterlicher Hyperparathyreoidismus, DiGeorge-Syndrom, idiopathisch
Pathogenese	Akuter Ca-Mangel nach Geburt	Transitorischer Hypoparathyreoidismus (?)
Therapie	Ca i.v. oder per os	Ca, Vitamin D, Frauenmilch

konzentration unter 1,875 mmol/l (= 7 mg%) – gemessen mit der Atomabsorptionsmethode – wird als Hypokalzämie angesehen [66]. Bis zu 3% aller Neugeborenen weisen in den ersten Lebenstagen eine Hypokalzämie auf [66], ohne daß alle betroffenen Kinder klinische Erscheinungen der Hypokalzämie bieten. Besonders häufig werden Neugeborenenhypokalzämien bei Frühgeborenen, Neugeborenen mit Atemnotsyndrom und bei Kindern diabetischer Mütter gesehen [64–66]. Abweichungen von der Normokalzämie werden bei Neugeborenen im Rahmen von Anpassungsstörungen, aber auch als Hinweis auf passagere oder manifeste endokrine Störungen gefunden. Die Hypokalzämie tritt entweder bereits innerhalb der ersten 72 h (frühe Hypokalzämie) oder erst nach 1 Woche (späte Hypokalzämie) auf [67, 68, 69] (Tabelle 7.1).

7.7.1.1 Klinik und Differentialdiagnose

Die *klinischen Symptome* der Hypokalzämie in der Neugeborenenperiode sind uncharakteristisch. Hinweise auf eine gesteigerte neuromuskuläre Erregbarkeit sind dabei die häufigste klinische Veränderung. Die Kinder fallen durch ihre Zittrigkeit auf, sie reagieren auf geringste Erregung überschießend, gelegentlich mit Muskelzittern oder Massenbewegungen. Selten wird ein Laryngospasmus gefunden. Die im späteren Kindesalter typischen Symptome der neuromuskulären Erregbarkeit, das Chvostek- oder Peronäuszeichen, lassen sich bei Neugeborenen mit Hypokalzämie nicht immer auslösen, werden dagegen auch bei Neugeborenen mit normalen Kalziumwerten im Serum gefunden. Gelegentlich treten tonische oder klonisch-tonische Krämpfe auf. Unspezifische Erscheinungen wie Erbrechen, Ödeme, Zyanose werden häufig im Zusammenhang mit einer Hypokalzämie gefunden. Herzrhythmusstörungen mit Q-T-Verlängerung können als Folge der verminderten Kalziumkonzentration im Serum beobachtet werden.

Für die Hypokalzämie werden verschiedene pathogenetische Mechanismen verantwortlich gemacht. Eine transitorische [67] oder bleibende Parathyreoideaunterfunktion kann für die Hypokalzämie verantwortlich sein. Inwieweit dies auch für eine gesteigerte Kalzitoninsekretion gilt, ist letztlich noch unklar [69]. Am wahrscheinlichsten ist eine unzureichende Reaktion der Nebenschilddrüse auf einen Abfall der Kalziumkonzentration nach Unterbrechung der Kalziumzufuhr von der Mutter [70]. Bei Kindern mit Atemnotsyndrom und Neugeborenen diabetischer Mütter wird die Hypokalzämie als Folge einer Adaptationsstörung der Nebenschilddrüse durch eine stoffwechselbedingte Erhöhung der Phosphatkonzentration im Serum noch verstärkt [71].

Als Ursache der *späten Neugeborenenhypokalzämie* nach Ablauf der 1. Lebenswoche werden passagere oder bleibende Störungen des Mineralstoffwechsels verantwortlich gemacht. In seltenen Fällen wird durch einen mütterlichen Hyperparathyreoidismus die fetale Nebenschilddrüse so supprimiert, daß ein passagerer Hypoparathyreoidismus des Neugeborenen eine Hypokalzämie bewirkt [72]. Ein isolierter Hypoparathyreoidismus im Neugeborenenalter ist selten. Gelegentlich tritt er in Kombination mit einer polyglandulären Insuffizienz [73], mit Moniliasis oder mit Immundefekt in Form des DiGeorge-Syndroms (s. u.) [74]. Bei einzelnen Neugeborenen mit einer therapieresistenten Hypokalzämie wird gleichzeitig eine Hypomagnesämie gefunden. Nach Magnesiumsubstitution normalisiert sich auch die Kalziumkonzentration im Serum [64].

7.7.1.2 Therapie

Die frühe Neugeborenenhypokalzämie wird symptomatisch durch Kalziumsubstitution behandelt. Neugeborene, die bereits oral oder per Sonde ernährt werden können, erhalten 25–75 mg elementares Kalzium/kg KG in 24 h. Das entspricht 5–15 ml 10%igem Kalziumglukonat/kg KG in 24 h und wird in 4–12 Einzeldosen täglich gegeben [75, 76]. Neugeborene, die noch nicht oral ernährt werden können oder klinische Erscheinungen der Hypokalzämie zeigen, müssen parenteral mit Kalzium substituiert werden. In der akuten Therapie wird 10%iges Kalziumglukonat unter EKG-Kontrolle langsam i.v. appliziert bis zum Sistieren der Symptomatik. In der Regel werden etwa 2 ml 10%iges Kalziumglukonat/kg KG benötigt [76]. Als Dauersubstitution zur Prophylaxe der Hypokalzämie werden 35 mg elementares Kalzium/kg KG in 24 h empfohlen [77], wobei mehrere Einzelinjektionen einer kontinuierlichen Dauerinfusion vorzuziehen sind, da paravenös appliziertes Kalzium erhebliche Nekrosen verursacht. Bei der frühen Hypokalzämie ist die Substitution nur vom 1. bis 4. Tag erforderlich.

Bei der späteren Hypokalzämie wird meist eine zusätzliche Vitamin-D-Therapie (5000–10 000 E Vitamin D/Tag) erforderlich [76]. Die Verwendung von Vitamin-D-Metaboliten ist bisher nicht üblich. Wenn die Hypokalzämie trotz dieser Therapie resistent bleibt, muß an das Vorliegen einer Hypomagnesämie oder eines idiopathischen Hypoparathyreoidismus gedacht werden. Letztere Erkrankung macht eine frühzeitige hochdosierte Behandlung mit Vitamin D erforderlich.

7.7.2 Hypoparathyreoidismus

Die dauernde Unterfunktion der Nebenschilddrüse im Kindesalter ist eine seltene Erkrankung. In der Literatur liegen Berichte über etwa 100 kindliche Patienten mit diesem Krankheitsbild vor, obwohl eine erhebliche Dunkelziffer angenommen werden muß. Meist handelt es sich bei diesen Patienten um den Beginn einer chronischen Erkrankung, selten um eine passagere Störung der Nebenschilddrüse.

7.7.2.1 *Formen*

Die Erkrankung kann als isolierter Hypoparathyreoidismus, aber auch in Kombination mit anderen endokrinen Störungen auftreten. Selten handelt es sich um einen familiären idiopathischen Hypoparathyreoidismus. Der Erbgang dieser Erkrankung ist dann X-chromosomal rezessiv, autosomal dominant oder autosomal rezessiv [78, 79]. Ein Hypoparathyreoidismus beim Neugeborenen wird auch bei Patienten mit einem Ringchromosom 16 oder 18 gefunden. In Form der polyglandulären Hypoplasie wird eine autosomal rezessive Vererbung diskutiert [80]. Der erworbene Hypoparathyreoidismus als Folge einer Strumektomie ist bei Kindern extrem selten. Gelegentlich werden Autoimmunerkrankungen für einen Hypoparathyreoidismus verantwortlich gemacht [73]. Die immunologischen Reaktionen hierbei sind sehr komplex. Vom Beispiel der Immunthyreopathie wissen wir, daß wohl bei einer entsprechenden genetischen Disposition ein anschließendes Trauma oder eine andere Noxe zu einer Derepression von Suppressor-T-Lymphozyten führen kann, zu einer folgenden Aktivierung von schilddrüsenspezifischen B-Lymphozyten mit konsekutiver Stimulation der destruktiv-zellulären und der stimulierend-humoralen Immunität. Außerdem wurden zirkulierende Immunkomplexe beschrieben. Über eine Antigengemeinschaft können auch andere Drüsen befallen werden; eine Nebenschilddrüsenüberfunktion ähnlich der Hyperthyreose ist bei einer solchen Immunopathie noch nicht beschrieben worden, so daß stimulierende Immunglobuline offensichtlich nicht bedeutsam werden. Die nur bei Hypoparathyreoidismus als Begleiterkrankung vorkommende Moniliasis albicans kann auch auf einen Immundefekt hinweisen.

Ein Immundefekt kann aber auch als Folge einer kongenitalen Aplasie des Thymus und der Nebenschilddrüsen resultieren. Beide Organe stammen aus der 3. und 4. Schlundtasche, was als ein Hinweis auf die Bedeutung der Nebenschilddrüsen für die Entwicklung des Thymus und der Immun-Überwachung gewertet werden kann. Bei diesem DiGeorge-Syndrom kommt es zu einer massiven Störung der zellulären Immunität, während die humorale Immunität weitgehend intakt ist. Die erkrankten Kinder sterben entweder an der Hypokalzämie oder an schweren Infekten.

Magnesiummangelzustände können eine Unterfunktion der Nebenschilddrüse hervorrufen, wobei sowohl eine verminderte PTH-Sekretion als auch eine Endorganresistenz gegenüber PTH als Ursache der Unterfunktion diskutiert werden. Infolge einer Hämosiderose kann es z.B. bei hämolytischen Anämien zur Unterfunktion der Nebenschilddrüse kommen.

7.7.2.2 Klinische Befunde

Die klinischen Symptome der Erkrankung lassen sich in Symptome der Hypokalzämie und in weitere Anzeichen des PTH-Mangels unterteilen. Es kommt zu Symptomen der neuromuskulären Erregbarkeit und zu Veränderungen an ektodermalen Geweben.

Zeichen der gesteigerten neuromuskulären Erregbarkeit sind *Tetanie* und *Krämpfe*. Je jünger die Patienten sind, desto häufiger treten Krämpfe auf und um so seltener zeigt sich eine Tetanie. Die Krampfanfälle können sich in Form eines generalisierten Grand-mal-Leidens, eines Petit-mal-Leidens oder von fokalen Krampfanfällen äußern. Im EEG sind sie von genuinen Anfällen nicht zu unterscheiden [81]. Der Anfall tritt spontan auf, kann aber oft auch durch sensorische Reize oder durch Hyperventilation ausgelöst werden. Bei älteren Kindern werden auch tetanische Zustände beobachtet, die durch eine „Aura" mit Parästhesien, Schmerzen und allgemeinem Unwohlsein eingeleitet werden.

Typisches Merkmal der *manifesten Tetanie* sind die Karpopedalspasmen. Hierbei wird der Arm im Ellenbogen, im Handwurzelgelenk und in den Fingergrundgelenken gebeugt bei gleichzeitiger Streckung der kleinen Fingergelenke. Der Daumen wird im Grundgelenk nach palmar gebeugt. Bei Säuglingen wird die Hand gelegentlich auch zur Faust geschlossen. Die Kontraktion der Gesichtsmuskulatur führt zum Bild des Karpfenmundes mit kontrahierter Oberlippe und herabhängenden Mundwinkeln. Gefürchtet ist das Auftreten eines Laryngospasmus.

Eine *latente Tetanie* kann durch verschiedene Provokationsuntersuchungen nachgewiesen werden. Hyperventilation läßt latente Tetaniezeichen manifest werden. Das *Chvostek-Zeichen*, eine Kontraktion der Muskulatur im Bereich der Fazialisäste nach mechanischer Reizung des Nervus facialis unmittelbar vor dem äußeren Gehörgang, weist beim älteren Kind auf eine Hypokalzämie hin, beim Neugeborenen kann es noch physiologisch auftreten. Beim *Trousseau-Phänomen* wird eine Blutdruckmanschette am Unterarm angelegt und bis eben unterhalb des systolischen Drucks aufgepumpt, es stellen sich daraufhin Karpopedalspasmen ein. Als *Peronäuszeichen* wird das Anheben des Vorderfußes nach mechanischer Reizung des Nervus peronaeus direkt hinter dem Fibulaköpfchen bezeichnet.

Auf die Reizbildung und Erregungsleitung des *Herzens* hat die Hypokalzämie Auswirkungen. So finden sich EKG-Veränderungen in Form einer Q-T-Verlängerung und gelegentlich von T-Inversionen. Bei einzelnen Patienten wird über das Auftreten einer Herzinsuffizienz als Folge der Hypokalzämie berichtet [82, 83]. Eine Folge der Irritabilität des *Darms* kann in anhaltenden Durchfällen und Darmspasmen bestehen. Im Rahmen des Hypoparathyreoidismus entstehen, wohl als Folge der chronischen Hypokalzämie, *trophische Störungen* an mehreren ektodermalen Geweben. Die Haut wird spröde, trocken und rissig, es entwickeln sich häufig Ekzeme und Dermatiden. Die Nägel an Händen und Füßen zeichnen sich durch besondere Brüchigkeit und die Ausbildung von querverlaufenden Rillen aus. Auffallend häufig werden Nagelinfektionen mit Candida albicans gefunden. Die Haare, sowohl das Haupthaar als auch die Haare an anderen Körperpartien, können teilweise oder vollständig ausfallen. Bei den angeborenen Erkrankungen mit Hypokalzämie finden sich auch Zahnveränderungen, auffallend kariöse Zähne mit deutlichen Zahnschmelzhypoplasien in Form von Querrillen. Der Zahndurchbruch selber erfolgt bei Patienten mit Hypoparathyreoidismus spät, der Zahnverlust sehr frühzeitig. Im extraossären Gewebe, z. B. in den Bindehäuten und Sklen kommt es gelegentlich zu Kalkablagerungen. In diesem Fall klagen die Patienten über ständigen Tränenfluß und weisen Gefäßinjektionen der Konjunktiven auf. Die Ausbildung eines Katarakts ist stets beidseitig und beginnt bei kleinen Kindern gelegentlich zentral, sonst in der vorderen oder hinteren Linsenkapsel. Ihre Pathogenese ist nicht geklärt.

7.7.2.3 Röntgenbefunde

Hinweise auf einen verminderten Einfluß von Parathormon am Knochen finden sich röntgenologisch in Form einer vermehrten Knochenmineralisation. An den langen Röhrenknochen, aber auch am Schädel läßt sich eine Hyperostose beobachten, die mit einer Periostverdickung und Zunahme der Verdickung der Kortikalis und der Spongiosabälkchen einhergeht [84]. Daneben zeigen Röntgenuntersuchungen gelegentlich metastatische Verkalkungen in den Weichteilen. Die Zahnwurzeln sind auffallend kurz. Verkalkungen der basalen Ganglien des Gehirns finden sich besonders im Bereich des Putamen und des Nucleus caudatus.

Histologisch sind dies Verkalkungen von hyalinen Ablagerungen im Perivaskulärraum und somit deutlich zu unterscheiden von denen beim Hyperparathyreoidismus. Es ist bis jetzt ganz unklar, wieso es bei Hypokalzämie zu Verkalkungen kommt, mehr aber noch, welches Korrelat die hyalinen Massen haben und inwieweit sie in Zusammenhang mit der Deposition von Immunglobulinen oder Immunkomplexen stehen.

7.7.2.4 Laborbefunde

Führendes laborchemisches Symptom des Hypoparathyreoidismus ist die Hypokalzämie. Die Normalwerte für Gesamtkalzium und ionisiertes Kalzium im Serum schwanken in Abhängigkeit von der jeweiligen Bestimmungsmethode. Eine Gesamtkalziumkonzentration unter 2,0 mmol/l (bestimmt mit der Atomabsorptionsmethode) und des ionisierten Kalziums unter 1,0 mmol/l (bestimmt mit der Durchflußelektrode) werden als Hypokalzämie angesehen [85].

Sowohl das Gesamtkalzium als auch das ionisierte Kalzium werden bei den Patienten vermindert gefunden. Die Kalziumausscheidung im Urin ist auffallend niedrig. Die Phosphatkonzentration im Serum ist deutlich erhöht, die Phosphatausscheidung im Urin normal. Die alkalische Phosphatase im Serum liegt im Normbereich. Das immunoreaktive Parathormon im Serum wird unterhalb der Nachweisgrenze oder im unteren Normbereich gefunden. Die Ausscheidung von 3,5 cAMP im Urin ist niedrig, läßt sich aber durch Zufuhr von exogenem PTH ebenso wie die Phosphatausscheidung steigern, im Gegensatz zu Patienten mit dem Krankheitsbild des Pseudohypoparathyreoidismus. Der Nachweis der Erkrankung gelingt durch den EDTA-Infusionstest nach Parfitt. Dieser Test sollte nicht bei klinisch manifester Hypokalzämie durchgeführt werden (s. 7.8).

7.7.2.5 Therapie

Die mangelnde Sekretion von Parathormon kann nicht durch entsprechende Substitution ausgeglichen werden, da das heute verfügbare PTH aus tierischen Nebenschilddrüsen gewonnen wird und daher Antigencharakter hat. Ziel der Therapie muß es sein, die Normalisierung der Serumkalziumkonzentration zu erreichen. Dieses gelingt gelegentlich durch die direkte Substitution von Kalzium in Form von Kalziumglukonat parenteral oder oral, zum anderen wird die Kalziumresorption aus dem Darm und die Kalziumutilisation aus den Knochen durch eine hochdosierte Behandlung mit Vitamin D gefördert und so langfristig die Hypokalzämie ausgeglichen. Vitamin D_3 kann hierbei ebenso zur Therapie eingesetzt werden wie seine Metaboliten 25-OH-D und 1α-25-$(OH)_2$-D [86, 87]. Bei einzelnen Patienten versagt offensichtlich die Therapie mit Vitamin-D-Metaboliten [88] (s. 7.6).

Im akuten Anfall bzw. beim akuten Auftreten einer Tetanie ist als erste Maßnahme *nach* der Blutentnahme die parenterale Applikation von 10%igem Kalziumglukonat bis zu 2 ml/kg KG angezeigt. Nach Sicherung der Diagnose wird eine Behandlung mit Vitamin D bzw. seinen Metaboliten begonnen. Diese Therapie ist eine Dauertherapie [89]. Die Vitamin-D-Dosis sollte dabei so gewählt werden, daß der Serumkalziumspiegel im unteren Normbereich und die Kalziumausscheidung im Urin unter 6 mg/kg in 24 h liegt [76]. Dieses gelingt in der Regel mit ca. 2000 E Vitamin D_3/kg KG am Tag bzw. 1–3 µg 1,25-$(OH)_2$-Vitamin-D [86, 87]. Auf diese Weise wird sowohl eine Hypokalzämie wie eine Vitamin-D-Überdosierung mit drohender Nierenschädigung vermieden. Bei Versagen der Therapie muß an das gleichzeitige Vorliegen einer Hypomagnesämie gedacht werden. Eine Substitution mit Magnesium normalisiert in diesem Fall die Befunde. Gelegentlich kann eine Behandlung mit Antikonvulsiva für eine unzureichende Kalziumresorption verantwortlich sein [90].

7.7.3 Pseudohypoparathyreoidismus

Das Krankheitsbild des Pseudohypoparathyreoidismus ist in seiner klinischen Erscheinungsform dem des idiopathischen Hypoparathyreoidismus sehr ähnlich, der Pseudohypoparathyreoidismus ist allerdings immer durch bestimmte konstitutionelle Merkmale gekennzeichnet. Beiden Erkrankungen gemeinsam ist die fehlende periphere PTH-Wirkung. Während die Ursache hierfür beim idiopathischen Hypoparathyreoidismus in der mangelnden Sekretion von PTH liegt, ist beim Pseudohypoparathyreoidismus die Übertragung der PTH-Wirkung auf die peripheren Organe komplett oder inkomplett gestört.

Tabelle 7.2. Vergleich zwischen Hypoparathyreoidismus, Pseudohypoparathyreoidismus Typ I und II und Pseudo-Pseudohypoparathyreoidismus

	Typischer klinischer Befund	Kalzium i.S.	Phosphat i.S.	iPTH	Hemmung der Phosphatrückresorption durch PTH	Stimulation der cAMP-Ausscheidung im Urin durch PTH
Hypoparathyreoidismus	+	↓	↑	↓	ja	ja
Pseudohypoparathyreoidismus Typ I	+	↓	↑	↑	nein	nein
Pseudohypoparathyreoidismus Typ II	+	↓	↑	↑	nein	ja
Pseudopseudohypoparathyreoidismus	+	normal	normal	normal	ja	ja

7.7.3.1 Formen

Je nachdem, ob die Störung in dem intrazellulären Schritt zwischen PTH und cAMP oder in der fehlenden Signalwirkung des cAMP liegt, wird zwischen Pseudohypoparathyreoidismus Typ I und Typ II unterschieden [91] (Tabelle 7.2).

7.7.3.2 Klinische Befunde

Die klinische Symptomatik ist gekennzeichnet durch die Zeichen des chronischen Hypoparathyreoidismus auf der einen Seite und typische Skelettveränderungen andererseits. Die Hypokalzämie zeigt sich klinisch in Symptomen der neuromuskulären Übererregbarkeit wie Tetanie oder Krampfanfällen. Häufiger als beim idiopathischen Hypoparathyreoidismus finden sich Verkalkungen im extraossären Gewebe, z. B. im subkutanen Gewebe und in den basalen Ganglien des Gehirns. Klinisch imponieren die Patienten durch ihren Kleinwuchs (Abb. 7.14), sie haben eine gedrungene Figur und ein plumpes rundes Gesicht. An den Extremitäten fallen insbesondere die tatzenartigen Hände und Füße auf (Abb. 7.15). Die geistige Entwicklung der Patienten ist gewöhnlich retardiert. Als typische knöcherne Veränderung gilt eine Verkürzung der Metatarsalia und Metacarpalia einzelner oder aller Finger bzw. Zehen. Gelegentlich finden sich diese Veränderungen auch einseitig. Bei zahlreichen Patienten mit Pseudohypoparathyreoidismus finden sich Exostosen in Gelenknähe.

7.7.3.3 Röntgenbefunde

Röntgenologisch können am Knochensystem sowohl Hinweise für einen Hyperparathyreoidismus wie für einen Hypoparathyreoidismus gefunden

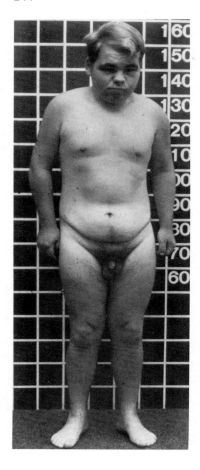

Abb. 7.14. Patient (14 Jahre) mit Pseudohypoparathyreoidismus Typ I

werden, je nach Wirkung des zirkulierenden PTHs am Knochen. Auf extraossäre Verkalkungen wurde schon hingewiesen.

7.7.3.4 Laborbefunde

Laborchemisch finden sich beim Pseudohypoparathyreoidismus wie beim idiopathischen Hypoparathyreoidismus eine Hypokalzämie und eine Hyperphosphatämie. Die Kalziumausscheidung im Urin ist vermindert, die Phosphatausscheidung normal (Abb. 7.16). Die Werte des immunoreaktiven PTHs im Serum werden bei Patienten mit Pseudohypoparathyreoidismus im Gegensatz zu Patienten mit idiopathischem Hypoparathyreoidismus erhöht gefunden. Typisches Kriterium für das Vorliegen eines Pseudohypoparathyreoidismus Typ I ist das fehlende Ansprechen des Tubulussystems der Niere auf exogen zugeführtes PTH. Nach parenteraler Applikation von PTH wird weder die Ausscheidung von Phosphat noch diejenige von cAMP, dem zellulären Transmitter der PTH-Wirkung, erhöht gefun-

7. Nebenschilddrüsen und Vitamin-D-Stoffwechsel

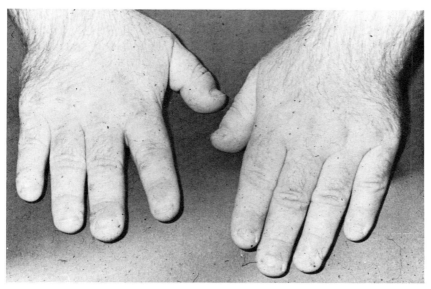

Abb. 7.15. Hände des Patienten von Abb. 7.14

den. Nach neueren Untersuchungen ist diese PTH-Resistenz nach erfolgreicher Vitamin-D-Therapie reversibel [92]. Beim Pseudohypoparathyreoidismus Typ II findet sich nach Applikation von PTH wohl ein Anstieg des cAMP, nicht aber eine Einschränkung der tubulären Phosphatrückresorption [91].

7.7.3.5 Therapie

Die Therapie der Erkrankung ist symptomatisch und hat zum Ziel, die Hypokalzämie auszugleichen und ihre Folgeschäden zu vermeiden. Wie beim

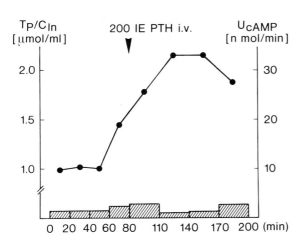

Abb. 7.16. Renale Phosphatrückresorption (T^p/C^{In}; *Linie*) und Ausscheidung von cAMP (*schraffiert*) im Urin unter PTH-Applikation bei einem Patienten mit Pseudohypoparathyreoidismus Typ I. Die Ausscheidung von cAMP im Urin wird durch PTH nicht beeinflußt, während die tubuläre Phosphatrückresorption unter Phosphatbelastung und zusätzlicher PTH-Applikation sogar ansteigt

Hypoparathyreoidismus wird Kalzium sowohl oral wie auch parenteral verabreicht, Vitamin D und seine Metaboliten werden als Dauertherapie gegeben. Auch bei diesem Krankheitsbild ist die jeweilige Dosis individuell auszutesten, wobei zu beachten ist, daß die Ansprechbarkeit bei gleicher Vitamin-D-Dosis sich ändern kann (s. 7.7.2.5).

7.7.4 Pseudo-Pseudohypoparathyreoidismus

Mit dem Begriff Pseudo-Pseudohypoparathyreoidismus versucht man darauf hinzuweisen, daß diese Erkrankung Parallelen zum Pseudohypoparathyreoidismus aufweist. Sie bestehen in einer weitgehend gleichen phänotypischen Symptomatik; hingegen werden die biochemischen Veränderungen des Pseudohypoparathyreoidismus wie Hypokalzämie und Hyperphosphatämie vermißt. Insbesondere fehlt beim Pseudo-Pseudohypoparathyreoidismus der Block im Adenylatzyklase-cAMP-Übertragungsschritt für PTH.

7.7.5 Hyperparathyreoidismus

7.7.5.1 Extrarenaler Hyperparathyreoidismus

Der extrarenale (primäre) Hyperparathyreoidismus im Kindesalter ist eine seltene Erkrankung. Bis 1975 wurde in der Literatur über 60 kindliche Patienten mit diesem Krankheitsbild berichtet [93]. Der jüngste Patient war 6 Tage alt. Grund für die Störung können Nebenschilddrüsenadenome oder Hyperplasien der Nebenschilddrüse sein. Die Erkrankung tritt sporadisch, selten auch familiär mit einem autosomal rezessiven [94] oder autosomal dominanten [95] Erbgang auf.

7.7.5.1.1 Klinische Befunde

Die klinischen Erscheinungen des Krankheitsbildes sind Folgen der z. T. exzessiven Hyperkalzämie. Säuglinge werden auffällig durch die allgemeine Muskelhypotonie und Apathie. Die Kinder sind bewegungsarm, zeigen keine spontane Motorik und imponieren als typische "floppy infants". Sie zeichnen sich gelegentlich durch Trinkfaulheit, Erbrechen, den Gewichtsstillstand oder sogar einen Gewichtsrückgang aus. Als auffallend wird andererseits die Flüssigkeitsabhängigkeit und der Durst dieser Kinder angegeben [94]. Die statomotorische Entwicklung der Kinder ist deutlich verzögert. Als Folge der Muskelhypotonie findet sich bei der Untersuchung ein auffallend ausladendes Abdomen und eine Überstreckbarkeit der Gelenke. Die Herzfrequenz ist meist vermindert.

7.7.5.1.2 Röntgenologische Befunde

Die verstärkte Parathormonwirkung läßt sich röntgenologisch dokumentieren. Am Knochen finden sich häufig Befunde, die an eine floride Rachitis denken lassen. Neben der allgemeinen Demineralisation des Knochens erkennt man lokale zystische Aufhellungsbezirke als Ausdruck der Osteitis fibrosa cystica. Folge sind häufig pathologische Frakturen an stark belasteten Knochen wie Extremitäten und Wirbelkörpern [96]. In subperiostalen Zonen sind Resorptionszonen und Lakunenbildungen zu beobachten.

Bei älteren Kindern finden sich als Folge der Hyperkalzämie auch metastatische Kalkablagerungen extraossär in Bindegeweben wie Bändern, Konjunktiven, der Cornea und im Gehirn. Besonders schwerwiegend kann die Nephrokalzinose in Erscheinung treten. Gelegentlich finden sich Nierensteine auch schon bei kindlichen Patienten mit Hyperparathyreoidismus.

7.7.5.1.3 Laborbefunde

Die Labordiagnostik weist bei Patienten mit Hyperparathyreoidismus meist eine deutliche Erhöhung des ionisierten Kalziums und des Gesamtkalziums im Serum auf. Die Gesamtkalziumkonzentration im Serum ist bei Säuglingen deutlich erhöht (15–20 mg%, entsprechend 3,75–5 mmol/l). Gelegentlich werden auch Kalziumkonzentrationen über 20 mg% gefunden. Der höchste bei einem Menschen gemessene Wert wird mit 30,5 mg% (7,59 mmol/l) angegeben [97].

Neben der Kalziumerhöhung findet sich in der Regel eine Hypophosphatämie, nur bei einzelnen Patienten liegen die Phosphatwerte im Serum im Normbereich. Die alkalische Phosphatase im Serum ist meist mäßig erhöht. Das immunoreaktive PTH im Serum ist deutlich erhöht. Es besteht eine Hyperkalziurie (>6 mg/kg am Tag). Als Folge des gesteigerten Knochenumbaus ist daneben die Ausscheidung von gebundenem Hydroxyprolin im Urin gesteigert (>3 mg/kg am Tag). Auch die Ausscheidung von cAMP im Urin ist erhöht. Bei ca. 30% der Patienten mit Hyperparathyreoidismus findet sich eine generalisierte Hyperaminoazidurie [98].

7.7.5.1.4 Differentialdiagnostische Überlegungen

Differentialdiagnostisch muß an eine idiopathische Hyperkalzämie oder eine idiopathische Hyperkalziurie im Kindesalter gedacht werden. Die Unterscheidung von diesen beiden Krankheitsbildern gelingt durch Nachweis einer erhöhten PTH-Konzentration im Serum und der bestehenden röntgenologischen Veränderungen beim Hyperparathyreoidismus. Bei der idiopathischen Hyperkalzämie finden sich häufig kardiovaskuläre Mißbildungen. Relativ gut bekannt ist die supravalvuläre Aortenstenose im Rahmen des Williams-Beuren-Syndroms. Ein Zusammenhang mit einer passageren Vitamin-D_3-Überdosierung oder -Überempfindlichkeit wird diskutiert.

Eine Hyperkalzämie kann auch Folge einer Vitamin-D-Intoxikation sein. Patienten mit diesem Krankheitsbild haben in der Regel supprimierte PTH-Werte im Serum. Selten sind neoplastische Erkrankungen (z.B. Leukämie im Kindesalter) mit einer extremen Hyperkalzämie verbunden. Auch bei einer Hyperthyreose und bei Morbus Addison werden Hyperkalzämien beschrieben. Die Differenzierung sollte jeweils durch die Bestimmung des immunreaktiven Parathormons und den Nachweis bzw. das Fehlen röntgenologischer Veränderungen gelingen.

7.7.5.1.5 Therapie

Die Therapie des extrarenalen Hyperparathyreoidismus erfolgt chirurgisch. Dabei besteht die Möglichkeit, durch Bestimmung der Konzentration von PTH in den einzelnen ableitenden Venen ein Nebenschilddrüsenadenom zu lokalisieren. Diese Untersuchung sollte wegen der hohen Strahlenbelastung bei Kindern aber nur nach vergeblicher Voroperation durchgeführt werden.

7.7.5.2 Renaler Hyperparathyreoidismus

Das zu beschreibende Krankheitsbild ist mehr als nur ein begleitender Hyperparathyreoidismus. Wir sprechen von der renalen Osteopathie oder besser – da ja der Gesamtorganismus von dieser letztlich den Kalziumstoffwechsel beeinflussenden Erkrankung betroffen ist – von der renalen Kalziopathie. Infolge einer polyätiologischen Allgemeinerkrankung kommt es zur multifaktoriellen Störung der Kalziumhomöostase und Änderungen der Kalziumverteilung im Organismus. Repräsentatives Organ für die Erkrankung ist der Knochen; aber Gehirn und Nervensystem, Herz-Gefäß-System, der Darm mit Pankreas und Leber sowie Muskulatur und Haut sind ebenso betroffen. Deshalb konzentrieren sich die diagnostischen und therapeutischen Bemühungen neben dem Skelettsystem auch auf diese Organsysteme.

7.7.5.2.1 Ätiologie

Phosphatstau. Nach der Hypothese von Bricker [99] führt der postprandiale Phosphatstau, dessen Ausprägung in Abhängigkeit von der Nierenfunktion steht, zu einem Abfall des ionisierten Kalziums mit konsekutivem PTH-Anstieg, der den Phosphatstau regulatorisch beseitigen soll. Dieser Mechanismus ist aber nach Bijvoet unter Berücksichtigung der maximalen tubulären Phosphattransportkapazität nur wenig effektiv, darüber hinaus scheinen intrarenale Adaptationsvorgänge die Phosphaturie ohne PTH-Abhängigkeit ebenfalls wesentlich zu beeinflussen [100, 101]. Ferner ist die Phosphatexkretion abhängig vom intrarenalen Angebot an Vitamin-D_3-Metaboliten, möglicherweise in Interaktion mit PTH oder PTH-Peptiden [102].

Hyperparathyreoidismus und PTH-Resistenz. Die bei Niereninsuffizienz erhöhten PTH- und PTH-Peptidspiegel sind durch eine unterschiedliche Organwirkung gekennzeichnet. Llach et al. [103] beschrieben eine PTH-Resistenz am Knochen, die sich aber an der Niere schwächer als am Knochen manifestierte. Eine Ursache hierfür kann in der sog. Desensitivierung von PTH-Rezeptoren durch erhöhte zirkulierende PTH-Spiegel liegen, wie wir dies bereits früher bei renalem und extrarenalem Hyperparathyreoidismus haben zeigen können [104]. Eine zweite Ursache kann in den von Jüppner et al. [105] beschriebenen Anti-PTH-Rezeptorantikörpern liegen, die den PTH-Rezeptor in der Niere, möglicherweise aber auch in anderen Organen blockieren. Schließlich haben Jüppner u. Hesch [106] kleine PTH-Peptide darstellen können, die inhibitorisch auf den Rezeptor für das biologische PTH wirken und möglicherweise den von Massry [107] beschriebenen „urämischen PTH-Toxinen" entsprechen. Daraus resultiert also ein komplexes Bild unterschiedlich exzessiver biologischer PTH-Wirkung, das vor allem in der Histomorphometrie des Knochens das oft verwirrende Muster dieser Wirkungen anzeigt [108]. Ein Teil dieser PTH-Resistenz kann offensichtlich durch eine Behandlung mit Vitamin-D-Metaboliten überwunden werden [109].

Vitamin D-Stoffwechselstörung. Die komplexe Störung des Vitamin-D-Hormonstoffwechsels bei Niereninsuffizienz kann hier nicht dargestellt werden. Hierzu sei auf entsprechende Übersichten verwiesen [110–112]. Die Folge eines Mangels an 25-OH-D_3, 1,25-$(OH)_2$-D_3 und eine Störung der Wirkung von 24,25-$(OH)_2$-D_3 sowie anderer biologisch wirksamer Metaboliten sind aber in der Zwischenzeit, zumindest was die Wirkung am Skelett angeht, ziemlich klar. Inwieweit die quantitative Beteiligung einer Veränderung des D-Hormonmusters sich in Analogie zu dem ebenfalls veränderten PTH-Peptidmuster am Knochen auswirkt, kann für den Einzelfall nicht gesagt werden. Die histomorphometrische Auswertung der Knochenbiopsie gibt lediglich eine Gesamtbilanz aus all diesen Wirkungen, weswegen auch die Ableitung diagnostischer Maßnahmen und therapeutischer Schlußfolgerungen sehr schwierig ist.

Intestinale Kalziumabsorption. Eine Störung der Kalziumabsorption durch den Darm ist schon früh bei akuter Niereninsuffizienz, innerhalb weniger Tage nach akutem Nierenversagen, aber langfristig sicher auch bei chronischer Niereninsuffizienz in zunehmendem Maße gestört [113], so daß es bereits früh zu einer negativen Kalziumbilanz des Organismus und dadurch wieder zu einer vermehrten Kalziolyse durch PTH aus dem Knochen kommt. Dort entsteht schließlich eine in ihrem Umfang und ihrer Ausprägung wechselnde Osteoporose [108].

7.7.5.2.2 Klinik

Aus all diesen Stoffwechselstörungen erklärt sich letztlich die Verminderung der Gesamtmasse des Skeletts, eine Hemmung des Knochenwachstums, eine hyperparathyreote Skelettveränderung, eine Osteoporose und eine Osteomalazie, alle zusammen ergeben das Bild der renalen Osteopathie. Klinisch werden 2 Phasen unterschieden, wobei diese Unterteilung im Kindes- und Jugendalter noch wichtiger ist als in der Erwachsenenmedizin. Schon in Phase I, der kompensierten Niereninsuffizienz, entwickelt sich das Vollbild der renalen Osteopathie und nur der Grad der klinischen Symptomatik ist geringer als in Phase II, der kompletten Urämie. Hierbei ist nicht nur die urämiebedingte Progression wichtig, sondern die Zeitdauer vom Beginn der Nierenerkrankung bis zur Urämie. Dieser Zeitraum der Phase I kann asymptomatisch oder symptomatisch verlaufen, in Phase II, der Urämie, werden meist symptomatische Verlaufsformen angetroffen, wenn man nur sorgfältig genug die klinischen Zeichen beobachtet. Auf folgende klinische Symptome ist zu achten: Knochenschmerzen, Verminderung der Wachstumsrate, Knochenverbiegungen, Muskelschmerzen. Neben diesen klinischen Symptomen sind Befunde wichtig, die sich durch ein diagnostisches Minimalprogramm in ihrer Dynamik darstellen lassen.

7.7.5.2.3 Diagnostik

In Phase I, der Prädialysephase besteht das *Basisprogramm* aus folgenden Laboruntersuchungen:

- Kalzium im Serum,
- Gesamteiweiß (mit Elektrophorese),
- Phosphor im Serum,
- alkalische Phosphatase (in Abhängigkeit von altersentsprechenden Nomogrammen),
- Blutgase,
- Verhältnis der Kalzium- und Kreatininausscheidung in einer Probe Morgenurin.

Spezialuntersuchungen

Zur Ergänzung des Basisprogramms und in jedem Fall vor speziellen therapeutischen Maßnahmen:

Parathormon (radioimmunchemisch mit einer Bestimmungsmethode für intaktes PTH, für mittregionales und C-regionales PTH),
Vitamin-D-Status (Bestimmung von 25-OH-D_3, 1,25-$(OH)_2$-D_3, 24,25-$(OH)_2$-D_3).

Röntgenuntersuchungen

Da sich nach Freyschmidt [114] alle wesentlichen Veränderungen des Hyperparathyreoidismus im Handskelett manifestieren, kann man sich zunächst auf folgendes konzentrieren:

Röntgenaufnahme beider Hände dorso-volar in der Mikrofokustechnik, zur Ergänzung bei Verdacht auf Osteoporose und Osteomalazie LWS a.-p. und seitlich.

Beckenkammbiopsie

Die Validität einer histologischen Untersuchung von Knochengewebe bei Kindern mit renaler Osteopathie ist noch unklar, so daß hier gegenwärtig keine allgemeinen Empfehlungen gegeben werden können.

In der Phase II, der Dialysephase, sind im wesentlichen die gleichen Untersuchungen wie zur Phase I durchzuführen. Jedoch empfiehlt es sich zu Anfang der Dialysephase zunächst für einen Zeitraum von 9 Monaten alle 3 Monate das Basisprogramm durchzuführen, es alle 6 Monate durch die Spezialuntersuchungen und jährlich durch Röntgenuntersuchungen zu ergänzen.

Für die Behandlung von Patienten nach Nierentransplantation gelten spezielle Richtlinien, die mit den entsprechenden Zentren abgestimmt werden.

Bewertung der Diagnostik
Die Serumkalziumkonzentration soll in allen Phasen der Krankheitsentwicklung im Normbereich liegen. Die Serumphosphatkonzentration soll keinesfalls erniedrigt sein und durch therapeutische Maßnahmen im oberen Normbereich oder leicht erhöht gehalten werden. Insbesondere soll in der Prädialysephase (I) die Phosphatkonzentration nicht absinken, um eine hypophosphatämische Osteomalazie nicht zu begünstigen.

Für die Bewertung der Konzentrationen von Vitamin-D-Metaboliten müssen regionale und saisonale Normwertbereiche herangezogen werden.

Die Beurteilung der radioimmunchemischen PTH-Bestimmungen wird zunehmend erleichtert durch wohl definierte kommerzielle Bestimmungsmethoden, die eine Vergleichbarkeit der Ergebnisse erlauben. Damit dürften auch hier in Zukunft sicherere Aussagen möglich sein. Eine genaue Bewertung der Höhe von intaktem, mitt-regionalem und C-regionalem Parathormon ist in diesem Zusammenhang nicht möglich, hierfür sei auf die Spezialliteratur verwiesen.

Die Bestimmung von PTH-Rezeptorantikörpern ist gegenwärtig noch nicht allgemein verfügbar. Auf die besonderen röntgenologischen Zeichen des Hyperparathyreoidismus sei auch der erfahrene Radiologe auf den Beitrag von Freyschmidt [114] hingewiesen.

7.7.5.2.4 Therapie

Ziel der Gesamtdiagnostik ist es, den Beginn einer Störung des Kalziumstoffwechsels bei Niereninsuffizienz rechtzeitig zu erkennen, wobei ab einer Einschränkung der Kreatininclearance unter 60 ml/min die Erkrankung mit einem Anstieg der PTH-Konzentration zuverlässig erkennbar wird. Zu diesem frühen Zeitpunkt soll bereits die präventive Therapie einsetzen.

Präventive Therapie (asymptomatische renale Osteopathie)
1–2 g elementares Kalzium pro Tag,
diätetische Phosphatrestriktion (cave Hypophosphatämie),
Vermeidung eines Vitamin-D_3-Mangels durch Substitution mit 1000–2000 E Vitamin D_3 täglich.
Eine Dosisoptimierung ist durch Kontrolle des Kalziumkreatinin-Verhältnisses im Urin und des PTH-Spiegels möglich.

Kurative Therapie in Phase I
Außer der PTH-Erhöhung sind jetzt auch klinische Symptome, Veränderungen der Serumparameter und möglicherweise röntgenologische Zeichen erkennbar. An den therapeutischen Maßnahmen ändert sich nichts, außer

daß in der kurativen Therapie der Phase I schon die spezifische Gabe von Vitamin-D-Metaboliten erfolgen kann:

$1,25(OH)_2$-D_3 (Rocaltrol) 0,25 µg/Tag mit vorsichtiger Dosissteigerung, nicht höher als 0,5 µg/Tag.

Hierdurch wird der Hyperparathyreoidismus und die Fibroosteoklasie des Knochens beeinflußt.
5,6-trans-25-OH-D_3 (Delacmin) kann in einer zusätzlichen Dosierung von 1000–5000 E/Tag bei Vorherrschen der Osteoidose (Osteomalazie) gegeben werden.
Bei dieser hochspezifischen Therapie der renalen Osteopathie ist aber eine sehr strenge Kontrolle der oben bereits erwähnten Kontrollaborparameter in kurzen Abständen erforderlich.

Kurative Therapie in Phase II
In der Dialysephase ist nur noch eine kurative Therapie möglich, da es unseres Wissens bisher keinen Patienten gibt, der mit einer dialysepflichtigen Urämie keine renale Osteopathie aufweist.

Kalziumkonzentration bei Hämodialyse: 1,75 mmol/l,
Kalziumkonzentration der Substitutionslösung bei Hämofiltration 2,0 mmol/l,
phosphatbindende Therapie,
spezifische Behandlung mit D-Metaboliten entsprechend der vorherrschenden Ausprägung der Erkrankung wie Phase I.

Eine in letzter Zeit häufig gesehene schwere Komplikation in der Behandlung der renalen Osteopathie ist die „Übertherapie", bei der es zu einer kompletten Suppression der Nebenschilddrüsenfunktion kommt, woraus die „renale Osteopenie" resultiert, also ein darniederliegender Knochenabbau mit Knochenschwund. Eine spezifische Therapie hierfür gibt es noch nicht, vermieden werden kann diese Komplikation durch eine strenge und kontrollierte Überwachung der oben dargestellten präventiven und kurativen Therapie. Ist unter den oben genannten Kautelen ein Hyperparathyreoidismus bei renaler Osteopathie nicht zu beherrschen, d.h. kommt es über längere Zeit zu einer therapieresistenten Hyperkalzämie mit Hypophosphatämie und einer durch $1,25$-$(OH)_2$-Therapie nicht zu beeinflussenden starren PTH-Sekretion, so ist die totale Parathyreoidektomie mit partieller Reimplantation von Nebenschilddrüsengewebe in den Vorderarm injiziert, wobei Gewebe für spätere Interventionen kryopräserviert werden muß. Für die Einleitung einer solchen therapeutischen Maßnahme ist aber in jedem Fall die Rücksprache mit spezialisierten Zentren erforderlich.

7.7.6 Rachitis

Die Rachitis ist eine Erkrankung des Kalziumstoffwechsels. Sie wird hervorgerufen durch einen absoluten oder relativen Mangel and Vitamin D oder eine erbliche oder erworbene Störung des Vitamin-D-Metabolismus. Die Erkrankung äußert sich in erster Linie am wachsenden Skelett in Form einer gestörten Mineralisation des Knochens. Hierdurch kommt es unter den entsprechenden statischen Belastungen zu typischen Knochenveränderungen [115]. Am ausgewachsenen Skelett entsteht unter gleichen Bedingungen das Bild der Osteomalazie. Nach Einführung der Vitamin-D-Prophylaxe ist das Auftreten einer Vitamin-D-Mangelrachitis in Deutschland selten geworden [116]. Besonders bei Kindern aus mediterranen Zonen, die in die Bundesrepublik kommen, finden sich aber immer wieder Patienten, auch außerhalb des Säuglingsalters, die den Befund einer floriden oder einer gerade durchgemachten Rachitis zeigen. Daneben wird der Arzt immer wieder mit Patienten konfrontiert, die den Befund einer resistenten Rachitis oder eine Spätrachitis aufweisen.

Eine Rachitis entsteht, wenn ungenügend Kalzium und Phosphat an knochenbildende Stellen des umbauenden Skeletts geliefert werden und wenn die Mineralisation d.h. die adäquate Deposition beider Ionen in das Skelett gestört ist. Daraus kann nach Frazer et al. [117] jeweils eine „kalzipenische" und eine „phosphopenische" Rachitis resultieren, eine Einteilung, die wir hier modifiziert nach eigenen Vorstellungen darlegen wollen.

Primär zelluläre Defekte
Osteoblastenfunktionsstörung: alkalische Hypophosphatasie (Enzymdefekt), Osteopenie bei renaler Osteopathie (fehlende Zellstimulation, toxische Zellinhibitoren).

Kalzipenie
Negative Kalziumbilanz (Kalziummangel, Absorptionsstörung),
Vitamin-D-Mangel,
Vitamin-D-Hormonstoffwechselstörung,
renale Osteodystrophie,
antikonvulsive Therapie,
schwerer chronischer Leberzellschaden,
Vitamin-D-abhängige Rachitis Typ I (gestörte Bildung von 1,25-(OH)$_2$-Vitamin-D$_3$ in der Niere),
Vitamin-D-abhängige Rachitis Typ II (Endorganresistenz gegen 1,25-(OH)$_2$-Vitamin-D$_3$ im Skelett).

Phosphopenie
X-chromosomal gebundene Hypophosphatämie,
nicht X-chromosomal gebundene Hypophosphatämie.

Neben dieser an didaktischen Gesichtspunkten orientierten Einteilung empfiehlt sich eine Aufgliederung nach klinisch pathogenistischen Überlegungen, wie sie Grundlage der folgenden klinischen Darstellung ist.

7.7.6.1 Vitamin-D-Mangelrachitis

Die Ursache dieser Erkrankung besteht in einem relativen Mangel an Vitamin D in der Nahrung bei mangelhafter Synthese in der Haut. Es resultiert hieraus eine Mineralisationsstörung des Knochens, die in den Wachstumsphasen des Skelettsystems zu typischen Veränderungen führt. Die Erkrankung wird daher bevorzugt bei Säuglingen im 2. und 3. Trimenon des 1. Lebensjahrs gefunden, wo der Knochen besonders stark wächst. Ausdruck der Erkrankung sind Veränderungen des Skelettsystems und daneben Allgemeinsymptome.

Die Veränderungen am Skelettsystem resultieren einmal aus der mangelhaften Festigkeit des Knochens bei unzureichender Mineralisation. Hierzu zählen die Kraniotabes, die Harrison-Furche, das abgeflachte Hinterhaupt, der verzögerte Fontanellenschluß, der späte Zahndurchbruch und schließlich die Deformierungen im Bereich statisch belasteter Partien des Skelettsystems wie der Beine und der Wirbelsäule. Andere Veränderungen des Knochengerüsts entstehen aus der verstärkt einsetzenden Produktion der Knochengrundsubstanz. Hierzu zählen der rachitische Rosenkranz (Abb. 7.17) und die Doppelhöckerbildung an Malleolen und an der Vorderarmepiphyse. Neben diesen knöchernen Störungen bei der Rachitis weisen die Patienten, insbesondere mit einer schweren Form der Rachitis, eine deutliche Muskelhypotonie und häufige Infektanfälligkeit auf.

Laborchemisch lassen sich Störungen des Kalzium- und Phosphatstoffwechsels nachweisen. Entsprechend der Ausprägung der Rachitis [118] werden die Kalzium- und Phosphatkonzentrationen im Serum vermindert oder

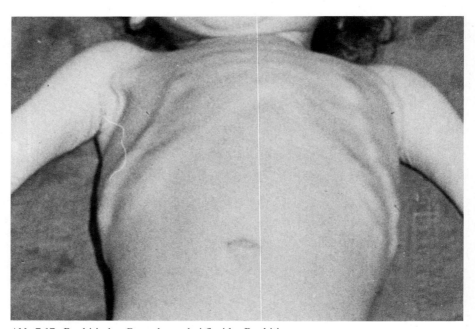

Abb. 7.17. Rachitischer Rosenkranz bei florider Rachitis

7. Nebenschilddrüsen und Vitamin-D-Stoffwechsel

Tabelle 7.3. Einteilung der Vitamin-D-Mangel-Rachitis. (Nach Fraser et al. [118])

	Kalzium im Serum	Phosphat im Serum	Hyperamino-azidurie	Radiologische Veränderungen
Stadium I	↓	Normal	Normal	Leicht
Stadium II	Normal	↓	+	Mäßig
Stadium III	↓	↓	+ + +	Schwer

normal gefunden (Tabelle 7.3). Die alkalische Serumphosphatase ist als Ausdruck der gesteigerten Osteoblastenaktivität immer deutlich erhöht. Bei fortgeschrittenen Formen der Vitamin-D-Mangelrachitis findet sich ein reaktiver Hyperparathyreoidismus [13]. Die Ausscheidung von Kalzium und Phosphat im Urin ist normal, es besteht eine generalisierte Hyperaminoazidurie [119, 120].

Röntgenologisch finden sich Veränderungen, besonders im Bereich der metaphysären Endplatten (Abb. 7.18). Als Folge der unregelmäßigen Mi-

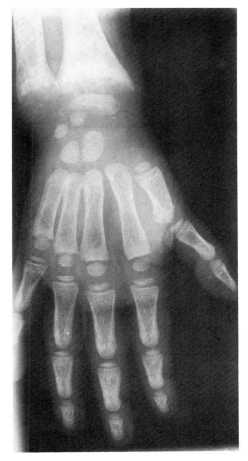

Abb. 7.18. Floride Rachitis. Becherförmige Aufweitung und mottenfraßähnliche Begrenzung der metaphysären Endplatten

neralisation ist die Übergangszone unscharf begrenzt, die Metaphysen sind becherförmig aufgeweitet [115]. Der Abstand zwischen Epiphysenkern und Verkalkungszone ist infolge des hypertrophischen Säulenknorpels verbreitert. Im Zusammenhang mit spontanen Grünholzfrakturen finden sich häufig Looser-Umbauzonen.

Differentialdiagnostisch muß an das Vorliegen anderer Rachitisformen gedacht werden. Insbesondere ein Auftreten nach Ablauf des 1. Lebensjahres oder eine Resistenz gegenüber einer Vitamin-D-Therapie in üblicher Dosierung macht das Vorliegen einer anderen Rachitisform wahrscheinlich.

Die Therapie der Vitamin-D-Mangelrachitis wird entweder in Form einer protrahierten Vitamin-D-Therapie durchgeführt, z.B. mit 5000 E Vitamin D_3/Tag über 3 Wochen und anschließendem Beibehalten der Vitamin-D-Prophylaxe mit 1000 E/Tag bis zum Ende des 1. Lebensjahrs, oder in Ausnahmefällen in Form eines Vitamin-D-Stoßes (200 000 E) bei Patienten, bei denen die regelmäßige Einnahme nicht gewährleistet ist. Um einer rachitischen Tetanie vorzubeugen, sollte in den ersten Tagen der Therapie eine phosphatarme, kalziumreiche Ernährung oder zusätzliches Kalzium in Form von Kalizumglukonat verabreicht werden [116].

7.7.6.2 Andere Rachitisformen

In Tabelle 7.4 sind die z. Z. bekannten Erkrankungen, die mit einer Rachitis einhergehen, aufgeführt. Die pathogenetische Ursache, die zur Rachitis führt, wird angegeben und die wesentlichen laborchemischen und klinischen Parameter zur differentialdiagnostischen Überlegung werden aufgeführt.

7.7.6.2.1 Vitamin-D-abhängige Rachitis (Typ I, Typ II)

Von wesentlicher klinischer Bedeutung ist das Krankheitsbild der Vitamin-D-abhängigen Rachitis Typ I, früher als Pseudomangelrachitis [121] bezeichnet. Die Ursache dieser Erkrankung beruht auf einer Störung im Metabolismus des Vitamin D. Durch eine unzureichende Hydroxylierung in der Niere wird nur vermindert 1α-25-$(OH)_2$-Vitamin-D gebildet, und es entwickelt sich ein Mangel an diesem aktiven Hormon [122]. Die Erkrankung wird autosomal rezessiv vererbt [122], sie tritt in der Regel nach dem ersten Lebensjahr in Erscheinung.

Klinisch fällt auf, daß die Patienten nicht, oder nur mit großer Mühe und verspätet das freie Laufen lernen. Sie fallen durch ihre Muskelhypotonie und Körperschwäche auf. Eine Vitamin-D-Prophylaxe wurde bei den Patienten in der Regel bereits durchgeführt. Nach Therapie mit einem Vitamin-D-Stoß kommt es gewöhnlich zu einer plötzlichen Besserung des klinischen Geschehens, nach einigen Wochen tritt ein Rezidiv des Krankheitsbildes auf (Abb. 7.19). Bei der Untersuchung fallen Zeichen der floriden Rachitis, ein Rosenkranz und Doppelhöcker an den Malleolen und den Unterarmepiphysen auf. Daneben findet man auch Verbiegungen der unteren, statisch belasteten Extremitäten in Valgus- oder Varusstellung.

7. Nebenschilddrüsen und Vitamin-D-Stoffwechsel

Erkrankung	Pathogenese	Manifestation	Laborbefunde Ca(S)	PO$_4$(S)	AS(U)	PTH	25(OH)D	1,25(OH)$_2$D	Therapie	Literatur
Vitamin-D-Mangel-rachitis	Absoluter oder relativer Vitamin-D-Mangel	1. Lebensjahr	n (↓)	↓ (n)	↑ (n)	↑ (n)	↓	↓	2000–5000 E Vit. D tägl. 3–6 Wo., 1000 E im 1. Lebensjahr	[89]
Rachitis bei Malabsorption	Unzureichende Vit.-D-Resorption	Abhängig von Grunderkrankung	↓ (n)	↓ (n)	↑ (n)	↑ (n)	↓	↓	Parenterale Substitution von Vit. D	
Rachitis bei chron. Lebererkrankungen	Vermind. Resorption u. Hydroxylierung von Vit.-D	Abhängig von Grunderkrankung	↓ (n)	↓ (n)	↑ (n)	↑ (n)	↓	↓	Substitution mit Vit.-D oder seinen Metaboliten	[134, 135]
Rachitis bei Antikonvulsiver Therapie	Störung der Vit.-D-Hydroxylierung	Abhängig von Grundkrankheit	↓ (n)	↓ (n)	↑ (n)	↑ (n)	↓	↓	Substitution mit Vit.-D oder seinen Metaboliten	[136, 137]
Vitamin-D-abhängige Rachitis Typ 1	Störung der Vit.-D-Hydroxylierung	Autosomal rezessiv vererbt, 2.–3. Lebensjahr	↓	↓	↑	↑	↑	↓	Vit. D$_3$ hochdosiert oder 1,25(OH)$_2$-D lebenslang	[121, 122]
Vitamin-D-abhängige Rachitis Typ II	Endorganresistenz gegen 1,25(OH)$_2$-D	Nicht genau bekannt	↓	↓	↑	↑	n	n	Substitution mit hohen Dosen Vit.-D$_3$	[138]
Fam. Hypophosphatämische Rachitis	Unklarer Phosphattransportdefekt	X-chromosomal dominant vererbt, 2.–3. Lebensjahr	n	↓	n	n	n (↑)	n (↓)	Vit. D$_3$ hochdosiert oder 1,25-(OH)$_2$-D u. Phosphat	[123, 126] [125]
Rachitis bei Komplex tubul. Störungen (Fanconi-Syndrom)	Störung der Vit.-D-Hydroxylierung, ren. Phosphatverlust	Abhängig von Grundkrankheit	n (↓)	↓	↑	n (↑)	n (↑)	n (↓)	Vit. D$_3$ hochdosiert oder seine Metaboliten und Phosphat	[133]
Rachitis bei chron. Niereninsuffizienz	Phosphatstau, Hyperparath., Störung der Vit.-D-Hyroxylierung	Abhängig von Grundkrankheit	↓	↑	n	↑	n	↓	Vit. D$_3$ oder seine Metaboliten, Phosphatbinder	[132]
Osteomalazie bei Tumoren	Hemmung der Vit.-D-Hydroxylierung durch Tumorfaktoren	Abhängig von	↓	↓	↑	n (?)	n	↓	Tumorresektion	[139]

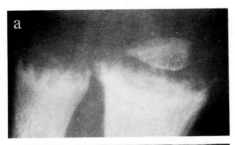
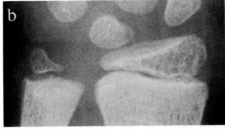
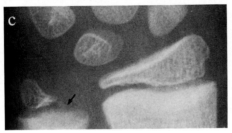

Abb. 7.19 a–c. Röntgenaufnahmen und Laborbefunde eines Patienten mit Vitamin-D-abhängiger Rachitis Typ I. **a** Vor Therapiebeginn (April 1972): Kalzium i.S. 1.86 mmol/l, Phosphat i.S. 0.82 mmol/l, alkalische Phosphatase 6390 U/l; generalisierte Hyperaminoazidurie, Hyperparathyreoidismus (Knochenbiopsie).
b Unter Vitamin-D.Therapie (September 1979): Kalzium i.S. 2.23 mmol/l, Phosphat i.S. 1.51 mmol/l, alkalische Phosphatase 660 U/l; unauffällige Aminoazidurie, iPTH normal.
c 6 Monate nach Absetzen der Vitamin-D-Behandlung (Juni 1980): Kalzium i.S. 2.07 mmol/l, Phosphat i.S. 1.06 mmol/l, alkalische Phosphatase 1495 U/l; generalisierte Hyperaminoazidurie, iPTH erhöht

Laborchemisch ist die Vitamin-D-abhängige Rachitis Vitamin-D-Mangelrachitis nur durch einen Unterschied im Spektrum der Vitamin-D-Metaboliten – hohes 25-OH-Vitamin-D, vermindertes 1,25-$(OH)_2$-Vitamin-D – zu differenzieren. Kalzium- und Phosphatkonzentration im Serum sind meist vermindert oder im unteren Normbereich, die alkalische Phosphatase ist deutlich erhöht, das immunreaktive PTH im Serum wird ebenfalls deutlich erhöht gefunden. Die Ausscheidung von Kalzium im Urin ist gering, es besteht eine generalisierte Hyperaminoazidurie.

Die Therapie besteht in einer lebenslangen hochdosierten Substitution von Vitamin D, wobei tägliche Dosen von 50 000–200 000 E Vitamin D verabreicht werden müssen. Die exakte Menge muß anhand der Serumkalziumkonzentration und der Kalziumausscheidung im Urin individuell ausbalanciert werden. Eine Umgehung des metabolischen Blocks wird durch eine Substitution mit 1α-OH-Vitamin-D oder 1,25-$(OH)_2$-Vitamin-D bewirkt. Die tägliche Dosis liegt hier mit 1–5 µg leicht über der durchschnittlichen Tagesmenge nicht rachitischer Kinder.

Beim Typ II der Vitamin-D-abhängigen Rachitis handelt es sich um eine periphere Resistenz gegenüber 1,25-$(OH)_2$-D_3 (s. Tabelle 7.4).

7.7.6.2.2 Familiäre hypophosphatämische Rachitis

Die familiäre hypophosphatämische Rachitis – auch als Phosphatdiabetes [123], „x-linked hypophosphatemia", Vitamin-D-resistente Rachitis mit Hypophosphatämie bezeichnet – ist eine erbliche Erkrankung mit einer Störung im Phosphathaushalt. Am Nierentubulus und am Darm ist die Resorption von Phosphat gestört [124], so daß eine negative Phosphatbilanz und eine Hypophosphatämie resultieren. Die Erkrankung wird X-chromosomal dominant vererbt [125].

Das Krankheitsbild tritt in der Regel im Laufe des 2. oder 3. Lebensjahrs bei zunehmender statischer Belastung der Patienten in Erscheinung [126]. Die Patienten weisen dann, trotz ausreichender Vitamin-D-Prophylaxe, zunehmende Verbiegungen an den unteren Extremitäten auf. Daneben fällt im Laufe der kommenden Jahre ein deutlicher Minderwuchs auf [126, 127] (Abb. 7.20). Im Gegensatz zur Vitamin-D-Mangelrachitis und der Vitamin-D-abhängigen Rachitis haben Patienten mit einer familiären hypophosphatämischen Rachitis keine Hypokalzämie, eine normale PTH-Konzentration und keine entsprechenden Symptome wie Muskelhypotonie oder Tetaniezeichen.

Laborchemisch sind sie durch die anhaltende Hypophosphatämie bei normalen Kalziumkonzentrationen und hoher alkalischer Phosphatase zu differenzieren. Es besteht bei unbehandelten Patienten kein Hyperparathy-

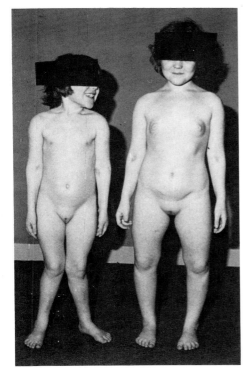

Abb. 7.20. Geschwister mit familiärer hypophosphatämischer Rachitis

reoidismus. 25-OH-Vitamin-D im Serum wird normal, 1,25-$(OH)_2$-Vitamin-D im Serum niedrig normal oder vermindert gefunden [128]. Die Ausscheidung von Kalzium im Urin ist vermindert, die Phosphatausscheidung im Urin meist normal [122]. Die fraktionelle tubuläre Phosphatrückresorption (T_p/C_{In}) ist immer vermindert [129]. Eine Hyperaminoazidurie besteht nicht [130].

Die Therapie der Wahl besteht in einer Substitution von Vitamin D in einer individuellen Dosierung zwischen 20 000 und 100 000 E Vitamin D_3 pro Tag und einer kontinuierlichen Substitution von anorganischem Phosphat (1–5 g/Tag, verteilt in 5 Dosen über 24 h) [124, 131]. Die Nebenwirkungen der Therapie sind die drohende Vitamin-D-Intoxikation einerseits und die durch die Phosphatsubstitution bedingte Diarrhö und der sekundäre Hyperparathyreoidismus andererseits [131]. Bei einzelnen Patienten kommt es trotz der Therapie zu Verbiegungen der Beine, die eine Umstellungsosteotomie am Ende der Wachstumsperiode erforderlich machen.

7.7.6.2.3 Tabellarische Differentialdiagnose unter Einschluß weiterer Rachitisformen

Bezüglich anderer Rachitisformen mit komplexen tubulären Nierenstörungen und des Krankheitsbildes der renalen Rachitis infolge chronischer Niereninsuffizienz [132] wird auf spezielle nephrologische Literatur verwiesen [133]. Eine kurze Zusammenstellung gibt Tabelle 7.4.

7.7.6.3 Therapie mit Vitamin D

Vitamin D_3 und seine Metaboliten 25-(OH)-Vitamin-D, 1-OH-Vitamin-D und 1,25-$(OH)_2$-Vitamin-D werden in der Behandlung von Mineralisationsstörungen des Knochens, z.B. bei allen Formen der Rachitis und bei Erkrankungen mit mangelnder Kalziumutilisation, eingesetzt. Während in der vergangenen Zeit fast ausschließlich Vitamin D_3 eingesetzt wurde, stehen in letzter Zeit auch die Vitamin-D-Metaboliten dem Kliniker zur Therapie zur Verfügung.

Grundsätzlich läßt sich mit Vitamin D_3 der gleiche therapeutische Effekt wie mit seinen Metaboliten erzielen. Die Kalziumresorption aus dem Darm wird gefördert, die Mineralisation des Knochens verbessert. Die Vitamin-D-Metaboliten erzielen eine gleichwertige Wirkung bei einer wesentlich niedrigeren Wirkdosis und einer kürzeren biologischen Halbwertszeit mit sich, daß die Behandlung hinsichtlich ihrer Wirkung, aber besonders hinsichtlich ihrer langfristigen Nebenwirkung – der Vitamin-D-Intoxikation – besser steuerbar ist.

Die Behandlung mit Vitamin-D-Metaboliten hat andererseits grundsätzlich zwei Nachteile gegenüber einer solchen mit Vitamin D_3. Es ist bis heute nicht zweifelsfrei geklärt, welche spezifischen Wirkungen den einzelnen Vitamin-D-Metaboliten zuzuordnen sind, d.h. es ist fraglich, ob die mineralisationsfördernde Wirkung des 1,25-$(OH)_2$-Vitamin-D günstiger ist als die des 25-OH-Vitamin-D, so daß die Indikation zur Behandlung mit Vitamin-D-Metaboliten von Krankheit zu Krankheit unterschiedlich zu bewerten ist. Ein weiterer wesentlicher Nachteil der Behandlung mit Metabolingen des Vitamin D besteht in der Tatsache, daß es z.B. für das 1,25-$(OH)_2$-Vitamin-D nicht mehr die Möglichkeit gibt, im Falle von Intoxikationserscheinungen Steroide als blockierendes Antidot der Hydroxylierung einzusetzen.

Der behandelnde Arzt sollte bei der Behandlung mit Vitamin-D-Präparaten das Präparat wählen, dessen Anwendung ihm in seinen Wirkungen und Nebenwirkungen vertraut ist. In allen Fällen wird eine Therapie mit Vitamin D_3 alleine den gewünschten Effekt erzielen können. Die Dosis wird von Krankheitsbild zu Krankheitsbild unterschiedlich sein.

Bei einer Vitamin-D-Mangelrachitis ist eine Dosis von 5000 E Vitamin D_3 täglich über 3–5 Wochen zu empfehlen. In jedem Fall sollte bis zum Ende des 1. Lebensjahrs eine weitere Rachitisprophylaxe mit 1000 E Vitamin D_3 täglich beibehalten werden. Bei den resistenten Rachitisformen, dem Hypoparathyreoidismus und Pseudohypoparathyreoidismus sollte mit einer einschleichenden Vitamin-D-Behandlung in einer Dosis von 1000 E Vitamin D/kg KG und Tag begonnen werden und anhand der Parameter Serumkalzium, Serumphosphat, alkalische Phosphatase und Kalziumausscheidung im Urin die erforderliche Dosis individuell festgelegt werden. Sensibelster Parameter für eine Überdosierung ist die Kalziumausscheidung im Urin, die 6 mg/kg in 24 h nicht übersteigen soll [140]. Bei einer Langzeit- oder Dauertherapie ist daneben zu berücksichtigen, daß beim einzelnen Patienten offensichtlich Änderungen in der Sensibilität gegenüber Vitamin D bestehen.

Der Einsatz von Vitamin-D-Metaboliten scheint bei der Vitamin-D-Mangelrachitis nicht sehr sinnvoll, da diese Erkrankung ohne Schwierigkeiten mit Vitamin D_3 beherrscht werden kann und die Anwendung der hydroxylierten Vitamin-D-Präparate keinen Vorteil bringt.

Sinnvoll erscheint der Einsatz von 1α-OH-Vitamin-D oder $1,25$-$(OH)_2$-Vitamin-D bei der Vitamin-D-abhängigen Rachitis Typ I, da hier durch das aktive Hormon der genetisch bedingte Stoffwechselblock überwunden wird. Balsan empfiehlt hierbei eine Dosis von 1–5 µg 1α-OH-Vitamin-D bzw. 1–3 µg $1,25$-$(OH)_2$-Vitamin-D [141].

Bei der familiären hypophosphatämischen Rachitis und dem Fanconi-Syndrom könnte der Einsatz von $1,25$-$(OH)_2$-Vitamin-D dann sinnvoll sein, wenn sich bestätigt, daß bei diesen Krankheitsbildern eine Hemmung der 1α-Hydroxylierung vorliegt. Hierfür gibt es mehrere Hinweise, auch Therapieerfolge einzelner Autoren sprechen dafür [142]. Insgesamt ist die Behandlung mit hydroxyliertem Vitamin D bei diesem Krankheitsbild noch nicht so etabliert, daß sie als Therapie der Wahl empfohlen werden kann.

Bei Patienten mit Hypoparathyreoidismus und Pseudohypoparathyreoidismus wird üblicherweise Vitamin D_3 angewandt. Es liegen aber auch Berichte über die Therapie mit Vitamin-D-Metaboliten vor [77]. Hierbei gibt es offensichtlich Patienten, bei denen der gewünschte Effekt zu erzielen ist und andere, die als Therapieversager gegenüber $1,25$-$(OH)_2$-Vitamin-D betrachtet werden müssen [88].

Die Behandlung mit Vitamin D_3 und seinen Metaboliten in pharmakologischer Dosierung ist gefährlich. Der Kalziumhaushalt der Patienten muß regelmäßig überwacht werden, da diese Patienten ständig durch die Gefahr einer Vitamin-D-Intoxikation bedroht sind.

7.7.6.4 Vitamin-D-Intoxikation

Die Behandlung resistenter Rachitisformen mit unphysiologisch hohen Dosen an Vitamin D bringt die Gefahr einer Vitamin-D-Überdosierung und Intoxikation in sich. Nach Untersuchungen von Stickler et al. an Patienten mit familiärer Hypophosphatämie mit Vitamin-D-resistenter Rachitis muß bei allen Patienten, die über einen längeren Zeitraum mehr als 7000 E Vitamin D/kg KG täglich erhalten, mit einer Intoxikation gerechnet werden. Dagegen konnte bei keinem Patienten, der täglich weniger als 2000 E Vitamin D_3/kg KG über längere Zeit erhielt, eine Vitamin-D-Intoxikation festgestellt werden [143].

Die Vitamin-D-Intoxikation macht sich klinisch durch die Zeichen der renalen Insuffizienz bemerkbar. Auffallendstes Symptom ist die Konzentrierungsschwäche der Nieren mit symptomatischem Diabetes insipidus renalis. Führendes Symptom der Erkrankung ist die Polyurie, die dadurch bedingte Exsikkose mit Anorexie, Erbrechen und Obstipation. Sekundär stellt sich eine Polydipsie ein. Die Kinder sind in diesem Stadium teilnahmslos und auffallend schlaff. Gelegentlich können Krämpfe auftreten.

Laborchemisch findet man bei diesen Patienten eine deutliche Hyperkalzämie bei normalem Serumphosphatgehalt. Die Kalziumausscheidung im Urin liegt immer deutlich über 6 mg/kg und 24 h. Die harnpflichtigen Substanzen werden retiniert. Am Nierengewebe finden sich bei diesem Patienten deutliche histologische Veränderungen in Form von interstitiellen Verkalkungen, interstitieller Fibrose und Infiltration und Nekrose einzelner Nephronen [144, 145]. Unbehandelt führt die Vitamin-D-Intoxikation zur Niereninsuffizienz.

Die Therapie besteht im sofortigen Absetzen des Vitamin-D-Präparats und einer symptomatischen Behandlung der renalen Störung. Bei anhaltender Hyperkalzämie ist eine Therapie mit Steroiden (2 mg Prednison/kg KG täglich) wegen des hemmenden Effekts auf die Kalziumresorption und die Vitamin-D-Metabolisierung indiziert. Wenn die Vitamin-D-Intoxikation auf eine langdauernde Therapie mit Vitamin D_3 zurückzuführen ist, muß wegen der langen biologischen Halbwertszeit des Vitamin D_3 mit einem längeren Anhalten des Krankheitsbildes gerechnet werden. Wird Vitamin D rechtzeitig reduziert und eine symptomatische Behandlung durchgeführt, sind die klinisch und laborchemisch zu erfassenden Befunde bei der überwiegenden Zahl der Patienten voll reversibel. Trotzdem muß damit gerechnet werden, daß es zu morphologischen Veränderungen im Nierengewebe gekommen sein kann [145].

7.8 Labortechnische Untersuchungsmethoden

Folgende Untersuchungsmethoden sind zur Abklärung einer gestörten Nebenschilddrüsenfunktion und eines veränderten Vitamin-D_3-Metabolismus heranzuziehen.

Kalzium
Obwohl die heute verwendeten Methoden der Kalziumbestimmung qualitativ wohl gut kontrolliert sind, variieren die sog. Normalbereiche erheblich, und es ist beachtenswert, daß Verläßlichkeitsgrenzen für Altersabhängigkeit, tageszeitliche Schwankungen und diätetische Einflüsse nicht vorliegen. Vor allem die Festlegung der oberen Normgrenze ist nicht eindeutig und schwankt von 10,0 bis 11,5 mg% (2,5–2,87 mmol/l). Die Bestimmung des ionisierten Kalziums ist auf Speziallaboratorien beschränkt.

Serumphosphor
Die Bestimmung des Serumphosphors ist für die Diagnostik der Rachitis und der renalen Phosphaturien sowie bei renaler Osteopathie unerläßlich. Indizes zur Phosphatausscheidung haben nur noch einen limitierten Wert; hingegen ist die Bestimmung der Tm-Phosphor/Kreatinin ein wertvoller Parameter für die renale Phosphatelimination [146].

Alkalische Phosphatase
Die Bestimmung der alkalischen Phosphatase ist zuverlässig. Hierfür liegen altersabhängige Normogramme vor, die inappropriat erhöhte oder erniedrigte Werte abgrenzen lassen.

25-OH-Vitamin-D_3
Die Bestimmung von 25-OH-Vitamin-D_3 ist in einigen Laboratorien heute routinemäßig möglich. Sie dient der Bestimmung des sog. Vitamin-D-Status. Die Messung von anderen Vitamin-D-Hormonen ist für Spezialfragen auf wenige Laboratorien beschränkt. Normalwertbereiche werden von den jeweiligen Laboratorien einzeln angegeben.

Parathormon
Die radioimmunchemische Bestimmung von PTH ist heute ebenfalls routinemäßig möglich geworden. Hierbei wird das mittregionale PTH bestimmt, das sich zur Abgrenzung einer normalen von einer gesteigerten Nebenschilddrüsenfunktion eignet. Ein Hypoparathyreoidismus läßt sich gegenwärtig mit dieser Methodik nicht sicher nachweisen. Die Normalwertbereiche variieren entsprechend den in den Laboratorien verwendeten Methoden; eine einheitliche Methode wird von der „Ad-hoc-Gruppe Parathormon" der Deutschen Gesellschaft für Endokrinologie zur Verfügung gestellt [147, 148], deren kommerzielle Bestimmungsmethode hat sich ebenfalls bewährt.

Beckenkammbiopsie
Die histomorphologische Untersuchung einer Beckenkammbiopsie hat im Kindesalter nur begrenzte Indikationen.

Funktionsuntersuchungen

Bestimmung von cAMP und Phosphat unter PTH-Belastung. Die Bestimmung von cAMP und Phosphor erfolgt im Serum oder Urin. Entsprechend Alter und Körpergewicht wird durch Infusion von 0,9% NaCl oder Trinken von mit NaCl hergestelltem Tee eine konstante Diurese hergestellt. Plasma und Urin werden von zwei 15 min-Perioden vor Infusion von PTH gewonnen. Anschließend werden 100–300 E PTH (Hormonchemie, München) gelöst in 10–20 ml 0,9% NaCl plus 1 ml humanes Serumalbumin über 15 min hinweg infundiert und Plasma- bzw. Urinportionen in 15-min-Abständen über eine Dauer von 2 h gesammelt. In Plasma- und Urinteilmengen werden cAMP, Phosphat und Kreatinin bestimmt. cAMP- und Phosphat-Ausscheidung werden auf Kreatinin bezogen wie angegeben. Es ist zweckmäßig, für jede PTH-Charge eine PTH-Dosiswirkkurve an 3 Probanden neu zu erstellen, da die biologische Aktivität stark schwankt. Daher kann hier auch kein exakter Normbereich angegeben werden. Dieser hängt neben der verwendeten Charge des PTH von der Menge des infundierten PTH ab, wobei wir eine Menge von 100 U an Erwachsenen ausreichend fanden [149]. Weitere Angaben über dieses Testverfahren finden sich in anderen Arbeiten [150, 151]. Für die Bestimmung von cAMP sollten nur noch die spezifischen radioimmunochemischen Bestimmungsmethoden verwendet werden, deren Sensitivität zusätzlich durch die Acetylierung der Reaktion erhöht werden kann, so daß uns die direkte Bestimmung in unextrahiertem Serum aus ca. 2 µl möglich ist. Dies ist in der Pädiatrie von besonderer Bedeutung.

PTH-Wirkung auf den Knochen. Für die Überprüfung der PTH-Wirkung auf den Knochen sei auf die Spezialliteratur verwiesen [151].

EDTA-Infusion zur Diagnostik des Hypoparathyreoidismus. Die Diagnose eines Hypoparathyreoidismus kann durch die PTH-Bestimmung allein nicht eindeutig gestellt werden. Wenn sie diagnostisch dringlich gesichert werden muß, empfiehlt sich der EDTA-Infusionstest. Dieser Test wird noch immer klassisch nach Kaiser u. Ponsold [152] durchgeführt und ist später von Parfitt wieder aufgegriffen worden [153]. Hierzu werden 70 mg/ kg KG EDTA (Titreplex) gelöst in 5% Glucose über 2 h infundiert. Da es zur Venenreizung kommen kann, empfiehlt sich die Infusion über einen zentralen Venenkatheter oder die Zugabe eines Lokalanästhetikums (10 ml 1% Novocain) bei peripherer Infusion. Abbildung 7.21 zeigt den Originalkurvenverlauf der Kalziumkonzentration nach Kaiser und Ponsold und den Verlauf der Plasmaerscheinungszeit von intaktem PTH (gemessen am z. Z. gültigen humanen Standard) aus einer eigenen Arbeit [152]. Man sieht, daß nach 2 h eine maximale Hypokalzämie auftritt mit einem Gipfel des intakten PTH.

7. Nebenschilddrüsen und Vitamin-D-Stoffwechsel   265

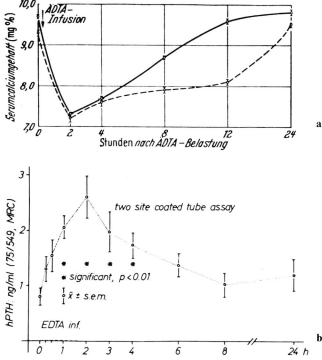

Abb. 7.21 a, b. EDTA-Infusionstest. **a** Originalabbildung von Kaiser u. Ponsold [92]. Sie zeigt Abfall und Wiederanstieg der Kalziumkonzentration im Serum nach EDTA-Infusion. **b** Anstieg von intaktem (1–84)-PTH. Man sieht, wie der Anstieg von PTH genau parallel zum Absinken der Kalziumkonzentration im Serum läuft. (Nach Hesch et al. [148])

Kalziumwiederanstieg und PTH-Abfall laufen bemerkenswert parallel. Ist nach 12 h Kalzium nicht wieder am Ausgangswert oder ein PTH-Plasmagipfel nach 3 h nicht erreicht oder gar nach später verschoben, so ist die Diagnose eines Hypoparathyreoidismus gesichert. Die erwähnten PTH-Bestimmungsmethoden eignen sich zu dieser Testdurchführung.

Literatur

1. Owen R (1852) On the anatomy of the Indian rhinoceros. Trans Zool Soc London 4/31: Art 111
2. Remak R (1851, 1858) Untersuchungen über die Entwicklung des Wirbeltieres. Berlin, Reimer 25: 194 und Berlin, 191
3. Virchow R (1863–1867) In: Die krankhaften Geschwülste, Bd 3. Berlin, Hirschwald, S 13
4. Sandström J (1880) Om en ny körtel hos menniskan och artskilliga däggdjur (in schwedisch). Upsala Laekarefoeren Föerh 15: 441
5. Vassale G, Generale F (1896) Sugli effetti dell' estirpazione delle gliandole paratiroidee. Riv Patol Nerv Ment 1: 95

6. Wölfer A (1880) Über die Entwicklung und den Bau der Schilddrüse mit Rücksicht auf die Entwicklung der Kröpfe. Berlin
7. Weiss N (1880) Über Tetanie. Volksmann Samml Klin Vortr Inn Med 7: Serie 189 1696
8. Vassale G, Generale F (1896) Sugli effetti dell' estirpazione delle ghiandole paratiroidee. Riv Patol Nerv Ment 1:95
9. Askanazy M (1903) Über Ostitis deformans ohne osteoides Gewebe. Arb Pathol Anat Inst Tuebingen 4:398–442
10. Erdheim J (1907) Über Epithelkörperchenbefunde bei Osteomalazie. Beitr. Akad Wiss Wien Math Naturwiss Kl Abt III 116:311
11. Mandl J (1925) Therapeutischer Versuch bei einem Fall von Osteitis fibrosa generalisata mittels Exstirpation eines Epithelkörperchentumors. Zentralbl Chir 53:260–264
12. Hanson AM (1923) An alimentary study of the parathyroid glands of cattle. Mil Surg 52:280–284
13. Collip JB, Clarke EP, Scott JW (1925) The effect of a parathyroid hormone on normal animals. J Biol Chem 63:439
14. McLean FC, Hasting AB (1935) Clinical estimation and significance of calcium ion concentrations in the blood, Am J Med Sci 189:601
15. Martin E, Bourdillon J (1940) Un cas de tétanie idiopathique chronique. Rev Med Suisse Romande 60:1166–77
16. Albright F, Burnett CH, Smith PH, Parson W (1942) Pseudohypoparathyroidism, an example of seabright-bantam syndrome. Endocrinology 30:922
17. Rasmussen H, Sze Y, Young R (1964) Further studies on the isolation and characterization of parathyroid polypeptides. J Biol Chem 239:2852–2857
18. Potts JT Jr, Aurbach GD, Sherwood LM (1966) Parathyroid hormone: Chemical properties and structural requirements for biological and immunological activity. Recent Prog Horm Res 22:101–132
19. Keutmann HT, Sauer MM, Boehnert M, Hendry GN, O'Riordan JLH (1978) Application of biosynthetic labelling to structural analysis of human parathyroid hormone. US Endocrine Society, 60th Annual Meeting, Miami (Poster Session 477)
20. Berson SA, Yalow RS, Aurbach GD, Potts JT Jr (1963) Immunoassay of bovine and human parathyroid hormone. Proc Natl Acad Sci USA 49:613–617
21. Chase LR, Aurbach GD (1967) Parathyroid function and the renal excretion of 3',5'-adenylic acid. Proc Natl Acad Sci USA 58:518
22. Curtis GM (1930) The blood supply of the human parathyroids. Surg Gynecol Obstet 51:805
23. Altenähr E (1971) Electron microscopical evidence for innervation of chief cells in human parathyroid gland. Experientia 27:1077
24. Castleman B, Mallory TB (1935) The pathology of the parathyroid gland in hyperparathyroidism. A study of 25 cases. Am J Pathol 11:1
25. Rother P (1969) Über Vorkommen und Funktion der oxyphilen Welsschen Zellen in Glandulae parathyreoidea. Z Mikrosk Anat Forsch 79:553
26. Christie AC (1967) The parathyroid oxyphil cells. J Clin Pathol 20:591
27. Thiele J, Ries P, Georgii A (1975) Spezielle und funktionelle Pathomorphologie der Epithelkörperchen in einem unausgewählten Obduktionsgut. Virchows Arch [Pathol Anat] 376:195–208
28. Paloyan E, Lawrence AM, Straus FH (1973) Hyperparathyroidism. Grune & Stratton, New York London
29. Habener JF, Kemper BW, Rich A, Potts JT Jr (1977) Biosynthesis of parathyroid hormone. Recent Prog Horm Res 33:249–308
30. Habener JF, Kemper BW, Rich A, Potts JT Jr (1977) Biosynthesis of parathyroid hormone. Recent Prog Horm Res 33:249–308
31. MacGregor RR, Hamilton JW, Cohn DV (1975) The by-pass of tissue hormone stores during the secretion of newly synthesized parathyroid hormone. Endocrinology 97:178–188
32. Mohr H, Hesch RD, McIntosh CHS, Jüppner H (1980) Parathyroid hormone fragments in secretory granules of human parathyroid adenomas. Eur J Clin Invest 10:317–323
33. Mohr H, Hesch RD (1980) Different handling of parathyrin by basal- lateral and brush-border membranes of the bovine kidney cortex, Biochem J 188:649–655

34. D'Amour P, Segre GV, Roth SI (1979) Analysis of parathyroid hormone and its fragments in rat tissues: Chemical identification and microscopical localization, J Clin Invest 63:89–98
35. Bialasiewicz AA, Jüppner H, Diehl V, Hesch RD (1979) Binding of parathyroid hormone to surface receptors of cultured B-lymphocytes, Biochem Biophys Acta 584:467–478
36. Hesch RD, Hehrmann R (1979) Der primäre Hyperparathyreoidismus. Verh Dtsch Ges Inn Med 85:288–299
37. Rasmussen H (1974) Parathyroid hormone, calcitonin and the calciferols. In: Williams RH (ed) Textbook of endocrinology. Saunders, Philadelphia, pp 660–773
38. Moore EW (1970) Ionized calcium in normal serum, ultrafiltrates and whole blood determined by ion exchange electrodes, J Clin Invest 49:318–323
39. Bronner F (1964) Dynamics in function of calcium. In: Comar LC, Bronner F (eds) Mineral metabolism, vol 2, part A. Academic Press, London New York, pp 342–447
40. Massry SG, Goldstein DA (1979) The search for uremic toxin (s) „X", „X" = PTH. Clin Nephrol 11:181–189
41. Jüppner H, Mohr H, Hesch RD (1980) Antibodies and peptides blocking the parathyroid hormone receptor and the hormone dependent adenylate cyclase of renal plasma membranes. Sixth Int Congr of Endocrinology, Melbourne, abstracts, No. 268 p 343
42. Pritchard JJ (1956) The biochemistry and physiology of bone. Academic Press, London New York, pp 179–211
43. Peck WA (1978) The specialization of bone cells, In: Copp DN, Talmage RV (eds) Endocrinology of calcium metabolism. Academic Press, London New York, pp 237–240
44. Herrmann-Erbe MPM, Gaillard PJ, Hekkelman JV (1978) Regulation of the response of embryonic bone to PTH and PTH fragments. A morphologic and biochemical study, In: Copp DN. Talmage RV (eds) Endocrinology of calcium metabolism. Academic Press, London New York, pp 253–269
45. Jüppner H, Sräer J, Ardaillou R, Ebel H, Ruf M, Mohr H (1978) PTH receptors at different sites along the nephron. Acta Endocrinol [Suppl 215] (Copenh) 87:105–106
46. Nordin B, Peacock M (1969) The role of the kidney in regulation of plasma calcium. Lancet II:1280–1283
47. Munson PL (1955) Studies on the role of the parathyroid in calcium and phosphorus metabolism. Ann NY Acad Sci 60:776–795
48. Chase LR, Melson GL, Aurbach GD (1969) Pseudohypoparathyreoidism: Defective excretion of 3′,5′-AMP in response to parathyroid hormone. J Clin Invest 48:1832
49. Aurbach GD, Potts J (1964) The parathyroids. Adv Metab Disord 1:45–93
50. Coleman EN (1965) Infantile hypercalcemia and cardiovascular lesions: Evidence, hypothesis and speculation, Arch Dis Child 40:535–540
51. Glimcher MK, Krane SM (1968) Organization and structure of bone and mechanism of calcification. In: Gould BS, Ramachandran GN (eds) Treatise of collagen, part B. Academic Press, London New York, pp 68–241
52. Fleisch H, Russel RGG (1970) Pyrophosphate, polyphosphate and calcium homeostasis. In: Rasmussen H (ed) The international encyclopedia of pharmacology and therapeutics. Pergamon, London
53. Fleisch H. Bonjour JP, Morgan DB, Reynolds JJ, Schenk R, Smith R, Russel GG (1971) Diphosphorates. In: Taylor SW (ed) Endocrinology. Heinemann, London, p 430
54. Neumann VF (1970) The membrane regulation of ion fluxes in the skeleton. Fed Proc 29:1846
55. Wasserman RH, Corradino RA, Taylor AN, Morisey RL (1971) Intestinal calcium absorption vitamin D, adaption and the calcium-binding protein. In: Nichols G, Wasserman RH (eds) Cellular mechanisms for calcium transfer and homeostasis. Academic Press, London New York, p 294
56. Howard JE (1968) Reflections on calcium habits in man. Can Med Assoc J 99:41–48
57. Neer R, Berman M, Fisher L, Rosenberg LE (1967) Multicompartment analysis of calcium kinetics in normal adult males. J Clin Invest 46:1364–1379
57a. Potts JD, Deftos LJ (1974) Parathyroid hormone, calcitonin, vitamin D, bone and bone minimal metabolism. In: Bondy PK, Rosenberg LE (eds) Duncan's disease of metabolism. Sounders, Philadelphia, p 1277

58. Haussler MR, McCain TA (1977) Basic and clinical concepts related to vitamin D metabolism and action. N Engl J Med 297:974–983
59. DeLuca HF, Schnoes HK (1976) Metabolism and mechanism of action of vitamin D. Annu Rev Biochem 45:631–666
60. Fraser DR, Kodicek E (1970) Unique biosynthesis by kidney of a biologically active vitamin D metabolite. Nature 228:764–766
61. Norman SW, Henry H (1974) 1.25-Dihydroxycholecalciferol – A hormonally active form of vitamin D_3. Recent Prog Horm Res 30:431–480
62. Pike JW, Tovernd S, Boass A (1977) Circulating 1-alpha,25-$(OH)_2$-D during physiological states of calcium stress. In: Norman AW, Schaefer K, Coburn JN (eds) Vitamin D: Biochemical, chemical and clinical aspects related to calcium metabolism. de Gruyter, pp 187–189
63. Hesch RD (1979) Diagnostische und therapeutische Empfehlungen für die renale Osteopathie. In: Hesch RD, Hehrmann R (Hrsg) Renale Osteopathie. Thieme, Stuttgart, S 113–119
64. David L, Anast CS (1974) Calcium metabolism in newborn infants, J Clin Invest 54:287–296
65. Tsang RC, Chen IW, Friedman MA, Chen IW (1973) Neonatal parathyroid function: Role of gestational age and postnatal age. J Pediatr 83:728–738
66. Schedewie HK, Odell WD, Fischer DA, Krutzik SR, Dodge M, Cousins L, Fisher WP (1979) Parathormon and perinatal calcium homeostasis. Pediatr Res 13:1–6
67. Fanconi A (1975) Hypokalzamie beim Neugeborenen. Paediatr Fortbildungskurse Prax 41:184
68. Saville P, Kretchmer N (1960) Neonatal tetany, a report of 125 cases and review of the literature. Biol Neonate 2:1
69. Wolf H, Hesch RD (1975) Calcitonin in the newborn and influence of vitamin D_3. In: Stembera ZK, Polacek K, Sabata V (eds) Perinatal medicine. Thieme, Stuttgart, Avicenum, Czechoslovak Medical Press Prague, pp 300–302
70. Tsang RC, Light IJ, Sutherland JM, Kleinmann LI (1973) Possible factors in neonatal hypocalcemia of prematurity. J Pediatr 82:423–429
71. Tsang RC, Kleinman LI, Sutherland JM, Light IJ (1972) Hypocalcemie in enfants of diabetic mothers. J Pediatr 80:384–395
72. Wagner G, Transbol I, Melchior JC (1964) Hyperparathyroidismus and pregnancy. Acta Endocrinol (Copenh) 47:549–564
73. Blizzard RM, Chee D, Davis W (1966) The incidence of parathyroid and other antibodies in the sere of patients with idiopathic hypoparathyroidism. Clin Exp Immunol 1:11
74. DiGeorge AM, Dacon C, Lischner HW, Arey JB (1966) Congenital absence of the thymus and its immunologic consequences. Concurrence with congenital hypoparathyroidism, Abstract Amer Ped Soc.
75. Brown DP, Tsang RC, Chen IW (1976) Oral calcium supplementation in premature and asphyxiated neonates. J Pediatr 89:973–977
76. Fanconi A (1976) Störungen des Calcium- und Phosphatstoffwechsels, In: Harnack GA von (Hrsg) Therapie der Krankheiten des Kindesalters. Springer, Berlin Heidelberg New York, S 102
77. Salle BL, David L, Chopard JP, Grafmeyer DC, Renand H (1975) Prevention of early neonatal hypocalcemia in low birth weight infants with continuous calcium infusions. Pediatr Res 11:1180–1185
78. Peden V (1960) True idiopathic hypoparathyroidism as a sex linked recessive trait. Am J Hum Genet 12:323
79. Pronsky D, Kiamco RT, Waldstein S (1968) Familial idiopathic hypoparathyroidism. J Clin Endocrinol Metab 18:61
80. Spinner MW, Blizzard RM, Childs B (1968) Clinical and genetic heterogencity in idiopathic Addison's disease and hypoparathyroidism. J Clin Endocrinol Metab 28:795
81. Dummermuth G (1965) Elektroencephalographie im Kindesalter. Thieme, Stuttgart
82. Antebi L, Bouchard R, Guedeney J, Perles C, Weiss J (1966) Cardiomegaly due to hypocalcemia. Pediatrics 38:909–999
83. Aryenpur I, Farhondi A, Zangeneh F (1974) Congestive heart failure secondary to idiopathic hypoparathyroidism. Am J Dis Child 127:738–739

84. Courvoisier B, Berthoud E, Zahn DG, Grandjean A (1959) Donnés actuelles sur la physiologique clinique des parathyreoides. Helv Med Acta [Suppl] 38:26
85. Marshall RW (1976) Calcium fractions in plasma. In: Nordin BEC (ed) Metabolism. Churchill Livingstone, Edinburgh London New York
86. Kooh SW, Fraser D, DeLuca HF, Holick MF, Belsey RE, Clark MI, Murray TM (1975) Treatment of hypoparathyroidism and pseudohypoparathyroidism with metabolites of vitamin D: Evidence for impaired conversion of 25-hydroxyvitamin D to 1,25-dihydroxyvitamin D. N Engl J Med 293:840-844
87. Kind HP. Handysides A, Kooh SW, Fraser D (1977) Vitamin D therapy in hypoparathyroidism and pseudo-hypoparathyroidism: Weight-related dosages for initiation of therapy and manitenance therapy. J Pediatr 91:1006-1010
88. Chesney RW, Horowitz SD, Kream BF, Eisman JA, Hong R, DeLuca HF (1977) Failure of conventional doses of 1α-25 dihydroxycholecalciferol to correct hypocalcemia in a girl with idiopathic hypoparathyroidism. N Engl J Med 297:1272-1275
89. Fanconi A (1969) Hypoparathyreoidismus im Kindesalter. Erg Inn Med Kinderheilkd 28:54-119
90. Asherov J, Weinberger A, Pinkhas J (1977) Lack of response to vitamine D therapy in a patient with hypoparathyroidism under anticonvulsant drugs. Helv Paediatr Acta 32:369-373
91. Drezner M, Neelon FA, Lebowitz HE (1973) Pseudohypoparathyreoidismus type II. A possible defect in the reception of the cAMP signal. N Engl J Med 1056-1060
92. Stömag W, Fischer JA (1975) Pseudohypoparathyroidism. Disappearance of the resistance to parathyroid extract during treatment with vitamin D. Am J Med 59:140-144
93. Mannix HJ (1975) Primary hyperparathyroidism in children. Am J Surg 129:528-531
94. Goldbloom RB, Gillis DA, Prasad M (1972) Hereditary parathyroid hyperplasie: A surgical emergency of early infancy. Pediatrics 49:514-522
95. Spiegel AM, Harrison HE, Marx SJ (1977) Neonatal primary hyperparathyroidism with autosomal dominant inheritance. J Pediatr 90:269-272
96. Freyschmidt J, Hehrmann R (1978) Primärer Hyperparathyreoidismus als Differentialdiagnose von schweren Skelettdestruktionen. Roentgenblaetter 31:495-502
97. Rhone DP (1975) Primary neonatal hyperparathyroidism. Report of a case and reviews of the literature. Am J Clin Pathol 64:488-499
98. Cushworth DC, Dent CE, Scriver CR (1972) Primary hyperparathyroidism and hyperaminoaciduria. Clin Chim Acta 41:355-361
99. Bricker NS (1972) On the pathogenesis of the uremic state: An exposition of the "trade-off" hypothesis. N Engl J Med 286:1093-1098
100. Swenson RS, Weisinger JL, Ruggeri JL, Reaven GM (1975) Evidence that parathyroid hormone is not required for phosphate homeostasis in renal failure. Metabolism 24:199-204
101. Tröhler U, Bonjour JP, Fleisch H (1976) Inorganic phosphate homeostasis Renal adaption to the dietary intake in intake and thyroparathyroidectomised rats. J Clin Invest 57:264-274
102. Steele TH, Underwood JL (1978) Renal response to phosphorus deprivation in the isolated rat kidney. Kidney Int 13:124-129
103. Llach F, Massry SG, Singer FR, Kurokawa K, Kaye JH, Coburn JW (1975) Skeletal resistance to endogenous parathyroid hormone in patients with early renal failure. A possible cause of secondary hyperparathyroidism. J Clin Endocrinol Metab 41:339-345
104. Lilienfeldt-Toal H von, Hesch RD, Hüfner M, McIntosh C (1974) Excretion of cyclic 3',5'-adenosine monophosphate in renal insufficiency and primary hyperparathyroidism after stimulation with parathyroid hormone. Horm Metab Res 6:314-318
105. Jüppner H, Bialasiewicz AA, Hesch RD (1978) Autoantibodies to parathyroid hormone receptors. Lancet II:1222-1224
106. Jüppner H, Hesch RD (1980) Inhibition of the parathyroid hormone dependent adenylate cyclase by receptor antibodies and low molecular peptides. Acta Endocrinol (Copenh) [Sppl] 124/94:122-123
107. Massry SG (1980) Parathyroid hormone and the uremic manifestations. Contrib Nephrol 20:84-91

108. Delling G, Lühmann H (1979) Morphologie und Histomorphometrie der renalen Osteopathie. In: Hesch RD, Hehrmann R (Hrsg) Renale Osteopathie. Thieme, Stuttgart, S 22–45
109. Brickman AS, Jowsey J, Sherrad DJ et al. (1975) In: Norman AW, Schaefer K, Grigoleit HG, Herrath D von, Rith E (eds) Vitamin D and problems related to uremic bone disease. De Gruyter, Berlin, pp 241–247
110. Deluca HF (1978) Vitamin D metabolism and function. Arch Intern Med 138:836–845
111. Norman AW, Schaefer K, Coburn JW, Deluca AF, Fraser D, Grigoleit HG, Herrath D von (1977) Vitamin D. Biochemical, chemical and clinical aspects related to calcium metabolism. De Gruyter, Berlin New York
112. Fraser DR (1980) Regulation of the metabolism of vitamin D. Physiol Rev 60:551
113. Hesch RD, Henning HV, Gerlach W, Scheler F (1971) Früherkennung von Störungen der intestinalen Calciumabsorption bei Niereninsuffizienz. Klin Wochenschr 49:115
114. Freyschmidt J (1979). In: Hesch RD, Hehrmann R (Hrsg) Renale Osteopathie. Thieme, Stuttgart, p 116
115. Moll H, Schmid F (1978) Radiologische Grundzüge der atypischen Rachitisformen. Z Kinderheilkd 80:469–483
116. World Health Organisation (1970) Vitamin D prophylaxe. Requirements of ascorbic acid, vitamin D, etc. Tech Rep Ser 452
117. Fraser D, Koch SW, Scriver CR (1978) Vitamin-D resistent rickets. In: Copp DN, Talmage RV (eds) Endocrinology of calcium metabolism. Excerpta Medica, Amsterdam Oxford, pp 6–15
118. Fraser D, Koch SW, Scriver CR (1967) Hyperparathyroidism as the cause of hyperaminoaciduria and phosphaturia in human vitamin D deficiency. Pediatr Res 1:425–435
119. Krohn HP, Brodehl J, Offner G, Liappis N, Weber HP (1974) Uber die Veränderung der Nierenfunktion bei der Vitamin D Mangel-Rachitis. Monatsschr Kinderheilkd 121:327–328
120. Sitrin M, Meredith S, Rosenberg IH (1979) Vitamin D deficiency and bone disease in gastrointestinal disorders. Arch Intern Med 138:886–888
121. Prader A, Illig R, Heierli F (1961) Eine besondere Form der primären Vitamin D resistenten Rachitis mit Hypokalzämie und autosomal dominantem Erbgang: Die hereditäre Pseudomangelrachitis. Helv Paediatr Acta 16:452
122. Fraser D, Kooh SW, Kind HP, Holick MF, Tanaka Y, DeLuca HF (1973) Pathogenesis of hereditary vitamin D dependent rickets. An inborn error of vitamin D metabolism involving defective conversion of 25-hydroxyvitamin D to 1 alpha 25 dihydroxyvitamin D. N Engl J Med 289:817
123. Fanconi G, Girardet P (1951) Familiärer persistierender Phosphatdiabetes mit Vitamin D resistenter Rachitis, Helv Paediatr Acta 7:14–41
124. Krohn HP, Brandis M, Brodehl J, Offner G (1976) Vitamin D resistente Rachitis: Ergebnis einer zwölfmonatigen kombinierten Therapie mit Vitamin D und Phosphat. Monatsschr Kinderheilkd 124:417–418
125. Winters RW, Graham JB, Williams TF, McFalls VW, Burnett CH (1958) A genetic study of familial hypophosphatemia and vitamin D resistant rickets with a review of the literature. Medicine (Baltimore) 37:97
126. Krohn HP (1980) Die familiäre Hypophosphatämie mit Vitamin D resistenter Rachitis. Habilitationsschrift, Universität, Hannover
127. McMair S, Stickler GB (1969) Growth in familial hypophosphatemic vitamin D resistant rickets. N Engl J Med 281:511–516
128. Scriver CR, Reade TM, DeLuca HF, Hamstra AJ (1978) Serum 1,25 dihydroxy-vitamin-D levels in normal subjects and in patients with hereditary rickets or bone disease. N Engl J Med 299:976–979
129. Krohn HP, Brandis M, Brodehl J, Offner G (1974) Tubulärer Phosphattransport bei der Vitamin D resistenten Rachitis. Monatsschr Kinderheilkd 122:583–585
130. Krohn HP, Brandis M, Brodehl J, Offermann G (1976) The effect of hyperparathyroidism on tubular reabsorption of amino acids in vitamin D resistant rickets. Pediatr Res 10:875

131. Glorieux FH, Scriver CR, Reade TM, Goldman A, Roseborough A (1972) Use of phosphate and vitamin D to prevent dwarfism and rickets in x-linked hypophosphatemia. N Engl J Med 287:481–487
132. Hesch RD, Hehrmann R (1979) Renale Osteopathie. Thieme, Stuttgart
133. Brodehl J (1978) The Fanconi Syndrome, In: Edelman CM Jr (ed) Pediatric Kidney disease. Little Brown, Boston, pp 955–986
134. Compston JE, Thompson RPH (1977) Intestinal absorption of 25-hydroxyvitamin D and osteomalacia in primary biliary cirrhosis. Lancet II: 721–724
135. Wagonfeld JP, Nemchausky BA, Bolt M (1976) Copmarison of vitamin D and 25 hydroxyvitamin D in the therapy of primary biliary cirrhosis. Lancet II:391–394
136. Hahn TJ, Birge SJ, Scharp CR, Avioli LV (1972) Phenobarbital induced alterations in vitamin D metabolism. J Clin Invest 91:741
137. Schäfer U, Flury WH, Herrath D von, Kraft D, Schweingruber R (1972) Vitamin-D-Stoffwechsel und Antiepileptika. Schweiz Med Wochenschr 102:785
138. Brooks M, Bell NH, Love L et al. (1978) Vitamin-D-dependent rickets type II. N Engl J Med 298:996–999
139. Salassa RM, Jowey J, Arnaud CD (1970) Hypophosphatemic osteomalacia associated with "nonendocrine" tumors. N Engl J Med 283:65
140. Royer P, Habib R, Mathieu H (1967) Nephrologie im Kindesalter. Thieme, Stuttgart, S 218
141. Palsan S, Garabedian M, Sorgniard R, Holick MF, DeLuca HF (1975) 1,25 dihydroxyvitamin D_3 and 1α-hydroxyvitamin D_3 in children. Pediatr Res 9:586–593
142. Chesney BW, Mazess RP, Rose P, Hamstra AJ, DeLuca HF (1980) Supranormal 25-hydroxyvitamin D and subnormal 1-25 dihydroxyvitamin D. Am J Dis Child 134:140–143
143. Stickler GB, Beabout JW, Riggs BL (1970) Clinical experience with 41 typical familial hypophosphatemie patients and 2 atypical nonfamilial cases. Mayo Clin Proc 45:197
144. Moncrieff MW, Chance GW (1969) Nephrotoxic-effect of vitamin D therapy in vitamin D infractory rickets. Arch Dis Child 44:571–579
145. Panier L, Kooh SW, Conen PF, Gibson AAM, Fraser D (1968) Renal function and histology after long-term vitamin D therapy of vitamin D infractory rickets. J Pediatr 73:833–844
146. Walton RJ, Bijvoet OLM (1975) Nomogram for derivation of renal threshold phosphate concentration. Lancet II:309–310
147. Hesch RD (1978) Arbeitsgruppe Parathormon. Endokrinol Inf 3:109
148. Hesch RD, Offermann G, Wood G, Ziegler R (1980) Expertengruppe Parathormon und Calcitonin. Endokrinol 3:85–88
149. Lilienfeld-Toal H von, Hüfner M, Hesch RD, McIntosh C (1974) The excretion of cAMP in renal insufficiency and primary hyperparathyroidism after stimulation with parathyroid hormone. Horm Metab Res 6:314–318
150. McDonald KM (1972) Responsiveness of bone to parathyroid extract in siblings with pseudohypoparathyroidism, Metabolism 21:521–531
151. Kaiser W, Ponsold W (1959) Über eine Möglichkeit zur Diagnose der relativen Nebenschilddrüseninsuffizienz durch Infusion von Äthylendiamintetraazetat (ÄDTA). Klin Wochenschr 37:1183–1185
152. Parfitt AM (1967) Delayed recognition of postoperative hypoparathyroidism. Med J Aust 1:702–708
153. Hesch RD, Hehrmann R, Jüppner H (1978) Biokybernetische Aspekte der Parathormonsekretion unter Berücksichtigung des Vitamin-D Stoffwechsels. In: Oeff K, Schmidt HAE (Hrsg) Nuklearmedizin, Bd I. Medico, Berlin, S 210–222

8. Die Langerhans-Inseln des Pankreas

P. Hürter

8.1 Anatomie der Inselzellen

Paul Langerhans beschrieb 1869 erstmalig in seiner Dissertation die nach ihm benannten Inselzellen des Pankreas [1].

8.1.1 Embryologie

Die Langerhans-Inseln entstehen aus Epithelzellen der Ausführungsgänge und der Acini des exokrinen Teils der Pankreasanlage und sind daher entodermalen Ursprungs.

Die endokrinen Anteile des Pankreas laufen entwicklungsmäßig den exokrinen voraus, denn schon im 2. Embryonalmonat sind spezifisch granulierte Zellen nachweisbar.

Die Inseln des fetalen Pankreas bestehen aus einem zentralen Zellhaufen, der einem B-Zellenkomplex entspricht und schalenförmig von A-Zellen umgeben ist. Zwischen diese Schichten schieben sich Zellen der Transformationszone, die sich in B-Zellen umwandeln und durch appositionelles Wachstum den Inselkern vergrößern [2].

8.1.2 Makroskopische Anatomie

Die endgültigen, im Pankreas regellos verstreuten, in den kaudalen Abschnitten vermehrt vorkommenden Inseln sich rundliche, seltener längliche Epithelkomplexe mit einem Durchmesser zwischen 20 und 300 µm.

Beim Erwachsenen weist das etwa 100 g schwere Pankreas 1–1½ Millionen Inseln auf, das etwa 10 g schwere Pankreas eines einjährigen Kindes ca. 200 000.

8.1.3 Histologie

Mit Spezialfärbungen lassen sich in den Inseln 3 Zelltypen sichbar machen: A-, B- und D-Zellen. Elektronenmikroskopisch sind bisher 7 verschiedene Zelltypen nachgewiesen worden. Etwa 10% der Zellpopulation entfallen auf wahllos in den Inseln verstreute A-Zellen, die das Hormon Glukagon synthetisieren. Sie weisen zahlreiche Granula mit einem mittleren Durchmesser von 250 nm auf. 80% der Inselzellen sind B-Zellen, deren Granula einen mittleren Durchmesser von 300 nm aufweisen. In den B-Zellen wird das Hormon Insulin gebildet. Die D-Zellen, auf die etwa 10% der Inselzellen entfallen, produzieren das Hormon Somatostatin. Sie weisen lange Zellfortsätze auf, ihre Hormongranula haben einen mittleren Durchmesser von 260 nm. Sehr viel seltener sind E-Zellen, die „pancreatic polypeptide" (PP) bilden, EC-Zellen, die 5-Hydroxytryptamin produzieren, VIP-Zellen, die „vasoactive intestinal peptide" enthalten und P-Zellen mit unbekannter Funktion.

Die Blutgefäßversorgung der Inseln ist außergewöhnlich reich. Ähnlich wie bei der Niere bilden die Kapillaren glomerulumartige Knäuel.

Die Innervation erfolgt über marklose Nervenfasern. Für die A-Zellen wird eine cholinerge, für die B-Zellen eine adrenerge Innervation angenommen.

8.2 Physiologie der Inselzellen

Die wichtigsten, in den Langerhans-Inseln gebildeten Hormone sind das Insulin der B-Zellen, das Glukagon der A-Zellen und das Somatostatin der D-Zellen.

8.2.1 Insulin

1929 gelang Banting u. Best [3] die Extraktion von Insulin aus dem Pankreas. Abel [4] kristallisierte das Insulin erstmalig 1926. Die Primärstruktur des Insulin klärten Sanger et al. [5] nach 10jähriger Arbeit endgültig 1955 auf. Die Synthese des Insulins gelang verschiedenen Arbeitsgruppen schrittweise zwischen 1963 und 1967 [6–9]. Die Totalsynthese kristallisierten Humaninsulins wurde von Sieber et al. [10] 1974 erstmalig durchgeführt.

8.2.1.1 Chemie

Menschliches Insulin ist ein Protein mit einem Molekulargewicht von 5734. Es besteht aus insgesamt 51 Aminosäuren, die in 2 Ketten angeordnet sind. Die A-Kette mit 21 Aminosäuren ist mit der B-Kette mit 30 Aminosäuren über 2 Disulfidbrücken, verbunden. Die A-Kette weist eine weitere Disulfidbrücke auf (Abb. 8.1). Schon geringfügige Veränderungen der Molekülstruktur (Sprengung einer Disulfidbrücke, Abspaltung endständiger Aminosäuren) scheinen die Raumstruktur so zu verändern, daß die bioaktive Region zerstört wird und das Insulin seine biologische Wirksamkeit verliert. Durch Röntgenstrukturanalyse [12] und Rezeptorbindungsstudien [13] konnten die Aminosäuresequenzen identifiziert werden, die für die Bindung an die Rezeptoren der Zelloberflächen verantwortlich sind und damit als biologisch aktives Zentrum des Insulinmoleküls angesehen werden müssen.

8. Die Langerhans-Inseln des Pankreas

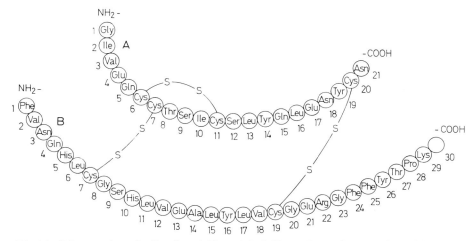

Abb. 8.1. Primärstruktur des Insulins. A-Kette (*A*), B-Kette (*B*). Aminosäure in Position 30 der B-Kette beim Humaninsulin Threonin, beim Schweineinsulin Alanin (Nach Chance et al. [11])

Tierische Insuline, vor allem die vom Schwein, Rind und Schaf, unterscheiden sich nur in wenigen Aminosäuren vom Humaninsulin. Das Schweineinsulin unterscheidet sich nur in einer Aminosäure und kommt damit dem menschlichen Insulin am nächsten (Abb. 8.1).

8.2.1.2 Biosynthese

Die Biosynthese des Insulins erfolgt über einkettige Vorläufer: das Präproinsulin und das Proinsulin [14, 15]. Proinsulin ist ein Polypeptid, das die A- und B-Kette des Insulins und ein „connecting peptide", das C-Peptid, enthält, das die endständige Carboxylgruppe der B-Kette mit der endständigen Aminogruppe der A-Kette verbindet (Abb. 8.2). Die Aminosäurenfrequenz des C-Peptids variiert von Spezies zu Spezies sehr viel mehr als die der A- und B-Ketten.

Das hängt sicher damit zusammen, daß das C-Peptid mit der biologischen Aktivität des Insulins nichts zu tun hat und funktionell weniger bedeutende Molekülteile im Verlauf der Evolution weit größeren Veränderungen unterworfen sind als die funktionell wichtigen.

Das Proinsulin weist nur etwa 2% der biologischen Aktivität des Insulins auf. Andererseits besitzt Proinsulin ausgeprägte antigene Eigenschaften. So wird die Antikörperbildung gegen injiziertes Fremdinsulin vom Schwein oder Rind in erster Linie durch Verunreinigung mit Proinsulin hervorgerufen.

Proinsulin wird in den Ribosomen des endoplasmatischen Retikulums synthetisiert. Von dort wird es zu den Vakuolen des Golgi-Apparats transportiert, wo die Abspaltung des C-Peptids durch trypsinähnliche Proteasen beginnt. Das Insulin wird in dort neu gebildeten Sekretionsgranula gespeichert, die zur Zellmembran wandern (Abb. 8.3).

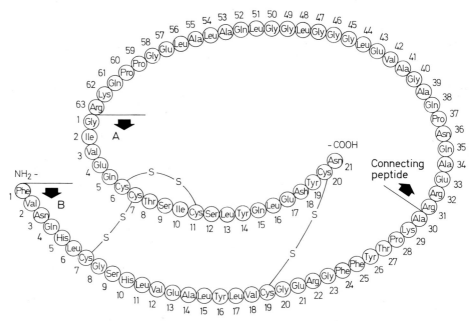

Abb. 8.2. Primärstruktur des Proinsulins (Schwein) mit A-Kette (*A*), B-Kette (*B*) und „connecting peptide" (C-Peptid). (Nach Chance et al. [11])

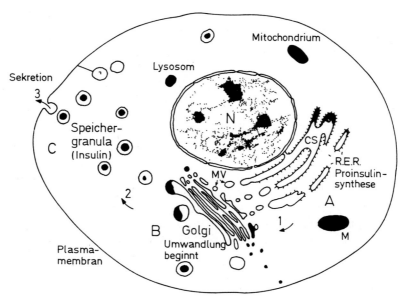

Abb. 8.3. Synthese und Sekretion des Insulins in der B-Zelle. *A*: Endoplasmatisches Retikulum, Ort der Proinsulinsynthese; *B*: Golgi-Apparat, Ort der Umwandlung von Proinsulin zu Insulin; *C*: Speichergranula, Ort der Insulinsekretion. (Nach Steiner et al. [15])

8.2.1.3 Sekretion

Auf einen Sekretionsreiz hin verschmilzt die Granula mit der Membran, die an der Verschmelzungsstelle zerreißt, so daß der Granulainhalt mit dem Insulin in den perikapillären Raum ausgestoßen wird (Exozytose).

Nach Grodsky [16] verläuft die Insulinsekretion in 2 Phasen, einer Sofortreaktion und einer verzögert ablaufenden Reaktion. Demnach scheint das Insulin in einem schnell mobilisierbaren und in einem Reservespeicher vorzuliegen.

Die Insulinsekretion wird durch eine Reihe von Substanzen stimuliert. Der wichtigste physiologische Reiz ist ein Anstieg der Glukosekonzentration in der extrazellulären Flüssigkeit [17]. Andere Zucker, Aminosäuren, Fettsäuren und ihre Derivate wirken ebenfalls als Sekretionsreiz (z. B. Mannose, Fructose, Glucosamin, Sorbit, Xylit, weiterhin in der Reihenfolge ihrer Wirkung Arginin, Lysin, Leucin, Phenylalanin, Valin, Methionin sowie Caproat und Caprylat) [17]. Glukagon stimuliert ebenfalls die Insulinsekretion (es wird bei peroraler Glukosegabe sogar eher sezerniert als Insulin). Andere Hormone (ACTH, Wachstumshormon, Glukokortikoide) fördern wie Glukagon die Insulinausschüttung. Schließlich besitzen mehrere gastrointestinale Hormone eine insulinfreisetzende Wirkung („gastric inhibitory polypeptide" (GIP), Gastrin, Cholezystokinin, Sekretin, „vasoactive intestinal polypeptide" (VIP)). Welches dieser Peptide der neurokrine Transmitter der Insulinausschüttung innerhalb der „enteroinsulären Achse" [18] ist, scheint nicht geklärt, zumal nur GIP und Gastrin nach peroraler Glukosegabe sezerniert werden [19]. Die große Bedeutung eines bisher möglicherweise unbekannten „Incretins" [20] der Darmmukosa für die Steuerung der Insulinsekretion geht aus dem Befund hervor, daß die perorale Glukosegabe die Insulinfreisetzung stärker stimuliert als die intravenöse [21, 22]. Das in den D-Zellen der Inseln gebildete Somatostatin hemmt die Insulinsekretion.

Verschiedene pharmakologische Substanzen beeinflussen die Insulinausschüttung aus den B-Zellen. β-Rezeptorenblocker wie Propranolol hemmen die Insulinfreisetzung, weiterhin Diazoxid und Mannoheptulose, während die Sulfonylharnstoffe, wie es Loubatierès [23] als erster beobachtet hat, die Sekretion fördern.

8.2.1.4 Inaktivierung

Insulin wird vorwiegend in der Leber, weniger in der Niere in A- und B-Ketten gespalten [24, 25] und damit inaktiviert. Die biologische Halbwertszeit beträgt beim Menschen nur 3–5 min. Bei Diabetikern, die Insulin erhalten, ist sie verlängert. Insulinbindende Antikörper verhindern den Abbau des Insulins und sorgen damit für eine protrahierte Wirkung.

8.2.1.5 Serumkonzentration

Die Messung der Insulinkonzentration im Blut erfolgte zunächst mit Hilfe biologischer Methoden, die heute nur noch von historischem Interesse sind.

Yalow u. Berson [25] entwickelten die erste radioimmunologische Methode zur Messung von Proteohormonen. Das mit dieser Methode gemessene Insulin wird als IRI (immunoreactive insulin) oder IMI (immunologically measurable insulin) bezeichnet. Da Proinsulin ebenfalls Insulinantikörper bindet, wird es mit der Methode mitbestimmt.

Die Normalwerte für Insulin liegen bei nüchternen, stoffwechselgesunden Personen zwischen 5 und 10 µE/ml Serum.

Nach intravenöser Glukosegabe steigt der Insulinspiegel auf Werte um 160 µE/ml an [26]. 30–60 min nach Glukosegabe sind wieder Normalwerte erreicht.

8.2.1.6 „Insulinähnliche" Substanzen

Im Serum sind biologisch insulinähnliche Substanzen nachweisbar, die z.B. die Glukoseaufnahme der Muskulatur und des Fettgewebes in vitro erhöhen und auch andere glukoseunabhängige Insulinwirkungen aufweisen. Es handelt sich einerseits um die von Froesch et al. [27] beschriebene „nichthemmbare" Insulinaktivität (NSILA), andererseits um ein einkettiges Peptid, das eine ähnliche Aminosäurensequenz wie die B-Kette des Insulins aufweist (NSILA-S) [28].

8.2.1.7 Insulinwirkungen

Das Insulin greift in differenzierter Weise in den Stoffwechsel ein. Muskulatur, Fettgewebe und Leber sind die Organe, in denen es in erster Linie seine vielfältigen Wirkungen entfaltet.

8.2.1.7.1 Membrantransport

Die am längsten bekannte Wirkung des Insulins ist die Förderung des Glukosetransports durch die Zellmembran in die Zelle hinein [29]. In Muskulatur und Fettgewebe steuert Insulin die Glukoseaufnahme und bestimmt damit in diesen Organen den gesamten Glukoseverbrauch [30, 31].

Die Membranen der meisten Zellen sind für Glukose undurchlässig. Die Glukose muß daher durch ein spezifisches Transportsystem in die Zellen geschafft werden. Dieser Transportvorgang benötigt im Gegensatz zur Glukoseresorption im Darm oder zur Glukoserückresorption in den Nieren keine Energie. Er ist durch Insulin stimulierbar. Wie dieser Transportvorgang auf molekularer Ebene abläuft, ist genauso ungeklärt wie der Wirkungsmechanismus des Insulins, der den Membrantransport erleichtert.

Das Fettgewebe, das bei Überangebot von Glukose vermehrt Glukose aufnehmen muß, um seine Triglyceridspeicher aufzufüllen und das Muskelgewebe, das bei gesteigertem Energieverbrauch vermehrt Glukose aufnehmen muß, sind von der Membrantransportsteuerung des Insulins abhängig, während Organe mit konstantem Glukoseverbrauch (Hirnzellen, Erythrozyten) insulinunabhängig Glukose ungehindert durch Diffusion aufnehmen können.

8.2.1.7.2 Stoffwechselwirkungen

Neben seiner Wirkung auf den Glukosetransport entwickelt das Insulin eine Reihe direkter und indirekter Wirkungen auf verschiedene Stoffwechselvorgänge. Insulin fördert den Aminosäurentransport in Muskulatur und Fettgewebe, den Kaliumtransport in Leber und Muskulatur, die Glykogensynthese in Muskulatur und Leber, die Lipogenese in Fettgewebe, Leber und Muskulatur und die Proteinsynthese in der Muskulatur.

Dagegen hemmt das Insulin die Lipolyse in Fettgewebe und Leber, die Ketogenese in der Leber, die Glukoneogenese und Glykogenolyse in der Leber, die Proteolyse in Leber und Muskulatur.

Der Wirkungsmechanismus dieser vielfältigen Stoffwechseleffekte ist weitgehend unbekannt. Man weiß zwar, daß das Insulin wie andere Proteohormone mit spezifischen Rezeptoren auf der Zellmembran reversible Bindungen eingeht [32–34], um eine Kaskade intrazellulärer Reaktionen auszulösen. Ein Effektorsystem, wie es z. B. die Adenylzyklase mit dem AMP für die Katecholamine, das ACTH und das Glukagon darstellt, ist für Insulin bisher nicht nachgewiesen worden.

8.2.1.7.3 Bilanz der Insulinwirkungen

Die Aufzählung der Insulinwirkungen läßt ein Grundprinzip erkennen: Das Insulin fördert den Einstrom von Glukose in die Zellen und stellt damit das Substrat für die Glykogen-, Fettsäure- und Lipidsynthese zur Verfügung. Auf der anderen Seite hemmt es die Glykogenolyse, Lipolyse und Glukoneogenese. Damit verhindert es die Freisetzung der Substrate Glukose, Glycerin und Fettsäuren. Weiterhin fördert das Insulin den Einstrom von Aminosäuren in die Zellen und damit die Proteinsynthese; die Proteolyse wird dagegen gehemmt. Da für Glykogensynthese und Proteinsynthese Kalium notwendig ist, wird auch die Kaliumaufnahme der Zellen durch Insulin gefördert.

In differenzierter Weise sorgt also das Insulin dafür, daß die durch die Nahrung aufgenommenen Substrate einerseits für wichtige Syntheseleistungen verwendet werden, nämlich zum Aufbau von Glykogen, Triglyceriden und Proteinen, und andererseits der Muskulatur ausreichend zur Energiegewinnung zur Verfügung stehen (Membrantransport).

Diesem Wirkungsprinzip des Insulins steht ein anderes gegenüber, das durch eine Reihe anderer Hormone repräsentiert wird. Glukagon, Somatostatin, Adrenalin, Noradrenalin, Glukokortikoide, ACTH, Wachstumshormon, Somatomedine, Schilddrüsenhormone und Prostaglandine wirken insulinantagonistisch, teilweise über das Adenylzyklasesystem (Lipolyse, Glykogenolyse).

8.2.2 Glukagon

1923 gelang Murlin et al. [35] die Abtrennung einer hyperglykämisierenden Substanz aus Pankreasextrakten, die sie Glukagon nannten. Die Kristallisierung des Glukagons erfolgte erst 1953 [36], die Strukturaufklärung 1956 [37].

8.2.2.1 Chemie, Biosynthese, Sekretion, Inaktivierung und Serumkonzentration des Glukagons

Glukagon ist ein einkettiges Peptid ohne Disulfidbrücke, besteht aus 29 Aminosäuren und hat ein Molekulargewicht von 3485. Die Primärstruktur des Glukagons ist bei allen Säugetieren gleich. Das C-terminale Ende der Peptidkette scheint für die biologische Wirksamkeit und spezifische Antigenität des pankreatischen Glukagons verantwortlich zu sein [38]. Glukagon wird nicht nur in den A-Zellen des Pankreas, sondern auch in der Magenmukosa gebildet [39, 40].

Daneben wurden in der Darmschleimhaut und den Speicheldrüsen glukagonähnliche Substanzen nachgewiesen, deren Molekulargewicht meist über dem des pankreatischen Glukagons liegt. Sie reagieren mit unspezifischen Glukagonantikörpern und werden daher in ihrer Gesamtheit als immunreaktives Glukagon (IRG) bezeichnet [38].

Die Biosynthese des Glukagons in den A-Zellen des Pankreas und seine Sekretion verläuft in ähnlichen Schritten wie die des Insulins in den B-Zellen über ein Proglukagon. Bei Stimulation erfolgt die Sekretion des in Granula gespeicherten Glukagons durch Exozytose.

Die Sekretion wird durch nervöse (Vagus, Splanchnikus, α-adrenerge Agonisten, β-adrenerge Blocker), endokrine (GIP, VIP, Wachstumshormon, Katecholamine, Prostaglandine), metabolische (Abfall der extrazellulären Konzentration utilisierbarer Zucker und Fettsäuren, Anstieg des Aminosäurenspiegels) und pharmakologische Faktoren (Diazoxid, Sulfanylharnstoffe, Aspirin) stimuliert [38]. Insulin [41, 42], Somatostatin und Glukagon selbst hemmen die Glukagonsekretion [38, 43, 44].

Während hohe Plasmaspiegel von Glukose und Fettsäuren die Ausschüttung von pankreatischem Glukagon hemmen, stimuliert die Kohlenhydrat- und Fettingestion die Freisetzung von intestinalem Glukagon.

Die Inaktivierung des Glukagons erfolgt in der Leber, den Nieren und der Skelettmuskulatur [38, 45].

Die Serumkonzentration pankreatischen Glukagons liegt beim nüchternen, stoffwechselgesunden Menschen zwischen 50 und 85 pg/ml [46], die Tagessekretion beträgt 0,10–0,15 mg/24 h [41].

8.2.2.2 Wirkungen

Glukagon ist ein wichtiger Teil des antiinsulinären Prinzips (s. S. 281). Es stimuliert die Glukoseproduktion und die Ketogenese in der Leber sowie die Lipolyse im Fettgewebe [47, 48]. Obwohl die Glukagonwirkung von relativ kurzer Dauer ist und vor allem durch die Insulinsekretion limitiert ist, sorgt das Glukagon für eine Freisetzung utilisierbarer Substrate (Glukose, Fettsäuren, Ketonkörper) für die Energiegewinnung bei Mangelzuständen

(Hunger, Hypoglykämie). Daher steigt der Glukagonspiegel bei körperlicher Anstrengung, Trauma, Schmerz, Verbrennungen, Blutungen, Sepsis und anderen Formen von Streß [49, 50].

Im Zusammenspiel antiinsulinärer Hormone stellt Glukagon vor allem Substrate für das Gehirn bereit, während die Katecholamine Fettsäuren für die Muskulatur mobilisieren.

Hauptangriffspunkt des pankreatischen Glukagons ist die Leber. Die Bindung von Glukagon an spezifische Rezeptoren der Leberzellmembran führt zu einer Aktivierung der Adenylzyklase und damit zur Bildung von cAMP [51]. Als endozellulärer Messenger innerhalb des für einige Proteohormone typischen Effektorsystems löst das cAMP nach Sutherlands These die Phosphorylierung nukleärer und ribosomaler Enzyme aus. Die Folgen sind vor allem eine Inaktivierung der Proteinsynthese in der Leber, die zu einer Stimulierung der Glukoneogenese aus Aminosäuren führt, die Aktivierung des Phosphorylasesystems und Inaktivierung der Glykogensynthetase und damit Steigerung der Glykogenolyse und Hemmung der Glykogensynthese und schließlich die Stimulierung von Lipasen in den Adipozyten, die zu gesteigerter Lipolyse mit vermehrtem Angebot von Fettsäuren für die Ketogenese führt [38].

Neben seinen Stoffwechselwirkungen beeinflußt das Glukagon die Funktionen mehrerer Organe (Herz, Gefäße, Gastrointestinaltrakt, Niere) und stimuliert die Freisetzung von Hormonen (Katecholamine, Wachstumshormon, Insulin, Kalzitonin, Prostaglandin), während es die von GIP hemmt.

8.2.3 Somatostatin und andere Inselzellpeptide

1973 beschrieben Brazeau et al. [52] ein hypothalamisches Polypeptid, das als „growth hormone-release inhibiting factor" (GH-RIH), später als Somatostatin bezeichnet wurde. Das Peptid besteht aus einer Kette von 14 Aminosäuren mit einer Disulfidbrücke. Luft et al [53] wiesen Somatostatin als erste in den Inselzellen des Pankreas nach, wo es, wie Orci et al. [54] zeigen konnten, in den D-Zellen synthetisiert wird. Somatostatinpositive Zellen wurden weiterhin in der Magenmukosa und der Schilddrüse nachgewiesen [55].

In Abhängigkeit vom Ort seiner Entstehung scheint Somatostatin einerseits Neurotransmitter-, andererseits Hormonwirkung aufzuweisen [44]. Es hemmt nicht nur die Ausschüttung von Wachstumshormon und TSH [52, 66], sondern im Bereich der Inselzellen sowohl die Sekretion von Insulin wie die von Glukagon [57]. Weiterhin supprimiert es die Ausschüttung gastrointestinaler Hormone (IRG, Sekretin, Gastrin, Cholezystokinin) [44].

Kurzfristige Somatostatininfusionen führen zu Hypoglykämien (Glukagonsuppression), langfristige zu ausgeprägten Hyperglykämien (Insulinsuppression) [58].

Die physiologischen Wirkungen des von Gepts et al. [59] nachgewiesenen „pancreatic polypeptide" (PP) und anderer Inselzellpeptide sind bisher unbekannt.

8.3 Erkrankungen der Inselzellen

8.3.1 Überfunktionssyndrome

Hyperplasien, Adenome, Adenomatosen und Karzinome der Inselzellen können Überfunktionssyndrome auslösen. Abgrenzbar sind Geschwülste mit Überproduktion von Insulin, Glukagon, Somatostatin und gastrointestinalen Hormonen. Die meisten Formen weisen jedoch eine gemischte endokrine Aktivität mit einem Haupthormon auf [60].

8.3.1.1 Insulinüberproduktion

Hyperinsulinismus beruht bei Erwachsenen in der Mehrzahl der Fälle auf einem Inselzelladenom (80% isolierte Adenome, 10% multiple Adenome, nur 10% Karzinome). Karzinome erkennt man meist an ihrer Metastasenbildung, selten sind sie histologisch differenzierbar.

Bei Kindern ist das Inselzelladenom selten [61]. Es tritt in einem Drittel der Fälle bei Neugeborenen und in je einem weiteren Drittel bei Kindern von 5 bis 10 und 10 bis 15 Jahren auf [61]. Weitere Ursachen eines Hyperinsulinismus sind die B-Zellhyperplasie [61–63] und die Nesidioblastose, bei der es sich um verstreute Neubildungen von B-Zellen aus Epithelzellen des exokrinen Pankreas handelt [64, 65]. Leitsymptom der Insulinüberproduktion ist die Hypoglykämie.

8.3.1.2 Glukagonüberproduktion

Diabetes, Gewichtsverlust und ekzematöse Hautveränderungen sind die Symptome des seltenen Glukagonoms, dessen Diagnose durch die Bestimmung des Serumglukagonspiegels gestellt wird [66, 67]. Die Therapie besteht in der Tumorexstirpation oder dem Versuch einer Streptozotocinbehandlung [67, 68].

8.3.1.3 Somatostatinüberproduktion

1977 beschreiben Ganda et al. [69] eine Patientin mit Diabetes und Pankreastumor. Insulin-, Glukagon- und Gastrinwerte waren durch die Suppressionswirkung des in hoher Konzentration nachgewiesenen Somatostatins erniedrigt. Der Tumor wird als Somatostatinom bezeichnet.

8.3.1.4 Überproduktion gastrointestinaler Hormone

Das von Zollinger u. Ellison [70] beschriebene Syndrom ist durch die Trias: Ulkuskrankheit, Hyperazidität und Hypersekretion des Magensafts und Inselzelltumor des Pankreas (60% davon maligne) gekennzeichnet. Obwohl in normalen Inselzellen keine G-Zellen und damit keine Gastrinsynthese nachzuweisen ist [71], steht beim paraneoplastischen Zollinger-Ellison-Syndrom die Gastrinüberproduktion ganz im Vordergrund. Gastrektomie und Tumorentfernung ist die Therapie der Wahl. Beim Verner-Morrison-Syndrom [72], das auch als Syndrom der wäßrigen Diarrhöen mit Hypokaliämie bei Inselzelltumor (WDHA) bezeichnet wird, liegt wahrscheinlich eine Überproduktion von GIP, Sekretin, PP und sicher VIP [73] durch die paraneoplastischen Inselzellen vor.

Die Therapie besteht in der Tumorexstirpation. Bei beiden Syndromen wird die Diagnose durch Serumbestimmungen der entsprechenden gastrointestinalen Hormone gesichert, (s. Kap. 9).

8.3.2 Unterfunktionssyndrom (Diabetes mellitus)

Erkrankungen, die ursächlich auf einen Mangel an Glukagon, Somatostatin oder anderer Inselzellhormone zurückzuführen sind, konnten bisher nicht nachgewiesen werden. Daher ist der Diabetes mellitus das einzige beim Menschen bekannte Unterfunktionssyndrom der Inselzellen.

Die Auffassung, daß Diabetes mellitus eine Krankheitseinheit darstellt, ist längst verlassen worden. Bei Kindern und Jugendlichen tritt fast ausnahmslos der insulinabhängige Diabetes vom *Typ I* auf, während bei Erwachsenen der insulinunabhängige *Typ-II*-Diabetes überwiegt [74]. Diese beiden wichtigsten Diabetestypen sind u.a. in Ätiologie und Pathogenese so verschieden, daß in der folgenden Darstellung vorwiegend der Typ-I-Diabetes Berücksichtigung finden kann.

8.3.2.1 Ätiologie

Genetische Faktoren, Virusinfektionen und autoimmunologische Prozesse scheinen bei der Entstehung des Typ-I-Diabetes in bisher nicht geklärter Weise zusammenzuwirken.

8.3.2.1.1 Genetik

Das Risiko, an Diabetes zu erkranken, ist für Verwandte eines Diabetikers größer als für einen Menschen, in dessen Familie kein Diabetes nachweisbar ist. Diese Tatsache ist seit Jahrhunderten bekannt. Pincus u. White [75] konnten sie 1933 erstmalig zahlenmäßig belegen. Sie fanden, daß 8,3% der Eltern und 5,9% der Geschwister von 522 Diabetikern selbst zuckerkrank waren. Von 153 Kontrollpersonen waren dagegen nur 1,9% der Eltern und 0,6% der Geschwister Diabetiker. Zahlreiche Studien bewiesen in der Folgezeit die Bedeutung hereditärer Faktoren für die Entstehung des Diabetes. Da man jedoch von einer Krankheitseinheit ausging und von einem an ein einzelnes Gen gebundenen Erbgang, mußte der Beweis ausbleiben, ob es sich beim Diabetes um einen autosomal-rezessiven [75–77], autosomal-dominanten [78] oder X-chromosomalen [79] Erbmodus handelt. Eigene Untersuchungen und die Befunde anderer [80–83] ließen Simpson [84] die Hypothese eines multifaktoriellen Erbgangs formulieren. Die Auffassung, daß verschiedene pathologische Gene an differenten Loci von Chromosomen

Tabelle 8.1. Erbrisiko, an Diabetes zu erkranken, wenn ein Elternteil, ein Geschwister oder ein Kind Diabetiker ist. Das Risiko verdoppelt sich, wenn ein Verwandter vor dem 19. Lebensjahr Diabetiker wird oder wenn mehr als ein Verwandter zuckerkrank ist. (Nach Simpson [86])

Alter [Jahre]	Risiko, an Diabetes zu erkranken [%]
0 – 19 Jahre	< 1
20 – 39 Jahre	1
40 – 59 Jahre	3
> 60 Jahre	10

unterschiedliche Störungen verursachen können, die letztlich ein Diabetessyndrom ergeben, hat auch heute noch Gültigkeit [85].

Simpson [86] teilte Schätzungen des Erbrisikos für Diabetes mit (Tabelle 8.1). Er nahm zwar einen multifaktoriellen Erbgang an, differenzierte jedoch noch nicht nach Diabetestypen.

Heute ist man der Auffassung, daß den verschiedenen Diabetestypen (Typ I, Typ II, MODY-Typ, Schwangerschaftsdiabetes (s. 16.1)) nicht nur unterschiedliche Erbgänge zugrunde liegen, sondern daß die Bedeutung hereditärer Faktoren für die Entstehung der verschiedenen Diabetestypen unterschiedlich zu bewerten ist [87–90]. Vor allem die Befunde von Pyke [91], der bei nur 73 von 132 eineiigen Zwillingen eine Typ-I-Konkordanz (d.h. beide Zwillinge sind Diabetiker), dagegen bei 47 von 53 Zwillingen eine Typ-II-Konkordanz nachweisen konnte, verdeutlichen, daß der Typ-II-Diabetes stärker durch hereditäre Faktoren determiniert wird als der Typ-I-Diabetes, für dessen Entstehung nichtgenetische Faktoren eine mindestens ebenso wichtige Rolle spielen [74].

Das Konzept genetischer Heterogenität [92] wird durch Rimoin [93] gestützt, der neben den verschiedenen Diabetestypen mehr als 30 differente Syndrome mit verminderter Glukosetoleranz nachweisen konnte.

8.3.2.1.2 HLA-System

Die Entdeckung der engen Beziehung zwischen dem Nachweis von Histokompatibilitätsantigenen (HLA-Antigene) und dem Typ-I-Diabetes [94–96] hat sowohl das Konzept des multifaktoriellen Erbmodus wie die These der genetischen Heterogenität gesichert [97–99]. HLA-Antigene sind Proteine der Zelloberflächen, für deren Bildung Gene verantwortlich sind, die sich an 4 Genloci (A, B, C, D) des Chromosomenpaars 6 befinden. Zunächst wurde nachgewiesen, daß eine starke Korrelation zwischen dem Typ-I-Diabetes und HLA-Allelen am Genort B besteht. So scheint das Risiko, an einem Typ-I-Diabetes zu erkranken, bei Menschen, welche die HLA-Antigene B8 oder B15 aufweisen, 2- bis 4mal größer zu sein, als bei Personen ohne Antigennachweis [98–100]. Das Risiko ist sogar 10mal so groß, wenn ein Mensch mehrere Risikoallele besitzt [98, 99].

8. Die Langerhans-Inseln des Pankreas

Eine noch engere Beziehung scheint zwischen HLA-Allelen des D-Locus und Typ-I-Diabetes zu bestehen [91, 98, 99]. Andererseits gibt es auch HLA-Allele, die bei Personengruppen auftreten, in denen der Typ-I-Diabetes besonders selten ist [87, 98, 99]. Obwohl genetische Faktoren für den Typ-II-Diabetes noch wichtiger sind als für den Typ-I-Diabetes, besteht keinerlei Beziehung zwischen dem HLA-System und diesem Diabetestyp [101].

In welcher Weise die HLA-Gene bei der Entstehung des Typ-I-Diabetes mitwirken, bleibt spekulativ. McDevitt u. Bodmer [96] fanden, daß sich Gene, die für bestimmte Immunreaktionen bei der Maus verantwortlich sind, in derselben Gegend des Chromosoms befinden wie die HLA-Gene. Es ist daher denkbar, daß die genetische Regulation von Immunreaktionen mit der Entstehung des Typ-I-Diabetes zu tun hat.

8.3.2.1.3 Autoimmunreaktionen

1975 konnten Lendrun et al. [102] bei insulinabhängigen Diabetikern zu fast 50% spezifische, gegen Inselzellen gerichtete Antikörper nachweisen. Andere Autoren konnten zeigen, daß die Autoantikörper gegen A-, B- und D-Zellen besonders häufig bei Diabetikern mit anderen Autoimmunerkrankungen sind [103, 104] und während der ersten 12 Monate nach Manifestation des Diabetes häufiger nachzuweisen sind als 3 bzw. 5 Jahre später [103, 104]. Bei Patienten mit Typ-II-Diabetes sind Inselzellantikörper sehr selten [102, 103].

Da Inselzellantikörper auch bei Personen ohne Diabetes nachgewiesen wurden [103], entstanden Zweifel an der Bedeutung der Autoantikörper für die Entstehung des Diabetes. Andererseits ist denkbar, daß die Risikoallele des HLA-Systems die Entwicklung von Inselzellantikörpern begünstigen. Schließlich wurde vermutet, daß die Autoantikörper Ausdruck einer Immunreaktion sind, die sich gegen Inselzellen richtet, welche durch exogene Noxen, z.B. Virusinfektionen geschädigt wurden [91, 98, 99].

8.3.2.1.4 Virusinfektionen

Sowohl genetische wie immunologische Untersuchungen ließen immer wieder vermuten, daß Umweltfaktoren bei der Entstehung des Typ-I-Diabetes eine wichtige Rolle spielen. Harris [105] wies als erster darauf hin, daß eine kausale Beziehung zwischen einer Virusinfektion (Mumps) und dem Auftreten von Diabetes bestehen könnte.

Bestätigt wurde dieser Zusammenhang durch die Beobachtung, daß der insulinabhängige Diabetes gehäuft im Herbst und Winter auftritt, aber auch örtliche und zeitliche Häufungen vorkommen, die an das epidemische Vorkommen bestimmter Infektionen denken lassen.

Zunächst wurde das Mumpsvirus als möglicher ätiologischer Faktor diskutiert [105-108], später auch das Rötelnvirus [109-112].

1969 konnten Gamble u. Taylor [113] signifikante Beziehungen zwischen Coxsackie-B4-Infektionen und Diabetesmanifestationen nachweisen, die auch immunologisch verifizierbar waren [114]. Allerdings konnten Dippe et al. [115] später zeigen, daß von 136 Patienten mit Coxsackie-B4-Infektion kein einziger an Diabetes erkrankte. Darum hält selbst Gamble [116] den kausalen Zusammenhang zwischen Coxsackie-Infektionen und Diabetes für noch nicht vollständig bewiesen. Zweifel äußern Rayfield u. Seto [117] an der ätiologischen Bedeutung von Windpocken-, Zytomegalie- und infektiösem Mononukleosevirus.

Ein wichtiger Hinweis für die Wahrscheinlichkeit der Virusgenese sind die Befunde von Yoon et al. [118], die 1979 aus den B-Zellen eines 10jährigen Jungen unmittelbar nach Diabetesmanifestation ein Coxsackie-B4-ähnliches Virus isolieren konnten, das bei genetisch für Diabetes determinierten Mäusen ebenfalls einen Diabetes auslöste.

Bis zu diesem Zeitpunkt lieferten tierexperimentelle Untersuchungen die zwingendsten Hinweise für die diabetesauslösende Wirkung von Virusinfektionen. Craighead u. McLane [119] wiesen das Enzephalomyokarditisvirus bei Mäusen als diabetogene Noxe nach, andere Autoren das Coxsakkie-B4-Virus [120, 121] und andere Viren [117, 122, 123].

In welcher Weise die Viren die B-Zellen schädigen, ist bisher unbekannt. Wichtig ist der Befund, daß spezifische Virusinfektionen bei bestimmten Mäusestämmen Diabetes hervorrufen, bei anderen nicht. Das weist auf die Notwendigkeit einer genetischen Disposition im Zusammenhang mit Virusinfektionen hin und könnte erklären, warum die meisten Menschen, in manchen Populationen sogar alle [115], eine Coxsackie-B4-Infektion überstehen, ohne an Diabetes zu erkranken.

Weitere Untersuchungen sind notwendig, um die kausalen Zusammenhänge aufzuklären, die bei der Entstehung eines insulinbedürftigen Diabetes vom Typ I zwischen genetischer Belastung (durch HLA-Antigene nachweisbar), autoimmunologischen Prozessen (durch Inselzellantikörper nachweisbar) und exogenen Noxen (z. B. Virusinfektionen) bestehen.

8.3.2.2 Pathogenese

Der Typ-I-Diabetes ist gekennzeichnet durch die Zerstörung der B-Zellen mit Verlust der Insulinproduktion.

8.3.2.2.1 Pathologische Anatomie der Inselzellen bei Diabetes

Die pathologisch-anatomischen Veränderungen der Langerhans-Inseln sind beim Typ-I-Diabetes durch lymphozytäre Infiltrationen, Fibrose und Atrophie gekennzeichnet [124, 125]. Die B-Zellen sind hydropisch verändert und weisen häufig eine Zellkernhypertrophie auf.

Ähnliche Befunde konnten bei Tieren nachgewiesen werden, die spontan an Diabetes erkrankten [126] oder bei denen ein Diabetes experimentell hervorgerufen wurde [127–130].

Es ist vermutet worden, daß diese von v. Meyenburg [131] als „Insulitis" bezeichneten entzündlichen Veränderungen das morphologische Substrat eines durch eine Virusinfektion in Gang gesetzten Autoimmunprozesses darstellen.

Beim Typ-I-Diabetes ist sowohl die Gesamtzahl der Langerhans-Inseln pro Pankreas wie die der B-Zellen pro Insel vermindert [124, 125, 132].

Während Ferner [2] eine absolute Vermehrung der glukagonproduzierenden A-Zellen (A-Zellhyperplasie) nachweisen konnte, fanden andere Autoren [124, 125, 132] nur eine im Vergleich zur B-Zellzahl relative Vermehrung der A-Zellen.

8.3.2.2.2 Pathophysiologie der Inselzellen bei Diabetes

Mit Hilfe der von Yalow u. Berson [25] entwickelten radioimmunologischen Methode wurde die Bestimmung der Serumkonzentration von Insulin bei Kindern und Jugendlichen mit Typ-I-Diabetes ermöglicht.

Unmittelbar nach Manifestation des Diabetes, noch vor Substitution mit Fremdinsulin wurden niedrig normale oder eindeutig verminderte Insulinspiegel im Serum nachgewiesen [133–135]. Die Stimulation der Insulinsekretion durch Nahrungszufuhr oder orale bzw. intravenöse Gaben von Glukose, Aminosäuren, Ketonkörpern, gastrointestinalen Hormonen oder Sulfonylharnstoff war vermindert oder blieb ganz aus [133–137].

Nach Beginn der Insulinsubstitution bleibt jahrelang eine individuell sehr unterschiedlich ausgeprägte Restsekretion von Insulin nachweisbar. Während dieser Phase der partiellen Remission (s. 16.4.1) ist der Bedarf an exogen zugeführtem Insulin meist gering.

Da die tägliche Substitutionsdosis häufig weniger als 0,5 IE Insulin/kg KG beträgt, gilt diese Dosis der International Study Group on Diabetes in Children and Adolescents als Hauptkriterium zur Definition der Remissionsphase [138].

Es ist versucht worden, die Restsekretion von Insulin mit Hilfe von Seruminsulinbestimmungen zu messen [139–142]. Da jedoch ein Teil des endogenen Insulins durch Antikörper, die gegen das Fremdinsulin gebildet werden, neutralisiert wird, sind Insulinbestimmungen zur Beurteilung der Restsekretion ungeeignet [143].

Nach Spaltung des Proinsulins in Insulin und C-Peptid werden beide Substanzen in äquimolaren Mengen in die Zirkulation abgegeben. Damit wird das C-Peptid neben Insulin zum zweiten meßbaren Indikator der Funktion der B-Zellen.

Die Restsekretion von Insulin wird daher heute vorwiegend über die Bestimmung der C-Peptidkonzentration im Serum ermittelt [144–151].

Da die radioimmunologische Bestimmung von C-Peptid im Serum dadurch gestört wird, daß ein Teil des von den B-Zellen in geringer Menge sezernierten Proinsulins miterfaßt wird [144, 145], scheint die Messung der 24-h-Ausscheidung von C-Peptid im Urin ein genauerer Parameter für die Erfassung der Restsekretion von Insulin zu sein [152].

Zick et al. [153] konnten zeigen, daß die Restsekretion bei Kindern und Jugendlichen mit Typ-I-Diabetes erst nach durchschnittlich 5 Jahren Diabetesdauer vollständig erlischt. Die zu diesem Zeitpunkt notwendige tägliche Insulinsubstitutionsdosis liegt zwischen 30 und 40 IE/m² KOF.

8.3.2.3 Pathophysiologische Konsequenzen des Insulinmangels

Die wichtigsten Konsequenzen des Insulinmangels sind Hyperglykämie, Ketonämie und Störungen des Wasser-, Elektrolyt- und Säure-Basen-Haushalts.

8.3.2.3.1 Hyperglykämie und Hyperketonämie

In der *Muskulatur* ist bei Insulinmangel der Membrantransport von Glukose in die Zellen hinein vermindert. Dadurch ist die Glukoseutilisation in der Muskulatur reduziert, eine Hyperglykämie ist die Folge.

Die Glykogenolyse ist dagegen bis zur Erschöpfung der Glykogendepots gesteigert. Der Fettsäureeinstrom in die Muskelzellen ist erhöht. Die Oxidation von Fettsäuren für die Energiegewinnung der Muskulatur ist gesteigert.

Die Proteolyse ist im Muskelgewebe erhöht. Der Ausstrom von Aminosäuren aus den Muskelzellen ist vervielfacht. Dadurch stehen Aminosäuren für die Gluconeogenese in der Leber vermehrt zur Verfügung.

Im *Fettgewebe* ist ebenfalls der Membrantransport von Glukose in die Adipozyten hinein reduziert. Während die Lipogenese gehemmt ist, wird die Lipolyse stimuliert. Fettsäuren und Glycerin werden vermehrt freigesetzt. Glycerin wird als Substrat für die Gluconeogenese in der Leber bereitgestellt, die Fettsäuren werden zu Acetyl-CoA abgebaut.

In der *Leber* wird die Glykogensynthese gehemmt, während die Glykogenolyse stimuliert wird. Die Gluconeogenese wird durch erhöhtes Substratangebot gesteigert. Auch in der Leber wird die Proteolyse verstärkt. Aminosäuren, Laktat und Glycerin sind die für gesteigerte Gluconeogenese notwendigen Substrate.

Das vermehrte Angebot von freien Fettsäuren führt in der Leber zu verstärkter Acetyl-CoA-Bildung. Da das Acetyl-CoA nicht vollständig in den Zitratzyklus eingeschleust werden kann, wird es vermehrt zur Ketonkörperbildung herangezogen. Eine ausgeprägte Ketonämie ist die Folge.

Insgesamt führt die gesteigerte Lipolyse mit vermehrtem Angebot von Fettsäuren und Glycerin, die stimulierte Glykogenolyse mit vermehrtem Angebot von Glukose, die gesteigerte Gluconeogenese und der verminderte Glukosetransport in die Zellen hinein zu einer ausgeprägten Hyperglykämie und Hyperketonämie.

8.3.2.3.2 Störungen des Wasser-, Elektrolyt- und Säure-Basen-Haushalts

Hyperglykämie und Hyperketonämie haben weitreichende Konsequenzen für den Wasser-, Elektrolyt- und Säure-Basen-Haushalt.

Unter physiologischen Bedingungen herrscht im Plasma-, Extrazellulär- und Intrazellulärraum der gleiche osmotische Druck. Die Osmolalität beträgt durchschnittlich 285 mosmol/kg H_2O. Steigende Glukosekonzentrationen im Blut und in der extrazellulären Flüssigkeit verursachen eine Erhöhung der Osmolalität (ein Blutglukoseanstieg von 80 auf 440 mg/dl läßt die Osmolalität um 20 mosmol von 285 auf 305 mosmol/kg H_2O ansteigen). Um einen Konzentrationsausgleich mit dem Intrazellulärraum herbeizuführen, tritt intrazelluläre Flüssigkeit in den Extrazellulärraum über. Eine hypertone Dehydratation des Intrazellulärraumes ist die Folge.

Die Glomerula der Nieren sind für Glukose durchlässig, so daß Glukose in den Primärharn übertritt. Unter physiologischen Bedingungen resorbieren die proximalen Nierentubuli fast die gesamte filtrierte Glukose aus dem Primärharn zurück. Im Endharn sind daher nur winzige Spuren von Glukose nachweisbar (2–15 mg/dl). Die tubuläre Rückresorptionskapazität für Glukose ist jedoch begrenzt. Bei einer Glukosekonzentration zwischen 140 und 160 mg/dl wird die Rückresorptionskapazität überschritten, so daß Glukose bereits in größerer Menge im Endharn ausgeschieden wird. Diesen individuell unterschiedlichen Grenzwert bezeichnet man als „Nierenschwelle" für Glukose.

Bei hoher Glukosekonzentration im Primärharn wird auch die tubuläre Rückresorptionskapazität für Wasser stark eingeschränkt. Zum einen nimmt die Harnströmungsgeschwindigkeit in den Tubuli zu, zum anderen werden Wasser und Salze im Harn osmotisch zurückgehalten. Dadurch werden mit dem Urin große Mengen an Flüssigkeit und Elektrolyten (insbesondere Natrium und Chlorid) ausgeschieden. Es kommt zu einer erheblich gesteigerten osmotischen Diurese, d. h. zu einer hypertonen Dehydratation auch des Extrazellulär- und Plasmaraums.

Die gesteigerte Ketogenese mit einem vermehrten Anfall von Acetessigsäure, β-Hydroxybuttersäure und Aceton führt zu einer ausgeprägten metabolischen *Azidose*. Die Rückresorption von Ketonkörpern durch die Niere ist gering, so daß sie schon bei relativ geringgradiger Ketonämie im Urin erscheinen.

Der ausgeprägte Flüssigkeitsverlust (im Mittel 100 ml/kg KG), der durch gesteigerte osmotische Diurese, respiratorischen Wasserverlust bei Azidoseatmung und evtl. durch Erbrechen bedingt ist, führt zu einer Verminderung des zirkulierenden Blutvolumens. Die Symptome des hypovolämischen Schocks treten auf (s. 16.3.2).

Die Nierendurchblutung ist vermindert, so daß die zunächst bestehende Polyurie in eine Oligurie oder sogar Anurie übergehen kann. Harnpflichtige Substanzen werden retiniert. Die metabolische Azidose wird durch die verminderte Ausscheidung von Säureäquivalenten durch die Nieren verstärkt.

Die Minderdurchblutung der Organe führt zu einem intrazellulären Sauerstoffmangel, so daß die oxidativen Stoffwechselprozesse vermindert ablaufen, während die anoxidative Glykolyse gesteigert ist. Dadurch fällt vermehrt Laktat an, das die metabolische Azidose verstärkt.

Die pathophysiologischen Konsequenzen des Insulinmangels (Hyperglykämie, Hyperketonämie, Wasser- und Elektrolytverlust, metabolische Azidose, hypovolämischer Schock) machen sich klinisch als Polyurie und Polydipsie bemerkbar und entwickeln sich, wenn nicht therapeutisch eingegriffen wird, zum lebensbedrohlichen Krankheitsbild des Coma diabeticum.

Literatur

1. Langerhans P (1869) Beiträge zur mikroskopischen Anatomie der Bauchspeicheldrüse. Inaugural-Dissertation, Berlin
2. Ferner H (1952) Das Inselsystem des Pankreas. Entwicklung, Histobiologie und Pathophysiologie mit besonderer Berücksichtigung des Diabetes mellitus. Thieme, Stuttgart
3. Banting GF, Best CH (1922) The internal secretion of the pancreas. J Lab Clin Med 7:251
4. Abel JJ (1926) Crystalline insulin. Proc Natl Acad Sci 12:132
5. Sanger F, Thompson EOP, Kitai R (1955) The amino groups of insulin. Biochem J 59:509
6. Meienhofer J, Schabel E, Bremer H et al. (1963) Synthese der Insulinketten und ihre Kombination zu insulinaktiven Präparaten. Z Naturforsch 18 b:1120
7. Katsoyannis PG, Fukuda K, Tometsko A, Suzuki K, Tilak M (1964) Synthesis of the B-Chain of insulin and its combination with natural or synthetic A-Chain to generate insulin-activity. J Am Chem Soc 86:930
8. Institute of Biochemistry, Academia Sinica, Institute of Organic Chemistry, Academia Sinica, Department of Chemistry, Peking University (1966) The total synthesis of crystalline insulin. Kexue Tongbao 17:241
9. Zahn H (1967) Struktur und Synthese von Insulin. Verh dtsch Ges Inn Med 72:800
10. Sieber P, Kamber B, Hartmann A, Johl A, Riniker B, Rittel W (1974) Totalsynthese von Humaninsulin unter gezielter Bildung der Disulfidbindungen. Helv Clin Acta 57:2617
11. Chance RE, Ellis RM, Bromer WW (1968) Porcine proinsulin: characterization and amino acid sequence. Science 161:165
12. Hodgkin DC, Mercola D (1965) The secondary and tertiary structure of insulin. In: Steiner DF, Freinkel N (eds) Endocrine pancreas. Williams & Wilkins, Baltimore (Handbook of physiology, section 7, vol 1, p 139)
13. De Meyts P, Obberghen E van, Roth J, Wollmer A, Brandenburg D (1978) Mapping of the residues responsible for the negative cooperativity of the receptor-binding region of insulin. Nature 273:504
14. Steiner DF, Clark JL, Nolan C, Rubenstein AH, Margoliash E, Aten B, Oyer PE (1969) Proinsulin and the biosynthesis of insulin. Recent Prog Horm Res 25:207
15. Steiner DF, Kemmler W, Clark JL, Oyer PE, Rubenstein AH (1972) The biosynthesis of insulin. In: Steiner DF, Freinkel N (eds) Endocrine pancreas. Williams & Wilkins, Baltimore (Handbook of physiology, section 7, Endocrinology, vol 1, p 175)
16. Grodsky GM (1975) The kinetics of insulin release. In: Hasselblatt A, Bruchhausen F von (eds) Insulin, part II. Springer, Berlin Heidelberg New York (Handbook of Experimental Pharmacology, XXXII/2, p 1)
17. Matschinsky FM, Ellerman S, Stillings S, Rayband F, Pace C, Zawalich W (1975) Hexoses and insulin secretion. In: Hasselblatt A, Bruchhausen F von (eds) Insulin, part II. Springer, Berlin Heidelberg New York (Handbook of Experimental Pharmacology XXXII/2, p 79)
18. Unger RH, Eisentraut AM (1969) Entero-insular axis. Arch Intern Med 123:261
19. Creutzfeldt W (1979) The incretin concept today. Diabetologia 16:75
20. La Barre J (1936) La sécretine: Son role physiologique, ses propriétés thérapeutiques. Masson, Paris
21. McIntyre N, Holdsworth CD, Turner DS (1964) New interpretation of oral glucose tolerance. Lancet II:20
22. Elrick H, Stimmler L, Hlad CJ, Arai Y (1964) Plasma insulin responses to oral and intravenous glucose administration. J Clin Endocrinol Metab 24:1076
23. Loubatierès A (1957) The hypoglycemie sulfonamides: history and development of the problem from 1942 to 1945. Ann Acad Sci Fenn [Med] 71:4
24. Tomizawa HH (1962) Properties of glutathion insulin transhydrogenase from beef liver. J Biol Chem 237:3393
25. Yalow RS, Berson SA (1960) Immunoassay of endogenous plasma insulin in man. J Clin Invest 39:1157

8. Die Langerhans-Inseln des Pankreas

26. Samols E (1965) Immunochemical aspects of insulin. In: Leibel BS, Wrenshall GA (eds) On the nature and treatment of diabetes. Excerpta medica, Amsterdam, p 247
27. Froesch ER, Bürgi H, Müller WA, Labhart A (1964) Mit Antiinsulinserum hemmbare und nicht-hemmbare Insulinaktivität im menschlichen Serum. Schweiz Med Wochenschr 94:309
28. Rinderknecht E, Humbel RE (1976) Amino-terminal sequences of two polypeptides from human serum with nonsuppressible insulinlike and cell growth promoting activities: Evidence for structural homology with insulin B chain. Proc Natl Acad Sci 73:4379
29. Levine R, Goldstein MS (1955) On the mechanism of action of insulin. Recent Prog Horm Res 11:343
30. Morgan HE, Henderson MJ, Regen DM, Park CR (1961) Regulation of glucose uptake in muscle. I. The effects of insulin and anoxia on glucose transport and phosphorylation in the isolated perfused heart of normal rats. J Biol Chem 236:253
31. Crofford OB, Renold AE (1965) Glucose uptake by incubated rat epididymal adipose tissue: Characteristics of the glucose transport system and action of insulin. J Biol Chem 240:3237
32. Freychet P (1975) Recepteurs de l'insuline. Diabete Metab 1:57
33. Bar Rs, Roth J (1977) Insulin receptor status in disease states of man. Arch Intern Med 137:474
34. Gorden P, Carpentier J-L, Freychet P, Orci L (1980) Internalization of polypeptide hormones. Mechanism, intracellular localization and significance. Diabetologia 18:263
35. Murlin JR, Clough HD, Gibbs CBF, Stokes AM (1923) Aqueous extracts of the pancreas. I. Influence on the caborhydrate metabolism of depancreatized animals. J Biol Chem 56:253
36. Staub A, Sinn LG, Behrens OK (1953) Purification and crystallization of hyperglycemic -glycogenolytic factor (HGF). Science 117:628
37. Bromer WW, Sinn LG, Staub A, Behrens OK (1956) The amino acid sequence of glucagon. J Am Chem Soc 78:3858
38. Foà PP (1977) Glucagon 1977. In: Foà PP, Bajaj JS, Foà NL (eds) Glucagon: Its role in physiology and clinical medicine. Springer, New York Heidelberg Berlin, p 19
39. Lefèbre P, Luyckx A (1977) Factors controlling gastric-glucagon release. J Clin Invest 59:716
40. Munoz-Barragan L, Rufener C, Srikant CB, Dobbs RE, Shannon WA Jr, Baetens D, Unger RH (1977) Immunocytochemical evidence for glucagon-containing cells in the human stomach. Horm Metab Res 9:37
41. Foà PP (1972) The secretion of glucagon. In: Steiner DF, Freinkel N (eds) Endocrine pancreas. Williams & Wilkins, Baltimore (Handbook of physiology, section 7, Endocrinology, vol 1, p 261)
42. Warner GL, Alford FP, Chisholm DJ, Court J (1977) Glucagon and diabetes. II. Complete suppression of glucagon by insulin in human diabetes. Clin Endocrinol (Oxf) 6:277
43. Hansen AP, Lundbaek K (1976) Somatostatin: A review of its effects, especially in human beings. Diabete Metab 2:203
44. Luft R, Efendic S, Hökfelt T (1978) Somatostatin-both hormone and neurotransmitter? Diabetologia 14:1
45. Duckworth WC (1976) Insulin and glucagon degradation by the kidney. I. Subcellular distribution under different assay conditions. Biochim Biophys Acta 437:518
46. Faloona GR, Unger RH (1974) Glucagon. In: Jaffe BM, Behrman HR (eds) Methods of hormone radioimmunoassay. Academic Press, New York, p 317
47. Altszuler N, Gottlieb B, Hampshire J (1976) Interaction of somatostatin, glucagon, and insulin on hepatic glucose output in the normal dog. Diabetes 25:116
48. Gerich JE, Charles M, Grodsky G (1976) Regulation of pancreatic insulin and glucagon secretion. Am Rev Physiol 38:353
49. Lefèbvre PJ, Unger RH (1972) Glucagon. Molecular physiology, clinical and therapeutic implications. Pergamon, Oxford, p 33.
50. Unger RH, Orci L (1976) Physiology and physiopathology of glucagon. Physiol Rev 56:778
51. Sutherland EW, Øye I, Butcher RW (1965) The action of epinephrine and the role of the adenyl cyclase system in hormone action. Recent Prog Horm Res 21:623

52. Brazeau P, Vale W, Burgus R, Ling N, Butcher M, Rivier J, Guillemin R (1973) Hypothalamic polypeptide that inhibits the secretion of immunoreactive pituitary growth hormone. Science 179:77
53. Luft R, Efendić S, Hökfelt T, Johansson O, Arimura A (1974) Immunohistochemical evidence for the localization of somatostatin-like immunoreactivity in a cell population of pancreatic islets. Med Biol 52:428
54. Orci L, Baetens D, Dubois MP, Rufener C (1975) Evidence for the D-cell of pancreas secreting somatostatin. Horm Metab Res 7:400
55. Hökfelt T, Efendić S, Hellerström C, Johansson O, Luft R, Arimura A (1975) Cellular localization of somatostatin in endocrine-like cells and neurons of the rat with special reference to the A_1-cells of the pancreatic islets and to the hypothalamus. Acta Endocrinol [Suppl] (Copenh) 80:200
56. Vale W, Rivier C, Brazeau P, Guillemin R (1974) Effects of somatostatin on the secretion of thyrotropin and prolactin. Endocrinology 95:968
57. Koerker DJ, Ruch W, Chideckel E, Palmer J, Goodner CJ, Ensinck J, Gale CC (1974) Somatostatin-hypothalamic inhibitor of the endocrine pancreas. Science 184:482
58. Lins PE, Effendić S (1976) Hyperglycemia induced by somatostatin in normal subjects. Horm Metab Res 8:497
59. Gepts W, Batens D, De Mey JP (1978) The PP cell. In: Bloom SR (ed) Gut hormones. Churchill Livingstone, Edinburgh London New York, p 158
60. Woodtli W, Hedinger C (1977) Die Inselzelltumoren des Pankreas im Rahmen des APUD-Systems. Schweiz Med Wochenschr 107:681
61. Cornblath M, Schwartz R (1976) Disorders of carbohydrate metabolism in infancy. Saunders, Philadelphia London Toronto
62. Christiansen RO, Johnson JD (1974) Studies of insulin secretion in infantile hypoglycemia. Pediatr Res 8:431
63. Zuppinger KA (1975) Hypoglycemia in childhood. Evaluation of diagnostic procedures. Monogr Paediatr, vol 4. Karger (Basel)
64. Laidlaw GF (1938) Nesidioblostosis: Islet tumor of pancreas. Am J Pathol 14:125
65. Yakovac WC, Baker L, Hummeler K (1971) Beta cell nesidioblastosis in idiopathic hypoglycemia in infancy. J Pediatr 79:226
66. Mallison CN, Bloom SR, Warin AP, Salmon PR, Cox B (1974) A glucagonoma syndrome. Lancet II:1
67. Bloom SR (1977) Glucagonomas and skin disease. In: Foà PP, Bajaj JS, Foà NL (eds) Glucagon: Its role in physiology and clinical medicine. Springer, New York Heidelberg Berlin, p 759
68. Danford DN Jr, Triche T, Doppman JL, Beazley RM, Perrino PV, Recant L (1976) Elevated plasma proglucagon-like component with a glucagon-secreting tumor. Effect of streptozotocin. N Engl J Med 295:242
69. Ganda OP, Weir GC, Soeldner S, Legg M, Chick WL (1977) "Somatostatinoma": A somatostatin containing tumor of the endocrine pancreas. N Engl J Med 296:963
70. Zollinger RM, Ellison EH (1960) Primary peptic ulcerations of the jejunum accociated with islet cell tumors of the pancreas. Ann Surg 142:709
71. Gepts W (1977) Endokrines Zellsystem des Pankreas. Verh Dtsch Ges Pathol 61:55
72. Verner JV, Morrison AB (1958) Islet cell tumor and a syndrome of refractory watery diarrhea and hypokalemia. J Med 25:456
73. Said SI, Falooma GR, Harvey S, Deon H, Ford WT (1975) Elevated plasma and tissue levels of vasoactive intestinal polypeptide in the watery-diarrhea syndrome due to pancreatic, bronchogenic and other tumors. N Engl J Med 293:155
74. National Diabetes Data Group (1979) Classification and diagnosis of diabetes mellitus and other categories of glucose intolerance. Diabetes 28:1039
75. Pincus G, White P (1933) On the inheritance of diabetes mellitus. I. An analysis of 675 family histories. Am J Med Sci 186:1
76. Hanhart E (1939) Nachweis der ganz vorwiegend rezessiven Vererbung des Diabetes mellitus. Erbarzt 6:5
77. Steinberg AG, Wilder RM (1952) Genetics of diabetes. Am J Hum Genet 4:113
78. Von Kries I (1953) Beitrag zur Genetik des Diabetes mellitus. Z Menschl Vererb Konstitutionsl 31:406

79. Penrose LS, Watson EM (1945) A sex-linked tendency in familial diabetes. Proc Am Diabetes Assoc 5:163
80. Butler L (1967) The inheritance of diabetes in the chinese hamster. Diabetologia 3:124
81. Edwards JH (1963) The genetic basis of common diseases. Am J Med 34:627
82. Thomson GS (1965) Genetic factors in diabetes mellitus studied by the oral glucose tolerance test. J Med Genet 2:221
83. Simpson NE (1962) The genetics of diabetes: A study of 233 families of juvenile diabetics. Ann Hum Genet 26:1
84. Simpson NE (1964) Multifactorial inheritance: A possible hypothesis for diabetes. Diabetes 13:462
85. Neel JV (1976) Diabetes mellitus – a geneticist's nightmare. In: Creutzfeldt W, Köbberling J, Neel JV (eds) The genetics of diabetes mellitus. Springer, Berlin Heidelberg New York, p 1
86. Simpson NE (1968) Diabetes in families of diabetics. Can Med Assoc J 98:427
87. Tattersal RB, Pyke DA (1972) Diabetes in identical twins. Lancet II:1120
88. Tattersal RB, Fajans SS (1975) A difference between the inheritance of classical juvenile-onset and maturity-onset type diabetes in young people. Diabetes 24:44
89. Köbberling J (1971) Studies on the genetic heterogeneity of diabetes mellitus. Diabetologia 7:46
90. Köbberling J (1976) Genetic heterogeneities within idiopathic diabetes. In: Creutzfeldt W, Köbberling J, Neel JV (eds) The genetics of diabetes mellitus. Springer, Berlin Heidelberg New York, p 79
91. Pyke DA (1979) Diabetes: The genetic connections. Diabetologia 17:333
92. Pyke DA (1977) Genetics of diabetes. Clin Endocrinol Metab 6:285
93. Rimoin DL (1976) Genetic syndromes associated with glucose intolerance. In: Creutzfeldt W, Köbberling J, Neel JV (eds) The genetics of diabetes mellitus. Springer, Berlin Heidelberg New York, p 43
94. Nerup J, Platz P, Ortved-Andersen O et al. (1974) HLS-antigens and diabetes mellitus. Lancet II:864
95. Cudworth AG, Woodrow JC (1974) HLA-antigens and diabetes mellitus. Lancet II:1153
96. McDevitt HO, Bodmer WF (1974) HL-A, immune response genes and disease. Lancet I:1269
97. Rotter JI, Rimoin DL (1978) Heterogeneity in diabetes mellitus-update, 1978. Evidence for further genetic heterogeneity within juvenile-onset insulin-dependant diabetes mellitus. Diabetes 27:599
98. Cudworth AG (1978) Type I diabetes mellitus. Diabetologia 14:281
99. Nerup J, Platz P, Ortved-Andersen O et al (1976) HLA, autoimmunity and insulin-dependant diabetes mellitus. In: Creutzfeldt W, Köbberling J, Neel JV (eds) The genetics of diabetes mellitus. Springer, Berlin Heidelberg New York, p 106
100. Malchus R, Weber B, Hoppe I (1978) Familienuntersuchungen über die Assoziation von HLA-Merkmalen mit „Juvenile onset diabetes" (JOD). Matthes & Nagel, Berlin (Forschungsergebn. Transfusionsmedizin und Immunhämatologie, Bd 5, S 577)
101. Cudworth AG (1979) Type 2 (insulin-independant) diabetes-fibres and flushers. Diabetologia 17:67
102. Lendrun R, Walker G, Gamble DR (1975) Islet-cell antibodies in juvenile diabetes mellitus of recent onset. Lancet I:880
103. Irvine WJ, McCallum CJ, Gray RS et al. (1977) Pancreatic islet-cell antibodies in diabetes mellitus correlated with the duration and type of diabetes, coexistent autoimmune disease, and HLA-type. Diabetes 26:138
104. Botazzo GF, Mann JI, Thorogood M, Baum JD, Doniach D (1978) Autoimmunity in juvenile diabetics and their families. Br Med J II:165
105. Harris HF (1899) A case of diabetes mellitus quickly following mumps. Boston Med Surg J 140:465
106. Hinden E (1962) Mumps followed by diabetes. Lancet I:1381
107. Kremer HU (1947) Juvenile diabetes as a sequel to mumps. Am J Med 3:257
108. Messaritakis J, Karabula C, Kattamis C, Matsaniotis N (1971) Diabetes following mumps in sibs. Arch Dis Child 46:561

109. Johnson GM, Tudor RB (1970) Diabetes mellitus and congenital rubella infection. Am J Dis Child 120:453
110. Forrest JM, Menser MA, Burgess JA (1971) High frequency of diabetes mellitus in young with congenital rubella. Lancet II:332
111. Bunnell CE, Monif CRG (1972) Interstitional pancreatitis in the congenital rubella syndrome. J Pediat 80:465
112. Menser MA, Forrest JM, Bransby RD (1978) Rubella infection and diabetes mellitus. Lancet I:57
113. Gamble DR, Taylor KW (1969) Seasonal incidence of diabetes mellitus. Br Med J 3:631
114. Gamble DR, Kinsley ML, Fitsgerald MG, Bolton R, Taylor KW (1969) Viral antibodies in diabetes mellitus. Br Med J 3:627
115. Dippe SE, Bennett PH, Miller M, Maynard JE, Berquist KR (1975) Lack of causal association between Coxsacki B 4 virus infection and diabetes. Lancet I:1314
116. Gamble DR (1976) A possible virus etiology for juvenile diabetes. In: Creutzfeld W, Köbberling J, Neel JV (eds) The genetics of diabetes mellitus. Springer, Berlin Heidelberg New York, p 95
117. Rayfield EJ, Seto Y (1978) Virusis and the pathogenesis of diabetes mellitus. Diabetes 27:1126
118. Yoon JW, Austin M, Orodera T, Notkins AL (1979) Virus-induced diabetes mellitus: Isolation of a virus from the pancreas of a child with diabetic ketoacidosis. N Engl J Med 300:1173
119. Craighead JE, McLane MF (1968) Diabetes mellitus: Induction in mice by encephalomyocarditis virus. Science 162:913
120. Burch GE, Tsui CY, Harb JM, Colcolough HL (1971) Pathological findings in the pancreas of mice infected with Coxsackie virus B 4. Arch Intern Med 128:40
121. Coleman TJ, Gamble DR, Taylor KW (1973) Diabetes in mice after Coxsackie B 4 virus infection. Br Med J 3:25
122. Munger BL, Lang CM (1972) Diabetes mellitus in guinea pigs. An infectious model with pathologic changes resembling its human counterpart. Diabetes [Suppl 1] 21:338
123. Steinke J, Taylor KM (1974) Viruses and the etiology of diabetes. Diabetes 23:631
124. Gepts W (1965) Pathologic anatomy of the pancreas in juvenile diabetes mellitus. Diabetes 14:619
125. Warren SH, Le Compte PM, Legg MA (1966) The pathology of diabetes mellitus. Lea & Febinger, Philadelphia
126. Gepts W (1975) Die normale und pathologische Morphologie des Inselsystems. In: Oberdisse AK (Hrsg) Diabetes mellitus. Springer, Berlin Heidelberg New York (Handbuch der inneren Medizin, Bd 7/2A, S 45)
127. Lacy PE, Wright PH (1965) Allergic interstitial pancreatitis in rats injected with guinea pig anti-insulin serum. Diabetes 14:634
128. Nerup J, Ortve O, Andersen D et al. (1974) Glucose intolerance and islet damage in mice immunized with homologous endocrine pancreas. – A preliminary communication. Horm Metab Res 6:173
129. Klöppel G, Freytag G (1975) Insulin antibodies and immune insulitis in rabbits immunized with bovine or porcine insulin components. Horm Med Res 7:25
130. Jansen FK, Münterfering H, Schmidt WAK (1977) Virus induced diabetes and the immune system. I. Suggestion that appearance of diabetes depends on immune reactions. Diabetologia 13:545
131. Meyenburg H von (1940) Über „Insulitis" bei Diabetes. Schweiz Med Wochenschr 21:554
132. McLean N, Ogilvie RF (1959) Observations on the pancreatic islet tissue of young diabetic subjects. Diabetes 8:83
133. Drash A, Field JB, Garces LY, Kenny FM, Mintz D, Vasquez AM (1968) Endogenous insulin and growth hormone response in children with newly diagnosed diabetes mellitus. Pediat Res 2:94
134. Chiumello G, Del Guercio MJ, Bidone G (1968) Effects of glucagon and tolbutamide on plasma insulin levels in children with ketoacidosis. Diabetes 17:133
135. Weber B (1971) Plasmainsulin bei Kindern. Klinische Studien bei stoffwechselgesunden, adipösen und diabetischen Probanden. Arch Kinderheilkd Beih 65:1

136. Parker ML, Pildes RS, Chao KL, Cornblath M, Kipnis DM (1968) Juvenile diabetes mellitus, a deficiency in insulin. Diabetes 17:27
137. Theodoridis CG, Chance GW, Brown GA, Williams JW (1970) Plasma insulin and growth hormone levels in untreated diabetic children. Arch Dis Child 45:70
138. Åkerblom HK (1980) Definition of partial remission in insulin-dependent, juvenile-onset diabetes mellitus (JDDM). Acta Paediatr Belg 33:66
139. Baker L, Kaye R, Root AW (1967) The early partial remission of juvenile diabetes mellitus. J Pediat 71:825
140. Hernandez A, Zorilla E, Gersberg H (1968) Seruminsulin in remission of juvenile diabetes. Lancet II:223
141. Illig R, Prader A (1968) Remission of juvenile diabetes. Lancet II:1190
142. Weber B (1972) Glucose-stimulated insulin secretion during "remission" of juvenile diabetes. Diabetologia 8:189
143. Beischer W, Raptis S, Keller L, Maas M, Beischer B, Feilen K, Pfeiffer EF (1978) Humanes C-Peptid. Teil III. Sekretionsdynamik der Beta-Zellen erwachsener Diabetiker nach Glibenclamid-Glukose i.v. Klin Wochenschr 56:111
144. Heding LG (1975) Radioimmunological determination of human C-peptide in serum. Diabetologia 11:541
145. Beischer W, Keller L, Maas M, Schiefer E, Pfeiffer EF (1976) Human C-peptide, part I: radioimmuno assay. Klin. Wochenschr 54:709
146. Beischer W, Heinze E, Keller L, Raptis S, Kerner W, Pfeiffer EF (1976) Human C-peptide, part II: clinical studies. Klin Wochenschr 54:717
147. Ludvigsson J, Heding LG (1976) C-peptide in children with juvenile diabetes. Diabetologia 12:627
148. Ludvigsson J, Heding LG, Larsson Y, Leander E (1977) C-peptide in juvenile diabetes beyond the post initial period. Acta Paediatr Scand 66:177
149. Ludvigsson J, Heding LG (1978) Beta cell function in children with diabetes. Diabetes 27:230
150. Heinze E, Beischer W, Keller L, Winkler G, Teller WM, Pfeiffer EF (1978) C-peptide secretion during the remission phase of juvenile diabetes. Diabetes 27:670
151. Weber B, Deutscher S (1980) Longitudinal studies on serum insulin and C-peptide-immuno-reactivity, free fatty acid, growth hormone and cortisol responses to exercise and maximal β-cell stimulation in insulin-dependent children and adolescents before and during therapy. Acta Paediatr Belg 33:63
152. Hürter P, Zick R, Mitzkat HJ (1979) Die Bedeutung der C-Peptidbestimmung im 24 Std.-Urin für die Behandlung diabetischer Kinder und Jugendlicher. In: Grüneklee D, Herzog W (Hrsg) Die Bedeutung der C-Peptidbestimmung für die Diagnostik. Schnetztor, Konstanz
153. Zick R, Hürter P, Lange P, Mitzkat HJ (1982) Die C-Peptidausscheidung im 24 Std.-Urin als Indikator der B-Zell-Residual-Funktion bei Kindern und Jugendlichen mit Typ-I-Diabetes. Mschr Kinderheilk 130:209

9. Gastrointestinale Hormone

V. Eysselein, H. Goebell

9.1 Allgemeines

Der Gastrointestinaltrakt ist das größte endokrine Organ des Körpers. Er spielt auch in der Geschichte der Endokrinologie eine Rolle, da das Konzept der chemischen Messenger oder sog. Hormone von Bayliss und Starling 1902 entwickelt wurde, als sie das Sekretin entdeckten. (Übersicht bei [34]).

In der Folgezeit wurde eine Vielzahl von gastrointestinalen Hormonen bzw. Hormonkandidaten gefunden, die aus der Magen- und Dünndarmmukosa bzw. aus dem Pankreas durch nervale Impulse, mechanische Dehnung oder chemische Stimulation im Zusammenhang mit der Nahrungsaufnahme freigesetzt werden. Nach ihrer Freisetzung in den Pfortaderkreislauf passieren sie die Leber, gelangen in den großen Kreislauf und erreichen wieder den Verdauungstrakt, um dessen Tätigkeit zu regulieren.

Eine Reihe von gastrointestinalen Hormonen entfaltet ihre Wirkung als im peripheren Blut *zirkulierende* Polypeptide, d.h. humoral. Zu ihnen gehören Gastrin, Sekretin, Cholezystokinin-Pankreozymin (CCK), pankreatisches Polypeptid (PP), gastrisches inhibitorisches Polypeptid (GIP), Motilin und Enteroglukagon. Neben diesem humoralen Wirkungsmechanismus sind noch weitere denkbar. Somatostatin z.B. wird zwar nach intragastraler oder intraduodenaler Stimulation in das Pfortaderblut freigesetzt, ein Anstieg der Somatostatinspiegel im peripheren Blut ist aber nicht meßbar. Exogen zugeführtes Somatostatin hat eine kurze Halbwertszeit (weniger als 3 min) im peripheren Blut und hemmt die Tätigkeit vieler Organe. Eine physiologische Situation, in der diese Organe alle gleichzeitig gehemmt werden sollten, ist kaum vorstellbar. Im endokrinen Anteil des Pankreas liegen die Somatostatin sezernierenden D-Zellen in enger Nachbarschaft der Insulin-, Glukagon- und PP produzierenden Zellen. Es ist daher wahrscheinlich, daß Somatostatin nicht als im peripheren Blut zirkulierendes Hormon, sondern lokal in der Umgebung des Freisetzungsorts wirkt [3]. Diese Art der Wirkung wird *parakrin* genannt.

Bedeutsam war die Entdeckung, daß gastrointestinale Hormone nicht nur in endokrinen Zellen des Gastrointestinaltrakts, sondern auch im zentralen und peripheren Nervensystem vorkommen. Dazu gehören Somatostatin, vasoaktives intestinales Polypeptid (VIP), Enkephalin, Bombesin,

Neurotensin, Substanz P und Peptide der CCK-Gastrin-Familie [3]. Das Vorkommen dieser Hormone in den Synaptosomen läßt auf ihre *neurokrine* Funktion als Neurotransmitter schließen. Eine *neuroendokrine* Wirkung dieser Peptide durch Freisetzung aus den Synaptosomen der Nervenendigungen in das Blut ist ebenfalls denkbar.

Da die gastrointestinalen Hormone auf humorale, parakrine, neurokrine und neuroendokrine Art auf die verschiedenen Organsysteme wirken können, ist es außerordentlich schwierig, die physiologische Wirkung zu erfassen. Experimentelle Versuchsanordnungen, die diese Wirkungsmechanismen gesondert studieren, fehlen weitgehend.

Der humorale Wirkungsmechanismus kann durch intravenöse (= exogene) Zufuhr des entsprechenden Hormons nachgeahmt werden. Hat ein exogen gegebenes Hormon im Serumspiegel dieselbe Wirkung, wie sie auch postprandial gemessen wird, kann diese Wirkung als physiologisch bezeichnet werden.

Der parakrine und neurokrine Wirkungsmechanismus könnte durch hormonspezifische Antagonisten aufgeklärt werden, die aber bisher nicht zur Verfügung stehen. Aufgrund der diffusen Verteilung der gastrointestinalen Hormone im Gastrointestinaltrakt ist es unmöglich, den Hormonmangelzustand nach Entfernung des hormonproduzierenden Organe zu untersuchen.

In dieser Übersicht soll hauptsächlich auf die drei am besten untersuchten Polypeptide Gastrin, Cholezystokinin (CCK) und Sekretin eingegangen werden, da deren Hormonstatus weitgehend anerkannt ist. Anschließend folgt ein kurzer Überblick über die Peptide des Gastrointestinaltrakts, die als Hormonkandidaten in Frage kommen.

9.2 Die Polypeptide der Sekretin- und der Gastrinfamilie

9.2.1 Entdeckung

Sekretin wurde im Jahre 1902 als erstes Hormon entdeckt (Übersicht bei [34]). Bayliss und Starling zeigten, daß die Applikation von Salzsäure in das obere Duodenum die Sekretion von alkalischem Pankreassaft nach Durchtrennung aller Nervenverbindungen vom Dünndarm zum Pankreas steigerte. Sie konnten weiterhin zeigen, daß die intravenöse Injektion von Mukosaextrakten des oberen Dünndarms eine identische Antwort des denervierten Hundepankreas erzeugte. Sie nannten dieses aktive, im Blut zirkulierende Prinzip Sekretin. 1961 wurde Sekretin von Jorpes und Mutt isoliert, später dessen Aminosäuresequenz ermittelt (Übersicht bei [34]) und das gesamte Molekül synthetisiert. Seit 1973 ist die radioimmunologische Bestimmung von Sekretin in Gewebeextrakten sowie im Blut möglich (Übersicht bei [4]).

Gastrin. Die Existenz von Gastrin wurde schon im Jahre 1905 von Edkins vorausgesagt, da intravenös gegebene Mukosaextrakte des Magenantrums die Magensäuresekretion von Katzen steigerten. Erst im Jahre 1964 wurde Gastrin von Gregory et al. aus der Antrummukosa des Schweins isoliert, dessen Aminosäuresequenz bestimmt und das Molekül synthetisiert (Übersicht bei [48, 49]).

Cholezystokinin-Pankreozymin. Im Jahre 1928 wurde von Ivy und Goldberg ein Hormon entdeckt, das durch die intestinale Applikation von Fett freigesetzt wird und nach intravenöser Gabe Kontraktionen der Gallenblase bewirkt. Sie nannten dieses Hormon daher Cholezystokinin (CCK). 1941 entdeckten Harper und Raper ein Hormon, das die Pankreasenzymsekretion steigerte und das sie daher Pankreozymin (PZ) nannten. 1971 wurde die Aminosäuresequenz von CCK bestimmt. Es zeigte sich, daß die Aminosäuresequenzen von CCK und PZ identisch sind (Übersicht bei [35]).

9.2.2 Struktur

Ein Teil der gastrointestinalen Hormone kann zwei strukturell homologen Familien zugeordnet werden. Die eine wird die *CCK-Gastrin-Familie* genannt, die andere Sekretinfamilie. Gastrin und CCK besitzen ein gemeinsames carboxylterminales (C-terminales) Pentapeptid (Abb. 9.1) und haben vom C-terminalen Ende her gezählt einen Tyrosinrest in Position 6 (Gastrin) bzw. 7 (CCK). Sind diese Tyrosinreste nicht sulfatiert, so haben sie hauptsächlich gastrinähnliche Wirkungen, d.h. Stimulation der Magensäuresekretion, sind sie am Tyrosinrest in Position 7 sulfatiert, besitzen sie vornehmlich CCK-ähnliche Wirkungen, d.h. Steigerung der Gallenblasenmotilität und Stimulation der Pankreasenzymsekretion.

Aus Mukosaextrakten des menschlichen Antrums sowie aus Extrakten von gastrinproduzierenden Tumoren des Pankreas (Gastrinom) wurden mindestens 6 biologisch aktive Molekularformen von *Gastrin* isoliert und charakterisiert. Die biologisch wichtigsten Formen sind am Tyrosinrest sul-

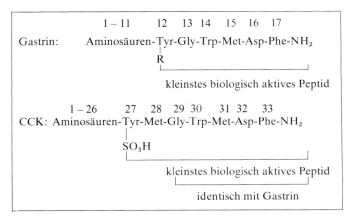

Abb. 9.1. Struktur von menschlichem „little gastrin" (G 17) und von Cholezystokinin (CCK, Schwein)

fatiertes (II) und nicht sulfatiertes (I) „little" Gastrin mit 17 Aminosäuren sowie sulfatiertes und nicht sulfatiertes „big" Gastrin mit 34 Aminosäuren (G 34), das aber kein Dimer von G 17 ist.

Die Biosynthese von Gastrin ist noch nicht aufgeklärt worden; eine intrazelluläre Umwandlung von „big" in „little" Gastrin wird angenommen. In viel geringeren Mengen wurde in den gleichen Gewebeextrakten noch eine kleinere Molekularform gefunden, die nur 14 Aminosäuren enthält und als „mini" Gastrin bezeichnet wurde. Diese Molekularformen von Gastrin haben am C-terminalen Ende die gleiche Aminosäuresequenz. Nach gelchromatographischen Untersuchungen wurden weitere Molekularformen von Gastrin im menschlichen Serum entdeckt. Die eine ist das „big-big" Gastrin, welches im Bereich der Serumproteine eluiert, die andere die sog. Komponente I, die zwischen den Serumproteinen und dem „big-big" Gastrin eluiert. Die biologische Bedeutung dieser noch nicht näher charakterisierten Formen ist unklar (Übersicht bei [48, 42]).

Das vollständige Molekül von *Cholezystokinin-Pankreozymin* enthält 33 Aminosäuren, das C-terminale Oktapeptid ist 2- bis 3fach aktiver als dieses Molekül und das kleinste Fragment mit allen biologischen Eigenschaften ist das C-terminale Heptapeptid. Im Jejunum wurden 4 verschiedene Molekularformen von CCK nachgewiesen (Übersicht bei [39]). Auch im menschlichen Gehirn wurde das C-terminale Tetrapeptid und Oktapeptid gefunden, immunhistologisch lokalisierbar in den Neuronen. Eine Funktion als Neurotransmitter ist denkbar [38]. Interessant ist das Vorkommen eines CCK-Analogons mit 10 Aminosäuren in der Froschhaut, des Caeruleins. Die 7 Aminosäuren am C-terminalen Ende sind identisch mit denjenigen im CCK, so daß dessen biologische Wirkung vorliegt. Das synthetisch hergestellte Caerulein wird diagnostisch zur Stimulation des Pankreas an Stelle von CCK benutzt (Sekretin-Caerulein-Test).

	+	1	2	3	4	5	6	7	8	9	10	11	12	13	14	15
Sekretin	(27)	His-	Ser-	Asp-	Gly-	Thr-	Phe-	Thr-	Ser-	Glu-	Leu-	Ser-	Arg-	Leu-	Arg-	Asp-Lys
VIP	(28)				Ala-	Val-		Asp-	Asn-	Tyr-	Thr					
GIP	(43)	Tyr-	Ala-	Glu-			Ile-			Asp-	Tyr-		Ile-	Ala-	Met	
Glukagon	(29)	Gln-								Asp-	Tyr-		Lys-	Tyr-	Leu-	

	16	17	18	19	20	21	22	23	24	25	26	27	28	29
Sekretin	Ser-	Ala-	Arg-	Leu-	Gln-	Arg-	Leu-	Leu-	Gln-	Gly-	Leu-	Val-NH$_2$		
VIP	Gln-	Met-	Ala-	Val-	Lys-	Lys-	Tyr-		Asn-	Ser-	Ile-	Leu-	Asn-NH$_2$	
GIP	Lys-	Ile-			Gln-		Asp-	Phe-	Val-	Asn-	Trp-		Leu-	Ala-Gln-14
Glukagon		Arg-			Ala-		Asp-	Phe-	Val-		Trp		Met-	Asp-Thr

+ Aminosäurenanzahl

Abb. 9.2. Peptide der Sekretinfamilie

Zur zweiten Familie, die als die *Sekretinfamilie* bezeichnet wird, gehören die strukturell verwandten Hormone Sekretin, vasoaktives intestinales Polypeptid (VIP), gastrisches inhibitorisches Polypeptid (GIP) und Glukagon (Abb. 9.2).

Sekretin besteht aus 27 Aminosäuren [44]. Im Gegensatz zu CCK und Gastrin ist das intakte Molekül für die volle biologische Aktivität notwendig. Sekretin kommt wahrscheinlich nur in einer Molekularform vor. Mit Glukagon hat Sekretin 14 identische Aminosäurepositionen, mit VIP und GIP jeweils 9 gemeinsame. Neben der strukturellen Verwandtschaft der Hormone der Sekretinfamilie besteht auch eine Ähnlichkeit in ihren Wirkungen auf die Zielorgane.

9.2.3 Vorkommen

Die gastrointestinalen Hormone und die dazugehörigen Peptide werden in endokrinen Zellen des Gastrointestinaltrakts und teilweise auch im zentralen und peripheren Nervensystem gebildet. Die endokrinen Zellen liegen verstreut in der Mukosa des Magen-Darm-Trakts, aber auch im Pankreas. Sie gehören zu einem weit verbreiteten System, das *APUD-Zellsystem* genannt wird. Die Zellen dieses Systems zeichnen sich durch ihren Amingehalt aus, nehmen Aminopräkursoren auf und decarboxylieren sie (amine content and amine precursor uptake and decarboxylation) (Übersicht bei [36]). Diese Zellen stammen entwicklungsgeschichtlich wahrscheinlich von der Neuralleiste ab und wandern in das Pankreas und den Darm, wo sie sich in den exokrinen und endokrinen Drüsen und in der Mukosa des Gastrointestinaltrakts ansiedeln. Neben den gastrointestinalen Hormonen produzieren diese Zellen Kalzitonin, Insulin, Glukagon sowie die Hypophysenhormone.

Die Verteilung der gastrointestinalen Hormone und der dazu gehörigen Peptide im Magen-Darm-Trakt und im Pankreas zeigt Abb. 9.3. Diese Hormone können entweder radioimmunologisch in Gewebeextrakten oder immunhistochemisch in den endokrinen Zellen und in den nervösen Strukturen der entsprechenden Gewebe nachgewiesen werden.

Die *Gastrin* produzierenden Zellen (G-Zellen) liegen in höchster Dichte im mittleren Teil der Antrumdrüsen des Magens und in geringerer Anzahl im proximalen Duodenum des Menschen. Der Gastringehalt des proximalen Duodenums beträgt nur etwa 10% von dem des Antrums. Das Antrum enthält zu 95% G 17 und nur zu 5% G 34, während im proximalen Duodenum zu je 50% G 34 und G 17 nachweisbar sind (Übersicht bei [12]). Unter physiologischen Bedingungen wird Gastrin hauptsächlich aus dem Antrum freigesetzt.

Sekretin, CCK, Motilin, GIP und *Somatostatin* werden im Duodenum und Jejunum gefunden. *VIP* und *Enteroglukagon* sowie *Neurotensin* kommen im gesamten Darm, in höchsten Konzentrationen aber im distalen Dünndarm und Dickdarm vor. *PP* und *Somatostatin* werden in höchsten Konzentrationen im Pankreas gefunden (Übersicht bei [3]). Ultrastrukturell

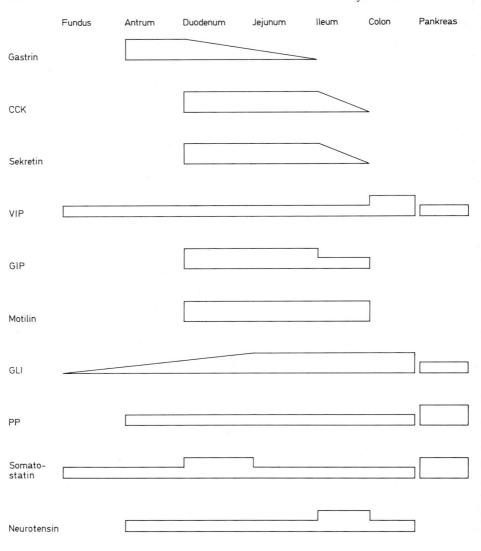

GLI = Glukagon ähnliche Immunoreaktivität (Enteroglukagon)

Abb. 9.3. Verteilung gastrointestinaler Peptide im Magen-Darm-Trakt und im Pankreas

sind die endokrinen Zellen des Gastrointestinaltrakts entweder Zellen vom „offenen" oder „geschlossenen" Typ. Die Zellen vom geschlossenen Typ haben keine Verbindung zum Darmlumen und sind von rundlicher Gestalt. Die Zellen vom offenen Typ (z. B. die Gastrinzellen) dagegen haben eine direkte Verbindung zum Lumen des Gastrointestinaltrakts, tragen lumenwärts Mikrovilli und zeigen basale, zu den Blutgefäßen hin gelegene Se-

9. Gastrointestinale Hormone

kretgranula, die von Zellart zu Zellart variieren. Es ist zu vermuten, daß die Zellen vom offenen Typ vom Lumen des Magen-Darm-Trakts her stimuliert werden (z.B. durch Nahrungsbestandteile) und ihre Hormone in das zirkulierende Blut abgeben (Übersicht bei [3]).

9.2.4 Messung und Freisetzung

9.2.4.1 Messung

Die gastrointestinalen Hormone können sowohl durch chemische und physikalische Reize, die lokal vom Lumen des Magen-Darm-Trakts her einwirken, als auch durch nervale und humorale Stimuli freigesetzt werden. Die in das zirkulierende Blut abgegebenen Hormone lassen sich direkt durch spezifische Radioimmunoassays messen. Wird die Antwort der Zielorgane dieser Hormone untersucht, können nur indirekte Schlüsse auf deren Freisetzung gezogen werden (Bioassay).

Gastrin kann radioimmunologisch direkt im Blut nachgewiesen werden. Da die meisten Gastrinantikörper sich an das C-terminale Ende der verschiedenen Molekularformen von Gastrin binden, werden alle immunreaktiven Molekularformen von Gastrin unabhängig von ihrer biologischen Aktivität gemessen [12].

Die radioimmunologische Bestimmung von *CCK* ist aufgrund mit Gastrin kreuzreagierender Antikörper nur wenigen Arbeitsgruppen gelungen (Übersicht bei [25]). Bioassays für CCK, durchgeführt an In-vivo- und In-vitro-Modellen der Gallenblase, können zwar Änderungen der biologischen Aktivität im Plasma erfassen, sie sind aber nur schwer quantifizierbar. In den meisten Studien wurde daher die Freisetzung von CCK indirekt über die Sekretionsantwort des exokrinen Pankreas ermittelt (Übersicht bei [35]).

Sekretin kann radioimmunologisch direkt im Plasma bestimmt werden. Die basalen Sekretinplasmaspiegel liegen bei den meisten Assays im unteren Meßbereich. Geringe Anstiege der Sekretinplasmaspiegel können daher nicht erfaßt werden.

9.2.4.2 Freisetzung

Die Bestandteile von *Proteinen* wie Peptide und einzelne Aminosäuren sind wichtige Stimuli der Gastrin- und CCK-Freisetzung, nicht aber der Sekretinfreisetzung (Tabelle 9.1). Nicht aufgespaltene Proteine, z.B. Albumine, sind unwirksam. Der nach oraler Gabe einer Proteinmahlzeit gemessene Sekretinanstieg im Plasma ist gering (Übersicht bei [39]).

Der stärkste Stimulus für die *Sekretinfreisetzung* sind *Wasserstoffionen*. Fällt der intraduodenale pH unter Werte von 3–4,5 so kommt es zu einem deutlichen Anstieg der Sekretinplasmaspiegel (Übersicht bei [45]) und zu einer Stimulation der Pankreasbikarbonatsekretion [22]. Neben den Hydrogenionen bewirken intraduodenal gegebene *Galle und Gallensäuren* auch bei *neutralem pH* eine Freisetzung von Sekretin und eine Stimulation der

Tabelle 9.1. Freisetzung der gastrointestinalen Hormone Gastrin, CCK und Sekretin beim Menschen. S physiologischer Stimulus; 0 kein Effekt; 0+ geringer Stimulus, physiologisch wahrscheinlich unbedeutend; I Inhibition; ? widersprüchliche Befunde

Stimulus	Gastrin	CCK	Sekretin
Peptide, Aminosäuren	S	S	0+
Lipide	0	S	0+
Kohlenhydrate	0	0	0
Säure (HCl)	I	0+	S
Galle	0	S	S
Mechanische Dehnung	0	0	0
Cholinergika (Vagus)	?	0	0

Pankreasbikarbonat- und -volumensekretion (Übersicht bei [24]). Während einer Mahlzeit in das Duodenum sezernierte Galle kann auf diese Weise Sekretin freisetzen und die Sekretion von bikarbonatreichem Pankreassaft anregen. Ob die durch Säure bedingte Sekretinfreisetzung in der postprandialen Phase der Verdauung eine physiologische Rolle spielt, ist umstritten, da der intraluminale pH nur im proximalen Duodenum die pH-Schwelle von 4,5 unterschreitet. Außerdem ist der postprandial gemessene Sekretinanstieg im Serum nur gering und kann für sich allein nur unbedeutend die Pankreasbikarbonatsekretion steigern. Da postprandial freigesetztes CCK die Wirkung von Sekretin auf die Pankreasbikarbonatsekretion potenziert und in das Duodenum gelangende Gallensäure auch bei neutralem pH Sekretin freisetzen, ist anzunehmen, daß geringe Mengen von freigesetztem Sekretin in der postprandialen Phase der Verdauung von Bedeutung sind [34]. In der interdigestiven Phase der Verdauung kommen kurzfristige pH-Erniedrigungen auf Werte zwischen 1 und 2 im Duodenum vor. In dieser Phase der Verdauung könnte Sekretin eine wichtige Rolle zur Aufrechterhaltung des optimalen pH im Duodenum spielen. Da Sekretin auch in das Darmlumen sezerniert wird, ist eine parakrine Wirkung auf die Brunner-Drüsen des Duodenums, die ein alkalisches Sekret bilden, denkbar [24]. Die i.v.-Gabe von Sekretin stimuliert die Sekretion der Brunner-Drüsen.

Auf die *Gastrinfreisetzung* hat Säure einen umgekehrten Effekt. Fällt der pH im Antrum unter einen Wert von 3,5, so wird die Gastrinfreisetzung im Sinne eines negativen „Feedbackmechanismus" gehemmt. Postprandial erreicht der intragastrale pH Werte, die eine ungehemmte Gastrinfreisetzung erlauben. Nach einer Stunde aber kommt der pH im Magen in den inhibitorischen Bereich und die Gastrin- sowie die Säuresekretion des Magens werden wieder gehemmt [48]. Bei Patienten mit atrophischer Gastritis und perniziöser Anämie, die eine eingeschränkte Säureproduktion des Magens haben, werden daher hohe Gastrinserumspiegel gemessen.

Fettsäuren mit einer Kettenlänge von mehr als 10 Kohlenstoffatomen sowie deren Monoglyceride sind die wirksamsten Stimuli der *CCK-Freisetzung* [34].

Kohlenhydrate, die hauptsächlichen Nahrungsbestandteile, haben keinen Einfluß auf die Serumspiegel von Gastrin, Sekretin oder CCK, stimulieren aber deutlich die Freisetzung von GIP. Freigesetztes GIP ist ein wirksamer Stimulus der Insulinsekretion und erklärt damit den schnelleren Glukoseabbau nach oraler gegenüber intravenöser Glukosezufuhr. *Kalziumsalze* im Magen und Duodenum setzen Gastrin und CCK frei.

Die reine *Dehnung* des Magens bewirkt beim Hund, nicht aber beim Menschen eine Freisetzung von Gastrin [48, 29].

Die Bedeutung *cholinerger* Mechanismen bei der Freisetzung von Gastrin ist beim Menschen noch nicht endgültig geklärt. Die postprandiale Gastrinfreisetzung ist beim Menschen nach Gabe von Atropin bzw. nach trunkulärer Vagotomie gesteigert. Der Einfluß der durch Atropin bzw. trunkuläre Vagotomie verminderten Säuresekretion des Magens auf die postprandiale Gastrinfreisetzung wurde in diesen Studien nicht berücksichtigt. Scheinfütterung als vagaler Stimulus setzt beim Menschen Gastrin frei [12]. Atropin potenziert die durch Scheinfütterung bedingte Gastrinfreisetzung. Es wird daher sowohl eine stimulierende als auch eine hemmende Wirkung des N. vagus auf die Gastrinfreisetzung vermutet. Es wird angenommen, daß der N. vagus die Gastrinfreisetzung durch atropinresistente, also nicht cholinerge Fasern stimuliert und durch vagal-cholinerge Mechanismen hemmt [47].

Die *gastrointestinalen Hormone* können sich in ihrer Freisetzung gegenseitig beeinflussen. So hemmen z. B. Somatostatin, GIP, VIP, Sekretin, Glukagon und Kalzitonin die Gastrinfreisetzung.

Die nach Insulinhypoglykämie bedingte Gastrinfreisetzung ist wahrscheinlich durch Vagusreizung sowie gleichzeitige Freisetzung von Adrenalin bedingt [48, 49].

Bei Patienten mit Phäochromozytom, einem Katecholamine produzierenden Tumor, finden sich erhöhte basale Serumgastrinspiegel, die postoperativ wieder in den Normalbereich absinken [48, 49].

9.2.5 Physiologische Wirkungen und Interaktionen

Es soll hier hauptsächlich auf den humoralen Wirkungsmechanismus der gastrointestinalen Hormone eingegangen werden. Als physiologisch wird dabei die Wirkung bezeichnet, wenn ein Hormon im Serumspiegel dieselbe Wirkung hervorruft, wie sie postprandial gemessen werden kann (Tabelle 9.2).

9.2.5.1 Gastrin

Gastrin wurde durch seine Wirkung auf die Magensäuresekretion bekannt. In sog. physiologischen Dosen bewirkt „little" Gastrin (G 17) eine Stimulation der Magensäuresekretion, die mit der Gabe einer Mahlzeit vergleichbar ist [48]. Messungen der postprandialen Serumspiegel von Gastrin 17 und 34 ergeben, daß Gastrin 17 zu über 70% an der von Gastrin stimulierten, postprandialen Magensäuresekretion beteiligt ist [48,49].

Tabelle 9.2. Physiologische Wirkungen (humoraler Wirkungsmechanismus) der gastrointestinalen Hormone Gastrin, CCK und Sekretin. S Stimulation; I Inhibition

Wirkung	Gastrin	CCK	Sekretin
Magensäuresekretion	S		
Pankreasbikarbonatsekretion		S	S
Pankreasenzymsekretion		S	S
Sekretion von Bikarbonat in der Galle		S	S
Gallenblasenmotilität		S	
Magenentleerung		I	
Trophische Wirkung auf:			
Magen-Darm-Schleimhaut	S		
Exokrines Pankreas	S	S	S

Parallel zur Säuresekretion erfolgt durch Gastrin eine Stimulation der Pepsinsekretion in den Hauptzellen des Magens, möglicherweise sekundär durch die stimulierte HCl-Sekretion bedingt [19].

Die vielleicht wichtigste biologische Wirkung von Gastrin ist eine Förderung des Wachstums des exokrinen Pankreas und der Mukosa des Magen-Darm-Trakts [27]. Sekretin antagonisiert diese Wirkung von Gastrin [6].

Bei Patienten mit Gastrin produzierenden Tumoren (Gastrinome) kommt es über diese trophische Wirkung zu einer Hyperplasie der Säure sezernierenden Magenschleimhaut.

Alle übrigen Wirkungen von Gastrin wurden nur nach Gabe hoher, d. h. sicher pharmakologischer Dosen beobachtet. Dazu gehören die CCK-ähnliche Wirkung auf die exokrine Pankreasenzymsekretion und Gallenblasenmotilität, die Steigerung der Motilität des Magenantrums sowie des Drucks des unteren Ösophagussphinkters, die Hemmung der Wasser- und Elektrolytabsorption und die Steigerung der Sekretion dieser Substanzen im Dünndarm.

9.2.5.2 Sekretin

Die primäre Wirkung von Sekretin ist die Stimulation der Pankreaswasser- und -bikarbonatsekretion. CCK verstärkt die durch Sekretin stimulierte Pankreasbikarbonatsekretion, und umgekehrt potenziert Sekretin die Pankreasenzymsekretion auf einen CCK-Stimulus. Neben seinen Effekten auf das Pankreas stimuliert Sekretin physiologisch die duktuläre Gallensekretion (Flüssigkeit und Bikarbonat) und verstärkt die kontrahierende Wirkung von CCK auf die Gallenblase. In pharmakologischen Dosen hemmt Sekretin die gastrinstimulierte Magensäuresekretion [6], stimuliert aber die Pepsinsekretion des Magens [34]. Die hemmende Wirkung von Sekretin auf die Magensäuresekretion wird durch geringe Dosen von CCK verstärkt [26]. Sekretin wurde als das „Antazidum der Natur" bezeichnet, da fast alle seine Wirkungen darauf abzielen, die in das Duodenum gelangende Magensäure zu neutralisieren. In hohen Dosen steigert Sekretin die Sekretion

9. Gastrointestinale Hormone 307

der Brunner-Drüsen des Duodenums, den Blutfluß im Splanchnikusgebiet, hemmt den Druck des unteren Ösophagussphinkters, die Motilität des Magenantrums und Duodenums sowie die Magenentleerung und setzt Insulin frei (Übersicht bei [34]).

9.2.5.3 Cholezystokinin-Pankreozymin

Physiologische Aktionen von CCK sind die Stimulierung der Enzymsekretion in den Azinuszellen des Pankreas, die Potenzierung der Wirkung physiologischer Sekretinspiegel auf die Wasser- und Bikarbonatsekretion in den Duktuszellen, eine Kontraktion der Gallenblase, eine Hemmung der Magenentleerung [11] sowie wahrscheinlich eine trophische Wirkung auf das exokrine Pankreas [21, 29]. Ob die übrigen Aktionen von CCK eine physiologische Rolle spielen, ist umstritten. So bewirkt CCK eine Erschlaffung des Sphinkter Oddi, stimuliert die Motilität des Intestinums [23] senkt den unteren Ösophagussphinkterdruck, hemmt kompetitiv die durch Gastrin stimulierte Magensäuresekretion und inhibiert die Wasser- und Elektrolytsekretion des Dünndarms (Übersicht bei [48]).

9.2.5.4 Interaktionen zwischen gastrointestinalen Hormonen und neuralen Mechanismen

Sowohl bei der Regulation der Magen- als auch der Pankreassekretion unterscheidet man eine *kephale*, eine *gastrale* und eine *intestinale* Phase. In allen drei Phasen bestehen Interaktionen zwischen den gastrointestinalen Hormonen und den neuralen Mechanismen [28]. Sie sind wegen der Komplexität der Reizantwort vor allem im physiologischen Ablauf einer Mahlzeit weitgehend unbekannt [9b]. Stimulation und Hemmung bei der Freisetzung von Hormonen, bei der Reizantwort der Zielzellen, bei der Schaffung eines „physiologischen Grundtonus" der Organe zwischen und während Nahrungsaufnahme müssen bedacht werden. Eine nervale Steuerung ist nicht nur für die kephale Phase nachgewiesen sondern auch über gastro- und enteropankreatische Reflexe [43b, 43c]. Die mögliche Rolle von gastrointestinalen Hormonen als Neurotransmitter macht das Problem noch komplexer.

9.3 Hormonkandidaten

Die im folgenden aufgeführten, gastrointestinalen Peptide (Tabelle 9.3) sind als Hormonkandidaten aufzufassen. *GIP* wurde von Grossman in letzter Zeit in die Reihe der gastrointestinalen Hormone aufgenommen [21]. *GIP, VIP* und *Enteroglukagon* gehören zur Sekretinfamilie. Die übrigen, unten aufgeführten Peptide zeigen weder mit Sekretin noch mit CCK-Gastrin eine strukturelle Ähnlichkeit.

Zu den interessantesten gehört das gastrische inhibitorische Polypeptid (GIP). Die physiologischen Wirkungen dieses Peptids bestehen neben der

Tabelle 9.3. Hormonkandidaten

Hormonkandidat	Freisetzung	Wirkungen (↑ stimuliert, ↓ hemmt, ? unbek.)
GIP	Lipide Hexose (z.B. Glukose) Aminosäuren HCl	↓ Magensekretion ↑ Insulinfreisetzung ↑ Glukagonfreisetzung ↑ intestinale Sekretion ↓ Motilität (Magen, Darm)
VIP	Postprandial kein Anstieg der VIP-Plasmaspiegel Intraduodenal: Fett, HCl-Lösung i.v.: Ca^{2+} Elektrische Vagusstimulation	Wie GIP, zusätzlich: ↑ Pankreasbikarbonatsekretion ↑ Gallenfluß Vasodilatation, Bronchodilatation, postiv-inotrop ↑ Freisetzung von Prolaktin, STH, LH ACTH-ähnliche Wirkung auf die NNR Erregung von Neuronen des zentralen und peripheren Nervensystems Hyperthermie
Enteroglukagon	Hexose (z. B. Glukose) Lipide Hypertonische NaCl-Lösung	↑ Glykogenolyse (Leber) ↑ Insulinsekretion ↑ Lipolyse (Fettzelle)
PP	Proteinspaltprodukte Lipide Kohlenhydrate	↓ Pankreasenzym- u. Bikarbonatsekretion (in niedrigen Dosen) ↑ Magensäuresekretion (in hohen Dosen) ↓ Motilität der ableitenden Gallenwege (in niedrigen Dosen) ↑ Motilität des Magen--Darm-Trakts
Motilin	OH^-?, HCl? Lipide Testmahlzeit Hemmung durch Glukose	↑ Motilität (Magen, Darm) ↑ Pepsinsekretion (Magen) ↓ Pankreassekretion (durch Sekretin stim.) ↓ Pankreasvolumen-, Bikarbonat- und Proteinsekretion (basal)
Neurotensin	Mahlzeit	↓ Magensäuresekretion (stim. mit Pentagastrin) ↓ Pankreassekretion (stim. mit Ölsäure) ↑ Kontraktionen der glatten Muskulatur ↑ Gefäßpermeabilität ↑ Freisetzung von Glukagon Gastrin, LH, FSH ↓ Insulinfreisetzung ↓ Körpertemperatur

9. Gastrointestinale Hormone

Hormonkandidat	Freisetzung	Wirkungen (↑ stimuliert, ↓ hemmt, ? unbek.)
Substanz P	?	Wirkt wahrscheinlich als Neurotransmitter ↑ Pankreassekretion ↑ Speichel- und Tränendrüsensekretion ↑ Motilität des Magen-Darm-Trakts Vasodilatation ↑ Kapillarpermeabilität (Histaminfreisetzung) ↓ Freisetzung von Insulin und Gastrin
Somatostatin	Freisetzung in das Pfortaderblut, aber kein Anstieg im peripheren Blut nach: – oraler Gabe: Testmahlzeit, Glukose, Aminosäuren – intragastraler Gabe: HCL – i.v.-Gabe: gastrointestinale Hormone, Glukagon	↓ Sekretion von gastrointestinalen Hormonen, TSH, STH, Kalzitonin ↓ Sekretion der Magensäure von Enzymen und Bikarbonat des exokrinen Pankreas, des Dünndarmes ↓ Motilität von Magen, Darm Gallenblase ↓ Intestinale Durchblutung
Bombesin	Bisher nur dem Bombesin ähnliches immunoreaktives Material im Antrum und Duodenum sowie im ZNS der Säugetiere nachgewiesen	↑ Gastrinfreisetzung aus dem Antrum, unabhängig vom intragastralen pH und Atropin ↑ Pankreasenzymsekretion ↑ CCK-Freisetzung ↑ Kontraktionen: Pylorus Ileozäkalklappe, Uterus, Gallenblase, Gefäßmuskulatur ↓ Motilität des Magens und Dünndarms Hypothermie

Hemmung der Säuresekretion und Motilität des Magens in der glukoseabhängigen Freisetzung von Insulin aus dem Pankreas [8]. Es wurde daher auch als „glucose-dependent insulinotropic polypeptide" bezeichnet. GIP wird durch orale Zufuhr von Lipiden, Kohlenhydraten [15] und nur gering durch Aminosäuren in das periphere Blut freigesetzt [8]. Die intravenöse Gabe von Glukose bewirkt keine Freisetzung von GIP.

Oral zugeführte Glukose wird schneller als intravenös gegebene Glukose metabolisiert, da GIP die kohlenhydratbedingte Insulinfreisetzung steigert. Bei Patienten mit Übergewicht und pathologischer Glukosetoleranz wird postprandial vermehrt GIP freigesetzt. GIP könnte bei diesen Patienten an der Entwicklung des Hyperinsulinismus mitbeteiligt sein [14].

9.3.1 Vasoaktives intestinales Polypeptid

VIP wurde aufgrund seiner starken vasodilatatorischen und hypotensiven Wirkung als vasoaktives intestinales Polypeptid bezeichnet. Die physiologische Rolle von VIP ist noch nicht geklärt [40]. Physiologische Reize wie die Zufuhr von Nahrung bewirken keine meßbare Freisetzung von VIP in das periphere Blut [49]. VIP kommt außer in endokrinen Zellen des Gastrointestinaltrakts hauptsächlich im zentralen und peripheren Nervensystem vor. Im gesamten Magen-Darm-Trakt einschließlich des Pankreas finden sich VIP-haltige Nerven und Neuronen [41]. VIP wurde in den Synaptosomen nachgewiesen [40]. VIP wirkt daher wahrscheinlich als Neurotransmitter oder auf parakrine Weise und nicht als zirkulierendes Hormon. VIP steigert die intestinale Sekretion von Wasser und Elektrolyten. Bei Patienten mit WDHA-Syndrom (wäßrige Durchfälle, Hypokaliämie, Achlorhydrie) finden sich sehr hohe VIP-Plasmaspiegel. VIP dient bei diesen Patienten als Tumormarker und könnte für die Symptomatik verantwortlich sein.

9.3.2 Glukagon und Enteroglukagon

Glukagon wird von den A-Zellen in den Langerhans-Inseln des Pankreas gebildet. Glukagon ist der physiologische Antagonist von Insulin und wird durch Hypoglykämie und durch intravenöse Gaben von Aminosäuren, insbesondere von Alanin, freigesetzt. Glukagon wirkt glykogenolytisch, lipolytisch und ist ein wirksamer Liberator von Insulin. Als Mitglied der Sekretinfamilie hemmt es die Magensekretion sowie die Gastrinfreisetzung (Übersicht bei [48]). In Mukosaextrakten des Magen-Darm-Trakts vieler Spezies einschließlich des Menschen wurden glukagonähnliche Peptide entdeckt, die mit gegen Glukagon gerichteten Antikörpern kreuzreagierten. Diese Peptide haben ein höheres Molekulargewicht als pankreatisches Glukagon und werden von den sog. L-Zellen produziert [20]. Diese Peptide, die *Enteroglukagon* oder „glucagon like immunoreactivity" genannt wurden, sind strukturell noch nicht eindeutig identifiziert [33]. Die physiologische Bedeutung der Enteroglukagone ist unbekannt. Es ist möglich, daß sie phylogenetisch ältere Hormonvorstufen darstellen, aus denen sich die Hormone der Sekretinfamilie entwickelt haben, aber ihre physiologische Bedeutung verloren haben.

9.3.3 Motilin

Die Beobachtung, daß die intraduodenale Instillation von Alkalilösungen die Motilität von transplantierten Magentaschen des Hundes steigerte, führte zur Entdeckung von Motilin [7]. Motilin wird im Duodenum und Jejunum von den sog. EC_2-Zellen gebildet [25]. Nach intraduodenaler Gabe von Säure kommt es beim Hund zwar ebenfalls zu einem Anstieg der Motilinplasmaspiegel, aber zu keiner Veränderung der motorischen Aktivität des Magens. Es wird daher die gleichzeitige Freisetzung eines humoralen Motilinantagonisten angenommen [7]. Beim Menschen kommt es im Gegensatz zum Hund nach Alkalisierung des Duodenums zu einem Abfall der Motilinplasmaspiegel [46], nach Ansäuerung des Duodenums aber zu einem geringen oder zu keinem Anstieg der Motilinplasmaspiegel. Die Gabe einer Testmahlzeit bzw. von Fett führt beim Menschen nur zu einem geringen (um 30 bzw. 75%) Anstieg der Motilinplasmaspiegel [10]. Exogene Gaben von Motilin steigerten in vivo und in vitro die motorische Aktivität des Magen-Darm-Trakts [9a, 13]. Motilin könnte bei der Regulation der motorischen Aktivität des Magen-Darm-Trakts eine physiologische Bedeutung zukommen, vor allem im Zusammenhang mit Phasen hoher interdigestiver myoelektrischer Aktivität des Duodenums.

9.3.4 Neurotensin

Neurotensin spielt eine Doppelrolle. Im ZNS ist Neurotensin in den Synaptosomen lokalisiert und dient wahrscheinlich als Neurotransmitter. Im Magen-Darm-Trakt kommt Neurotensin in höchsten Konzentrationen in der Mukosa des terminalen Ileums vor und wird in endokrinen Zellen vom offenen Typ (N-Zellen) gefunden. Beim Hund und beim Menschen wird Neurotensin nach Gabe einer Mahlzeit in das periphere Blut freigesetzt [30, 31] und kann daher als im peripheren Blut zirkulierendes Hormon wirken. Ob Neurotensin in der späten postprandialen Phase der Verdauung eine Rolle spielt, kann nur vermutet werden [5].

9.3.5 Bombesin

Bombesin wurde aus der Haut bestimmter Froscharten isoliert und als Tetradekapeptid charakterisiert. Beim Menschen und den Säugetieren wurde bisher nur dem Bombesin ähnliches immunoreaktives Material in Mukosaextrakten (besonders des Antrums und Duodenums) sowie in Extrakten der Darmwand und des ZNS (insbesondere Hypothalamus), nicht aber im Blutplasma gefunden [32, 37]. Die Freisetzungsmechanismen von Bombesin sind unbekannt. Exogen gegebenes Bombesin beeinflußt wirksam die Funktion vieler Organe, seine physiologische Bedeutung ist jedoch völlig unklar [16, 37]. Da Bombesin hauptsächlich nur antrales Gastrin freisetzt, könnte Bombesin zur Überprüfung einer erfolgreichen Antrektomie diagnostische Bedeutung erlangen.

9.3.6 Somatostatin

Somatostatin kommt sowohl im zentralen und peripheren Nervensystem [2] als auch in endokrinen Zellen (D-Zellen) des Magen-Darm-Trakts und des Pankreas vor [3]. Somatostatin wird auch in nervösen Strukturen des Magen-Darm-Trakts (Plexus myentericus, N. vagus) gefunden und spielt dort wahrscheinlich die Rolle eines inhibitorischen Neurotransmitters. Somatostatin wird zwar im Magen-Darm-Trakt durch verschiedenartige Stimuli in das Pfortaderblut freigesetzt [42, 43a], steigt aber nicht meßbar im peripheren Blut an. Vermutlich wirkt daher Somatostatin im Gastrointestinaltrakt auf parakrine oder neurokrine Art. Diese Hypothese wird dadurch unterstützt, daß im Pankreas die D-Zellen in enger Nachbarschaft zu den übrigen endokrinen Zellen der Langerhans-Inseln liegen.

9.3.7 Substanz P

Substanz P spielt wahrscheinlich im Gehirn, im Rückenmark sowie in den Auerbach- und Meißner-Plexus des Gastrointestinaltrakts als Neurotransmitter eine wichtige Rolle. Bei der Hirschsprung-Erkrankung wurde ein reduzierter Gehalt an Substanz P im erkrankten Segment festgestellt [38]. Bei Patienten mit Huntington-Chorea ist der Substanz-P-Gehalt der Substantia nigra erniedrigt [38]. Substanz P kommt auch in endokrinen Zellen (EC-Zellen) der Darmmukosa vor.

Stimuli für die Freisetzung von Substanz P in das periphere Blut sind bisher nicht bekannt. Ob die mannigfaltigen Wirkungen von Substanz P auch eine physiologische Bedeutung besitzen, kann nur vermutet werden.

9.3.8 Pankreatisches Polypeptid

Pankreatisches Polypeptid (PP) wird hauptsächlich von den PP-Zellen des Pankreas, die in der Peripherie der Langerhans-Inseln und verstreut zwischen den exokrinen Zellen liegen, gebildet (Übersicht bei [18]). Nach oraler Gabe von Proteinen, Lipiden und Kohlenhydraten kommt es zu einer schnellen und über mehrere Stunden anhaltenden Freisetzung von PP in das periphere Blut. PP hemmt in niedrigen Dosen die Pankreasenzym- und Bikarbonatsekretion sowie die Motilität der ableitenden Gallenwege. Die Bedeutung der postprandial über mehrere Stunden erhöhten PP-Serumspiegel könnte darin bestehen, daß sie die späte, postprandiale Pankreassekretion hemmen. Bei bestimmten endokrinen Pankreastumoren wie dem Glukagonom und dem VIPom sowie bei Karzinoiden wurden in über 50% der Fälle deutlich erhöhte basale PP-Plasmaspiegel gemessen [1]. Bei Patienten mit multipler endokriner Adenomatose können erhöhte PP-Serumspiegel der einzige Hinweis auf eine Mitbeteiligung des Pankreas sein und die Erkrankung weiterer Familienmitglieder aufdecken [18].

9.4 Benutzung gastrointestinaler Hormone in der Diagnostik

Eine Reihe von gastrointestinalen Hormonen kann diagnostisch genutzt werden. Tabelle 9.4 gibt eine Übersicht. Für Details sei auf die weiterführende Literatur bzw. Kap. 20 verwiesen. Die größte Bedeutung kommt der radioimmunologischen Bestimmung des *Gastrins* bei der Suche nach einem Gastrinom (Zollinger-Ellison-Syndrom) zu. Hier sind die Serumspiegel stark erhöht. Die Abgrenzung erhöhter Gastrinwerte im Serum beim Gastrinom gegenüber den Erhöhungen bei anderen Krankheitsbildern gelingt nach i.v. Injektion von Sekretin. Während bei unspezifischen Syndromen der Gastrinspiegel deutlich abfällt, steigt er bei einem Gastrinom deutlich

9. Gastrointestinale Hormone

Tabelle 9.4. Diagnostisch nutzbare gastrointestinale Hormone

Hormon	Testart	Testziel	Ergebnis
Gastrin	RIA, Serum	Zollinger-Ellison-Syndrom	Im Serum und Tumor erhöht
Pentagastrin	Injektion	Standardisierter Test zur Messung der Magensäuresekretion	Maximal stimulierbare HCl-Produktion
VIP	RIA, Serum	WDHA-Syndrom, Verner-Morrison-Syndrom	Im Serum und Tumor erhöht
Sekretin	Injektion	Sekretintest, Zollinger-Ellison-Syndrom	Gastrinspiegel im Serum steigend
	Injektion	Im Sekretin-Pankreozymin-Test zur Messung der Pankreassekretion	Nachweis von Pankreasinsuffizienz
Pankreozymin	Injektion	Im Sekretin-Pankreozymin-Test	Nachweis von Pankreasinsuffizienz
Caerulein	Injektion	Im Sekretin-Caerulein-Test (an Stelle von CCK-PZ)	Nachweis von Pankreasinsuffizienz
Pankreatisches Polypeptid	RIA, Serum	Hormonell aktive Pankreastumoren als Marker	Im Serum und Tumor erhöht
Weitere GI-Polypeptide (z. B. Somatostatin)	RIA, Serum	Hormonell aktive Tumoren	Im Serum und Tumor erhöht

an (sog. Sekretintest). Die radioimmunologische Bestimmung von *pankreatischem Polypeptid* im Serum deckt bei ca. 60% der endokrin aktiven Tumoren des Pankreas erhöhte Spiegel auf und kann diagnostisch als Hinweis benutzt werden. Die exogene Zufuhr von *Pentagastrin* wird im Magensäurestimulationstest zur Messung der maximalen Säuresekretion des Magens eingesetzt und hat das früher verwendete Histamin verdrängt.

Sekretin, CCK-Pankreozymin oder *Caerulein* werden im Sekretin-Pankreozymin-Test intravenös injiziert, um das Pankreas zur maximalen Sekretion zu stimulieren. Der standardisierte Test gilt als sicherste Maßnahme zur Erfassung einer Insuffizienz des exokrinen Pankreas. Dies kann in die Pädiatrie im Rahmen der Diagnostik der Mukoviszidose bedeutsam sein.

Literatur

1. Adrian TF, Bloom SR, Besterman HS, Bryant MG (1978) PP-Physiology and pathology. In: Bloom SR (ed) Gut hormones. Churchill Livingstore, Edinburgh pp 254–260
2. Arimura A, Coy DH, Chihara M (1978) Somatostatin. In: Bloom SR (ed) Gut hormones. Churchill Livingstone, Edinburgh, pp 437–445
3. Bloom SR, Polak JM (1978) Gut hormone overview. In: Bloom SR (ed) Gut hormones. Churchill Livingstone, Edinburgh pp 3–18

4. Boden G (1978) The secretin assay. In: Bloom SR (ed) Gut hormones. Churchill Livingstone, Edinburgh, pp 169–175
5. Buchan AMJ, Polak JM, Sullivan S, Bloom SR, Brown M, Pearse AGE (1978) Neurotensin in the gut. In: Bloom SR (ed) Gut hormones. Churchill Livingstone, Edinburgh, pp 544–549
6. Brooks AM, Grossman MI (1970) Effect of secretin and cholecystokinin on pentagastrin stimulated gastric secretion in man. Gastroenterology, 59:114
7. Brown JC, Dryburgh JR (1978) Isolation of motilin. In: Bloom SR (ed) Gut hormones. Churchill Livingstone, Edinburg
8. Cataland S (1978) Physiology of GIP in man. In: Bloom SR (ed) Gut hormones. Churchill Livingstone, Edinburgh, pp 288–293
9a. Chey WY, Lee KY, Tai HH (1978) Endogenous plasma motilin concentration and interdigestive myoelectric activity of the canine duodenum. In: Bloom SR (ed) Gut hormones. Churchill Livingstone, Edinburgh, pp 355–358
9b. Chey WY (1980) Gastrointestinal hormones and pancreatic, biliary and intestinal secretions. In: Glass GBJ (ed) Gut hormones. Raven, New York
10. Christofides ND, Bloom SR, Besterman HS (1978) Physiology of motilin II. In: Bloom SR (ed) Gut hormones. Churchill Livingstone, Edinburgh, pp 343–350
11. Debas HT, Farooq O, Grossman MI (1975) Inhibition of gastric emptying is a physiological action of cholecystokinin. Gastroenterology 68:1211
12. Dockray GJ (1978) Gastrin overview. In: Bloom SR (ed) Gut hormones. Churchill Livingstone, Edinburgh, pp 129–139
13. Domschke W, Strunz U, Mitznegg P et al. (1978) Pharmacology of motilin. In: Bloom SR (ed) Gut hormones. Churchill Livingstone, Edinburgh, pp 335–338
14. Ebert R, Creutzfeldt W (1978) Aspects of GIP pathology. In: Bloom SR (ed) Gut hormones. Churchill Livingstone, Edinburgh, pp 294–300
15. Ebert R, Illmer K, Creutzfeldt W (1979) Release of gastric inhibitory polypeptide (GIP) by intraduodenal acidification in rats and humans and abolishment of the incretin effect of acid by GIP antiserum in rats. Gastroenterology 76:515–523
16. Erspamer V (1980) Peptides of the amphibian skin active on the gut. II. Bombesin-like peptides: isolation, structure and basic functions. In: Glass GBJ (ed) Gastrointestinal hormones. Raven, New York
17. Feldman MF, Richardson CT, Taylor IL, Walsh JH (1979) Effect of atropin on vagal release of gastrin and pancreatic polypeptide. J Clin Invest 63:292–298
18. Floyd JC, Fajans SS, Pek S, Chance RE (1977) A newly recognized pancreatic polypeptide: Plasma levels in health and disease. Recent Prog Horm Res 33:519–570
19. Gibson R, Hirschowitz BI, Hutchinson G (1974) Actions of mediamide, an H_2-histamine receptor antagonist, on H^+ and pepsin secretion in dogs. Gastroenterology 67:93–99
20. Grimelius L, Capelle C, Buffa R, Polak JM, Pearse AGE, Solcia E (1976) Cytochemical and ultrastructural differentiation of enteroglucagon and pancreatic type glucagon cells of the gastrointestinal tract. Virchows Arch [Cell Pathol] 20:217–228
21. Grossman MI (1978) Physiological effects of gastrointestinal hormones. Fed Proc 36:1930–1932
22. Grossman MI, Konturek SJ (1974) Gastric acid does drive pancreatic bicarbonate secretion. Scand J Gastroenterol 9:299
23. Gutierrez JG, Chevy WY, Dinosco VP (1974) Actions of cholecystokinin and secretin on the motor activity of the small intestine in man. Gastroenterology 67:35
24. Hanssen LE, Myren J (1980) Intraluminal gastrointestinal hormones and their radioimmunoassay. In: Glass GBJ (ed) Gastrointestinal hormones. Raven, New York
25. Heitz P, Polak JM, Pearse AGE (1978) Cellular origin of motilin. In: Bloom SR (ed) Gut hormone. Churchill Livingstone, Edinburgh, pp 323–334
26. Henriksen FW, Jorgensen SP, Moller S (1974) Interaction between secretin and cholecystokinin on inhibition of gastric acid secretion. Scand J Gastroenterol 9:735
27. Johnson LR (1974) Gut hormones on growth of gastrointestinal mucosa. In: Chey WY, Brooks FP (eds) Endocrinology of the gut. Slack, Thorofare, pp 163–177
28. Konturek SJ, Wysocki A, Olesky J (1968) Effect of medical and surgical vagotomy on gastric response to graded doses of pentagastrin and histamine. Gastroenterology 54:392–400

29. Mainz DL, Black O, Webster PD (1973) Hromonal control of pancreatic growth. J Clin Invest 52:2300
30. Mashford ML, Nilsson G, Rökaeus A, Rosell S (1978) Release of neurotensinlike immunoreactivity (NTLI) from the gut in anaesthetized dogs. Acta Physiol Scand 104:375–376
31. Mashford ML, Nilsson G, Rökaeus A, Rosell S (1978) The effect of food ingestion on circulating neurotensinlike immunoreactivity (NTLI) in the human. Acta Physiol Scand 104:244–246
32. Melchiorri P (1980) Bombesin like peptides activity in the gastrointestinal tract of mammals and birds. In: Glass GBJ (ed) Gastrointestinal hormones. Raven, New York
33. Moody AJ, Jacobsen H, Sundby F (1978) Gastric glucagon and gut glucagon-like immunoreactants. In: Bloom SR (ed) Gut hormones. Churchill Livingstone, Edinburgh, pp 369–378
34. Mutt V (1980) Secretin: Isolation, structure and functions. In: Glass GBJ (ed) Gastrointestinal hormones. Raven, New York
35. Mutt V (1980) Cholecystokinin: Isolation, structure and functions. In: Glass GBJ (ed) Gastrointestinal hormones. Raven, New York
36. Pearse AGE, Plak JM (1978) The diffuse neuroendocrine system and the APUD concept. In: Bloom SR (ed) Gut hormones. Churchill Livingstone, Edinburgh, pp 33–39
37. Polak JM, Buchan AMJ, Czykowska W, Solcia E, Bloom SR, Pearse AGE (1978) Bombesin in the gut. In: Bloom SR (ed) Gut hormones. Churchill Livingstone, Edinburgh, pp 541–543
38. Powell D, Cannon D, Skrabanek P, Kirrane J (1978) The pathophysiology of substance P in man. In: Bloom SR (ed) Gut hormones. Churchill Livingstone, Edinburgh, pp 524–529
39. Rehfeld JF (1978) Multiple molecular forms of cholecystokinin. In: Bloom SR (ed) Gut hormones. Churchill Livingstone, Edinburgh, pp 213–218
40. Said SI (1980) Vasoactive intestinal peptide (VIP): Isolation, distribution, biological actions, structure-function relationships and possible functions. In: Glass GBJ (ed) Gastrointestinal hormones. Raven, New York
41. Schultzberg M, Dreyfus CF, Gershon MD et al. (1978) VIP-, enkephalin-, substande P- and somatostatin-like immunoreactivity in neurons intrinsic to the intestine: immunohistochemical evidence from organotypic tissue. Brain Res 155:239–248
42. Schusdziarra V, Rouiller D, Harris V, Conlon JM, Unger RH (1978) Response of plasma somatostatin like immunoreactivity to nutrients in normal and alloxan diabetic dogs. Endocrinology 103:2264–2273
43a. Schusdziarra V, Harris V, Conlon JM, Arimura A, Unger R (1978) Pancreatic and gastric somatostatin release in response to intragastric and intraduodenal nutrients and HCL in dogs. J Clin Invest 62:509–518
43b. Singer MV, Solomon TE, Grossman MI (1980) Effect of atropine on secretion from intact and transplanted pancreas in dog. Am J Physiol 238:G18–G22
43c. Singer MV, Solomon TE, Wood J, Grossman MI (1980) Latency of pancreatic enzyme response to intraduodenal stimulants. Am J Physiol 238:G23–G29
44. Soll AH (1978) Gastrin-histamine interactions in isolated canine parietal cells. In: Bloom SR (ed) Gut hormones. Churchill Livingstone, Edinburgh, pp 149–150
45. Thompson JC, Llanos OL, Schafmeyer A, Teichmann RK, Rayford PL (1978) Mechanisms of release and catabolism of secretin. In: Bloom SR (Ed) Gut hormones. Churchill Livingstone, Edinburgh, pp 176–181
46. Track NS, Collins S, Lewis T, Daniell EE (1978) Motilin release and upper intestinal motility in man. In: Bloom SR (ed) Gut hormones. Churchill Livingstone, Edinburgh, pp 351–354
47. Uvnäs-Wallensten K, Andersson H (1977) Effect of atropin and metiamide on vagally induced gastric acid secretion and gastrin release in anaesthetized cats. Acta Physiol Scand 99:496–502
48. Walsh JH (1978) Gastrointestinal peptide hormones and other biological active peptides. In: Sleisenger, Fordtran (eds) Gastrointestinal disease. Pathophysiology, diagnosis, management. Saunders, Philadelphia
49. Walsh JH, Grossman MI (1975) Gastrin. N Engl J Med 292:1324–1332; 1377–1384

Weiterführende Literatur

50. Bloom SR (ed) (1978) Gut hormones. Churchill Livingstone, Edinburgh
51. Buchanan KD (ed) (1977) Gastrointestinal hormones. Clin Endocrinol Metab 8/2
52. Creutzfeldt W (ed) (1980) The entero-insular axis. Front Horm Res
53. Domschke W, Koch H (1979) Diagnostik in der Gastroenterologie. Thieme, Stuttgart
54. Glass GBJ (ed) (1980) Gastrointestinal hormones. Raven, New York
55. Grossman MI (1978) Physiological effects of gastrointestinal hormones. Fed Proc 36:1930–1932
56. Walsh JH (1978) Gastrointestinal peptide hormones and other biological active peptides. In: Sleisinger MH, Fordtran JS (eds) Gastrointestinal disease. Pathophysiology, diagnosis, management. Philadelphia London

10. Prostaglandine

H.-O. Hoppen

10.1 Einleitung

10.1.1 Historisches

Es gibt kaum ein Gebiet der Biowissenschaften, das in den letzten 10 Jahren eine derart stürmische Entwicklung durchgemacht hätte wie die Erforschung der Prostaglandine. Dabei weiß man schon seit langer Zeit um charakteristische Prostaglandinwirkungen. Aus dem China des frühen Mittelalters wurde berichtet, daß die Samenflüssigkeit von jungen Männern, die besonders reich an natürlichen Prostaglandinen ist, zur Therapie von Magengeschwüren herangezogen wurde [74], und die Medizinmänner einiger zentralafrikanischer Stämme sollen mit einer solchen Prostaglandinzubereitung Wehen ausgelöst haben [54].

Goldblatt [42] beschrieb 1933, daß Extrakte der Samenflüssigkeit des Mannes hochwirksame Substanzen enthalten, die den Blutdruck senken, Uterus- und Dünndarmmuskulatur kontrahieren und die Thrombozytenaggregation stimulieren. Dem schwedischen Pharmakologen v. Euler blieb es vorbehalten, in systematischen Studien das wirksame Prinzip aus Prostata- und Samenextrakten als ungesättigte Fettsäuren zu charakterisieren. Er erkannte, daß es sich um eine neue Substanzklasse handelte, die er „Prostaglandin" benannte [32], und gab die Impulse für Isolierung und Identifizierung der Prostaglandine, die in den 60er Jahren der Arbeitsgruppe um Bergström gelang [14].

Die entscheidende Entwicklung der Prostaglandinforschung setzte jedoch erst ein, nachdem durch die chemische Totalsynthese [21] und durch die Entdeckung von Prostaglandinisomeren in einer karibischen Korallenart [150] ausreichende Mengen an Untersuchungsgut zur Verfügung standen.

10.1.2 Biologisch aktive Metaboliten der Arachidonsäure

Für den Endokrinologen sind Prostaglandine besonders interessant, da sie als hochwirksame Verbindungen in fast allen Zellen des Säugetierorganismus vorkommen. Labhart zählt sie deshalb nicht zu den klassischen Hormonen, sondern ordnet sie der Gruppe der Gewebehormone zu [83]. Die

Verfügbarkeit von freier Arachidonsäure ist üblicherweise der geschwindigkeitsbestimmende Schritt in der Prostaglandinbiosynthesekette. Diese vierfach ungesättigte Fettsäure sowie ihre Vorstufe, Linolensäure, werden zu den wichtigsten essentiellen Fettsäuren gezählt [60], und die Ausfallserscheinungen bei Mangel an essentiellen Fettsäuren werden mit ihrer Rolle als Prostanoidpräkursoren in Zusammenhang gebracht [80, 115].

Aus Arachidonsäure entstehen im Organismus neben Prostaglandinen eine ganze Reihe von hochaktiven Metaboliten wie Prostazykline, Thromboxane (TX) und Leukotriene, die wegen ihrer engen strukturellen und biologischen Verwandtschaft im folgenden mitbehandelt werden sollen.

In diesem Zusammenhang sei erwähnt, daß der vorliegende Artikel nur eine begrenzte – und in seiner Auswahl durchaus subjektive – Übersicht über das außerordentlich rasch wachsende Gebiet der Arachidonsäuremetaboliten geben kann. Für die eingehendere Information steht eine Reihe von ausgezeichneten Lehrbüchern und Übersichtsartikeln zur Verfügung (siehe Literaturverzeichnis).

10.2 Chemie

10.2.1 Struktur und Nomenklatur

Die Prostaglandine (PG) sind ungesättigte Fettsäuren, die sich strukturell von der hypothetischen Prostansäure (Abb. 10.1) ableiten. Gemeinsames Strukturmerkmal der natürlich vorkommenden primären Prostaglandine D, E und F sind jeweils 2 Sauerstoffunktionen im Zyklopentanring in Position 9 und 11, eine trans-Doppelbindung zwischen C 13 und C 14 sowie eine Hydroxygruppe in 15α-Position. Die Zahl nach der Gruppenbezeichnung gibt die Anzahl der Doppelbindungen an. So hat PGD_2 zusätzlich zur trans-Doppelbindung zwischen C 13 und C 14 noch eine cis-Doppelbindung zwischen C 5 und C 6 (Abb. 10.1); die Einführung einer weiteren cis-Doppelbindung zwischen C 17 und C 18 führt zum PGD_3.

10.2.2 Synthese

Die chemische Totalsynthese wird heute im wesentlichen nach zwei Verfahren durchgeführt, die entweder von Zyklopentadien oder von substituierten Zyklopentenonen ausgehen [129].

Eine weitere wichtige Quelle für die Versorgung mit Prostaglandinen sind bestimmte Korallenarten der Karibik, wobei besonders *Plexaura homomalla* verschiedener Provenienzen bis zu 2% (bezogen auf das Trockengewicht) von epimeren Prostaglandinderivaten und einen geringen Anteil der im Säuger vorkommenden Isomere enthält [111]. Zahlreiche Methoden sind inzwischen bekannt, um die biologisch unwirksamen Korallenextrakte in die natürlichen Prostaglandine des Säugerorganismus umzuwandeln [22, 129].

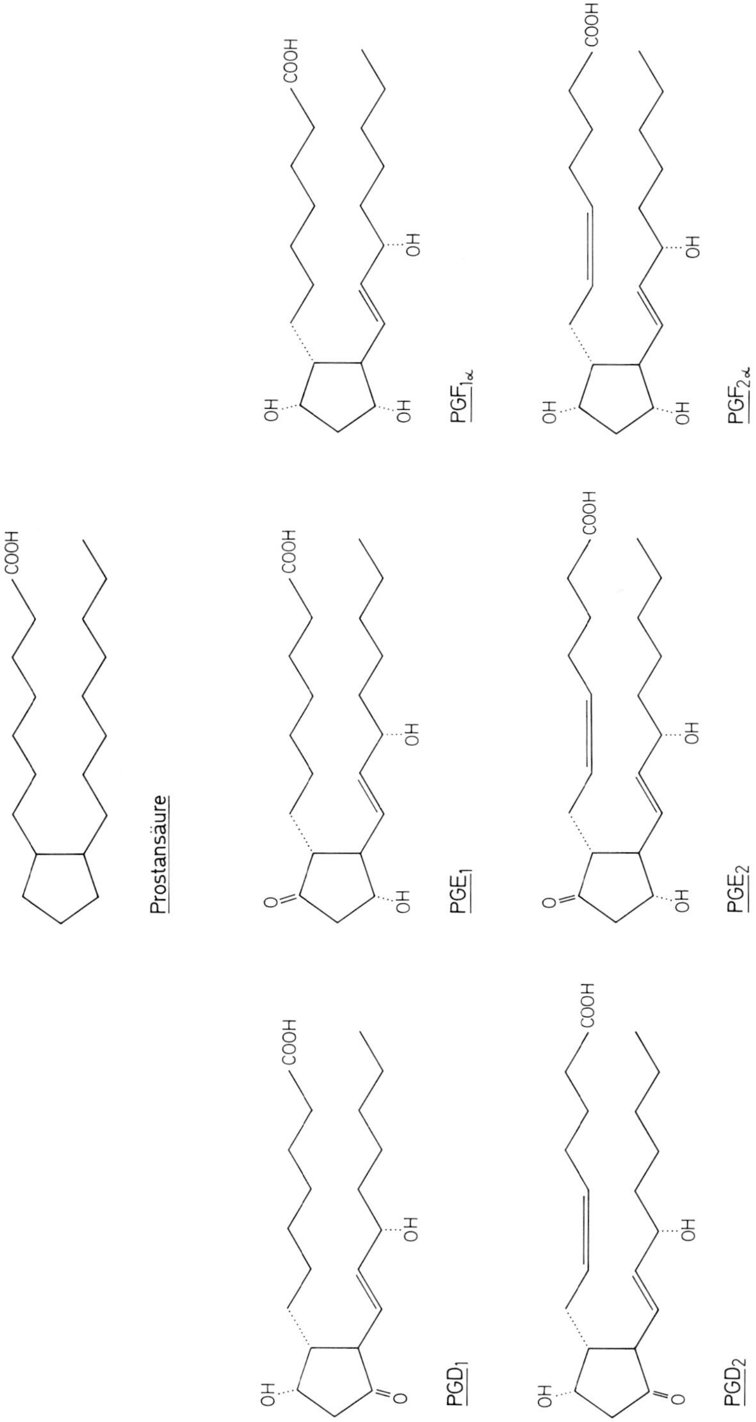

10. Prostaglandine

Abb. 10.1. Struktur der wichtigsten primären Prostaglandine

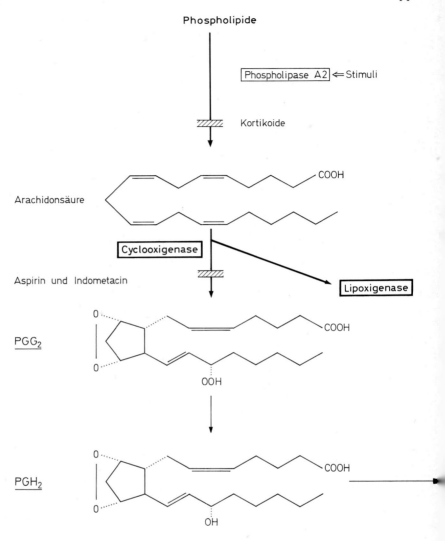

Abb. 10.2. Stoffwechsel der Arachidonsäure. Zyklooxygenaseweg

10. Prostaglandine

PGD₂

PGE₂

PGF₂α

PGI₂ → (H₂O) → 6-keto-PGF₁α

TXA₂ → (H₂O) → TXB₂

10.2.3 Bestimmungsmethoden

Die Bioassays, die bereits seit 1939 beschrieben werden [33], haben auch heute noch einen festen Platz in der Prostaglandinanalytik, obwohl eine präzise und „absolute" Quantifizierung oft nur schwer möglich und die Spezifität der Analysen meist gering ist. Als einfache und schnelle Methoden, um prostaglandinähnliche Aktivitäten in biologischem Material zu bestimmen oder die biologische Wirksamkeit synthetischer Produkte zu testen, sind Bioassays immer noch zu empfehlen [55, 122]. Radioimmunoassays sind die am weitesten verbreiteten Methoden zur Prostaglandinbestimmung. Neben den primären Prostaglandinen sind auch Verfahren für die Quantifizierung ihrer Hauptmetaboliten in Blut und Urin, sowie für Thromboxane und Prostazykline beschrieben [89, 122, 125]. Als eleganteste, aber auch aufwendigste Bestimmungsmethode ist die Kombination von Gaschromatographie und Massenspektrometrie zu erwähnen, die in der Fragmentographietechnik unter Anwendung von mehrfach deuterierten Prostaglandinen als interne Standards zu sehr zuverlässigen Werten führt [7, 46].

Besondere Vorsicht ist jedoch bei der Gewinnung und Aufarbeitung biologischer Proben geboten. So kann schon bei der Blutabnahme das durch den Nadeleinstich in das Blutgefäß verursachte Trauma zu einer lokalen Neusynthese von Prostaglandinen und damit zu verfälschten Meßwerten führen [134]. Wie später beschrieben wird, produzieren Blutplättchen während des Aggregationsprozesses große Mengen von Prostanoiden, so daß im Plasma verläßlichere Prostaglandinspiegel gemessen werden als in Serum [7, 18]. In unserem Labor hat sich das Verfahren bewährt, Blut in eisgehüllte Röhrchen zu sammeln, in die EDTA (1 mg/ml) sowie Aspisol (0,2 mg/ml) als Prostaglandinsynthetasehemmer vorgelegt wurde; unmittelbar nach Blutentnahme wird zentrifugiert.

10.3 Biosynthese

Prostaglandine werden im Säugetierorganismus nicht gespeichert; bei Bedarf kommt es zu einer raschen Neusynthese, die im endoplasmatischen Retikulum nahezu aller Körperzellen ablaufen kann. Ausgangsmaterial sind essentielle Fettsäuren der Linolsäuregruppe: Linolsäure wird zur γ-Linolensäure dehydriert, Kettenverlängerung führt zur Dihomo-γ-Linolensäure, aus der die monoenoischen Prostanoide entstehen. Dehydrierung der Dihomo-γ-Linolensäure führt zur Arachidonsäure, die Vorstufe der dienoischen Prostanoide ist. Diese unmittelbaren Vorstufen der Prostaglandinbiosynthese werden als Lipide, besonders Phospholipide, gespeichert. Geschwindigkeitsbestimmender Schritt bei der Neusynthese ist allerdings die Verfügbarkeit der *freien* Fettsäuren; somit kommen den Lipasen, besonders der Phospholipase A_2 große Bedeutung bei der Stimulation der Prostaglandinbiosynthese zu [38, 116]. Sowohl physiologische als auch unphysiologische Stimuli (Trauma) aktivieren die Phospholipasen und stimu-

10. Prostaglandine

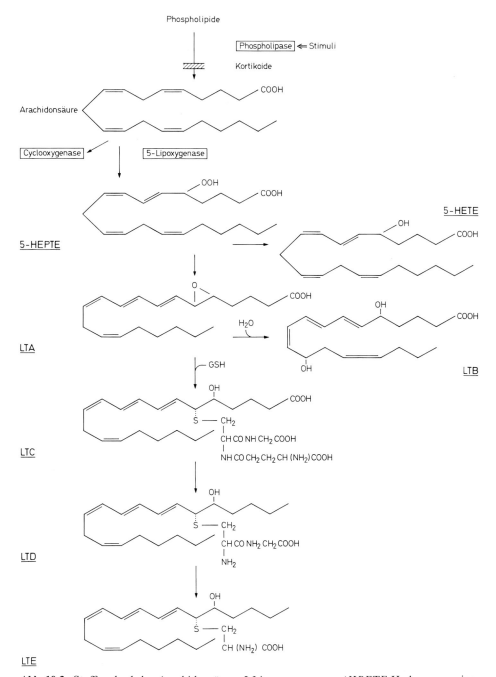

Abb. 10.3. Stoffwechsel der Arachidonsäure. 5-Lipoxygenaseweg (*HPETE* Hydroperoxyeicosatetraensäure, *HETE* Hydroxyeicosatetraensäure, *LTA* Leukotrien A)

lieren damit die Prostaglandinbiosynthese (Abb. 10.2). Wahrscheinlich werden Phospholipasen auch äußerst rasch durch mechanische Reize, wie z. B. Gewebehomogenisation, aktiviert, weshalb Prostaglandinkonzentrationen in subzellulären Gewebspräparationen sehr vorsichtig interpretiert werden müssen [63].

Glukokortikoide inhibieren die PG-Synthese auf der Phospholipase-A_2-Stufe, eine Beeinflussung der Zyklooxigenase soll erst bei sehr hoher Steroidkonzentration erfolgen. Dagegen ist die inhibierende Wirkung der nichtsteroidalen Antipyretika wie Aspirin und Indometacin eindeutig einer Reduktion der Zyklooxigenaseaktivität zuzuordnen [34, 37, 146], welche die Umwandlung von Arachidonsäure in die äußerst kurzlebigen Endoperoxide PGG_2 und PGH_2 katalysiert (Abb. 10.2). Diese Endoperoxide sind dann Ausgangsstoffe für Prostaglandine, Thromboxane und Prostazykline [126].

Ein alternativer Stoffwechselweg für Arachidonsäure ist der Lipoxigenaseweg, der ebenfalls zu biologisch wirksamen Produkten führt [50, 105] (Abb. 10.3). Dieser Weg, auf dem auch die kürzlich beschriebenen Leukotriene entstehen [127], wird durch Aspirin oder Indometacin nicht inhibiert.

10.4 Stoffwechsel

Prostanoide sind lokale Hormone, die quasi ubiquitär im Säugetierorganismus gebildet werden. Die Spezifität ihrer Wirkung wird dadurch erreicht, daß sie nur in der unmittelbaren Umgebung ihres Entstehungsorts biologisch aktiv werden können, dann aber rasch desaktiviert werden. Mehrere Abbauwege sind bekannt.

Die primären Prostaglandine werden in einer raschen Reaktion in ihre 13,14-Dihydro-15-Ketoderivate umgewandelt (Abb. 10.4), die als Hauptmetaboliten im Blut zirkulieren. Die für diese Umwandlung verantwortlichen Enzyme sind fast überall im Körper nachweisbar, allerdings ist die Lunge vom quantitativen Gesichtspunkt her das wichtigste Organ: Eine einmalige Lungenpassage desaktiviert mehr als 90% der im Blut enthaltenen primären Prostaglandine [45, 49, 53]. Der weitere Abbau erfolgt durch β-Oxidation und ω-Oxidation der Plasmametaboliten; als Hauptmetabolit von $PGF_{2\alpha}$ wird im Urin $5\alpha,7\alpha$-Dihydroxy-11-Ketotetranorprostan-1,16-Dicarbonsäure ausgeschieden [124] (Abb. 10.4).

Thromboxan A_2 wird spontan durch Wasseraufnahme in das inaktive TXB_2 umgewandelt (Halbwertszeit von TXA_2 ca. 30 s) [51]. TXB_2 wird enzymatisch zum Dinor-TXB_2, dem Hauptmetaboliten im Urin abgebaut [117].

Prostazyklin (PGI_2) ist ebenfalls in wäßrigem Milieu instabil, seine Halbwertszeit beträgt nur wenige Minuten unter Bildung von 6-Keto-$PGF_{1\alpha}$ [98]. Ob 6-Keto-$PGF_{1\alpha}$ jedoch *in vivo* Hauptmetabolit von PGI_2 ist, oder ob es nur ein *in-vitro*-Zerfallsprodukt darstellt, ist derzeit noch umstritten [118, 119, 139, 153].

In der Plazenta wurde erstmals ein Enzym entdeckt, das verschieden wirksame Prostaglandine ineinander umwandeln kann: die Prostaglandin-

10. Prostaglandine

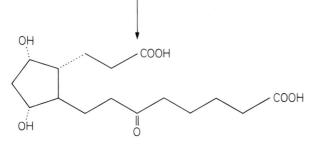

PGF$_{2\alpha}$

13,14 - Dihydro - 15 - Keto - PGF$_{2\alpha}$ (Blutmetabolit)

5α, 7α - Dihydroxy - 11 - Ketotetranorprostan - 1,16 - Dicarbonsäure
(Urinmetabolit)

Abb. 10.4. Stoffwechselprodukte von PGF$_{2\alpha}$

9-Oxidoreduktase. Die physiologische Bedeutung dieses Enzyms, das inzwischen auch in anderen endokrinen Geweben nachgewiesen wurde, wird derzeit noch diskutiert [53, 113, 152].

10.5 Wirkungen

Den Prostanoiden wird eine verwirrende, oft auch widersprüchliche Vielfalt von physiologischen und pharmakologischen Wirkungen zugesprochen. Für diese unbefriedigende Situation gibt es zahlreiche Gründe, die größtenteils methodischer Natur sind und von denen einige erwähnt werden sollen.

Viele der Substanzen zeigen ihr Wirkungsoptimum bereits bei Konzentrationen von 10^{-13} bis 10^{-10} mol/l, während bei höheren Konzentrationen ein Wirkungsverlust oder gar eine Wirkungsumkehr eintreten kann. Auch kann man nach einer Einzeldosis einen biphasischen Wirkungsverlauf beobachten. So verursachen Prostaglandinendoperoxide zunächst eine kurzzeitige Kontraktion von isoliertem Arteriengewebe, der dann eine lang anhaltende Relaxation folgt [100]. Wie später noch gezeigt wird, ist für diesen biphasischen Effekt der Stoffwechsel der Endoperoxide im Gewebe verantwortlich. Auch werden erhebliche Unterschiede, wenn nicht gar Widersprüche zwischen *in vivo-* und *in vitro*-Experimenten berichtet; ebenso existieren zweifelsfrei ausgeprägte Speziesdifferenzen in der Ansprechbarkeit auf Prostaglandine. Das generelle Problem bei der Beschreibung und Beurteilung von Prostanoidwirkungen liegt jedoch darin, daß physiologische Zustände nicht durch ein einzelnes Prostaglandin, sondern vielmehr durch ein im Gleichgewicht befindliches System von Prostaglandinen, Thromboxanen und Prostazyklinen kontrolliert wird, und daß pathologische Zustände nicht durch die Veränderung eines individuellen Mitglieds, sondern durch eine Verschiebung des Gleichgewichts verursacht werden [116].

Bis vor kurzem wurde allgemein angenommen, daß von allen identifizierten Arachidonsäuremetaboliten nur PGE_2 und $PGF_{2\alpha}$ nennenswerte biologische Wirksamkeit haben. Die Entdeckung der kurzlebigen Metaboliten mit Prostanoidstruktur (Abb. 10.2) zwingt uns zu einer Revision dieser Auffassung. Zusätzlich zu $PGF_{2\alpha}$ und PGE_2 muß man die Endoperoxide PGG_2 und PGH_2 sowie TXA_2 und PGI_2 als hochaktive Wirkprinzipien berücksichtigen.

10.5.1 Leukotriene

Zunehmende Beachtung wird neuerdings den Produkten des 5-Lipoxygenasestoffwechselwegs, den Leukotrienen, geschenkt (Abb. 10.3). Bei allergischen Reaktionen, Entzündungen und Immunantworten scheinen diese Verbindungen eine Vermittlerrolle bei der lokalen Regulation zu spielen [88]. Die wirksamen Konzentrationen von 10^{-9} bis 10^{-10} mol/l rechtfertigen die Klassifizierung der Leukotriene als Gewebehormone. Die Leukotriene C, D und wahrscheinlich auch E gelten als das wirksame Prinzip der schon länger beschriebenen „slow reacting substance of anaphylaxis" (SRS-A), während Leukotrien B als sehr potentes chemotaktisches Agens beschrieben wird [88, 127]. Leukotrien A wurde kürzlich isoliert und identifiziert [114]; wegen seiner Instabilität sind noch keine physiologischen oder pharmakologischen Wirkungen bekannt.

Es häufen sich die Hinweise, daß die Produkte des Lipoxygenasestoffwechselwegs an der Pathogenese von Immunkomplexerkrankungen sowie von allergischem und nichtallergischem Asthma bronchiale beteiligt sind. Der therapeutische Effekt von Kortikoiden unterstützt diese Auffassung, da diese Steroide die Aktivierung zellulärer Phospholipasen hemmen und somit Substrat für beide Stoffwechselwege (Abb. 10.2, 10.3) entziehen [58].

10.5.2 Endoperoxide

Die Prostaglandinendoperoxide PGG_2 und PGH_2 (Abb. 10.2) ähneln einander in ihren chemischen und biologischen Eigenschaften. Mit einer Halbwertszeit von 5 min zerfallen sie in wäßrigen Medien zu den primären Prostaglandinen PGE_2, $PGF_{2\alpha}$ und PGD_2. Wegen dieser chemischen Instabilität und der raschen enzymatischen Umwandlung in Geweben lassen sich biologische Wirkungen oft nur schwer interpretieren. Generell kontrahieren die Endoperoxide die glatte Muskulatur von Blutgefäßen, Magen-Darm-Trakt sowie Bronchien. In manchen Gefäßen, z. B. der Koronararterie des Rindes beobachtete man eine kurzzeitige Kontraktion, die von einer lang anhaltenden Relaxation gefolgt wurde. Die Anwesenheit von Prostazyklinsynthetasehemmstoffen im Inkubationsmedium verhinderte die Relaxation und verstärkte die Kontraktion; ein Beweis dafür, daß der biphasische Verlauf des ersten Experiments durch eine Umwandlung $PGH_2 \rightarrow PGI_2$ verursacht wurde [100].

10.5.3 Thromboxane

Thromboxan A_2 (TXA_2) ist das wichtigste Produkt des Arachidonsäuremetabolismus in Blutplättchen des Menschen. Es induziert die Blutplättchenaggregation [51, 140] und kontrahiert die Gefäßmuskulatur (Zusammenfassung s. [100, 126]). Auch an anderen Stellen des Organismus entsteht TXA_2; so besteht die von Palmer et al. [109] zuerst beschriebene „rabbit aorta contracting substance" (RCS) aus isoliertem Lungengewebe je nach Provenienz ausschließlich oder zum größten Teil aus TXA_2 [100]. Quantitative Studien mit TXA_2 werden dadurch erschwert, daß die Verbindung äußerst kurzlebig ist und bisher noch keine gereinigten und stabilisierten Präparationen zur Verfügung stehen.

10.5.4 Prostazykline

Prostazyklin (PGI_2) wurde 1976 von Vanes Arbeitsgruppe entdeckt [101] und identifiziert [68]. Es ist der potenteste derzeit bekannte Inhibitor der Blutplättchenaggregation sowie ein hochwirksamer Vasodilator [100]. PGI_2 ist Hauptmetabolit von Arachidonsäure in isoliertem Gewebe von Blutgefäßen; inzwischen ist seine Synthese auch in Nieren und Plazenta nachgewiesen.

10.5.5 Primäre Prostaglandine

Die Wirkungen der primären Prostaglandine sind durch den Antagonismus von $PGF_{2\alpha}$ und PGE_2 bestimmt. $PGF_{2\alpha}$ kontrahiert die Gefäßmuskulatur, während PGE_2 als Vasodilator wirkt. PGE_2 stimuliert die Gelbkörperfunktion und wirkt synergistisch zum Lutropin (LTH), während $PGF_{2\alpha}$ bei vielen Spezies die Luteolyse verursacht [64]. Die glatte Darmmuskulatur allerdings und die Muskulatur des Uterus werden von beiden Prostaglandinen gleichermaßen stimuliert.

10.5.6 Thromboxan A_2, Prostazyklin und das hämostatische Gleichgewicht

TXA_2 und PGI_2 sind wichtige Faktoren bei der physiologischen Regulation des hämostatischen Gleichgewichts. Besonders interessant ist dabei, daß beide Substanzen aus den gleichen Vorstufen, den PG-Endoperoxiden, gebildet werden, daß die Biogenese in unmittelbarer räumlicher Nachbarschaft abläuft, und daß sie trotz struktureller Ähnlichkeit (Abb. 10.2) diametral entgegengesetze Wirkungen haben. Von Vanes Arbeitsgruppe wird die Hypothese vertreten, daß das hämostatische Gleichgewicht durch eine natürliche Balance zwischen dem proaggregatorischen, gefäßkontrahierenden Thromboxan A_2 aus den Blutplättchen und dem gefäßdilatierenden, antiaggregatorischen Prostazyklin der (gesunden) Gefäßwand erhalten wird [99]. Schlüsselrolle beim Wirkungsmechanismus spielt dabei das zyklische Adenosinmonophosphat (cAMP): PGI_2 wird an spezifische Membranrezeptoren der Blutplättchen gebunden [95], stimuliert die Adenylzyklase und führt damit zu einem Anstieg der cAMP-Konzentration in den Blutplättchen [44]. Als Folge ergibt sich eine Hemmung der Phospholipase [84] und PG-Zyklooxigenase [91] in den Blutplättchen. TXA_2 dagegen hemmt die Adenylzyklase in den Blutplättchen und reduziert den Gehalt an cAMP; der gleiche Effekt wird auch nach anderen Stimuli der Blutplättchenaggregation beobachtet, wie z. B. ADP, Thrombin, Kollagen und mechanischen Reizen [123]. Wird die natürliche TXA_2/PGI_2-Balance jedoch gestört, sei es durch Fremdkörper oder Verletzung der Gefäßwand, überwiegt die TXA_2-Wirkung und es kommt zur Bildung eines Thrombus.

Es wird heute diskutiert, daß chronische Störungen des PGI_2/TXA_2-Gleichgewichts an der Pathogenese der Arteriosklerose beteiligt sein könnten und daß als mögliche Therapie eine Verschiebung dieses Gleichgewichts zugunsten von PGI_2 angestrebt werden sollte [96]. Ein denkbarer Weg ist z. B. die Änderung der endogenen Synthese durch eine spezielle Diät. Hinweise für diese Möglichkeit ergeben sich aus Beobachtungen, daß Eskimos [28] und japanische Bevölkerungsgruppen [57], die sich überwiegend mit Fisch ernähren, längere Blutungszeiten haben und im Vergleich zur Bevölkerung der entwickelten Länder geringere Häufigkeit von Herzkreislauferkrankungen zeigen. Die Erklärung für diese Phänomene liegt darin, daß Fischöl besonders viel Eicosapentaensäure enthält, die als 5fach ungesättigte C_{20}-Fettsäure Ausgangsprodukt für die 3fach ungesättigten Prostanoide ist. Während aber TXA_3 höchstens noch 1/5 der proaggregatorischen Potenz des Arachidonsäuremetaboliten TXA_2 hat, führt die zusätzliche Doppelbindung im PGI_3 zu keinem Aktivitätsverlust bei der Gerinnungshemmung, wodurch das Gleichgewicht zugunsten der Prostazyklinwirkung verschoben wird [103]. Unter kontrollierten experimentellen Bedingungen konnten Siess et al. [133] diese Vermutungen bestätigen. Nach einer eicosapentaensäurereichen Diät fanden diese Autoren bei gesunden Probanden eine verringerte Blutplättchenaggregation und eine niedrigere TXA_2-Biosynthese nach Kollagenstimulation der Blutplättchen.

Weitere therapeutische Ansätze ergeben sich aus der direkten Applikation von PGI_2 und der Entwicklung von stabilen synthetischen Analoga

[132]. PGI$_2$ wurde als Antikoagulans während der extrakorporalen Dialyse beim Hund [154] und neuerdings auch beim Menschen erfolgreich eingesetzt [156]. Im Tierversuch wurde PGI$_2$ als hochwirksames lokales Antikoagulans bei der Mikrogefäßchirurgie beschrieben [87].

10.5.7 Prostaglandine und Nierenfunktion

Die Nieren synthetisieren große Mengen von Prostaglandinen, und es bestehen heute keine Zweifel, daß sie eine wichtige Rolle bei der Nierenfunktion spielen. Zum Verständnis dieser Rolle existieren einige Vorstellungen, wenn auch über die Feinheiten der Regelkreise die Auffassungen noch divergieren (Zusammenfassung s. [93]). Danach sollen Prostanoide in der Niere (wie auch in anderen Systemen) als Vermittler von Abwehr- oder Adaptationsreaktionen wirken, die dem Organismus helfen sollen, mit verschiedenen Stimuli oder Streßsituationen unter Erhaltung des physiologischen Gleichgewichts fertig zu werden.

So erhöht die Infusion von Angiotensin II die renale PGE$_2$-Ausschüttung, die ihrerseits den antidiuretischen und vasokonstriktorischen Angiotensin-II-Effekt abschwächt [1]. Stimulation des Renin-Angiotensin-Systems führt über eine erhöhte renale PGE$_2$-Synthese zu verstärkter Nierendurchblutung, die durch Indometacin hemmbar ist, während unter Ruhebedingungen kein Indometacineffekt beobachtet wird. McGiff [93] interpretiert diese Ergebnisse im Sinne eines protektiven PG-Mechanismus auf die Nierendurchblutung beim akuten Streß. Weiterhin sorgen Prostaglandine auch für eine Umverteilung der Blutzirkulation innerhalb der Niere. Erhöhte PGE$_2$-Spiegel bewirken eine verstärkte Durchblutung der Medulla und des inneren Kortex mit den entsprechenden Konsequenzen für Salz- und Wasserexkretion, während Indometacin zu einer Verringerung von Urinvolumen und Salzausscheidung führt [15].

Umgekehrt stimulieren Prostanoide die Reninfreisetzung *in vitro* und *in vivo* [84, 149], während Indometacin die Plasmareninaktivität und Aldosteron im Plasma senkt [39]. Ob der Prostanoidmechanismus das gemeinsame Regelglied bei den verschiedenen Möglichkeiten zur Stimulation der Reninfreisetzung darstellt oder ob es nur eine Verstärkerfunktion hat, ist noch unklar [106]. Ebenso ist offen, welcher Arachidonsäuremetabolit der „Reninfreisetzer" ist, wenn auch vieles auf Prostazyklin deutet [106], das bevorzugt in den Blutgefäßen des Kortex synthetisiert wird [93]. Kürzlich wurde von McGiffs Arbeitsgruppe ein stabiler Metabolit von PGI$_2$ (oder 6-Keto-PGF$_{1\alpha}$) beschrieben, das 6-Keto-PGE$_1$ [153]. Dieses Prostaglandin, das durch Katalyse einer 9-Hydroxyprostaglandindehydrogenase entsteht [113, 152], hat ähnliche Eigenschaften wie PGI$_2$: Es stimuliert die Reninfreisetzung, inhibiert die Thrombozytenaggregation [113, 152, 153] und erniedrigt den Blutdruck durch Verringerung des Gefäßwiderstands [65]. Durch die Lunge wird es im Gegensatz zu den primären Prostaglandinen nicht desaktiviert, so daß McGiff es als mögliches zirkulierendes Prostaglandin diskutiert. Allerdings konnte diese Hypothese weder mittels Gaschromatographie/Massenspektrometrie [118, 119] noch mit Hilfe eines empfindlichen Bioassays [55] bestätigt werden.

Die Infusion von Bradykinin in die A. renalis stimuliert die PGE_2-Freisetzung [94]. Dieser Hinweis über eine funktionelle Verknüpfung des Kallikrein-Kinin-Systems mit den Prostaglandinen ist unter verschiedenen experimentellen Bedingungen weiterverfolgt worden und hat zur Hypothese geführt, daß das Kallikrein-Kinin-System die renalen Prostaglandine unter Ruhebedingungen kontrolliert, während bei Streßsituationen Renin/Angiotensin diese Funktion übernehmen [93].

Bei einer Reihe von Syndromen wird die Beteiligung von Prostaglandinen vermutet, wie z. B. beim Bartter-Syndrom, beim nephrogenen Diabetes insipidus, bei bestimmten Hochdruckformen und beim hämolytisch-urämischen Syndrom.

Das Bartter-Syndrom ist charakterisiert durch Hypokaliämie, metabolische Alkalose, erhöhte Plasmareninaktivität, erhöhtes Bradykinin, Angiotensin II und Aldosteron im Plasma und Hyperplasie des juxtaglomerulären Apparats bei normalem Blutdruck [9, 107]. Weiterhin fällt bei diesen Patienten ein verringertes Ansprechen des Blutdrucks auf Angiotensin II und Noradrenalin [36] sowie eine gesteigerte Prostaglandinproduktion durch die Nieren auf [36, 41, 104]. Behandlung mit Prostaglandinsynthetaseinhibitoren, welche die renale Prostaglandinüberproduktion verhindern, führt zu einer Normalisierung der Plasmareninaktivität und der Bradykininwerte im Plasma; die Aldosteronausscheidung normalisiert sich ebenso wie das Ansprechen des Blutdrucks auf Angiotensin II, und der renale Natrium- und Kaliumverlust wird – bei einigen Fällen allerdings nur zeitweise – eingedämmt [36, 41, 104, 147, 148]. Bei den bekannten Nebenwirkungen ist eine Langzeittherapie mit PG-Synthetase-Inhibitoren nicht problemlos, zumal noch nicht geklärt scheint, ob die erhöhte Prostaglandinproduktion die Ursache oder eher ein sekundäres Symptom beim Bartter-Syndrom darstellt [27, 48, 107].

Auch beim nephrogenen Diabetes insipidus ist noch nicht geklärt, in welcher Weise Prostaglandine an der Pathogenese dieser relativ seltenen Erkrankung beteiligt sind, obwohl überzeugende Therapieerfolge mit Indometacin und Aspirin sowohl bei Erwachsenen [35] als auch bei Kindern [102] erzielt werden konnten.

10.5.8 Prostaglandine und Fortpflanzung

Seit Beginn der Prostaglandinforschung ist die Beteiligung dieser Substanzen an der Physiologie der Fortpflanzung ein zentrales Thema gewesen, das von zahlreichen Arbeitsgruppen bearbeitet wurde und zu dem eine Reihe exzellenter Übersichtsartikel existiert [2, 12, 47, 64, 70, 73, 78, 82, 97, 116]. Die Reproduktionsbiologie ist das einzige Gebiet, wo natürliche Prostaglandine, synthetische PG-Analoga und Hemmstoffe der PG-Synthese praktische Anwendung als etablierte Methoden in der Klinik gefunden haben. Im folgenden sollen nur einige Schwerpunkte behandelt werden, die von besonderem wissenschaftlichen und praktischen Interesse sind.

10.5.8.1 Beim Mann

Obwohl Prostaglandine in der Samenflüssigkeit des Mannes erstmals entdeckt wurden und in dieser Quelle in den höchsten bisher bekannten Konzentrationen gemessen wurden, ist ihre Rolle im Genitaltrakt des Mannes noch ungeklärt. Bisher liegen nur relativ wenige Studien vor, welche die Konzentration von Prostaglandinen in der Samenflüssigkeit mit der Zeugungsfähigkeit des Mannes korrelieren. Nachdem in früheren Arbeiten gezeigt wurde, daß bei sog. subfertilen Männern der PG-Gehalt im Samen signifikant niedriger ist als der von Probanden mit erwiesener Fertilität [17, 20], lassen neuere Ergebnisse an dieser Korrelation Zweifel aufkommen [67, 128]. So führt z. B. orale Aspirinbehandlung zu einer deutlichen Verringerung der PG-Ausschüttung mit der Samenflüssigkeit, ohne die Zeugungsfähigkeit zu beeinflussen [19]. Die Entdeckung der 19-Hydroxyprostaglandine [69, 142] und einiger 8-iso-Prostaglandine [141] als Spezifikum des menschlichen Seminalplasmas zwingt zu einer differenzierteren Betrachtungsweise. Die Konzentrationsverhältnisse (Tabelle 10.1) betonen zwar

Tabelle 10.1. Prostaglandine im Seminalplasma normaler fertiler Männer. (Nach Taylor [141], Templeton et al. [143])

Prostaglandin	n	PG-Konzentration Mittelw. ± SD [µg/ml]	Bereich [µg/ml]
PGE_{1+2}	22	73,2 ± 71,6	2 − 272
19-Hydroxy-PGE_1 und -PGE_2	22	267 ± 240	53 − 1094
$PGF_{1\alpha}$ und $PGF_{2\alpha}$	17	2,1 ± 1,8	0,1 − 7,0
19-Hydroxy-$PGF_{1\alpha}$ und -$PGF_{2\alpha}$	16	18,3 ± 14,1	3 − 62
8-iso-19-Hydroxy-PGE_1 und -PGE_2	Pool	20	
8-iso-19-Hydroxy-$PGF_{1\alpha}$ und -$PGF_{2\alpha}$	Pool	10	

PGE_1, PGE_2, 19-Hydroxy-PGE_1 und 19-Hydroxy-PGE_2 als wichtigste Mitglieder dieser Gruppe, die große Variabilität der Werte bei normalen Männern erschwert jedoch eine sinnvolle Interpretation von Werten bei Sub- oder Infertilität [143]. Für die physiologische Rolle der Samenprostaglandine lassen sich 3 Möglichkeiten diskutieren [78]:

1) Beteiligung bei Erektion und Ejakulation. Es ist sicher eine attraktive Idee, daß Prostaglandine diesen genau koordinierten Ablauf steuern; ein experimenteller Beweis steht jedoch noch aus.

2) Stimulation des weiblichen Genitaltrakts nach Insemination. Prostaglandinhaltige Extrakte aus Seminalplasma [29] oder 19-Hydroxy-PGE [120] relaxieren das menschliche Myometrium *in vitro*. Es ist allerdings unklar, wie durch diesen Effekt der Spermientransport aus der Vagina bis zu

den Tuben beschleunigt werden könnte. $PGF_{2\alpha}$-Gabe beschleunigt die Penetration von Spermien durch den Zervikalmukus *in vitro* [30]; dieser Hinweis wurde bisher allerdings nicht weiter verfolgt.

3) Wirkung auf die Spermatozoen. Kelly zeigte, daß 19-Hydroxy-PGE selektiv den oxidativen Stoffwechsel in Spermien hemmen [77]. Diese Veränderung des Kohlenhydratmetabolismus könnte für das Überleben der Spermien während der Migration notwendig sein. Weiterhin wird eine PGE-induzierte Veränderung des Ca^{2+}-Flusses durch die Zellmembran der Spermien mit den entsprechenden Konsequenzen für die Motilität diskutiert [78]; allerdings existieren nur indirekte Hinweise für diese Möglichkeit. Schlegel et al. [128] zeigten, daß Prostaglandine im Seminalplasma sicherlich für die Spermienmotilität notwendig sind: Behandlung mit einer gereinigten PG-15-Hydroxydehydrogenase *in vitro*, die sowohl primäre Prostaglandine als auch ihre 19-Hydroxyderivate desaktiviert, führte zu einem Motilitätsverlust. Die Autoren diskutieren die Möglichkeit, daß Seminalprostaglandine eine zytoprotektive Wirksamkeit auf die Spermien ausüben und 19-Hydroxyprostaglandine die Produkte dieses protektiven Mechanismus sein könnten. Diese Vermutung wird von Kelly [78] geteilt, der einräumt, daß die Hauptmenge der in der Samenflüssigkeit gefundenen Prostaglandine Abbauprodukte eines (unbekannten) wirksamen Prinzips sein könnten, das seine Aufgabe bereits erfüllt hat.

Die Biosynthese der Prostaglandine in den männlichen akzessorischen Geschlechtsdrüsen wird von Androgenen kontrolliert. Testosteron erhöht die 19-Hydroxy-PGE_2-Konzentration im Seminalplasma hypogonader Männer [135, 138] und kastrierter Ratten [26]. Umgekehrt ist der Einfluß von Prostaglandinen auf die Steroidbiosynthese des Hodens nicht klar. Infusion von $PGF_{2\alpha}$ erhöht die Testosteronkonzentration im peripheren Plasma von Bullen und Primaten [79, 81]; die $PGF_{2\alpha}$-induzierte LH-Ausschüttung ist aber primärer Stimulus. Chronische intraskrotale Behandlung mit $PGF_{2\alpha}$ bei Ratten und Kaninchen führt zu temporärer Sterilität bei unveränderter sexueller Aktivität und konstantem Testosteronspiegel [121]. Die Sterilität soll durch reduzierte Spermatogenese und Produktion abnormer Spermatozoen verursacht sein, während die Steroidbiosynthese erst bei höheren (pharmakologischen) Prostaglandinkonzentrationen eingeschränkt wird.

Während der Geschlechtsreifung werden deutliche Veränderungen der Prostaglandinkonzentrationen in den akzessorischen Geschlechtsdrüsen und dem Vas deferens von Maus [8] und Ratte [26] beobachtet, die auf eine Beteiligung von Prostaglandinen bei diesem Prozeß hindeuten.

10.5.8.2 Im weiblichen Reproduktionssystem

Prostaglandine sind an der Kontrolle der Gonadotropinsekretion beteiligt [12], sie spielen eine wichtige Rolle bei Follikelreifung und Ovulation [2], bei der Funktion des Gelbkörpers [64] sowie bei der Kontraktilität des Uterus während des menstruellen Zyklus und der Schwangerschaft [73, 97].

10. Prostaglandine 333

10.5.8.2.1 Prostaglandine und Follikelfunktion

PGE_2 hat eine den Gonadotropinen ähnliche Wirkung auf den wachsenden Follikel. Wie LH erhöht es cAMP-Gehalt und Androgenbiosynthese von Thekazellen, während es cAMP-Gehalt, Progesteron- und Östrogenbiosynthese der Granulosazellen ähnlich wie FSH stimuliert (vgl. [2]). $PGF_{2\alpha}$ scheint in diesem Stadium der Follikelreifung unwirksam zu sein. Frühere Berichte, nach denen die Gonadotropinwirkung auf den wachsenden Follikel durch PGE_2 vermittelt werden sollte, haben sich nicht bestätigt. Vielmehr stimulieren Prostaglandine und Gonadotropine unabhängig voneinander über eigene Rezeptoren das Adenylzyklasesystem, und ihre Effekte sind additiv. Armstrong diskutiert allerdings die Möglichkeit, daß in sehr frühen Stadien der Follikelreifung durch PGE_2 zunächst FSH-Rezeptoren, durch diese dann LH-Rezeptoren induziert werden [2]. Dem PGE_2 käme somit die Rolle eines primitiven Gonadotropins zu; es wird aber auch als intraovarieller Kontrollfaktor angesehen [110].

Nähert man sich dem Zeitpunkt der Ovulation, so steigt der intrafollikuläre PGE_2- und $PGF_{2\alpha}$-Gehalt an [10, 145]. Behandlung mit Aspirin oder Indometacin verhindern die Ovulation [3, 4, 108]; der gleiche Effekt wird durch systemische oder intrafollikuläre Injektion von Prostaglandinantiseren erzielt, wobei die $PGF_{2\alpha}$-Antiseren wirksamer sind [4, 86]. Die PG-Synthese wird zu diesem Zeitpunkt durch Gonadotropine stimuliert und scheint von Steroidhormonen unabhängig abzulaufen [11]. Neben anderen morphologischen Veränderungen [31] sollen E-Prostaglandine über eine Aktivierung von Proteasen die Follikelwand punktuell schwächen und schließlich zum Aufbrechen bringen [137] während $PGF_{2\alpha}$ durch Auslösung von Kontraktionen des Follikels oder des ganzen Ovars diesen Prozeß unterstützt [25].

10.5.8.2.2 Luteolyse

Prostaglandin $F_{2\alpha}$ wirkt bei vielen Spezies, einschließlich den Primaten, luteolytisch, d. h. es kann die Gelbkörperfunktion vorzeitig beenden. Bei einigen Spezies wie Schaf und Meerschweinchen ist $PGF_{2\alpha}$ als das natürliche „Luteolysin" identifiziert [64, 92]. Bei diesen Spezies ist der Uterus die Quelle des luteolytischen Prostaglandins, das in einem noch wenig geklärten lokalen Transfermechanismus das Ovar erreicht. Der Mechanismus der prostaglandininduzierten Luteolyse ist Gegenstand großen Interesses, könnte er doch neue Wege der Fertilitätskontrolle eröffnen. Biochemische Veränderungen nach $PGF_{2\alpha}$ zeigen sich lange bevor im Gelbkörper morphologische Veränderungen auftreten [24]. Bereits 30 min nach Behandlungsbeginn sind die Progesteronsekretion durch das autotransplantierte Ovar des Schafes *in vivo* [61] und Progesteronplasmaspiegel pseudoschwangerer Ratten signifikant reduziert [13]. Die molekularen Mechanismen dieser schnellen Reaktion werden unterschiedlich interpretiert. Behrman [12, 13] nimmt an, daß $PGF_{2\alpha}$ zunächst (in einer noch ungeklärten, raschen Reaktion) die Bindung von LH an seinen Membranrezeptor verhindert und dann einen Verlust der Rezeptoren bewirkt. Systemische Applikation von Östrogenen oder Injektion von Östradiol in das Ovar mit Gelbkörper (nicht aber das kontralaterale) verursacht vorzeitige Luteolyse bei Frauen und Rhesusaffen, die durch Indometacin verhindert werden kann [5, 43, 59, 76]. Da andererseits $PGF_{2\alpha}$ simultan zur Hemmung der Progesteronsynthese die ovarielle Östradiolsekretion stimulieren kann, wird ein direkter Eingriff von $PGF_{2\alpha}$ in die ovarielle Steroidbiosynthese als möglicher Wirkmechanismus diskutiert [61, 62]. Diese Hypothese wird durch in vitro-Befunde unterstützt, nach denen Luteingewebe vom Menschen [40] und Rhesusaffen [136] zur Zeit der Gelbkörperregression vermehrt Östrogene aus Pregnenolon synthetisiert.

Als Argument gegen eine PG-Beteiligung an der Regression des Gelbkörpers bei der Frau wird angeführt, daß die Hysterektomie, wodurch die präsumptive $PGF_{2\alpha}$-Quelle entfernt wird, zu keiner Beeinflussung des ovariellen Zyklus führt. Folgende Befunde sprechen jedoch dafür, daß Prostaglandine an der Luteolyse beim Menschen beteiligt sind: So sind Tube und Ovar des Menschen in der Lage, selbst Prostaglandine zu synthetisieren [2, 151, 155]. Weiterhin existieren im Gelbkörper des Menschen spezifische Rezeptoren für $PGF_{2\alpha}$ [112]. Schließlich wirken $PGF_{2\alpha}$-Analoga, die der raschen peripheren Inaktivierung entgehen (s. Kap. 10.4), bei Frauen luteolytisch [52, 144].

10.5.8.2.3 Klinische Anwendungen

Prostaglandine sind in der Lage, bei Frauen in jedem Stadium der Schwangerschaft Wehen auszulösen. Diese Eigenschaft wurde von Karim erstmals ausgenutzt, um beim erwarteten Geburtstermin Wehen auszulösen [75] und um sowohl mit PGE_2 als auch mit $PGF_{2\alpha}$ einen therapeutischen Abort auszulösen [71, 72]. Der Einsatz von Prostaglandinen für diese Zwecke ist inzwischen weit verbreitet und klinisch etabliert [16, 73]. Da die primären Prostaglandine wegen ihrer raschen Inaktivierung (Kap. 10.4) entsprechend hoch dosiert werden mußten, traten teilweise schwere Nebenwirkungen auf. Diese Probleme konnten durch die Entwicklung gewebsspezifischer synthetischer Analoga überwunden werden, die heute bevorzugt zur Anwendung kommen. In Abb. 10.5 sind zwei derartige Analoga dargestellt, über die inzwischen umfangreiche klinische Erfahrungen vorliegen [66, 131]. Die während der Abortinduktion beobachtete Fähigkeit der Prostaglandine, die Cervix uteri zu erweichen und erweitern [90], hat zu einer wei-

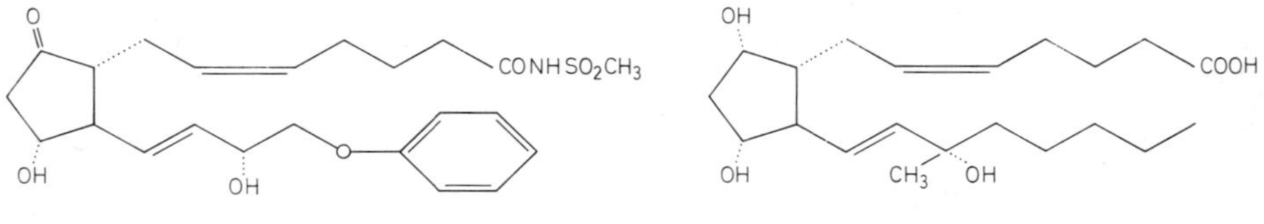

Abb. 10.5. Struktur von 2 hochwirksamen synthetischen Prostaglandinanaloga

teren therapeutischen Anwendung geführt: Die präoperative Zervixdilatation (z. B. vor einer Saugkürettage) kann besonders bei jungen Frauen durch intrazervikale Applikation eines prostaglandinhaltigen Gels [47, 56] oder durch intramurale oder i. m Injektion [130] von Prostaglandinanaloga erzielt werden.

Prostaglandinsynthetasehemmstoffe sind mit gutem Erfolg zur Behandlung der Dysmenorrhö eingesetzt worden [23]. Weiterhin können mit diesen Pharmaka vorzeitige Wehen verhindert werden. Mitchell [97] warnt jedoch vor dieser Methode, da Prostaglandinsynthetaseinhibitoren durch die Plazenta in den fetalen Kreislauf gelangen können und durch die Hemmung der fetalen Prostaglandinbiosynthese zu einem vorzeitigen Verschluß des Ductus arteriosus führen können.

Literatur

1. Aiken JW, Vane JR (1973) Intrarenal prostaglandin release attenuates the renal vasoconstrictor activity of angiotensin. J Pharmacol Exp Ther 184:678–687
2. Armstrong DT (1981) Prostaglandins and follicular functions. J Reprod Fertil 62:283–291
3. Armstrong DT, Grinwich DL (1972) Blockade of spontaneous and LH-induced ovulation in rats by indometacin, an inhibitor of prostaglandin biosynthesis. Prostaglandins 1:21–28
4. Armstrong DT, Grinwich DL, Moon YS, Zamecnik J (1974) Inhibition of ovulation in rabbits by intrafollicular injection of indometacin and prostaglandin F antiserum. Life Sci 14:129–140
5. Auletta FJ, Caldwell BV, Speroff L (1976) Estrogen-induced luteolysis in the rhesus monkey: Reversal with indometacin. Prostaglandins 11:745–752
6. Axen U, Green K, Hörling D, Samuelsson B (1971) Mass spectrometric determination of picomole amounts of prostaglandin E_2 and $F_{2\alpha}$ using synthetic deuterium labelled carriers. Biochem Biophys Res Commun 45:519–525
7. Axen U, Baczynskyi L, Duchamp DL, Kirton KT, Zieserl JF (1973) Differentiation between endogenous and exogenous (administered) prostaglandins in biological fluids. In: Raspé G (ed) Advances in the Biosciences, vol 9. Pergamon Vieweg, Oxford, pp 109–116
8. Badr FM (1976) Effect of sexual maturation and androgens on prostaglandin levels in tissues of the male reproductive system in mice. Endocrinology 98:1523–1527
9. Bartter FC, Pronove P, Gill JR, MacCardle RC (1962) Hyperplasia of the juxtaglomerular complex with hyperaldosteronism and hypokalemic alkalosis. Am J Med 33:811–828
10. Bauminger S, Lindner HR (1975) Periovulatory changes in ovarian prostaglandin formation and their hormonal control in the rat. Prostaglandins 9:737–751
11. Bauminger S, Lieberman ME, Lindner HR (1975) Steroidindependent effect of gonadotropins on prostaglandin synthesis in rat graafian follicles in vitro. Prostaglandins 9:753–763
12. Behrman HR (1979) Prostaglandins in hypothalamo-pituitary and ovarian function. Annu Rev Physiol 41:685–700
13. Behrman HR, Hichens M (1976) Rapid block of gonadotropin uptake by corpora lutea in vivo induced by prostaglandin $F_{2\alpha}$. Prostaglandins 12:83–95
14. Bergström S, Carlson LA, Weeks JR (1968) The prostaglandins, a family of biologically active lipids. Pharmacol Rev 20:1–48
15. Brater DC (1979) Effect of indometacin on salt and water homeostasis. Clin Pharmacol Ther 25:322–330
16. Bygdeman M (1980) Clinical applications. Adv Prostaglandin Thromboxane Res 6:87–94

17. Bygdeman M, Fredericsson B, Svanborg K, Samuelsson B (1970) The relation between fertility and prostaglandin content of seminal fluid in man. Fertil Steril 21:622–629
18. Challis JRG, Tulchinsky D (1974) A comparison between the concentration of prostaglandin F in human plasma and serum. Prostaglandins 5:27–31
19. Collier JG, Flower RJ (1971) Effect of aspirin on human seminal prostaglandins. Lancet II:852–853
20. Collier JG, Flower RJ, Stanton SL (1975) Seminal prostaglandins in infertile men. Fertil Steril 26:868–871
21. Corey EJ (1971) Studies on the total synthesis of prostaglandins. Ann NY Acad Sci 180:24–37
22. Corey EJ, Ensley HE (1973) Highly stereoselective conversion of PGA_2 to $10\alpha,11\alpha$-oxido derivative using a remotely placed exogenous directing group. J Org Chem 38:3187–3189
23. Dawood MY (1981) Dysmenorrhoea and prostaglandins: Pharmacological and therapeutic considerations. Drugs 22:42–56
24. Deane HW, Hay MF, Moor RM, Rowson LEA, Short RV (1966) The corpus luteum of the sheep: Relationship between morphology and function during the oestrous cycle. Acta Endocrinol (Copenh) 51:245–263
25. Diaz-Infante A, Wright KH, Wallach EE (1974) Effects of indometacin and prostaglandin $F_{2\alpha}$ on ovulation and ovarian contractility in the rabbit. Prostaglandins 5:567–581
26. Dray F, Girozissis K (1979) Interrelationships between androgens and prostaglandins in the vas deferens of prepubertal rats. Arch Androl 2:189–196
27. Dunn MJ (1981) Prostaglandins and Barrter's syndrome. Kidney Int 19:86–102
28. Dyerberg J, Bang HO, Stoffersen E, Moncada S, Vane JR (1978) Eicosapentaenoic acid and prevention of thrombosis and atherosclerosis? Lancet II:117–119
29. Eliasson R (1959) Studies on prostaglandin occurrence, formation and biological actions. Acta Physiol Scand [Suppl 158] 46:1–73
30. Eskin BA, Azarbal S, Sepic R, Slate WG (1973) In vitro response of the spermatozoa-cervical mucus system treated with prostaglandin $F_{2\alpha}$. Obstet Gynecol 41:436–439
31. Espey LL, Coons PJ, Marsh JM, LeMaire WJ (1981) Effect of indometacin on preovulatory changes in the ultrastructure of rabbit graafian follicles. Endocrinology 108:1040–1048
32. Euler US von (1935) Über die spezifische blutdrucksenkende Substanz des menschlichen Prostata- und Samenblasensekretes. Klin Wochenschr 33:1182–1183
33. Euler US von (1939) Weitere Untersuchungen über Prostaglandin, die physiologisch aktive Substanz gewisser Genitaldrüsen. Skand Arch Physiol 81:65–80
34. Ferreira SH, Moncada S, Vane JR (1971) Indometacin and aspirin abolish prostaglandin release from the spleen. Nature (London) New Biol 231:237–239
35. Fichman MP, Speckart P, Zia P, Lee A (1976) Antidiuretic response to prostaglandin inhibition by indometacin in nephrogenic diabetes insipidus. Clin Res 24:161
36. Fichman MP, Telfer N, Zia P, Speckart P, Golub M, Rude R (1976) Role of prostaglandins in the pathogenesis of Bartter's syndrome. Am J Med 60:785–797
37. Flower RJ (1974) Drugs which inhibit prostaglandin biosynthesis. Pharmacol Rev 26:33–67
38. Flower RJ, Blackwell GJ (1976) The importance of phospholipase A_2 in prostaglandin biosynthesis. Biochem Pharmacol 25:285–291
39. Frölich JC, Hollifield JW, Dormois JC, Frölich BL, Seyberth H, Michelakis AM, Oates JA (1976) Suppression of plasma renin activity by indometacin in man. Circ Res 39:447–452
40. Fujita Y, Mori T, Suzuki A, Nihnobu K, Nishimura T (1981) Functional and structural relationships in steroidogenesis in vitro by human corpora lutea during development and regression. J Clin Endocrinol 53:744–751
41. Gill JR, Frölich JC, Bowden RE et al. (1976) Bartter's syndrome: A disorder characterized by high urinary prostaglandins and a dependence of hyperreninemia on prostaglandin synthesis. Am J Med 61:43–51
42. Goldblatt MW (1933) A depressor substance in seminal fluid. Chem Ind (NY) 52:1056–1057
43. Gore BZ, Caldwell BV, Speroff L (1973) Estrogen-induced human luteolysis. J Clin Endocrinol 36:615–617

44. Gorman RR, Bunting S, Miller OV (1977) Modulation of human platelet adenylate cyclase by prostacyclin (PGX). Prostaglandins 13:377–388
45. Granström E (1972) On the metabolism of prostaglandin $F_{2\alpha}$ in female subjects: Structures of two metabolites in blood. Eur J Biochem 27:462–469
46. Green K, Hamberg M, Samuelsson B (1976) Quantitative analysis of prostaglandins and thromboxanes by mass spectrometric methods. Adv Prostaglandin Thromboxane Res 1:47–58
47. Green K, Christensen N, Bygdeman M (1981) The chemistry and pharmacology of prostaglandins, with reference to human reproduction. J Reprod Fertil 62:269–281
48. Güllner H-G, Gill JR, Bartter FC, Lake R, Lakatua DJ (1980) Correction of increased sympathoadrenal activity in Bartter's syndrome by inhibition of prostaglandin synthesis. J Clin Endocrinol 50:857–861
49. Hamberg M, Samuelsson B (1971) On the metabolism of prostaglandins E_1 and E_2 in man. J Biol Chem 246:6713–6721
50. Hamberg M, Samuelsson B (1974) Novel transformation of arachidonic acid in human platelets. Proc Natl Acad Sci USA 71:3400–3404
51. Hamberg M, Svensson J, Wakabayashi T, Samuelsson B (1975) Thromboxanes: A new group of biologically active compounds derived from prostaglandin endoperoxides. Proc Natl Acad Sci USA 72:2994–2998
52. Hamberger L, Källfelt B, Forshell S, Dukes M (1980) A luteolytic effect of a prostaglandin $F_{2\alpha}$ analogue in non-pregnant women? Contraception 22:383–388
53. Hansen HS (1976) 15-Hydroxyprostaglandin dehydrogenase. Prostaglandins 12:647–679
54. Harley GW (1970) Native African medicine with special reference to its practice in the Mano tribe of Liberia. Cass, London
55. Haslam RJ, McClenaghan MD (1981) Measurement of circulating prostacyclin. Nature 292:364–366
56. Heinzl S, Andor J (1981) Preoperative administration of prostaglandin to avoid dilatation induced damage in first trimester pregnancy terminations. Gynecol Obstet Invest 12:29–36
57. Hirai A, Hamazaki T, Terano, T, Nishikawa T, Tamura Y, Kumagai A, Sajiki J (1980) Eicosapentaenoic acid and platelet function in Japanese. Lancet II:1132–1133
58. Hirata F, Schiffmann E, Krishnamoorthy V, Salomon D, Axelrod J (1980) A phospholipase A_2 inhibitory protein in rabbit neutrophils induced by glucocorticoids. Proc Natl Acad Sci USA 77:2533–2536
59. Hoffmann F (1960) Untersuchungen über die hormonelle Beeinflussung der Lebensdauer des Corpus luteum im Zyklus der Frau. Geburtsh Frauenheilkd 20:1153–1159
60. Holman RT (1976) Significance of essential fatty acids in human nutrition. In: Paoletti R, Porcellati G, Jacini G (eds) Lipids, vol I, Raven, New York, p. 215
61. Hoppen H-O, Williams DM, Findlay JK (1976) The influence of prostaglandin $F_{2\alpha}$ on pregnenolone metabolism by the autotransplanted ovary of the ewe. J Reprod Fertil 47:275–281
62. Hoppen H-O, Schramm W, Findlay JK (1978) Oestradiol secretion by the ovarian transplant of sheep during prostaglandin-induced luteolysis (Abstr.). SSF Annual Conf, p 28
63. Horrobin DF (1978) Prostaglandins. Physiology, pharmacology and clinical significance. Churchill Livingstone, Edinburgh
64. Horton EW, Poyser NL (1976) Uterine luteolytic hormone: A physiological role for prostaglandin $F_{2\alpha}$. Physiol Rev 56:595–651
65. Hyman AL, Kadowitz P (1980) Vasodilator actions of 6-ketoprostaglandin E_1 in the pulmonary vascular bed. J Pharmacol Exp Ther 213:468–472
66. Internationales Sulproston-Symposium (1979). Schering, Berlin Bergkamen
67. Isidori A, Conte D, Laguzzi G, Giovenco P, Dondero F (1980) Role of seminal prostaglandins in male fertility. 1. Relationship of prostaglandin E and 19-OH prostaglandin E with seminal parameters. J Endocrinol Invest 3:1–4
68. Johnson RA, Morton DR, Kimer JH et al. (1976) The chemical structure of prostaglandin X (prostacyclin). Prostaglandins 12:915–928
69. Jonsson HT, Middleditch BS, Desiderio DM (1975) Prostaglandin in human seminal fluid: Two novel compounds. Science 187:1093–1094

70. Karim SMM (ed) (1975) Advances in prostaglandin research. I. Prostaglandins and Reproduction. MTP, Lancaster
71. Karim SMM, Filshie GM (1970) Therapeutic abortion using prostaglandin $F_{2\alpha}$. Lancet I:157–159
72. Karim SMM, Filshie GM (1970) Use of prostaglandin E_2 for therapeutic abortion. Br Med J 3:198–200
73. Karim SMM, Hillier K (1979) Prostaglandins in the control of animal and human reproduction. Br Med Bull 35:173–180
74. Karim SMM, Rao B (1975) General introduction and comments. In: Karim SMM (ed) Prostaglandins and reproduction. MTP, Lancaster, p 3
75. Karim SMM, Trussell RR, Hillier K, Patel RC (1969) Induction of labor with prostaglandin $F_{2\alpha}$. J Obstet Gynaecol Br Commonw 76:769–782
76. Karsch FJ, Sutton GP (1976) An intraovarian site for the luteolytic action of estrogen in the rhesus monkey. Endocrinology 98:553–561
77. Kelly RW (1977) Effect of seminal prostaglandins on the metabolism of human spermatozoa. J Reprod Fertil 50:217–222
78. Kelly RW (1981) Prostaglandin synthesis in the male and female reproductive tract. J Reprod Fertil 62:293–304
79. Kimball FA, Kirton KT, Forbes AD et al. (1979) Serum FSH, LH and testosterone in the male rhesus following prostaglandin injection. Prostaglandins 18:117–126
80. Kinsella JE (1981) Dietary fat and prostaglandins: Possible beneficial relationships between food processing and public health. Food Technol (Chicago) 35:89–98
81. Kiser TE, Hafs HD, Oxender WD (1976) Increased blood LH and testosterone after administration of prostaglandin $F_{2\alpha}$ in bulls. Prostaglandins 11:545–553
82. Kuehl FA (1974) Prostaglandins, cyclic nucleotides and cell function. Prostaglandins 5:325–340
83. Labhart A (1978) Gewebehormone. In: Labhart A (Hrsg) Klinik der inneren Sekretion, 3., neubearb. Aufl. Springer, Berlin Heidelberg New York, S 919
84. Lapetina EG, Schmitges CJ, Chandrabose K, Cuatrecasas P (1977) Cyclic adenosine 3',5'-monophosphate and prostacyclin inhibit membrane phospholipase activity in platelets. Biochem Biophys Res Commun 76:828–835
85. Larsson C, Weber P, Änggard E (1974) Arachidonic acid increases and indometacin decreases plasma renin activity in the rabbit. Eur J Pharmacol 28:391–394
86. Lau IF, Saksena SK, Chang MC (1974) Prostaglandins F and ovulation in mice. J Reprod Fertil 40:467–469
87. Leung PC, Chan MY, Roberts MB (1981) The use of prostaglandins as local antithrombotic agents in microvascular surgery. Br J Plast Surg 34:38–40
88. Lewis RA, Austen KF (1981) Mediation of local homeostasis and inflammation by leukotrienes and other mast-cell dependent compounds. Nature 293:103–108
89. Lübke K, Nieuweboer B (1978) Immunologische Teste für niedermolekulare Wirkstoffe. Thieme, Stuttgart, S 54–59
90. MacKenzie IZ, Embrey MP (1977) Cervical ripening with intravaginal prostaglandin E_2 gel. Br Med J II:1381–1384
91. Malmsten C, Granström E, Samuelsson B (1976) Cyclic AMP inhibits synthesis of prostaglandin endoperoxide (PGG_2) in human platelets. Biochem Biophys Res Commun 68:569–576
92. McCracken JA, Carlsson JC, Glew ME, Goding JR, Baird DT, Green K, Samuelsson B (1972) Prostaglandin $F_{2\alpha}$ identified as a luteolytic hormone in sheep. Nature New Biol 238:129–134
93. McGiff JC (1981) Prostaglandins, prostacyclin and thromboxanes. Annu Rev Pharmacol Toxicol 21:479–509
94. McGiff JC, Terragno NA, Malik KU, Lonigro AJ (1972) Release of a prostaglandin E-like substance from canine kidney by bradykinin. Circ Res 31:36–43
95. Miller OV, Gorman RR (1979) Evidence for distinct PGI_2 and PGD_2 receptors in human platelets. J Pharmacol Exp Ther 210:134–140
96. Mitchell JRA (1981) Prostaglandins in vascular disease: A seminal approach. Br Med J 282:590–594

97. Mitchell MD (1981) Prostaglandins during pregnancy and the perinatal period. J Reprod Fertil 62:305–315
98. Moncada S, Vane JR (1978) Unstable metabolites of arachidonic acid and their role in haemostasis and thrombosis. Br Med Bull 34:129–135
99. Moncada S, Vane JR (1979) Arachidonic acid metabolites and the interactions between platelets and blood vessel walls. N Engl J Med 300:1142–1147
100. Moncada S, Vane JR (1979) Pharmacology and endogenous roles of prostaglandin endoperoxides, thromboxane A_2 and prostacyclin. Pharmacol Rev 30:293–331
101. Moncada S, Gryglewski RK, Bunting S, Vane JR (1976) An enzyme isolated from arteries transforms prostaglandin endoperoxides to an unstable substance that inhibits platelet aggregation. Nature 263:663–665
102. Monn E (1981) Prostaglandin synthetase inhibitors in the treatment of nephrogenic diabetes insipidus. Acta Paediatr Scand 70:39–42
103. Needleman P, Raz A, Minkes ME, Ferrendelli JA, Sprecher H (1979) Triene prostaglandins: Prostacyclin and thromboxane biosynthesis and unique biological properties. Proc Natl Acad Sci USA 76:944–948
104. Norby L, Flamenbaum W, Lentz R, Ramwell P (1976) Prostaglandins and aspirin therapy in Bartter's syndrome. Lancet II:604–606
105. Nugteren DH (1975) Arachidonate lipoxygenase in blood platelets. Biochem Biophys Acta 380:299–307
106. Oates JA, Whorton AR, Gerkens JF, Branch RA, Hollifield JW, Frölich JC (1979) The participation of prostaglandins in the control of renin release. Fed Proc 38:72–74
107. Oelz O (1978) Das Prostaglandin-Thromboxan-System. In: Labhart A (Hrsg) Klinik der inneren Sekretion, 3. neubearb. Aufl. Springer, Berlin Heidelberg New York, S 943–959
108. Orczyk GP, Behrman HR (1972) Ovulation blockade by aspirin or indometacin: In vivo evidence for a role of prostaglandin in gonadotropin secretion. Prostaglandins 1:3–21
109. Palmer MA, Piper PJ, Vane RJ (1973) Release of rabbit aorta contracting substance (RCS) and prostaglandins induced by chemical or mechanical stimulation of guinea pig lungs. Br J Pharmacol 49:226–242
110. Peters H (1979) Some aspects of early follicular development. In: Midgley AR, Sadler WA (eds) Ovarian follicular development and function. Raven, New York pp 3–13
111. Pike JE (1972) Prostaglandin chemistry. In: Southern EM (ed) The prostaglandins. Clinical applications in human reproduction. Futura, Mount Kisko, pp 23–30
112. Powell WS, Hammarström S, Samuelssson B, Sjöberg B (1974) Prostaglandin $F_{2\alpha}$ receptor in human corpora lutea. Lancet I:1120
113. Quilley CP, McGiff JC, Lee WH, Sun FF, Wong PYK (1980) 6-Keto $PGE_{1'}$: A possible metabolite of prostacyclin having platelet antiaggregatory effects. Hypertension 2:524–528
114. Radmark O, Malmsten C, Samuelsson B, Goto G, Marfat A, Corey EJ (1980) Leukotriene A. Isolation from human polymorphonuclear leukocytes. J Biol Chem 255:11828–11831
115. Ramwell PW, Leovey EMK (1979) Prostaglandins and humoral regulation. In: De Groot LJ (ed) Endocrinology, vol 3. Grune & Stratton, New York, p 1711
116. Ramwell PW, Leovey EMK, Sintetos AL (1977) Regulation of the arachidonic acid cascade. Biol Reprod 16:70–87
117. Roberts LJ, Sweetman BJ, Payne NA, Oates JA (1977) Metabolism of thromboxane B_2 in man. J Biol Chem 252:7415–7417
118. Rosenkranz B, Fischer C, Weimer KE, Frölich JC (1980) Metabolism of prostacyclin and 6-keto-prostaglandin $F_{1\alpha}$ in man. J Biol Chem 255:10194–10198
119. Rosenkranz B, Fischer C, Frölich JC (1981) Prostacyclin metabolites in human plasma. Clin Pharmacol Ther 29:420–424
120. Russell JA, Taylor PL, Kelly RW (1979) Preliminary observations on the effects of 19-hydroxy-prostaglandin E_1 on the activity of the human myometrium in vitro. J Reprod Fertil 56:33–36
121. Saksena SK, Lau IF, Chang MC (1978) Effects of prostaglandin $F_{2\alpha}$ on some reproductive parameters of fertile male rats. Prostaglandins Med 1:107–116

122. Salmon JA, Karim SMM (1976) Methods for analysis of prostaglandins. In: Karim SMM (ed) Prostaglandins: Chemical and biochemical aspects. MTP, Lancaster, pp 25–85
123. Salzman EW (1972) Cyclic AMP and platelet function. N Engl J Med 286:358–363
124. Samuelsson B, Granström E, Green K, Hamberg M, Hammarström S (1975) Prostaglandins. Annu Rev Biochem 44:669–695
125. Samuelsson B, Folco G, Granström E, Kindahl H, Malmsten C (1978) Prostaglandins and thromboxanes: Biochemical and physiological considerations. Adv Prostaglandin Thromboxane Res 4:17–25
126. Samuelsson B, Goldyne M, Granström, E, Hamberg M, Hammarström S, Malmsten C (1978) Prostaglandins and thromboxanes. Annu Rev Biochem 47:997–1029
127. Samuelsson B, Borgeat P, Hammarström S, Murphy RC (1980) Leukotrienes: A new group of biologically active compounds. Adv Prostaglandin Thromboxane Res 6:1–18
128. Schlegel W, Rothermund S, Färber G, Nieschlag E (1981) The influence of prostaglandins on sperm motility. Prostaglandins 21:87–99
129. Schneider WP (1976) The chemistry of prostaglandins. In: Karim SMM (ed) Prostaglandins: Chemical and biochemical aspects. MTP, Lancaster, pp 1–23
130. Schultz EO, Gethmann U, Schlopsna E, Lehmann F (1981) Lokale und systemische Applikation von Sulproston zur präoperativen Cervixdilatation bei der Abruptio im 1. Trimenon. Symp Prostaglandine in Gyn u Geburtsh, Bad Homburg (im Druck)
131. Schwallie PC, Lamborn KR (1979) Induction of abortion by intramuscular administration of (15 S)-15-methyl-$PGF_{2\alpha}$. An overview of 815 cases. J Reprod Med 23:289–293
132. Shaw JFL (1980) Prostacyclin: potential therapeutic roles. Hosp Update 6:301–305
133. Siess W, Roth P, Scherer B, Kurzmann I, Böhlig B, Weber PC (1980) Platelet-membrane fatty acids, platelet aggregation, and thromboxane formation during a mackerel diet. Lancet I:441–444
134. Silver MJ, Smith JB, Ingerman C, Kocsis JJ (1973) Prostaglandins in blood: Measurement, sources and effects. Prog Hematol 8:235–257
135. Skakkeback NE, Kelly RW, Corker CS (1976) Prostaglandin concentrations in the semen of hypogonadal men during treatment with testosterone. J Reprod Fertil 47:119–121
136. Stouffer RL, Bennett LA, Hodgen GD (1980) Estrogen production by luteal cells isolated from rhesus monkeys during the menstrual cycle: Correlation with spontaneous luteolysis. Endocrinology 106:519–525
137. Strickland S, Beers WH (1976) Studies on the role of plasminogen activator in ovulation. J Biol Chem 251:5694–5702
138. Sturde HC (1971) Das Verhalten der Spermaprostaglandine unter Androgentherapie. Arzneim Forsch 21:1293–1307
139. Sun FF, Taylor BM (1978) Metabolism of prostacyclin in rat. Biochemistry 17:4096–4101
140. Svensson J, Hamberg M, Samuelsson B (1976) On the formation and effects of thromboxane A_2 in human platelets. Acta Physiol Scand 98:285–294
141. Taylor PL (1979) The 8-iso prostaglandins: Evidence for eight compounds in human semen. Prostaglandins 17:259–267
142. Taylor PL, Kelly RW (1974) 19-Hydroxylated prostaglandins as the major prostaglandins in human semen. Nature 250:665–667
143. Templeton AA, Cooper I, Kelly RW (1978) Prostaglandin concentrations in the semen of fertile men. J Reprod Fertil 52:147–150
144. Toppozada M, El-Sokkary H, El-Abd M, El-Fazary A, El-Rahman HA (1981) Induction of human luteolysis by high dose infusions of 15- methyl $PGF_{2\alpha}$. Prostaglandins Med 6:203–211
145. Tsang BK, Ainsworth L, Downey BR, Armstrong DT (1979) Pre-ovulatory changes in cyclic AMP and prostaglandin concentrations in follicular fluid of gilts. Prostaglandins 17:141–148
146. Vane JR (1971) Inhibition of prostaglandin synthesis as a mechanism of action for aspirin-like drugs. Nature (London) New Biol 231:232–235
147. Verberckmoes R, van Damme B, Clement J, Amery A, Michielsen P (1976) Bartter's syndrome with hyperplasia of renomedullary cells: Successful treatment with indometacin. Kidney Int 9:302–307

148. Vinci JM, Gill JR, Bowden RE et al. (1978) The kallikrein-kinin system in Bartter's syndrome and it's response to prostaglandin synthetase inhibition. J Clin Invest 61:1671–1682
149. Weber PC, Scherer B, Lange HH, Held E, Schnermann J (1978) Renal prostaglandins and renin release relationship to regulation of electrolyte excretion and blood pressure. In: Barcelo R et al. (eds) Proc 7th Int Congr Nephrol. Karger, Basel, pp 99–106
150. Weinheimer AJ, Spraggins RL (1969) Chemistry of coelenterates. XV. Occurrence of two new prostaglandin derivatives (15-epi-PGA$_2$ and its acetate, methyl ester) in the gorgonian plexautra homomalla. Tetrahedron Lett 59:5185–5188
151. Wilks JW, Forbes KK, Norland JF (1972) Synthesis of prostaglandin $F_{2\alpha}$ by the ovary and uterus. J Reprod Med 9:271–276
152. Wong PYK, Lee WH, Clao PHW, Reiss RF, McGiff JC (1980) Metabolism of prostacyclin by 9-hydroxyprostaglandin dehydrogenase in human platelets. Formation of a potent inhibitor of platelet aggretation and enzyme purification. J Biol Chem 255:9021–9024
153. Wong PYK, Malik KU, Desiderio DM, McGiff JC, Sun FF (1980) Hepatic metabolism of prostacyclin (PGI$_2$) in the rabbit: Formation of a potent novel inhibitor of platelet aggregation. Biochem Biophys Res Commun 93:486–494
154. Woods HF, Ash G, Weston MJ, Bunting S, Moncada S, Vane JR (1978) Prostacyclin can replace heparin in haemodialysis in dogs. Lancet II:1075–1077
155. Zetler G, Wiechell H (1969) Pharmakologisch aktive Lipide in Extrakten aus Tube und Ovar des Menschen. Naunyn Schmiedebergs Arch Pharmakol 265:101–111
156. Zusman RM, Rubin RH, Cato AE, Cocchetto DM, Crow JW, Tolkoff-Rubin N (1981) Hemodialysis using prostacyclin instead of heparin as the sole antithrombotic agent. N Engl J Med 304:934–939

Teil III:
Wachstum und Pubertät

11. Physiologie des Längenwachstums

H. Stolecke

11.1 Wachstum als biologisches Grundphänomen

Wachstum bedeutet Zunahme biologischer Größen, z. B. der Zellmasse, der Körperlänge, des Körpergewichts, der Muskelkraft oder der Sekretionsleistung von Drüsen. Damit ist insbesondere gesagt, daß Wachstum auch Ausdruck einer funktionellen Leistung bzw. Differenzierung ist. Wenn man also über Wachstum diskutiert, muß festgelegt werden, welches Wachstum es anzusprechen gilt. Dabei ist jedoch zu bedenken, daß systematisches Wachstum nie isoliert abläuft, ein bestimmtes Wachstum also aus seiner Integration in einen biologischen Gesamtplan verstanden und erläutert werden sollte.

11.2 Wachstumsfördernde Faktoren

Wachstum im vorgegebenen Sinne beruht auf allgemeinen und speziellen stoffwechselaktiven Vorgängen.

11.2.1 Allgemeine Faktoren

Voraussetzung für normales Wachstum ist die ausreichende Versorgung mit Kohlenhydraten, Fett und Eiweiß, mit Mineralstoffen, Spurenelementen und Vitaminen. Das psychische Wohlbefinden wie auch die Qualität der allgemeinen Umweltverhältnisse sind mindestens ebenso wesentliche Faktoren für einen optimalen Wachstums- und Entwicklungsverlauf.

Angeborene oder chronische Krankheiten, die mit fehlerhafter Funktion von Nieren, Lungen und Kreislauforganen einhergehen, ebenso Stoffwechselstörungen, welche die regelhafte Verwertung der zugeführten Aufbaustoffe beeinträchtigen, behindern den physiologischen Wachstumsprozeß. Schließlich ist die normale Wachstumspotenz des Gesamtorganismus eine weitere Voraussetzung für ungestörtes Wachstum.

11.2.2 Hormone

Im Kindes- und Jugendalter gilt dem *Längenwachstum* ein vorrangiges Augenmerk; hier ist neben der Gewichtszunahme der Entwicklungsfortschritt unmittelbar erkennbar. Die zentrale Rolle des Wachstumshormons und die additiv synergistische Wirkung der Schilddrüsen- und Gonadenhormone sind ebenso wie die Rolle des Insulins seit langem bekannt.

Die speziellen Eigenschaften des Wachstumshormons, seine Regulation und metabolische Bedeutung sind in Kap. 2 dargestellt. Als besonders charakteristisch soll noch einmal erwähnt werden, daß Wachstumshormon artspezifisch ist und pulsativ sezerniert wird, vornehmlich in Abhängigkeit vom Slow-wave-Schlaf, aber auch von psychischen, physischen und vegetativen Stimuli. Wachstumshormon wirkt indirekt auf die wachsenden Elemente des Skeletts über die Stimulation von Somatomedinen.

11.2.3 Somatomedine, NSILA (IGF, NSILP)

Somatomedine sind eine Gruppe von Polypeptiden, die wachstumsfördernd wirken. Sie stimulieren die Proteoglycan- und DNA-Synthese in kartilaginären Strukturen, möglicherweise über die Regulation der Synthese des Glykosoaminoglykan-Akzeptorproteins [1, 2, 3]. Somatomedine haben eine Art Überträgerfunktion für die Wirkung des Wachstumshormons [4, 5] unter dessen Stimulation sie sich hauptsächlich in Leber und Niere bilden können [6]. Fehlt Wachstumshormon, ist ziemlich regelmäßig auch die Synthese von Somatomedinen gestört bzw. unzureichend. Allerdings gibt es Hinweise dafür, daß die Somatomedinregeneration auch unabhängig von GH ermöglicht wird [7].

Zur Zeit sind 3 Somatomedine bekannt, man bezeichnet sie als SM-A, SM-B und SM-C. Sie werden im biologischen Test (Einbau von ^{3}H-Thymidin oder ^{35}S in den embryonalen Knorpel) oder mittels Radioimmuno- bzw. Rezeptorassay gemessen [8]. Keines dieser 3 Polypeptide hat eine absolut eigenständige biologische Wirkung, so daß die Existenz verschiedener Somatomedinspezies aus einer quantitativ unterschiedlichen Aktivität des jeweiligen Polypeptids in verschiedenen Assaysystemen oder durch chemisch-definierte strukturelle Differenzen bewiesen werden müßte [9].

SM-A ist der ehemalige „sulfation factor" [6, 10]. SM-B [11, 12] wurde 1974 von Fryklund et al. [13] als Protein erkannt. 1977 beschrieben Fryklund u. Sievertsson [14] die Aminosäurensequenz, die Beziehungen zu Trypsininhibitoren zeigt [14, 16]. Im SM-A-Radiorezeptorassay zeigt SM-B keine kompetitive Bindung [15].

In der Leber liegen die Somatomedine offenbar in freier Form vor, im Plasma sind sie an ein hochmolekulares Transporteiweiß gebunden. Auch die Bildung dieser Transportproteine ist zumindest teilweise wachstumshormonabhängig [17]. Möglicherweise gilt dies auch für die Kopplung bzw. Entkopplung der Somatomedin-Transportprotein-Bindung [18]. Die Halbwertszeit für Somatomedin und das Carrierprotein bestimmten Cohen u. Nissly mit 12 h [19]. Am Beispiel des Somatomedin C wurde eine diurnale Rhythmik (mittags hoch, nachts tief) nachgewiesen, die möglicherweise einen Zusammenhang mit der nächtlichen hGH-Sekretion hat [20]. Die Förderung der anabolen Wachstumsprozesse durch die Somatomedine wird über die Bindung des jeweiligen Somatomedins an Rezeptoren gewährlei-

11. Physiologie des Längenwachstums 347

stet, die nach Zahl und Sensitivität variieren. Auch Alter und aktueller Ernährungs- oder Gesundheitszustand sowie andere endokrine Einflüsse sollen hierbei eine Rolle spielen [21, 22].

Zur Familie der Somatomedine gehört auch die „non-suppressible insulin-like activity" (NSILA), deren Wirkung, wie der Name sagt, in Gegenwart von insulinneutralisierenden Antikörpern nicht gemindert wird [23]. NSILA-Material wurde zu wissenschaftlichen Untersuchungen aus der Fraktion Cohn III gewonnen und besitzt etwa 90% der gesamten „insuline-like activity" des Serums.

Jacob et al. [24] fanden in der NSILA 2 Komponenten, eine mit hohem Molekulargewicht und unlöslich im benutzten Fraktionierungsschema (NSILA-P) sowie eine zweite lösliche Fraktion mit geringerem Molekulargewicht, die als NSILA-S bezeichnet wurde. Nach den Untersuchungen von Rinderknecht u. Humbel [25] besteht NSILA-S aus 2 Aktivitäten, die chemisch identifiziert werden konnten und als IGF I und IGF II bezeichnet werden. Innerhalb der großmolekularen NSILA-P-Form der NSILA stellten Poffenberger et al. [26] ein „nonsuppressible insulin-like protein" (NSILP) dar, das möglicherweise dem NSILA-P entspricht.

Eine weitergehende Identifikation sowie Kenntnisse über biologische Eigenschaften der Substanzgruppe der NSILA lassen zukünftige Arbeiten erwarten. Eine detaillierte Darstellung der bisherigen Ergebnisse und der anstehenden Probleme findet sich in *Somatomedines and growth* [27].

11.2.4 Sonstige Faktoren

Eine Reihe anderer wachstumsfördernder Faktoren wurde tierexperimentell gefunden. Ihr Vorkommen und ihre Bedeutung beim Menschen sind z. Z. nicht zu übersehen. Beispiele sind der „multiplication activity factor" (MSA), der „nerve growth factor" (NGF), der „epidermal growth factor" (EGF). Eine Übersicht und entsprechende Literatur findet sich bei Nevo [8].

Ein besonderes klinisches Phänomen ist die in den vergangenen Jahrzehnten fast ausschließlich in den Industriestaaten beobachtete Zunahme der mittleren Endlänge (positiv secular growth shift) und die früher eintretende Pubertät; beide Phänomene werden allgemein als Akzeleration bezeichnet [28, 29]. In den USA gibt es inzwischen Hinweise, daß dieser Trend sich abschwächt [30]. Weltweit vergleichende auxologische Daten finden sich bei Eveleth u. Tanner [31]. Van Wieringen [32] gibt für die Niederlande für die Zeit zwischen 1950 und 1975 folgende Anstiege der Perzentilenwerte für das Längenmaß an:

P 3   66 mm
P 10 63 mm
P 50 60 mm
P 90 62 mm
P 97 65 mm

Als Ursachen werden angesehen:

- Gute Ernährung,
- Entwicklung zur Kleinfamilie,
- Optimierung der hygienischen Verhältnisse,
- Reduktion seuchenhafter oder epidemischer Krankheiten,
- Verbesserung der ärztlichen Betreuung,
- Verbesserung der sozialen und ökonomischen Gegebenheiten.

11.3 Dokumentation des Längenwachstums; Normwerte

Will man ein aktuelles Längenmaß qualifizierend beurteilen, muß man auf Normalwerttabellen zurückgreifen können. Diese beziehen sich auf das chronologische Alter und setzen damit die Regel voraus, daß chronologisches und biologisches Alter kongruent sind (s. auch 11.3.4 und 11.3.5). Normalwerte müssen aus einer unmittelbar vergleichbaren Population stammen. Derartige Erhebungen liegen z.Z. nur in unzureichendem Maße vor. Trotzdem ist es für die Praxis möglich, die Daten von Kunze u. Murken [33], von Maaser et al. [34], von Tanner und Whitehouse [35] und von Prader u. Budliger (Wachstumsstudie Zürich) [36] für die Beurteilung mitteleuropäischer Kinder und Jugendlicher zu benutzen. Einer neueren Studie von Reinken et al. [37, 38] liegen die somatographischen Daten der Population einer deutschen Großstadt im Ruhrgebiet zugrunde. Relativen Charakter haben diese Somatogramme und Perzentilenkurven z.B. für Kinder aus mediterranen Ländern. Hier stehen z.T. Tabellen der jeweiligen ethnographischen Gruppe zur Verfügung (für türkische Kinder s. [39]).

11.3.1 Somatogramm, Perzentilenkurven

Allgemein werden zwei Dokumentationsformen benutzt, das *Somatogramm* und die Darstellung nach *Perzentilen*. Abbildung 11.1 a, b zeigen die Somatogramme nach Kunze u. Murken [33], Abb. 11.2 a, b und 11.3 a, b die Perzentilenkurven für das Längenmaß nach Kunze [40] und nach Tanner u. Whitehouse [35].

Neben chronologischem Alter und dem zugehörigen mittleren Längenmaß mit Angabe der doppelten Standardabweichung ($\bar{x} \pm 2$ SD) sind auf den Somatogrammen in einer 3. Kolonne auch die Maße für das Körpergewicht, ebenfalls als Mittelwert ± 2 SD aufgelistet. Der Normalbereich für Länge und Gewicht ergibt sich aus $\bar{x} \pm 2$ SD, wobei etwa 96% der Probanden einer normal verteilten Gruppe erfaßt werden.

Anders aufgebaut ist die Perzentilendokumentation. Hier stellt die 50. Perzentile den Medianwert einer Gruppe dar, der dem arithmetischen Mittelwert bei Normalverteilung entspricht. Zur genaueren Charakterisierung werden die 3., 10., 25., 50., 75., 90. und 97. Perzentile angegeben. Ein Längenmaß auf der 25. Perzentile bedeutet z.B., daß 75% der untersuchten Population länger bzw. 25% kleiner sind, als der gemessene Proband. Perzentilenkurven haben sich besonders für eine longitudinale Dokumentation bewährt. Ein „Perzentilensprung" ist stets Anlaß zu sorgfältiger Analyse.

Die Angabe des Normalwertbereiches als $\bar{x} \pm 2$ SD oder als Variabilität eines Parameters zwischen der 3. und 97. Perzentile ist also per definitionem nur ein Näherungswert, der mathematisch gesehen kontinuierlich erweitert werden könnte. Ein solches Verfahren wäre indessen praktisch unbrauchbar.

11.3.2 Andere auxologische Verfahren

Zu nennen ist hier zunächst das von Tanner et al. [41] entwickelte Verfahren, das aktuelle Längenmaß eines Kindes in Relation zur mittleren Elternlänge zu sehen. Gairdner u. Pearson [42] entwickelten z.T. aus Angaben anderer Autoren somatographische Karten, die insbesondere die Entwicklung Frühgeborener berücksichtigen. Eine weitere Dokumentation aus jüngster Zeit sind die Erhebungen und Auswertungen von Schneider [43 a–e].

Für Interessenten an statistischen Prinzipien für die Analyse des Wachstumsvorgangs sei auch auf die Übersicht von Marubini [44] verwiesen.

11.3.3 Somatographische Definitionen

Die allgemeine Beurteilung des Längenmaßes benutzt die Begriffe Kleinwuchs, Minderwuchs, Großwuchs und Hochwuchs, um Maße im Grenzbereich oder außerhalb des $\bar{x} \pm 2$ SD bzw. der 3. oder 97. Perzentile zu bezeichnen. So sprechen wir von *Kleinwuchs*, wenn das aktuelle Längenmaß zwischen der 3. und 10. Perzentile liegt, von *Großwuchs* bei Maßen zwischen der 90. und 97. Perzentile. *Minderwüchsige*, bzw. *Hochwüchsige* haben Maße unterhalb der 3. bzw. oberhalb der 97. Perzentile. Ob man bei sehr ausgeprägter Abweichung von den den Normbereich definierenden Maßen von Zwergwuchs oder von Riesenwuchs spricht, ist eher eine Frage der Psychologie als der treffenden Bezeichnung.

Für die praktische Beurteilung von Wachstumsproblemen bedeutsam sind auch die Begriffe Längenalter und Längengewicht. Sie bezeichnen jeweils das Alter, bei dem das aktuelle Maß für Länge und Gewicht auf der 50. Perzentile liegt. So kann z.B. das Längenalter bei Pubertas praecox durch den hormonell induzierten Wachstumsschub rasch größer als das chronologische Alter und durch die insgesamt verkürzte Zeit des präpubertären Längenwachstums meist kleiner als das Knochenalter sein: LA > CA; LA < KA.

11.3.4 Wachstumsrate

Für die Beurteilung des Wachstumsvorgangs ist die *Wachstumsrate* ein wichtiges Maß. Sie gibt den Längenzuwachs in cm auf 1 Jahr berechnet an. Wächst ein Kind also 3 cm in 6 Monaten, so ist seine Wachstumsrate 6 cm.

Knaben

Jahre		cm	±2σ	kg	±2σ	
		190		77,0		1,80 – 285 190
		189		76,3		
		188		75,6		
		187		74,9		
		186		74,2		
		185		73,5		
		184		72,8		
		183		72,1		
		182		71,4		
		181		70,7		
		180		70,0		
		179		69,3		
		178		68,6		
19		177	13	67,9		
		176		67,2		
		175		65,0		
		174		63,0		
		173		61,0		
		172		59,0		
		171		57,8		
		170		56,7		
		169		55,6		
		168		54,5		
		167		53,5		
		166		52,5		
		165		51,6	+20,0	
		164		50,9	−14,0	
14		163	16	50,2		
		162		49,4		
		161		48,5		
		160		47,6	+20,0	
		159	16	46,7	−14,0	
		158		45,8		
		157		45,0		
13		156		44,2		
		155		43,5		
		154		42,7		
		153	14	42,0	+17,0	
		152		41,3	−12,0	
		151		40,6		
12		150		39,9		
		149		38,9		
		148		38,0		
		147	13	37,4	+15,5	
		146		36,8	−11,0	
11		145		36,0		
		144		35,5		
		143		35,0		
		142	12	34,4	+11,5	
		141		33,9	− 8,5	
10		140		32,4		
		139		31,7		
		138		31,1		
		137	12	30,5	+10,5	
		136		30,0	− 7,5	
9		135		29,6		
		134		29,1		
		133		28,5		
		132	11	28,0	+ 8,5	
		131		27,4	− 6,5	
		130		26,9		
8		129		26,4		

Name des Patienten

		128		25,9	+ 7,0
		127		25,4	− 5,5
		126	11	25,0	
		125		24,5	
7		124		23,9	
		123		23,5	
		122		23,1	
		121	11	22,7	± 4,5
		120		22,3	
		119		21,9	
6		118		21,5	
		117		21,0	
		116		20,6	
		115	11	20,2	4,0
		114		19,8	
		113		19,4	
5		112		19,2	
		111		18,8	
		110		18,4	
		109		18,1	
		108	9	17,8	3,5
		107		17,5	
		106		17,2	
4		105		17,0	
		104		16,7	
		103		16,3	
		102		16,0	
		101	8	15,7	3,0
		100		15,4	
		99		15,1	
		98		14,8	
3		97		14,5	
		96		14,3	
		95	7	14,1	3,0
		94		13,9	
2½		93		13,7	
		92		13,6	
		91		13,4	
		90	7	13,3	2,5
		89		13,1	
2		88		12,9	
23 Monate		87		12,7	
22		86		12,4	
21		85	7	12,1	2,5
20		84		11,9	
19		83		11,7	
18		82		11,6	
17		81		11,4	
16		80		11,2	
15		79	6	11,0	2,5
14		78		10,8	
13		77		10,6	
12		76		10,4	
11		75		10,2	
10		74		9,7	
9		73	5	9,2	1,5
8		72		8,6	
7		70		8,0	
6		68		7,6	
5		66		7,2	
4		63		6,6	
3		60	4	5,8	0,8
2		57		5,0	
1		54		4,1	
0		52		3,5	

Somatogramm für Knaben
nach D. Kunze u. J. D. Murken
Kinderpoliklinik der Universität München (1974)

Abb. 11.1a, b. Somatogramme für Knaben (**a**) und Mädchen (**b**). (Nach Kunze u. Murken [33]).

11. Physiologie des Längenwachstums

Mädchen

Jahre		cm	±2σ	kg	±2σ
19		177 176 175 174 173 172 171 170 169 168 167 166	11	67,5 66,8 66,1 65,4 64,7 64,0 63,0 62,0 61,0 60,0 59,0 58,0	
14		165 164 163 162	13	56,0 54,5 53,5 52,5	+19,0 −13,5
13		161 160 159 158	13	50,8 49,2 47,6 46,0	+19,0 −13,5
12		157 156 155 154 153	14	45,1 44,2 43,3 42,4 41,5	+19,0 −13,0
11		152 151 150 149 148 147	14	40,9 40,3 39,4 38,5 37,5 36,6	+16,5 −11,0
10		146 145 144 143 142 141 140	13	35,8 35,2 34,6 34,1 33,6 33,0 32,5	+15,0 −10,0
9		139 138 137 136 135	13	31,7 31,0 30,2 29,4 28,9	+11,0 −8,0
8		134 133 132 131 130	12	28,4 27,9 27,4 26,8 26,3	+10,0 −7,5
7		129 128 127 126 125 124	12	26,0 25,6 25,1 24,6 24,1 23,6	+8,0 −5,5

9.78/285190

Name des Patienten

		cm	±2σ	kg	±2σ
6		123 122 121 120 119 118	12	23,2 22,8 22,4 22,0 21,5 21,1	+5,0 −3,5
5		117 116 115 114 113 112 111	12	20,9 20,6 20,2 19,8 19,4 19,0 18,6	4,0
4		110 109 108 107 106 105 104	10	18,3 18,0 17,7 17,4 17,1 16,8 16,5	3,5
3		103 102 101 100 99 98 97 96	8	16,2 16,0 15,6 15,2 14,9 14,7 14,5 14,3	3,0
2½		95 94 93 92 91	7	14,1 13,9 13,6 13,3 13,0	3,0
2		90 89 88 87 86	7	12,8 12,6 12,4 12,2 12,1	2,5
23 Monate 22 21 20 18		85 84 83 82 81	7	11,9 11,7 11,5 11,3 11,2	2,5
17 16 15 14 13 12		80 79 78 77 76 75	6	10,9 10,7 10,4 10,2 10,0 9,8	2,5
11 10 9 8 7 6		74 73 72 70 68 66	5	9,6 9,3 8,9 8,5 8,0 7,4	1,5
5 4 3 2 1 0		64 62 60 57 54 51	4	6,7 6,0 5,4 4,8 4,1 3,4	0,8

Somatogramm für Mädchen
nach D. Kunze u. J. D. Murken
Kinderpoliklinik der Universität München (1974)

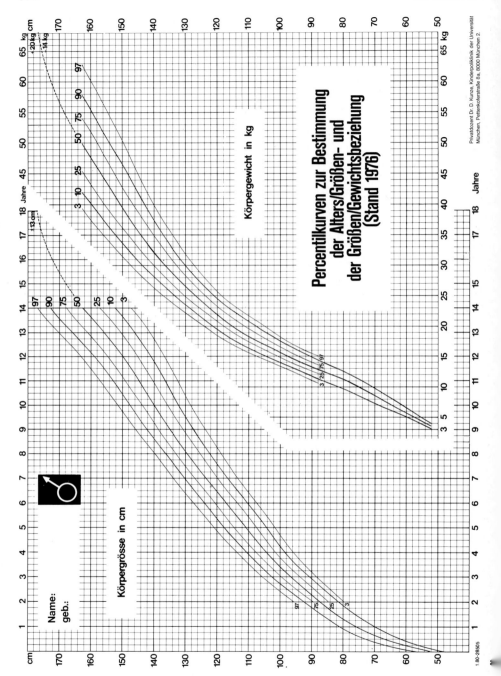

Abb. 11.2 a, b, Perzentilenkurven zur Bestimmung der Alters Größen- und der Größen-Gewichts-Beziehung für Knaben (**a**) und Mädchen (**b**). (Aus Kunze [40])

11. Physiologie des Längenwachstums

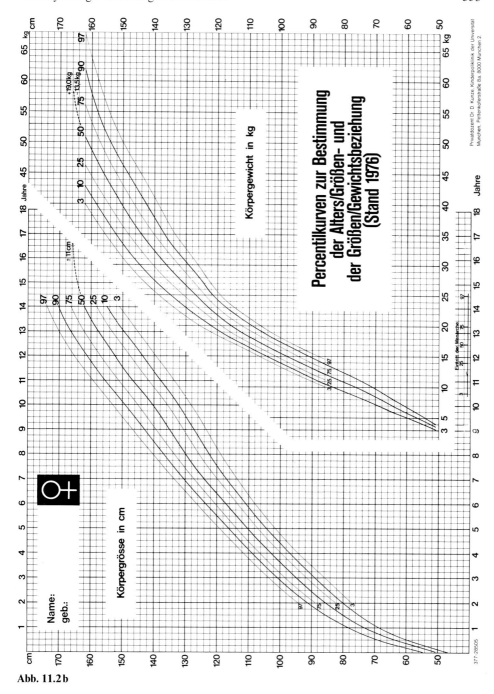

Abb. 11.2b

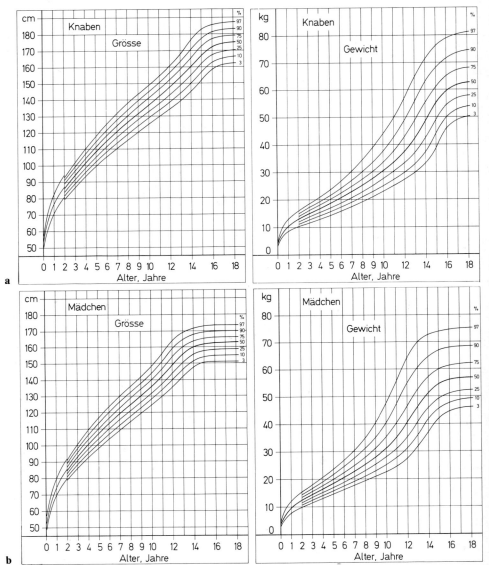

Abb. 11.3a, b. Perzentilendiagramme für die Körperlänge bei Knaben (**a**) und Mädchen (**b**). (Nach Tanner u. Whitehouse [35])

Die Wachstumsrate ist beim jungen Säugling hoch, sinkt im 1. Lebensjahr rasch, in den folgenden Jahren langsam ab. Der Pubertätswachstumsschub zeigt eine geschlechtsdifferente Beschleunigung für 1–2 Jahre. Danach fällt die Wachstumsrate rasch ab und beträgt schließlich beim 18jährigen Jüngling und beim 16jährigen Mädchen praktisch 0. Das Wachstum ist dann beendet (s. auch Abb. 11.4a, b).

11. Physiologie des Längenwachstums

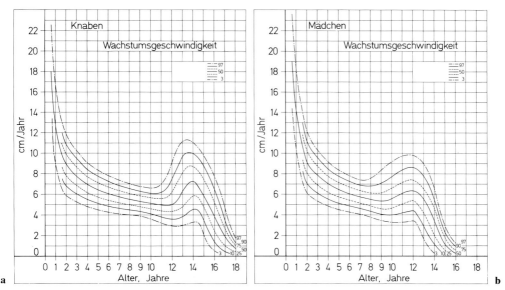

Abb. 11.4a, b. Perzentilendiagramme für die Wachstumsrate bei Knaben (a) und Mädchen (b). (Nach Tanner u. Whitehouse [35])

Neuere Beobachtungen zeigen, daß zur Zeit der sog. Adrenarche, einer präpubertären Aktivierung der adrenalen Androgenproduktion, auch die Wachstumsrate leicht ansteigen kann.

Wenn man Längenmaß und Wachstumsrate auf das chronologische Alter bezieht, muß man voraussetzen können, daß chronologisches und biologisches Alter praktisch identisch sind, da die Wachstumsparameter eng mit dem *biologischen Alter* korrelieren, für welches das *Knochenalter* ein gutes Maß ist (Röntgenaufnahme der *ganzen* linken Hand mit gespreizten Fingern und Mitablichtung der distalen Wachstumsfugen von Radius und Ulna). Eine Dissoziation des chronologischen und biologischen Alters von ±0,5 Jahren bis zum 7. Lebensjahr und von ±1 Jahr bei älteren Kindern ist physiologisch.

11.3.5 Wachstumsprognose

Mit Hilfe des aktuellen Längenmaßes, des Knochenalters und entsprechender Tabellen kann man die Wachstumsprognose berechnen. Die Bestimmung des Knochenalters erfolgt nach dem Atlas von Greulich u. Pyle [45] oder dem von Tanner et al. erarbeiteten Verfahren [46]. Für die Berechnung der Wachstumsprognose werden die Tabellen von Bayley u. Pinneau [47], die Methode von Tanner et al. [46] sowie das Verfahren von Roche et al. [48] angewendet. Vergleichende Untersuchungen der Methoden zeigen, daß sich die Prognosen im Einzelfall erheblich unterscheiden können.

Zachmann fand [49], daß die Methode nach Bayley u. Pinneau, die auf der prozentualen Angabe der Erwachsenenlänge basiert, vor allem unter

Bedingungen, unter denen die Wachstumspotenz des Organismus im Verhältnis zur Knochenreifung eingeschränkt und therapeutisch unbeeinflußbar ist, den Methoden nach Roche et al. [48] bzw. von Tanner et al. [46] vorzuziehen ist.

Klinische Beispiele in diesem Zusammenhang sind Formen der Pubertas praecox, das Turner-Syndrom oder der primordiale Klein- und Minderwuchs. Die auf Regressionsanalysen beruhenden Berechnungen nach den Methoden von Roche et al. [48] und Tanner et al. [46] zeigen etwas geringere methodische Schwankungsbreiten gegenüber der Methode nach Bayley u. Pinneau [47] unter normalen Wachstumsverhältnissen und bei hochwüchsigen Patienten.

Eigene Untersuchungen zur Validität der Prognose nach Bayley und Pinneau bzw. nach Tanner et al. (Verfahren RUS II) bei hochwüchsigen Mädchen zeigten eine Überschätzung durch die erstgenannte Methode und eine Unterschätzung durch die RUS-II-Methode im Mittel um $1{,}4 \pm 3{,}2$ (SD) bzw. $1{,}3 \pm 2{,}9$ (SD) cm [50] (s. auch 11.4.5.3).

11.3.6 Körperproportionen

Während des normalen Längenwachstums ändern sich die Körperproportionen, da die verschiedenen Teile des Körpers unterschiedlich rasch wachsen. Sehr eindrucksvoll wandeln sich die Körperproportionen in der Fetalzeit. Dieser Vorgang setzt sich postnatal mit abnehmender Intensität bis zum Ende der Pubertät fort. Im 2. Fetalmonat beträgt die Kopfhöhe noch 50% der Körperlänge (Quotient 1:1), bei Geburt liegt der Quotient bei 1:3, beim Erwachsenen nur noch bei 1:8. Die Körpermitte liegt beim Neugeborenen gering oberhalb des Nabels, nach Abschluß der Reifezeit im Bereich der Symphyse.

11.4 Varianten und Grenzsituationen normalen Längenwachstums

Das Längenmaß gesunder Kinder und Jugendlicher einer Altersgruppe variiert erheblich. So ist der Normbereich ($\bar{x} \pm 2$ SD bzw. $\bar{x} \pm 3$ SD) des Längenmaßes eines 10jährigen Knaben nach Kunze u. Murken 140 ± 12 bzw. 140 ± 18 cm, d. h. eine normale Länge liegt im gewählten Beispiel vor bei Maßen zwischen 128 und 152 cm (ungefähr 96%) bzw. 122 und 158 cm (ungefähr 99%). Der Unterschied von 24 oder gar 36 cm zwischen den statistischen Grenzwerten führt zwangsläufig dazu, daß viele Eltern – wie die Kinder selbst – auch in weniger krassen Situationen eine Wachstumsstörung befürchten.

Der Arzt hat also bei der Beurteilung eines aktuellen Längenmaßes, das nennenswert vom Mittelwert abweicht, die Aufgabe, eine Variante innerhalb der Norm von einer krankhaften Wachstumsstörung zu unterscheiden. Dabei muß auch daran erinnert werden, daß Maßwerte im Normbereich eine Wachstumsstörung nicht ausschließen. Die Längsschnittbeobachtung der Wachstumsrate und ein „Perzentilensprung" sind dann diagnostisch besonders wichtig. Auch ist es verdächtig, wenn Wachstumsprognose und Ziellänge erheblich voneinander abweichen.

Die Wahrscheinlichkeit, daß bei Kindern, die in einer endokrinologisch ausgerichteten Sprechstunde wegen Klein- oder Minderwuchses vorgestellt werden, eine Normvariante vorliegt, liegt je nach Patientengut zwischen 50 und 80%. Damit ist gleichzeitig gesagt, daß die Diagnose „Normvariante" in der täglichen Praxis häufig zu stellen sein wird. Für den Untersuchungsgang muß also ein Verfahren gefunden werden, das unnötige Maßnahmen vermeidet und eine kompetente Beurteilung garantiert.

11.4.1 Normaler Kleinwuchs

In unserer endokrinologischen Ambulanz hat sich ein einfaches Erhebungs- und Befundmuster bewährt, das die für die Diagnose bedeutsamen Daten zusammenfaßt. Sie sind im Beispiel in Tabelle 11.1 dargestellt.

Das dargestellte Beispiel läßt die Diagnose *normaler (familiärer) Kleinwuchs* zu. Man wird eine Kontrolluntersuchung in 6–12 Monaten vereinbaren, um den Entwicklungsfortschritt zu begutachten (Wachstumsrate, Knochenalter, evtl. Pubertätsstatus) und die Diagnose damit überprüfen können.

Der normale Kleinwuchs tritt in der Regel familiär auf. Die somatographischen Maße sind unterdurchschnittlich, aber innerhalb des Normbereiches. Das Knochenalter entspricht dem Lebensalter. Hormonelle Funktionsstörungen bestehen nicht. Psychologische Probleme, besonders zur Zeit der Pubertät, die zeitgerecht und regelhaft verläuft, bedürfen einer verständnisvollen Zuwendung.

Tabelle 11.1. Normaler Kleinwuchs. Erhebungs- und Befundbogen zur Beurteilung des Längenmaßes in der endokrinologischen Sprechstunde (Patient R. P. ♂)

1. Chronologisches Alter	8,0 Jahre
2. Istlänge und Perzentile	121,5 cm; PZ 3.–10.
3. Sollänge	130,0 cm
4. Istgewicht und Perzentile	23,9 kg; PZ 25.–50.
5. Längengewicht	22,7 kg
6. Knochenalter	8,25 Jahre
7. Längenalter	6,6 Jahre
8. Ziellänge*)	168,0 cm
9. Wachstumsprognose	166,7 cm
10. Wachstumsrate	4,1 cm
11. Pubertätsstadium	Tanner I
12. Geburtsdaten	
– Länge	49,0 cm
– Gewicht	2950 g
– Termingeburt	ja
– Geburtskomplikationen	keine

*) Ziellänge = $\dfrac{\text{Länge Vater} + \text{Länge Mutter}}{2}$ $\begin{cases} +6 \text{ cm } \male \\ -6 \text{ cm } \female \end{cases}$

11.4.2 Normaler Großwuchs

Parallel zum normalen Kleinwuchs findet man an der oberen Grenze des Normbereichs für das Längenmaß den *normalen Großwuchs*. Die aktuellen Längenmaße liegen zwischen der 90. und 97. Perzentile bzw. bei +2 SD. Das Längenalter ist dem chronologischen Alter vorausgeeilt, eine familiäre Disposition zu überdurchschnittlichen Längenmaßen besteht ziemlich regelmäßig. Hinweise für krankhafte Veränderungen finden sich nicht.

11.4.3 Konstitutionelle Entwicklungsverzögerung

Recht zahlreich werden in der endokrinologischen Sprechstunde Kinder vorgestellt, die etwa im beginnenden Schulalter durch ihre unterdurchschnittliche Länge auffallen. Oft vergehen weitere Jahre, ohne daß eine präzise Beurteilung erfolgt; allenfalls wird von „Spätentwicklern" gesprochen, vor allem, wenn die Reifeentwicklung zum durchschnittlichen Termin ausbleibt. In ihrer Altersgruppe sind die betroffenen Jungen und Mädchen vornehmlich durch ihren körperlichen Rückstand benachteiligt. So können sich erhebliche psychologische Probleme entwickeln und die jungen Leute selbst wie auch die Angehörigen fragen besorgt, ob es sich nicht doch um eine krankhafte Störung handeln könne.

Ergeben sich aus Anamnese und klinischem Befund keine Hinweise für eine systemische Erkrankung, ist in erster Linie an die *konstitutionelle Entwicklungsverzögerung* zu denken [51–55]. Dieser Entwicklungsablauf ist bei etwa 25‰ aller Adoleszenten zu diagnostizieren und stellt damit ein recht häufiges Zustandsbild dar. Die Diagnose kann bereits viele Jahre vor der Pubertät gestellt werden; sie stützt sich auf die Anamnese und ein charakteristisches Muster einschlägiger Daten. Mit großer Regelmäßigkeit sind in der Familie ein oder mehrere „Spätentwickler" bekannt. Wichtig ist die gezielte Frage, ob Familienmitglieder in den ersten 10–15 Lebensjahren eher zu den Kleinen gehört haben und nach „verspätetem" Beginn der Pubertätsentwicklung noch mit 16–18 Jahren nachhaltig gewachsen seien (s. Tabelle 11.2).

Der in dem Beispiel 14½ Jahre alte Junge hat ein biologisches Alter von erst 11 Jahren (Knochenalter) und eine diesem Alter entsprechende Länge (KA≈LA). Wachstumsrate und Endlängenprognose sind normal. Die Reifeentwicklung hat offenbar soeben begonnen (Testisvolumen!), auf das Knochenalter bezogen sogar etwas früher als durchschnittlich zu erwarten (s. Kap. 13). Der biologische Entwicklungsrückstand beträgt also 2½ Jahre.

Die Ursache der konstitutionellen Entwicklungsverzögerung ist eine genetisch bedingte Verlangsamung der biologischen Reife gegenüber dem Fortschritt des chronologischen Alters. Der biologische Rückstand kann bis zu 5 Jahren betragen. Die Pubertät und somit auch der pubertäre Wachstumsschub beginnen bei diesen Kindern erst bei pubertätsreifem Knochenalter, sind also um das Zeitmaß der biologischen Entwicklungsverzögerung „verspätet". Die betroffenen Jungen und Mädchen haben aber entsprechend ihrem retardierten Skelettalter gegenüber ihren Altersgenossen einen

Tabelle 11.2. Erhebungs- und Befundbogen bei konstitutioneller Endwicklungsverzögerung (Patient V. St. ♂)

1. Chronologisches Alter	14,5 Jahre
2. Istlänge und Perzentile	147,0 cm; 3. PZ minus 0,5 cm
3. Sollänge	164,0 cm
4. Istgewicht und Perzentile	39,0 kg; PZ 3. – 10.
5. Längengewicht	38,0 kg
6. Knochenalter	11,0 Jahre
7. Längenalter	12,0 Jahre
8. Ziellänge	177,0 cm
9. Wachstumsprognose	178,6 cm
10. Wachstumsrate	5,0 cm
11. Pubertätsstadium	Tanner I; Testisvolumen 3,0 ml
12. Geburtsdaten	
– Länge	52,0 cm
–Gewicht	3250 g
– Termingeburt	ja
– Geburtskomplikationen	keine

längeren Zeitraum für das Längenwachstum zur Verfügung, so daß schließlich Endlängenmaße entsprechend den genetischen Gegebenheiten erreicht werden (s. Abb. 11.5–11.6).

Bei einer Skelettalterretardierung von weniger als 2½ Jahren nach und 1½ Jahren vor Beginn der Pubertät sollte man nicht von einer konstitutionellen Entwicklungsverzögerung sprechen, da die Synchronie zwischen chronologischem und Skelettalter nach dem 6. Lebensjahr eine natürliche Spielbreite von etwa ±1 Jahr hat und zur Zeit der Pubertät ein weiteres Jahr nach oben und unten als Schwankungszeitraum im Sinne eines normal frühen oder normal späten Pubertätsbeginns berücksichtigt werden sollte (s. Kap. 13).

Für den praktisch-klinischen Gebrauch ist es nach wie vor richtig, die konstitutionelle Entwicklungsverzögerung als u. U. extreme Variante der Norm aufzufassen. So ergeben sich auch bei endokrinologischen Untersuchungen meist Meßdaten, die dem Stand der biologischen Reife entsprechen [54, 56, 57]. Bei einigen Kindern fand man indessen bei Provokationstests für die Wachstumshormonsekretion niedrige oder unterdurchschnittlich stimulierte Peakwerte [58–61]. Der Wachstumshormonresponse fällt jedoch bei Wiederholung des Tests nach 2tägiger Vorbehandlung des Patienten mit Sexualhormonen normal aus [59]. Offenbar kann schon vor der Pubertät funktionell eine Desintegration zwischen Wachstumshormon und Sexualhormonproduktion entstehen. In der Pubertät ist das Längenwachstum sicher abhängig von einem Synergismus zwischen Wachstumshormon und altersgerechten Sexualhormonspiegeln, die die Wachstumshormonsekretion zu stimulieren vermögen, wie dies auch bei der Therapie von Patienten mit hypophysärem Minderwuchs nachgewiesen wurde [62–65].

Bierich u. Potthoff [66] wiesen bei Patienten mit konstitutioneller Entwicklungsverzögerung eine verminderte Spontansekretion von Wachstumshormon während der ersten 5½ Stunden des Nachtschlafs nach. Die plani-

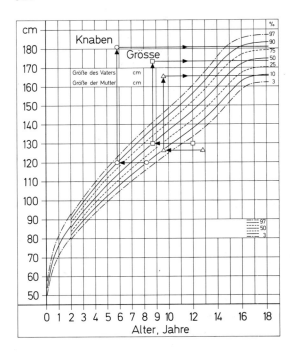

Abb. 11.5. Aktuelles Längenmaß, Skelettalterrückstand und Wachstumsprognose bei Knaben mit konstitutioneller Entwicklungsverzögerung. Zwei Knaben sind aktuell minderwüchsig, der dritte kleinwüchsig; alle haben jedoch, auf ihr Knochenalter bezogen, eine Wachstumsprognose im Normbereich, wobei der Perzentilenrang des Knochenalters bei der Erstuntersuchung meist gut gehalten wird

metrisch erfaßte Wachstumshormontotalsekretion dieser Phase betrug nur 56% derjenigen von Kontrollprobanden gleichen Knochenalters. Frühere Untersuchungen zeigten z.T. ähnliche Resultate, ohne daß sich jedoch eine klare Beziehung zur konstitutionellen Entwicklungsverzögerung ergab [67–71].

Auch Somatomedin ist bei den Patienten mit eingeschränkter Wachstumshormonsekretion niedrig; die Werte normalisieren sich unter Wachstumshormongabe oder bei Eintritt der Spontanpubertät [61, 72, 73].

Eine passagere Wachstumshormonsubstitution hat bei diesen Patienten eine deutliche Steigerung der Wachstumsrate zur Folge, auch kann die Gabe von Testosteron bei Knaben die zunächst verminderte Basalsekretion des Wachstumshormons z.T. massiv steigern.

Die Besonderheiten der Wachstumshormonsekretion bei der konstitutionellen Entwicklungsverzögerung werden als *transitorischer partieller Wachstumshormonmangel* aufgefaßt [74], über dessen Behandlungsbedürftigkeit noch diskutiert wird. Die Zunahme der Wachstumsrate nach Wachstumshormongabe ist unstritten, beträgt jedoch nur etwa 50% derjenigen, die bei klassischem Wachstumshormonmangel im ersten Jahr erzielt wird [74]. Voraussetzung für eine eventuelle Therapie ist jedoch in jedem Fall der exakte Nachweis der Wachstumshormonminderstekretion unter Basalbedingungen. Andererseits hat eine sorgfältig kontrollierte, zeitlich limitierte Sexualhormonbehandlung, wie sie auch bisher in einzelnen Fällen bei 13- bis

11. Physiologie des Längenwachstums

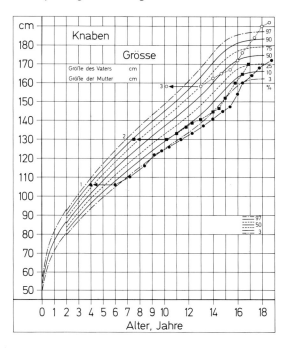

Abb. 11.6. Verlauf der Wachstumskurve bei 3 Knaben mit konstitutioneller Entwicklungsverzögerung. Der *Pfeil* zu Beginn der Kurve bezeichnet das Ausmaß des Knochenalterrückstands

15jährigen aus psychologischen Gründen angewandt wurde, einen ähnlichen Effekt, da sie den erwähnten Synergismus und damit die Wachstumsrate optimiert.

Die Häufigkeit der konstitutionellen Entwicklungsverzögerung darf jedoch nicht dazu verleiten, differentialdiagnostische Überlegungen zu vernachlässigen. Es gilt dabei im wesentlichen, andere Ursachen für eine verspätete oder unvollständige Reifeentwicklung zu erkennen (s. Kap. 14). In einigen Fällen kommt es aufgrund der dargestellten Probleme der Wachstumshormonsekretion zu Schwierigkeiten bei der Abgrenzung zum hypophysären Minderwuchs. Im Kleinkind- und Schulalter sollte regelmäßig eine klinisch latente Hypothyreose ausgeschlossen werden.

11.4.4 Konstitutionelle Entwicklungsbeschleunigung

Parallel zur konstitutionellen Entwicklungsverzögerung gibt es auch eine Entwicklungsbeschleunigung auf konstitutioneller Basis [66, 75, 76]. Knochen- und Längenalter sind dem chronologischen Alter weitgehend gleichmäßig voraus. Die Reifeentwicklung tritt zeitlich um das Maß der Beschleunigung früher ein, als es bei durchschnittlicher Entwicklung der Fall wäre. Die konstitutionelle Entwicklungsbeschleunigung ist sehr viel seltener als die Entwicklungsverzögerung. Differentialdiagnostisch sind in ausgeprägten Fällen eine isosexuelle Pubertas oder Pseudopubertas praecox auszuschließen (s. Kap. 14).

11.4.5 Extremvarianten der Wachstumspotenz ohne nachweisbar krankhafte Störung

Aus den weiter oben dargestellten allgemeinen Überlegungen zur Definition des Normalbereichs ist abzuleiten, daß in einer Normalpopulation auch gesunde Menschen zu finden sind, deren Längenmaßdaten unter oder über den vereinbarten Grenzwerten liegen, die also minder- oder hochwüchsig sind. Hier hat sich die genetisch bedingte Einschränkung oder Stimulation der Wachstumspotenz, wie sie ja schon beim normalen Klein- oder Großwuchs deutlich wird, in eine in diesem Punkt unphysiologische Dimension entwickelt. Welche Parameter bei dieser Änderung der Wachstumspotenz als limitierende oder stimulierende Faktoren wirksam sind, bleibt zunächst ungewiß.

11.4.5.1 Idiopathischer (familiärer) Minderwuchs

Die Frage, ob man den *sporadischen oder familiären Minderwuchs* ohne sonstige Normabweichungen noch als Normvariante bezeichnen darf, bleibt also offen. Für die Praxis ist die Frage dahingehend zu beantworten, daß man Längenmaßwerte unter $\bar{x}-3$ SD (= < 99,9%) als pathologisch bezeichnet, auch wenn eine entsprechende Familiarität besteht und die Patienten sonst keine Krankheitszeichen aufweisen. Man kann auch von einem *primordialen Minderwuchs ohne Syndromcharakter* sprechen und grenzt diese Patienten damit nomenklatorisch von solchen mit Minderwuchsformen ab, bei denen die Wachstumsstörung Teil einer krankhaften, syndromhaften Entität ist (s. Kap. 12).

Bei sporadisch oder familiär Minderwüchsigen sind dennoch differentialdiagnostische Untersuchungen routinemäßig zu empfehlen. Es handelt sich dabei um den Ausschluß oder Nachweis vornehmlich einer Hypothyreose, eines Turner-Syndroms ohne klinisch auffällige Dysmorphiezeichen, eines isolierten, genetisch bedingten Wachstumshormonmangels und von Schwachformen (spino)enchondraler Dysostosen.

11.4.5.2 Idiopathischer (familiärer) Hochwuchs

Ähnlich wie der primordiale Minderwuchs stellt die gegensätzliche Situation, der *idiopathische (familiäre) Hochwuchs* einen Zustand dar, der die Einordnung in ein Kapitel über Normvarianten nicht ohne weiteres selbstverständlich macht. Längenmaße bzw. Wachstumsprognosen von über $\bar{x}+3$ SD müssen wir als pathologische Maße bezeichnen, wobei hier ähnlich wie beim idiopathischen Minderwuchs die Grenzsituation auch für die Nomenklatur deutlich wird. Andererseits gibt es z.Z. keine Daten, welche die „erhöhte Wachstumspotenz" dieser Probanden als sicher krankhafte Störung belegen könnten. Immerhin zeigen Untersuchungen des Somatomedinspiegels überwiegend erhöhte Werte gegenüber einem Vergleichsstandard [77] und insofern eine inverse Parallele zu entsprechenden Untersuchungsergebnissen bei Kindern mit „primordial short stature" [78].

11. Physiologie des Längenwachstums

11.4.5.3 Therapeutische Überlegungen

Therapeutische Versuche, vermindertes oder erhöhtes Längenwachstum idiopathischer Genese gegensinnig zu beeinflussen, datierten z.T. schon aus den 50er Jahren. Bei Klein- bis Minderwüchsigen konzentrierten sich die Untersuchungen auf die Wirkung von Anabolika und von Wachstumshormon.

11.4.5.3.1 Minderwuchs

Anabole Steroide sind Testosteronderivate, deren virilisierende gegenüber der anabolen Wirkung stark vermindert sein soll. Für Oxandrolon (2-Oxa-17α-Methyldihydrotestosteron) [79], das in den letzten Jahren bevorzugte Anabolikum, wird eine 6fach höhere anabole Wirkung gegenüber dem Methyltestosteron angegeben [80], während die Androgenwirkung nur 24%, ebenfalls auf Methyltestosteron bezogen, beträgt [81]. Die mitgeteilten klinischen Ergebnisse zur Wachstumsstimulation sind in ihrer Bewertung nicht einheitlich. Studien aus jüngerer Zeit [82–84], in denen Oxandrolon als anaboles Steroid eingesetzt wurde, bestätigen teilweise die schon 1961 von Prader [85] mitgeteilte Feststellung, daß die Anabolikabehandlung keinen oder einen reduzierenden Effekt auf die Wachstumsprognose hat. Es konnte gezeigt werden, daß die Wirkung anaboler Steroide auf die Knochenreifung offenbar mit einer zeitlichen Diskrepanz gegenüber der Wirkung auf das Längenalter eintritt. Nach Absetzen der Anabolika schreitet das meist nicht mehr dokumentierte Knochenalter noch für eine Weile beschleunigt fort. Mitteilungen über eine Verbesserung der Wachstumsprognose nach Anabolikatherapie haben diesen protrahierten Effekt nicht berücksichtigt. Moore et al. [86] fanden während einer Behandlungsdauer von bis zu 4 Jahren (Dosis 0,25 mg/kg) bei 69 Patienten im Mittel eine Anhebung des Quotienten „height age" zu „bone age", allerdings mit erheblicher Streuung und ohne Mitteilung über die posttherapeutische Phase. Eine *generelle* Behandlung mit Anabolika bei normalem Kleinwuchs oder konstitutioneller Entwicklungsverzögerung ist nicht zu empfehlen.

Wachstumshormon hat beim familiären Klein- oder Minderwuchs keinen wachstumsfördernden Effekt, zumindest in der für die Behandlung wachstumshormondefizitärer Patienten üblichen Dosis. Ob deutlich höhere Dosen die Wachstumsrate und letztlich den Perzentilenrang der Endlänge verbessern können, wie Pilotversuche vermuten lassen [87], bleibt ungewiß, bis Wachstumshormon in ausreichenden Mengen, z.B. aus umkodierten Bakterien, industriell hergestellt werden kann. Zunächst gilt der Grundsatz weiter, daß exogenes Wachstumshormon nur bei Patienten indiziert ist, bei denen ein Wachstumshormonmangel eindeutig nachgewiesen wurde.

11.4.5.3.2 Hochwuchs

Eine „Bremsung" des idiopathischen Längenwachstums ist eher möglich. Man nutzt dabei die das Skelettalter beschleunigende Wirkung der Sexualhormone aus, um die Zeit des potentiellen Längenwachstums zu verkürzen. Bei jungen Mädchen konnte darüber hinaus nachgewiesen werden, daß die zur Hochwuchsbehandlung gegebenen östrogenen Hormone die Somatomedinspiegel im Serum erniedrigen [88–90]. Dies führte trotz reaktiv erhöhter Wachstumshormonwerte zu einer Verminderung der Wachstumsstimulation.

Während der *sporadische* oder *familiäre Großwuchs* in keinem Fall Anlaß zu einer die Länge reduzierenden hormonellen Therapie ist, sollte auch die Behandlung *Hochwüchsiger* trotz der inzwischen verbreiteten Anwendung der Hormontherapie nach wie vor *keine Routinemethode* sein. Vielmehr bedarf es einer individuellen und sehr zurückhaltenden Indikation. Sie ist ausschließlich psychosozial motiviert und in keinem Fall zwingend (s. dazu auch [93]). Es ist als häufige Fehlorientierung zu beobachten, daß insbesondere aktuelle Schwierigkeiten der Persönlichkeitsentwicklung in der Pubertät oder andere psychosoziale Konflikte als durch den Hochwuchs verursacht angesehen werden. Bei der Lösung derartiger Konflikte gilt es also, die Komponente Hochwuchs als Ursache sorgfältig zu analysieren, damit die Hochwuchsbehandlung nicht zu einem modischen Kunstgriff wird, eine als Nachteil interpretierte Variante zu beseitigen. Man muß sich stets daran erinnern, daß es sich in aller Regel um *gesunde junge Menschen* im Beginn einer sensiblen biologischen Reifungsphase handelt.

Im mitteleuropäischen Raum werden für die Behandlung des idiopathischen familiären Hochwuchses folgende Richtlinien von den meisten Fachleuten empfohlen:

1. Exakte Berechnung der Wachstumsprognose mit Berücksichtigung der methodischen Besonderheiten der einzelnen Prognoseverfahren

2. *Relative* Indikation zur Behandlung:
   Mädchen mit Prognosewerten von 182–186 cm;
   Knaben mit Prognosewerten von 196–200 cm

3. Indikation ohne *absolute* Notwendigkeit:
   Mädchen mit Prognosewerten über 186 cm;
   Knaben mit Prognosewerten über 200 cm

4. Beginn der Behandlung im Pubertätsstadium II nach Tanner

5. Engmaschige klinische Kontrollen.

Behandelt wird grundsätzlich mit hohen Dosen von Sexualhormonen. Knaben erhalten 500 mg eines Testosteronesters mit Depotwirkung in 14tägigen Abständen intramuskulär. Mädchen gibt man Östrogene als kontinuierliche Medikation (z. B. $3 \times 0,1$ mg Ethinylöstradiol als Tabletten) und in jeder 4. Woche zusätzlich ein Progesteronpräparat (z. B. 10 mg Norethisteronacetat täglich für 5–6 Tage). Damit wird die östrogenstimulierte Uterusschleimhaut sekretorisch transformiert und abgestoßen, was im Hinblick auf postulierte Nebenwirkungen (s. u.) bedeutsam ist.

Der durchschnittliche Erfolg dieser Behandlung besteht in einer Reduktion der prognostizierten Endlänge, die in den publizierten Serien im Mittel zwischen 3,5 und 7,5 cm schwankt ([92, 94 mit Literatur bis 1976], [95–101]). Im Einzelfall ist der Therapieeffekt nicht vorauszusagen, er kann zwischen einer fehlenden Reaktion und einer Reduktion bis 10 cm bezogen auf die Endlängenprognose schwanken. Die Behandlung wird bis zu einem Knochenalter von etwa 15 Jahren bei Mädchen und 16 Jahren bei Knaben fortgesetzt.

Darüber hinaus haben wir die Erfahrung gemacht, daß Prognosen, die vor oder zu Beginn der Reifeentwicklung berechnet werden, nur gültig bleiben, wenn die Reifeentwicklung zeitlich durchschnittlich abläuft. Da auch dies nicht im Einzelfall voraussagbar ist, sollte die Prognose etwa nach dem 1. Jahr der Pubertätsentwicklung überprüft werden.

In unserer prospektiv angelegten Studie zur Hochwuchstherapie übergroßer Mädchen fanden wir eine durchschnittliche Endlängenreduktion von $5{,}3 \pm 3{,}3$ cm (SD), wenn man die Skelettalterbestimmung nach Greulich u. Pyle und die Prognoseberechnung nach Bayley und Pinneau wählt. Werden die Daten nach der RUS II-Methode von Tanner et al. berechnet, ergibt sich ein durchschnittlicher Erfolg von $-2{,}0 \pm 3{,}2$ cm (SD). Berücksichtigt man die methodischen Fehler der Prognosemethoden, die wir mit $-1{,}4 \pm 3{,}2$ cm (SD) für die Methode nach Bayley-Pinneau und mit $+1{,}3 \pm 2{,}9$ cm (SD) für die RUS-II-Methode ermittelt haben, ergibt sich eine *korrigierte* Endlängenreduktion von $3{,}9 \pm 3{,}3$ cm (SD) nach Bayley-Pinneau bzw. von $3{,}3 \pm 3{,}2$ cm (SD) nach Tanner et al. Es besteht dabei eine Abhängigkeit vom Skelettalter bei Behandlungsbeginn, die einen Behandlungsbeginn ab einem Skelettalter von 13,0 Jahren nicht mehr vertretbar macht [102] (s. Abb. 11.7a, b).

Hormonelle Studien zeigen hinsichtlich der hypothalamo-hypophysiogonadalen Achse eine rasche Reaktivierung nach Beendigung der Therapie [50, 77, 103].

Ein wichtiger und z.T. strittiger Diskussionspunkt bei der Östrogenbehandlung hochwüchsiger Mädchen ist die Frage nach möglichen Nebenwirkungen. Während akute, in die unmittelbare Therapiephase fallende Komplikationen (Hypertonie, Thrombosen, Galaktorrhö) selten sind, ist eine meist erhebliche Gewichtszunahme regelmäßig zu beobachten. Offenbar kommen auch Erhöhungen der Blutfette häufiger vor [99]. Mittel- und langfristige Risiken sind, falls vorhanden, z.Z. nicht kalkulierbar. Betrachtet man vergleichend die wesentlich breiter- und längerfristig bekannten Nebenwirkungen nach jahrelanger kontrazeptiver oder substitutiver Östrogenbehandlung (Literatur s. [94]), so ergeben sich bei der Hochwuchstherapie vornehmlich 2 Fragenbereiche:

1. Veränderungen im Sinne einer Gewebsatypie (hormoninduzierte Neoplasie),

2. Veränderungen im Sinne einer vorzeitigen gonadalen Alterung.

Es kann heute nicht entschieden werden, ob mittel- oder langfristig entsprechend Komplikationen auftreten. Theoretische und experimentelle Ergebnisse, die diese Diskussion erforderlich machen, bedeuten für den Arzt, der hochwüchsige Mädchen mit Östrogen behandelt, die Indikation sehr di-

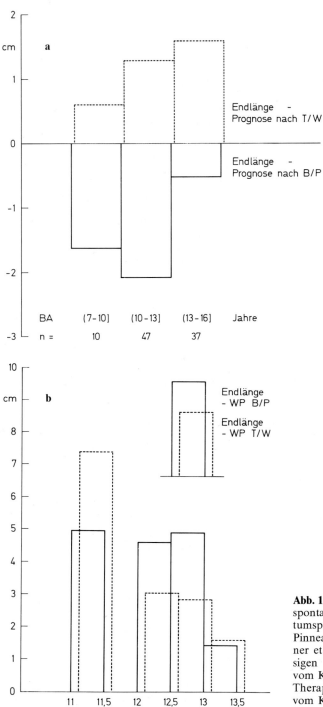

Abb. 11.7 a, b. a) Abweichung der spontanen Endlängen von Wachstumsprognosen nach Bayley und Pinneau (*B/P*) bzw. RUS II (Tanner et al. *T/W*) bei 94 hochwüchsigen Mädchen in Abhängigkeit vom Knochenalter. **b)** Korrigierter Therapieerfolg in Abhängigkeit vom Knochenalter bei Beginn der Behandlung (n=39)

stanziert zu stellen und den jungen Mädchen zu regelmäßigen Vorsorgeuntersuchungen schon vom 20. Lebensjahr an zu raten.

Bei Knaben sind akute Nebenwirkungen, von individuell unterschiedlicher sexueller Stimulation abgesehen, nicht bekannt. Die rasch einsetzende bzw. forciert ablaufende medikamentöse Pubertät kann psychologische Probleme mit sich bringen. Das Hodenvolumen nimmt bei vor der Therapie begonnener Pubertät etwas ab; 1½ Jahre nach Therapieende wird in der Regel ein altersgemäßes Volumen gefunden [104]. Da Testosteron zumindest im jugendlichen Lebensalter offenbar keine karzinogene Potenz hat, entfällt eine diesbezügliche Diskussion.

Literatur

1. Elders MJ (1975) Somatomedin and the regulation of skeletal growth. Ann Clin Lab Sci 5:440
2. Roden L (1970) Biosynthesis of acidic glycosoaminoglycans (mucopolysaccharides). In: Fischerman WH (ed) Metabolic conjugation and metabolic, vol 2. Academic Press, London, New York, p 345
3. Kilgore BS, McNatt ML, Meador S, Lee JA, Hughes ER, Elders MJ (1979) Alteration of cartilage glycosamino-glycan-protein-acceptor by somatomedin and cortisol. Pediatr Res 13:96
4. Schimpff RM, Lebrec D, Donnadieu M, Plet A (1979) Production of serum somatomedin activity experimental. In: Giardano G, van Wyk JJ, Minuto F (eds) Somatomedins and growth. Academic Press, London New York, p. 103
5. Salmon WD, Daughaday WH (1957) A hormonally controlled serum factor which stimulates sulfate incorporation by cartilage in vitro. J Lab Clin Med 49:825
6. Daughaday WH (1972) Proposed designation for sulphation factor. Nature (London) 235:107
7. Binet E, Plet A, Calzada L, Chaussain JL, Job JC (1977) Serum somatomedin activity in normal children and in growth disorders. Acta Med Auxol (Milan) 9:52
8. Nevo Z (1979) Growth factors. Am J Dis Child 133:419
9. Van Wyk JJ, Furlanetto RW, Underwood LW, Svoboda ME (1979) Biological and chemical properties of somatomedin-C. In: Giordano G, van Wyk JJ, Minuto F (eds) Somatomedins and growth. Academic Press, London New-York p 17
10. Hall K (1975) Proceedings of the third international symposion on growth hormone and related peptides, Milan. Excerpta Med Int Congr Ser 381:178
11. Uthne K (1973) Human somatomedins. Purification and some studies on their biological actions. Acta Endocrinol [Suppl] (Copenh) 175:1–35
12. Westermark B, Wasteson A, Uthne K (1975) Initiation of DNA synthesis of stationary human glia-like cells by a polypeptide fraction from human plasma containing somatomedin activity. Exp Cell Res 96:58
13. Fryklund L, Uthne K, Sievertsson H (1974) Isolation and characterization of polypeptides from human plasma enhancing the growth of human normal cells in culture. Biochem Biophys Res Commun 61/3 S 950
14. Fryklund L, Sievertsson H (1978) Primary structure of somatomedin B – A growth hormone-dependent serum factor with protease inhibiting activity. FEBS-Letters 87:55
15. Takano K, Hall K, Fryklund L, Holmgren A, Sievertsson H, Uthne K (1975) The binding of insulin and somatomedin A to human placental membrane. Acta Endokrinol (Copenh) 80:14
16. Fryklund L, Skottner A, Forsman A, Kabi AB (1979) Somatomedin A and B: Chemistry and biology. In: Giordano G, van Wyk JJ, Minuto F (eds) Somatomedins and growth. Academic Press, London New York p 7

17. Hintz RL, Liu F (1979) Demonstration of specific plasma protein binding sites for somatomedin. J Clin Endocrinol Metab 45:988
18. Stuart MC, Moore SS (1979) Studies of free and bound somatomedin-B in human serum. In: Giordano G, van Wyk JJ, Minuto F (eds) Somatomedins and growth. Academic Press, London New York p 185
19. Cohen KL, Nissley SP (1976) The serum half-life of somatomedin activity: Evidence for growth hormon dependency. Acta Endocrinol (Copenh) 83:243
20. Minuto F, Grimaldi P, Giusti M, Baiardi M, Cocco R, Giordano G (1979) Study of somatomedin C and growth hormone circadian secretion. In: Giordano G, van Wyk JJ, Minuto F (eds) Somatomedins and growth. Acamdemic Press, London New York p 285
21. Takano K, Hall K, Fryklund L, Sievertsson H (1976) Binding of somatomedins and insulin to plasma membranes from rat and monkey tissues. Horm Metab Res 8:16
22. Von den Brande JL, van Buul-Offers SC, du Caju VL, Price DA, Wilt MM, Bongers-Schikking JJ (1979) Somatomedin and the regulation of statual growth. In: Giordano G, van Wyk JJ, Minuto F (eds) Somatomedins and growth. Academic Press, London New York p 255
23. Froesch ER, Ramseier EB, Bally P, Labhart A (1963) Antibody-suppressible and non-suppressible insulin-like activities in human serum and their physiologic significance: An insulin assay with adipose tissue of increased precision and specificity. J Clin Invest 42:1816
24. Jakob A, Hauri C, Froesch ER (1968) Nonsuppressible insulin-like activity in human serum. III. Differentiation of two distinct molecules with non-suppressible ILA. J Clin Invest 47:2678
25. Rinderknecht E, Humbel RE (1976) Aminoterminal sequences of two polypeptides from human serum with non-suppressible insulin-like and cell-growth promoting activities: Evidence of structural homology with insulin B-chain. Proc Natl Acad Sci USA 73:4379
26. Poffenberger PL, Stuart CA, Prince MJ, Medina AT (1979) Chemistry and physiology of a human serum non-suppressible insulin-like protein (NSILP). In: Giordano G, van Wyk JJ, Minuto F (eds) Somatomedins and growth. Academic Press, London New York p 67
27. Giardano G, van Wyk JJ, Minuto F (eds) (1979) Somatomedins and growth. Academic Press, London New York
28. Tanner JM (1962) Growth and adolescence, 2nd edn. Blackwell, Oxford
29. Meredith HV (1963) In: Lippset L, Spicker C (eds) Advances in child development and behavior, vol I. Academic Press, London New York pp 69–114
30. Roche AF, Hamill PVV (1978) United States growth charts. In: Gedda L, Parisi P (eds) Auxology: Human growth in health and disorder. Academic Press, London New York p 133
31. Evelett PB, Tanner JM (1976) World wide variation in human growth. Cambridge University Press, Cambridge
32. Van Wieringen JC (1978) Some characteristics of the postwar secular growth in the Netherlands. In: Gedda L, Parisi P (eds) Auxology: Human growth in health and disorder. Academic Press, London New York p 153
33. Kunze D, Murken JD (1974) Diagnostik von Längenalter und Gewichtsalter mit neuen Somatogrammen. Kinderarzt 5:1077
34. Maaser R (1974) Eine Untersuchung gebräuchlicher Längen-/Gewichtstabellen – zugleich ein Vorschlag für ein neues Somatogramm 0–14jähriger Kinder. Monatsschr Kinderheilk 122:146
35. Tanner JM, Whitehouse RH (1976) Clinical longitudinal standards for heigth, weight, heigth velocity, weight velocity, and stages of puberty. Arch Dis Child 51:170
36. Prader A, Budliger H (1977) Körpermasse, Wachstumsgeschwindigkeit und Knochenalter gesunder Kinder in den ersten 12 Jahren (Longitudinale Wachstumsstudie Zürich). Helv Paediatr Acta [Suppl] 37 p 12–17
37. Reinken L, Stolley H, Droese W, van Oost G (1979) Longitudinale Entwicklung von Körpergewicht, Körperlänge, Hautfettfaltendicke, Kopf- und Brust- und Bauchumfang bei gesunden Kindern, I. Säuglingsalter. Klin Paediatr 191:556
38. Reinken L, Stolley H, Droese W, van Oost G (1981) Longitudinale Längenentwicklung von Rumpf, Hand, Unterarm, Oberarm, Gesamtarm, Unterschenkel, Oberschenkel und Gesamtbein von gesunden 2,5–15jährigen Kindern. Klin Paediatr 193:104

39. Aksu F, Schnakenburg K von (1980) Perzentilenkurven für die Längen- und Gewichtsbeurteilung türkischer Kinder. Kinderarzt 11:199
40. Kunze D (1977) Perzentilenkurven zur Bestimmung der Alters-, Größen- und der Größen-Gewichtsbeziehung. Kinderarzt 8:979
41. Tanner JM, Goldstein H, Whitehouse LH (1970) Standards for children's at ages 2–9 years allowing for height of parents. Arch Dis Child 45:755
42. Gairdner D, Pearson J (1971) A growth chart für premature and other infants. Arch Dis Child 46:783
43.a Schneider H (1980) Das Körperwachstum des Menschen, dargestellt am Beispiel eines Standardmädchens und eines Standardjungen. – Beschreibung des Standards. Sozialpaediatrie 2:96
43.b Schneider H (1980) Das Körperwachstum des Menschen, dargestellt am Beispiel eines Standardmädchens und eines Standardjungen. – Die Koordinaten der Ontogenie. Sozialpaediatrie 2:166
43.c Schneider H (1980) Das Körperwachstum des Menschen, dargestellt am Beispiel eines Standardmädchens und eines Standardjungen. – Die Merkmalstabelle des Körperwachstums. Sozialpaediatrie 2:305
43.d Schneider H (1980) Das Körperwachstum des Menschen, dargestellt am Beispiel eines Standardmädchens und eines Standardjungen. – Das nomographische Somatogramm. Sozialpaediatrie 2:474
43.e Schneider H (1981) Das Körperwachstum des Menschen, dargestellt am Beispiel eines Standardmädchens und eines Standardjungen. – Somatographische Entwicklungsmessungen. Sozialpaediatrie 3:142
44. Marubini E (1978) The fitting of longitudinal growth data of man. In: Gedda L, Parisi P (eds) Auxology: Human growth in health and disorders. Academic Press, London New York, p 123
45. Greulich WW, Pyle SI (1959) Radiographic atlas of skeletal development of the hand and wrist, 2nd edn. Standford University Press, Standfort
46. Tanner JM, Whitehouse RH, Marshall WA, Healy MJR, Goldstein H (1975) Assessment of skeletal maturity and prediction of adult height (TW 2 method). Academic Press, London New York
47. Bayley N, Pinneau S (1952) Tables for predicting adult height from skeletal age. J Pediatr 14:432
48. Roche AF, Wainer H, Thissen D (1975) Predicting adult stature for individuals. Monogr Paediatr, vol 3
49. Zachmann M (1978) Bayley-Pinneau, Roche-Wainer-Thissen, and Tanner heigth prediction in normal children and in patients with various pathologic conditions. J Pediatr 93:749
50. Stolecke H, Andler W, Graebe B (unveröffentlicht) Estrogen treatment of high stature in girls: Analysis of prediction parameters and results of a prospective study. Vortrag 1. Intern Europ. Symposion für paed. Gynäkologie, München 1981
51. Wilkins L (1965) The diagnosis and treatment of endocrine disease in childhood and adolescence, 3rd edn. Thomas, Springfield
52. Prader A (1970) Die benigne Verzögerung von Wachstum und Pubertät und deren Abgrenzung von echten Endokrinopathien. Verh Dtsch Ges Inn Med 76:319
53. Bierich JR, Brodt B, Gupta D, Schönberg D (1972) Über die konstitutionelle Entwicklungsverzögerung. Monatsschr. Kinderheilkd 120:334
54. Bierich JR (1975) Entwicklungsverzögerung. Monatsschr Kinderheilkd 123:301
55. Andler W, Stolecke H, Scharf R (1979) Konstitutionelle Entwicklungsverzögerung. Therapiewoche 27:4479
56. Copeland KC, Paunier L, Sizonenko PC (1977) The secretion of adrenal androgens and growth patterns of patients with hypogonadotropic hypogonadism and idiopathic delayed puberty. J Pediatr 91:985
57. Savage MD (1979) Hormone and auxologic pattern in boys with constitutional growth delay. Proceedings of the Paediatric Research Society (Abstr). Arch Dis Child 54:805
58. Frasier SD, Hilburn JM, Smith FG (1970) Effect of adolescence on the serum growth hormone response to hypoglycemia. Pediatrics 77:465

59. Illig R, Prader A (1970) Effect of testosterone on growth hormon secretion in patients with anorchia and delayed puberty. J Clin Endocrinol Metab 30:615
60. Martin LG, Grossmann MS, Connor B, Levitzky LL, Clar JW, Camitta FD (1979) Effect of androgen on growth hormone secretion and growth in boys with short stature. Acta Endocrinol (Copenh) 91:201
61. Gourmelen M, Phan-Huu-Trung MT, Girard F (1979) Transient partial hGH deficiency in prepubertal children with delay of growth. Pediatr Res 13:221
62. Zachmann M, Prader A (1970) Anabolic and androgenic effect of testosterone in sexually immature boys and its dependency on growth hormone. J Clin Endocrinol Metab 30:85
63. MacGillivray MH, Kolotui M, Munschauer RW (1974) Enhenced linear growth responses in hypopituitary dwarfs treated with growth hormone plus androgen versus growth hormon alone. Pediatr Res 8:103
64. Aynsley-Green A, Zachmann M, Prader A (1976) Interrelation of the therapeutic effects of growth hormone and testosterone on growth in hypopituitarism. J Pediatr 89:992
65. Tanner JM, Whitehouse RH, Hughes PCR, Carter BS (1976) Relative importance of growth hormone and sex steroids for the growth at puberty of trunk length, limb length, and muscle width in growth hormone deficient children. J Pediatr 89:1000
66. Bierich JR, Potthoff K (1979) Die Spontansekretion des Wachstumshormons bei der konstitutionellen Entwicklungsverzögerung und der frühnormalen Pubertät. Monatsschr Kinderheilkd 127:561
67. Eastman CJ, Lazarus L (1973) Growth hormone release during sleep in growth retarded children. Arch Dis Child 48:502
68. Blizzard RM (1974) In: Grumbach MM, Grave GD, Mayer FE (eds) The control of the onset of puberty. Wiley & Sons, New York London Sydney Toronto
69. Van Gelderen HH, Heremans G (1975) Growth hormone levels during the first hours of sleep in children (Abstr). Pediatr Res 9:870
70. Butenandt O (1976) Mean 24 hours growth hormone and testosterone concentrations in relation to pubertal growth spurt in boys with normal or delayed puberty. Eur J Pediatr 122:85
71. Plotnick LP, Lee PA, Migeon CJ, Avinoam A (1979) Comparison of physiological and pharmacological tests of growth hormone function in children with short stature. J Clin Endocrinol Metab 48:811
72. Van den Brande JL (1973) Plasma somatomedin – Studies on some of its characteristics and on its relationship with growth hormone. Thesis, Universität Rotterdam
73. Kastrup KW, Andersen H, Eskildsen PC, Jacobsen BB, Krabbe S, Petersen KE (1979) Combined test of hypothalamic-pituitary function in growth retarded children treated with growth hormone. I. Secretion of growth hormone and somatomedin before and after treatment. Acta Paediatr Scand Suppl 277:9
74. Prader A, Zachmann M, Bucher H (1980) Constitutional delay of growth and puberty: Auxological and endocrine characteristics. In: Cacciari E, Prader A (eds) Pathophysiology of puberty. Academic Press, London New York p 123
75. Seckel HPG (1951) Conditions simulating sexual precocity. Ann Pediatr 176:361
76. Andler W, Büttner M (1976) Einteilung der einfachen Adipositas im Kindesalter nach endokrinologischen und entwicklungsphysiologischen Gesichtspunkten. Monatsschr Kinderheilkd 124:401
77. Von Puttkamer K, Bierich JR, Brugger F, Hirche W, Schönberg D (1977) Oestrogentherapie bei Mädchen mit konstitutionellem Hochwuchs – Erfolg und Wirkungsweise. Dtsch Med Wochenschr 102:983
78. Du Cayn MVL, van den Brande JL (1973) Plasma somatomedin levels in growth disturbance (Abstr). Acta Paediatr Scand 62:96
79. Pappo R, Jung CJ (1962) 2-Oxasteroids: A new class of biologically active compounds. Tetrahedron Lett 9:365
80. Fox M, Minot AS, Liddle GW (1962) Oxandrolon: A potent anobolic steroid of novel chemical configuration. J Clin Endocrinol Metab 22:921
81. Lennon D, Saunders FJ (1964) Anabilic activity of 2-oxy-17-alpha-methyl-dihydrotestosteron (oxandrolone) in castrated rats. Steroids 4:689

82. Zangeneh F, Steiner MM (1967) Oxandrolon therapy in growth retardation of children. Am J Dis Child 113:234
83. Bettmann HK, Goldman HS, Abramowicz M, Sobel EH (1971) Oxandrolon treatment of short stature. Effect on predicted mature height. J Pediatr 79:1018
84. Jackson ST, Rallison ML, Buntin WH (1973) Use of oxandrolon for growth stimulation in children. Am J Dis Child 126:481
85. Prader A (1961) Acta Endocrinol [Suppl] (Copenh) 39:78
86. Moore DC, Tattoni DS, Limbeck GA (1976) Studies of anabolic steroids: V. Effect of prolonged oxandrolone administration on growth in children and adolescents with uncomplicated short stature. Pediatrics 58:412
87. Excamilla RF (1973) Non hypopituitary dwarfs and human growth hormone therapy. In: Raiti S (ed) Human growth hormone research. DHEW Publication No. (NIH) 74–612 Bethesda, p 765
88. Frantz AG, Rabkin MT (1965) Effects of oestrogen and sex difference on secretion of human growth hormone. J Clin Endocrinol 25:1470
89. Wiedemann E, Schwartz E (1972) Suppression of growth hormone dependent human serum sulfation factor by extrogens. J Clin Endocrinol 34:151
90. Von Puttkamer K, Bierich JR, Schönberg D, Suchowerskij M (1974) Efficiency and mode of action of conjugated extrogens in the treatment of tall girls. Lect 13. Ann meeting Europ Soc Paed Endocrinology, Paris
91. Conte F, Grumbach MM (1977) Estrogen use in children and adolescents: A survey. Conf. on "Estrogen Treatment of the Young". Kroc Found Santa Ynez, California 1977
92. Bierich JR (1979) Hochwuchs. Monatsschr Kinderheilkd 127:551
93. Stickler GB (1980) Letter to the editor on the paper "Reduction of adult height in tall girls" by H. M. Reeser et al., Eur J Pediatr 132:37 (1979). Eur J Pediatr 134:91
94. Stolecke H (1977) Sexualhormonbehandlung zur Bremsung übermäßigen Längenwachstums junger Mädchen. Indikation – Prinzip – Erfolg und Risiko. Dtsch Med Wochenschr 102:1002
95. Kuhn N, Blunck W, Stahnke N, Wiebel J, Willig RP (1977) Estrogen treatment in tall girls. Acta Paediatr Scand 66:161
96. Colle ML, Alperin H, Greenblatt RB (1977) The tall girl. Arch Dis Child 52:118
97. Reeser HM, Heremans GFP, van Gelderen HH (1979) Reduction of adult height in tall girls. Eur J Pediatr 132:37
98. Andersen H, Jacobsen BB, Kastrup KW (1980) Treatment of girls with excessive height prediction. Acta Paediatr Scand 69:293
99. Hinkel GK (1980) Zur Behandlung hochwüchsiger Mädchen und Jungen. Kinderaerztl Prax 48:89
100. Willig RP, Christiansen D, Kuhn N, Schaefer E, Stahnke N (1980) Voraussetzungen und Ergebnisse der Oestrogenbehandlung extrem großer Mädchen. Monatsschr Kinderheilkd 128:787
101. John G, Schellong G (1980) Oestrogentherapie hochwüchsiger Mädchen. Monatsschr Kinderheilkd 128:545
102. Stolecke H, Andler W, Graebe B (unveröffentlicht) Zuverlässigkeit von Wachstumsprognosen bei groß- und hochwüchsigen Mädchen: Angaben aus der Literatur und Analyse einer eigenen prospektiven Studie. Vortrag Dtsch Ges Kinderheilkunde, 77. Tagung Düsseldorf, 1981
103. Hanker JP, Schellong G, Schneider HPG (1979) The functional state of the hypothalamo-pituitary axis after high-dose oestrogen therapy in excessively tall girls. Acta Endocrinol (Cophenh) 92:19
104. Zachmann M, Ferrandez A, Mürset G, Gnehm HE, Prader A (1976) Testosteron treatment of excessively tall boys. J Pediatr 88:116

12. Pathophysiologie und Klinik des gestörten Längenwachstums

H. Stolecke

12.1 Vorbemerkung zur Diagnostik

Bei der Besprechung des idiopathischen Minder- bzw. Hochwuchses (Kap. 11) entstand die Frage, wo die Grenze zwischen noch physiologischem oder schon krankhaftem Wachstum zu ziehen sei. Wir haben diese Frage mangels anderer Kriterien statistisch beantworten müssen (Längenmaß über oder unter $\bar{x} \pm 3$ SD). Wesentlich schlüssiger wird man demgegenüber ein unzureichendes Wachstum erkennen und einordnen können, wenn bei einem Patienten eine systemische Erkrankung festgestellt wird, die den Wachstumsvorgang nachteilig beeinflußt.

Die gezielte Anamnese hat große Bedeutung. Sie wird herausfinden, ob ein Mindermaß schon von Beginn an oder erst später auffiel, ob Erkrankungen in der Schwangerschaft bestanden, wie die Geburt verlief und welche Geburtsmaße dokumentiert wurden. Auch wird danach zu fragen sein, ob andere Krankheitszeichen zeitlich vor der Wachstumsstörung auftraten und nachhaltiger bestimmend waren oder noch im Vordergrund stehen. Vielfach liegen Vorbefunde, vor allem Verlaufsbeobachtungen vor und tragen zur richtigen Diagnose bei. Familiär gehäuftes Auftreten von Symptomen weist auf genetische Faktoren hin.

Bei der Primärdiagnostik ist außer der Anamnese eine genaue Erhebung der klinischen Befunde für weitergehende diagnostische Maßnahmen richtungweisend (z. B. Hepatosplenomegalie, Herzgeräusche, extreme Blässe, Pigmentanomalien, extreme Magerkeit, Adipositas, intersexuelles Genitale). Fehlentwicklungen der Körperproportionen sind in typischen Fällen augenfällig und erlauben eine Diagnose prima vista (Beispiele: Achondroplasie, Pfaundler-Hurler-Typ der Mukopolysaccharidose). Ebenso werden Syndrome bei bezeichnender Anamnese und charakteristischer Ausprägung somatischer Merkmale oft geläufig sein; Beispiele sind das Turner-Syndrom, die Syndrome nach Noonen, Prader-Labhard-Willi, Laurence-Moon-Biedl-Bardet, die Trisomie 21 (Morbus Langdon-Down), das embryofetale Alkoholsyndrom, polysymptomatische Minderwuchssyndrome nach Russel-Silver, Hutchinson u. a.

Ein „diagnostisches Programm" mit routinemäßig ablaufender Labordiagnostik ohne klinisch begründete Zielvorstellung bringt dem Patienten meist unnötige Belästigung, ist kostenintensiv und zum großen Teil überflüssig. Polysymptomatische Minderwuchssyndrome z. B. können nur bei speziellem Interesse umfassender bekannt sein (s. auch 12.3.3). Man wird seltene und ausgefallene Beispiele nach Art einer Lochkartenkartei mit Hilfe der Stichwort- bzw. Symptomenliste in speziellen Publikationen [1–4] eingrenzen und finden. Sehr oft hat die sich ergebende Diagnose ausschließlich akademischen Wert. Andererseits kann sie vor allem für die genetische Beratung bedeutsam sein (s. Kap. 23). Die in den folgenden Abschnitten vorgegebene differentialdiagnostische Gliederung geht primär von dem Symptom Wachstumsstörung aus. Sie berücksichtigt, ob bei den aufgeführten Krankheiten ein unzureichendes Wachstum fakultativ oder obligat auftritt und ermöglicht auch eine ätiologische Zuordnung der Wachstumsstörung.

12.2 Vermindertes Wachstum als fakultatives Symptom nicht endokriner Erkrankungen

Viele systemische bzw. Organkrankheiten mit chronischem Verlauf können in unterschiedlichem Ausmaß das Längenwachstum beeinträchtigen, wobei der Übergang von der fakultativen zur obligaten Wachstumsstörung fließend ist.

12.2.1 Intestinale Erkrankungen

Die Patienten zeigen je nach Art, Ausprägung und Dauer der zugrundeliegenden Störung eine verminderte Wachstumsrate und ein zunehmendes Längendefizit. Zu nennen sind in erster Linie die *Zöliakie* und die *Mukoviszidose* als gut bekannte Entitäten. Potentiell können aber alle *Malabsorptionskrankheiten* den normalen biologischen Wachstumsablauf beeinträchtigen. Eine genaue Nahrungs- und Stuhlanamnese sowie das Alter des Kindes bei Beginn der klinischen Erscheinungen geben wichtige Hinweise zur Ausrichtung der weiteren Diagnostik. Längenmaßverlaufsdaten geben Auskunft, ob und ab wann die Erkrankung das Wachstum beeinträchtigt („Perzentilensprung"). Die Indikation zur bioptischen Untersuchung sollte großzügig gestellt werden, wenn eine Wachstumsverzögerung mit erheblichem Skelettalterrückstand und/oder pathologischen hämatologischen Befunden einhergeht [5]. In Tabelle 12.1 sind einige Beispiele intestinaler Erkrankungen mit fakultativer Wachstumshemmung aufgelistet. Übersichts- und speziellere Literatur siehe [5–20].

Die Ursache der biologisch retardierten Entwicklung von Patienten mit chronisch entzündlichen intestinalen Erkrankungen ist nach den vorliegenden Untersuchungsergebnissen in der Regel zumindest nicht auf eine Endokrinopathie zurückzuführen [6], wenn auch einige divergierende Angaben zur GH-Produktion vorliegen [7, 8]. Sekundäre Veränderungen der hormonellen Homöostase einschließlich der Endorgansensibilität sind zwar als Teilaspekt prinzipiell denkbar; letztlich bleiben jedoch die der jeweiligen Erkrankung zugrundeliegenden Stoffwechselprobleme, vornehmlich im

12. Pathophysiologie und Klinik des gestörten Längenwachstums

Tabelle 12.1. Fakultativ das Längenwachstum hemmende intestinale Erkrankungen

– Zöliakie	– Sekundäre Mono- und Disaccharid-
– Zystische Fibrose	malabsorption
– Kongenitaler Laktasemangel	– Malabsorption durch Parasiten
– Morbus Crohn	– Intestinale Lymphangiektasie
– Colitis ulcerosa	– Short-bowel-Syndrom
– Schwachmann-Syndrom	– Acrodermatitis enteropathica
– Überempfindlichkeit gegen Kuhmilch-	– α-β-Lipoproteinämie
eiweiß	– Primäre Immundefekte
– Malabsorption durch Stasissyndrome	– Juvenile Perniziosa

Sinne einer Malabsorption, für die Wachstums- und Entwicklungsverzögerung primär verantwortlich. Darauf weisen auch therapeutische Studien hin ([6], dort auch ausführlich Literatur zu Morbus Crohn und Colitis ulcerosa).

12.2.2 Chronische Leberkrankheiten

Auch chronische Leberkrankheiten, vor allem solche mit der Tendenz zu zirrhotischer Umstrukturierung und portaler Hypertension verschlechtern oft das Längenwachstum, wobei die verminderte Somatomedinregeneration als Ausdruck mangelhafter hepatischer Proteinsynthese eine wesentliche Rolle spielen dürfte. So geht z. B. beim Erwachsenen eine alkoholische Leberzirrhose mit Somatomedinmangel einher [21]. Auch bei Glykogenspeicherkrankheiten ist Somatomedin vermindert gefunden worden [22]. Bei zahlreichen Stoffwechselkrankheiten ist die Leberbeteiligung indessen nur Teilaspekt der Grundkrankheit, die den klinischen Verlauf letztlich bestimmt. Analoges gilt für die Leberbeteiligung bei chronischen Herz-, Lungen- und Nierenkrankheiten (s. 12.2.3 und 12.2.4).

12.2.3 Hypoxämische Erkrankungen

Eine chronische Hypoxämie kommt als Ursache für eine Wachstumsstörung bei zyanotischen Herzfehlern und Lungenerkrankungen mit nachhaltiger Ventilationsstörung vor. Das Grundleiden führt meist zu einer Reihe von sekundären Affektionen (Infekthäufung, körperliche Schwäche, „Gedeihstörung", psychische Alteration), die den mangelhaften Wachstumsprozeß summativ mitbedingen.

Auch ausgeprägte chronische Anämien können hier genannt werden. Bei häufig transfusionspflichtigen Patienten kann sekundär ein Somatomedinmangel entstehen, wie er bei β-Thalassämie gefunden wurde [23].

Bei einer Reihe von primären Lungenerkrankungen (Beispiele: idiopathische primäre Hämosiderose, idiopathische, diffuse interstitielle Fibrose Hamman-Rich) oder bei Patienten mit chronisch verlaufendem schwerem Bronchialasthma werden Kortikosteroide eingesetzt. Das Wachstum kann dadurch zusätzlich verzögert werden (s. 12.1.7).

12.2.4 Nierenkrankheiten

Es gehört zur klassischen klinischen Erfahrung, daß Patienten mit chronischer Niereninsuffizienz meist schlechter wachsen als ihre gesunden Altersgenossen [24–29]. Auch die Pubertätsentwicklung bleibt häufig langfristig aus oder verläuft stark verzögert. Daughaday et al. sprechen von hormoneller Imbalance [30].

Ätiologisch werden ganz unterschiedliche Prinzipien diskutiert. Ziemlich einleuchtend ist die Beeinträchtigung des Wachstumsvorgangs durch eine ausgeprägte renale Osteodystrophie mit sekundärem Hyperparathyreoidismus und relativer Vitamin-D-Resistenz als Ausdruck der schweren Kalzium-Phosphor-Balancestörung [26, 31–33], s. auch Kap 7. Auch der chronischen metabolischen Azidose wird eine wesentliche Rolle zugeschrieben [34, 35]. Somatomedinbestimmungen mittels Bioassay [36–38] ergaben bei Patienten mit chronischer Niereninsuffizienz erniedrigte Werte, während für Somatomedin A im Radiorezeptorassay erhöhte Meßwerte gefunden wurden [39–41]. Diese Diskrepanz ist nicht abschließend geklärt. Neben methodischen Problemen entstand die Frage nach der biologischen Aktivität des als SM-A gemessenen Serumfaktors, auch wird ein Einfluß der erkrankten Nieren auf die SM-Degradation, die besonders in der Niere stattfinden soll, diskutiert, wobei offenbar an einen verzögerten Metabolismus gedacht wird [42]. Somatomedininhibitoren des Serums schließlich könnten die Bioassaywerte erniedrigen [43, 44]. Mehls konnte zeigen, daß der Somatomedinbioassay mittels Radiosulfat-Uptake bei hohen Sulfatwerten im Serum unbrauchbar ist [45].

Die schon so lange bekannte pathologische Glukosetoleranz bei Patienten mit Urämie wurde als Ausdruck einer peripheren Insulinresistenz erkannt ([46], dort auch weitere Literaturhinweise). Die Vorstellung, Wachstumshormon könne hier eine Rolle spielen, führte zu Untersuchungen über die Wachstumshormonsekretion nach Insulingabe und Argininfusion, zumal Veränderungen der Wachstumshormonsekretion bei urämischen Patienten, allerdings nicht im Sinne einer Insuffizienz, beschrieben wurden. Bei 11 von 17 Kindern mit chronischer Niereninsuffizienz mit und ohne Dialyse fanden sich hohe Nüchternwerte für Wachstumshormon und ein zur Vergleichsgruppe gesunder Kinder erhöhter Wachstumshormonresponse [46].

Erhebliche Wachstumsprobleme sind auch bei Patienten nach Nierentransplantation bekannt. Voraussetzung für ein verbessertes Längenwachstum ist zwar die gute Funktion des Transplantats, sie garantiert ein normales Wachstum jedoch keineswegs. Da Patienten mit einem Transplantat eine immunsuppressive Therapie, u. a. mit Kortikosteroiden, erhalten, wurde und wird darin die Hauptursache für den beeinträchtigten Wachstumsfortschritt gesehen (s. auch 12.1.7).

In einer 1979 publizierten Studie zum Problem des Längenwachstums von Transplantatpatienten mit täglicher Prednisontherapie berichteten Penissi et al. [47], daß die basalen Wachstumshormonwerte innerhalb einer 12-h-Periode zwischen 1,5 und 7,6 ng/ml schwankten; z. T. waren schlafin-

Tabelle 12.2. Nierenerkrankungen ohne Niereninsuffizienz, bei denen Wachstumsstörungen bekannt sind. (Nach Feldhoff [29])

- Nephrogener Diabetes
- Renale tubuläre Azidose
- Fanconi-Syndrom (sekundäres Fanconi-Syndrom: z. B. Zystinose)
- Bartter-Syndrom
- Nephronophthise (medullary cystic disease)
- Obstruktive Uropathie ohne/mit Harnwegsinfekten
- Vitamin-D-resistente Rachitis
- Vesikouretheraler Reflux
- Nephrotisches Syndrom mit/ohne Steroidtherapie
- Komplexe Syndrome (Beispiel: Lowe-Syndrom)

duzierte GH-Peaks nicht zu erkennen. Weiterhin zeigten sich auch nach Insulin- und Glukosegabe erhebliche Schwankungen der Peak-GH-Konzentrationen, so daß die Gesamtheit der Daten zumindest bei einem Teil der untersuchten Patienten im Sinne eines partiellen Wachstumshormonmangels gedeutet wurde. Somatomedin wurde im biologischen Test (^{35}S incorporation into pig costal cartilage) gemessen. Es fanden sich normale, zum kleineren Teil gering erniedrigte Werte. Es bestand eine positive Korrelation zwischen SM-Spiegeln und Kreatininclearance. Prednison bewirkte eine passagere Absenkung des Somatomedins.

Eine abschließende Deutung der z.T. divergierenden Befunde ist z.Z. nicht möglich. Offenbar verursachen die verschiedenen Faktoren (Ausmaß der Niereninsuffizienz und deren metabolische Folgen, Dialyseverfahren, Transplantatfunktion, Prednisontherapie, Versuchsanordnungen) ein individuelles Mosaik, das zwar Unterschiede in Einzelbefunden erkennen läßt, summativ aber mit großer Regelmäßigkeit den biologischen Entwicklungsfortschritt der Patienten beeinträchtigt. Die „hormonelle Imbalance" [30] ist hinsichtlich des Wachstumsvorgangs wahrscheinlich das richtungweisende Stichwort, da offenbar die individuellen Analysen der endokrinen Funktionen unter Basalbedingungen aussagekräftiger sind als Ergebnisse unphysiologischer Testanordnungen. Therapeutische Überlegungen werden sich entsprechend entwickeln müssen. Unabhängig von den skizzierten endokrinologischen Daten wurde in letzter Zeit eine Behandlung mit dem anabolen Steroid Oxandrolon empfohlen [48]. Auch dies ist noch nicht abschließend zu beurteilen.

Eine Reihe von nephrologischen Krankheiten geht nicht oder erst im späteren Verlauf mit einer Niereninsuffizienz einher. Wachstumsstörungen treten aber auch bei diesen Entitäten gehäuft auf, wobei ursächlich die Azidose, eine negative Energiebilanz, häufige Infekte und Elektrolytprobleme angeführt werden. Tabelle 12.2 listet die in Frage kommenden Krankheitsbilder auf.

12.2.5 Dyszerebrale Wachstumsstörung

Die Bezeichnung dyszerebrale Wachstumsstörung apostrophiert einen Schaden innerhalb des ZNS, der den integrativen Ablauf wachstumsfördernder Funktionen beeinträchtigt. Angeborene anatomische Defekte oder erworbene Schäden des Gehirns können zu erheblicher Wachstumsstörung führen. Dabei sind endokrine Ausfälle keineswegs regelmäßig festzustellen.

Besonders gut lassen sich die zerebral-organisch bedingten Wachstumsstörungen, wenngleich auch nur als Teilaspekt, bei Kindern mit suprasellären Tumoren analysieren [49, 50]. Im Vordergrund stehen dabei der Wachstumshormonmangel und eine sekundäre bzw. tertiäre, klinisch mit spärlicher Symptomatik verlaufende Hypothyreose. Bei einem Teil der Kinder, bei denen ein Kraniopharyngeom operativ entfernt oder eine Bestrahlungstherapie bei eosinophilem Granulom durchgeführt wurde oder die andere, nicht definierbare Störungen im hypothalamo-hypophysären Bereich aufwiesen, war das Längenwachstum nicht gestört, obwohl GH im Plasma auch nach üblicher Stimulation nicht oder nur in minimaler Konzentration nachweisbar war. Gelegentlich blieb die Wachstumgsrate unterdurchschnittlich, die Patienten wuchsen aber kontinuierlich. Somatomedin ist bei Patienten, die weiterwachsen, meist normal. Eine GH-Behandlung kann im Einzelfall eine Steigerung der Wachstumsrate bewirken.

Die Beobachtung des „Wachsens ohne Wachstumshormon" ist nicht neu und in der Literatur mehrfach dargestellt (s. [51]). Diskutiert wird der wachstumsfördernde Einfluß des Insulins oder des Prolaktins. Beide Hormone werden jedoch keineswegs regelmäßig erhöht gefunden [52, 53]. Es ist somit auch zu überlegen, ob das mit den üblichen Testverfahren gemessene GH-Defizit biologisch in gleichem Ausmaß relevant ist und ob nicht bei späterworbenem GH-Mangel niedrigere Hormonkonzentrationen für ein über lange Zeit ausreichendes Wachstums genügen.

12.2.6 Funktionelle Wachstumsstörungen

Funktionelle Wachstumsstörungen treten bei quantitativer und qualitativer Mangelernährung und beim sog. Deprivationssyndrom auf.

Mangelernährung heißt Defizit an Aufbaustoffen und essentiellen Substanzen wie Mineralien, Vitaminen und Spurenelementen. Daß unter diesen Umständen der anabole Prozeß insbesondere des Längenwachstums unzureichend bleibt, ist leicht verständlich. Die Ernährung beeinflußt das Längenwachstum über die Somatomedinaktivität, wobei Beziehungen zur Insulinsekretion bestehen (s. 11.2.3). Im Zustand der Mangelernährung kommt es offenbar zu einer gewissen Entkopplung der in der Regel physiologischen Abhängigkeit der Somatomedingeneration von Wachstumshormonen. Wachstumshormon im Serum kann basal erhöht sein, Somatomedin erniedrigt. Dies wird dahingehend gedeutet, daß Wachstumshormon bei Unterernährung in erster Linie vitalen metabolischen Funktionen dient und die anabole, über Somatomedin ablaufende Wachstumsstimulation limitiert wird. Typische Beispiele für die GH-SM-Dissoziation finden sich bei Kwaschiorkor oder Marasmus [54–56] oder der Anorexia nervosa [57] (s. auch Kap. 14). Kann eine normale Ernährung wieder aufgenommen werden, steigt Somatomedin prompt an und kann zeitweise sogar bei niedrigen GH-Werten erhöht sein [57].

Psychosoziale Wachstumsstörungen lassen sich primär allenfalls vermuten. Man muß die Umweltverhältnisse im einzelnen kennenlernen, um den Verdacht belegen zu können. Berufstätigkeit der Eltern und Schlüsselkinddasein bedingen nicht zwangsläufig ein Deprivationssyndrom. Offenbar ist es vor allem bei Säuglingen und Kleinkindern die zerrüttete Bindung zur unmittelbaren Bezugsperson, meist der Mutter, die seelische Vernachlässigung und Lieblosigkeit des gesamten Lebensbereichs (fehlende „Nestwärme"), die normales Gedeihen verhindern und über psychosomatische Mechanismen zur Krankheit führen. Die eigentlichen Ursachen für diese deletäre Entwicklung sind vielfältig. Bildungsunfähigkeit, mangelhafte Ausbildung, Gelegenheitsarbeit, Alkoholismus, Kleinkriminalität im unmittelbaren Umfeld prägen Lebens- und Verhaltensweisen, lassen Kinder chancenlos. Nur in wenigen Fällen ist es möglich, die Basisverhältnisse so entscheidend zu ändern, daß ein positiver Wandel erkennbar wird.

Gelingt es, die Kinder aus dem schädigenden Milieu herauszunehmen und in eine neue intakte Umgebung einzugewöhnen, ergeben sich günstige Aussichten für eine normale Entwicklung. Das Längenwachstum verläuft mit erhöhter Wachstumsrate, psychopädagogisch geschickte Betreuung entwickelt positive soziale Resonanzen. Allerdings ist im Einzelfall nicht abzusehen, in welchem Umfang psychische und soziale Hilfen Erfolg haben.

Endokrinologisch finden sich bei Patienten mit psychosozialer Wachstumsstörung erniedrigte Gesamtthyroxinwerte bei normalem TSH, die Kortisolplasmaspiegel und die ACTH-Stimulierbarkeit der Nebennierenrinde sind vielfach ebenfalls erniedrigt. Wachstumshormon wird gelegentlich erhöht gefunden, häufig sind die Werte jedoch sehr niedrig und lassen sich nicht adäquat stimulieren ([58–61], bei [60] Zusammenfassung auch älterer Literatur). Die endokrinologischen Abnormitäten bilden sich entsprechend dem klinischen Verlauf spontan zurück, wenn eine tragfähige Lösung der psychosozialen Konfliktsituation gelingt. Eine symptomatische Therapie, z. B. mit Wachstumshormon, hat, wenn überhaupt, nur begrenzten Wert („relative resistance" [59]) und kaschiert letztlich das Grundproblem.

12.2.7 Therapiebedingte Wachstumsstörungen

Vermindertes Längenwachstum als Nebenwirkung einer von der Grundkrankheit her indizierten Therapie ist von Kortisonpräparaten gut bekannt. Meist werden synthetische Steroide (Prednison, Dexamethason u. ä.) verwendet und in pharmakologischen Dosen über Wochen oder Monate verabreicht. Das Ausmaß der Wachstumsstörung, die gegenüber anderen Nebenwirkungen (Suppression der Nebennierenrinde, des hypothalamo-hypophysären Systems, Immunsuppression, Pseudo-Cushing, ggf. subkapsuläre Katarakte, Myopathien, psychische Alterationen u.a.) spät evident wird, hängt von diesen Modalitäten in entscheidendem Maße ab.

Untersuchungen zum Mechanismus der steroidinduzierten Wachstumshemmung zeigen, daß es sich nicht um eine direkte Steroidwirkung handelt. Dynamische Testuntersuchungen zur Wachstumshormonsekretion brachten keine einheitlichen Ergebnisse [62–66]. Als man den Spontanrhythmus der GH-Sekretion erkannt hatte, wurden entsprechende Untersuchungen bei steroidbehandelten Kindern durchgeführt. Es konnte gezeigt werden, daß die physiologischen Sekretionsmuster durch Steroide erheblich verändert werden. Typische, vornehmlich vom Slowe-wave-Stadium des Schlafs abhängige GH-peaks wurden teilweise gar nicht mehr registriert [67]. Schließlich fanden sich unter pharmakologischen Steroiddosen auch reduzierte Somatomedinwerte, so daß von einer blockierenden Wirkung auf die periphere Realisation des GH gesprochen wurde [68]. In letzter Zeit wird zusätzlich noch ein veränderter zellulärer Metabolismus für die steroidinduzierte Wachstumshemmung diskutiert [69].

Die Diskussion therapiebedingter Wachstumsstörungen erweiterte sich in den letzten Jahren durch die Fortschritte in der Behandlung maligner Erkrankungen. So wurden Wachstumsstörungen bei Kindern, die wegen eines zerebralen Tumors eine Schädelbestrahlung erhielten, beschrieben [70–72]. Endokrinologisch fanden sich, insbesondere auch bei Patienten mit akuter lymphoblastischer Leukämie (ALL), vermindert stimulierbare Wachstumshormonwerte [70, 72, 73]. In der Anfangsphase der Therapie nach Diagnose einer ALL wurde auch Somatomedin erniedrigt gefunden [74]. Beide Abweichungen sind offenbar transiente Störungen [73, 74], die allerdings nicht einheitlich berichtet werden [75–77]. Auch bestehen differente Auffassungen darüber, ob die Chemotherapie einschließlich der Steroidbehandlung oder der transiente GH-Mangel, der als durch die Strahlenbehandlung induziert interpretiert wird, die im ersten Therapiejahr beobachtete Reduktion der Wachstumsrate verursachen [78, 79]. Offenbar ist das Ausmaß der Wachstumsstörung gering.

12.3 Vermindertes Wachstum als *obligates* Symptom nicht endokriner Erkrankungen

Die im folgenden angesprochenen Zustandsbilder gehen regelmäßig mit einer Störung des Längenwachstums einher, sind daher differentialdiagnostisch bedeutsam. Eine Endokrinopathie ist in keinem Falle bekannt. So ergeben sich auch keine endokrinologischen Behandlungsmöglichkeiten, wie sie vielfach von Eltern und Patienten erfragt werden, jedenfalls nicht nach den gegenwärtig geltenden Regeln. Wir wollen hier nur einige relativ bekannte Entitäten kurz und summarisch auflisten. Ansonsten sei auf die spezielle Literatur verwiesen (z. B. [1–4]).

12.3.1 Skeletterkrankungen

Die *Achondroplasie* ist klinisch durch die körperlichen Dysproportionen spontan zu erkennen. Die enchondrale Ossifikation ist gestört. Auffallend sind die vorgewölbte Stirn, die durch Wachstumsstörung der Schädelbasis entsteht, die kurzen Arme und Beine, oft eine Skoliose. Das Verhältnis Ober- zu Unterlänge ist zugunsten der Oberlänge verschoben. Die intellek-

12. Pathophysiologie und Klinik des gestörten Längenwachstums

tuelle Entwicklung ist normal. Neben der sporadischen Form tritt das Leiden auch autosomal dominant auf. Eine anerkannte Therapie gibt es nicht. Neuerdings wurde berichtet, daß auch Somatomedin und die Somatomedinrezeptoren normal vorhanden sind [80]. Als *Achondrogenesis* wird eine letale Form der Erkrankung bebezeichnet [81].

Epiphysäre und epiphysär-metaphysäre Dysplasien gehen regelmäßig, wenngleich unterschiedlich ausgeprägt, mit einer Störung des Längenwachstums einher, wobei sich eine Disproportion mit verkürzten Extremitäten entwickelt. Als Beispiel sei die Pseudoachondroplasie genannt: disproportionierter Minderwuchs wie bei der Achondroplasie, jedoch normale Schädelentwicklung. Die Verkürzung der Extremitäten wird erst nach einigen Jahren auffällig.

Spondyloepiphysäre Dysplasien, z.T. auch mit metaphysärer Beteiligung, kommen vor allem im Zusammenhang mit Speicherkrankheiten vor, stellen also ein Symptom der jeweiligen Stoffwechselerkrankung dar. Die regelmäßige Beteiligung des Skeletts und die daraus entstehende Wachstumsstörung rechtfertigen aber die primäre Auflistung unter dem Stichwort Skeletterkrankungen. Die Beteiligung der Wirbelkörper an der zugrundeliegenden Störung läßt eine andere Form der Disproportion erwarten: Der Rumpf ist stark verkürzt, die Extremitäten sind relativ lang. Das Verhältnis Ober- zu Unterlänge ist also vermindert. Klassisches Beispiel ist hier die Mukopolysaccharidose Typ I (= Dysostosis multiplex, Pfaundler-Hurler-Krankheit).

Die *Osteogenesis imperfecta* entsteht durch eine genetisch bedingte Funktionsschwäche der Osteoblasten. Die Osteozyten an sich sind vermehrt. Klinisch sind die hohe Knochenbrüchigkeit, blaue Skleren und zunehmende Schwerhörigkeit charakteristisch. Wachstumsstörungen treten im Verlauf vornehmlich der autosomal dominanten Form *Lobstein* (Osteogenesis imperfecta tarda) auf. Teilweise sind sie auch Folge der Spontanfrakturen. Die in ihrem Erbgang nicht einheitlich beurteilte Frühform (*Vrolik*-Typ, autosomal rezessiv?) hat eine hohe Mortalität schon im frühen Säuglingsalter, sodaß die Wachstumsprobleme praktisch keine Bedeutung gewinnen. Eine ätiotrope Therapie ist nicht bekannt.

Auch bei der *Osteopetrosis* (Marmorknochenkrankheit Albers-Schönberg) ist ein mangelhaftes Längenwachstum regelmäßig zu beobachten. Der Krankheit liegt eine Störung der enchondralen Ossifikation zugrunde, und zwar insofern, als der Abbau der kartilaginären interzellulären Grundsubstanz unzureichend ist. Hingegen sind Kalziumaufnahme und Skelettmineralisation eher gesteigert. Es kommt zu einer Osteosklerose eines z.T. qualitativ mangelhaft ausgebildeten Knochens mit erhöhter Brüchigkeit. Auch kommt es zu Formveränderungen insbesondere der langen Röhrenknochen, die an den Enden keulenförmig ausgebildet sind. Aufgrund des klinischen Verlaufs wie auch hinsichtlich der röntgenologischen Befunde ist eine Frühform mit obsoleter Prognose und vermutlich autosomal rezessivem Erbgang und eine gutartigere, sich später manifestierende Form mit wahrscheinlich dominantem Erbgang zu unterscheiden.

Vornehmlich bei der malignen Frühform stehen Anämie und Hepatosplenomegalie sowie eine unterschiedlich ausgeprägte psychomotorische

Entwicklungsverzögerung im Vordergrund. Der Röntgenbefund ist pathognomonisch, die Therapie muß sich auf symptomatische Maßnahmen beschränken.

Ein *rachitogener Minderwuchs*, früher bei osteomalazischen Verläufen nicht selten, ist heute zumindest in Ländern mit gehobenem Lebensstandard und Vitamin-D-Prophylaxe praktisch nicht mehr zu sehen. Selbst D-resistente Rachitiden werden in der Regel so rechtzeitig diagnostiziert und behandelt, daß Wachstumsstörungen ausbleiben, es sei denn, zusätzliche Faktoren wie intestinale Resorptionsstörungen oder komplexe renal-tubuläre Störungen bestimmen den Verlauf primär (s. a. Kap. 7).

Posttraumatische, postentzündliche und neoplastische Wachstumsstörungen sind Begleitsymptome der Primärkrankheit.

12.3.2 Polysymptomatische Minderwuchssyndrome

Dieser Abschnitt über polysymptomatische Minderwuchssyndrome soll keine selbständige Übersicht und Charakterisierung der vielfältigen Entitäten geben. Dazu muß die spezielle Literatur studiert werden. Eine ordnende Auflistung unter dem Gesichtspunkt Wachstumsstörung dient jedoch als Orientierungshilfe und soll im folgenden dort ausführlicher werden, wo es aus endokrinologisch-klinischen Gründen geboten erscheint.

Die nachhaltige Wachstumsstörung ist bei vielen Entitäten als regelmäßiges Symptom jeweils mit einem charakteristischen Mosaik von Befunden kombiniert. Die Nomenklatur für diese Syndrome ist vielfältig. Sie reicht von den Eigennamen der Erstbeschreiber über die allgemeine, oft als *Oberbegriff* benutzte Bezeichnung „primordialer Minderwuchs" oder einer ein gemeinsames klinisches Phänomen beschreibenden Formulierung wie „low birthweight dwarfism" zu pathogenetisch orientierten Klassifizierungen wie „genetisch bedingter Minderwuchs" oder „intrauterine Hypotrophie" [82].

Wir bevorzugen die Bezeichnung „polysymptomatische Minderwuchssyndrome", um die klinische Entität begrifflich zu betonen und diese Minderwuchssyndrome von dem Minderwuchs zu unterscheiden, den wir in Kap. 11 als idiopathisch bzw. familiär bezeichnet haben. In diesem Sinne wird teilweise auch der Begriff primordialer Minderwuchs verwendet [83].

12.3.2.1 Genetisch bedingte Syndrome

Genetisch bedingte Syndrome entstehen durch chromosomale Abnormitäten oder werden durch Veränderungen der zahlreichen Gene hervorgerufen, die den Wachstumsvorgang mitbestimmen. Genetisch bedingte Syndrome dieser Art folgen in der Regel einem autosomal rezessiven Erbgang, wobei hinsichtlich der Expressivität eine große Varianz besteht.

12.3.2.1.1 Chromosomale Aberrationen

Wir kennen exakt definierte chromosomale Defektsituationen, die regelmäßig das Längenwachstum beeinträchtigen. Nicht mit gleicher Regelmäßigkeit, aber statistisch für die chromosomale Störung dennoch typisch sind zusätzliche Abnormitäten, die dem jeweiligen Zustand Syndromcharakter geben. Von der zytogenetischen Situation ausgehend sind die Trisomiesyndrome, die Monosomie des kurzen Arms des X-Chromosoms mit Varianten (Turner-Syndrome) sowie autosomale Strukturanomalien zu unterscheiden.

Trisomie 21
Kinder mit Trisomie 21 (Morbus Langdon-Down, Down-Syndrom) sind allgemein auch hinsichtlich ihrer klinischen Besonderheiten gut bekannt. Sie kommen meist schon zu klein zur Welt. Das Aussehen ist bereits beim Neugeborenen charakteristisch. Es liegt keine endokrine Störung vor. Die Kinder entwickeln sich allein durch die chromosomale Störung körperlich und vor allem auch geistig retardiert. Die Intelligenz erreicht auch beim älteren Patienten meist nicht das Maß eines 10jährigen. Fakultativ können zusätzliche Anomalien auftreten: Katarakte, Kolobome, angeborene Herzfehler (vornehmlich Septumdefekte), Eingeweidebrüche, intestinale Atresien, Hypogenitalismus, testikuläre Lageanomalien u. a. Das Längenwachstum bleibt in der Regel erheblich unter den Normwerten.

Wichtig ist die beweisende Diagnostik durch eine Chromosomenanalyse (ca. 90% typische 21-Trisomie). Auf diese Weise werden vor allem auch Translokationsformen erkannt, die auch bei jungen Eltern zu einem kranken Kind führen können und ein erhebliches bis absolutes Wiederholungsrisiko haben.

Die Translokation eines der drei 21-Chromosomen kann auf ein Chromosom der D- oder G-Gruppe erfolgen. Bei der häufigsten 21/14-Translokation ist die theoretische Erkrankungswahrscheinlichkeit 33,3%, die tatsächliche Inzidenz beträgt aber nur etwa die Hälfte. Bei der 21/22-Translokation liegt die tatsächliche Inzidenz nur bei 3%. Hingegen findet sich bei 21/21-Translokation ein absolutes Wiederholungsrisiko (100%).

Eine *partielle Trisomie* führt zu phänotypischen Varianten. Das typische Bild des Down-Syndroms ist um so ausgeprägter je kleiner der nicht triplizierte Teil des für das Krankheitsbild kritischen distalen Segments des langen Arms des überzähligen 21-Chromosoms ist [84].

Die Inzidenz des Down-Syndroms wird allgemein mit 1:600 bis 1:700 Neugeborenen angegeben. Sie ist in Abhängigkeit vom Alter der Mutter unterschiedlich. Auch aufgrund neuerer Untersuchungen muß man davon ausgehen, daß das Risiko bei Müttern über 35 Jahren zunimmt [85–88]. In den letzten Jahren wird auch das Alter des Vaters als pathogenetischer Faktor, wenngleich uneinheitlich, diskutiert [89–94]. Eine zusätzliche Erhöhung des Risikos durch hormonelle Kontrazeptiva bei Frauen über 30 Jahren ist berichtet worden. Dabei fiel auch auf, daß verhältnismäßig mehr erkrankte Mädchen geboren werden [86, 95, 96]. Die deutlich höhere Inzidenz bei antenataler Diagnose gegenüber derjenigen bei Lebendgeborenen ist noch nicht ausreichend geklärt [97, 98].

Trisomie 18
Das Trisomie-18-Syndrom (Edwards-Syndrom) wird mit einer sehr varia-

blen Frequenz (1:500 bis 1:6700) angegeben [99–101]. Bereits intrauterin besteht eine durch den chromosomalen Defekt bedingte Wachstumsstörung, so daß die Kinder zu klein zur Welt kommen. Klinisch imponieren Dolichozephalie, Hypertelorismus, Mikrostomie, Gelenkkontrakturen besonders der Fingergelenke u. a. mehr. Das Längenwachstum ist regelmäßig erheblich beeinträchtigt. Endokrine Störungen sind nicht bekannt. Die Lebenserwartungen liegen bei kaum 1 Jahr. Somit ist die Wachstumsstörung letztlich nachrangig.

Trisomie 13
Die Trisomie 13 (Pätau-Syndrom) ist mit einer Häufigkeit von 1:3000 anzutreffen. Translokationsformen sind bekannt [102]. Auch hier liegt die Lebenserwartung unter 1 Jahr, so daß die regelmäßige Wachstumsstörung letztlich keine Bedeutung hat. Morphologische Leitsymptome sind Mikrophthalmie, beidseits Lippen-Kiefer-Gaumen Spalten, hypoplastisches Os frontale und Hexadaktylie.

Turner-Syndrom
Klinisch besonders wichtig und ätiopathogenetisch interessant sind die verschiedenen Formen des „X0-Syndroms", als Turner-Syndrom gut bekannt.
  Häufigkeit, Pathogenese und Klinik. Die Häufigkeit des Turner-Syndroms liegt zwischen 1:2500 bis 1:5000 lebendgeborene Mädchen [103], für die reine Monosomie X wird eine Inzidenz von 1:8000 bis 1:10 000 angegeben [104]. Diese findet sich bei Spontanaborten mit 15%igem Anteil, also weit häufiger als bei Lebendgeborenen. Etwa 95% der Schwangerschaften mit 45,X0-Konzeptionen werden vorzeitig spontan beendet [105]. Dies gilt nicht für Mosaike. Das X-Chromosom bei X0-Status stammt in 77–97% von der Mutter [106]. Die zum Turner-Syndrom führende chromosomale Störung tritt ohne erhöhtes Wiederholungsrisiko sporadisch auf. Ein Vorkommen bei Geschwistern wurde von Dunlap et al. beobachtet [107]. Die Monosomie X entsteht meist durch eine „non-disjunction" in der väterlichen Meiose oder durch „anaphase lag" (Chromosomenverlust in der Anaphase) der Meiose oder Mitose [108], was durch Untersuchungen über die Xg-Blutgruppe belegt wurde [109]. Die gonadale Entwicklungsstörung, die u. a. bei Vorliegen eines Mosaiks gelegentlich nicht vollständig ist (s. unten) tritt nicht vor der 12. Schwangerschaftswoche ein [110].
  Für das Wachstum entscheidende Gene liegen auf dem kurzen Arm des X-Chromosoms. Homologe Abschnitte gibt es auch auf dem kurzen Arm des Y-Chromosoms, das als normales Chromosom bei typischem Turner-Syndrom nie gefunden wird. Der Verlust der genetischen Information des kurzen Armes des X-Chromosoms führt zu Minderwuchs, der schon pränatal beginnt. Für die Wachstumsstörung ist es unerheblich, ob das X-Chromosom vollständig fehlt, also eine Monosomie des X-Chromosoms besteht (gonosomaler Status X0), oder ob eine Strukturanomalie des X-Chromosoms zu dem funktionell gleichen Ergebnis führt [Isochromosom des langen Armes (XX qi), hochgradige Deletionen (XX p-) des kurzen Armes, Ringchromosom (XX r)]. Auch Kinder mit Mosaikbildungen (X0/XX; X0/

XX r u.ä.) zeigen regelmäßig ein unzureichendes Längenmaß. Neuere Zusammenstellungen über chromosomale Befunde s. [82, 104, 111, 112].

Neben dem Minderwuchs ist spätestens das Ausbleiben der sexuellen Reifung dieser Mädchen Anlaß zu weiterführender Diagnostik. Die Patientinnen haben äußerlich und innerlich ein im Prinzip normales Genitale, jedoch sind die Gonaden in der Regel zu rudimentären und funktionslosen bindegewebigen Streifen geworden, in denen häufiger epitheliale Zellen vorkommen. Uterus und Tuben sind meist hypoplastisch. Die an sich richtige Bezeichnung „Gonadendysgenesie" als Synonym zu Turner-Syndrom wird allerdings auch in anderem Zusammenhang verwendet (z.B. reine Gonadendysgenesie, Klinefelter-Syndrom, gemischte Gonadendysgenesie).

Die Ursache der gonadalen Entwicklungsstörung und ihrer Folgen für den sexuellen Infantilismus ist ohne Zweifel der Verlust genetischen Materials eines X-Chromosoms, wobei der Hypogonadismus bei Deletion des langen Arms des X-Chromosoms (XX q-) oft ohne Minderwuchs und Dysmorphiezeichen vorkommen kann. Die normale Gonadenentwicklung ist damit offenbar auch an einen intakten langen Arm des X-Chromosoms gebunden. Meßbare H-Y-Antigentiter bei Patientinnen mit 45,X0- und 45,X0/46, Xi(Xq)-Karyotyp werden mit einer unvollständigen Inaktivierung eines monosomen Repressorgens auf dem distalen Segment des kurzen X-Chromosomarms gedeutet. Dieses Repressorgen soll auf ein Strukturgen wirken, das die H-Y-Antigenproduktion steuert [114] (s. auch Kap. 22).

Die häufigen, breit variierenden und fakultativen Dysmorphien erlauben andererseits zusammen mit der Wachstumsstörung die klinische Verdachtsdiagnose schon vor der Pubertät. Tabelle 12.3 gibt eine Übersicht über die prozentuale Verteilung der klinischen Dysmorphiesymptome.

Die typische klinische Trias des Turner-Syndroms mit Minderwuchs, sexuellem Infantilismus und fakultativen Dysmorphien wird ergänzt durch

Tabelle 12.3. Übersicht über die Verteilung der Dysmorphiesymptome bei X0-Turner-Syndrom [1, 82, 104,113]

– Minderwuchs	96 – 100%
– Tiefe Nackenhaargrenze	80 – 90%
– Ohrdysmorphien	60 – 80%
– Schildthorax mit dem Eindruck eines breiten Mamillenabstandes	60 – 80%
– Hyperplastische/hyperkonvexe Fingernägel	50 – 80%
– Naevi pigmentosi	60 – 70%
– Lymphödem beim Neugeborenen und jungen Säugling	40 – 80%
– Cubitus valgus	40 – 60%
– Pterygium	50%
– Brachymetatarsie/-carpie	40 – 50%
– Auffälliger Gesichtsausdruck (Ptosis, hängende Mundwinkel, Hypomimie – "Sphinxgesicht")	35 – 50%
– Epikanthus	40%
– Augenmotilitätsstörung	37%
– Isolierte Ptosis	25%
– Katarakte, Iriskolobom, Irisdysplasie, Farbenblindheit	10%

häufige Mißbildungen am Herzen und im Bereich der Nieren sowie durch eine relativ typische grobsträhnige Strukturveränderung an den Knochen, die histologisch und histochemisch Abnormalitäten zeigen [82, 113].

Als typischer Herzfehler unter den bei 20–40% der Patienten auftretenden kardiovaskulären Anomalien findet sich eine Aortenisthmusstenose (40–70%) [115, 116]. Daneben kommen Septumdefekte und offene Ductus Botalli vor. Auch Aortenaneurysmen (evtl. mit Horner-Syndrom) wurden mitgeteilt [117]. In 40–60% der Fälle lassen sich Anomalien der Nieren und ableitenden Harnwege nachweisen (Hufeisenniere, unilaterale Agenesie, ektopisch fusionierte Niere mit Hydronephrose, inkomplette Rotationen, partielle Duplikatoren des Nierenbeckens) [118]. Sie führen jedoch auffallend selten zu klinisch manifesten Symptomen. Die Osteodystrophie ist durch eine grobsträhnige retikuläre Zeichnung charakterisiert. Sie ist ziemlich regelmäßig bereits auf der Röntgenaufnahme der Hand zur Skelettalterbestimmung zu sehen. Eine spätere allgemeine Osteoporose ist Ausdruck des Sexualhormondefizits.

Die geistige und psychische Entwicklung der Mädchen mit Turner-Syndrom ist in der Vergangenheit uneinheitlich beurteilt worden. Offenbar ist die Schwankung der Intelligenzquotienten größer als in einer gesunden Vergleichsgruppe. So geben Money u. Alexander [119] einen mittleren IQ-Wert von 101 an, Zyblin [120] fand einen durchschnittlichen Wert von 85. Mürset et al. [121] fanden keine Abweichung, die eine generelle Einschränkung der Intelligenz erkennen ließe. Teilleistungsschwächen (räumlich-kognitive Fähigkeiten, Reaktionsgeschwindigkeit u.a.) kommen vor [122]. Auch die psychische Entwicklung ist unauffällig, wenngleich die Probleme, die durch den Minderwuchs, die nur medikamentös zu induzierende äußerliche Reifeentwicklung und die Sterilität entstehen, individuell unterschiedlich verarbeitet werden. Oft bleiben kindhafte Züge bestehen. Beruflich haben viele Patienten den Wunsch, in sozialpflegerischen Bereichen tätig zu werden.

Diagnose. Die Diagnose ist in typischen Fällen klinisch möglich. Sie sollte aber stets durch eine Chromosomenanalyse gesichert werden. Bei älteren Patientinnen mit primärer Amenorrhö, fehlender Pubertätsentwicklung und anderen typischen Befunden reicht ein negativer Chromatinbefund aus (Zählung der Drumsticks in den neutrophilen Leukozyten oder der Barr-Körperchen im Mundschleimhautepithelabstrich). Mosaike sind oft chromatinpositiv, klinisch weniger eindeutig und werden somit nur durch eine Chromosomenanalyse gesichert. Laparoskopische Untersuchungen oder gar eine Probelaparatomie sind heute überflüssig.

Die Diagnose kann endokrinologisch erhärtet werden. Typisch ist eine schon im Kindesalter meßbare Erhöhung von LH und FSH, insbesondere, wenn man den Response nach LH-RH berücksichtigt [123, 124]. Auf diese Weise ist der primäre (hypergonadotrope) Hypogonadismus endokrinologisch eindeutig nachweisbar. Die LH- und FSH-Spiegel steigen zum Zeitpunkt, zu dem der Beginn der Reifeentwicklung zu erwarten wäre, noch weiter an. Die Gonadotropinausschüttung ist zu dieser Zeit pulsatil. Interessante Aspekte ergeben sich aus der Feststellung, daß eine negative Korre-

Tabelle 12.4. Erhebungs- und Befundbogen bei Turner-Syndrom (Patient A.W.)

1. Chronologisches Alter	13,5 Jahre
2. Istlänge und Perzentile	140,0 cm, 3. PZ minus 6 cm
3. Sollänge	158,0 cm
4. Istgewicht und Perzentile	40,0 kg; PZ 10. – 25.
5. Längengewicht	33,0 kg
6. Knochenalter	12,0 Jahre
7. Längenalter	10,5 Jahre
8. Ziellänge	168,0 cm
9. Wachstumsprognose	150,2 cm
10. Wachstumsrate	3,0 cm
11. Pubertätsstadium	$I^{(+)}$; wenige Pubes
12. Geburtsdaten	
Länge	48,0 cm
Gewicht	2450 g
Termingeburt	ja
Geburtskomplikationen	keine

lation der Gonadotropinspiegel mit dem Körpergewicht, dem Gesamtkörperfett und dem prozentualen Fettgehalt besteht. Einflüsse der Körperzusammensetzung auf hypothalamische Funktionen werden diskutiert [124].

Die Östrogenwerte sind durch die fehlende gonadale Funktion stark erniedrigt und stammen aus der Nebennierenrinde bzw. aus der Konversion von NNR-Androgenen. Wachstumshormon und Somatomedin sind nicht vermindert.

Laczi et al. fanden allerdings nach insulininduzierter Hypoglykämie eine eingeschränkte GH-Ausschüttung [125].

Das Knochenalter als Maß für die biologische Reife ist bis zur Pubertät normal. Das Fehlen der Sexualhormone bewirkt im 2. Lebensjahrzehnt einen mäßigen Rückstand des Knochenalters. In Tabelle 12.4 sind klinische Basisdaten bei einem Kind im Turner-Syndrom zusammengestellt; zum verwendeten Erhebungs- und Befundbogen s. 11.4.1.

Auch beim Turner-Syndrom gibt es Ausnahmen von der generell beobachteten Symptomatologie. So sind Patienten mit X0-Konstellation und verschiedenen gonosomalen Mosaiken beschrieben worden, bei denen eine spontane Entwicklung der sekundären Geschlechtsmerkmale und Menses beobachtet wurde [126–128]. Das „fertile Turner-Syndrom" ist gewissermaßen die konsequente Fortsetzung der Beobachtung spontaner Pubertätsentwicklungen [129–131]. Möglicherweise handelt es sich um unerkannte, evtl. organbegrenzte Mosaike mit normaler XX-Zellinie.

Schwangerschaften von fertilen Turner-Patientinnen zeigen eine vermehrte Aborthäufigkeit, außerdem finden sich häufig neonatale Todesfälle sowie angeborene Mißbildungen der lebendgeborenen Kinder, bei denen auch eine Häufung der Trisomie 21 und wiederum dysgenetische Gonaden gefunden werden. So ist bei Schwangeren mit Turner-Syndrom eine pränatale Diagnostik angezeigt [131].

Differentialdiagnostisch ist das Turner-Syndrom grundsätzlich bei jedem klein- oder minderwüchsigen Mädchen zu bedenken, da Dysmorphiezeichen sehr diskret oder überhaupt nicht vorhanden sein können. Als eine Art Screening ist die Differenz zwischen Ziellänge und Wachstumsprognose hilfreich; sie liegt bei Mädchen mit Turner-Syndrom meist über 12 cm.

Bei monosymptomatischen Formen (nur Minderwuchs) kann ein Wachstumshormonmangel („hypophysärer Minderwuchs", s. 12.4), da bei diesem das Skelettalter deutlich retardiert sein müßte, weitgehend ausgeschlossen werden, vor allem, wenn bei älteren Patientinnen ein zusätzlicher Gonadotropinmangel besteht. Ältere Turner-Mädchen haben auch bei Fehlen sonstiger Zeichen einer Reifeentwicklung meist eine spärliche, aber deutliche Pubesbehaarung entwickelt. In Zweifelsfällen ist eine endokrinologische Unterscheidung eindeutig möglich.

Ein Hypogonadismus ohne ausgeprägte Wachstumsstörungen schließt ein Turner-Syndrom aus. Der Wachstumsrückstand ist z.Z. der physiologischen Pubertät auf das sexogen bedingte Ausmaß beschränkt. Knochenalter und Längenalter entsprechen sich.

Die wichtigste differentialdiagnostisch zu erörternde Entität ist das Noonan-Syndrom (s. 12.3.2.1.2), früher als „männliches Turner-Syndrom" bezeichnet. Zwischenzeitlich weiß man, daß auch weibliche Individuen ein Noonan-Syndrom haben können. So ergab sich auch die Bezeichnung Pseudo-Turner-Syndrom.

Therapie. Die Therapie des Turner-Syndroms muß symptomatisch bleiben, da die chromosomale Störung nicht korrigierbar ist. Zur Zeit der physiologischen Pubertät, also etwa im 12.–13. Lebensjahr, wird eine Substitutionsbehandlung mit Östrogen begonnen. Man gibt 0,02–0,05 mg Ethinylöstradiol zunächst für 4–6 Wochen kontinuierlich und geht dann auf eine zyklische Behandlung über (3 Wochen Medikation, eine Woche Pause). Auf diese Weise kann eine uterine Blutung („Regel") induziert werden, was auch die psychologische Situation positiv beeinflußt. Empfehlenswerter ist die Verwendung eines Sequenzpräparats, wie es ansonsten zur Ovulationshemmung benutzt wird. Der Gestagenanteil derartiger Präparate gewährleistet eine sichere sekretorische Umwandlung und Abstoßung des Endometrium, was im Hinblick auf beobachtete Korpuskarzinome nach langjähriger Östrogengabe besonders wichtig ist.

Die östrogenen Hormone bewirken natürlich auch eine Entwicklung der Brustdrüsen, der kleinen Labien, der Vagina und des Uterus. Die Sekundärbehaarung nimmt deutlich zu (s. auch Kap. 4 und Kap. 13).

2–3 Jahre vor der Östrogen-Gestagen-Substitution wird die Gabe von Oxandrolon, einem anabolen Steroid empfohlen. Es wurden ein günstiger Effekt auf die Endlänge [132], eine signifikante Beschleunigung der Wachstumsrate [133, 134] und der Wachstumsprognose [133] berichtet. Ein Anstieg des Quotienten Längenalter zu Knochenalter wurde ebenfalls als positiver Effekt des Oxandrolons gedeutet [135]. Oxandrolon wurde in einer Dosis von 0,07–0,125 mg/kg KG und Tag verabreicht. Schließlich wurde auch die kombinierte Behandlung mit Oxandrolon und Wachstumshormon empfohlen [136], die der Behandlung mit Oxandrolon oder Wachstumshormon allein überlegen sein soll. Da die Behandlungsversuche z.T. nur über einen begrenzten Zeitraum durchgeführt wurden, ist eine abschließende

Tabelle 12.5. Genetisch bedingte Syndrome ohne chromosomale Aberrationen

- Bloom-Syndrom [137, 138]
- Cornelia-de-Lange-Syndrom
- Dubowitz-Syndrom
- Smith-Lemli-Opitz-Syndrom
- Hutchinson-Gilford-Syndrom (Progerie)
- Mulibrey-(muscle-liver-brain-eye) Syndrom
- Seckel-Syndrom
- Rothmund-Thomson-Syndrom [139, 140]
- Kenny-Syndrom (autosomal-*dominant*) [141]
- Noonan-Syndrom

Wertung dieser Ergebnisse z. Z. nicht möglich; insbesondere bleibt die Frage offen, ob eine derartige Therapie die Endlänge der Patientinnen mit Turner-Syndrom de facto verbessern kann.

Autosomale Deletion
Unzureichendes Längenwachstum ist auch ein charakteristisches Symptom bei einigen syndromhaften Entitäten, denen eine autosomale Deletion zugrunde liegt. Zu nennen sind das Cri-du-chat-Syndrom (partielle Deletion des kurzen Arms des Chromosoms 5), das Wolf-Syndrom (Deletion am kurzen Arm des Chromosoms 4) und Deletionen des langen Arms der Chromosomen 18 und 21.

12.3.2.1.2 Genetisch bedingte Syndrome ohne chromosomale Aberrationen

Eine Reihe klinischer Entitäten ohne numerische oder strukturelle Chromosomenanomalie ist autosomal-rezessiv, in einigen Fällen auch autosomal-dominant vererbbar. Frequenz und klinisches Bild sind sehr variabel. Die Wachstumsstörung beginnt pränatal und ist obligates Symptom des jeweiligen Syndroms. In Tabelle 12.5 sind einige Beispiele derartiger Syndrome aufgelistet, wobei Literaturhinweise auf jüngste Arbeiten verweisen. Eine Übersicht über Syndrome mit Endokrinopathien gibt Kap. 21. Ansonsten sei nochmals auf die spezielle Literatur verwiesen.

Das *Noonan-Syndrom* ist die differentialdiagnostisch wichtigste Entität zum Turner-Syndrom. Ursprünglich wurde dieses Syndrom als „männliches Turner-Syndrom" bezeichnet, da man die charakteristischen morphologischen Dysmorphien des Turner-Syndroms bei männlichen Patienten fand. Diese Bezeichnung war irreführend, weil immer ein normaler Karyotyp vorliegt und eine Gonadendysgenesie im Sinne derjenigen beim Turner-Syndrom nicht beobachtet wird. Das Noonan-Syndrom kommt nach Passarge [142] mit einer Frequenz von 1:1000 bis 1:5000 vor.

Es wird offenbar autosomal dominant vererbt, falls eine einheitliche Art der Übertragung für alle Fälle vorausgesetzt wird und keine genetische Heterogenität besteht [143–147]. Die Ätiologie ist unbekannt.

Klinische Symptome mit sehr unterschiedlicher Ausprägung und Kombination sind [143, 146, 148–156]:

- Minderwuchs,
- fakultative Dysmorphien wie beim Turner-Syndrom,
- Vitium cordis (Pulmonalstenose, Septumdefekte),
- Anomalien der Nieren,
- intestinale Lymphangiektasien,
- Spina bifida,
- Taubheit,
- Lageanomalie der Testes bei Knaben,
- Verzögerung der Pubertätsentwicklung/Hypogonadismus
- stark variable Grenzen der Intelligenzentwicklung mit durchschnittlichem Mittelwert.

Endokrinologisch können sich je nach Ausprägung des primären Hypogonadismus entsprechende Befunde ergeben. Beweisende Laborparameter (auch anderer Art) sind nicht bekannt. Ebenso gibt es keine ätiotrope *Therapie*, die symptomatisch sein muß (Herzfehler, Kryptorchismus, Hypogonadismus), s. auch Abb. 12.1.

12.3.2.1.3 Speicherkrankheiten

Von der Beeinträchtigung des Längenwachstums her kann man die Speicherkrankheiten sowohl der Gruppe der Glykogenosen als auch der Lipid- und Sphingolipidthesaurismosen unter die polysymptomatsichen Minderwuchssyndrome subsumieren. Es handelt sich zumeist um erbliche Stoffwechselleiden. Allerdings bestimmt die jeweilige Speicherkrankheit mit ihrer speziellen Pathologie den klinischen Verlauf; die Wachstumsstörung ist zwar häufiges bis obligates, aber nosologisch nur begleitendes Symptom.

12.3.2.2 Exogene Ursachen intrauteriner Wachstumsstörungen

Ätiopathogenetisch sehr unterschiedliche Faktoren führen zu mangelhafter intrauteriner Entwicklung, speziell auch des Längenwachstums. Dabei kann die auslösende Schädigung den Embryo bzw. Feten direkt treffen oder sie wirkt über den mütterlichen Organismus ein. Hierbei wiederum können plazentare Fehlfunktionen und andere mütterliche Faktoren unterschieden werden. Tabelle 12.6 stellt die wichtigsten Ursachen für eine intrauterine Hypotrophie zusammen.

Die *Alkoholembryofetopathie* hat in den letzten Jahren besondere Aufmerksamkeit gefunden. Es liegen ausführliche klinische Beschreibungen

12. Pathophysiologie und Klinik des gestörten Längenwachstums 391

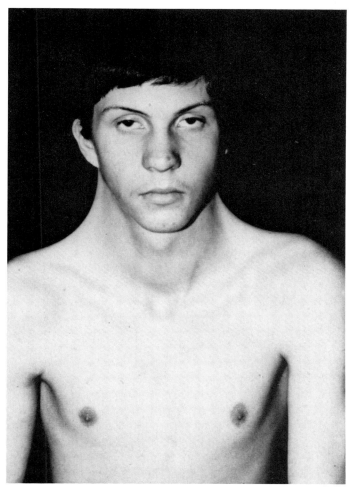

Abb. 12.1. Patient mit Noonan-Syndrom

und tierexperimentelle Beiträge vor [157–168]. Die Beobachtung, daß Kinder mit einer Alkoholembryofetopathie gehäuft und z.T. gefährliche bakterielle Infekte haben, wurde kürzlich im Sinne einer Immuninsuffizienz experimentell begründet [166]. Über angeborene Herzfehler berichteten Sandor et al. [167]. Meist liegen Ventrikelseptumdefekte vor, es finden sich aber auch zahlreiche andere, z.T. schwere Fehlbildungen. Bei der entwicklungsneurologischen Untersuchung fanden sich gehäuft Defizite der Feinmotorik und Koordination. Psychopathologische Befunde wurden im Sinne eines psychoorganischen Syndroms gedeutet [168].

Auch der Nikotinabusus ist trotz zahlreicher Warnungen vor gesundheitlichen Schäden nach wie vor erheblich und damit besonders auch in der Schwangerschaft eine wichtige Noxe für das ungeborene Kind ([169], dort auch jüngere Literaturübersicht).

Tabelle 12.6. Ursachen intrauteriner Hypotrophie. (Nach Bierich [82])

1. Direkt wirkende Ursachen

- Mehrfachschwangerschaft
- Röntgenstrahlen
- Zytostatika
- Virusinfektionen

2. Über den mütterlichen Organismus wirkende Ursachen

a) Plazentare Fehlfunktionen

- Anatomische Fehlbildungen
- Abnormale Insertion der Nabelschnur
- Multiple Mikroinfarkte
- Stoffwechselstörungen
- Kollagenisation

b) Mütterliche Faktoren

- Minderwuchs
- Vorangegangene Geburten von "small for date babies"
- Nierenerkrankungen
- Präeklampsie
- Blutungen
- Wehen vor der 34. Schwangerschaftswoche
- Nikotinabusus
- Alkoholabusus

12.3.2.3 Andere Syndrome

Die hier aufgeführten Zustandsbilder sind keine systematische Gruppe. Ihre gemeinsame Auflistung ergibt sich aus der Tatsache, daß sie den bisher angesprochenen bzw. definierten Gruppen mit Minderwuchs nicht oder nicht sicher zugeordnet werden können, daß sie aber praktisch regelmäßig mit einer deutlichen bis erheblichen Störung des Längenwachstums einhergehen. Die Auswahl beschränkt sich auf 4 klinisch bekannte und keineswegs seltene Syndrome.

Das *Silver-Russel-Syndrom* zeigt folgende typische Symptome:

- erheblicher Minderwuchs (small for date),

- großer Kopf („Pseudohydrozephalus"),

- kleiner Mund mit herabhängenden Mundwinkeln,

- Asymmetrie der Körperhälften,

- Klino- und Brachydaktylie V,

- Unterentwicklung von Fett- und Muskelgewebe.

Das *Prader-Labhard-Willi-Syndrom* (PLW-Syndrom) ist ein eindrucksvolles klinisches Syndrom, das in der Regel von einer massiven Adipositas geprägt wird. Die Ätiologie ist nicht bekannt. Diskutiert wird eine hypotha-

12. Pathophysiologie und Klinik des gestörten Längenwachstums 393

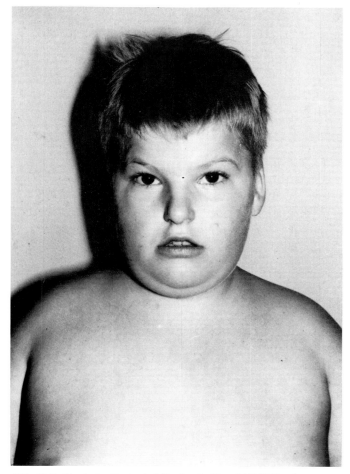

Abb. 12.2. Typische Fazies bei Prader-Labhard-Willi-Syndrom

lamische Störung, insbesondere auch des sog. Sättigungszentrums. Im Tierexperiment zeigte das pankreatische Polypeptid (PP) eine mildernde Wirkung auf die Hyperphagie bei genetischer Adipositas, so daß eine Wirkung des PP auf die Appetitkontrolle diskutiert wird. Bei PLW-Patienten fand man das pankreatische Polypeptid nach Testmahlstimulation erniedrigt [170].

Folgende Symptome des Syndroms sind charakteristisch (Literatur s. [171–176]):

– myatonische Phase im Säuglingsalter,
– Klein- bis Minderwuchs,
– ab 2. Lebensjahr zunehmende Adipositas bei zwanghafter Polyphagie,

- charakteristische Fazies,
- unterdurchschnittliche bis erheblich mangelhafte Intelligenzentwicklung,
- meist freundlich heiteres, gutmütiges, bis auf den Eßzwang gut steuerbares Verhalten,
- bei Knaben: Hypogenitalismus, insbesondere Skrotalhypoplasie, häufig testikuläre Lageanomalien,
- fehlende bis unvollständige Pubertätsentwicklung,
- endokrinologisch:
    a) komplexer Hypogonadismus [174, 176]
    b) erhöhte Diabetesinzidenz im 2. Lebensjahrzehnt beginnend,
    c) erniedrigte Stimulationswerte für pankreatisches Polypeptid [170].

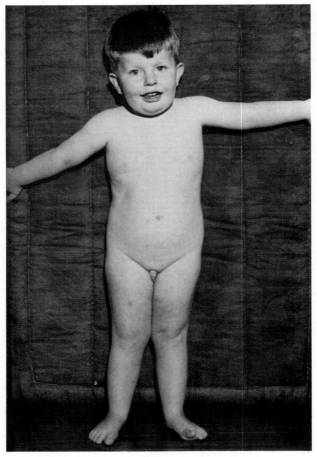

Abb. 12.3. Patient mit Prader-Labhard-Willi-Syndrom; typischer Gesichtsausdruck, noch moderate Adipositas, Hypogenitalismus

Die Abb. 12.2, 12.3 zeigen einige klinische Charakteristika.

Ein degeneratives Syndrom ebenfalls unbekannter Ätiologie ist das *Laurence-Moon-Bardet-Biedl-Syndrom* mit Fettsucht, Retinitis pigmentosa, Debilität, Poly- bis Syndaktylie. Fakultativ können ein primärer oder auch sekundärer Hypogonadismus auftreten. Taubheit und eine diabetische Stoffwechsellage wurden als zusätzliche Symptome beschrieben [177].

Auch ungeklärt ist das Syndrom des sog. *Pseudo-Pseudohypoparathyreoidismus*, bei dem lediglich die Dysmorphien des Pseudohypoparathyreoidismus (s. Kap. 7) gefunden werden.

12.4 Endokrin bedingte Wachstumsstörungen

12.4.1 Wachstumshormonmangel

Patienten mit endokrin bedingtem Minderwuchs stellen nur einen kleinen Teil der Kinder und Jugendlichen, die wegen einer Wachstumsstörung vorgestellt werden. Fehlt Wachstumshorm (GH) oder wird es in unzureichender Menge produziert, entsteht regelmäßig eine schwere Wachstumsverzögerung. Tabelle 12.7 gibt eine Übersicht über die verschiedenen Formen und Ursachen des Wachstumshormonmangels.

Sporadische oder hereditäre GH-Mangelzustände mit oder ohne zusätzliche Ausfälle anderer Hypophysenvorderlappenhormone werden unter der Bezeichnung „hypophysärer Minderwuchs", im internationalen Schrifttum „hypopituitary dwarfism", zusammengefaßt. Die erhebliche Verlangsa-

Tabelle 12.7. Formen und Ursachen des Wachstumshormonmangels (GH-Mangel)

1. Isolierter GH-Mangel
1.1 Sporadisch
1.2 Hereditär
1.3 Passager
1.4 Sekundär

   1.4.1 Unbehandelte Hypothyreose
   1.4.2 Cushing-Syndrom
   1.4.3 Steroid-Therapie

1.5 Resistenz der Peripherie; inaktives GH?

2. GH-Mangel in Kombination mit Ausfällen anderer troper Hormone des HVL
2.1 Sporadisch
2.2 Hereditär

3. GH-Mangel bei Erkrankungen des ZNS
3.1 Tumoren
3.2 Nach entzündlichen Erkrankungen
3.3 Posttraumatisch
3.4 Nach Radiatio
3.5 Bei Fehlbildungen und syndromhaften Entitäten
3.6 Im Rahmen von Systemkrankheiten

mung des Längenwachstums kann sich schon im ersten Lebensjahr bemerkbar machen, was allerdings die Ausnahme ist. Zumeist wird der zunehmende Längenmaßrückstand erst im 2. oder 3. Lebensjahr deutlich, was bisher nicht ausreichend erklärt werden kann.

12.4.1.1 Ätiologie, Häufigkeiten, Klinik

Patienten, bei denen später ein hypophysärer Minderwuchs festgestellt wird, kommen in der Regel mit normalem Geburtsmaß zur Welt. Auffallend ist jedoch, daß in einem hohen Prozentsatz Geburtskomplikationen bestanden haben, wobei es sich im wesentlichen um Beckenendlagen und instrumentelle Entbindungshilfen handelt [178–182]. Bierich [178] gibt 62% derartiger Geburtskomplikationen in seinem Patientengut an; Rona u. Tanner [183] geben in 30%, Ranke et al. [184] in 42% instrumentelle Geburtshilfen inklusive Sectiones caesareae (5–6,6%) an. Auch andere praenatale Faktoren wie sehr lange oder sehr kurze Wehenphasen, intrapartale Asphyxie u. ä. spielen eine Rolle [182].

In unserem Patientengut fanden sich in 40% der Fälle Zangenentbindungen und in weiteren 10% Entbindungen mit Hilfe der Saugglocke. Die noch oft benutzte Bezeichnung „idiopathischer" hypophysärer Minderwuchs wird bereits durch diese Erfahrungen relativiert. Zumindest bei anamnestisch nachweisbarer Geburtskomplikation ist eine traumatische Schädigung als Ursache der hormonellen Insuffizienzen naheliegend. 80% unserer Patienten mit nach üblicher Definition „idiopathischem hypophysärem Minderwuchs" *und* belasteter Geburtsanamnese hatten zusätzlich eine hypothalamische Hypothyreose. Wir sprechen deshalb bei Kindern mit GH-Mangel, hypothalamischer Hypothyreose und mit durch Beckenendlage und instrumentelle Hilfen kompliziertem Geburtsverlauf von einem geburtstraumatischen hypophysären Minderwuchs [185].

Bei dieser Gelegenheit soll angemerkt werden, daß die Bezeichnung *hypophysärer* Minderwuchs zwar eingeführt ist, es sich jedoch ganz vorrangig um eine sekundäre Hypophysenvorderlappeninsuffizienz handelt, die durch eine mangelhafte Bildung hypothalamischer Releasinghormone zustande kommt. Primäre hypophysäre Defekte sind ungleich seltener [186–189].

Klinisch führt das stark verlangsamte Längenwachstum innerhalb von 1–2 Jahren zu einer auffälligen Unterlänge. Liegen zuverlässige Meßdaten aus früheren Untersuchungen vor, kann die *Wachstumsrate* berechnet werden; sie liegt meist zwischen 2 und 3 cm. Das *aktuelle Längenmaß* befindet sich in der Regel mindestens 3 Standardabweichungen unterhalb der 50. Perzentile, die standardisierte Normabweichung [1], auch SDS, ist kleiner als −3,0.

$$\text{SDS} = \frac{\text{Länge des Patienten} - \bar{x}^{\text{Länge}} \text{ für chronologisches Alter}}{\text{Standardabweichung für chronologisches Alter}}$$

---

1 Standardisierte Normabweichung = „standard deviation score", SDS

Das *Knochenalter* ist bei isoliertem GH-Mangel meist etwas geringer retardiert als das Längenalter, bei zusätzlicher sekundärer bzw. tertiärer Hypothyreose deutlicher rückständig. Erst recht gilt dies bei älteren Patienten mit assoziiertem Gonadotropinmangel und entsprechend fehlender Pubertätsentwicklung.

Bei Patienten mit Wachstumshormonmangel besteht oft eine moderate *Adipositas*. Es ist anzunehmen, daß sie durch die fehlende lipolytische Wirkung des GH entsteht. Darüber hinaus fallen oft kleine Hände und Füße auf; der Gesichtsausdruck wirkt auch bei älteren Patienten mehr oder weniger kleinkindhaft. Gröbere Änderungen der *Körperproportionen* bestehen zwar nicht, genauere anthropometrische Untersuchungen zeigen jedoch moderate Abweichungen (relativ großer Kopfumfang, biachromiale Weite < Beckenbreite). Einzelne Parameter können auf einen bestimmten Typ des GH-Defekts hinweisen [190]. Knaben sind häufiger betroffen als Mädchen (Ratio 2,8, s. [184]).

Die psychische Situation von Patienten mit Minderwuchs wird oft als weniger wichtig angesehen, vor allem, wenn wie beim hypophysären Minderwuchs eine Behandlung möglich ist. Neuere Untersuchungen zeigten, daß bei standardisierter Beurteilung 44% die 90. Perzentile eines „overall index of behavioral difficulty" erreichen oder überschritten. Die Patienten klagten vermehrt über körperliche Beschwerden, sie zeigten schizoide, aggressive sowie depressive Verhaltensmuster. Sie haben allgemein ein höheres Risiko, emotional und hinsichtlich ihrer Ausbildung nachteilige Entwicklungen durchlaufen zu müssen [191].

Der *isolierte* Wachstumshormonmangel, sei er sporadisch oder hereditär, wird bei etwa 20–30% der Patienten mit hypophysärem Minderwuchs gefunden. Über sekundär entstehende Formen und „inaktives GH" s. 11.4.3, 12.1.5, 12.4.1.2. Ein *GH-Mangel mit zusätzlichen Ausfällen* anderer HVL-Hormone ist in allen Kombinationen möglich. Etwas häufiger als der isolierte GH-Mangel selbst ist die Kombination mit zusätzlicher Insuffizienz der thyreotropen Funktion (GH plus TSH) und die Kombination GH plus TSH plus LH/FSH. Ein ACTH-Mangel ist vergleichsweise selten; er kann aber schon aus anamnestischen Angaben vermutet werden, wenn anfallsartige Ereignisse im Sinne von Hypoglykämien berichtet werden. Wir fanden ihn bei 10% unserer Patienten mit „idiopathischem" GH-Mangel.

Das klinische Bild wird durch kombinierte Insuffizienzen zusätzlich geprägt. Ein TRH- bzw. TSH-Mangel führt zu einer meist milden sekundären bzw. tertiären Hypothyreose, so daß sich eindrucksvolle Ausfallerscheinungen nicht bemerkbar machen, zumindest ist dies die Ausnahme. Die klinische Ungewißheit erfordert grundsätzlich, laborchemisch nach einer *Hypothyreose* zu fahnden. Oft tritt sie sogar erst nach Beginn der GH-Substitution meßbar zu Tage. Röntgenologisch ist, wie oben erwähnt, das Knochenalter stärker als das Längenalter retardiert, selten sind Perthes-ähnliche Femurkopfveränderungen zu finden.

Eine *Insuffizienz der Gonadotropininkretion* ist *vor* der Pubertät klinisch nicht zu diagnostizieren und zunächst nur von theoretischer Bedeutung. Zur Zeit der physiologischen Pubertät macht sich der Gonadotropinmangel als *hypogonadotroper Hypogonadismus* bemerkbar. Gonadales und genitales Wachstum wie auch die Entwicklung anderer sekundärer Merkmale bleiben aus. Dies gilt auch für die im wesentlichen adrenal bedingte Pubesentwicklung. Offenbar ist beim hypophysären Minderwuchs mit Gonadotropindefizit auch die Adrenarche beeinträchtigt. Man nimmt an, daß die Gonadenhormone eine permissive Funktion auf ein hypothetisches hypophysäres Adrenarchehormon haben, das speziell die adrenalen Androgene stimuliert.

Generell gilt, daß die insuffiziente Bildung der HVL-Hormone unterschiedlich stark ausgebildet sein kann. Dies bedeutet, daß bei partiellem Gonadotropinausfall die Pubertät durchaus beginnen kann, sie verläuft aber verlangsamt und bleibt unvollständig. Bei verhältnismäßig spätem Behandlungsbeginn kann aufgrund des retardierten Knochenalters auch beim isolierten GH-Mangel eine deutliche Verzögerung der Reifeentwicklung eintreten.

Bei *mangelhafter ACTH-Sekretion* wird die Nebennierenrinde unzureichend stimuliert. Da sie eine konstante Basalsekretion auch ohne Stimulation aufrecht erhält, bleiben in der Regel Addison-artige Krisen aus. Anamnetisch wird allerdings oft über eine körperliche Leistungsminderung berichtet, die Kinder sind rascher erschöpft und weniger belastbar als ihre gleichaltrigen gesunden Gefährten. Die bei einigen Patienten bestehende Neigung zu Hypoglykämien ist kein sicherer Hinweis für eine sekundäre adrenale Insuffizienz, da sie auch durch den GH-Mangel selbst („diabetogene" Wirkung des GH) bedingt sein können.

12.4.1.2 Diagnose, Differentialdiagnose, endokrinologische Beweisführung

Die Diagnose des hypophysären Minderwuchses ist bei Kindern schon im Vorschulalter klinisch möglich. Es sollte heute keine Patienten mehr geben, bei denen die Erkrankung erst wegen der fehlenden Reifeentwicklung im 2. Lebensjahrzehnt diskutiert bzw. erkannt wird. Unbehandelte Patienten wachsen übrigens jahrzehntelang, erreichen aber nie durchschnittliche Erwachsenenlängen, sondern maximal etwa 140 cm. Bei Patienten mit zusätzlichem Gonadotropindefekt erklärt der fehlende Synergismus zwischen GH- und Sexualhormonen dieses Phänomen zumindest teilweise (s. auch 11.4.3). Die Wachstumsrate solcher Patienten ist nach dem 20. Lebensjahr nur noch minimal.

Die guten therapeutischen Möglichkeiten machen eine möglichst frühzeitige *differentialdiagnostische Sicherung* der Diagnose notwendig. Vor allem beim isolierten Wachstumshormonmangel bleiben oft Zweifel bei der klinischen Unterscheidung von anderen Minderwuchsformen, häufigen Varianten des Wachstumsmusters und sonstigen Wachstumsstörungen. Der familiäre Minderwuchs oder ausgeprägte Formen der konstitutionellen Entwicklungsverzögerung (s. 11.4.3 und 11.4.5.1) bringen klinisch-differentialdiagnostische Probleme.

Bei Patienten mit sekundärem GH-Defekt stehen meist andere Leitsymptome im Vordergrund, wie bei der primären Hypothyreose, dem Cushing-Syndrom und bei Steroidbehandlung in pharmakologischen Dosen. Bei Patienten mit primärer Hypothyreose und solchen mit erheblicher Fettsucht müssen negative oder unzureichende GH-Stimulationstests besonders zurückhaltend interpretiert werden. Bei der primären Hypothyreose ist ein insuffizienter GH-Response erst nach Thyroxinsubstitution zu wiederholen, bevor ernsthaft ein primärer GH-Mangel diskutiert wird. Bisher ist eine derartige Kombination nicht bekannt geworden.

Ein biologisch inaktives, immunologisch aber reagibles GH vermutete Laron bei Patienten mit klinischen Zeichen eines GH-Mangels [191a, 191b]. Weitergehende Untersuchungen zeigten dann, daß bei diesen Kindern in der Regel ein Somatomedinmangel vorliegt [191b].

Erkrankungen des ZNS wurden z.T. schon erörtert (s. 12.2.5). Hinzuweisen ist noch auf GH-Mangelzustände bei Fehlbildungen des ZNS, vornehmlich im Rahmen syndromhafter Entitäten (Beispiel: De-Morsier-Syndrom [192]). Auch die anderen in Tabelle 12.7 unter Punkt 3 genannten Ursachen für Erkrankungen des ZNS sind durch Anamnese oder Primärbefunde charakterisiert.

Bei jedem Patienten hat die *hormonanalytische Beweisführung* besondere Bedeutung. Das heißt in keinem Fall, endokrinologische Untersuchungen routinemäßig an den Beginn der Diagnostik zu stellen. In Tabelle 12.8 sind die Standarduntersuchungsmethoden und die jeweils zu messenden Parameter zusammengestellt. Grundsätzlich sollten zwei verschiedenartige Testanordnungen für die Beurteilung der GH-Stimulierbarkeit verwendet werden, da bei jeder Testanordnung mit bis zu 10% „normal non responders" zu rechnen ist. Einzelbestimmungen der basalen GH-Konzentration sind wenig brauchbar. Sie schließen einen GH-Mangel mit ziemlicher Wahrscheinlichkeit aus, wenn sie über dem Minimalwert liegen, der nach Stimulation zu fordern ist (über 15 I E/ml bzw. > 7,5 ng/ml). Dies kann gelegentlich bereits durch den psychischen Streß im Rahmen der Blutabnahme hervorgerufen werden.

Die in Tabelle 12.8 dargestellten Standardtests erlauben bis auf wenige Grenzfälle eine klare Diagnose. Zusätzlich zu den Standardtests werden individuell indiziert durchgeführt der Lysin-Vasopressin-Test (ACTH-Mangel, Differentialdiagnose hypophysäre/hypothalamische Läsion) und der Metopirontest (ACTH-Reserve, s. auch Kap. 4). Andere Testmethoden zur Untersuchung der GH-Stimulierbarkeit sind mit der Gabe von L-Dopa [193–195], Clonidin [196], α-MSH und der Gabe einer Proteinmahlzeit [197] beschrieben worden. Auch Testkombinationen werden angewandt [198, 199]. Als Screening ist eine intensive körperliche Belastung, standardisiert mittels Fahrradergometer, brauchbar (GH-Messung vor und nach 10minütiger Belastung, Treffsicherheit 65%; s. [200]).

Als nichtmedikamentös induzierte und sensitive Methode wurde die Beobachtung der spontanen nächtlichen GH-Peaks sowie von Kortisolsekretionsspitzen (Beurteilung der ACTH-Sekretion) mitgeteilt [201]. Während normale Probanden 2–3 GH-Sekretionsphasen mit Peakwerten zwischen 18 und mehr als 30 ng/ml zeigten, wurde bei GH-insuffizienten Patienten nur eine Sekretionsphase mit einem Peakwert von 1–5 ng/ml gefunden.

Tabelle 12.8. Standardtests zur Diagnostik bei hypophysärem Minderwuchs

Testbezeichnung	Testdesign	Parameter	Normalreaktion	Reaktion bei hypophysärem Minderwuchs
Insulintoleranz-test (ITT)	0,15 IE/kg KG Alt-Insulin i.v. Blutproben: −15, 0, 10, 20, 30, 60, 90, 120, 180 min. Halbe Insulindosis bei Verdacht auf Hypoglykämien!	1. Wahre Glukose i.S. 2. Immunreaktives HGH i.S. 3. Kortisol i.S.	1. Abfall < 50% des Ausgangswertes, der nach 90 min wieder erreicht ist 2. Anstieg auf > 7,5 ng/ml 3. Anstieg auf > 20 mcg%	1. Über 90 min anhaltende, sich nur zögernd ausgleichende Hypoglykämie (< 60 mg%) 2. Kein meßbarer oder a) nur geringer Anstieg bis max. 4 µE/ml = „fehlendes" HGH; b) Anstieg auf Werte zwischen 4 und 7 ng/ml = „relativer" (partieller) HGH-Mangel
Argininprovoka-tionstest (APT)	0,5 g/kg KG Argininhydrochlorid 10%ig (max. 30 g) i.v. in 250 ml physiol. NaCl-Lösung Blutproben bei 0, 10, 20, 30, 45, 60 min	Immunreaktives HGH i.S.	Wie ITT	Wie ITT
Propranolol-Glukagon-Test (PGT)	0,75 mg/kg KG Propranolol oral, 2 h vor Testbeginn; 0,05 mg Glukagon i.m. Blutproben bei 0, 60, 120, 150, 180 min.	1. Immunreaktives HGH i.S. 2. Kortisol i.S. 3. Wahre Glukose i.S.	1. Wie ITT 2. Wie ITT 3. Anstieg auf max. + 100% des Ausgangswertes	1. Wie ITT 2. Wie ITT 3. relativ geringer Anstieg
TRH-Test	100 µg TRH/m² KOF als Bolusinjektion i.v. Blutabnahmen nach 0, 10, 20, 45, 60 min	1. TSH i.S. in allen Proben 2. basal: T_4; T_3; TBG; evtl. T_3-Uptaketest; freies T_4;	Anstieg des immun-reaktiven TSH auf Maximalwert nach 20 min 16,5±8,4 µE/ml	a) Bei primärem Schaden in Hypophyse: kein qualifiz. Anstieg b) Bei Schädigung im hypothalamischen Bereich: verzögerter, gelegentlich überhöhter Anstieg. Maximalwert nach 45 min c) Bei isoliertem HGH-Mangel normal
GnRH-(LHRH-) Test	25 µg/m² KOF LHRH als Bolus i.v. Blutabnahme wie bei TRH-Test	Geschlechts- und altersabhängig, s. Kap. 13		a) Kein oder nur minimaler Anstieg; b) Subnormaler Anstieg (partieller Gonadotropindefekt) c) Normalreaktion

Auch die spontane Kortisolsekretion war trotz normalen Metopirontests erheblich erniedrigt, bei normalen Probanden fanden sich Peakwerte von 20–50 µg% bei 3–4 Sekretionsperioden, bei Patienten mit hypophysärem Minderwuchs nur Peakwerte von 8–11 µg%. Diese Untersuchungen sprechen dafür, daß eine moderate ACTH-Insuffizienz ohne unmittelbare klinische Konsequenzen möglicherweise häufiger vorkommt, als sie durch die üblichen dynamischen Tests ermittelt wird.

Führen die verschiedenen Möglichkeiten zur Dokumentation eines GH-Mangels nicht zu einem eindeutigen Ergebnis, kann der metabolische Effekt exogen verabreichten Wachstumshormons die Situation klären helfen. Die Stickstoffretention ist bei GH-Mangelzuständen nach Gabe von Wachstumshormon deutlich stärker als bei gesunden Probanden [202]. Der ursprünglich beschriebene Test ist von der Züricher Arbeitsgruppe inzwischen modifiziert worden; durch Verwendung des stabilen Isotops ^{15}N kann die diagnostisch relevante Stickstoffbilanz in kürzerer Zeit und ohne Diät studiert werden. Man kann auch den akuten Anstieg von Somatomedin C nach 10tägiger normierter GH-Gabe als Kriterium für eine erfolgversprechende GH-Therapie nutzen [203]. Bei dieser Studie ergaben sich auch Hinweise für die Existenz eines immunreaktiven, biologisch aber inaktiven endogenen GH [203]. SM-C wurde radioimmunologisch gemessen. In einer anderen Arbeit [204] wurde bei einer vergleichbaren Messung von SM-C als RIA und Somatomedinbestimmung mittels Radiorezeptorassay (Plazentarmembran) eine Differenz zugunsten der Radiorezeptorbestimmung gefunden, was dahingehend gedeutet wird, daß der SM-C-Radioimmunoassay wahrscheinlich nur eines von mehreren GH-abhängigen Somatomedinpeptiden mißt. Diskrepanzen dieser Art fanden sich auch in anderem Zusammenhang (s. 12.2.4).

Andere metabolische Parameter (freie Fettsäuren, Enzymaktivitäten, Konzentration bestimmter Aminosäuren u. a.) haben in der Diagnostik keine nennenswerte Bedeutung erlangt [205–209].

12.4.1.3 Therapie

Ist die Diagnose eindeutig, wird unverzüglich mit der Therapie begonnen. Sie besteht in der Gabe von Wachstumshormon. Bei Insuffizienz mehrerer HVL-Hormone müssen die Hormone der jeweiligen Zieldrüsen (Schilddrüse, Gonaden, Nebennierenrinde) verabreicht werden, da die Behandlung mit TSH und Gonadotropinen als Dauerbehandlung nicht möglich bzw. praktikabel ist, insbesondere, weil die Ursache der Inkonstanz ihrer Wirkung noch nicht ausreichend untersucht ist. Gleiches gilt für die in den meisten Fällen ätiotrope Therapie mit hypothalamischen hypophysiotropen Hormonen. Eigene Untersuchungen mit oralem TRH und mit HCG sowie andere Untersucher weisen anhand von Einzelaspekten auf die komplexe Problematik hin [210–212].

Wachstumshormon ist artspezifisch. Daher kommt für die Behandlung nur menschliches Wachstumshormon in Frage, das z.Z. extraktiv aus menschlichen Hypophysen gewonnen wird. Die Synthese des Wachstumshormons, das aus einer unverzweigten Kette von 191 Aminosäuren mit 2

Disulfidbrücken besteht, ist zwar bis zur Sequenz von 188 Aminosäuren gelungen [213], jedoch besitzt dieses Molekül noch nicht die vollständige biologische Aktivität des originären GH [214]. Neue Möglichkeiten bieten gentechnische Verfahren (Umkodierung von Kolibakterien, die dann humanes GH produzieren); sie stehen z. Z. noch nicht für eine breitere Anwendung zur Verfügung.

Über die Therapie mit extraktivem HGH, das heute in hochgereinigter Form vorliegt, gibt es inzwischen sehr umfangreiche Erfahrungen [179, 180, 184, 190, 197, 209, 215–243].

Sie gelten fast ausschließlich den Beobachtungen bei hypophysärem Minderwuchs. Versuche, HGH auch bei anderen Wachstumsstörungen einzusetzen (Achondroplasie, familiärer Minderwuchs, intrauterine Wachstumsverzögerung u. a.) sind z. T. nur vereinzelt und ohne systematisches Konzept durchgeführt worden oder betreffen das in Kap. 11 erörterte Problem des passageren GH-Mangels. Bis zur ausreichenden und preiswerten Verfügbarkeit von menschlichem Wachstumshormon ist unter den Fachleuten kein Zweifel, daß eine Wachstumshormontherapie nur bei methodisch einwandfrei nachgewiesenem GH-Mangel in Frage kommt.

Von den im Handel befindlichen Präparaten (in der Bundesrepublik Deutschland: Crescormon, Grorm und Nanormon) werden nach abgeschlossener Diagnostik wöchentlich 6 bis 8 IE/m² KOF in 2 i. m. Injektionen gegeben. Die Dosis kann auch nach dem Modus 0,1 IE/kg KG und 3mal wöchentlicher Gabe berechnet werden. Andere Applikationsformen (subkutane Gabe – „higher integrated GH-concentrations" [215a]; subkutane Infusion – „sustained increase in GH levels" [215]) werden in der Literatur empfohlen.

Die Wachstumsrate nimmt unter der Behandlung rasch zu und übersteigt die knochenalterbezogene normale Rate teilweise erheblich; dies ist insbesondere im 1. Jahr der Behandlung der Fall, wo die Längenzunahme bis zu 15 cm betragen kann. Dieses sog. Aufholwachstum (catch up) pendelt sich vom 2. Jahr der Behandlung an auf normale Werte ein. In einigen Fällen kann eine adäquate Wachstumsrate erst durch eine Steigerung der GH-Dosis auf 12–20 IE/Woche erreicht werden. Besonders Patienten mit partiellem Wachstumshormonmangel zeigen diese Reaktion.

Die GH-Gabe fördert die Skelettreifung auch bei jahrelanger Therapie in physiologischem Ausmaß [216], baut das übermäßig entwickelte Fettgewebe ab und führt zusätzlich durch seinen anabolen Effekt zur vermehrten Bildung von Muskulatur. Der Erfolg der GH-Behandlung ist nicht bei jedem Patienten gleich. Er hängt im Mittel deutlich vom Alter des Patienten bei Therapiebeginn ab; je jünger das Kind ist, um so ausgiebiger ist die Steigerung der Wachstumsrate [209].

Bei einigen Patienten kommt es zur Bildung von Antikörpern gegen das zugeführte GH. Der Nachweis von Antikörpern bedeutet indessen nicht unbedingt, daß die therapeutische Wirkung des GH nachläßt. Hohe Titer blockieren sie jedoch oft vollständig. Die Erfahrung, daß beim Wechsel auf eine andere Charge des Präparats oder auf ein anderes Fabrikat die Wachstumsrate wieder ansteigt, spricht für fakultative Probleme bei der

Herstellung des injizierbaren Wachstumshormons. Individuelle Faktoren spielen offenbar eine zusätzliche Rolle.

Die begrenzte Verfügbarkeit von Wachstumshormon und die Tendenz zur Antikörperbildung hat zahlreiche Überlegungen belebt, die Therapie zu modifizieren. Bereits 1973 berichteten Kirkland et al. [217] über eine *erfolgreiche intermittierende Gabe von HGH*, die die Wachstumsrate verdoppelte. McGillivray et al. [218] sahen eine signifikant höhere Wachstumsrate bei *Kombination der HGH-Therapie (0,05–0,1 IE/kg KG, 3mal wöchentlich) mit einem Androgen* (Fluoxymesteron, 2,5 mg/m² KOF täglich); allerdings schritt das Knochenalter in einer 6monatigen therapiefreien Nachbeobachtungsphase mäßig rascher fort als das Längenalter, eine Beobachtung, die nach Anabolikabehandlung stets zu berücksichtigen ist.

Von anderer Seite [219] wurde der Effekt einer *intermittierenden, Lowdose-HGH-Therapie unter gleichzeitiger Gabe von Fluoxymesteron* beobachtet. Die Wachstumsrate lag im ersten Jahr dieser Behandlung bei Patienten mit idiopathischem GH-Defekt bei 6,4 cm. Das Knochenalter schritt nur 0,57 Jahre und geringer als das Längenalter fort. Bei dieser Therapieform wird über 1 Jahr nur etwa ⅓–⅙ der sonst üblichen HGH-Menge verbraucht, ohne daß ein nachteiliger Effekt erkennbar geworden wäre. In einer weiteren Untersuchung mit einer *Kombinationsbehandlung von HGH und Oxandrolon* wird der Schluß gezogen, daß die zusätzliche Gabe eines anabolen Steroids im 1. Jahr keinen Vorteil bringt, vom 2. Jahr an jedoch eine nützliche Ergänzung des therapeutischen Regimes trotz nennenswerter individueller Unterschiede im Skelettalterprogress darstelle [220]. Eine einmalige wöchentliche Gabe von 2,5 IE HGH (= 130 IE/Jahr/Patient) und die routinemäßige substitutive Gabe von Thyroxin im 1. Jahr der Therapie führte zu einem deutlich rascheren Wachstum [221] als bei einem mit Fluoxymesteron zusätzlich behandelten Kollektiv der oben genannten Autoren [219] und zu einer gleichartigen Wachstumsrate wie bei einem Kollektiv der US Collaborative Study [222], das mit 0,06 IE/kg KG 3mal wöchentlich (= 312 IE/Jahr) behandelt wurde. Die Thyroxinmedikation wird mit den Wirkungen des HGH auf die verschiedenen Schilddrüsenhormonparameter begründet [223–230]. Zur Zeit kann man allerdings die verschiedenen Modifikationen der GH-Therapie nicht abschließend bewerten.

Ist bei einem Patienten ein kombinierter Mangel an HVL-Hormonen bestätigt worden, ist die Behandlung des TSH- und ACTH-Defizits sofort einzuleiten. Praktisch geht man so vor, daß unter Kontrolle der einschlägigen Labordaten mit L-Thyroxin und/oder Hydrocortison substituiert wird. Richtdosen für L-Thyroxin sind 75–100 µg/m² KOF, für Hydrocortison 5–15 mg/m² KOF und Tag. Die wachstumshemmende Wirkung höherer Steroiddosen ist stets zu bedenken. So muß ein ACTH-Mangel gut dokumentiert sein und die Hydrocortisonersatzdosis möglichst niedrig gehalten werden.

Bei Patienten mit Gonadotropinmangel werden Testosteron bzw. Östrogene gegeben, wenn die Reifeentwicklung eingeleitet werden soll. Der richtige Termin für den Beginn der Sexualhormontherapie läßt sich aus dem Knochenalter ablesen. „Pubertätsreife" besteht bei einem Knochenalter von 11–11½ Jahren beim Mädchen und 12–12½ Jahren beim Knaben. Da das Knochenalter, außer bei sehr frühem Behandlungsbeginn, meist retardiert ist, wird die Pubertät vom chronologischen Alter her gesehen verspätet einzuleiten sein. Damit gewinnt man Zeit für das Längenwachstum, das nach Beginn der Sexualhormongabe den typischen pubertären Wachstumsschub durchläuft und später durch den Schluß der Epiphysenfugen schnell beendet wird. In diesem Zusammenhang ist noch einmal an den Synergismus zwischen Wachstumshormon und Androgenen zu erinnern.

Die Behandlung mit Sexualhormonen sollte einschleichend mit kleinen Dosen geschehen. Testosteron gibt man zunächst i.m., 50 mg Testosteronproprionat Depot alle 14 Tage für 6 Wochen, dann 2 Monate lang 100 mg, ebenfalls alle 2 Wochen und anschließend 250 mg Depot Testosteronoenantat alle 3–4 Wochen. Auch die orale Behandlung mit Testosteronundekanoat (2–6 Kapsel à 40 mg/Tag) bewährt sich [244–249].

Östrogene werden als Ethinylöstradiol, als natürliche konjugierte Östrogene oder als Östradiolvalerianat gegeben. Nach 2- bis 3monatiger niedrig dosierter Einleitung (Ethinylöstradiol 0,02–0,04 mg/Tag, konjugierte Östrogene 0,3–0,6 mg täglich, Östradiolvalerianat 1–2 mg täglich) sollte man auf eine zyklische Gabe übergehen (3 Wochen Östrogene, 1 Woche Pause). Zusätzliche Gestagengaben in der 4. Woche sichern eine sekretorische Umwandlung des Endometriums und eine prompte Abbruchblutung.

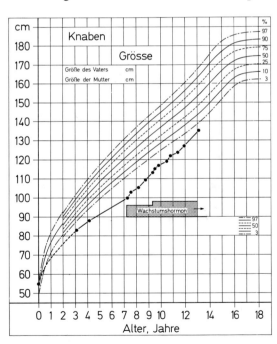

Abb. 12.4. Hypophysärer Minderwuchs. Normale Geburtslänge; Entwicklung eines zunehmenden Minderwuchses. Nach Beginn der Wachstumshormonbehandlung normale bis langfristig überdurchschnittliche Wachstumsrate mit stetiger Verringerung des Längenmaßdefizits gegenüber der Altersgruppe

Die Therapie mit humanem FSH und LH wäre natürlich wesentlich adäquater. Zur Zeit sind erst einige eng begrenzte Möglichkeiten in dieser Richtung gegeben. Vielleicht läßt sich auf diese Weise auch die Fertilität der Patienten mit multiplen HVL-Ausfällen erreichen. Sie ist unter der dargestellten Substitutionstherapie nicht zu erwarten, während sich das Sexualleben normal entwickeln kann. Natürlich gilt dies nur für Patienten mit Gonadotropindefizit. Patienten mit isoliertem GH-Mangel oder kombinierten Insuffizienzen ohne Gonadotropinausfall entwickeln eine normale endogene Pubertät, die allerdings ebenso vom pubertätsgerechten Knochenalter abhängt. Untersuchungen über die Wirkung von HGH auf die endogene GH-Sekretion, SM, LH, FSH, TSH, Prolaktin und ACTH in einem die dynamischen Testmöglichkeiten kombinierenden Verfahren sind von Kastrup et al. und von Eskildsen et al. (gleiche Arbeitsgruppe) in zwei Mitteilungen dargestellt worden [198, 199].

Abbildung 12.4 zeigt den Verlauf der Wachstumskurve eines Patienten mit GH-Mangel vor und nach Beginn der Therapie.

12.4.2 Hypothyreose (s. Kap. 3)

12.4.3 Adrenale Erkrankungen (s. Kap. 4)

12.4.4 Gonadale Funktionsstörungen (s. Kap. 5)

12.4.5 Pubertas praecox vera (s. Kap. 14)

12.5 Primärer Somatomedinmangel

Die essentielle Bedeutung der Somatomedine für den Wachstumsvorgang und die enge funktionelle Verflechtung mit dem Wachstumshormon wurden in verschiedenen Zusammenhängen dargestellt. Zum primären Somatomedinmangel bei „Laron-Minderwuchs" s. 12.4.1.2. Vergleichbare Patienten sind inzwischen mehrfach beschrieben worden (s. [250]). Die Kinder kommen mit unterdurchschnittlichem Längenmaß zur Welt und bieten ansonsten alle Befunde eines ausgeprägten Hyposomatotropismus. Eine Behandlung mit Wachstumshormon bringt keinen wachstumsfördernden Effekt. Dies zeigt, daß es sich um ein generelles Nichtansprechen der Somatomedinregeneration auf GH handelt.

12.6 Krankhafter Hochwuchs

In Kap. 11 wurde der familiäre (idiopathische) Hochwuchs als häufigste vom Arzt zu beurteilende Hochwuchsform besprochen. Im Gegensatz zu dieser u.U. als Extremvariante imponierende, nicht jedoch als krankhafte Störung aufzufassende Form übermäßigen Wachstums gibt es einige kli-

Tabelle 12.9. Krankhafte Formen übermäßigen Längenwachstums

1. Hypophysärer Riesenwuchs/Akromegalie

2. Sekundäre Formen

- bei Pubertas praecox
- bei androgenorientierten Tumoren (Nebennierenrinde, Gonaden)
- bei kongenitaler Nebennierenrindenhyperplasie (AGS)
- bei Anabolika- oder Androgengaben
- Hyperthyreose

3. Syndromhafte Entitäten

- Marfan-Syndrom
- Wiedemann-Beckwith-Syndrom
- Homozystinurie
- XYY-Syndrom
- Sotos-Syndrom

---

nisch wichtige krankhafte Ursachen für ein übermäßiges Längenmaß, z.T. im Rahmen syndromhafter Entitäten. Tabelle 12.9 gibt eine Auflistung dieser krankhaften Hochwuchsformen. Mit Adipositas einhergehende Überlängen, früher als „Adiposogigantismus" bezeichnet, sind Ausdruck einer durch den Nahrungsluxuskonsum hervorgerufenen Stimulation anaboler Stoffwechselprozesse. Es handelt sich hier nicht um eine eigenständige Entität; zum Problem Adipositas s. Kap. 18.

12.6.1 Endokrine Störungen

Endokrine Störungen als Ursache eines Hochwuchses ergeben sich meist aus den in Tabelle 12.9 aufgeführten sekundären Formen. Die anderen Ursachen sind relativ selten.

12.6.1.1 Gigantismus, Akromegalie

Der hypophysäre Riesenwuchs kann nur vor Abschluß des Längenwachstums (Epiphysenschluß) entstehen. Nach vollständigem Epiphysenschluß kommt es zur Akromegalie mit typischer Beteiligung der Füße, Hände, des Kinns (Akren). Zugrunde liegt eine Wachstumshormonüberproduktion aus einem eosinophilen Granulom des Hypophysenvorderlappens. Ursächlich kommen auch hypothalamische Tumoren bzw. Funktionsstörungen in Betracht [251–253]. Neben den klinischen Zeichen des übermäßigen Wachstums findet man erhöhte Werte für Wachstumshormon, die bei Größenordnungen über 100 µE/ml beweisend und über 50 µE/ml suspekt sind. Dabei kann es zu erheblichen Fluktuationen der Einzelwerte kommen, die auch in den Normalbereich absinken können. Meist finden sich keine schlafinduzierten Sekretionssteigerungen, auch ist der Wachstumshormonspiegel in der Regel nicht durch eine Hyperglykämie zu supprimieren. Auch paradoxe Reaktionen, z.B. nach Gabe von L-Dopa (Abfall statt Anstieg des Wachstumshormonspiegels) kommen vor.

Der bei diesen Patienten beobachtete stimulierende Effekt von TRH auf die Wachstumshormonkonzentration ist ungeklärt.

Die hervorragenden Fortschritte der Mikrochirurgie lassen die Entfernung eines hypophysären Adenoms als die Methode der Wahl erscheinen. Alternativ kommen radiologische Verfahren in Betracht.

12.6.1.2 Pubertas- und Pseudopubertas praecox

Die in Tabelle 12.9 als sekundär bezeichneten krankhaften Formen des übermäßigen Wachstums sind, von der Hyperthyreose abgesehen, ausschließlich durch Prozesse bedingt, die eine gesteigerte Bildung bzw. Zufuhr von Steroidhormonen des C_{18}- bzw. C_{19}-Typs hervorrufen. Es kommt zu einer inadäquaten Beschleunigung der Wachstumsrate, die relativ rasch zu einer relativen Überlänge in der Altersgruppe führt. Gleichzeitig entsteht ein Skelettalterprogreß, der letztlich dazu führt, daß sich die Wachstumsprognose rasch verschlechtert (sekundärer Klein- bis Minderwuchs). Einzelheiten siehe Kap. 4, 5, 14 und 19.

12.6.1.3 Hyperthyreose (s. Kap. 3)

12.6.2 Krankhafte Hochwuchssyndrome

Von den syndromhaften Entitäten mit übermäßigem Längenwachstum werden im folgenden 4 Beispiele kurz angesprochen.

12.6.2.1 Marfan-Syndrom

Das Marfan-Syndrom (Synonym: Arachnodaktylie) gehört in die Gruppe der Bindegewebserkrankungen. Es handelt sich um ein genetisch determiniertes Fehlbildungssyndrom mit autosomal dominantem Erbgang. Klinisch bestehen extreme Magerkeit mit kaum entwickelter Muskulatur, stark vermindertem Fettgewebe und funktioneller Minderwertigkeit anderer bindegewebiger Strukturen. Typisch sind mit unterschiedlicher Frequenz eine Trichterbrust, Skoliosen, ein „Linsenschlottern", eine aortale Dilatation. Eine ätiotrope Therapie gibt es natürlich nicht. Symptomatische Maßnahmen, ggf. auch eine hormonelle Hochwuchsbehandlung, können die individuelle Situation z.T. deutlich bessern. Ein neuerer Übersichtsartikel stammt von Pyeritz u. McKusick [254].

12.6.2.2 Wiedemann-Beckwith-Syndrom

Als Synonym hat sich eine die Kardinalsymptome beschreibende Abkürzung eingebürgert: Exomphalus-Makroglossie-Gigantismus-Syndrom = EMG-Syndrom. An weiteren pathologischen Besonderheiten sind zu nennen eine Vergrößerung von Nieren und Leber, häufig findet sich eine Naevus flammeus im Gesichtsbereich. Auch sind Hemihypertrophie und intraabdominelle Tumoren (Nebennierenrindenkarzinom, Wilms-Tumor, Hepatoblastom und Gonadoblastom) beobachtet worden [255].

12.6.2.3 Homozystinurie

Bei der Homozystinurie handelt es sich um eine erbliche Stoffwechselkrankheit mit vermehrter Harnausscheidung von Homozystin. Da es mehrere Krankheiten mit diesem Symptom gibt, wird als Homozystinurie in der Regel die Erkrankung mit Zystationinsynthetasedefekt angesprochen. Sie ist autosomal rezessiv vererbbar und kann zu Hirnschäden führen. Eine Ähnlichkeit mit dem Marfan-Syndrom besteht durch eine gewisse Arachnodaktylie und ein „Linsenschlottern" bis zur Linsenektopie. Letztere kann zu weitergehenden ophthalmologischen Komplikationen führen. Eine Aktivitätsbestimmung der Zystationinsynthetase in einer Amnionzellkultur ermöglicht eine Pränataldiagnose [256, 257].

12.6.2.4 XYY-Syndrom

Bei diesem mit einer Frequenz von ca. 1:1000 der Lebendgeborenen auftretenden gonosomalen Trisomie imponiert klinisch die z.T. deutlich überdurchschnittliche Körperlänge. Die Hodenentwicklung und ihre endokrine Funktion sind normal.

12.6.2.5 Sotos-Syndrom

Typische Merkmale sind ein dolichozephaler Schädel und eine betonte Stirnpartie, große Ohren und relativ grob modellierte Gesichtszüge. Meist finden sich ein Hypertelorismus mit nach unten verzogenen Lidspalten, ein hoher Gaumen und in über 80% unverhältnismäßig große Hände und Füße. Variabel sind eine leichte mentale Retardierung und unterschiedlich ausgeprägte neurologische Symptome.

Endokrinologisch sind keine systematischen Abweichungen bekannt; Wachstumshormon und Somatomedin werden normal gefunden. In 14% der Fälle ist eine verminderte Glukosetoleranz festzustellen. Unmittelbare therapeutische Möglichkeiten ergeben sich nicht.

Literatur

1. Leiber B, Olbrich G (1966) Die klinischen Syndrome, Bd 1 und 2. Urban & Schwarzenberg, München Berlin Wien
2. Spranger J, Langer LO, Wiedemann HR (1974) Bone dysplasias; an atlas of constitutional disorders of skeletal development. Fischer, Stuttgart
3. McKusick VA (1972) Heritable disorders of connective tissue, 4th edn. Mosby, St. Louis
4. Smith DW (1976) Recognitable pattern of human malformations. Genetic, embryologic and clinical aspects, 2nd edn. Saunders, Philadelphia London Toronto
5. Groll A, Preece MA, Candy DCA, Tanner JM, Harries JT (1980) Short stature as the primary manifestation of celiac disease. Lancet 2:1097
6. Kirschner BS, Voinchet O, Rosenberg IH (1978) Growth retardation in inflammatory bowel disease. Gastroenterology 75:504

12. Pathophysiologie und Klinik des gestörten Längenwachstums

7. McCaffery TD, Nasr K, Lawrence AM, Kirsner JB (1970) Severe growth retardation in children with inflammatory bowel disease. Pediatrics 45:386
8. Kelts DG, Grand RJ, Shen G, Watkins JB, Werlin SL, Boehme C (1979) Nutritional basis of growth failure in children and adolescents with Crohn's disease. Gastroenterology 76:720
9. National Cooperative Crohn's Disease Study (NCCDS) (1977) Gastroenterology 73:1133
10. National Cooperative Crohn's Disease Study (NCCDS) (1978) Gastroenterology 74:1100
11. National Cooperative Crohn's Disease Study (NCCDS) (1979) Gastroenterology 76:1250
12. Grand RJ, Homer DR (1975) Approaches to inflammatory bowel disease in childhood and adolescence. Pediatr Clin North Am 22:835
13. Homer DR, Grand RJ, Colodny AH (1977) Growth, course and prognosis after surgery for Crohn's disease in children and adolescents. Pediatrics 59:717
14. Riecken ED (1978) Erkrankungen des Dünn- und Dickdarms. Urban & Schwarzenberg, München Wien Baltimore (Klinik der Gegenwart, Bd. 10)
15. Harms HK, Bertele RM (1981) Die Therapie des Morbus Crohn im Kindesalter. Monatsschr Kinderheilkd 129:139
16. Schmitz-Moormann P (1981) Pathologische Anatomie und Histologie des Morbus Crohn. Monatsschr Kinderheilkd 129:127
17. Young WF, Pringle EM (1971) 110 children with celiac disease. Arch Dis Child 46:421
18. Young WF, Swain VAJ, Pringle EM (1969) Long term prognosis after main resection of small bowel in early infancy. Arch Dis Child 44:465
19. Schussheim A (1972) Protein-loosing enteropathies in children. Am J Gastroenterol 58:124
20. Roy CC, Silverman A, Conzetto FJ (1975) Pediatric clinical gastroenterology, 2nd edn. Mosby, St. Louis
21. Wiedemann E, Schwartz E, Purokit A, Valencia S, Sanchez J (1974) Impaired somatomedin generation in alcoholic liver cirrhosis. Clin Res 22:483 A
22. Levine LS, Wiedemann E, Saenger P, Schwartz E, New MI (1976) Low somatomedin activity and lack of response to human growth hormone in glycogen storage disease. Pediatr Res 10:341
23. Saenger P, Schwartz E, Markenson AL, Graziano JH, Levine LS, New MI, Hilgartner MW (1980) Depressed serum somatomedin activity in beta-thalassemia. Pediatr 96:214
24. Betts PR, Magrath G (1974) Growth pattern and dietary intake of children with chronical renal insufficiency. Br Med J II:189
25. Broyer M, Kleinknecht C, Loirat C, Marti-Henneberg C, Ray MP (1974) Growth in children treated with long term hemo-dialysis. J Pediatr 84:642
26. Chesney R, Moorthy AV, Eismarne JA, Jax DK, Mazess RB, DeLuca HF (1978) Increased growth after long-term oral 1,25-vitamin D in childhood renal osterdystrophy. N Engl J Med 298:238
27. Schärer K (1978) Growth in children with chronic renal failure. Kidney Int [Suppl 8] 13:68
28. Kleinknecht C, Broyer M, Gagnadoux MF (1980) Growth in children treated with longterm dialysis; a study of 76 patients. Adv Nephrol 9:133
29. Feldhoff Ch (im Druck) Wachstumsstörungen bei Nierenerkrankungen. In: Stolecke H (Redaktion) Pädiatrische Endokrinologie. Springer, Berlin Heidelberg New York (Pädiatrie – Fort- und Weiterbildung)
30. Daughaday WH, Herrington AC, Phillips LS (1975) The regulation of growth by endocrines. Am Rev Physiol 37:211
31. Bergstrom WH, Gardner LI (1980) Metabolic disorders with bone lesions. In: Vaugham VC, McKay RJ, Nelson WE (eds) Nelson textbook of pediatrics. IInd edn. Saunders, Philadelphia London Toronto
32. Offermann G, Herrath D, Schaefer K von (1974) Serum 25-hydroxycholecalciferol in uremia. Nephron 13:269
33. Schmidt-Gayk H, Schmidt W, Grawunder C et al. (1977) 25-Hydroxy-vitamin-D in nephrotic syndrome. Lancet II:105
34. Cooke RE, Boyden DG, Haller E (1960) The regulatulation of acidosis and growth retardation. J Pediatr 57:326

35. Nash MA, Torrado AD, Greifer I, Spitzer A, Edelman CM (1972) Renal tubular acidosis in infants and children. J Pediatr 80:738
36. Wiedemann E, Ackad AS, Schwartz E, Saenger P, Lewy JE (1973) Proceedings 55th Annual Meeting of the endocrine Society
37. Saenger P, Wiedemann E, Schwartz E et al. (1974) Somatomedin and growth after renal transplantation. Pediatr Res 8:163
38. Bala RM, Hankins C, Smith GR (1975) A somatomedin assay using normal rabbit cartilage in clinical studies. Can J Physiol Pharmacol 53:403
39. Takano K, Hall K, Ritzen M, Iselins L, Sievertsson H (1976) Somatomedin A in human serum determined by radio receptor assay. Acta Endocrinol (Copenh) 82:449
40. Schiffrin A, Guyda H, Robitaike P, Possner B (1978) Increased plasma somatomedin reactivity in chronic renal failure as determined by acid gel filtration and radio-receptor assay. J Clin Endocrinol Metab 46:511
41. Spencer EM, Uthne KO, Arnold W (1979) Elevated somatomedin A by radioreceptor assay in children with growth retardation and chronic renal insufficiency. In: Giordano G, Wyk JJ van, Minuto F (eds) Somatomedin and growth. Academic Press, London New York, p 341
42. Van Wyk JJ Discussion remarks to Spencer et al. In: Giordano G, Wyk JJ van, Minute F (eds) Somatomedin and growth. Academic Press, London New York, p 346
43. Stuart M, Lazarus L, Hayes J (1974) IRCS Libr Compend 2:1102
44. Bozovic L, Bostrom J, Bozovic M, Ludvin L (1975) Inhibition of $^{35}SO_4$ incorporation by a fraction of normal urine. Acta Endocrinol (Copenh) Suppl 199:177
45. Mehls D, Ritz E, Gilli G, Kreusser W (1978) Growth in renal failure. Nephron 21:237
46. Ijaiya K (1979) Pattern of growth hormone response to insulin, arginine and haemodialysis in uraemic children. Eur J Pediatr 131:185
47. Penissi AJ, Costin G, Phillips LS, Malekzadeh MM, Uittenbogaart C, Ettenger RB, Fine RN (1979) Somatomedin and growth hormone studies in pediatric renal allograft recipients. Am J Dis Child 133:950
48. Jones RWA, El Bishti MM, Bloom SR et al. (1980) The effects of anabolic steroids on growth, body composition and metabolism in boys with chronic renal failure on regular hemodialysis. J Pediatr 97:559
49. Thomsett MJ, Conte FA, Kaplan SL, Grumbach MM (1980) Endocrine and neurologic outcome in childhood craniopharyngioma: Review of effect of treatment in 42 patients. J Pediatr 97:728
50. Andler W (1979) Endokrinologische Untersuchungen bei zentralnervösen Erkrankungen im Kindesalter und tierexperimentelle Untersuchungen zur suprasellären Raumforderung. Habilitationsschrift, Universität Essen
51. Laron Z, Pertzelan A, Kiwity S, Livneh-Zirinisky M, Keret R (1976) Growth without growth hormone: Myth or fact. Convegno Internationale di Endocrinologia Pediatrica, Pacini, Pisa, p 131
52. Kenny EM, Iturelta NF, Mintz D, Drash A, Garies LJ, Susen A, Ascary HA (1968) Iatrogenic hypopituitarism in craniopharyngerma; unexplained catch-up growth in three children. J Pediatr 72:766
53. Thomsett MJ, Conte FA, Kaplan SL, Grumbach MM (1980) Endocrine and neurologic outcome in childhood craniopharyngeoma: Review of effect of treatment in 42 patients. J Pediatr 97:728
54. Grant DB, Hambley J, Becker D, Pimstone BL (1973) Reduced sulphation factor in undernourished children. Arch Dis Child 48:596
55. Van den Brande JL, Du Caju MVL (1973) Plasma somatomedin activity in children with growth disturbances. In: Raiti S (ed) Advances in human growth research. DHEW Publ. No (NIH) 74–612, US Government Printing Office, Washington, p 98–115
56. Pimstone B, Shapiro B (1979) Somatomedin in human and experimental protein energy malnutrition. In: Giordano G, Wyk JJ van, Minuto F (eds) Somatomedins and growth. Academic Press, London New York p 325
57. Rappaport R, Prevot C, Czernichow P (1979) Somatomedin activity in children with growth retardation with special reference to nutrition. In: Giordano G et al. (eds) Somatomedins and growth. Academic Press, London New York, p 302

12. Pathophysiologie und Klinik des gestörten Längenwachstums

58. Krieger I, Mellinger RC (1971) Pituitary function in the deprivation syndrome. J Pediatr 79:216
59. Frasier SD, Rallison ML (1972) Growth retardation and emotional deprivation: Relative resistance to treatment with human growth hormone. J Pediatr 80:603
60. Steinhausen H-C, Wallis H, Horn W (1974) Psychosozialer Minderwuchs, ein Fallbericht. (Dort auch ältere Basisliteratur). Monatsschr Kinderheilkd 122:872
61. Neufeld G (1979) Endocrine abnormalities associated with deprivational dwarfism and anorexia nervosa. Paediat Clin N Amer 26:199
62. Frantz AG, Rabkin MT (1964) Human growth hormone. N Engl J Med 271:1375
63. Hartog M, Gaafar MA, Fraser R (1964) Effect of corticosteroid on serum growth hormone. Lacet II:376
64. Root AW, Rosenfield RL, Bongiovanni AM, Eberlein WR (1967) The plasma growth hormone response to insulin induced hypoglycemia in children with retardation of growth. Pediatrics 39:844
65. Morris HG, Jargensen JR, Jenkins SA (1968) Plasma growth hormone concentrations in corticosteroid-treated children. J Clin Invest 47:427
66. Daly JR, Glass D (1971) Corticosteroid and growth hormone response to hypoglycemia in patients on long term treatment with corticotropin. Lancet I:476
67. Pantelakis SN, Sinaniotis CA, Sbirakis S, Ikkos D, Doxiadis SA (1972) Night and day growth hormone levels during treatment with corticosteroids and corticotrophin. Arch Dis Child 47:605
68. Elders MJ, Wingfield BS, McNatt ML, Clarke JS, Hughes ER (1975) Glucocorticoid therapy in children. Am J Dis Child 129:1393
69. Loeb JN (1978) Corticosteroids and growth. N Engl J Med 295:547
70. Shalet SM, Beardwell CG, Morris-Jones PH, Pearson D (1975) Pituitary function after treatment of intracranial tumors in children. Lancet II:104
71. Shalet SM, Beardwell CG, Harris BM, Pearson D, Morris Jones PH (1978) Growth impairment in children treated for brain tumors. Arch Dis Child 53:491
72. Shalet SM, Beardwell CG, McFarlane IA, Morris Jones PH, Pearson D (1977) Endocrine morbidity in adults treated with cerebral irradiation for brain tumors during childhood. Acta Endocrinol (Copenh) 84:673
73. Dacou-Voutetakis C, Haidas S, Zannos-Mariolea L (1975) Letter: Radiation and pituitary function in children. Lancet II:1206
74. Price DA, Shalet SM, Beardwell CG, Hann IM, Morris-Jones PH (1978) Serum somatomedin activity in children with acute lymphoblastic leukemia. Pediatr Res 12:159
75. Mühlendahl KF von, Gadner H, Riehm H, Helge H, Weber B, Müller-Hess R (1976) Endocrine function after antineoplastic therapy in 22 children with acute lymphoblastic leucaemia. Helv Pediatr Acta 31:463
76. Mott M, Ballimore J (1978) Late effect of prophylactic cranial radiation for childhood ALL. X[th] meet of the SIOP, Brüssel, 1978, Abstr 99
77. Schuler D, Gács G, Révész T, Koós R, Keleti J (1980) Hypophysenfunktion und Wachstum bei Kindern unter Leukämiebehandlung. Monatsschr Kinderheilkd 128:773
78. Shalet SM, Price DH (1981) Correspondence: Effect of treatment of malignant disease on growth in children. Arch Dis Child 56:235
79. Griffin NK, Wadsworth J (1981) Comment to Shalet and Price: Arch Dis Child 56:235
80. Rosenfeld RG, Hintz RL (1980) Normal somatomedin and somatomedin receptors in achondroplastic dwarfism. Horm Metab Res 12:76
81. Xanthakos U, Rejent MM (1973) Achondrogenesis: Case report and review of the literature. J Pediatr 82:658
82. Bierich J-R (1976) Primordial dwarfism: Etiology, pathogenesis, differential diagnosis. Convegno internationale di endocrinologia pediatrica pag. 153, Pacini, Pisa 1976
83. Prader A (1978) Allgemeines über Wachstum und Entwicklung. In: Labhart A (Hrsg) Klinik der inneren Sekretion. Springer, Berlin Heidelberg New York, p 1005
84. Rethoré MO (in press) Structural variations of chromosome 21 and symptoms of Down-syndrome. Hum Genet
85. Lindsjö A (1974) Down syndrome in Sweden. Acta Paediatr Scand 63:571

86. Mikkelsen M, Fischer G, Stene J, Stene E, Petersen E (1976) Incidence study of Down syndrome in Copenhagen 1960–1971 with chromosome investigation. Ann Hum Genet 40:177
87. Lowry RB, Jones DC, Renwick DHC, Trimble BK (1976) Down syndrome in British Columbia 1952–1973: Incidence and mean maternal age. Teratology 14:29
88. Evans JA, Hunter AGW, Hamerton JL (1978) Down syndrome and recent demographic trends in Manitoba. J Med Genet 15:43
89. Stene J, Fischer G, Stene E, Mikkelsen M, Petersen E (1977) Paternal age effect in Down syndrome. Ann Hum Genet 40:299
90. Stene J, Stene E (1977) Statistical methods for detecting a moderate paternal age effect on incidence of disorder when a maternal one is present. Ann Hum Genet 40:343
91. Matsunage E, Tonomura A, Oishi H, Kikuchi Y (1978) Reexamination of paternal age effect in Down syndrome. Hum Genet 40:259
92. Erickson JD (1978) Down syndrome, paternal age, maternal age, and birth disorder. Ann Hum Genet 41:289
93. Stene J (1979) Vateralter-Effekt. In: Murken JD, Stengel-Rutkowski S (Hrsg) 14. Inf.-Blatt über die Dokumentation der Untersuchungen im Rahmen des Schwerpunkt-Programmes Praemature Diagnostik genetisch bedingter Defekte. Deutsche Forschungsgemeinschaft, München
94. Lamson SH, Cross PK, Hook EB, Regal R (1980) On the inadequacy of quinquennial data for analyzing the paternal age effect of Down's syndrome rates. Hum Genet 55:49
95. Harlap S, Davies M (1978) The pill and birth: The Jerusalem study, part 1 and 2. Contract NDI-HD-4-2853, National Institute of Child Health and Development, Bethesda
96. Lejeusse J, Prieur M (1979) Contraceptifs oraux et trisomie 21. Etude retrospective des sept cent trente cas. Ann Genet (Paris) 22:61
97. Ferguson-Smith MA (1976) Prospective data on risk of Down syndrome in relation to maternal age. Lancet II:252
98. Polani PE, Alberman E, Berry AE, Blunt S, Singer JD (1976) Chromosome abnormalities and maternal age. Lancet II:516
99. Hecht F, Magenis RE, Lyons RB, Thomson H (1966) Translocations in the D_1 trisomy syndrome. Ann Genet (Paris) 9:155
100. Polani PE (1970) The incidence of chromosomal malformations. Proc R Acad Med (Lond) 63:50
101. Kosenow W, Pfeiffer RA (1971) In: Opitz H, Schmid F (Hrsg) Geschichte der Kinderheilkunde, Physiologie und Pathologie der Entwicklung. Springer, Berlin Heidelberg New York (Handbuch der Kinderheilkunde, Bd 1/1, S 679)
102. Heuft G, Fink M, Böhm N (1980) Pätau-Syndrom: Trisomie 13. Med Welt 31:545
103. Passarge E (1979) Elemente der klinischen Genetik. Fischer, Stuttgart New York
104. Uchida I, Summitt RL (1979) Chromosomes and their abnormalities. In: Nelson WE, Vaugham VC III, McKay RI Jr, Behrmann RE (eds) Textbook of pediatrics, 11th edn. Saunders, Philadelphia London, p 366
105. Boué J, Boué IA, Lazar P (1975) Retrospective and prospective epidemiological studies of 1500 karyotyped spontaneous human abortions. Teratology 12:11
106. Carothers AD, Frackiewicz A, de Mey R et al. (1980) A collaborative study of the aetiology of Turner syndrome. Ann Hum Genet 43:355
107. Dunlap DB, Aubry R, Louro JM (1972) The occurence of the 45,X Turner's Syndrome in sisters. J Clin Endocrinol 34:491
108. Kajii T, Ohama K (1979) Inverse maternal age effect in monosomy X. Hum Genet 51:147
109. Race RR, Sanger R (1969) Xg and sex-chromosome abnormalities. Br Med Bull 25:99
110. Singh RP, Carr DH (1967) The anatomy and histology of X0 human embryos and fetuses. Anat Rec 155:369
111. Brook CGD, Mürset G, Zachmann M, Prader A (1974) Growth in children with 45, X0 Turner's syndrome. Arch Dis Child 49:789
112. Berghoff R, Rüdiger RA, Passarge E (1976) Zytogenetische und klinische Befunde bei Verdacht auf Turner-Syndrom. Dtsch Med Wochenschr 101:532
113. Stanescu V, Stanescu R, Szirmai JA (1972) Microchemical analysis of human tibial growth cartilage in various forms of dwarfism. Acta Endocrinol (Copenh) 69:659

12. Pathophysiologie und Klinik des gestörten Längenwachstums

114. Wolf U, Fraccaro M, Mayerová A, Hecht T, Zuffardi O, Hameister H (1980) Turner-syndrome patients are H-Y-positive. Hum Genet 54:315
115. Vernant P, Corone P, de Grouchy J, de Gennes JL, Emerit I (1966) Le coeur dans le syndrome de Turner-Ullrich. Arch Mal Coeur 59:850
116. Nora JJ, Torres FG, Sinka AK, McNamara DG (1970) Characteristic cardiovascular anomalies of X0 Turner syndrome, XX and XY phenotype and X0/XX Turner mosaic. Am J Cardiol 25:639
117. Asch AJ (1979) Turner's syndrome occurring with Horner's syndrome seen with coarctation of the aorta and aortic aneurysma. Am J Dis Child 133:827
118. Litvak AS, Rousseau TG, Wrede LD, Mabry CC, McRoberts JW (1978) The association of significant renal anomalies with Turner's syndrome. J Urol 129:671
119. Money J, Alexander D (1966) Turner's syndrome: Further demonstration of the presence of specific cognitional deficiencies. J Med Genet 3:47
120. Zyblin W (1969) Chromosomale Aberrationen und Psyche. Bibl Psychiatr Neurol (Basel) Nr. 140
121. Mürset G (1975) persönl. Mitteilung
122. Buchsbaum MS, Henkin RI (1980) Perceptual abnormalities in patients with chromatin negative gonadal dysgenesis and hyposomatropic hypogonadism. Inter J Neuroscience 11:201
123. Illig R, Tolksdorf M, Mürset G, Prader A (1975) LH- and FSH response to synthetic LHRH in children and adolescents with Turner's and Klinefelter's syndrome. Helv Paediatr Acta 30:221
124. Boyar RM, Ramsey J, Chipman J, Fevre M, Madden J, Marks J (1978) Regulation of gonadotropin secretion in Turner's syndrome. N Engl J Med 298:1328
125. Laczi F, Julesz J, Janáky T, László FA (1979) Growth hormone reserve capacity in Turner's syndrome. Horm Metab Res 11:664
126. Franks RC (1971) Turner's syndrome with X0/XX mosaicism and normal puberty. Am J Dis Child 79:1035
127. Lock JP, Henry G, Gottin R, Betz G (1979) Spontaneous feminization and menstrual function developing during puberty in Turner's syndrome. Obstet Gynecol 54:496
128. Kratzsch V, Andler W, Schmidt A (1981) Spontane Pubertätsentwicklung beim Turner-Syndrom. 1. Europ. Symp. für Kinder- und Jugendgynäkologie, München; Poster No 18
129. Bahner F, Schwarz G, Hienz HA, Walter K (1960) Turner-Syndrom mit voll ausgebildeten sekundären Geschlechtsmerkmalen und Fertilität. Acta Endocrinol (Copenh) 35:397
130. Reyes FI, Koh KS, Faiman C (1976) Fertility in women with gonadal dysgenesis. Am J Obstet Gynecol 126:668
131. King CR, Magenis E, Benett S (1978) Pregnancy and the Turner-syndrome. Obstet Gynecol 52:617
132. Rosenbloom AL, Frias JL (1973) Oxandrolone for growth promotion in Turner's syndrome. Am J Dis Child 125:385
133. Heidemann P, Stubbe P, Beck W (1979) Oxandrolone treatment for growth promotion in Turner's-syndrome. Lect. 18. Ann. Meeting Europ Soc Paediat Endocrinology, paper 62/14, Ulm
134. Urban MD, Lee PA, Dorst JP, Plotnick LP, Migeon CJ (1979) Oxandrolone therapy in patients with Turner' syndrome. J Pediatr 94:823
135. Stanke N, Willig RP (1979) Effects of Oxandrolone in Turner's-syndrome. Lect. 18. Ann. Meeting Europ Soc Paediatr Endocrinology, paper 63/15, Ulm
136. Rudman D, Goldsmith M, Kutner M, Blackston D (1980) Effect of growth hormone and oxandrolone single and together on growth rate in girls with X chromosome abnormalities. J Pediatr 96:132
137. Rodermund O-E, Hansmann D (1978) Das Bloom-Syndrom; Übersicht und Abgrenzung. Fortschr Med 96:1852
138. Kauli R, Prager-Lewin R, Kaufmann H, Laron Z (1977) Gonadal function in Bloom's syndrome. Clin Endocrinol (Oxf) 6:285
139. Werder EA, Mürset G, Illig R, Prader A (1975) Hypogonadism and parathyroid adenoma in congenital poikiloderma (Rothmund-Thomsen-syndrome). Clin Endocrinol (Oxf) 4:75

140. Hall JG, Pagon RA, Wilson KM (1980) Rothmund-Thomson-syndrome with severe dwarfism. Am J Dis Child 134:165
141. Majewski F, Rosendahl W, Ranke M, Nolte K (1981) The Kenny-syndrome, a rare type of growth deficiency with tubular stenosis, transient hypoparathyroidism and anomalies of refraction. Eur J Pediatr 136:21
142. Passarge E (1974) Angeborene und heriditäre Fehlbildungssyndrome. In: Klinik der Gegenwart, Bd XI. Urban & Schwarzenberg, München Berlin Wien, S 357
143. Steiker DD, Mellmann WJ, Bongiovanni AM, Eberlein WR, Leboeuf G (1961) Turner's syndrome in the male. J Pediatr 58:321
144. Nora JJ, Sinha AK (1968) Direct familial transmission of the Turner phenotype. Am J Dis Child 116:343
145. Baird PA, de Jong BP (1972) Noonan's syndrome (XX and XY Turner phenotype) in three generations of a family. J Pediatr 80:110
146. Collins E, Turner G (1973) The Noonan-syndrome: A review of the clinical and genetic features of 27 cases. J Pediatr 83:941
147. Qazi QH, Arnon RG, Paydar MH, Mapa HC (1974) Familial occurence of Noonan syndrome. Am J Dis Child 127:696
148. Noonan JA, Ehmke DA (1963) Associated non cardiac malformations in children with congenital heart disease. J Pediatr 63:48
149. Heller RH (1965) The Turner phenotype in the male. J Pediatr 66:48
150. Summitt RL (1969) Turner syndrome and Noonan's syndrome. J Pediatr 74:155
151. Levy EP, Pashayan H, Fraser FC, Pinsky L (1970) XX- and XY Turner phenotypes in a family. Am J Dis Child 120:36
152. Smith DW (1970) Recognizable pattern of human malformation – genetic embryology, and clinical aspects. Saunders, Philadelphia, chap 12
153. Char F, Rodriguez-Fernandez HL, Scobt CI (1972) The Noonan syndrome: A clinical study of 45 cases. Birth Defects 8:110
154. Vallet HL, Holtzapple PG, Eberlein WR, Yakovac WC, Moshang T Jr, Bongiovanni AM (1972) Noonan syndrome with intestinal lymphangiectasis – a metabolic and anatomic study. J Pediatr 80:269
155. Reither M, Schwanitz G, Eschenbacher HL (1974) Das Noonan-Syndrom. Klin Paediatr 186:325
156. Money J, Kalus ME (1979) Noonan's syndrome. IQ and specific disabilities. Am J Dis Child 133:846
157. Lemoire P, Harousseau H, Barteyre JP, Menuet JC (1968) Les enfants des parents alcoholiques: anomalies observées. Quest Med 24:476
158. Sander S (1968) The influence of ethyl alcohol on the developing chick embryos. Rev Roum Embryol 5:167
159. Jones KL, Smith DW, Ulleland CM, Streissguth AP (1973) Pattern of malformation in offspring of chronic alcoholic mothers. Lancet I:1267
160. Tze WJ, Lee M (1975) Adverse effects of maternal alcohol consumption on pregnancy and foetal growth in rats. Nature 257:479
161. Bierich JR, Majewski F, Michaelis R (1975) Fetal alcohol syndrome. Lecture XIIth Meeting Europ Soc Pediat R
162. Chernoff GF (1977) The fetal alcohol syndrome in mice: An animal model. Teratology 15:223
163. Majewski F (1978) Untersuchungen zur Alkoholembryopathie. Fortschr Med 96:2207
164. Clarren SK, Smith DW (1978) The fetal alcohol syndrome. Engl J Med 298:
165. Smith DW (1979) The fetal alcohol syndrome. Hosp Pract 14:121
166. Johnson S, Knight R, Marmer DJ, Steele RW (1981) Immune deficiency in fetal alcohol syndrome. Pediatr Res 15:908
167. Sandor GGS, Smith DF, McLeod PM (1981) Cardiac malformations in the fetal alcohol syndrome. J Pediatr 98:771
168. Nestler V, Spohr H-L, Steinhausen H-C (1981) Mehrdimensionale Studien zur Alkoholembryopathie. Monatsschr Kinderheilkd 129:404
169. Garn SM, Johnston M, Ridella SA, Petzold AS (1981) Effect of maternal cigarette smoking on apgar scores. Am J Dis Child 135:503

170. Zipf WB, O'Dorisio TM, Cataland S, Sotos J (1981) Blunted pancreatic polypeptid responses in children with obesity of Prader-Willi-syndrome (Abstr) Pediatr Res 15/ 458:516
171. Prader A, Labhart A, Willi H (1956) Ein Syndrom von Adipositas, Kleinwuchs, Kryptorchismus und Oligophrenie nach myatonieartigem Zustand im Neugeborenenalter. Schweiz Med Wochenschr 86:1250
172. Vischer D, Labhart A, Prader A, Ginsberg J (1971) Das Prader-Labhart-Willi-Syndrom von Myatonie, Oligophrenie, Adipositas, Hypogenitalismus, Hypogonadismus, Diabetes mellitus. In: Pfeiffer EF (Hrsg) Handbuch des Diabetes mellitus, Bd II. Lehmann, München, S 631
173. Stolecke H, ter Huerne C, Tiling E (1974) Prader-Labhart-Willi-Syndrom: Klinische und psychopathologische Untersuchungsergebnisse bei 4 eigenen Patienten. Monatschr Kinderheilkd 122:10
174. Tolis G, Lewis W, Verdy M et al. (1974) Anterior pituitary function in the Prader-Labhart-Willi-Syndrom. J Clin Endocrinol 39:1061
175. Mühle B (1974) Hautleistenmuster bei Patienten mit Prader-Labhart-Willi-Syndrom. Inaugural-Dissertation, Zürich
176. Morgner K-D, Geisthövel W, Niedergerke K, von zur Mühlen A (1974) Hypogonadismus infolge Mangels an Luteotropin Releasing Hormone (LHRH) bei Prader-Labhart-Willi-Syndrom. Dtsch Med Wochenschr 99:1196
177. Edwards JA, Sethi PK, Scoma AJ, Bannerman RM, Frohman LA (1976) A new familial syndrome characterized by pigmentary retinopathy, hypogonadism, mental retardation, nerve deafness and glucose intolerance. Am J Med 60:23
178. Bierich JR (1965) Aetiopathogenese und klinisches Bild hypothalamischer und hypophysärer Wachstumsstörungen. Monatsschr Kinderheilkd 113:269
179. Prader A, Zachmann M, Poley JR, Illig R, Szeky J (1967) Long time treatment with human growth hormone (Raben) in small doses. Evaluation of 18 hypopituitary patients. Helv Paediatr Acta 22:423
180. Job JC, Lejeune C, Canlorbe P, Rossier A (1972) Le nanisme par insuffisance hypophysaire sporadique idiopathique. Etude d'une série de 31 cas. Arch Fr Pediatr 29:117
181. Joss EE (1975) Growth hormone deficiency in childhood: Evaluation of diagnostic procedures. Monogr Pediatr, vol 5
182. Craft NH, Underwood LE, van Wyk JJ (1980) High incidence of perinatal insult in children with idiopathic hypopituitarism. J Pediatr 96:397
183. Rona RJ, Tanner JM (1977) Aetiology of idiopathic growth hormone deficiency in England and Wales. Arch Dis Child 52:197
184. Ranke M, Weber B, Bierich JR (1979) Long-term response to human growth hormone in 36 children with idiopathic growth hormone deficiency. Eur J Pediatr 132:221
185. Andler W, Stolecke H, Kohns U (1978) Thyroid function in children with growth hormone deficiency, either idiopathic or caused by diseases of the central nervous system. Eur J Pediatr 128:273
186. Kaplan SL, Grumbach MM, Friesen HG, Costom BH (1972) Thyrotropin-releasing factor (TRF) effect on secretion of human pituitary prolactin and thyreotropin in children and idiopathic hypopituitary dwarfism: Further evidence for hypophysiotropic hormone deficiencies. J Clin Endocrinol Metab 35:825
187. Illig R, Krawczynska H, Torresani T, Prader A (1975) Elevated plasma TSH and hypothyreoidism in children with hypothalamic hypopituitarism. J Clin Endocrinol Metab 41:722
188. Lombardi G, Minozzi M, Faggiano M, Carella C, Jaquet P, Carayon P, Oliver C (1975) Plasma immunoreaktive T_3, TSH and ACTH before and after provocative tests in idiopathic hypopituitary dwarfism. J Clin Endocrinol Metab 40:143
189. Nose O, Iida Y, Kai H, Harada T, Okada T, Yabuuchi H, Miyai K (1978) Hypothalamic-pituitary-function in patients with idiopathic pituitary dwarfism. Eur J Pdiatr 129:1
190. Zachmann M, Fernandez F, Tassinari D, Thakker R, Prader A (1980) Anthropometric measurements in patients with growth hormone deficiency before treatment with human growth hormone. Eur J Pediatr 133:277
191. Gordon M, Crouthamel C, Post EM, Richman RA (1981) Identifying the academic and emotional difficulties associated with short stature. Ped Res (abstr) 15:508

191a. Laron Z (1969) The hypothalamus and the pituitary gland. In: Hubble D (ed) Pediatric endocrinology. Blackwell, Oxford Edinburgh, p 35
191b. Daughaday WH, Garland JT (1972) The sulfation factor hypothesis: Recent observations. In: Pecile A, Müller EE (eds) Growth and growth hormone. Exerpta Medica, Amsterdam (Int Congr Ser No 224, p 168)
192. Frisch H, Schober E (1980) Opticushypoplasie und Wachstumshormonmangel – De Morsier-Syndrom. Monatschr Kinderheilkd 128:50
193. Kansal PC, Buse J, Talbert OR, Buse MG (1972) The effect of L-dopa on plasma growth hormone, insulin and thyroxine. J Clin Endocrinol Metab 34:99
194. Laron Z, Josephsberg Z, Doron M (1973) Effect of L-dopa on the secretion of plasma growth hormone in children and adolescents. Clin Endocrinol (Oxf) 2:1
195. Fass B, Lippe BM, Kaplan SA (1979) Relative usefulness of three growth hormone stimulation screening tests. Am J Dis Child 133:931
196. Gertner J, Lowe T, Genel M, Young G, Cohen D (1981) Oral clonidine as a test for growth hormone release in short stature and Tourette's syndrome. (Abstr) Pediatr Res 15/407:508
197. Prader A, Zachmann M (1978) Hypophysärer Minderwuchs. In: Labhard A (ed) Klinik der inneren Sekretion, 3. Aufl. Springer, Berlin Heidelberg New York, S 99
198. Kastrup KW, Andersen H, Eskildsen PC, Jacobsen BB, Krabbe S, Petersen KE (1979) Combined test of hypothalamic-pituitary function in growth retarded children treated with growth hormone. I. Secretion of growth hormone and somatomedin before and after treatment. Acta Paediatr Scand [Suppl] 277:9
199. Eskildsen PC, Jakobsen BB, Kastrup KW, Krabbe S, Lebech PE, Petersen KG (1979) Combined test of hypothalamic-pituitary function in growth retarded children treated with growth hormon. II. Secretion of LH, FSH, TSH, prolactin and ACTH. Acta Paediatr Scand [Suppl] 272:14
200. Butenandt O, Grisar T, Hager HC (1978) Ausschlußdiagnostik einer defizienten Wachstumshormonsekretion in der kinderärztlichen Praxis. Klin Paediatr 190:460
201. Schutt-Aine JC, Vazquez AM, Richards C, Drash AL, Kenny FM (1972) Nocturnal growth hormone and cortisone release in diagnosis of hypopituitarism (Abstr). J Pediatr 81/22:184
202. Prader A, Zachmann M, Poley JR, Illig R (1968) The metabolic effect of a small uniform dose of human growth hormone in hypopituitary dwarfs and in control children. I. Nitrogen, α-amino-N, creatine-creatinine and calcium excretion and serum urea-N, α-amino-N, inorganic phosphorus and alkaline phosphatase. Acta Endocrinol (Copenh) 57:115
203. Hayek A, Peake GT (1981) Identifying the child who may benefit from growth hormone (GH) therpay (Abstr). Pediatr Res 15/414:509
204. Kemp SM, Rosenfeld RG, Hintz RL (1981) Acute somatomedin response to growth hormone therapy (Abstr). Pediatr Res 15/421:510
205. Stahnke N, Menking M, Ryback C, Blunck W (1973) Short term response of plasma amino-acids to HGH (Abstr). Acta Endocrinol [Suppl] (Copenh) 173:98
206. Stahnke N, Schröter W, Menking M, Blunck W (1973) The effect of HGH on erythrocyte enzyme activities (Abstr). Acta Endocrinol [Suppl] (Copenh) 177:304
207. Batrinos ML, Grispos GE, Papadopoulou ZP, Varonos DD (1973) Hydroxyproline excretion in pituitary dwarfs treated with therapeutic doses of human growth hormone. Horm Res 4:311
208. Clarke HGM, Grant DB, Putman D (1973) Effect of HGH replacement therapy on concentrations of 15 serum proteins. Arch Dis Child 48:608
209. Butenandt O (1974) Humanes Wachstumshormon: Enke, Stuttgart (Bücherei des Pädiaters, H 72)
210. Stolecke H (1974) Therapeutische Anwendung von Thyreotropin-Releasing-Hormon bei hypophysärem Minderwuchs und sekundärer Hypothyreose. Monatschr Kinderheilkd 122:607
211. Stolecke H, Andler W (1979) HCG induced Leydig cell refractoriness. XIIth Acta Endocrinologica Congress, Munich, paper 122
212. Tharandt L (1981) Der Gonadotropin-Releasing-Hormon-Stoffwechsel des Menschen. Klinisch-experimentelle und in-vitro-Untersuchungen. Habilitationsschrift Universität Essen

213. Li CH, Dixon JS (1971) Human pituitary growth hormone. XXXII: The primary structure of the hormone – revision. Arch Biochem Biophys 146:233
214. Niall HD, Hogan ML, Tregear GW, Segre GV, Hwang P, Friesen H (1973) The chemistry of growth hormone and the lactogenic hormones. Recent Prog Horm Res 29:387
215. Gartner J, Page S, Tamberlane W (1981) Continuous subcutaneous infusion of growth hormone in growth hormone deficiency; feasibility and short term metabolic effects (Abstr). Pediatr Res 15/408:508
215a. Russo LJ, Moore WV (1981) A comparison of intramuscular and subcutaneous injections of growth hormone. (Abstr) Pediatr Res 15/444:514
216. Milner RDG, Preece MA, Tanner JM (1980) Growth in height compared with advancement in the skeletal maturity in patients treated with human growth hormone. Arch Dis Child 55:461
217. Kirkland RT, Kirkland JL, Librik L, Clayton GW (1973) Results of intermittent human growth hormone (HGH) therapy in hypopituitary dwarfism. J Clin Endocrinol Metab 37:204
218. McGillivray MH, Kolotkin M, Munschauer R (1974) Enhanced linear growth responses in hypopituitary dwarfs treated with growth hormone plus androgen versus growth hormone alone. Pediatr Res 8:103
219. Kirkland RT, Clayton GW (1976) Growth increments with low dose intermittent growth hormone and fluoxymesterone in first year of therapy in hypopituitarism. Pediatrics 63:386
220. Romshe CA, Sotos JF (1980) The combined effect of growth hormone and oxandrolone in patients with growth hormone deficiency. J Pediatr 96:127
221. Rosenbloom AL, Riley WJ, Silverstein JH, Garnica AD, Netzloff ML, Weber FT (1980) Low dose single injections of growth hormone: Response during first year of therapy of hypopituitarism. Pediatrics 66:272
222. Frasier DS, Aceto T Jr, Hayles AB, Mikity VG (1977) Collaborative study of the effect of human growth hormone in growth hormone deficiency: IV. Treatment with low doses of human growth hormone based on body weight. J Clin Endocrinol Metab 44:22
223. Rosenbloom AL, Netzloff ML, Garnica AD et al (1977) Replacement therapy with human growth hormone (hGH): Conservation via low dosage and routine thyroid (T) replacement. Pediatr Res 11:359
224. Root AW, Bongiovanni AM, Eberlein WR (1970) Inhibition of thyroidal radioiodine uptake by human growth hormone. J Pediatr 76:422
225. Lippe BM, van Herle J, Lafranchi H et al. (1975) Reversible hypothyreoidism in growth hormone deficient children treated with human growth hormone. J Clin Endocrinol Metab 40:612
226. Root AW, Snyder PJ, Rezvani I et al. (1973) Inhibition of thyreotropin-releasing hormone-mediated secretion of thyrotropin by human growth hormone. J Clin Endocrinol Metab 36:103
227. Porter BA, Refatoff S, Rosenfield RL et al. (1968) Abnormal thyroxine metabolism in hyposomatotrophic dwarfism and inhibition of responsiveness to TRH during GH therapy. Pediatrics 51:668
228. Sato T, Suzuki Y, Taketani T et al. (1977) Enhanced peripheral conversion of thyroxine to triiodothyronine during hGH therapy in GH deficient children. J Clin Endocrinol Metab 45:324
229. Stolecke H, Andler W (1979) The influence of human growth hormone (hGH) on thyroxine (T_4) – triiodthyronine (T_3) – ratio in hGH-deficient patients. Lect. 18th Meeting Europ. Soc. Paediat. Endocrinology, Ulm, Paper 54/6
230. Rezvani I, DiGeorge A, Dowshen SA, Vourdony CJ (1981) Action of human growth hormone (hGH) on extrathyreoidal conversion of thyroxine (T_4) to triiodothyronine (T_3) in children with hypopituitarism. Pediatr Res 15:6
231. Trygstad O (1969) Human growth hormone and pituitary growth retardation. Acta Paediatr Scand 58:407
232. Tanner JM, Whitehouse RH (1975) Note on the bone age at which patients with true isolated growth hormone deficiency enter puberty. J Clin Endocrinol Metab 41:788
233. Grunt JA, Enriquez AR, Daughaday WH (1972) Acute and long-term response to hGH in children with idiopathic small for date dwarfism. J Clin Endocrinol Metab 35:157

234. Kirkland RT, Harrist RB, Clayton GW (1980) Results of four years of intermittent human growth hormone (hGH) and fluoxymesterone therapy in hypopituitary dwarfism. Pediatrics 65:562
235. Tanner JM, Whitehouse RH, Hughes PCR, Vince FP (1971) Effect of human growth hormone treatment for 1 to 7 years on growth of 100 children, with growth hormone deficiency, low birth weight, inherited smallness, Turner's-syndrom and other complaints. Arch Dis Child 46:745
236. Soyka LF, Boda HH, Crawford JD, Flynn FJ (1970) Effectiveness of long term human growth hormone therapy for short stature in children with growth hormone deficiency. J Clin Endocrinol 30:1
237. Schönberg D (1973) Diagnostik und Therapie des hypophysären Minderwuchses. Monatsschr Kinderheilkd 121:652
238. Root A, Bongiovanni AM, Eberlein WR (1971) Diagnosis and management of growth retardation with special reference to the problem of hypopituitarism. J Pediatr 78:737
239. Guyda H, Friesen H, Bayley JD, Leboet G, Beck JC (1975) Medical Research Council of Canada therapeutical trial of human growth hormone: First 5 years of therapy. Can Med Assoc J 7:1301
240. Kirkland RT, Kirkland JL, Librink L, Clayton GW (1973) Results of intermittent human growth hormone (hGH) therapy in hypopituitary dwarfism. J Clin Endocrinol Metab 37:204
241. Laron Z, Pertzelan A (1976) Intermittent versus continuous hGH treatment of hypopituitary dwarfism. In: Pecile A, Müller EE (eds) Growth hormone and related peptides. Excerpta Medica, Amsterdam, p 297
242. Aceto T Jr, Frasier D, Hayles AB, Mayer-Bahlburg FL, Parker ML, Munschauer R, diChiro G (1972) Collaborative study of the effect of human growth hormone. J Clin Endocrinol Metab 35:483
243. Ferrandez A, Zachmann M, Prader A, Illig R (1970) Isolated growth hormone deficiency in prepubertal children: Influence of human growth hormone in longitudinal growth, adipose tissue, bone mass and bone maturation. Helv Paediatr Acta 38:566
244. Coert A, Geelen J, de Visser J, van der Vies J (1975) The pharmacology and metabolism of testosterone undecanoate, a new orally active androgen. Acta Endocrinol (Copenh) 79:789
245. Kirschhauser C, Hopkinson CRN, Sturn G, Coert A (1975) Testosterone undecanoate: A new orally active androgen. Acta Endocrinol (Copenh) 80:179
246. Franchi F, Juisi M, Kicovic PM (1978) Long-term study of oral testosterone – undecanoate in hypogonadal males. Int J Androl 1:270
247. Nieschlag E, Mauss J, Coert A, Kicovic PM (1975) Plasma androgen levels in men after oral administration of testosterone or testosterone undecanoate. Acta Endocrinol (Copenh) 79:366
248. Nieschlag E, Cuppers HJ, Wiegelmann W, Wickings EJ (1976) Bioavailability and LH-suppressing effect of different testosterone preparations in normal and hypogonadal men. Horm Res 7:138
249. Mies R, Kicovic PM (1977) Effects of testosterone undecanoate administration on LH and FSH response during the standard LH-RH test in healthy male volunteers. Andrologia 9:233
250. Van den Brande JL, du Caju MWL, Visser HKA, Schopman W, Hackeng WHL, Degenhart HJ (1974) Primary somatomedin deficiency. Arch Dis Child 49:297
251. Musa BU, Paulsen CA, Conway MJ (1972) Pituitary gigantism. Am J Med 52:399
252. Costin G, Fefferman RA, Kogut MD (1973) Hypothalamic gigantism. J Pediatr 83:419
253. Mabry CC, Hollingsworth DR, Upton GV, Corbin A (1973) Pituitary-hypothalamic dysfunction in generalisized lipodystrophy. J Pediatr 82:625
254. Pyeritz RE, McKusick VA (1979) The Marfan-syndrome. N Engl J Med 300:772
255. Cohen MM Jr, Gorlin RJ, Feingold M, ten Bensel RW (1971) The Beckwith-Wiedemann-syndrome. Am J Dis Child 122:515
256. Bickel H (1974) Congenital and acquired diseases of aminoacid metabolism. Saunders, London
257. Bickel H, Gitzelmann R, Zabransky S, Stephan U, Schärer K (1976) Früherfassung von Anomalien und Krankheiten (Screening). Monatsschr Kinderheilkd 124:650

13. Physiologie und klinischer Ablauf der Pubertät

H. Stolecke

13.1 Definition

Mit dem Begriff Pubertät bezeichnet man den Lebensabschnitt, in dem sich das Kind zum erwachsenen Menschen entwickelt. Diese Phase der physiologischen Wachstums- und Differenzierungsvorgänge nimmt den größeren Teil des 2. Lebensjahrzehnts ein.

Körperlich bilden sich unter dem Einfluß der hypophysären Gonadotropine und der Gonadenhormone die sekundären Geschlechtsmerkmale und schließlich die vollständige sexuelle Reife (Fertilität) aus. Die geistig-seelische Entwicklung zeigt charakteristische Abläufe, die unter dem Stichwort „Ich-Findung" apostrophiert werden können.

13.2 Induktion der Pubertät

Es ist unstrittig, daß ein integrativ ablaufendes Muster zentralnervöser Veränderungen als Startmechanismus anzunehmen ist. Diese Veränderungen stellen zumindest teilweise eine neue Funktionsebene dar.

13.2.1 Begriff der biologischen Reife

Der Beginn der Pubertät ist von einem bestimmten Stand der „biologischen Reife" abhängig. Dieser Begriff ist heute nicht exakt zu definieren, da er die eben genannten Mechanismen als summatives Ergebnis repräsentiert. Einige Aspekte lassen sich allerdings genauer ansprechen und sollen im folgenden erörtert werden.

13.2.2 Rolle der Epiphyse

Beim Menschen zeigen tumoröse Veränderungen der Epiphyse nachhaltige Einflüsse auf die Pubertätsentwicklung. Nichtparenchymale Tumoren führen häufig zur Pubertas praecox, parenchymale Tumoren zu hypogonadalen Zuständen. Tierexperimentellen Untersuchungen ist zu entnehmen, daß das in negativer Abhängigkeit von retinalen Lichtreizen synthetisierte Melatonin ebenso wie der in der Epiphyse entstehende Serotoninmetabolit

5-Metoxytryptophol hemmend auf die Gonadenfunktion wirken. Destruierende Prozesse heben z. B. diesen Effekt auf und können zur Pubertas praecox führen. Die bei parenchymalen Tumoren vermutete Mehrproduktion antigonadotroper Substanzen hingegen würde einen Hypogonadismus bewirken.

Seit einigen Jahrzehnten wird zumindest in den industrialisierten Ländern eine Akzeleration des Pubertätsbeginns beobachtet (s. auch Kap. 11), d. h. die Kinder sind bei Beginn der Reifeentwicklung zunehmend jünger. Natürlich gibt es Unterschiede auch aus ethnographischen und individuell genetischen Gründen, auch können sich soziale und psychische Einflüsse bemerkbar machen. Nennenswerte individuelle Schwankungsbreiten sowohl des Pubertätsbeginns als auch der Intensität des Ablaufs werden beobachtet.

Das in den letzten Jahrzehnten gesunkene Pubertätsalter wird u. a. mit der Zunahme künstlicher Lichtquellen und der daraus resultierenden längeren Lichteinwirkung in Zusammenhang gebracht. Diese Vorstellung berücksichtigt die dargestellten epiphysären Einflüsse [1–8].

13.2.3 Gonadostattheorie

Analysen der Plasmakonzentrationen der gonadotropen und gonadalen Hormone führten zur sog. Gonadostattheorie. Sie geht davon aus, daß von Beginn an ein intakter Rückkopplungsmechanismus zwischen Hypothalamus, Hypophyse und den Gonaden besteht. Das Niveau dieses Feedbackregelkreises wird mit Beginn der Pubertät durch die biologische Reifung auf hypothalamischer Ebene verändert. Man nimmt dabei an, daß die Sen-

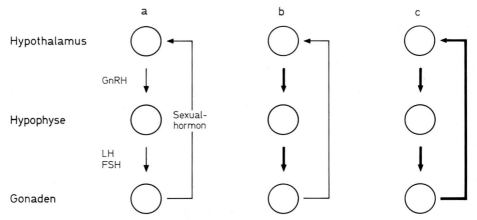

Abb. 13.1 a–c. Änderung des „set-point" des Gonadostaten. **a** Vorpubertäres, niedriges Niveau der Hormonkonzentrationen im Gesamtsystem. **b** Aktivierung des Hypothalamus zur Mehrproduktion von Gonadotropin-Releasinghormon (GnRH) und konsekutive Erhöhung der hypophysären Gonadotropine LH und FSH. **c** Stimulation der endokrinen Gonadenaktivität und Erhöhung der Hormonspiegel im Gesamtsystem durch Verminderung der Feedbackempfindlichkeit des hypothalamischen Steuerzentrums

13. Physiologie und klinischer Ablauf der Pubertät

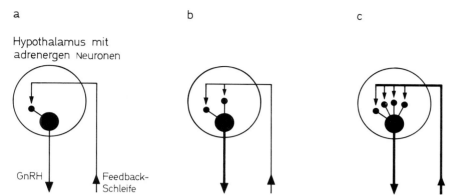

Abb. 13.2 a–c. Änderung der effektiven Gonadostatsensibilität durch terminale Arborisierung steroidsensibler, adrenerger Neuronen

sibilität hypothalamischer Zentren gegenüber den Sexualhormonen abnimmt, so daß über eine höhere Inkretion von Gonadotropin-Releasinghormonen und gonadotropen Hormonen die Gonaden zur Produktion größerer Sexualhormonmengen stimuliert werden. Das so entstandene neue Niveau der Hormonkonzentrationen unterliegt wie vorher der negativen Feedbackkontrolle [9–11] (s. auch Abb. 13.1, 13.2).

Die Gonadostattheorie orientiert sich an der Änderung der peripheren Hormonkonzentrationen. Es ist indessen ziemlich sicher, daß es sich hier um eine funktionelle Differenzierung handelt, die auch auf der Ebene des Hypothalamus (Tuber cinereum = hypothalamisches Sexualzentrum) bzw. übergeordneter Zentren ein biochemisches Substrat hat. Hinweise darauf ergaben Untersuchungen an männlichen Ratten, bei denen die 5α-Reduktaseaktivität innerhalb des ZNS bei jungen Tieren hoch ist und bis zur Pubertät deutlich abnimmt (Martini, Zit. nach [12]). Da die 5α-Reduktase Testosteron in das auf zellulärer Ebene wirksame Dihydrotestosteron umwandelt, würde die Sensibilitätsänderung des Gonadostaten eine geringere Umwandlung von Testosteron in Dihydrotestosteron bedeuten. Damit können erst höhere Konzentrationen von Testosteron, z. T. auch in im ZNS zu Oestradiol aromatisierter Form, zu einer neuen Balance innerhalb des Regelkreises führen. Auch dieser Befund dürfte aber nur ein zusätzlicher Teilaspekt letztlich „peripherer" Veränderungen sein, der die Frage nach dem pubertätsauslösenden Prinzip nicht abschließend beantworten kann.

Eine wichtige Differenzierung der Vorstellungen zur Gonadostattheorie ist entsprechend den Ergebnissen zur Rolle der Monoamine des Gehirns bei Entstehung der Pubertät von Ruf [13] dargestellt worden. Danach besteht eine Steroidsensibilität zentraler adrenerger Neuronen. Die Änderung der Gonadostateinstellung erfolgt durch eine zunehmende terminale Arborisation adrenerger Neuronen, deren Zahl evtl. auch größer wird, und die mit Gonadotropin-Releasinghormonbildenden Neuronen Synapsen entwickeln. Es kommt so zu vermehrter Aktivierung der Achse Hypothalamus-Hypophyses-Gonaden.

Die Hypothese der zunehmenden terminalen Arborisierung steroidsensibler Neurone bedeutet auch, daß ihre mit Beginn der Pubertät rückläufige Steroidempfindlichkeit nur scheinbar bzw. relativ wäre, da die neuronale Rezeptorkapazität für gonadale Hormone insgesamt anstiege und somit am einzelnen Rezeptor sogar eine niedrigere Steroidsensibilität möglich wäre. Zudem dürfte die sich erhöhende Gonadenhormonkonzentration durch einen zunehmenden Verteilungsraum wenigstens teilweise kompensiert werden und nicht zwangsläufig zu einer Konzentrationserhöhung am neuronalen Rezeptor führen.

Die Entwicklung des „set point" des Gonadostaten im Verlauf der Pubertät würde also durch einen substantiellen Wachstums- bzw. Reifungsprozeß adrenerger Neuronen erfolgen und durch deren Wachstumspotential limitiert werden; die Erwachsenensituation wäre dann erreicht. Einen zusätzlichen Gesichtspunkt hinsichtlich der Regulation des Gonadostaten stellten Forest et al. [14] mit dem Hinweis zur Diskussion, daß offensichtlich die Sensibilität des Gonadostaten im Rahmen des negativen Feedback bei der Geburt und im jungen Säuglingsalter gering ist, in den folgenden Jahren deutlich ansteigt, um vor der Pubertät wiederum abzufallen. Für das Phänomen der postnatalen Änderung wird eine neuroendokrine Hemmung der hypothalamo-hypophysär-gonadalen Achse postuliert, die sich mit Beginn der Pubertät verliere. Diese Auffassung ist allerdings mit der funktionellen Entwicklung im Sinne einer Arborisation steroidsensibler Neuronen nicht vereinbar. Man müßte beide Hypothesen inhaltlich verbinden, um die endokrinologischen Verhältnisse in der frühen postnatalen Phase bis etwa zum 6. Lebensmonat in ein Gesamtkonzept zu integrieren.

13.2.4 Zentralnervöse Prägung

Erwähnenswert ist schließlich, daß sich der Charakter der Gonadotropinproduktion beim männlichen (kontinuierlich) und weiblichen (zyklisch) Geschlecht unterscheidet. Im Tierversuch konnte dazu eine zentralnervöse Prägung (sexual brain differentiation) nachgewiesen werden. Die Vorstellungen einer solchen Prägung haben sich gewandelt. Neue Untersuchungen sprechen dafür, daß die traditionelle Vorstellung einer androgenabhängigen Prägung für das männliche Geschlecht nicht überzeugt. Offenbar sind die *östrogenen* Hormone prinzipiell maßgeblich, von ihrer Konzentration hängt die weibliche *und* männliche Prägung ab. Übermäßige Konzentrationen führen funktionell wieder zur undifferenzierten Situation (circular way of progressive brain differentiation) [15]. Wie weit diese Vorstellungen auch für den Menschen Gültigkeit haben, ist z.Z. nur bedingt zu beurteilen. Die Zyklizität der Frequenz pulsatiler LH-Ausschüttung innerhalb des reifen weiblichen Zyklus ist zumindest im Sinne einer zentralnervösen Prägung zu interpretieren. Hingegen findet sich z.Z. kein überzeugendes Korrelat für die männliche Prägung. Vielmehr wurde die hohe pränatale Androgenexposition bei der kongenitalen Nebennierenrindenhyperplasie (s. Kap. 19) bisher als Gegenargument für die Möglichkeit einer männlichen Prägung

13. Physiologie und klinischer Ablauf der Pubertät

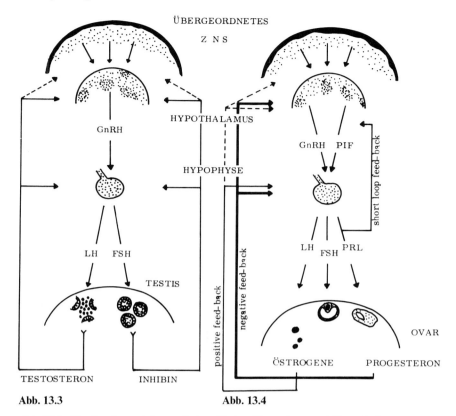

Abb. 13.3. Feedbackregulation zwischen Testes, Hypophyse und Hypothalamus

Abb. 13.4. Feedbackregulation zwischen Ovarien, Hypophyse und Hypothalamus

herangezogen, weil Patientinnen bei regelrechter Kortisonersatztherapie einen normalen weiblichen Zyklus entwickeln können.

Die Untersuchung pulsativer endokriner Aktivitäten, auch im Zusammenhang mit der Entwicklung der Pubertät, ist in jüngster Zeit deutlich in den Mittelpunkt des Interesses gerückt, so daß neue Ergebnisse zu erwarten sind. Die Abb. 13.3, 13.4 zeigen schematisch die Feedbackverknüpfungen beim männlichen und weiblichen Geschlecht nach den derzeitigen Vorstellungen. Zu den endokrinologischen Einzelheiten s. 13.4.

13.3 Klinischer Ablauf der normalen Pubertät

Chronologisch variiert der Beginn der Pubertätsentwicklung um 2–3 Jahre vom diesbezüglich durchschnittlichen Alter, d.h. bei Mädchen kann die Reifeentwicklung zwischen dem 10. und 14. Lebensjahr, bei Knaben zwischen dem 11. und 15. Lebensjahr eintreten. Wichtiger ist in diesem Zusammenhang aber das Knochenalter als Maß für die biologische Reife. Knochenalter und Pubertätsbeginn sind eng korreliert. Die Reifeentwicklung ist beim Mädchen im *Mittel* bei einem Knochenalter von 11,0 Jahren zu erwarten, beim Knaben findet sich bei Pubertätsbeginn ein Knochenalter von *durchschnittlich* 12,5 Jahren.

Nimmt man eine Streubreite von ca. ±1 Jahr für die Koinzidenz von Pubertät und Knochenalter an und legt den gleichen Zeitraum zugrunde für die physiologisch mögliche Dissoziation zwischen Knochen- und chronologischem Alter, so kann die Pubertät zeitlich mit der oben angegebenen individuellen Varianz beginnen. Man spricht dann von normal früher oder normal später Pubertät, muß jedoch berücksichtigen, daß es sich bei dieser Grenzsetzung um eine klinisch empirische Festlegung handelt, die physiologisch noch präziser begründet werden muß.

13.3.1 Entwicklung der Pubertätsmerkmale bei Mädchen

Beim jungen Mädchen beginnt die Pubertät mit der Brustdrüsenentwicklung (=Thelarche). Abbildung 13.5 zeigt die 5 verschiedenen Stadien dieser Entwicklung [16, 17]. Form, Konsistenz und Größe sind etwa vom Stadium III an individuell sehr unterschiedlich. Gelegentlich finden sich Seitendifferenzen, die fast ausnahmslos vorübergehend sind.

Vom Stadium II der Brustdrüsenentwicklung an beginnen die Pubes zu wachsen (Pubarche). Auch hier werden zur Dokumentation 5 Stadien unterschieden (Abb. 13.6) [16, 17]. Etwa 1 Jahr nach der Pubarche entwickelt sich die Axillarbehaarung.

Die Ausbildung der genannten Pubertätsmerkmale wird von dem typischen *Pubertätswachstumsschub* begleitet. Er beginnt kurz nach der Thelarche und bedingt etwa 2 Jahre lang eine erhöhte Wachstumsrate. Sie liegt auf der Höhe des Wachstumsspurts durchschnittlich bei 8 cm. Die Körperproportionen zeigen oft eine Betonung der Unterlänge, was sich im weiteren Verlauf ausgleicht. Die *Menarche* tritt schließlich im 3. Jahr der Entwicklung ein. Ein reifer Zyklus ist meist noch nicht voll ausgebildet, die Frequenz anovulatorischer Zyklen ist hoch, häufig treten die Menses unregelmäßig auf. Bei den meisten Mädchen spielen sich die komplizierten Regelungsvorgänge innerhalb des 1. Jahres nach der Menarche gut ein, wobei allerdings eine individuell unterschiedlich ausgeprägte Labilität des gesamten Systems sehr häufig ist (s. a. Kap. 6 u. 15).

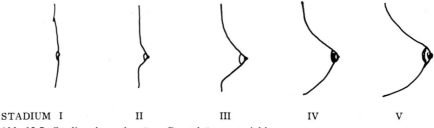

STADIUM I   II   III   IV   V

Abb. 13.5. Stadien der pubertären Brustdrüsenentwicklung

13. Physiologie und klinischer Ablauf der Pubertät

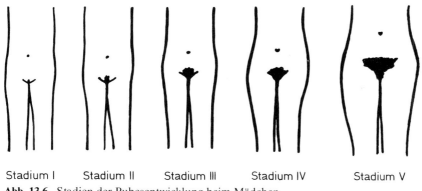

Stadium I   Stadium II   Stadium III   Stadium IV   Stadium V

Abb. 13.6. Stadien der Pubesentwicklung beim Mädchen

Weibliche *Beckenform* und ein entsprechendes *Fettverteilungsmuster* bilden sich ebenso wie das Wachstum der *Labia minora* und die *genitale Pigmentierung* weniger auffällig aus. Die *Scheidenzytologie* zeigt ebenfalls eine fortschreitende Reifung. Durch eine rektale palpierende Untersuchung kann das Wachstum des Uterus beurteilt bzw. verfolgt werden (s. auch Kap. 6 und 15). Abbildung 13.7 zeigt die verschiedenen Charakteristika der weiblichen Pubertätsentwicklung in schematischer Zusammenstellung.

13.3.2 Entwicklung der Pubertätsmerkmale bei Knaben

Als erstes Zeichen der Reifeentwicklung beim Knaben vergrößern sich die Testes auf ein Volumen von über 3 ml. Die Volumenbestimmung läßt sich sehr einfach und praktikabel mit dem Orchidometer nach Prader durchfüh-

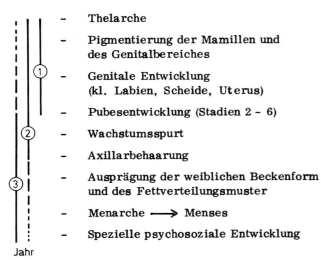

Abb. 13.7 Schematische Darstellung zur Entwicklung der typischen Pubertätsmerkmale bei Mädchen

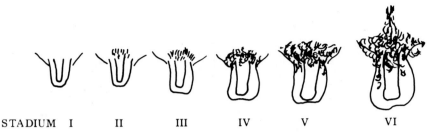

STADIUM I II III IV V VI

Abb. 13.8. Stadien der Genital- und Pubesentwicklung beim Knaben

ren [18]. Die *Testesvergrößerung* bleibt zunächst unbemerkt, so daß der genaue Zeitpunkt des Pubertätsbeginns meist nicht exakt erfragt werden kann. Die Größenzunahme der Hoden ist Ausdruck der gonadotropen Stimulation, die über die erwähnte Änderung des Feedbackniveaus zur Mehrproduktion von Testosteron führt. Dies bewirkt das *Wachstum des Penis,* die *Größenzunahme des Skrotalfachs* und seine *Texturierung.* Auch kommt es zu einer ausgeprägten *Pigmentation* im Genitalbereich.

Im zweiten Jahr der Entwicklung beginnt das Pubeswachstum (Abb. 13.8), es werden nächtliche *Pollutionen* angegeben. Der *puberale Wachstumsschub* mit passagerer Betonung der Unterlänge ist Ende des 2. Jahrs der Reifeentwicklung besonders ausgeprägt. Die Wachstumsrate liegt durchschnittlich bei 10 cm. Um diese Zeit beginnt auch der *Bartwuchs,* zunächst als langsam zunehmende Behaarung der Oberlippe. Im 3. Jahr wird schließlich die Stimme merklich rauher und tiefer (*Stimmbruch*). Die Behaarung von Gesicht und Körper wird deutlicher. Pubes und Genitale sind

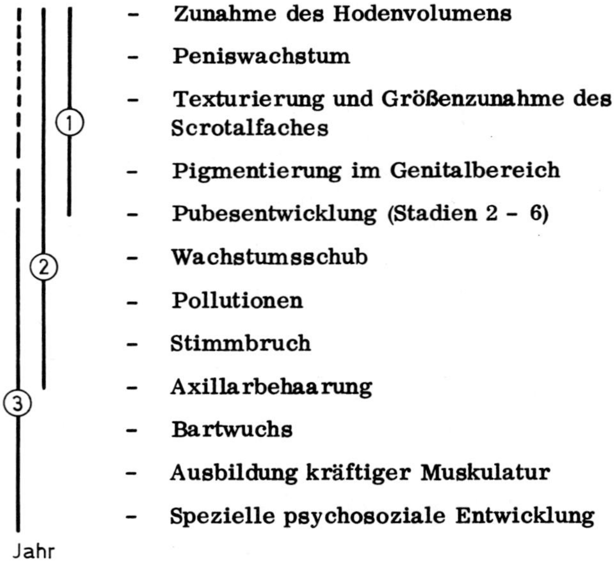

① — Zunahme des Hodenvolumens
  — Peniswachstum
  — Texturierung und Größenzunahme des Scrotalfaches
  — Pigmentierung im Genitalbereich
  — Pubesentwicklung (Stadien 2 – 6)
② — Wachstumsschub
  — Pollutionen
  — Stimmbruch
  — Axillarbehaarung
③ — Bartwuchs
  — Ausbildung kräftiger Muskulatur
  — Spezielle psychosoziale Entwicklung

Jahr

Abb. 13.9. Schematische Darstellung zur Entwicklung der typischen Pubertätsmerkmale bei Knaben

weitgehend adult entwickelt. Abbildung 13.9 zeigt eine schematische Darstellung der Entwicklungsvorgänge.

Eine Cross-sectional-Studie der klinischen Pubertätsmerkmale aus letzter Zeit stammt von Harlan et al. [19] für Knaben zwischen 12 und 17 Jahren (US Health Examination Survey). Eine matrixartige konkordante Erfassung der genitalen Entwicklung sowie derjenigen der Pubes (Rating nach Tanner) mit prozentualer Angabe der verschiedenen beobachteten Kombinationen gibt die Möglichkeit zur Beurteilung des Reifezustandes bei einem bestimmten chronologischen Alter. Tabelle 13.1 zeigt ein solches Beispiel. In ähnlicher Weise sind auch Angaben über das Knochenalter bei den ratings der Genital- und Pubesentwicklung erarbeitet worden.

Tabelle 13.1. Beispiel einer matrixartigen konkordanten Erfassung der genitalen Entwicklung bei Knaben im Alter von 14 Jahren. (Nach Harlau [19]); Zahlenangaben in %

Pubesentwicklung	Genitale Entwicklung				
	I	II	III	IV	V
V	0,0	0,0	0,6	11,8	27,2
IV	0,0	0,4	7,6	24,2	2,7
III	0,2	1,9	9,1	1,0	0,2
II	2,5	6,7	1,3	0,0	0,0
I	1,7	0,8	0,0	0,0	0,2

Eine typische Erscheinung der männlichen Pubertät ist die bei 40–60% der pubertierenden Knaben auftretende Wachstumsreaktion der Brustdrüsen (Pubertätsgynäkomastie). Diese bleibt meist auf den submamillären Bereich beschränkt. Seitendifferenzen und Einseitigkeit kommen vor. Bis auf wenige Ausnahmen bildet sie sich nach Monaten, gelegentlich erst nach 1–2 Jahren zurück.

In einigen Fällen kann sich die Brustdrüse allerdings erheblich vergrößern; s. dazu 14.8.1.

13.3.3 Psychologische und psychosoziale Aspekte

Auch für die seelische und soziale Reifung ist die Pubertät eine entwicklungsintensive Phase. Im Vordergrund steht zunächst das Erlebnis der körperlichen Veränderungen, das anfangs zu Unsicherheit mit Introversionsreaktionen führt. Besonders beim Knaben sind häufige und intensive Erektionen, nächtliche Pollutionen und onanistische Bedürfnisse in Verbindung mit einem meist noch durch tradierte Tabuisierung jugendlicher Sexualität entstandene Schuldkomplexe beunruhigend.

Stimmungslabilität mit rasch wechselnden Extremen, der noch unbewußte Aufbruch in eine neue („eigene") Zukunft mit dem Wunsch nach individueller Partnerschaft, der Suche nach eigenständigen geistigen und moralischen Überzeugungen wird erst allmählich in seinen Möglichkeiten erkennbar. Zunächst beherrschen schwärmerische, oft illusionäre Tagträume und Scheinwelten die Phantasie- und Gefühlswelt. Der junge Mensch sucht nach orientierenden Hinweisen und Hilfen. Er „versteckt" sich gern in Gruppen Gleichaltriger, mit denen er sich eher abgrenzen und „selbst verstehen" kann, was als Einzelindividuum noch nicht gelingt. Aggressive Großspurigkeit, vornehmlich bei Knaben, und Mißachtung gesellschaftlicher Normansprüche wechseln je nach primärer Persönlichkeitsstruktur mit introvertierter, manchmal regressiver Empfindlichkeit, Einsamkeits- und Minderwertigkeitsgefühlen. Nicht selten entstehen spezifische Rituale des Gruppenverhaltens. Die Begeisterungsfähigkeit für „alternative" oder „progressive" Lehren und Aktivitäten ist groß.

Die Störanfälligkeit dieses Reifeprozesses ist nicht zu unterschätzen. Die Diskrepanz zwischen körperlicher und sozialer Reife – letztere zu definieren nach den in unserem Lebensraum geltenden Normen – führt zu einem instabilen Spannungsfeld. Angesichts einer konsumorientierten, materialistisch ausgerichteten Lebensweise mit eng strukturierten Auswirkungen und normativen Ansprüchen an das Sozialverhalten kann sich diese Spannung ohne Modulation durch überzeugende Leitbilder entweder in destruierende Aggression oder in gleichgerichtete Anpassung umsetzen. Mit beiden Reaktionsweisen wird wertvolle, der Jugend eigene Dynamik verspielt.

So ist es eine dringende Aufgabe der Jugendpädagogik wie auch der gesellschaftsformenden Aktivitäten, die Überbetonung ökonomischer und einengend ordnender Wertvorstellungen abzubauen, um unabhängigere und soziologisch integrativere Normen als primäre Perspektive zu suchen. Individuelle Bildung und Ausbildung sind dazu unverzichtbare Voraussetzungen. Weiterführende Literatur s. [20, 21].

13.4 Endokrinologische Merkmale der Pubertätsentwicklung

Endokrinologisch ist die Pubertätsentwicklung eine entscheidende Lebensphase. In ihr müssen sich charakteristische Veränderungen meßbarer hormoneller Parameter vollziehen, soll die geschilderte klinische Entwicklung normgerecht eintreten. Läuft diese Entwicklung fehlerhaft ab, was in zeitlicher oder qualitativer Hinsicht möglich ist- kommt es oft zu psychisch sehr belastenden und therapeutisch irreparablen Situationen, die das künftige Leben des jungen Menschen überschatten (s. Kap. 14).

13.4.1 Gonadarche

Zweifellos ist die funktionelle Entwicklung der Keimdrüsen (Gonadarche) der entscheidende Schritt für den Pubertätsbeginn. Es ist der Zeitpunkt, an dem die Sexualhormonproduktion der Gonaden meßbar höhere Serumkonzentrationen erbringt. Voraussetzung ist eine adäquate Stimulation der übergeordneten Zentren (s. 13.2.3).

13.4.2 Adrenarche

Die Adrenarche ist als selektive Änderung der adrenalen Biosynthese zugunsten ihrer typischen Androgene Dehydroepiandrosteron bzw. Dehydroepiandrosteron-Sulfat (DHA, DHA-S) und Δ^4-Androstendion definiert (s. auch Kap. 4). Sie beginnt zwischen dem 6. und 8. Lebensjahr mit deutlicher Erhöhung der DHA-Sekretion, die 1–2 Jahre später von einer entsprechenden Mehrproduktion von Δ^4-Androstendion gefolgt wird. Diese selektive Aktivierung der Nebennierenrinde ist nicht ACTH-abhängig, da der ACTH-Response der Androgene die beschriebene Altersabhängigkeit zeigt, während die Reaktion des Kortisols praktisch konstant bleibt. Der selektive Anstieg der adrenalen Androgene setzt sich bis in die Pubertät hinein fort.

Die Bedeutung der Adrenarche für die Pubertätsentwicklung ergibt sich aus der klinischen Beobachtung, daß eine adrenale Insuffizienz bei der erwachsenen Frau zum Verlust der Sekundärbehaarung führt, während eine Gonadenunterfunktion diese Wirkung nicht zeigt. Man geht daher davon aus, daß die adrenalen Androgene die Pubes- und Axillarbehaarung induzieren und aufrechterhalten, wobei durch die in der Pubertät steigende Konzentration der Gonadenhormone, insbesondere der Östrogene, ein positiver Feedback [22, 23], möglicherweise über ein postuliertes Adrenarchehormon des HVL, zugunsten einer fortschreitenden Adrenarche entsteht (Übersicht und ausführliche Literatur bis 1980 bei [14]).

13.4.3 Gonadotropininkretion

Durch die Verfeinerung radioimmunologischer Meßtechniken traten die älteren Hormonbestimmungen im Harn zunehmend in den Hintergrund. Es werden heute Bestimmungen im Serum oder Plasma bevorzugt, wobei dynamische Testanordnungen und Längsschnittuntersuchungen unter nicht stimulierten Bedingungen durchgeführt werden können.

Die Werte für die Proteohormone LH, FSH und Prolaktin beziehen sich immer auf einen Standard. Die zum Teil erheblich unterschiedlichen Werte in der Literatur sind zu einem wesentlichen Teil durch die Verwendung verschiedener Standardpräparationen bedingt. Normal- oder Verlaufswerte sind daher nur unter Angabe des Referenzstandards bewertbar. Abbildung 13.11 zeigt den Verlauf der Basalwerte von LH und FSH bei beiden Geschlechtern in Abhängigkeit vom Lebensalter [24]. Neuere Untersuchungen zeigen, daß zu Beginn der Pubertät die Gonadotropine pulsativ sezerniert werden, was insbesondere für LH in Abhängigkeit vom Schlaf gezeigt werden konnte. Im Wachzustand ergaben sich derartige Muster nicht. Auch ist noch nicht sicher, ob pulsative Sekretionsmuster, wenngleich mit unterschiedlicher Frequenz und Amplitude, bereits vor der Pubertät zu finden sind [25–27]. Pulsative Gaben von physiologischen Dosen GnRH sind in der Lage, die nächtlichen Spontanmuster der LH- bzw. FSH-Sekretion nachzuahmen, so daß der Schluß naheliegt, daß die Spontanmuster durch eine vorübergehende Steigerung der GnRH-Sekretionsfrequenz zustande kommen [27]. Untersuchungen über diurnale Variationen der Plasma-LH-

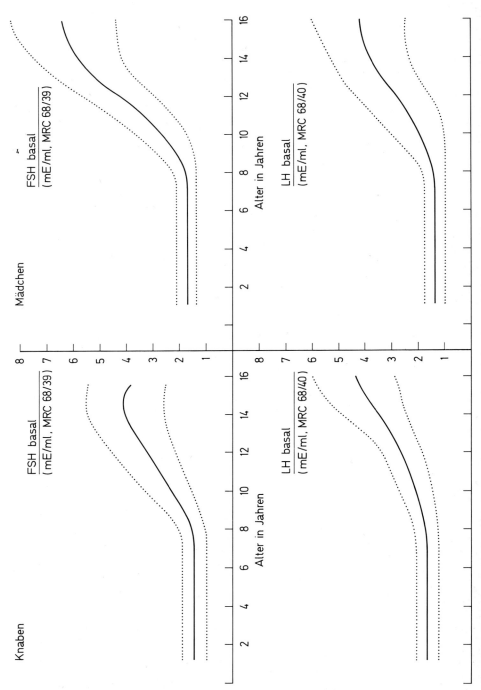

Abb. 13.10. Basalwerte für LH und FSH bei Knaben und Mädchen. Bestimmungen mittels RIA-Kits (Fa. Byk-Mallinckrodt). Standard für LH: MRC 68/40, Standard für FSH: MRC 68/39. (Nach Hauffa [24])

13. Physiologie und klinischer Ablauf der Pubertät   431

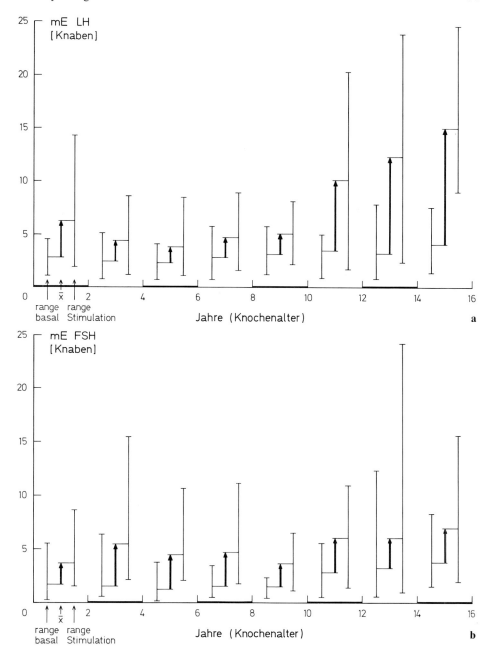

Abb. 13.11 a, b. Response von LH (**a**) und FSH (**b**) nach Gabe von 1,5 µg LH-RH/kg KG i. v. bei Knaben. Bestimmung vor und 30 min nach Injektion mittels RIA-Kits (Fa. Hoechst/Behringwerke AG). Standard für LH: MRC 68/40, Standard für FSH: MRC 68/39. (Nach Schönberger et al. [35])

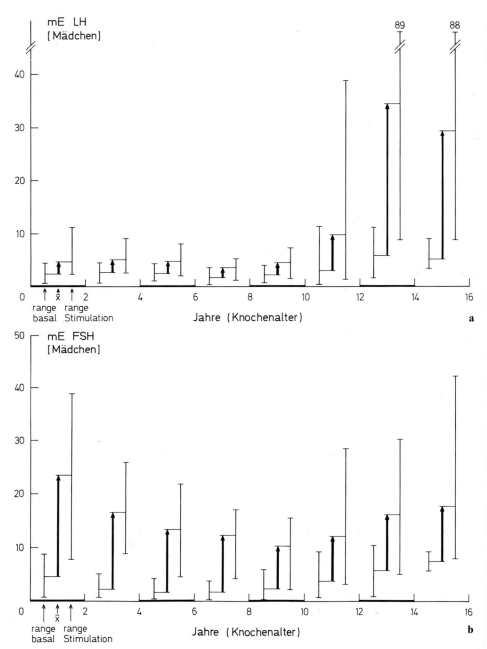

Abb. 13.12. a, b. Response von LH (**a**) und FSH (**b**) nach Gabe von 1,5 µg LH-RH/kg KG i.v. bei Mädchen. Bestimmung vor und 30 min nach Injektion mittels RIA-Kits (Fa. Hoechst/Behringwerke AG)

13. Physiologie und klinischer Ablauf der Pubertät

Tabelle 13.2. Mittlerer Anstieg von LH und FSH nach Gabe von 25 µg/m² KOF GnRH i.v.

	Mädchen	Knaben
Vor Pubertät	FSH: Basalwert mal 2,5 LH: Basalwert mal 4	FSH: Basalwert mal 2 LH: Basalwert mal 3
Stadium III der Pubertät	FSH: Basalwert mal 3 LH: Basalwert mal 8	FSH: Basalwert mal 2 LH: Basalwert mal 4
Nach vollendeter Pubertät	FSH: Basalwert mal 2,5 LH: Basalwert mal 8 (zyklusabhängig)	FSH: Basalwert mal 2,5 LH: Basalwert mal 4

und-FSH-Spiegel wie auch des Prolaktins bei Knaben und Mädchen wurden jüngst von Beck u. Wuttke [28] publiziert.

Die Gabe von GnRH (meist wird die Bezeichnung LH-RH benutzt) in nichtphysiologischer Dosierung wird schon seit längerer Zeit als standardisierter Test für die Untersuchung der LH- und FSH-Sekretion benutzt. In der Literatur liegen dazu zahlreiche Mitteilungen vor [29–36], wobei allerdings die Versuchsanordnungen z.T. unterschiedlich sind. Unsere Erfahrungen mit der GnRH-Stimulation [37] faßt Tabelle 13.2 summarisch zusammen (s. auch Abb. 13.11, 13.12).

13.4.4 Gonadenhormone

13.4.4.1 Beim Knaben

Die Konzentration von *Testosteron im Plasma* liegt vor der Pubertät bei beiden Geschlechtern je nach Bestimmungsmethode basal unter 10–20 ng/dl und ist bei Knaben durch eine einmalige Gabe von 5000 IE/m² KOF HCG auf Werte um 100 ng/dl stimulierbar (Stolecke, unveröffentlicht). Nach Beginn der Pubertät steigt die Testosteronkonzentration bei Knaben rasch auf Werte um 60 ng/dl an, adulte Verhältnisse liegen bei Werten über 300 ng/dl vor (s. auch Kap. 5, Tab. 5.1, und Abb. 5.8a, b).

Bei Pubertätsbeginn ist die biologische Aktivität der vorhandenen Testosteronkonzentrationen besonders hoch, da das sexualhormonbindende Globulin (SHBG) gegenüber späteren Phasen absinkt und somit der für die Hormonwirkung wesentliche freie Teil des Hormons relativ erhöht ist. Allerdings ist der eigentliche Mediator der Androgenwirkung das Dihydrotestosteron. Es entsteht peripher bzw. auf zellulärer Ebene (Prostata, Leber, Hypothalamus, Haarfollikel) durch die 5α-Reduktase. So ist *Dihydrotestosteron im Plasma* meßbar mit Werten um 7 ng/dl vor der Pubertät und um 60 ng/dl beim jungen erwachsenen Mann.

13.4.4.2 Beim Mädchen

Beim heranwachsenden Mädchen kommt es neben der beschriebenen Erhöhung der Gonadotropine zu einem kontinuierlichen Anstieg der östrogenen Hormone. Vor der Pubertät liegt der Plasmaspiegel für Östradiol unter 20 pg/ml. Mit zunehmender Reifeentwicklung steigen die Plasmakonzentrationen auf Werte um 30 pg/ml im Stadium III und um 65 pg/ml am Ende der Pubertät an [38] (s. auch Kap. 6 und 15). Etwa im Stadium II–III der weiblichen Pubertät bildet sich neben dem negativen Feedback zusätzlich eine positive Feedbackregulation aus. Auch sie wird durch die östrogenen Hormone gesteuert. Dabei führt ein kurzzeitiger Östrogenanstieg zu einem intensiven LH-Release, der als mittzyklischer LH-Gipfel die Ovulation im reifen Zyklus induziert. Der positive Feedback kann sich erst entwickeln, wenn die Sensibilitätsänderung des Gonadostaten für den negativen Feedback weitgehend das adulte Niveau erreicht hat.

Die Östradiolwerte im Plasma der jungen erwachsenen Frau liegen je nach Zyklusphasen zwischen 60 und 400 pg/ml. Über Progesteronspiegel und nähere Details des reifen Zyklus s. Kap. 6 und 15.

Bei beiden Geschlechtern wird auch das jeweilige gegengeschlechtliche Hormon produziert. Dies geschieht sowohl adrenal als auch gonadal. Während der Pubertät steigt Testosteron bei Mädchen bis auf Werte um 40 ng/dl an, Östradiol bei Knaben bis auf Werte um 20 pg/ml [36]. Andere endokrine Parameter (Prolaktin, Kortisol, Aldosteron) spielen für den Ablauf der Pubertät keine vorrangige Rolle, jedenfalls sind Änderungen systematischer Art bisher nicht bekannt. Lediglich für Prolaktin wurde ein leichter Anstieg bei Mädchen während der Pubertätsentwicklung auf Werte zwischen 10 und 20 ng/ml basal mitgeteilt [39]. Auf den bereits in Kap. 12 dargestellten Synergismus zwischen GH und Androgenen, der für den Wachstumsschub der Pubertät besonders wichtig ist, sei noch einmal hingewiesen.

Literatur

1. Reiter RJ (1974) Pineal regulation of hypothalamopituitary axis, gonadotropism. In: Geiger R (ed) The pituitary gland and its neuroendocrine control. American Physiological Society, Washington (Handbook of physiology, Section 7: Endocrinology, vol IV/2, p 519)
2. Reiter RJ (1977) The pineal, vol 2. Eden, Montreal
3. Relkin R (1977) The pineal, vol 1. Eden, Montreal
4. Vaughan GM, Meyer GG, Reiter RJ (to be published) Evidence for a pineal gonad relationship in the human. In: Human pineal and gonads.
5. Wurtman RJ, Cardinali DP (1974) The pineal organ. In: Williams RH (ed) Textbook of endocrinology, 5th edn. Saunders, Philadelphia, p 832
6. Wurtman RJ, Moskowitz MA (1977) The pineal organ (first of two parts). N Engl J Med 296:1329
7. Wurtman RJ, Moskowitz MA (1977) The pineal organ (second of two parts). N Engl J Med 296:1383
8. Haen E (1980) Die Epiphyse. In: Gupta D (Hrsg) Hormone im Kindesalter. Schattauer, Stuttgart New York, p 37–46
9. Ramirez DV, McCann SM (1963) Comparison of the regulation of luteinizing hormone (LH) secretion in immature and adult rats. Endocrinology 72:452

13. Physiologie und klinischer Ablauf der Pubertät

10. Davidson JM (1969) Feedback control of gonadotropin secretion. In: Ganong WF, Martini L (eds) Frontiers in neuroendocrinology. Oxford University Press, New York London Toronto, p 343
11. Kulin HE, Grumbach MM, Kaplan SL (1969) Changing sensitivity of pubertal gonadal hypothalamic feedback mechanism in man. Science 166:1012
12. Blunck W (1976) Pädiatrische Endokrinologie. Urban & Schwarzenberg, München Wien Baltimore
13. Ruf KB (1973) How does the brain control the process of puberty? J Neurol 204:95
14. Forest MG, de Peretti E, Bertrand J (1980) Age-related shifts in the response of plasma delta^4- and delta^5-androgens, their C_{21} precursors and cortisol to ACTH, from infancy to puberty. In: Cacciari E, Prader A (eds) Pathophysiology of puberty. Academic Press, London New York, p 137
15. Döhler KD, Haneke JL (1978) Thoughts on the mechanism of sexual brain differentiation. In: Dörner G, Kawakami M (eds) Hormones and brain development. Elsevier/North-Holland Biomedical Press, Amsterdam Oxford New York, p 153
16. Tanner JM (1968) Das Wachstum während der Pubertät Paediatr Fortbildungskurse Prax 23:3–16
17. Marshall WA, Tanner JM (1969) Variations in pattern of pubertal changes in girls. Arch Dis Child 44:291
18. Zachmann M, Prader A, Kind HP, Häfliger H, Budliger H (1974) Testicular volume during adolescence. Cross sectional and longitudinal studies. Helv Paediatr Acta 29:61
19. Harlan WR, Grillo GP, Carnoni-Huntley J, Leaverton PE (1979) Secondary sex characteristics of boys 12 to 17 years of age: The U.S. Health Examination Survey. J Pediatr 95:293
20. Nissen G (1980) Konflikte und Krisen in der Pubertät und Adoleszenz. In: Harbauer H, Lempp R, Nissen G, Struk P (Hrsg) Lehrbuch der speziellen Kinder- und Jugendpsychiatrie, 4. Aufl. Springer, Berlin Heidelberg New York, p 197
21. Eggers C (1980) Kinderpsychiatrische Überlegungen zur Aggression und Toleranz. Nervenarzt 51:280
22. Reiter EO (1975) Gonadotropin and testosterone measurements after estrogen administration to adult men, prepubertal and pubertal boys, and men with hypogonadotropism: Evidence for maturation of positive feedback in the male. Pediatr Res 10:46
23. Reiter EO, Kulin HE, Hamwood SM (1974) The absence of positiv feedback between estrogen and luteinizing hormone in sexually immature girls. Pediatr Res 8:740
24. Hauffa B (1980) Überprüfung der Zuverlässigkeit von RIA-Kits zur Messung von LH und FSH im Kindesalter und Untersuchungen der Gonadotropine bei Kindern mit Pubertas praecox und androgenitalem Syndrom. Inaugural-Dissertation, Universität Essen
25. Penny R, Olambiwannu NO, Frasier SD (1977) Episodic fluctuations of serum gonadotropins in pre- and postpubertal girls and boys. J Clin Endocrinol Metab 45:307
26. Saggese G, Biagioni M, Calisti L, Farano E, Federico G, Picucci S, Bottone E (1980) Twenty-four hours patterns of LH and FSH and the LHRH-test in the differential diagnosis of constitutional delay of growth and puberty and hypergonadotropic hypogonadism. In: Cacciari E, Prader A, (eds) Pathophysiology of puberty. Academic Press, London New York, p 419
27. Carley KP, Valk TW, Kelch RP, Marshall JC (1981) Estimation of GNRH pulse amplitude during pubertal development. Pediatr Res 15:157
28. Beck W, Wuttke W (1980) Diurnal variations of plasma luteinizing hormone, follicle-stimulating hormone, and prolactin in boys and girls form birth to puberty. J Clin Endocrinol Metab 50:635
29. Roth JC, Kelch RP, Kaplan SL, Grumbach MM (1972) FSH and LH response to luteinizing hormone-releasing factor in prepubertal and pubertal children, adult males, and patients with hypogonadotropic and hypergonadotropic hypogonadism. J Clin Endocrinol Metab 35:926
30. Job JC, Garnier PE, Chaussain JL, Milhaud G (1972) Elevation of serum gonadotropins (LH and FSH) after releasing hormone (LH-RH) injection in normal children and in patients with disorders of puberty. J Clin Endocrinol Metab 35:473

31. Roth JC, Grumbach MM, Kaplan SL (1973) Effect of synthetic luteinizing hormone releasing factor on serum testosterone and gonadotropins in prepubertal, pubertal and adult males. J Clin Endocrinol Metab 37:680
32. Illig R, Bambach M, Pluznik S, Zachmann M, Prader A (1973) Die Wirkung von synthetischem LH-RH auf die Freisetzung von LH und FSH bei Kindern und Jugendlichen. Schweiz Med. Wochenschr 103:840
33. Bermudes JA, Kastin AJ, Schalch DS, Lee-Benitez D, Perez-Pasten E (1974) Hormonal response to synthetic LH-releasing hormone (LH-RH) in prepubertal, pubertal, and adult human males. Endocrinol Res Commun 1:477
34. Dickermann Z, Prager-Lewin R, Laron Z (1976) Response of plasma LH and FSH to synthetic LH-RH in children at various pubertal stages. Am J Dis Child 130:634
35. Schönberger W, Grimm W, Scheidt E, Ziegler W, Scheunemann W, Rohr-Weirich H, Grammel H. Untersuchungen über den Einfluß individueller Merkmale auf das Ergebnis der LH-RH-Stimulation im Kindesalter. 74. Tagung der Deutschen Gesellschaft für Kinderheilkunde, Kiel 1977
36. Gupta D, Ranke M (1980) Normale hormonelle Werte, Appendix. In: Gupta D (Hrsg) Hormone im Kindesalter. Schattauer, Stuttgart New York, p 245
37. Stolecke H (1977/78) Physiologie und Pathologie der Pubertät. 1. Klinische und endokrinologische Aspekte der normalen Reifeentwicklung. Paediatr Prax 19:441
38. Bidlingmaier F, Wagner-Barnack M, Butenandt O, Knorr D (1973) Plasma estrogens in childhood and puberty under physiologic and pathologic conditions. Pediatr Res 7:901
39. Apter D, Pekarinen A, Vihko R (1978) Serum prolactin, FSH and LH during puberty in girls and boys. Acta Paediatr Scand 67:417

14. Gestörte Pubertätsentwicklung

H. Stolecke

14.1 Vorbemerkungen und Nomenklatur

Zeichen einer geschlechtlichen Entwicklung im Kindesalter werden spontan als krankhaft empfunden, so daß die Kinder meist rasch in der ärztlichen Sprechstunde vorgestellt werden. Dies gilt besonders für Kleinkinder und Säuglinge.

Bleibt eine Reifeentwicklung zum durchschnittlichen Zeitpunkt aus, entsteht zwar weniger spontan, aber mit zunehmender Besorgnis bei den Eltern und den betroffenen Jungen und Mädchen das Gefühl körperlicher Unzulänglichkeit.

In jedem Falle gilt es, Normvarianten abzugrenzen und pathologische Verläufe rechtzeitig zu diagnostizieren, um ihre Prognose nicht durch Zeitverlust zu belasten.

Aus systematischen Gründen ist es nützlich, eine vorzeitige Pubertätsentwicklung (precocious puberty) von einer vorzeitigen Geschlechtsentwicklung (sexual precocity) zu unterscheiden. Die *vorzeitige Pubertätsentwicklung* ist durch die *zeitliche* Vorverlegung hypothalamisch induzierter Reifevorgänge gekennzeichnet, die prinzipiell an physiologischen Abläufen orientiert sind. Diese Form der Entwicklung ist somit auch regelmäßig isosexuell, kann jedoch vom Verlaufsmuster her eine erhebliche Varianz aufweisen.

Die *vorzeitige Geschlechtsentwicklung* ist hingegen neben der zeitlichen vor allem eine *qualitative* Störung, d.h. es handelt sich in keinem Fall um eine hypothalamo-hypophysär-gonadale Aktivierung. Heterosexuelle Merkmale sind häufig, beim weiblichen Geschlecht z.T. obligat. Mit physiologischen Ereignissen einer Pubertätsentwicklung haben die zu einer vorzeitigen Geschlechtsentwicklung führenden Vorgänge allenfalls veränderte Hormonkonzentrationen gemeinsam, die primär oder sekundär sexuelle Entwicklungen induzieren können. Die oft benutzte Bezeichnung Pseudopubertas praecox stellt diese Tatsachen nicht deutlich genug heraus.

Die Bezeichnung *Pubertas tarda* gilt eigentlich nur für verlangsamte Reifeentwicklungen. Sie wird vielfach für den Gesamtkomplex einer verzögerten, mangelhaften oder ausbleibenden Pubertätsentwicklung gebraucht.

14.2 Zeitliche Definition

Die Grenze zwischen früh-normaler und vorzeitiger Pubertätsentwicklung, ebenso wie diejenige, die eine spät-normale von einer verspäteten Reifeentwicklung trennt, ist biologisch nicht exakt anzugeben und wird in der Literatur unterschiedlich definiert [1]. Wir verfahren wie folgt:

vorzeitige Pubertätsentwicklung: Knaben < 10 Jahre, Mädchen < 9 Jahre;

verspätete Pubertätsentwicklung: Knaben > 15 Jahre, Mädchen > 14 Jahre.

Die Altersangaben beziehen sich jeweils auf das *vollendete* Lebensjahr. Auf die Bedeutung des Knochenalters als biologischem Reifekriterium für den Beginn der Pubertät sei nochmals hingewiesen (s. Kap. 13).

14.3 Vorzeitige Pubertätsentwicklung

Eine typische, wenngleich vorzeitige, isosexuelle Reifeentwicklung wird durch eine Aktivierung hypothalamischer Strukturen hervorgerufen. Das veränderte Regulationsniveau läßt über eine entsprechende hypophysäre Gonadotropininkretion eine puberale gonadale Hormonproduktion entstehen (Pubertas praecox vera hypothalamica).

Über die Ursache, die der Desynchronisation zwischen chronologischer und biologischer Entwicklung zugrundeliegt, gibt es keine beweisbaren Erkenntnisse. Sicherlich liegt eine „zerebrale Fehlsteuerung" vor, die jedoch bei der sog. idiopathischen Form der vorzeitigen Pubertätsentwicklung nicht näher definiert werden kann. Dies ist bei 80–90% der Mädchen mit Pubertas praecox vera der Fall, bei Knaben zu etwa 50%. Auffallend, aber ebenso unerklärt ist, daß die Störung bei Mädchen generell häufiger auftritt. Das Verhältnis Mädchen zu Knaben wird mit 5–7,5 zu 1 angegeben [2].

Die in den letzten Jahren verschiedentlich diskutierte pubertätsspezifische Rolle des Prolaktins als ursächlicher oder mitursächlicher Faktor ließ sich bisher nicht präzisieren. Wahrscheinlich sind die gegenüber präpubertären Verhältnissen leicht höheren Prolaktinspiegel der Patienten mit Pubertas praecox vera eher Folge der hypothalamischen Aktivierung, die zur vorzeitigen Pubertätsentwicklung führt, und insofern Teil prinzipiell physiologischer Abläufe [3].

Beim männlichen Geschlecht ist auch ein familiäres Auftreten einer vorzeitigen Pubertätsentwicklung beobachtet worden. Der Erbgang ist geschlechtsgebunden autosomal dominant durch Männer mit ehemaliger Pubertas praecox vera, auch kommt eine Übertragung durch gesunde Frauen (X-chromosomal gebundener Erbgang) vor [4].

Tabelle 14.1 informiert über die Ätiologie der vorzeitigen Pubertätsentwicklung im Sinne einer Pubertas praecox vera hypothalamica.

14. Gestörte Pubertätsentwicklung

Tabelle 14.1. Ätiologie der Pubertas praecox vera hypothalamica

1. Idiopathische Form

– sporadisch
– familiär (♂)

2. Nachweisbare zerebral-organische Schäden

– Pinealoblastom
– Tumoren im Bereich des Hypothalamus
– Hamartom des Tuber cinereum
– Hydrozephalus
– Tuberöse Sklerose
– Postentzündliche Schäden
– Traumen
– Pituitary-overlap-Syndrom

3. McCune-Albright-Syndrom

4. Vorzeitige Akzeleration des Knochenalters

14.3.1 Idiopathische Form

Bei der Diagnostik ist grundsätzlich davon auszugehen, daß die idiopathische Form der Pubertas praecox eine *Ausschlußdiagnose* ist. Am Anfang steht ein einfaches Programm, wie es in Tabelle 14.2 aufgelistet ist.

Klinisch [5–8] findet man mehr oder weniger fortgeschritten ausgebildete Pubertätsmerkmale, die keinen Unterschied zur normalen isosexuellen Reifeentwicklung erkennen lassen. Andererseits finden sich häufiger Varianten des klinischen Bildes mit Reihenfolgestörungen (z. B. Pubes vor Thelarche) oder Auffälligkeiten des zeitlichen Gesamtverlaufs, der besonders rasch oder protrahiert sein kann. Gelegentlich kann sogar eine gewisse Regression beobachtet werden. Bei Mädchen können größere Ovarial-(Lutein-)Zysten gefunden werden; sie dürften in der Regel durch gonadotrope Stimulation entstehen.

Unabhängig von der unmittelbaren Ursache der Pubertas praecox bedingt die Inkretion von Sexualhormonen den typischen puberalen Wachstumsschub und läßt das Knochenalter beschleunigt voranschreiten. Der Quotient Δ Knochenalter/Δ chronologisches Alter liegt über 1,0, weil die

Tabelle 14.2 Diagnostische Primärmaßnahmen bei vorzeitiger Pubertätsentwicklung

1. Klinische Untersuchung mit genauer Dokumentation des sexuellen Entwicklungsstandes, bei Mädchen Tastbefund des kleinen Beckens
2. Neurologischer Status
3. Augenärztliche Untersuchung
4. Röntgenaufnahmen des Schädels a.-p. und seitlich
5. EEG
6. Sonographie, Computertomographie (Schädel, Nebenniere, ♀: kleines Becken)
7. Endokrinologische Untersuchungen

zu frühe hormonelle Stimulation sich auf ein noch sehr reifungsfähiges Skelett auswirken kann. Die für das Längenwachstum verfügbare Zeit wird bei spontanem Verlauf somit entscheidend verkürzt; trotz Wachstumsschub wird die potentielle Endlänge nicht erreicht. Die Kinder sind also im Beginn der vorzeitigen Pubertätsentwicklung rasch größer als ihre Altersgenossen (Längenalter > chronologisches Alter); das Längenwachstum ist aber viel zu früh beendet (Epiphysenschluß), so daß ein sekundärer Klein- oder gar Minderwuchs entsteht.

Endokrinologisch mißt man je nach Ausmaß der Entwicklung puberale Größenordnungen für die gonadotropen und gonadalen Hormone. Damit ist die vorzeitige Pubertät als hypothalamisch bedingt ausgewiesen [3, 9–12]. Auch im LH-RH-Test findet man bei *kontinuierlicher* Entwicklung eine Reaktion vom pubertären oder adulten Typ; bei intermittierender oder nur partieller Entwicklung (s. 14.3.4) ist der GnRH-Response entsprechend einer präpuberalen Reaktion deutlich geringer [21].

14.3.2 Vorzeitige Pubertätsentwicklung bei zerebralorganischen Erkrankungen

Bei der neurologischen Anamnese und Untersuchung achtet man besonders auf Zwischenhirnsymptome (gesteigerte Eßlust, Polydipsie u.a.). Man fragt auch nach Hirntraumen oder durchgemachten entzündlichen Erkrankungen des Zentralnervensystems. Hinweise auf eine intrakranielle Drucksteigerung sind Kopfschmerzen, Brechreiz, Erbrechen. Ophthalmologisch kommen Sehstörungen, Gesichtsfeldeinschränkungen, Paresen und Stauungspapillen vor. Grobe Befunde wie zerebrale Anfallsleiden, spastische Paresen, ein nachgewiesener Hydrozephalus oder hochgradige Abweichungen von der normalen Sprach- und Intelligenzentwicklung geben spontan Anlaß, eine *zerebrale Ursache* der Pubertas praecox anzunehmen. Röntgenaufnahmen des Schädels (Druckzeichen, Verkalkungen, Sellaveränderungen), EEG und Computertomographie ergänzen und spezifizieren allgemeine Befunde (s. Tabelle 14.2).

Besonders aufmerksam muß der Frage nach einem tumorösen Prozeß nachgegangen werden. Klassische Beispiele sind hypothalamische Hamartome [13, 14] und epiphysäre Geschwülste (Pinealom, Pinealoblastom) [15, 16]. Auch sekundäre Läsionen, z.B. nach Operation eines Kraniopharyngeoms, können eine Pubertas praecox vera auslösen [17]. Als ungewöhnliche hypothalamische Regulationsstörung wird eine verfrühte Pubertätsentwicklung bei Patienten mit Hoyt-Syndrom (septooptic dysplasia with hypopituitarism) beschrieben [18–20]. Ein ähnlicher Verlauf mit lediglich früher Pubertät war nach Hirntrauma beobachtet worden (TSH-, ACTH-, Vasopressin-, HGH-Defekt) [20].

Sieht man von Ausnahmen wie den eben erwähnten Beispielen ab, so besteht endokrinologisch zwischen idiopathischer Pubertas praecox und den zerebralorganisch ausgelösten Formen kein grundsätzlicher Unterschied.

Ein interessantes Phänomen, das vielleicht nur durch die mangelhafte Kenntnis der zugrundeliegenden Mechanismen im Rahmen zerebralorganischer Ursachen für die Pubertas praecox abzuhandeln ist, stellt das sog. Pituitary-overlap-Syndrom dar. Dabei kommt es bei Patienten mit unbehandelter primärer Hypothyreose zu einer vorzeitigen Pubertätsentwicklung [22–24]. In diesem Rahmen wurde auch eine Galaktorrhö beobachtet [22].

Ein Overlap auf hypothalamischer Ebene (TRH → LH-RH) würde eine Prolaktinerhöhung, wie sie öfter gefunden wird, aufgrund der Kontrolle des Prolaktins über eine tonische Hemmung (Prolaktininhibitingfaktor, PIF) nicht erklären. Ein hypophysärer Overlap müßte zu einer Stimulation von FSH, LH und Prolaktin durch TRH führen. Dies ist jedoch, was die Gonadotropine betrifft, zumindest in der üblichen Dosierung des TRH nicht eindeutig der Fall.

Das Pituitary-overlap-Syndrom verschwindet rasch durch die ätiotrope Therapie der Hypothyreose mit L-Thyroxin.

Vielleicht ist das Problem zu lösen, wenn die Vorstellung über gemeinsame große Polypeptide als Prohormone mehrerer HVL-Hormone und die Steuerung der Abtrennung der einzelnen Hormone genauere Konturen bekommen hat (s. Kap. 1).

14.3.3 McCune-Albright-Syndrom

Eine spezielle Abgrenzung hat das meist bei Mädchen vorkommende McCune-Albright-Syndrom erfahren [25–29]. Neben der Pubertas praecox findet sich eine polyostische fibröse Dysplasie und eine Pigmentierung großflächiger Hautareale. Gelegentlich kommt es zu weitergehenden endokrinen Überfunktionssymptomen (u.a. Schilddrüse, Nebenniere, Epithelkörperchen, Inselzellen), so daß eine systemische Überempfindlichkeit (Rezeptorstörung?) der Peripherie diskutiert wird.

Das Skelett wird vornehmlich im Bereich der langen Röhrenknochen befallen. Im Röntgenbild zeigen sich zystische Aufhellungen mit sekundären typischen Verbiegungen; auch Spontanfrakturen kommen vor. Andererseits sieht man Hyperostosen an der Schädelbasis und dem Gesichtsschädel.

Die Knochenveränderungen ohne Endokrinopathie mit fakultativer Pigmentierung werden auch als fibröse Osteodysplasie vom Typ Jaffé-Lichtenstein bezeichnet.

Die Therapie ist symptomatisch und entspricht, was die vorzeitige Pubertätsentwicklung betrifft, den unter 14.4 skizzierten Prinzipien.

14.3.4 Prämature Teilentwicklung

Es handelt sich dabei im wesentlichen um die vorzeitige Entwicklung der Brustdrüsen bei Mädchen und um eine vorzeitige Pubesbehaarung bei beiden Geschlechtern ohne weitergehende Zeichen einer Pubertätsentwicklung.

14.3.4.1 Prämature Thelarche

Bei der prämaturen Thelarche [30] entsteht meist im Säuglings- oder Kleinkindalter eine Brustdrüsenentwicklung des Stadiums II nach Tanner, gelegentlich auch bis zum Stadium III–IV. Einseitige Entwicklungen sind, ähnlich wie bei der zeitgerechten Pubertätsentwicklung, zu Beginn nicht selten. Andere Merkmale einer pubertären Entwicklung fehlen, auch zeigt sich in der Regel keine Vergrößerung der Brustwarzen bzw. des Warzenhofes. Ein Skelettalterprogreß entsteht nicht.

Bei Säuglingen stellt sich immer die Frage, ob sich eine postpartale Reaktion der Brustdrüsen auf mütterliche Hormone nicht vollständig zurückgebildet hat, oder ob es sich sicher um einen neuentstandenen Befund handelt. Nur dieser sollte als prämature Thelarche bezeichnet werden, zumal die neonatale Brustdrüsenvergrößerung auch bei Knaben vorkommt (Neugeborenengynäkomastie).

Die Diagnose „prämature Thelarche" kann nur durch Beobachtung des individuellen Verlaufs gesichert werden. Phasen, in denen der Befund stationär bleibt, können von Phasen mit Zunahme oder auch Rückbildungstendenz bis zum völligen Verschwinden abgelöst werden. Kommt es *nicht* zu weiteren Merkmalen einer endogenen Pubertät, bleibt man bei der Diagnose prämature Thelarche. Auch wenn sich die Brustdrüsenentwicklung meist innerhalb von Monaten vollständig zurückbildet, ist im Einzelfall eine entsprechende Prognose nicht möglich. Die Thelarche kann aber auch über Jahre bestehen bleiben und schließlich in die zeitgerechte endogene Pubertätsentwicklung einfließen.

Die Bezeichnung „prämature Teilentwicklung", auch zur erläuternden Umschreibung der prämaturen Adrenarche (s. 14.3.4.2) benutzt, summiert die öfter zu findende Östrogenreaktion im Vaginalepithel und im oberen Grenzbereich liegende Plasmaöstrogen- und Gonadotropinwerte. Passager kann Östradiol sogar deutlich ansteigen [21]. Die Reaktion auf LH-RH ist meist präpuberal [21], wenngleich bei Mädchen mit prämaturer Thelarche ein pubertärer *FSH*-Response bei präpuberalem LH-Anstieg als Ausdruck einer Teilaktivierung der zerebralen Zentren beschrieben wurde. Umgekehrt fanden Job et al. [34] isoliert erhöhte LH-Reaktionen nach LH-RH [21, 31–35].

Die Bestimmung des gegenüber der immunoreaktiven Messung stärker ansteigenden „bioaktiven LH" wird zur Differenzierung der prämaturen Thelarche und einer Pubertas praecox vera empfohlen [35]. Prolaktin wird basal wie nach TRH normal gefunden [33]. Ob hier auch Rezeptorprobleme der Peripherie eine Rolle spielen, bleibt spekulativ.

Im Einzelfall können also die endokrinologischen Parameter der Hypophysen-Gonaden-Achse variieren. Diese Erfahrungen weisen auf eine zentralnervöse Regulationsabweichung hin, die durchaus treffend als prämature Teilentwicklung bezeichnet werden kann. Fließende Übergänge zu Pubertas praecox vera sind damit sinnvoll erklärt.

Kann man akut entzündliche Prozesse oder sehr seltene tumoröse Erkrankungen mit meist rascher Progredienz ausschließen, ist die Prognose in aller Regel gut. Wachstum und die spätere Reifeentwicklung werden in der Regel nicht nachteilig beeinflußt. Probeexzisionen oder gar eine chirurgische Ektomie des Brustdrüsenkörpers sind schwerwiegende Fehler. In Zweifelsfällen muß entsprechend Tabelle 14.2 verfahren werden. Eine ätiotrope Therapie der prämaturen Thelarche ist nicht bekannt.

14.3.4.2 Prämature Adrenarche

Die prämature Adrenarche (s. auch Kap. 13.4.2 und Kap. 4) tritt bei Knaben und Mädchen auf und besteht in einer vorzeitigen Entwicklung der Sekundärbehaarung. Auch hier sind Zeichen einer weitergehenden Pubertätsentwicklung nicht festzustellen. Statistisch kommt die prämature Adrenarche bei Mädchen häufiger vor. Ähnlich wie bei der prämaturen Thelarche ist die Variabilität aller Parameter (Alter bei Auftreten, Intensität der Haarausbildung, Skelettalterprogreß, hormonelle Daten) groß.

Einen gewissen Rückschluß in Richtung einer zentralnervösen Regulationsstörung, auch der prämaturen Adrenarche, läßt die Tatsache zu, daß sie häufiger bei zerebral geschädigten Kindern auftritt.

Die prämature Adrenarche ist eine in aller Regel gutartige Störung, die weder zu einer zeitlichen Verschiebung der normalen Pubertätsentwicklung, noch zu nachteiliger Längenmaßentwicklung durch das meist nur gering akzelerierte Skelettalter führt.

Endokrinologisch findet man erhöhte Spiegel von DHA und DHA-Sulfat sowie von Androstendion. Testosteron ist allenfalls in oberen Grenzwerten meßbar, die Gonadotropine liegen im Normbereich [36]. Prolaktin wurde nicht erhöht gefunden, während Östradiol in frühpubertären Konzentrationen gemessen wurde. Die Wirkung dieser Östradiolkonzentrationen wurde dahingehend interpretiert, daß sie zwar die adrenale 3β-Hydroxysteroid-Dehydrogenaseaktivität beeinflussen können ($\rightarrow$ Erhöhung der DHA-Produktion), jedoch nicht hoch genug sind, um eine Brustdrüsenentwicklung einzuleiten [37].

Differentialdiagnostisch ist in erster Linie eine kongenitale Nebennierenrindenhyperplasie, vor allem Schwachformen, auszuschließen (s. Kap. 19). Prinzipiell kommen natürlich auch andere Ursachen (s. 14.5.1 bis 14.5.4) in Betracht.

Bei der prämaturen Adrenarche ist eine irgendwie geartete Therapie angesichts der guten Prognose überflüssig und deshalb nicht weiter verfolgt worden.

14.3.4.3 Isolierte Menarche

Eine isolierte prämature Menarche [38] ist ein seltenes Ereignis. Anamnestisch ist nach akzidenteller Einnahme von weiblichen Sexualhormonen zu fahnden (z. B. „Pillenintoxikation"). Ergibt sich in dieser Hinsicht kein Verdacht und bleibt eine gynäkologische Untersuchung ohne krankhaften Befund (Fremdkörper, Verletzungen), beschränkt man sich auf regelmäßige Beobachtung.

14.3.5 Vorzeitige Pubertätsentwicklung bei Spättherapie der kongenitalen Nebennierenrindenhyperplasie und bei anderen Ursachen eines vorzeitigen Skelettalterprogresses

Auf die Bedeutung des Knochenalters für den Pubertätsbeginn wurde verschiedentlich hingewiesen. Bei Kindern, bei denen sich das Knochenalter gegenüber dem chronologischen Alter akzeleriert entwickelt hat, kommt es bei „pubertätsreifem" Knochenalter zu einer frühen oder verfrühten Pubertätsentwicklung, wenn die zugrundeliegende Noxe, die mit großer Regelmäßigkeit in einer übermäßigen Androgenexposition besteht, therapeutisch limitiert oder ausgeschaltet werden konnte. Primär bestehen meist Symptome im Sinne einer vorzeitigen Geschlechtsentwicklung (s. 14.5).

Als klassisches Beispiel ist die zu spät einsetzende Behandlung von Kindern mit angeborener NNR-Hyperplasie (s. Kap. 19) zu nennen. Natürlich kommen differentialdiagnostisch hier alle das Knochenalter beschleunigenden Prozesse in Frage, wie sie in den Abschnitten 14.5.1–14.5.4 angesprochen werden.

14.4 Therapie der vorzeitigen Pubertätsentwicklung

Eine ätiologisch orientierte Therapie der vorzeitigen Pubertätsentwicklung müßte die ursächliche Desintegration zentralnervös gesteuerter Abläufe beseitigen. Da diese nicht genau genug bekannt sind, kann eine Therapie allenfalls symptomatisch sein. Dies trifft bis auf wenige Ausnahmen auch bei zerebral-organisch bedingter Pubertas praecox zu. Nur wenige der nachgewiesenen Tumoren können operativ optimal behandelt werden; Fehlbildungen oder andere Zerebralschäden sind ursächlich nicht zu behandeln.

Therapieversuche mit Medroxyprogesteronacetat und Chlormadinonacetat, beides gonadotropinhemmende Gestagene, zeigten, daß mit diesen Substanzen die pubertäre Fortentwicklung gut unterdrückt werden kann. Meist bilden sich sogar die sekundären Merkmale mehr oder weniger zurück. Chlormadinonacetat wurde 1971 aus dem Handel gezogen, da bei behandelten Beagle-Hündinnen Brustdrüsentumoren beobachtet wurden.

Heute ist Cyproteronacetat, ein 17α-Hydroxyprogesteronderivat (Androcur) das Mittel der Wahl. Die Tagesdosis beträgt 75–150 mg/m² KOF und wird in 3 Einzeldosen verabreicht. Die klinische Wirkung entspricht dem des Medroxyprogesterons. Die entscheidende Frage, ob Cyproteronacetat auch die für die Wachstumsprognose bedeutsame Akzeleration der Skelettreife verhindert bzw. anhält, ist unterschiedlich beurteilt worden und hängt wahrscheinlich von der Dosis, aber auch vom Zeitpunkt des Therapiebeginnes ab [39–46].

Schwerwiegende *Nebenwirkungen* von Cyproteronacetat sind nicht bekannt. Die 1975 von Girard u. Baumann [47] erstmals mitgeteilte Erniedrigung der Plasmakortisolkonzentration unter Cyproteron kommt durch einen suppressiven Effekt auf die ACTH-Bildung (sekundäre NNR-Insuffizienz) zustande. Cyproteron hat offenbar kortisolsubstituierende Eigenschaften, so daß klinisch nachhaltige Zeichen einer NNR-Insuffizienz sehr selten beobachtet werden. Dennoch sollte das Ausmaß der Kortisoldepression kontrolliert werden; bei sehr niedrigen Werten (< 1 µg/dl) ist eine zusätzliche Kortisolgabe, besonders in Streßsituationen, vorzusehen. Wird die Cyproteronacetatbehandlung beendet, was in der Regel im 11.–12. Lebensjahr sein dürfte, empfiehlt sich eine schrittweise Reduktion der Dosis, ebenfalls unter Kontrolle der Plasmakortisolspiegel [47–51].

Unter Cyproteron kann eine Brustdrüsenentwicklung auftreten, die bei Knaben besonders auffällt. Sie bildet sich nach Absetzen der Medikation spontan innerhalb von ½–1 Jahr zurück.

Neue Versuche zur medikamentösen Therapie der vorzeitigen Pubertätsentwicklung bestehen in der Verabreichung von LH-RH in hoher Dosis mit dem Ergebnis einer sog. Downregulation (s. Kap. 1) der endogenen Gonadotropininkretion.

Ein wichtiger Teil der Therapie ist die psychologische Betreuung der Kinder, die geistig ihrem chronologischen Alter entsprechend entwickelt sind und durch die körperlichen Reifevorgänge verunsichert werden. Dazu trägt nicht unerheblich eine meist neugierige Beobachtung in der Umgebung der Kinder bei. Auch die Eltern empfinden die vorzeitige Pubertätsentwicklung ihres Kindes sehr oft als Peinlichkeit und bedürfen gründlicher Information und ermutigenden Zuspruchs, um ihrem Kind helfen zu können, statt es im häuslichen Bereich zusätzlich zu irritieren.

Durch die entstandene Überlänge hält man die Kinder für älter und stellt meist unwissentlich, zumindest unbeabsichtigt, überhöhte Anforderungen an ihre psychosoziale und intellektuelle Reife. Masturbatorische Aktivitäten werden öfter berichtet. Auch aggressive Verhaltensmuster als Ausdruck reaktiver Kraftdemonstrationen wird man bei Knaben häufiger erfahren. Eindrucksvoll kann auch die Diskrepanz zwischen physischem Entwicklungsstand und kleinkindhaftem Wesen sein.

Unter Cyproteron gelingt es meist, den Entwicklungsablauf zeitlich so zu dehnen, daß die Phase der abschließenden Reifung zu einem Zeitpunkt erreicht wird, zu dem die Kinder die Gesamtsituation geistig und seelisch besser verarbeiten können. Dies ist etwa jenseits des 10. Lebensjahrs der Fall.

Die dargelegten Prinzipien der Therapie gelten auch für die Behandlung der Pubertas praecox bei McCune-Albright-Syndrom.

14.5 Vorzeitige Geschlechtsentwicklung

Bei einer vorzeitigen Geschlechtsentwicklung bedingen androgene und/oder östrogene Hormone pubertätsähnliche Veränderungen im Genitalbereich, auch entwickeln sich sekundäre Merkmale. Diese Hormonproduktion gehorcht aber weder dem physiologischen Gesetz der hypothalamo-hypophysär-gonadalen Stimulation und Regulation, noch ist sie systematisch isosexuell ausgelegt. Vielmehr liegt ihr eine übermäßige, zumeist androgenorientierte Hormonproduktion aus neoplastischem Gewebe oder ei-

Tabelle 14.3. Ursachen der vorzeitigen Geschlechtsentwicklung

1. Paraneoplastische Hormonproduktion
2. Ovarialtumoren
3. Testistumoren
4. Autonome adrenale Hormonproduktion
5. Kongenitale NNR-Hyperplasie (AGS)
6. Exogene Hormonzufuhr

ne virilisierende enzymatisch bedingte adrenale Synthesestörung zugrunde. Eine dritte wichtige Ursache stellen Tumoren dar, die radioimmunologisch und in ihrer klinisch erkennbaren biologischen Wirkung Gonadotropinen entsprechende Proteohormone bilden. Tabelle 14.3 gibt eine Zusammenstellung der verschiedenen Ursachen. Zur Primärdiagnostik s. Tabelle 14.2.

14.5.1 Paraneoplastische Hormonproduktion

Tumoren, die eine Gonadenstimulation durch gonadotropinartige Proteohormone bewirken, sind im Kindes- und Jugendalter selten. Sie sind in der Regel hochmaligne. Es handelt sich um Teratome, Chorionepitheliome (besonders hoher HCG-Spiegel) und um maligne Hepatome (z. B. [52–54]). Die chirurgische Tumorentfernung vermag die durch frühe Metastasierung schlechte Prognose nur in Einzelfällen zu verändern.

14.5.2 Vorzeitige Geschlechtsentwicklung bei Tumoren der Gonaden

Gonadentumoren sind, auch bei klinisch eindeutig isosexuellen Verlaufsbildern, die denen einer Pubertas praecox vera gleichen, stets zu bedenken.

14.5.2.1 Ovarialtumoren

Bei Mädchen sind Tumore, die von primitiven Keimzellen ausgehen, am häufigsten. Tumore mit heterosexueller Symptomatik werden klinisch besonders auffällig (z. B. [55]). Ausführliche Darstellung s. Kap. 6, Seite 208 ff.

14.5.2.2 Testistumoren

Bei Knaben können die Gonaden klinisch gut untersucht werden. Bei Formen der hypothalamisch bedingten vorzeitigen Pubertätsentwicklung findet man beidseits vergrößerte Hoden ohne nennenswerte Volumenunterschiede. Hodentumoren befallen äußerst selten beide Gonaden, so daß bereits vom klinischen Untersuchungsbefund her die auffällige Größendifferenz auf den diagnostisch richtigen Weg führt.

Hormonproduzierende Tumoren (s. Kap. 5.2.4) sind meist Leydig-Zelladenome; sie sind im Kindesalter selten und müssen differentialdiagnostisch gegenüber einer kongenitalen NNR-Hyperplasie (s. Kap. 19) mit sich atypisch im Hodenbereich befindlichem NNR-Gewebe abgegrenzt werden (Dexamethasonhemmtest, 17α-Hydroxyprogesteronspiegel im Plasma, Pregnantriolausscheidung im Harn, evtl. Biopsie). Skelett- und Längenalter sind meist diskordant beschleunigt.

14.5.3 Vorzeitige Geschlechtsentwicklung durch adrenale Erkrankungen

Zu hormonproduzierenden Tumoren und diffuser Hyperplasie sowie kongenitaler NNR-Hyperplasie siehe Kap. 4 und 19.

14.5.4 Exogene Hormonzufuhr

Schließlich sind exogene Hormongaben differentialdiagnostisch zu erörtern. In Frage kommen langfristig verabreichte anabole Steroide, wiederholte und hochdosierte HCG-Behandlungen, hormonhaltige Dermatika und kontaminierte Lebensmittel.

14.6 Therapeutische Aspekte zur vorzeitigen Geschlechtsentwicklung

Hormonproduzierende Tumoren können, wie übrigens alle Neoplasien, mit Aussicht auf Heilung nur behandelt werden, wenn es gelingt, das desintegriert wachsende Gewebe zumindest bei Tumoren der inneren Organe zu entfernen. Dies ist in der Regel nur operativ möglich. Im einzelnen hängen der weitere Erfolg und die Prognose davon ab, welche Dignität der Tumor hat, ob er in toto exstirpiert werden konnte, ob Metastasen entstehen, welche Nachbehandlung sinnvoll ist u.a.m. Lediglich bei der kongenitalen NNR-Hyperplasie und bei exogener Hormonzufuhr kann durch sachgerechte Substitution bzw. Beendigung der Hormongabe eine vergleichsweise optimale Behandlung erreicht werden.

14.7 Verspätete, unvollständige und ausbleibende Pubertätsentwicklung

Wenn zum durchschnittlich erwartbaren Zeitpunkt Zeichen der Pubertätsentwicklung ausbleiben, verstärkt sich bei den betroffenen Jungen und Mädchen wie bei ihren Angehörigen die Sorge, es könne eine krankhafte Störung vorliegen. Manche Kinder neigen dazu, diese Sorge zu dissimulieren, andere empfinden die ausbleibende Entwicklung als körperlichen Mangel, der im Umgang mit den Altersgenossen täglich und zunehmend erfahren wird.

Eltern und Angehörige stellen die Kinder in der ärztlichen Sprechstunde meist mit der Anmerkung vor, ihr Kind sei in letzter Zeit nicht mehr gewachsen, andere sprechen die fehlende Reifeentwicklung direkt an.

Die kompetente Klärung der individuellen Situation ist in zweifacher Hinsicht wichtig. Einmal gilt es wie bei vorzeitigen Entwicklungen krankhafte Zustände zu diagnostizieren und soweit möglich zu behandeln, zum anderen, Varianten der sonst regelhaften biologischen Entwicklung zu erkennen und Patienten wie Angehörigen in erklärendem Gespräch psychologisch geschickt über die für sie schwierige Phase hinwegzuhelfen. Oft ist allein die Versicherung, es handele sich gewiß nicht um eine krankhafte Störung, eine bedeutsame Erleichterung.

14.7.1 Extremvarianten der Norm

Als Normvarianten, die im Einzelfall eine erhebliche Abweichung vom durchschnittlichen Zeitrahmen darstellen können („Extremvarianten"), sind die verspätete, sonst aber regelhafte Pubertätsentwicklung und die konstitutionelle Entwicklungsverzögerung zu nennen.

14.7.1.1 Konstitutionelle Entwicklungsverzögerung (s. Kap. 11)

14.7.1.2 Verspätete normale Pubertät

Von der konstitutionellen Entwicklungsverzögerung ist die verspätete, aber sonst physiologisch ablaufende Reifeentwicklung (Pubertas tarda) zu unterscheiden. Führendes Merkmal ist das Knochenalter, das bei der verspäteten Pubertät durch den bislang fehlenden Einfluß der Sexualhormone auf die Knochenreifung um mehr als 2½ Jahre gegenüber dem Altersdurchschnitt verzögert ist. Diese Situation imponiert bei der ersten Untersuchung bei sonst unauffälligen Befunden als konstitutionelle Entwicklungsverzögerung. Die Diagnose kann und muß nur revidiert werden, wenn die Skelettalterverzögerung nicht vor dem 12.–13. Lebensjahr bestanden hat, und das Kind vor dieser Zeit nicht deutlich kleiner war als die Altersgenossen. Familiäre Einflüsse auf das Längenmaß müssen dabei berücksichtigt werden.

Differentialdiagnostisch kommen natürlich alle hypogonadalen Zustände in Betracht, die in der folgenden Zusammenstellung erwähnt sind (14.7.2). Bei Mädchen wird man natürlich immer an die Möglichkeit eines mono- oder oligosymptomatischen Turner-Syndroms denken müssen (s. Kap. 12).

Eine symptomatische hormonelle Behandlung ist in keinem Fall ohne ausreichend geklärte Diagnose vertretbar.

14.7.2 Hypogonadale Entwicklungsstörungen

Störungen der gonadalen Funktion kommen in der Regel durch isolierte Defizienzen im System Hypothalamus–Hypophyse–Gonaden zustande. Die verschiedenen Entitäten sind teilweise in anderem Zusammenhang angesprochen worden, so daß hier nur entsprechende Hinweise und eine tabellarische Zusammenstellung erfolgen.

14. Gestörte Pubertätsentwicklung

Klinisch ist das Ausmaß der jeweiligen Insuffizienz sehr unterschiedlich und diese nicht bei jedem der genannten Zustandsbilder obligat. Die Diagnose wird durch hormonelle Untersuchungsergebnisse bewiesen (Bestimmung der Gonadenhormone und des Prolaktins, LH-RH-Test (s. dazu [57]), HCG-Test, HMG-Test [56]).

14.7.2.1 Primärer hypergonadotroper Hypogonadismus

1. Turner-Syndrom (s. Kap. 12)
2. Reine Gonadendysgenesie (s. Kap. 12 und 22)
3. Anorchie/primär oder sekundär entwicklungsgestörte Testes (s. Kap. 5)
4. Noonan-Syndrom (s. Kap. 12)
5. Klinefelter-Syndrom (s. Kap. 5)
6. Androgensynthesestörungen (s. Kap. 5)
7. Ovarialhypoplasie (gonadotropinresistentes Ovar; s. Kap. 6)

14.7.2.2 Sekundärer und tertiärer hypogonadotroper Hypogonadismus

1. Bei hypophysärem Minderwuchs (s. Kap. 12)
2. Bei isolierter Form des LH- bzw. FSH-Mangels (s. Kap. 2 und 5)
3. Bei GnRH-Mangel (s. Kap. 2 und 5)

14.7.2.3 Therapieprinzipien

Bei den verschiedenen Formen des Hypogonadismus gibt es grundsätzlich 3 Möglichkeiten, eine Ersatzbehandlung durchzuführen. Die klassische Form besteht in der Gabe der Sexualhormone, die gleichzeitig eine ätiotrope Therapieform bei primärem Hypogonadismus darstellt. Bei sekundären und tertiären Formen hingegen wäre die Behandlung mit den entsprechenden gonadotropen HVL-Hormonen bzw. mit ihren Releasinghormonen wünschenswert. Diese theoretisch durchaus gut begründeten Möglichkeiten haben sich bisher jedoch in der Praxis als nicht ausreichend suffizient erwiesen. Auch neuere Versuche mit LH-RH-Analoga zeigen keinen kontinuierlichen Wirkungsablauf [58]. Im übrigen s. Kap. 2 und 5.

14.8 Sonstige Störungen der Pubertätsentwicklung

14.8.1 Gynäkomastie

Bei 40–60% der pubertierenden Knaben tritt eine Wachstumsreaktion der Brustdrüsenanlage auf, wobei einseitige, nennenswert seitendifferente und

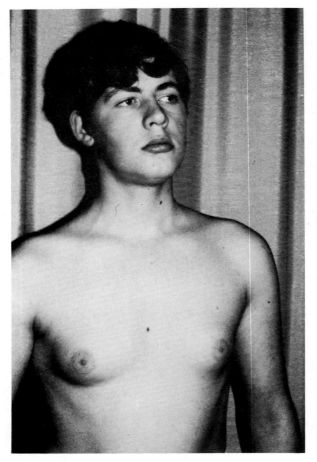

Abb. 14.1 13jähriger Patient mit Gynäkomastie

vom Ausmaß her variable Befunde vorkommen. Man spricht von Pubertätsgynäkomastie (s. a. 13.3.2; Abb. 14.1).

Die Vergrößerung kommt histologisch vornehmlich durch Zahl- und Größenzunahme der Ausführungsgänge und Vermehrung bindegewebiger Strukturen zustande. Bei den weitaus meisten Jungen beschränkt sich die Gynäkomastie auf den submamillären Bereich. In einigen Fällen kann sich die Brustdrüse erheblich vergrößern und im Extremfall die Größe einer vollentwickelten weiblichen Brust annehmen. Eine nennenswerte Sekretion wird praktisch nie beobachtet.

Die entgegen dem eigenen Geschlecht auftretende verweiblichende Entwicklung ist für die betroffenen Jungen eine große seelische Belastung. Sie versuchen, die Brustbildung durch entsprechende Kleidung zu verstekken, Sportveranstaltungen in Schule und Freizeit zu umgehen, und geraten oft in zunehmende Schwierigkeiten und Isolation.

Klinisch zeigen die Jungen keine weitergehenden Auffälligkeiten. Die typisch männliche Pubertät verläuft regelhaft (Genitalwachstum, Hodenvolumen, Sekundärbehaarung, Wachstumsschub). Offenbar kann eine familiäre Disposition zur Pubertätsgynäkomastie bestehen.

Die Ursache der Pubertätsgynäkomastie ist unklar. Endokrinologische Untersuchungen zeigen dem Pubertätsstand entsprechend normale Hormondaten für Testosteron, LH und FSH [59–63]. Eine passagere Östrogenerhöhung [61, 64] wird als permissiv für eine Vermehrung von Prolaktinrezeptoren im Brustdrüsengewebe diskutiert (erhöhte Endorgansensitivität mit entsprechender Stimulation). Auch an eine veränderte Konversionsrate von Androstendion zu Östradiol bzw. von Testosteron zu Östrogenen wird gedacht [62]. Auch Prolaktin wird teilweise vorübergehend erhöht gefunden (s. bei [63]). Dies wie auch die passagere Östradiolerhöhung wird nicht von allen Untersuchern bestätigt [63, 66, 67], was möglicherweise mit der Versuchsanordnung oder der Patientenauswahl zusammenhängen mag.

Man muß also in der Regel davon ausgehen, daß eine passagere hormonelle Imbalance in unterschiedlichem Ausmaß besteht. Offenbar hängt dies auch mit der Entwicklungsintensität zusammen; bei Knaben mit Pubertätsgynäkomastie fanden sich zu Beginn der Reifeentwicklung signifikant mehr Probanden mit überdurchschnittlichem Entwicklungsfortschritt [65].

Eine hormonelle oder sonst konservative Therapie ist nicht bekannt. Insbesondere muß vor Versuchen mit HCG oder Testosteron gewarnt werden. Sie bringen keinen Nutzen, können jedoch die Brustdrüsenentwicklung stimulieren!

Der übliche Verlauf ist benigne. In wenigen Monaten bis zu 2 Jahren bildet sich eine gering oder moderat ausgebildete Gynäkomastie zurück. Sehr ausgeprägte Formen bedürfen der chirurgischen Behandlung (Exstirpation des Drüsenkörpers). Diese Therapie wird man auch bei geringerer Ausbildung und ohne längere Beobachtungszeit wählen, wenn die psychologische Belastung durch Information und Zusprache nicht einigermaßen auszugleichen ist.

Die sehr viel selteneren Gynäkomastien, deren Ursachen zumindest mittelbar bekannt sind, müssen differentialdiagnostisch erwogen werden. Sie sind in Tabelle 14.4 aufgeführt.

14.8.2 Adipositas (s. Kap. 18)

14.8.3 Anorexia nervosa

Bei der Anorexia nervosa („Pubertätsmagersucht") handelt es sich um eine psychopathologische, die physiologischen Entwicklungsvorgänge ablehnende Reaktion meist heranwachsender Mädchen. Die oft bedrohliche Abmagerung durch Verweigerung der Nahrungsaufnahme führt endokrinologisch zu sekundären, funktionellen Störungen, die im Sinne einer Insuffizienz vornehmlich die Gonadotropininkretion betrifft. Häufig findet sich auch eine Erniedrigung des TSH, während Wachstumshormonspiegel, ähn-

Tabelle 14.4. Differentialdiagnose der Gynäkomastie

1. Neonatale Gynäkomastie

2. Pubertätsgynäkomastie

3. Idiopathische Formen

4. Gynäkomastie bei endokrinen Störungen

4.1 Klinefelter-Syndrom
4.2 Reifenstein-Syndrom
4.3 Tumoren

4.3.1 der Nebennierenrinde
4.3.2 der Hoden
4.3.3 paraneoplastische Syndrome
4.3.4 der Hypophyse

4.4 Schilddrüsenüberfunktion

5. Medikamentös induzierte Gynäkomastie

5.1 Östrogene
5.2 Testosteron
5.3 Gonadotropine
5.4 Antiandrogene
5.5 Digitalis
5.6 Spironolakton
5.7 Psychopharmaka
5.8 Marihuana

6. Gynäkomastie bei chronischen Erkrankungen

6.1 Leukose
6.2 Urämie/chronische Hämodialyse
6.3 Leberzirrhose
6.4 Lepra

7. Andere Formen (Rückenmarkserkrankungen u.a.)

---

lich wie bei anderen hypokalorischen Situationen, erhöht gemessen werden können. Diese hormonellen Funktionsstörungen sind prinzipiell reversibel, eine primäre Endokrinopathie liegt nicht vor. Die Frage einer sich aus der massiven katabolen Situation ergebenden hirnorganischen Erkrankung im Sinne einer Atrophie wird diskutiert [68].

Literatur

1. Di George AM (1980) The endocrine system. In: Nelson (ed) Textbook of pediatrics, 11th edn. Saunders, Philadelphia
2. Blunck W (1977) Pädiatrische Endokrinologie, 1. Aufl. Urban & Schwarzenberg, München Wien Baltimore, S 250

14. Gestörte Pubertätsentwicklung

3. Carmina E, LoCoco R, Longo RA, Lanzara P, Janni A (1980) Prolactin secretion in idiopathic precocious puberty. In: Cacciari E, Prader A (eds) Pathophysiology of puberty Academic Press, London New York
4. Beas F, Zurbrügg RP, Leibow SG, Patton RG, Gardner LI (1962) Familial male sexual precocity; report of the eleventh kindred found, with observations on blood group linkage and urinary C_{19}-steroid-excretion. J Clin Endocrinol 22:310
5. Thamdrup E (1961) Precocious sexual development; a clinical study of 100 children. Thomas, Springfield
6. Sigurjonsdottir TJ, Hayles AB (1968) Precocious puberty; a report of 96 cases. Am J Dis Child 115:309
7. Helge H (1973) Frühreife. Monatsschr Kinderheilkd 121:636
8. Bierich JR (1975) Sexual precocity. Clin Endocrinol (Oxf) 4:107
9. Penny R, Guyda HJ, Baghdassarian A, Johanson AJ, Blizzard RM (1970) Correlation of serum follicular stimulating hormone (FSH) and luteinizing hormone (LH) as measured by radioimmunoassay in disorders of sexual development J Clin Invest 49:1847
10. Levine LS, New MI, Pitt P, Peterson RE (1972) Androgen production in boys with sexual precocity and congenital adrenal hyperplasia. Metabolism 21:457
11. Reiter ED, Kaplan SL, Conte FA, Grumbach MM (1975) Responsivity of pituitary gonadotropes to luteinizing hormon-releasing factor in idiopathic precocious puberty, precocious thelarche, precocious adrenarche, and in patients treated with medroxy-progesterone-acetate. Pediatr Res 9:111
12. Bidlingmaier F, Butenandt O, Knorr D (1977) Plasma gonadotropins and estrogens in girls with idiopathic precocious puberty. Pediatr Res 11:91
13. Schönberg D (1971) Hamartome des Tuber cinereum bei Pubertas praecox. Radiologe 11:319
14. Hochman HI, Judge DM, Reichlin S (1981) Precocious puberty and hypothalamic hamartoma. Pediatrics 67:236
15. Axelrod L (1977) In: Schmidek HH (ed) Pineal tumors. Masson, New York
16. Davis JC, Hipkin LJ (1977) Clinical endocrine pathology. Blackwell, Oxford
17. Zachmann M, Illig R (1979) Precocious puberty after surgery for craniopharyngeoma. J Pediatr 95:86
18. Hoyt WF, Kaplan SL, Grumbach MM, Glaser JS (1970) Septo-optic dysplasia and pituitary dwarfism. Lancet I:893
19. Huseman CA, Kelch RP, Hopwood NJ, Zipf WB (1978) Sexual precocity in association with septo-optic dysplasia and hypothalamic hypopituitarism. J Pediatr 92:748
20. La Franchi SH (1979) Sexual precocity with hypothalamic hypopituitarism. Am J Dis Child 133:739
21. Zipf WB, Kelch RP, Hopwood NJ, Spencer ML, Bacon GE (1979) Supressed responsiveness to gonadotrophin-releasing hormone in girls with unsustained isosexual precocity. J Pediatr 95:38
22. Van Wyk JJ, Grumbach MM (1960) Syndrome of precocious menstruation and galactorrhea in juvenile hypothyroidism: An example of hormonal overlap in pituitary feedback. J Pediatr 57:416
23. Costin G, Kershnar AK, Kogut MD, Turkington RW (1972) Prolactin activity in juvenile hypothyreoidism and precocious puberty. Pediatrics 50:881
24. Barnes ND, Hayles AB, Ryan RJ (1973) Maturation in juvenile hypothyroidism. Mayo Clin Proc 48:849
25. Albright F, Butler AM, Hampton AO, Smith P (1937) Syndrome characterized by osteitis fibrosa disseminata, areas of pigmentation and endocrin dysfunction, with precocious puberty in females; report of 5 cases. N Engl J Med 216:727
26. McCune DJ, Bruch H (1937) Osteodystrophia fibrosa; report of a case in which condition was combined with precocious puberty, pathologic pigmentation of skin and hyperthyreoidism, with review of literature. J Dis Child 54:806
27. Danon M, Crawford JD (1974) Peripheral endocrinopathy causing sexual precocity in Albright's syndrome. Pediatr Res 8:368
28. Tanaka T, Suwa S (1977) A case of McCune-Albright-syndrome with hyperthyroidism and vitamin D-resistant rickets. Helv Paediatr Acta 32:263

29. Giovanelli G, Bernasconi S, Banchini G (1978) McCune-Albright-syndrome in a male child: A clinical and endocrinologic enigma. J Pediatr 92:220
30. Stolecke H (1971) Praemature Thelarche und Gynäkomastie. Med Welt (NF) 22:1801
31. Bernasconi S, Vanelli M, Rocca M et al. Usefulness of the GnRH-test in differential diagnosis of premature thelarche and precocious puberty. In: Cacciary E, Prader A (eds) Pathophysiology of puberty. Academic Press, London New York, p 265
32. Pasquino AM, Piccolo F, Scalamandre A, Mylvaso M, Ortolani R, Boscherini B (1980) Hypothalamic-pituitary-gonadotrophic function in girls with premature thelarche. Arch Dis Child 55:941
33. Canfriez A, Wolter R, Govaerts M, Hermite L, Robyn C (1977) Gonadotropins and prolactin pituitary reserve in premature thelarche. J Pediatr 91:751
34. Job JC, Guillaume B, Chaussain J-L, Garnier PE (1975) Le developement prématuré isolé des seins chez les filletes. Arch Fr Pediatr 32:39
35. Lucky AW, Rich BH, Rosenfield RL, Fang VS, Roche-Bender NBA (1980) Bioactive LH: A test to discriminate true precocious puberty from premature thelarche and adrenarche. J Pediatr 97:214
36. Korth-Schutz S, Levine LS, New MI (1976) Serum androgens in normal prepubertal and pubertal children and in children with precocious adrenarche. J Clin Endocrinol Metab 42:117
37. Warne GL, Carter JN, Faiman C, Reyes FI, Winter JSD (1978) Hormonal changes in girls with precocious adrenarche: A possible role for estradiol or prolactin. J Pediatr 92:743
38. Heller ME, Dewhurst J, Grant DB (1979) Premature menarche without other evidence of precocious puberty. Arch Dis Child 54:472
39. Helge H, Weber B, Hammerstein J, Neumann F (1969) Idiopathic precocious puberty: Indication for therapeutic use of cyproterone acetate, an antigonadotropic and antiandrogenic substance? Lect Europ Soc Paed Endocr VIII. Ann Meeting, Malmö, 1969
40. Steinbeck H, Neumann F (1971) Effect of cytroperone acetate on puberty in rats. J Reprod Fertil 26:59
41. Helge H (1973) Frühreife. Monatsschr Kinderheilkd 121:636
42. Rager K, Huenges R, Gupta D, Bierich JR (1973) The treatment of precocious puberty with cyproterone acetate. Acta Endocrinol (Copenh) 74:399
43. Bossi E, Zurbrügg RP, Joss EE (1973) Improvement of adult height prognosis in precocious puberty by cyproterone acetate. Acta Paediatr Scand 62:405
44. Werder EA, Mürset G, Zachmann M, Brook CGD, Prader A (1974) Treatment of precocious puberty with cyproterone acetate. Pediatr Res 8:248
45. Kauli R, Prager-Lewin R, Keret R, Laron Z (1975) The LH-response to LH-releasing hormone in children with true isosexual precocious puberty treated with cyproterone acetate. Clin Endocrinol (Oxf) 4:305
46. Bierich JR, Heinrich JG, Esteves PE (1980) Treatment of idiopathic precocious puberty. In: Cacciari E, Prader A (eds) Pathophysiology of puberty. Academic Press, London New York p 245
47. Girard J, Baumann JB (1975) Secondary adrenal insufficiency due to cyproterone acetate (Abstr). Pediatr Res 9:669
48. Brouli KPD, Stárka L (1975) Corticosteroid-like effect of cyproterone and cyproterone-acetate in mice. Experientia 31:1364
49. Jeffcoate WJ, Edwards CRW, Rees LH, Besser GM (1976) Letter: Cyproteron acetate. Lancet II:1140
50. von Mühlendahl KE, Korth-Schutz S, Müller-Hess R, Helge H, Weber B (1977) Letter: Cyproteron acetate and adrenocortical function. Lancet I:1160
51. Savage DCL, Swift PGF (1981) Effect of cyproteron acetate on adrenocortical function in children with precocious puberty. Arch Dis Child 56:218
52. McArthur JW, Toll GD, Russfield AB, Reiss AM, Quinby WC, Baker WH (1973) Sexual precocity attributable to ectopic gonadotropin secretion by hepatoblastoma. Am J Med 54:390
53. Heinrich UE, Bolkenius M, Daum R, Oppermann HC, Mehls O, Brandis WE (1981) Virilising hepatoblastoma – significance to alpha-1-fetoprotein and human chorionic gonadotropin as tumor markers in diagnosis and follow-up. Eur J Pediatr 135:313

54. Schuster E (1981) Messungen von SP₁ und Beta-HCG bei trophoblastischen und embryonalen Tumoren. Tumor Diagn 2:13
55. Stolecke H, Müller W, Hienz HA (1974) The endocrine and histological pattern of a gonadoblastoma with teratoid elements and normal female karyotype. Z Kinderheilkd 117:213
56. Zachmann M, Manella B, Santamaria L, Andler W, Prader A (1979) Plasma steroid response of pubertal girls to human menopausal gonadotropin. Excerpta Med Int Congr Ser No. 515
57. Kelch RP, Hopwood NJ, Marshall JC (1980) Diagnosis of gonadotropin deficiency in adolescents: Limited usefulness of a standard gonadotropin-releasing hormone test in obese boys. J Pediatr 97:820
58. Tharandt L, Schulte H, Beuker G, Hackenberg K, Reinwein D (1977) Treatment of isolated gonadotropins deficiency in men with synthetic LH-RH and a more potent analogue of LH-RH. Neuroendocrinology 24:195
59. Wieland RG (1971) Pituitary gonadal function in pubertal gynecomastia. J Pediatr 79:1002
60. Robin M, Ferrier E, Orsetti A, Jaffiol C (1975) Intérêt du test à la LH-RH en pathologie gonadique masculine et au cours des gynécomasties. Ann Endocrinol (Paris) 36:333
61. Lee PA (1975) The relationship of concentrations of serum hormones to pubertal gynecomastia. J Pediatr 86:212
62. Hughes JN, Modigliani E, Mariel L, Adessi G, Delzant G, Attali JR, Sebaoun J (1979) Intérêt de l'étude des oestrogènes plasmatiques dans l'exploration des gynécomasties. Ann Endocrinol (Paris) 38:179
63. LoGiudice C, Valmachino G, Massente P (1980) The basal and after TRH prolactin levels in pubertal and postpubertal gynecomastia. In: Cacciari E, Prader A (eds) Pathophysiology of puberty. Academic Press, London New York, p 385
64. La Franci SH, Parlow AF, Lippe BM, Coyotupa J, Kaplan SA (1975) Pubertal gynecomastia and transient elevation of serum oestradiol level. J Dis Child 129:927
65. Harlan WR, Grillo GP, Carnoni-Huntley J, Leaverton PE (1979) Secondary sex characteristics of boys 12–17 years of age: The U.S. health examination survey. J Pediatr 95:293
66. Turkington RW (1972) Serum prolactin levels in patients with gynecomastia. J Clin Metab 34:62
67. Biedlingmaier F, Knorr D (1973) Plasma testosterone and estrogens in pubertal gynecomastia. J Kinderheilkd 115:89
68. Halme KA, Goldberg SC, Eckert E, Casper R, Davis JM (1980) Geht die Anorexia nervosa mit einer Hirnatrophie einher? Monatsschr Kinderheilkd 128:646

15. Zyklusstörungen im Adoleszentenalter

I. Rey-Stocker

15.1 Einführende Bemerkungen

Der LH-Anstieg in der Zyklusmitte, welcher die Ovulation auslöst, ist dem positiven Feedback der erhöhten Östradiol- und der beginnenden Progesteronsekretion des präovulatorischen Follikels zuzuschreiben.

Östradiol und Progesteron üben eine zweifache Rückwirkung auf die Gonadotropinsekretion aus, eine negativ inhibitorische und eine positiv stimulierende, je nach Höhe ihrer Plasmaspiegel und Empfindlichkeit des Gonadostats.

Der inhibitorische Effekt von Östradiol besteht seit der 2. Hälfte des Fetallebens und wirkt sich weiter durch die Kindheit hindurch aus. Der stimulierende Effekt tritt erstmals in der Mitte der Pubertät auf, genügt aber noch nicht zur Ovulationsauslösung. Zu diesem Zeitpunkt ist der hypothalamische Regulationsmechanismus der Gonadotropinsekretion noch nicht voll entwickelt. Das Ovar sezerniert zuwenig Östradiol und Progesteron [18], um die ovulationsauslösende, mittzyklische LH-Spitze zu induzieren. Der Reifeprozeß, der zur Ovulation führt, erstreckt sich über mehrere Jahre und ist selten vor der Menarche beendet (s. Kap. 6 und 13).

15.2 Anovulatorische Zyklen

Im ersten Jahr nach der Menarche haben 80% der jungen Mädchen anovulatorische Zyklen [1]. Im 2. und 3. Jahr nach der Menarche treten Ovulationen vermehrt auf. Doch sind sie meistens von einem insuffizienten Corpus luteum und einer zu kurzen Lutealphase begleitet. Im 5. Jahr nach der Menarche liegt der mittlere Progesteronspiegel noch immer signifikant tiefer als bei der erwachsenen Frau [14], 20–35% der Adoleszenten haben keine regelmäßigen Ovulationen [13].

Während der Adoleszenz kommen alle Variationen im Menstruationszyklus vor (s. Tabelle 15.1). Bei einer Dauer von weniger als 21 Tagen oder von mehr als 35 Tagen treten Ovulationen seltener auf als beim regelmäßigen 4wöchigen Zyklus [19].

Aber auch bei fehlender Ovulation kann der Menstruationszyklus infolge steigender und fallender Östrogenspiegel regelmäßig sein. Bei den von

Tabelle 15.1. Der Menstruationszyklus

Dauer	21 – 35 Tage
Polymenorrhö	< 21 Tage
Oligomenorrhö	> 35 Tage
Amenorrhö	> 3 Monate
Metrorrhagie	Zu häufige und azyklische Blutungen
Phasen	
Follikelphase	10 – 20 Tage vom 1. Mensestag bis LH-Gipfel Follikelreifung
– kurz	< 10 Tage
– lang	> 20 Tage
Ovulation	1 – 3 Tage LH-Spitze Ruptur des Graaf-Follikels, Ausstoßung der Ovozyte
Lutealphase	11 – 16 Tage Aktivität des Corpus luteum
– kurz	< 11 Tage
– lang	> 16 Tage
Blutung	**3 – 7 Tage**
Menorrhagie	> 7 Tage
Gesamtblutverlust	**20 – 80 ml**
Hypomenorrhö	< 20 ml
Hypermenorrhö	> 80 ml bei 2/3 der Patientinnen HB < 12 mg% (< 7450 nmol/l)

Jede Unterbrechung des subtilen Gleichgewichts zwischen hypothalamo-hypophysären und ovariellen Hormonen verhindert die Ovulation

Matsumoto et al. [11] untersuchten Adoleszenten waren:

50% der anovulatorischen Zyklen regelmäßig,

28% länger als 35 Tage,

22% kürzer als 21 Tage.

15.3 Dysfunktionelle Uterusblutungen

Dies sind abnormale Blutungen bei jungen Mädchen, die weder durch eine Endokrinopathie noch durch eine organische Läsion des Uterus verursacht werden. In 90% der Fälle treten sie im Verlaufe eines anovulatorischen Zyklus auf als verlängerte oder zu starke Blutungen unterschiedlicher Frequenz [9].

Während das Fehlen der Ovulation in den ersten Jahren nach der Menarche physiologisch und Ausdruck einer nicht beendeten Reifeentwicklung sein kann, ist die Ursache der dysfunktionellen Blutungen und der dysfunktionellen sekundären Amenorrhö (Typ II WHO) unklar. Möglicherweise sind sie genetisch bedingt, da Mutter und ältere Schwestern der Patientin häufig unter denselben Zyklusstörungen gelitten haben. Auch könnten sie auf Streß oder falscher Ernährung beruhen.

Dysfunktionelle Zyklusstörungen sind mehrheitlich psychosomatische Störungen [10], durch welche sich junge Mädchen sehr verunsichert fühlen. Das mit Sympathie geführte aufklärende Gespräch ist ein wesentlicher Bestandteil der Therapie.

15.3.1 Pathophysiologie

Die Regulation des normalen Menstruationszyklus ist progesteronabhängig. Das Fehlen eines funktionstüchtigen Corpus luteum bewirkt eine dauernde und ungehinderte Östrogenstimulation des Endometriums. Die Östrogensekretion kann niedrig, zu Höchstwerten ansteigen, stabil oder fluktuierend sein. Sowohl abfallende als auch ungenügende Östrogenspiegel bewirken eine inkomplette Desquamation des proliferierten Endometriums und sind Ursache einer verlängerten oder verstärkten Blutung.

Bei fehlender Progesteronsekretion wird das Endometrium nicht sekretorisch umgewandelt, die Entwicklung der Spiralarterien ist inkomplett [3], und die Synthese der Uterusprostaglandine ist gestört [20]. Bei Patientinnen mit anovulatorischen dysfunktionellen Blutungen ist das endometriale PGE_2, welches vasodilatatorische und antithrombotische Eigenschaften hat, im Menstruationsblut erhöht. Das PGF_2, welches die Konstriktion der Spiralarterien im Endometrium bewirkt, ist vermindert.

Östradiol bewirkt eine Zunahme der mitotischen Aktivität der Endometriumzellen und die Synthese von neuen Östradiolrezeptoren. In Abwesenheit von Progesteron führt die verlängerte Östrogeneinwirkung zur verstärkten Proliferation von Stroma und Drüsen und schließlich zur glandulär-zystischen Hyperplasie des Endometriums.

15.3.2 Diagnose und Differentialdiagnose

Jede Patientin mit abnormalen Blutungen muß einer kompletten klinischen Untersuchung unterzogen werden, um organische Ursachen auszuschließen. Diese umfaßt:

1. Allgemeinstatus: Längenwachstum, Gewicht, Blutdruckmessung, Habitus, sekundäre Geschlechtsmerkmale, Zeichen von Virilisation.

2. Vaginoskopie oder Spekulumuntersuchung der gesamten Vaginalwand und der Portio uteri.

3. Suche nach Infektion, Fremdkörper, Trauma, Tumor.

4. Bimanuelle rekto- oder vaginoabdominale Palpation.

5. Komplettes Blutbild und Thrombozytenzählung.

6. Gerinnungstest in speziellen Situationen.

Die *Differentialdiagnose* bezieht sich auf:

1. Blutung unter hormonaler Kontrazeption.

2. Blutung unter intrauteriner Kontrazeption (IUD).

3. Pathologische Schwangerschaft (Abort, Eileiterschwangerschaft).

4. Entzündung (Vaginitis, Endometritis, Entzündungen im kleinen Becken).

5. Tumoren (vaginale oder zervikale Polypen, Vaginaladenose, östrogen- oder androgenproduzierender Tumor).

6. Blutgerinnungsstörung (M. Willebrandt-Jürgens).

7. Endokrine Dysfunktionen mit gestörtem, azyklischem Östrogenfeedback [20]:
   a) Syndrom der polyzystischen Ovarien (PCO) (SHBG↑, $E_1 > E_2$, LH > FSH).
   b) NNR-Erkrankung:
   Adrenogenitales Syndrom, Cushing-Syndrom, Adenom, Karzinom (SHBG↑, $E_1 > E_2$, LH > FSH),
   M. Addison (Antikörperbildung gegen steroidsynthetisierende Zellen von NNR und Ovar → gestörte Östrogensynthese).
   c) Schilddrüsenerkrankung:
   Hyperthyreose (SHBG↑, $E_1 > E_2$, LH > FSH),
   Hypothyreose (SHBG↓, Androstendion → Testosteron → E_2, gestörter E_2-Metabolismus → E_3↑)

8. Systemerkrankungen.

15.3.3 Behandlung

Während der ersten 2 Jahre nach der Menarche unterscheiden wir 3 verschiedene Situationen bei dysfunktionellen Uterusblutungen [7]:

1. Die Störung ist unbedeutend, das Kind ist nicht anämisch; die Beruhigung der Patientin und ihrer Eltern genügt.

2. Die abnormale Blutung bewirkt eine Anämie. Ist die Störung von kurzer Dauer, genügt eine antianämische und evtl. antifibrinolytische Behandlung.

3. Die abnormale Blutung ist so stark, daß eine Hospitalisation und Bluttransfusionen nötig sind. Die Notfallsituation erfordert folgende Hormonbehandlung:
Premarin (Ayerst) 20 mg i.v., darauf 10 mg i.v. 1, 6 und 12 h später. Anschließend muß eine Progesteronbehandlung während 10 Tagen erfol-

gen, um die sekretorische Umwandlung und die komplette Desquamation des Endometriums zu ermöglichen. Die Hormonbehandlung muß mehrere Monate fortgeführt werden.

Die Behandlung der dysfunktionellen Uterusblutungen kann symptomatisch sein:

1. Antifibrinolytika (ε-Aminocapronsäure, Tranexamsäure, Paraaminomethylbenzoesäure), wodurch die hyperfibrinolytische Blutung gestoppt wird.
2. Antiprostaglandine (Prostaglandinsynthetasehemmer wie: Aspirin, Indometacin) in speziellen Situationen.

Die Grundbehandlung besteht in der Wiederherstellung des normalen hormonalen Milieus durch:

1. Verabreichung von Gestagenen in der 2. Zyklushälfte über mehrere Monate. Am besten eignet sich dazu das Retroprogesteron:
    Duphaston: 10–20 mg/Tag vom 15. bis 24. Tag nach Mensesbeginn,
    Retroid (Roche): 4–12 mg/Tag vom 15. bis 24. Tag nach Mensesbeginn.
    Diese Behandlung verhindert die Ovulation nicht und hat keinen Einfluß auf die Basaltemperatur. Sie bewirkt eine leichte Stimulierung der Gonadotropinsekretion und löst in 20% der Fälle eine Ovulation aus.
2. Ovulationsauslösung mittels 5-Tage-Behandlung mit Clomifen in monatlichen Intervallen:
    2 mal 50 mg Dyneric vom 5. bis 9. Tag nach Menstruationsbeginn.
    Bei Störung des positiven Feedbacks, den E_2 auf die hypothalamischen Östrogenrezeptoren ausübt, führt eine Blockade dieser Östrogenrezeptoren durch Clomifen zu vermehrter hypothalamischer Stimulation, verstärkter Gonadotropinausschüttung und in mehr als 50% der Fälle zur Ovulation [8].
    Diese Behandlung enthält somit das Risiko einer ungewollten Schwangerschaft.

Die Rezidivgefahr bei dysfunktionellen Uterusblutungen ist groß. Die Behandlung muß sich daher über mehrere Monate erstrecken. Nach deren Absetzen empfiehlt es sich, den Zyklus mittels Basaltemperaturkontrolle zu überwachen. Dauern die anovulatorischen Zyklen an, so ist eine nochmalige mehrmonatige Behandlung mit Gestagenen oder mit Clomifen gerechtfertigt.

15.4 Oligomenorrhö und sekundäre Amenorrhö

Amenorrhö bis zu 6 Monaten wird i. allg. im 1. Jahr nach der Menarche als normal betrachtet. Im 2. Jahr sollten die Intervalle zwischen den Menstruationen kürzer werden. Ende des 3. Jahrs nach der Menarche wird normalerweise ein regelmäßiger Menstruationszyklus erreicht. Adoleszente, welche 3

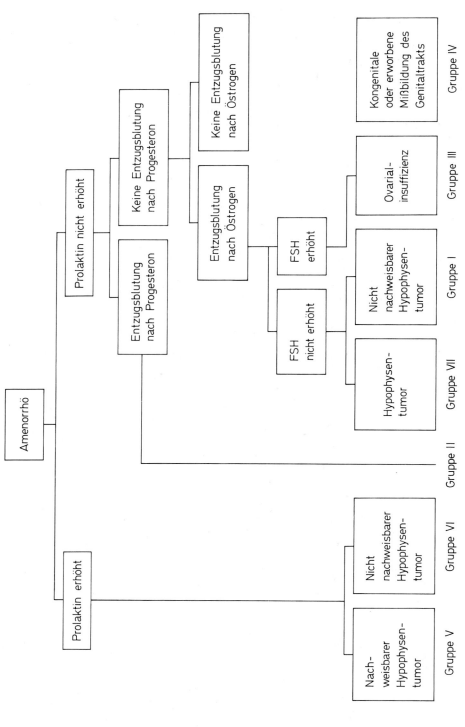

Abb. 15.1. Klinische Klassifikation der Amenorrhö. (Nach WHO Scientific Group, Hamburg 1976)

Jahre nach der Menarche eine Oligomenorrhö oder sekundäre Amenorrhö aufweisen, sind genau zu kontrollieren, um eine somatische Krankheit auszuschließen.

15.4.1 Diagnose und Differentialdiagnose

Neben der genauen klinischen und gynäkologischen Untersuchung und nach Ausschluß einer Schwangerschaft führen wir folgende Untersuchungen durch (s. Abb. 15.1):

1. Messung der Gonadotropine an 2 verschiedenen Tagen (FSH↑, LH niedrig oder normal: primäre Ovarialinsuffizienz; LH↑, FSH niedrig oder normal: PCO, Hyperandrogenismus).
2. Zwei Messungen von Prolaktin bei liegendem Katheter in 30minütigem Abstand (bei 20% der Patientinnen mit Amenorrhö PRL↑ [17]).
3. Gestagentest (2 mal 10 mg Duphaston per os während 10 Tagen oder 125 mg Oxyprogesteroncapronat i. m.).
   Bei ausreichender follikulärer Östrogensekretion bewirken Progesteron und seine Abkömmlinge die Umwandlung des proliferativen in ein sekretorisches Endometrium und provozieren eine Entzugsblutung innerhalb von 10 Tagen. Bei ungenügendem Östrogenspiegel tritt keine Entzugsblutung auf.
4. Clomifentest (2 mal 50 mg Dyneric während 5 Tagen). Vor, während und nach der Behandlung müssen FSH und LH bestimmt werden. Ein Gonadotropinanstieg weist auf eine intakte Funktion des Hypothalamus hin. Nicht ansteigende Gonadotropinspiegel weisen auf eine hypothalamische Fehlfunktion hin.
5. Der Gestagen-Östrogen-Test [z. B. 3mal 1 Tablette Primosiston (0,01 mg Ethinylestradiol plus 2 mg Norethisteron) während 10 Tagen] wird bei negativem Gestagentest vorgenommen. Führt er zu einer Entzugsblutung, so liegt eine schwere Insuffizienz der Gonadotropinsekretion oder der Ovarien vor. Führt er zu keiner Entzugsblutung, so weist er auf das Vorliegen einer genitalen Mißbildung hin.

Während der Adoleszenz ist die Prolaktinsekretion meistens normal, und die Patientin reagiert auf Progesterongabe mit einer Entzugsblutung. Oligo- und Amenorrhö sind daher überwiegend die Folge einer hypothalamo-hypophysären Störung, bei welcher zwar eine genügende FSH-Sekretion aufrechterhalten bleibt, um den präovulatorischen Follikel und die ihn umgebende Kohorte von Follikeln zur Östrogensynthese zu stimulieren, der präovulatorische LH-Anstieg jedoch ausbleibt, so daß keine Ovulation stattfinden kann.

Die Differentialdiagnose bezieht sich auf:
1) Hypergonadotrope Amenorrhö: Primäre Ovarialinsuffizienz (Ovarialdysgenesie, Resistant-ovary-Syndrom).

2) Hypogonadotrope Amenorrhö:

a) Kongenital: Kallman-Syndrom, isolierte Gonadotropininsuffizienz;
b) erworben: Hypophysentumor, Drogen (Post-pill-Amenorrhö, Barbiturate, Morphinderivate), Systemerkrankung, psychogene Störungen (Streß, Anorexie), endokrine Störungen (Nebennieren, Schilddrüse).

15.4.2 Behandlung

Die Behandlung von Oligomenorrhö und sekundärer Amenorrhö, die im Gestagentest mit einer Abbruchblutung reagiert haben, besteht in:

1. Gestagentherapie, vorzugsweise mit Duphaston oder Retroid, welche die Ovulation nicht verhindert, sondern sie in gewissen Fällen auszulösen vermag.
2. Clomifen, welches eine Ovulation provoziert, indem es den gestörten positiven Feedback des Östradiols auf Hypothalamus und Hypophyse wiederherstellt.

Dysfunktionelle Blutungen, Oligomenorrhö und sekundäre Amenorrhö werden in der Adoleszenz meistens verursacht durch Streß (Prüfungsvorbereitung, Wettkampf, Milieuwechsel, Konflikte, Heimweh), ebenso durch Wechsel der Nahrungszufuhr, die zu Übergewicht oder Abmagerung führt. Dramusic [4] fand bei neueren Untersuchungen, daß Adoleszente mit

- vorzeitiger Menarche,
- beschleunigtem Reifungsprozeß (Knochenalter),
- vermindertem Körpergewicht,
- spärlich entwickelten sekundären Geschlechtsmerkmalen und infantilem Uterus,
- chronischen Herdinfekten

auf hypothalamo-hypophysäre Störungen bevorzugt mit dysfunktionellen Blutungen reagieren, während Adoleszente mit

- verspäteter Menarche,
- normalem Reifungsprozeß,
- erhöhtem Körpergewicht,
- gut entwickelten sekundären Geschlechtsmerkmalen

eher zu Oligomenorrhö und sekundärer Amenorrhö neigen.

15.4.3 Prognose

Die gestörte Ovarialfunktion scheint in der Adoleszenz eine initiierende Rolle in der Karzinogenese zu spielen [2].

Östradiol stimuliert die Mitosefrequenz in den Zellen des Endometriums und der Brustdrüse und beschleunigt die Synthese seiner Rezeptoren. Progesteron antagonisiert die durch Östradiol stimulierte mitotische Aktivität des Endometriums und der Brustdrüse und verhindert die Synthese sowohl der Östrogen- als auch seiner eigenen Rezeptoren. Die sich über Monate hinziehende, nicht durch Progesteron antagonisierte Östrogeneinwirkung kann bei genetisch prädisponierten Patientinnen über die glandulär-zystische Hyperplasie ein Adenokarzinom des Endometriums [6, 12] und über die Mastopathie ein Mammakarzinom [2, 16] im Erwachsenenalter induzieren.

Die Prognose betreffend Fertilität ist bei Adoleszenten mit dysfunktionellen Zyklusstörungen schlecht. Nur 50% sind 4 Jahre nach Beginn der Störung geheilt, 50% leiden weiterhin unter Anovulation, davon bleiben 25% definitiv steril [5, 16].

Die Untersuchungen von Dramusic [4] zeigen, daß der Erfolg einer Hormonbehandlung hinsichtlich Ovulation und Fertilität von ihrem frühzeitigen Beginn abhängt. Eine frühzeitige Progesteronbehandlung oder das Herbeiführen der Ovulation durch Clomifen üben zudem eine Schutzfunktion aus gegen maligne Zellveränderungen im Endometrium und in der Brustdrüse.

Literatur

1. Apter D, Viinikka L, Vihko R (1978) Hormonal pattern of adolescent cycles. J Clin Endocrinol Metab 47:944
2. Bässler R (1978) Pathologie der Brustdrüse. Springer, Berlin Heidelberg New York (Spezielle pathologische Anatomie, Bd 11, S 495)
3. Clark JH, Peck EJ (1977) Female sex steroids. Springer, Berlin Heidelberg New York (Monographs on Endocrinology, vol 14, p 220)
4. Dramusic V (1981) The importance of prompt treatment and long follow-up of cases of menstrual disorders in adolescence concerning their fertility. Conférence lors du VIe World Symposium on Pediatric and Adolescent Gynecology du 2–5. 12. 1981, Punta del Este, Uruguay
5. Fraser IS, Baird DT (1972) Endometrial cystic glandular hyperplasia in adolescent girls. J Obstet Gynaecol Br Commonw 79:1009–1015
6. Gorins A, Netter A, Yaneva H (1977) Les dystrophies de l'endomètre post-pubertaire. In: L'endomètre. Masson, Paris, p 126
7. Huffman JW (1975) Gynäkologie des Kindes. Urban & Schwarzenberg, München Wien Baltimore
8. Keller JP (1975) Ovulationsauslösung mit Clomifen und Cyclofenil. In: Obolensky W, Käser O (Hrsg) Ovulation und Ovulationsauslösung. Huber, Bern
9. Kuppermann HS (1963) Human endocrinology. Davis, Philadelphia
10. Lauritzen C (1979) In: Proceeding of the Vth Internat. Symposium on Ped. and Adolesc. Gynecology, Oct 22–23 1979, Tokyo, p 3–6
11. Matsumoto S, Igaraski M, Satos S (1963) Studies on menstrual disorders: Anovulatory cycle, corpus luteum insufficiency and irregular ovulatory cycle. J Jpn Obstet Gynecol Soc 10:35
12. Papaioannou AN, Urban JA (1974) Scalene node biopsy in locally advanced primary cancer of questionable operability. Cancer 17:1006–1011
13. Rey-Stocker I (1980) Contraception hormonale et processus de maturation endocrinienne. In: Actualités gynécologiques, 11ème série. Masson, Paris

14. Rey-Stocker I, Zufferey MM, Lemarchand MT, Rais M (1980) Die Sensibilität der Hypophyse, der Gonaden und der Schilddrüse beim jungen Mädchen vor und nach hormoneller Kontrazeption. Pharmakotherapie 3/1:42–55
15. Southam AL (1960) Dysfunctional uterine bleeding in adolescence. Clin Obstet Gynecol 3:241–251
16. Southam AL, Richard TM (1966) The prognosis of adolescents with menstrual abnormalities. Am J Obstet Gynecol 94:637
17. Strauch G, Bonnefous S, Pautian B, Zaks P, Pages JP, Bricaire H (1978) Studies on epidemiology and mechanisms of hyperprolactinemic anovulation. In: Robyn C, Harter M (eds) Progress in prolactin physiology and pathology. Elsevier, Amsterdam
18. Styne DM, Grumbach MM (1978) Puberty in the male and female: Its physiology and disorders. In: Yen SSC, Jaffe RB (eds) Reproductive endocrinology. Saunders, Philadelphia
19. Yen SSC (1978) The human menstrual cycle. In: Yen SSC, Jaffe RB (eds) Reproductive endocrinology. Saunders, Philadelphia
20. Yen SSC (1978) Chronic anovulation. In: Yen SSC, Jaffe RB (eds) Reproductive endocrinology. Saunders, Philadelphia

Teil IV:
Diagnostische und therapeutische Aspekte umschriebener klinischer Entitäten und Probleme

16. Diabetes mellitus

P. Hürter

16.1 Definition und Klassifikation

Das Syndrom „Diabetes mellitus" wird nach neuesten Auffassungen als genetisch und klinisch heterogene Gruppe von Störungen aufgefaßt, die durch das Leitsymptom „Glukoseintoleranz" charakterisiert wird.

Eine Vielzahl neuer Erkenntnisse auf dem Gebiet der Ätiologie und Pathogenese des Diabetes ließ es notwendig erscheinen, dieses heterogene Syndrom neu zu definieren, d.h. die bisher übliche Nomenklatur zu revidieren.

Eine internationale Expertenkommission, die Diabetes Data Group des National Institute of Health, hat sich um die Neuordnung der Begriffe bemüht [1]. Die wichtigsten Punkte der neuen Nomenklatur sind in Tabelle 16.1 dargestellt. Obwohl die neue Klassifikation den jetzigen Bedürfnissen zu genügen scheint, wurde sie mit dem Hinweis publiziert, daß 2 Jahre später eine weitere Revision notwendig sei [1].

Tabelle 16.1. Klassifikation des Diabetes mellitus und verwandter Stoffwechselstörungen. (Nach National Diabetes Data Group [1])

A. Diabetes mellitus
1) Typ I; Insulinabhängiger Diabetes; insulin-dependent type; IDDM
2) Typ II; Insulinunabhängiger Diabetes; noninsulin-dependent type; NIDDM
   (Typ II a: ohne Adipositas;
   Typ II b: mit Adipositas)
3) Andere, mit bestimmten Krankheiten oder Syndromen verknüpfte Formen des Diabetes mellitus:
   a) Pankreaserkrankungen
   b) Endokrine Syndrome
   c) Durch Medikamente, Hormone oder Chemikalien ausgelöste Störungen
   d) Störungen des Insulinrezeptors
   e) Genetische Syndrome
   f) Andere Formen

B. Verminderte Glukosetoleranz
   (Impaired glucose tolerance; IGT)

C. Gestationsdiabetes

Bei Kindern und Jugendlichen begegnen wir vorwiegend dem *insulinabhängigen Typ I* des Diabetes, der daher genauer charakterisiert werden muß.

Früher und auch heute noch häufig benutzte Synonyme dieses Diabetestyps sind: juveniler Diabetes, jugendlicher bzw. kindlicher Diabetes, „juvenile onset diabetes" (JOD), ketotischer Diabetes oder auch „Brittle-Diabetes".

Klinisch ist der Typ-I-Diabetes durch das meist plötzliche Auftreten von Symptomen, den Insulinmangel, die Ketoseneigung und die lebenslange Abhängigkeit von täglichen Insulininjektionen gekennzeichnet. Obwohl dieser Diabetestyp vorwiegend während der Kindheit und Jugend auftritt, können Manifestationen des insulinabhängigen Diabetes in jeder Altersphase erfolgen.

Erbfaktoren scheinen für die Entstehung des Typ-I-Diabetes eine geringere Rolle zu spielen als für die des Typ-II-Diabetes. Offenbar ist das Zusammenwirken genetischer Faktoren, exogener Noxen und immunologischer Reaktionen notwendig, um einen insulinbedürftigen Diabetes auszulösen.

Der Nachweis von Histokompatibilitätsantigenen (HLA) am Chromosom 6, die Ausprägung abnormer Immunantworten auf bestimmte Viren (Coxsackie B, Typ IV), das Vorkommen charakteristischer Autoimmunreaktionen und der Nachweis von Inselzellantikörpern gelten heute als wichtigste Ansätze zur Typisierung des insulinabhängigen Diabetes [1–3].

Der *insulinunabhängige Diabetes* vom *Typ II* tritt vorwiegend bei Erwachsenen, meist jenseits des 40. Lebensjahrs, auf. 1975 beschrieben Tattersall u. Fajans [4] einen insulinunabhängigen Diabetestyp bei Kindern und Jugendlichen, für den ein autosomal-dominanter Erbgang nachgewiesen wurde. Sie bezeichneten diesen sehr selten auftretenden Diabetestyp als *MODY* (maturity-onset diabetes in young people).

Noch seltener wird ein Diabetes diagnostiziert, der als *sekundärer Diabetes* Teil oder Folge einer anderen Erkrankung oder eines anderen Syndroms ist.

Eine diabetische Stoffwechsellage kann bei Erkrankung oder Entfernung des Pankreas oder bei Endokrinopathien wie Akromegalie, Cushing-Syndrom, Phäochromozytom, primärer Aldosteronismus, Glukagonom oder Somatostatinom auftreten. Die Zufuhr hyperglykämisch wirksamer Hormone, Medikamente oder Chemikalien kann einen Diabetes erzeugen. Defekte oder Verminderungen von Insulinrezeptoren, z. B. im Zusammenhang mit einer Immunerkrankung, wirken diabetesauslösend. Schließlich konnte Rimoin [5, 6] mehr als 30 verschiedene genetische Syndrome mit Glukoseintoleranz nachweisen, z. B. Prader-Labhart-Willi-Syndrom, zystische Fibrose, DIDMO-Syndrom (diabetes-insipidus-diabetes-mellitus-optic-atrophy-syndrome).

Die Diagnose Diabetes mellitus muß bei Kindern und Jugendlichen gestellt werden, wenn die klassischen Symptome Polyurie, Polydipsie, Glukosurie und Ketonurie auftreten und ein Plasmaglukosewert über 200 mg/dl (11,1 mmol/l) nachweisbar ist. Ein oraler Glukosetoleranztest ist für die Sicherung der Diagnose nicht notwendig [1]. Nur bei unsicheren Hinweisen auf das Vorliegen eines Diabetes (intermittierende Glukosurie oder Hyperglykämie, isolierte Polydipsie, rezidivierende Hautinfektionen) oder bei genetisch stark belasteten Patienten, bei denen ein Diabetes ausgeschlossen werden soll, kann ein Glukosetoleranztest durchgeführt werden. Der orale Glukosetoleranztest wird heute dem i.v. Glukosetoleranztest vorgezogen. Die Glukosebelastung wird nach den Empfehlungen der International Study Group of Diabetes in Children and Adolescents mit 1,75 g/kg KG bzw. 45 g/m² KOF (20%ige Glukose- bzw. Oligosaccharidlösung) durchgeführt. Die Glukose wird im Plasma, venösen oder Kapillarblut 1/2, 1 und 2 h nach Ingestion der Lösung bestimmt.

Nach den Empfehlungen der Diabetes Data Group [1] und der European Study Group for Diabetes Epidemiology [7] muß ein *Diabetes* diagnostiziert werden, wenn der Nüchternplasmaglukosewert über 140 mg/dl liegt, der 2-h-Wert 200 mg/dl oder mehr oder irgendein Plasmaglukosewert zwischen 0 und 2 h 200 mg/dl oder mehr beträgt. Dagegen liegt bei Kindern definitionsgemäß eine *verminderte Glukosetoleranz* vor, wenn der Nüchternplasmaglukosewert unter 140 mg/dl und der 2-h-Wert über 140 mg/dl liegt, auch dann, wenn der 2-h-Wert oder ein anderer Wert zwischen 0 und 2 h 200 mg/dl überschreitet.

In Tabelle 16.2 sind die den Empfehlungen zugrundeliegenden Glukosewerte im Plasma, venösen und Kapillarblut bei stoffwechselgesunden Kindern, Kindern mit verminderter Glukosetoleranz und Kindern mit Diabetes mellitus zusammengestellt.

Aus epidemiologischen und psychologischen Gründen wird empfohlen, die Begriffe, „subklinischer", „chemischer" und „asymptomatischer" Diabetes durch den Begriff „verminderte Glukosetoleranz" (impaired glucose tolerance, IGT) zu ersetzen. Aufgrund der bisher vorliegenden Langzeitstudien kann eine verminderte Glukosetoleranz nicht zwangsläufig als Vorsta-

Tabelle 16.2. Glukosewerte bei stoffwechselgesunden Kindern, Kindern mit verminderter Glukosetoleranz und Kindern mit Diabetes mellitus. (Nach National Diabetes Data Group [1])

	Stoffwechselgesunde Kinder		Kinder mit verminderter Glukosetoleranz		Kinder mit Diabetes	
	[mg/dl]	[mmol/l]	[mg/dl]	[mmol/l]	[mg/dl]	[mmol/l]
Nüchternwert						
Plasma	<130	<7,2	<140	<7,8	≧140	≧7,8
Venöses Blut	<115	<6,4	<120	<6,7	≧120	≧6,7
Kapillarblut	<115	<6,4	<120	<6,7	≧120	≧6,7
2-h-Wert (oraler Glukosetoleranztest)						
Plasma	<140	<7,8	>140	>7,8	≧200	≧11,1
Venöses Blut	<120	<6,7	>120	>6,7	≧180	≧10,0
Kapillarblut	<140	<7,8	>120	>6,7	≧200	≧11,1

dium eines Diabetes mellitus angesehen werden. Verschiedene Studien zeigen, daß Erwachsene mit verminderter Glukosetoleranz in 13–33% der Fälle einen Diabetes entwickeln [8–12], Kinder dagegen nur in 0–11% [1, 13].

Schließlich sei noch darauf hingewiesen, daß auch andere 1965 von der Expertengruppe der WHO [14] definierte Begriffe (Prädiabetes, potentieller Diabetes, latenter Diabetes) bei der Revision der Diabetesnomenklatur gestrichen wurden [1, 7].

16.2 Epidemiologie

Im Vergleich zum insulinunabhängigen Typ-II-Diabetes des Erwachsenen ist der insulinabhängige Typ-I-Diabetes bei Kindern und Jugendlichen eine seltene Erkrankung. Insgesamt, so schätzt man, leidet etwa 1–2% der Erwachsenenbevölkerung an Diabetes, in dichtbesiedelten Gebieten bis 3%.

Genauere Daten liegen über die *Prävalenz* des Typ-I-Diabetes vor, da er durch die Notwendigkeit der Insulinsubstitution besser erfaßbar ist.

Vergleicht man die Daten über die Diabeteshäufigkeit bei Kindern und Jugendlichen in verschiedenen Ländern, so stößt man auf große Unterschiede. Es zeichnet sich ein bisher nicht erklärbares Nord-Süd-Gefälle ab. Während in nordeuropäischen Ländern (Finnland, Norwegen, Schweden) von 100 000 gleichaltrigen Kindern und Jugendlichen 100–200 betroffen sind, nehmen die mitteleuropäischen Länder (Deutschland, Schweiz, Frankreich, Tschechoslowakei) mit 50–100 auf 100 000 eine Mittelstellung ein. In Ländern der Südregion (Israel, Kuba, Italien, Korea) ist die Prävalenz des Typ-I-Diabetes noch geringer (10–25 auf 100 000) [15].

Die Diabeteshäufigkeit nimmt mit dem Alter zu. Lestradet u. Besse [16] untersuchten die Altersverteilung bei 5236 Diabetikern zwischen 0 und 19 Jahren: 4,0% der Patienten waren 0–4, 17,8% 5–9, 35,7% 10–14 und 42,5% 15–19 Jahre alt. Zu ähnlichen Ergebnissen kommen Krainick u. Struwe [17]. Die Daten machen deutlich, daß einer Gruppe diabetischer Kinder (0–14 Jahre) eine etwa gleich große Gruppe diabetischer Jugendlicher (15–19 Jahre) gegenübersteht. Da genaue Daten über die Diabetesprävalenz in der Bundesrepublik und Berlin-West nicht vorliegen, kann die Gesamtzahl diabetischer Kinder und Jugendlicher nur geschätzt werden. Legt man einer Schätzung die Zahlen anderer mitteleuropäischer Länder zugrunde, so muß man in der Bundesrepublik mit etwa 20 000 diabetischen Kindern und Jugendlichen zwischen 0 und 20 Jahren rechnen.

Über die *Inzidenz* des Typ-I-Diabetes liegen noch spärlichere Daten vor. Doch auch hier wird das Nord-Süd-Gefälle wieder deutlich. In Frankreich trat bei 27 000 Gleichaltrigen 1 Diabetesmanifestation pro Jahr auf [16], in Großbritannien bei 12 000–14 000 [18], in Finnland bei nur 3500–3800 [19]. Legt man die französischen und englischen Daten einer Schätzung für die Bundesrepublik zugrunde, so muß man damit rechnen, daß etwa 2 Kinder bzw. Jugendliche pro Jahr in einer Population von 100 000 Menschen an Diabetes erkranken.

16. Diabetes mellitus

16.3 Klinik

Der Diabetes mellitus gehört zu den Erkrankungen, deren Diagnose keine Schwierigkeiten bereitet, wenn man daran denkt.

Bei Kindern und Jugendlichen vergehen meist nur Tage bis Wochen, selten Monate zwischen dem ersten Auftreten der klinischen Symptome und der Diagnosestellung. Nach Drash [20] beträgt der Zeitraum bei der Hälfte der Patienten etwa 30 Tage.

16.3.1 Klinisches Bild bei milder Manifestation ohne Stoffwechselentgleisung

In etwa 80% der Fälle wird bei Kindern und Jugendlichen die Diagnose Diabetes gestellt, bevor eine Stoffwechselentgleisung, z.B. eine diabetische Ketoazidose oder ein Coma diabeticum, auftritt. Leitsymptome bei milder Diabetesmanifestation sind Polyurie, Polydipsie, Gewichtsabnahme, Abgeschlagenheit, Mattigkeit, Leistungs- und Konzentrationsschwäche und Zustände von Heißhunger.

16.3.2 Klinisches Bild bei stürmischer Manifestation mit Stoffwechselentgleisung

Bei etwa 20% der Patienten tritt eine stürmische und lebensbedrohliche Manifestationsform mit diabetischer Ketoazidose auf, die, wenn sie mit Bewußtseinsverlust einhergeht, als Coma diabeticum bezeichnet wird.

Neben den für die milde Manifestation typischen Symptomen treten Zeichen wie Acetongeruch der Ausatmungsluft und des Urins, Übelkeit und Erbrechen auf, weiterhin Exsikkosezeichen (trockene Haut und Schleimhäute, belegte Zunge, rissige Lippen, eingesunkene, weiche Augäpfel, Stehenbleiben hochgehobener Hautfalten), Kopfschmerzen, abdominelle Beschwerden, Bewußtseinsstörung mit Unruhe- und Angstzuständen, Kussmaul-Atmung, Bewußtseinstrübung bis Bewußtseinsverlust, selten generalisierte hirnorganische Anfälle.

Bei jeder Manifestationsform ist die sofortige Einweisung in die Klinik erforderlich, bei stürmischer Manifestation zur Intensivbehandlung der Stoffwechselentgleisung, bei milder Manifestation zur sog. Ersteinstellung des Diabetes (s. 16.5.1.1).

16.3.3 Differentialdiagnose

Obwohl die Diagnose des Diabetes mellitus bei Kindern und Jugendlichen leicht zu stellen ist, treten immer wieder diagnostische Irrtümer auf. Daher soll die Differentialdiagnose der diabetischen Leitsymptome Polydipsie und Polyurie, Glukosurie und Hyperglykämie und Ketonämie und Acetonurie besprochen werden.

Neben Diabetes mellitus weist vor allem der Diabetes insipidus eine gesteigerte Flüssigkeitsdiurese mit Polydipsie auf. Beim Diabetes insipidus fehlen Glukosurie und Hyperglykämie, das spezifische Gewicht des Urins ist wegen der Störung der Urinkonzentrationsfähigkeit erniedrigt.

Nur selten gehen auch andere Nierenerkrankungen mit Polyurie und Polydipsie einher, z. B. die chronische Glomerulonephritis.

Von jedem Menschen werden im Urin winzige Mengen von Glukose ausgeschieden. Vereinbarungsgemäß spricht man daher erst bei Werten über 30 mg/dl von einer Glukosurie [21].

Wird bei Normoglykämie eine Glukosurie nachgewiesen, so liegt eine renale Glukosurie vor, bei der es sich entweder um eine harmlose, dominant vererbbare „familiäre renale Glukosurie" handelt, die keiner Therapie bedarf, oder um eine Tubulopathie mit echtem Krankheitswert. Das De Toni-Debré-Fanconi-Syndrom ist eine solche mit Glukosurie einhergehende Tubulopathie, bei der auch die Rückresorption von Aminosäuren, Phosphat und Bikarbonat gestört ist. Bei Kindern wird nicht selten während eines Klinikaufenthalts vorübergehend eine Glukosurie festgestellt. Als Ursache liegt meist eine passagere Verminderung der tubulären Rückresorption für Glukose vor (z. B. während eines Infekts). Die Glukosurie kann jedoch auch durch ein Überangebot von Kohlenhydraten (Glukoseinfusion) bedingt sein.

Wenn ein Kind nicht Glukose, sondern andere Zucker vermehrt im Urin ausscheidet, muß an eine der seltenen Störungen des Fructose- oder Galaktosestoffwechsels gedacht werden.

Bei Kindern ist eine ausgeprägte Ketonämie mit Ketonurie sehr viel häufiger nachzuweisen als bei Erwachsenen. Während der Phase erhöhter Infektanfälligkeit (zwischen dem 2. und 7. Lebensjahr) tritt sie besonders häufig auf. Viele Kinder reagieren auf akute Infekte mit Appetitlosigkeit, nicht selten mit Erbrechen. Flüssigkeitsverlust und Kohlenhydratmangel sind die Folge. Die einsetzende Lipolyse mit gesteigerter Ketogenese führt zur Ketonurie. Beim „ketonämischen oder acetonämischen Erbrechen" geht die Ketonurie dem Erbrechen voraus. Es entwickelt sich ein Circulus vitiosus, der häufig nur mit Glukoseinfusionen durchbrochen werden kann. Das Fehlen einer Hyperglykämie und Glukosurie beseitigt den Verdacht, daß bei Ketonurie ein Diabetes vorliegen könnte.

16.4 Verlauf und Prognose

Charakteristische Phasen bestimmen den Verlauf des Diabetes bei Kindern und Jugendlichen. Sie stehen in unmittelbarem Zusammenhang mit dem täglichen Insulinbedarf. Das Lebensschicksal diabetischer Kinder und Jugendlicher wird durch das Auftreten und die Ausprägung diabetischer Spätschäden bestimmt.

16.4.1 Diabetesphasen

Der klinische Verlauf des Diabetes bei Kindern und Jugendlichen ist vielfach beschrieben worden [20, 22–26]. Er ist durch 5 voraussehbare Phasen gekennzeichnet.

1) *Initialphase:* Der tägliche Insulinbedarf ist zum Zeitpunkt der Ersteinstellung des Diabetes nicht sehr groß, bei milder Manifestation geringer (0,2 bis 0,5 IE/kg KG und Tag) als bei stürmischer mit diabetischer Ketoazidose (etwa 1,0 IE/kg KG und Tag).

2) *Remissionsphase:* Während der ersten Wochen nach Manifestation erfolgt bei 80–90% aller Patienten [20] eine Verminderung des Insulinbedarfs, meist in 2 Schritten.

Die erste Bedarfsminderung tritt unmittelbar nach Korrektur der initialen Stoffwechselstörung auf, d. h. 2–3 Tage nach Beginn der Behandlung.

Der zweite Schritt der Insulinreduktion folgt 1–3 Wochen nach Diagnosestellung.

Diese Phase niedrigen Insulinbedarfs wird als *temporäre Remission* bezeichnet und hält unterschiedlich lange an. Während dieser Zeit, die Jack et al. [27] als „Honigmondphase" des Diabetes beschrieben haben, ist eine sehr gute Stoffwechseleinstellung meist ohne Glukosurie ohne Schwierigkeiten zu erzielen. Eltern und Kinder lernen, mit der Erkrankung umzugehen.

Die Dauer der Remissionsphase ist individuell sehr unterschiedlich. Bei einigen Patienten, vor allem bei Kindern in der Pubertät, dauert sie nur einige Monate, bei anderen 1 1/2–2 Jahre, selten länger. Die Dauer hängt auch davon ab, wie die partielle Remission definiert wird. Aufgrund einer Umfrage der International Study Group of Diabetes in Children and Adolescents wird die partielle Remission als die Diabetesphase definiert, während der der Insulinbedarf unter 0,5 IE/kg KG und Tag liegt [28].

Entsprechend dem reduzierten Insulinbedarf sind Glukosetoleranz und Insulinsekretion bei den Patienten während der Remissionsphase zwar vermindert, aber sie liegen deutlich höher als unmittelbar nach Manifestation des Diabetes [29–33].

Zick et al. [34] stellen daher der „klinischen" Definition eine pathophysiologisch orientierte gegenüber. Sie sprechen von Remission, solange eine Restsekretion von Insulin durch die C-Peptidbestimmung im Urin nachweisbar ist.

Obwohl der Insulinbedarf häufig sehr niedrig ist (2–4 IE/Tag), scheint es aus psychologischen und pädagogischen Gründen nicht sinnvoll zu sein, die Insulininjektionen ganz einzustellen [35].

3) *Phase des „totalen" Diabetes:* Nach Beendigung der Remissionsphase steigt der Insulinbedarf kontinuierlich oder schubweise an. Die Restsekretion von Insulin erlischt vollständig. Drash [20] hat dies die Phase des „totalen" Diabetes genannt.

Der tägliche Insulinbedarf liegt meist zwischen 0,5 und 1,0 IE/kg KG, selten über 1,0 IE/kg KG.

Diese relativ stabile Phase, in der bei ausgewogenem Wechselspiel zwischen Insulinsubstitution, diätetischer Behandlung und Stoffwechselkontrolle eine gute „Einstellung" mit teils fehlender, teils geringgradiger Glukosurie bei Blutglukosewerten zwischen 100–250 mg/dl möglich ist, dauert meist bis zum Beginn der Pubertät.

4) *Pubertätsphase:* Sexualreife und puberaler Wachstumsschub verschlechtern die diabetische Stoffwechsellage. Der Insulinbedarf ist häufig unerklärlichen Schwankungen unterworfen und liegt meist um 1,0 IE/kg KG und Tag. Ursachen dieser labilen Stoffwechselphase sind nicht nur endokrine Veränderungen und rasches Wachstum, sondern auch die wechselnde Nahrungsaufnahme und die psychische Unruhe und Unausgeglichenheit der Kinder, die den Diabetes in dieser Altersphase in veränderter, oft krisenhafter Weise erleben [36].

5) *Adoleszenzphase:* Nach Erreichen der Erwachsenengröße und Sexualreife tritt meist eine Beruhigung des Stoffwechsels ein. Der Kalorienbedarf geht vor allem bei Mädchen stark zurück, häufig auch der Insulinbedarf. Im Alter von 18–19 Jahren erfolgt die möglichst vom Jugendlichen ausgehende Lösung aus pädiatrischer Betreuung.

16.4.2 Wachstum und Reifung diabetischer Kinder und Jugendlicher

In der Vorinsulinära war der oft ausgeprägte diabetische Minderwuchs eines der schwierigsten Probleme diabetischer Kinder und Jugendlicher [37].

Zum Zeitpunkt der Diabetesmanifestation ist das Körpergewicht als Folge des Kalorienverlusts bei Glukosurie meist reduziert. Die Körpergröße liegt nach Angaben einiger Autoren über der gleichaltriger, stoffwechselgesunder Kinder [38–43]. Dieser Befund wird mit dem Hyperinsulinismus in Zusammenhang gebracht, der während des diabetischen Vorstadiums zeitweise besteht und Hypoglykämien verursacht, die zu einer Stimulation der Wachstumshormonsynthese führen.

Andere Autoren konnten zum Zeitpunkt der Diabetesmanifestation keine signifikanten Unterschiede nachweisen [44–47]. Durch eine Reihe von Untersuchungen konnte gezeigt werden, daß während des Verlaufs der Erkrankung eine geringgradige Reduktion der Größenentwicklung auftritt [20, 24, 38, 40, 41, 44, 45, 48, 49]. Der Wachstumsrückstand scheint besonders während der Anfangsphasen der Erkrankung aufzutreten und später teilweise wieder aufgeholt zu werden [43, 44, 47, 48].

Einige Autoren fanden, daß die Wachstumsrate von der Qualität der Stoffwechseleinstellung abhängt [39, 41, 50, 51], andere konnten keine Korrelation ermitteln [38, 40, 43, 49]. Diese Kontroverse kann allerdings noch nicht als entschieden angesehen werden, da die Kriterien für die Qualität der Stoffwechselkontrolle von den verschiedenen Autoren in sehr unterschiedlicher Weise angegeben werden.

Das Gewichtsverhalten diabetischer Kinder und Jugendlicher unterscheidet sich nicht von dem stoffwechselgesunder. Weibliche Jugendliche mit Diabetes neigen allerdings zu Übergewicht [38, 42, 52, 53].

Die Pubertätsentwicklung verläuft bei diabetischen Jungen und Mädchen verzögert [38, 42, 43, 49, 50, 53]. Die Menarche tritt im Vergleich zu

Stoffwechselgesunden häufiger verspätet auf [54], nicht selten erst zwischen dem 18. und 20. Lebensjahr.

Die Dauer des Diabetes und die Qualität der Stoffwechseleinstellung scheinen den Beginn und Verlauf der Pubertät zu beeinflussen [42, 51].

Die Gonadotropinsekretion und die hypothalamisch-hypophysäre Regulation der Gonadenfunktionen sind bei diabetischen Kindern und Jugendlichen ungestört [55].

Während der 3. Lebensdekade treten bei männlichen Patienten mit Diabetes im Vergleich zu Stoffwechselgesunden gehäuft Störungen der Sexualfunktion auf [56–58], nach Schöffling u. Petzold [59] in bis zu 30% der Fälle. Im Gegensatz zu früheren Auffassungen [56, 59] scheinen endokrine Störungen nicht Ursache der Impotenz zu sein [60–62], die heute als Symptom einer diabetischen Neuropathie des autonomen Nervensystems angesehen wird [57, 63].

Der Befund, daß die Konzeptionsraten diabetischer Frauen durch Verbesserungen der Insulinsubstitution und Stoffwechselführung erheblich verbessert werden konnten [64], weist ebenfalls darauf hin, daß die hypothalamisch-hypophysär-gonadalen Funktionen bei Diabetikern nicht wesentlich gestört sind.

Auch bei dem durch erheblichen Minderwuchs, Stammfettsucht, „Puppengesicht" und Hepatomegalie charakterisierten, erstmalig von Mauriac [65] beschriebenen Syndrom liegen keine hormonalen Dysfunktionen vor [66, 67]. Unzureichende Insulinsubstitution mit mangelhafter Stoffwechseleinstellung scheint die Ursache dieses heute seltenen Syndroms zu sein [68], das während der ersten 15 Jahre der Insulinära häufig gesehen wurde [69].

16.4.3 Komplikationen

Akute Komplikationen (Hypoglykämie, diabetische Ketoazidose) können mit den heute zur Verfügung stehenden Behandlungsmethoden weitgehend vermieden werden. Das trifft nicht für die Spätkomplikationen (Retinopathie, Nephropathie, Neuropathie) zu. Vor allem vaskuläre Spätschäden sind heute bestimmend für das Lebensschicksal diabetischer Kinder und Jugendlicher.

Da Angiopathien und Neuropathien sich sehr langsam entwickeln, treten organische Dysfunktionen als Ausdruck diabetischer Spätschäden meist erst nach 10- bis 15jähriger Diabetesdauer in Erscheinung. Pädiater betreuen heute diabetische Kinder und Jugendliche über einen längeren Zeitraum als früher, nicht selten bis zum 20. Lebensjahr. Außerdem wurden Methoden zur Früherkennung diabetischer Spätkomplikationen (Fluoreszenzangiographie, Messung der Nervenleitgeschwindigkeit) entwickelt. Beides hat zur Folge, daß auch der Kinderarzt sich eingehend mit diagnostischen und klinischen Problemen diabetischer Spätschäden befassen muß.

16.4.3.1 Diabetische Angiopathie

Zwei differente Krankheitsprozesse mit unterschiedlicher Pathogenese und Morphologie müssen bei der diabetischen Angiopathie unterschieden werden: 1) unspezifische Läsionen der großen Gefäße (Atherosklerose), die diabetische *Makroangiopathie;* 2) typische, wahrscheinlich diabetesspezifische Veränderungen der terminalen Strombahn mit Befall der Arteriolen, Kapillaren und Venolen, die diabetische *Mikroangiopathie.*

Die Atherosklerose der großen Gefäße kommt bei diabetischen Kindern und Jugendlichen praktisch nicht vor [70]. Die diabetische Mikroangiopathie stellt dagegen die ernsthafteste Bedrohung der Gesundheit diabetischer Kinder und Jugendlicher dar [15]. Sie manifestiert sich vor allem an Augen (Retinopathie) und Nieren (Nephropathie).

Seit langem wird eine heftige Kontroverse darüber ausgetragen, ob die Mikroangiopathie Folge der diabetischen Stoffwechselstörung oder Teil des diabetischen Syndroms ist [71–73]. Während die Mehrzahl der Autoren mikrovaskuläre Veränderungen nur nach Diabetesmanifestation nachweisen konnten [74–77], beobachteten Siperstein et al. [78] Hinweise für das Vorliegen einer Mikroangiopathie bei genetisch mit Diabetes belasteten Personen vor Manifestation des Diabetes. Obwohl diese Untersuchungen nie bestätigt, sondern im Gegenteil widerlegt wurden [79], scheinen sie die klinische Beobachtung zu erklären, daß es diabetische Patienten gibt, die trotz hervorragender Stoffwechseleinstellung frühzeitig eine Mikroangiopathie entwickeln und andere, die trotz unzureichender Behandlung nie an einer Retino- oder Nephropathie erkranken.

Die definitive Klärung dieses Problems ist von sehr großer praktischer Bedeutung, da die therapeutische Haltung der Ärzte und die Bereitschaft der Patienten, vielfältige Mühen, Opfer und Restriktionen auf sich nehmen, um eine gute Stoffwechseleinstellung zu erzielen, hiervon abhängen.

Die Ergebnisse zahlreicher Untersuchungen zur Pathogenese und Pathophysiologie der diabetischen Mikroangiopathie weisen darauf hin, daß diabetesspezifische metabolische Veränderungen, insbesondere Hyperglykämien, eine ursächliche Rolle bei der Entstehung mikrovaskulärer Spätschäden spielen. Diese Befunde haben die Amerikanische Diabetesgesellschaft (American Diabetes Association) bewogen, sich in einer offiziellen Stellungnahme für eine möglichst optimale Stoffwechseleinstellung mit Vermeidung langfristiger Hyperglykämien einzusetzen [80]. In einer ausführlichen Analyse der gesamten bis 1978 vorliegenden Literatur kommt Tchobroutsky [81] zu dem Schluß, daß mikrovaskuläre Spätschäden nie ohne vorausgegangene Hyperglykämien auftreten.

Unser heutiges Wissen weist darauf hin, daß die Spätkomplikationen Folge der diabetischen Stoffwechselstörung sind. Daher ist jeder Arzt verpflichtet, die größten Anstrengungen zu unternehmen, um bei diabetischen Kindern und Jugendlichen das bestmögliche Stoffwechselgleichgewicht mit Vermeidung langdauernder Hyperglykämien und ausgeprägter Glukosurien zu erzielen.

16.4.3.1.1 Retinopathie

Verschiedene Augenkomplikationen können bei Diabetes auftreten. Am häufigsten betroffen ist die Retina (Retinopathie), sehr viel seltener die Linse (Katarakt), die vordere Augenkammer (Glaukom), die Nerven der Augenmuskeln (Lähmung) und die Iris (Rubeosis). Die Retinopathie ist die häufigste, auch schon bei Kindern und Jugendlichen zu beobachtende Form der diabetischen Mikroangiopathie. Die Ergebnisse epidemiologischer Studien sind sehr unterschiedlich. Die Prävalenz schwankt zwischen 65 und 90% nach 30 Jahren Diabetesdauer [24, 42, 82-84]. Die Zahlen von Bradley u. Ramos [85] machen deutlich, daß das Auftreten der Retinopathie eine Funktion der Diabetesdauer ist. Nach 10 Jahren Diabetesdauer finden sie bei 10-15% der Patienten eine Retinopathie, nach 20 Jahren bei 80-90%, nach 30 Jahren bei 85-95%. Etwa 10% aller Diabetiker scheinen aus unbekannten Gründen nie eine Retinopathie zu entwickeln [15]. 5-10% aller Diabetiker sind nach 30 Jahren Diabetesdauer blind [83, 86], etwa 80% davon aufgrund einer Retinopathie, 20% aufgrund einer Katarakt; 10-20% aller Fälle von Blindheit sind auf Diabetes zurückzuführen [86].

Nach der klinischen Klassifikation von Burditt et al. [87] entsprechen einer *Backgroundretinopathie* am Augenhintergrund sichtbare Mikroaneurismen, Exsudate und/oder intraretinale Hämorrhagien, einer *proliferativen Retinopathie* Gefäßneubildungen und proliferative Vernarbungen und einer *malignen Retinopathie* Glaskörperblutungen und Netzhautablösungen, die mit Erblindung einhergehen.

In den letzten Jahren hat sich die Fluoreszeinangiographie des Augenhintergrunds als Früherkennungsmethode bewährt. Als früheste Hinweise für eine Retinopathie werden Mikroaneurismen und Fluoreszeinaustritte sichtbar gemacht [83, 88].

Die Ergebnisse fluoreszeinangiographischer Untersuchungen sind sehr unterschiedlich. So fanden Malone et al. [89] bei 77% ihrer Patienten vaskuläre Veränderungen, Barta et al. [90] bei 60%, Dorchy et al. [91] bei 43%, Hövener et. al [92] bei 33%, und Hürter et al. [93] bei 21%. Die Unterschiede beruhen wahrscheinlich auf Differenzen der Stoffwechselkontrolle und der genetischen Prädisposition. Neben der Diabetesdauer scheint die Qualität der Stoffwechseleinstellung den stärksten Einfluß auf die Entwicklung einer Retinopathie zu haben. So fanden Hürter et al. [93] bei Patienten mit guter Stoffwechselkontrolle nur in 3% der Fälle vaskuläre Veränderungen, bei Patienten mit schlechter Stoffwechselkontrolle dagegen in 58%.

Es gibt bis heute keine wirklich gesicherte medikamentöse Therapie der Retinopathie. Mit der Photokoagulation versucht man, die proliferative Form der Retinopathie zu behandeln [94-96]. Als visuserhaltende Methode hat sich die Laserkoagulation erwiesen [97]. Bei Glaskörperblutungen wird die Vitrektomie angewendet [98], bei der sehr seltenen Form der „floriden" Retinopathie [99] kann ein Therapieversuch mit der Implantation von Yttrium 90 in die Hypophyse gewagt werden [100].

16.4.3.1.2 Nephropathie

Eine Nephropathie als Ausdruck einer diabetischen Mikroangiopathie scheint bei diabetischen Kindern und Jugendlichen seltener vorzukommen als eine Retinopathie. Das liegt sicher daran, daß klinische Symptome erst bei stark beeinträchtigter Nierenfunktion nachzuweisen sind.

Eine konstante Proteinurie, der eine Phase intermittierender Proteinurie vorausgeht, ist der sicherste Hinweis für den Beginn einer Nephropathie. Nach 10 Jahren Diabetesdauer wiesen 10–15% der von verschiedenen Autoren untersuchten Kinder und Jugendlichen eine Proteinurie auf, nach 20 Jahren 15–25%, nach 30 Jahren 40–45% [24, 42, 101, 102]. Neben der Proteinurie ist meist ein Hypertonus nachweisbar. Später treten Hypoproteinämie und Ödem hinzu. Nach Knowles [101] treten Niereninsuffizienz und Azotämie 3–10 Jahre nach Beginn der ersten Nephropathiesymptome auf.

Die für den Diabetes typische Läsion ist die 1936 von Kimmenstiel u. Wilson [103] beschriebene noduläre Form der Glomerulosklerose. Noch häufiger findet man die nicht nur bei Diabetikern vorkommende diffuse Glomerulosklerose und die Arteriolosklerose.

Wie bei der Retinopathie beeinflussen Diabetesdauer und Qualität der Stoffwechseleinstellung das Auftreten und den Verlauf der Nephropathie [103–107].

Therapeutisch können in der Anfangsphase Antihypertensiva versucht werden [108], später ergeben sich Indikationen zum Einsatz der Dialyse und Nierentransplantation. Da die Hämodialyse bei Diabetikern mit häufigen Komplikationen behaftet ist [108], sollte frühzeitig (bei Kreatininwerten über 5 mg/dl = 0,45 mmol/l) die Transplantation geplant werden. Neuere Berichte zeigen, daß die Transplantationserfolge bei Diabetikern nicht viel schlechter als bei Nichtdiabetikern sind [109, 110].

16.4.3.2 Diabetische Neuropathie

Diabetische Spätschäden des Nervensystems sind polymorph in bezug auf Pathogenese und klinische Symptomatologie.

Pathologisch-anatomisch ist eine Veränderung der Schwann-Zellen mit Zonen segmentärer Demyelinisierung typisch, die eine Verminderung der Nervenleitgeschwindigkeit zur Folge haben. Andererseits sind auch die Vasa nervorum im Rahmen der generalisierten Mikroangiopathie befallen und schädigen dadurch die Nerven. Die diabetische Neuropathie ist daher ebenfalls als Folge der diabetischen Stoffwechselstörung zu sehen. Während ein nachweisbarer Zusammenhang zwischen Diabetesdauer und Auftreten der Neuropathie besteht [63, 111], ist die Beziehung zwischen Qualität der Stoffwechseleinstellung und Neuropathie nicht so sicher wie bei Retino- und Nephropathie. Trotzdem bleibt das Bemühen um eine gute Stoffwechselkontrolle die einzige vorbeugende Maßnahme [15]. Die Klinik der Neuropathie ist polymorph. Am häufigsten findet man Symptome der Polyneuritis, vorwiegend an Beinen und Füßen, seltener an Händen: Verlust der Oberflächensensibilität, lanzinierende Schmerzen in den Beinen, Brennen an den Fußsohlen, vor allem nachts, Verminderung der Sehnenreflexe. Seltener sind Symptome des autonomen Nervensystems: orthostatische Hypotension, seltene, dafür reichliche Entleerung der Blase, Magenatonie mit Schwere- bzw. Völlegefühl, periodisch auftretende plötzliche Diarrhöen, Schwitzen, Anorexie. Diese Formen der diabetischen Neuropathie treten nur vereinzelt bei diabetischen Jugendlichen, meist am Ende der 2. Lebensdekade, auf. Symptome einer diabetischen Mononeuropathie, Amyotropie oder Radikulopathie finden wir nur bei diabetischen Erwachsenen.

Die Therapie der diabetischen Neuropathie ist sehr problematisch. Eine symptomatische Behandlung mit Vitaminen (E, B_1, B_{12}), Analgetika, Antidepressiva, Antikonvulsiva (Diphenylhydantoin, Carbamazepin) kann versucht werden.

16.4.3.3 Veränderungen an Haut und Gelenken

Die Häufigkeit von Hautinfektionen mit pyogenen Keimen und Pilzen ist bei Kindern und Jugendlichen mit Diabetes erhöht, vor allem bei Patienten mit unbefriedigender Stoffwechseleinstellung. Als Ursachen werden funktionelle Defekte zellulärer und humoraler Abwehrmechanismen [112–115] und die besseren Ernährungsbedingungen für das Keimwachstum diskutiert.

Unabhängig von der Dauer des Diabetes und der Qualität der Stoffwechselkontrolle treten bei etwa 3% der diabetischen Patienten Läsionen der Haut auf, die als *Necrobiosis lipoidica* bezeichnet werden. Sie sind bei weiblichen Diabetikern etwa 4mal häufiger anzutreffen als bei männlichen. Es handelt sich um eine atrophische Dermatitis, meist im Bereich des Schienbeins. Die Läsionen treten häufig in der Mehrzahl auf und haben einen Durchmesser von 2–6 cm. Die Nekrobiose ist nicht schmerzhaft. Das Zentrum der Plaques ist durchsichtig. Daher scheint das subkutane Fettgewebe gelblich durch. Oberflächlich sind meist kleine Teleangiektasien zu sehen. Die Ursache der Necrobiosis lipoidica ist unbekannt. Eine spezifische Behandlung ist nicht bekannt. Lokale Kortikoidinjektionen zeigen keinen sicheren Effekt.

Vor einigen Jahren wurde eine als *Cheiroarthropathie* bezeichnete Diabeteskomplikation bei Kindern und Jugendlichen von Rosenbloom u. Frias [116] und Benedetti et al. [117] beschrieben. Es handelt sich um eine schmerzlose Einschränkung der Beweglichkeit in den Gelenken. Am häufigsten betroffen sind die Fingergelenke. Die Unfähigkeit, die Hand in den Fingergelenken zu strecken, ist leicht zu prüfen. Sie kann zu ernsthaften Funktionsstörungen der Hände führen.

Die Cheiroarthropathie, die nach Benedetti u. Noacco [118] bei 9%, nach Rosenbloom et al. [119] sogar bei 30% der diabetischen Kinder und Jugendlichen vorkommt, tritt in Abhängigkeit von der Diabetesdauer und Qualität der Stoffwechseleinstellung nur bei Patienten auf, die vor der Pubertät an Diabetes erkranken. Da vaskuläre Komplikationen mit der Cheiroarthropathie korreliert sind [119], scheinen mikroangiopathische Veränderungen Ursache der Arthropathie zu sein. Eine Therapie ist nicht bekannt. Eine gute Stoffwechselkontrolle scheint auch hier die beste Prävention zu sein.

16.4.4 Prognose

Vor Beginn der Insulinära war die Prognose des insulinabhängigen Diabetes sehr schlecht. Die Patienten starben kurz nach Manifestation der Erkrankung. Todesursache war meist die diabetische Ketoazidose [120].

Nachdem 1922 das Insulin in die Therapie eingeführt wurde, hoffte man, daß Patienten mit insulinabhängigem Diabetes ein fast normales Leben zu erwarten hätten. Im Laufe der 40er Jahre stellte sich diese Annahme als Irrtum heraus. Durch die Entwicklung diabetischer Spätkomplikationen ist die Lebenserwartung diabetischer Kinder und Jugendlicher weiterhin verkürzt, die Lebensqualität vermindert [107–124].

Deckert et al. [125, 126] publizierten 1978 die jüngste umfangreiche Studie über die Prognose insulinabhängiger Diabetiker (Manifestationsalter bis 30 Jahre).

Sie fanden, daß 50% der Patienten vor Vollendung des 50. Lebensjahrs starben, im Vergleich zu 10% der Normalbevölkerung. Nach 35 Jahren Diabetesdauer waren 50% der Patienten gestorben. Weibliche Diabetiker überlebten signifikant länger als männliche. Die Überlebenszeit der Patienten, deren Diabetes zwischen dem 20. und 30. Lebensjahr auftrat, war signifikant länger als die der Patienten mit Manifestation vor dem 20. Lebensjahr. Etwa 30% der Diabetiker starben an Nierenversagen, 25% an Myokardinfarkt. Die Suizidrate war nicht höher als in der Normalbevölkerung. An Hypoglykämie starben mehr (5%) als an diabetischer Ketoazidose (2%), obwohl beide Ursachen eine untergeordnete Rolle spielen.

16% der Patienten wurden blind, weitere 14% wiesen ausgeprägte Visuseinschränkungen auf.

Andererseits war die Lebensqualität der Patienten, die nach 40 Jahren Diabetesdauer noch lebten, wenig eingeschränkt. 78% dieser Patienten sorgten für sich selbst, 68% fühlten sich nach eigenen Angaben wohl, 47% waren arbeitsfähig, nur 10% wiesen diabetische Spätschäden auf.

Deckert et al. [126] konnten überzeugend nachweisen, daß die Prognose des insulinabhängigen Diabetes in hohem Maße günstig beeinflußt wird durch eine gute Qualität der Stoffwechseleinstellung und den engen Kontakt zu einem Diabeteszentrum, das die Patienten langfristig betreut.

Die Befunde lassen hoffen, daß die bisher düstere Prognose des insulinbedürftigen Diabetes verbessert werden kann, wenn es gelingt, die Blutglukosewerte diabetischer Kinder und Jugendlicher langfristig so weitgehend wie möglich an die stoffwechselgesunder anzunähern. Information und Motivation der Patienten und ihrer Eltern, langfristige Betreuung und Überwachung durch ein erfahrenes Diabetesteam sind die wichtigsten Voraussetzungen, um diese schwierige, aber notwendige Aufgabe zu verwirklichen.

16.5 Therapie

Diabetische Kinder und Jugendliche sollten weitgehend ambulant behandelt werden. Es gibt nur wenige Indikationen zur stationären Aufnahme

Tabelle 16.3. Indikationen zur Klinikaufnahme diabetischer Kinder und Jugendlicher. (Nach Hürter [127])

1. Manifestation des Diabetes
2. Akute Stoffwechselentgleisung (z. B. Hypoglykämie mit Bewußtlosigkeit, diabetische Ketoazidose)
3. Chronische Stoffwechselentgleisung (z. B. mangelnde Mitarbeit der Eltern oder des Patienten)
4. Zweiterkrankungen (z. B. Pneumonie, akute Durchfallerkrankung, Unfälle)
5. Operative Eingriffe (z. B. Appendektomie, Tonsillektomie, Herniotomie)

und Behandlung (Tabelle 16.3). Die leider auch heute noch praktizierten regelmäßigen „stationären Neueinstellungen" sind nur bei unzureichender ambulanter Behandlung notwendig.

16.5.1 Klinische Behandlung

Die Initialbehandlung nach Manifestation des Diabetes muß immer stationär erfolgen, nicht nur wegen der notwendigen Stoffwechselersteinstellung, sondern vor allem wegen der Schulung der Kinder, Jugendlichen und ihrer Eltern. Selten (20%) manifestiert sich der Diabetes mit einer Ketoazidose, noch seltener tritt eine Ketoazidose bei einem bereits behandelten Patienten auf. Die Therapie der Ketoazidose und die Behandlung diabetischer Patienten bei Zweiterkrankungen oder Operationen erfordert ein spezielles stationäres Therapiekonzept.

16.5.1.1 Initialbehandlung nach Manifestation des Diabetes

In etwa 80% der Fälle erfolgt die Diabetesmanifestation schleichend und milde. Der neu entdeckte Diabetiker wird in die Klinik eingewiesen. Die Blutglukosewerte liegen meist zwischen 200 und 400 mg%. Im Urin werden 1–5 g% Zucker ausgeschieden. Der Ketonkörpernachweis im Urin ist oft positiv. Eine Ketoazidose liegt nicht vor. Der Patient hat keine Beschwerden und muß nicht ins Bett. Der für den Patienten notwendige Kalorienbedarf wird ermittelt, eine Diätverordnung erarbeitet. Die Ernährungsberaterin stellt eine Diät mit täglich 6 oder 7 Mahlzeiten zusammen.

Nach der ersten Mahlzeit im Krankenhaus wird mit der Insulinsubstitution begonnen. Bei milder Manifestation kann sofort ein Intermediärinsulinpräparat (s. 16.5.2.1.3) verwendet werden. Die Insulindosis hängt vom Alter des Kindes und der Höhe des Blutglukosespiegels ab. Die Initialdosis liegt um 0,2 IE/kg KG. Die Tagesdosis beträgt bei Behandlungsbeginn 0,2–0,5 IE/kg KG.

Die Blutglukosekonzentration wird zunächst in stündlichen Abständen gemessen, später, nach 3–6 h, im Rhythmus eines Tagesprofils (Tabelle 16.4).

Schon bald nach Behandlungsbeginn normalisiert sich der Stoffwechsel. Die Glukosurie verschwindet, die Blutglukosewerte liegen häufig im Norm-

Tabelle 16.4. Zeitpunkt der Blutglukosebestimmungen für ein Tagesprofil

1. Nüchtern vor der 1. Injektion
2. 1 h nach dem 1. Frühstück
3. ½ h vor dem Mittagessen
4. 1 h nach dem Mittagessen
5. ½ h vor der 2. Injektion
6. 1 h nach dem Abendessen
7. Um 24 Uhr
8. Um 4 Uhr

---

bereich, der Insulinbedarf geht zurück. Die Initialphase geht in die Remissionsphase über (s. 16.4.1).

Parallel zur Ersteinstellung des Stoffwechsels läuft die Diabetikerschulung. Gesprächspartner sind das diabetische Kind und seine Eltern auf der einen, Arzt, Ernährungsberaterin, Kinderkrankenschwester und Psychologe auf der anderen Seite. Die Inhalte der Diabetikerschulung lassen sich in 5 Punkten zusammenfassen (Tabelle 16.5). Der Arzt muß den Eltern die wichtigsten für das Verständnis der Stoffwechseleinstellung notwendigen Kenntnisse auf dem Gebiet der Pathophysiologie des Diabetes beibringen, die Krankenschwester unterweist die Eltern und den Patienten in der Technik der Insulininjektion, die Ernährungsberaterin führt sie in die Ernährungslehre ein und bespricht eingehend die diätetische Behandlung. Ein weiteres wichtiges Thema ist die Stoffwechseleigenkontrolle. Schließlich müssen Eltern und Patienten über die Symptomatik und Behandlung der häufigsten akuten Komplikation, der Hypoglykämie, unterrichtet werden.

Erleichtert wird dieser Lernprozeß durch die über den Bund diabetischer Kinder (6750 Kaiserslautern, Hahnbrunner Straße 46) zu beziehende Laienschrift: *Einführungskurs für Kinder und Jugendliche mit Diabetes mellitus* [129].

Tabelle 16.5. Inhalte der Diabetikerschulung. (Modifiziert nach Graber et al. [128])

1. Pathophysiologie des Diabetes

2. Technik der Insulininjektion

3. Ernährungslehre und Diät

4. Stoffwechseleigenkontrolle
    - Durchführung
    - Protokollierung
    - Beurteilung
    - Therapeutische Konsequenzen

5. Hypoglykämie
    - Klinik
    - Diagnostik
    - Behandlung

Das Ergebnis dieser Unterweisungen, Informationen und Übungen sollte darin bestehen, daß Eltern und Kinder nach Entlassung aus der Klinik zu Hause ohne Furcht, mit Vertrauen zu ihren neu erworbenen Fähigkeiten, die vielfältigen Aufgaben der Langzeitbehandlung des Diabetes meistern können.

Der Klinikaufenthalt nach Manifestation dauert durchschnittlich 10–14 Tage.

16.5.1.2 Behandlung der diabetischen Ketoazidose

Bei diabetischen Kindern und Jugendlichen entwickelt sich ein Coma diabeticum fast ausschließlich aus einer diabetischen Ketoazidose. Ein „laktatazidotisches Koma", wie es häufig bei älteren Diabetikern beschrieben wird, kommt bei Kindern und Jugendlichen praktisch nicht vor. Über einige Fälle mit „hyperosmolarem Koma" bei Kindern, das durch eine erhebliche Dehydratation mit ausgeprägter Hyperglykämie und Hypernatriämie bei fehlender Azidose gekennzeichnet ist, liegen Berichte vor [130].

16.5.1.2.1 Biochemische Befunde

Im Vordergrund steht das durch gesteigerte osmotische Diurese, respiratorische Flüssigkeitsverluste (Azidoseatmung) und nicht selten Erbrechen bedingte Flüssigkeitsdefizit, das durchschnittlich 100 ml/kg KG beträgt. Das Elektrolytdefizit ist ebenfalls erheblich. Es beträgt im Mittel 8 mmol/kg KG für Natrium, 5 mmol/kg KG für Chlorid. Der Kaliumverlust ist vorwiegend durch den Ausstrom von Kalium aus der Zelle bedingt. Ein Defizit entsteht erst dann, wenn bei Normalisierung des Stoffwechsels Kalium in die Zellen zurückflutet. Mit der Flüssigkeits-, Natrium- und Chloridsubstitution muß daher sofort begonnen werden, mit der Kaliumsubstitution später.

Die Osmolalität des Plasmas ist durch die Hyperglykämie erhöht (ein Blutglukoseanstieg um 100 mg/dl erhöht die Osmolalität um 5,5 mosmol/kg H_2O). Die Hyperglykämie ist unterschiedlich stark ausgeprägt, meist zwischen 400 und 800 mg/dl selten über 1000 mg/dl. Auch die immer vorliegende metabolische Azidose, die vor allem durch Anhäufung von Ketonsäuren bedingt ist, kann sehr unterschiedliche Ausmaße aufweisen. Durch die Azidoseatmung ist der pCO_2 meist erniedrigt.

16.5.1.2.2 Rehydratation und Ausgleich der Elektrolytverluste

Für die Rehydratation eignet sich am besten eine 0,9%ige NaCl-Lösung oder eine isotone Ringer-Laktatlösung (z. B. Sterofundin). Hypotone Lösungen sind kontraindiziert [131–133]. Wenn der Blutglukosewert unter 300 mg/dl absinkt, muß eine Lösung mit 5% Glukosezusatz infundiert werden (z. B. Sterofundin HG 5).

Der Ausgleich des angenommenen Flüssigkeitsdefizits erfolgt innerhalb der ersten 12 h (100 ml/kg KG, davon 20 ml/kg in der 1. Stunde, 80 ml/kg während der nächsten 11 h). Anschließend erhält der Patient den seiner Größe und seinem Gewicht entsprechenden Flüssigkeitsbedarf (z. B. 60 ml/kg KG). Mit dieser Infusionstherapie wird das Natrium- und Chloriddefizit voll ersetzt.

Bei Wiedereinsetzen der intrazellulären Protein- und Glykogensynthese muß mit der Kaliumsubstitution begonnen werden (d. h. etwa 1–2 h nach Therapiebeginn). Man infundiert 1 ml einer 1 M KCl-Lösung oder besser 1 ml einer 1/2 M K_2HPO_4-Lösung/kg KG in 6 h [134–136]. Insgesamt sind nie größere Kaliummengen als 4 mmol/kg KG in 24 h notwendig [131].

16.5.1.2.3 Insulinsubstitution

1974 berichteten mehrere Diabeteszentren erstmalig über das Prinzip der niedrig dosierten Insulininfusion [137–139], das heute fast ausschließlich in der Pädiatrie angewendet wird [140–142]. Wir folgen der Empfehlung von Martin u. Martin [143] und injizieren initial 0,1 IE Kurzzeitinsulin/kg KG (s. 16.5.2.1.3) intravenös. Anschließend infundieren wir 0,1 IE Kurzzeitinsulin/kg KG und Stunde, bis der Blutglukosewert 180 bis 200 mg/dl erreicht. Dann wird die Insulininfusion mit 0,05 IE/kg KG und Stunde fortgesetzt.

Die Insulininfusion führen wir im „bypass" mit einer 50-ml-Originalperfusorspritze (Braun, Melsungen) durch. Die Spritze wird mit 48 ml 0,9%iger NaCl-Lösung und 0,4 IE Kurzzeitinsulin/kg KG gefüllt. Bei einer Insulininfusion von 0,1 IE/kg KG und Stunde wird die Stufe 5 (12 ml/h) gewählt, bei 0,05 IE/kg und Stunde die Stufe 4 (6 ml/h).

16.5.1.2.4 Azidosebehandlung

Die exogene Zufuhr von Bikarbonat sollte zurückhaltend durchgeführt werden, da die Auffüllung des Extrazellulärraums durch Flüssigkeitsinfusion bereits eine sehr starke Pufferwirkung hat. Nie sollte blind gepuffert werden. Erst bei HCO_3-Werten unter 10 mmol/l sollte die Bikarbonatkonzentration initial mit Hilfe von 1 M $NaHCO_3$-Lösung auf einen Wert von 15 mmol/l substituiert werden [144, 145]. Weitere Bikarbonatgaben sind meist nicht nötig.

16.5.1.2.5 Kalorienzufuhr

Eine der gefürchtetsten Komplikationen während der Behandlung der Ketoazidose ist die Entwicklung einer Hypoglykämie. Bei Erreichen eines Blutglukosespiegels von 300 mg/dl muß die Infusion mit glukosehaltigen Lösungen (5%) fortgesetzt werden. Sobald der Zustand des Patienten es erlaubt, sollte mit der Gabe von Tee mit Traubenzucker, geschlagener Banane, geriebenem Apfel oder Haferbrei begonnen werden.

16.5.1.2.6 Beispiel einer Ketoazidosebehandlung

Patient: 9 Jahre alt, Gewicht 30 kg, Blutglukose bei Aufnahme: 800 mg/dl (44,4 mmol/l), HCO_3^-: 9 mmol/l.

16. Diabetes mellitus

Benötigte Infusionslösungen

Lösung A: Isotone Ringer-Laktatlösung,

Lösung B: Halbisotone Ringer-Laktatlösung +5% Glukose,

Lösung C: 1 M $NaHCO_3$-Lösung (8,4%),

Lösung D: 1 M KCl-Lösung (7,45%)

Infusionsschema

a) 1. Stunde: 600 ml Lösung A (20 ml/kg KG) + 60 ml Lösung C (6 · 1/3 KG).

b) 2.–12. Stunde: 2400 ml Lösung (80 ml/kg KG) (zunächst Lösung A, bei 300 mg/dl Blutglukose Lösung B),
bei Einsetzen der Diurese: 30 ml Lösung D in 6 h (1 ml/kg KG),
bei HCO_3-Werten unter 10 mmol/l erneut Lösung C.

c) 13.–24. Stunde: 1800 ml Lösung B (60 ml/kg KG) + 60 ml Lösung D (2 · 1 ml/kg KG).

Insulinsubstitution

a) Initial: 3 IE Kurzzeitinsulin i. v. (0,1 IE/kg KG).

b) Anschließend: Infusion von 3 IE Kurzzeitinsulin/h (0,1 IE/kg KG und Stunde),

c) Bei Erreichen von 180 bis 200 mg/dl Blutglukose Infusion von 1,5 IE Kurzzeitinsulin/h (0,05 IE/kg KG und Stunde).

16.5.1.3 Stationäre Behandlung bei Zweiterkrankungen und Operationen

Stationäre Aufnahmen diabetischer Kinder und Jugendlicher sollten Ausnahmen sein. Eine Bronchopneumonie oder eine ausgeprägte, mit Dehydratation einhergehende Gastroenteritis erfordern wie bei jedem Kind eine Klinikaufnahme. Operative Eingriffe, auch geringfügige, die bei stoffwechselgesunden Kindern heute ambulant durchgeführt werden, machen bei diabetischen Patienten stets eine klinische Stoffwechselüberwachung notwendig.

Auch wenn bei einem Patienten mit Zweiterkrankung keine diabetische Ketoazidose vorliegt, empfiehlt es sich, eine Infusionsbehandlung durchzuführen. Vor, während und nach Operationen sollten ebenfalls immer Flüssigkeit und Insulin infundiert werden.

Der dem Alter des Kindes entsprechende Flüssigkeitstagesbedarf (Schulkinder: 60–80 ml/kg KG; Jugendliche: 40–60 ml/kg KG [133]) wird infundiert (halbisotone Ringer-Laktatlösung mit 5% Glukose; z.B. Sterofundin HG 5). Die Insulinsubstitution erfolgt im „bypass" als Infusion wie bei der diabetischen Ketoazidose. Die Insulindosis hängt vom bei dem Kind üblichen Insulinbedarf ab. Bei mittlerem Insulinbedarf (0,5–1,0 IE/kg KG und Tag) empfehlen wir 0,025–0,05 IE/kg KG und Stunde, bei niedrigem Bedarf 0,01–0,025 IE, bei hohem Bedarf 0,05–0,1 IE/kg KG und Stunde. Mit Hilfe dieses Therapiekonzepts läßt sich der Stoffwechsel meist sehr gut mit Blutglukosewerten zwischen 100 und 200 mg/dl ausbalancieren.

16.5.2 Ambulante Langzeitbehandlung

Ziele der Langzeitbehandlung des Diabetes bei Kindern und Jugendlichen sind eine ausgeglichene Stoffwechsellage mit fehlender oder nur geringer Glukosurie und Blutglukosewerten zwischen 100 und 250 mg/dl ohne Hypoglykämien und Ketoazidose, eine altersentsprechende Größen- und Gewichtszunahme, die Vermeidung diabetischer Spätschäden, eine möglichst konfliktfreie Annahme der mit dem Diabetes verbundenen Sonderaufgaben und Sonderstellung, schließlich ein aktives, möglichst wenig durch den Diabetes eingeengtes Familien-, Schul-, Berufs- und Sozialleben.

Die bei der Verwirklichung dieser Ziele beteiligten Personen und Institutionen sind in Abb. 16.1 dargestellt.

Die Hauptverantwortung und Hauptlast der Behandlung tragen die Eltern. Sie müssen die tägliche Insulinsubstitution durchführen, für die Verwirklichung der Diät sorgen und sich um die täglichen Stoffwechselkontrollen kümmern. Das erfordert ein großes Wissen und eine reiche Erfahrung, die den Eltern nach Manifestation des Diabetes durch Ärzte, Schwestern

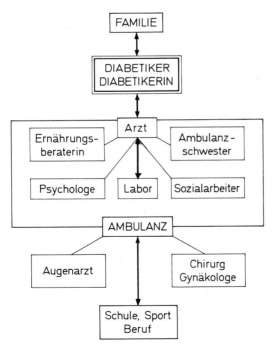

Abb. 16.1. Personen und Institutionen, die bei der Langzeitbehandlung diabetischer Kinder und Jugendlicher beteiligt sind. (Aus Hürter [146])

Tabelle 16.6. Die Fünfsäulentherapie des Diabetes mellitus

1. Insulinsubstitution
2. Diät
3. Körperliche Aktivität
4. Diabetikerschulung
5. Psychologische Betreuung

und Diätassistentinnen vermittelt werden müssen. Nach den 3 klassischen Säulen der Diabetestherapie: Insulinbehandlung, Diät, körperliche Aktivität, wird daher die Diabetikerschulung (s. 16.5.1.1) als 4. Säule der Behandlung angesehen. Als 5. Säule betrachtet Campagnoli [147] die psychologische Betreuung diabetischer Kinder, Jugendlicher und ihrer Eltern (Tabelle 16.6).

16.5.2.1 Insulinbehandlung

Die Mehrzahl diabetischer Kinder und Jugendlicher muß lebenslang mit Insulin behandelt werden. Die Mitte der 50er Jahre entwickelten oralen Antidiabetika sind beim insulinbedürftigen Typ-I-Diabetes unwirksam. Ohne Insulin kommen nur die wenigen Kinder und Jugendlichen aus, die an einem Diabetes vom MODY-Typ erkrankt sind (s. 16.1).

Wir müssen heute bei der Darstellung der Insulinbehandlung von der konventionellen Methode der Substitution mit täglich ein- oder zweimaliger Insulininjektion ausgehen. Neuere Forschungsergebnisse lassen jedoch hoffen, daß eine neue Ära der Diabetesbehandlung bevorsteht. Mit Hilfe unterschiedlicher Prinzipien versucht man, das Hauptziel jeder Diabetestherapie, eine konstante Normoglykämie, zu erreichen: 1) mit dem sog. künstlichen Pankreas (Closed-loop-System), bei dem eine Insulininfusionspumpe mit einem Glukosedetektor gekoppelt ist [148], 2) mit einer tragbaren, programmierten Infusionspumpe, die Insulin ohne Glukoserückkopplung injiziert (Open-loop-System) [149], 3) durch Transplantation fetaler Inselzellen, die sich z. B. in der Leber zu funktionsfähigen Inseln entwickeln [150].

16.5.2.1.1 Durchführung der Insulininjektion

Wichtig ist, Eltern und Patienten geeignete Geräte für die Insulininjektion zur Verfügung zu stellen. Am besten bewährt haben sich lange, dünne Insulininjektionsspritzen aus Kunststoff, die 1- bis 5mal benutzt werden können, denen eine Kanüle bereits aufgesetzt oder eingeschweißt ist und bei denen ein Teilstrich 1E Insulin entspricht. Zellstofftupfer und 70%iger Alkohol zum Vorreinigen der Haut ergänzen das Injektionsbesteck.

Eltern und Patienten mit großer Injektionsscheu verwenden manchmal mit Erfolg halbautomatische Injektionsapparate. Zwei Typen sind im Handel: 1) Geräte mit eingesetzter Glasspritze, die nur das Einführen der Ka-

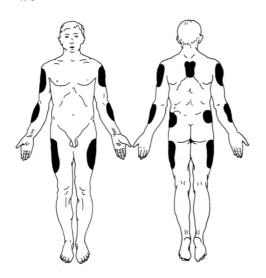

Abb. 16.2. Injektionsareale für die Insulinsubstitution. (Aus Hürter [146])

nüle in das subkutane Fettgewebe abnehmen, 2) Geräte, die mit Kunststoffspritzen beschickt werden können und den Einstich und die Insulininjektion übernehmen.

Die bei Kindern und Jugendlichen üblichen Injektionsareale sind in Abb. 16.2 dargestellt.

16.5.2.1.2 Insulinpräparate

In der Bundesrepublik sind über 15 verschiedene Insulinpräparate im Handel. Sie enthalten 40 IE Insulin/ml Lösung bzw. Suspension. Die älteste pharmazeutische Zubereitung des Insulins ist das kurzwirkende Altinsulin, das auch als normales oder reguläres Insulin bezeichnet wird und sowohl subkutan wie intramuskulär und intravenös appliziert werden kann.

Um die Zahl der täglichen Insulininjektionen zu verringern, wurden Depotstoffe entwickelt, mit deren Hilfe die subkutane Resorption von Insulin verzögert werden konnte. Diese Insulinpräparate bezeichnet man als Verzögerungsinsuline, Depot- oder Retardinsuline. In Tabelle 16.7 sind die wichtigsten Eigenschaften der in der Bundesrepublik erhältlichen Insulinpräparate mit Verzögerungseffekt dargestellt [151].

Insulinlösungen bzw. -suspensionen sollten bei einer Temperatur zwischen +4 und +10 °C aufbewahrt werden. Am besten geschieht das im Kühlschrank (nicht jedoch im Tiefkühlfach). Auf das Verfallsdatum der Insulinpräparation ist zu achten. Wenn Insulinpräparate ihre Farbe oder ihr Aussehen verändern, sollten sie weggeworfen werden.

16.5.2.1.2 Reinigung von Insulinpräparaten

Berson u. Yalow [152] wiesen als erste nach, daß Tage bis Wochen nach Beginn einer Insulinsubstitution neutralisierende Insulinantikörper gebildet

16. Diabetes mellitus

Tabelle 16.7. Eigenschaften der in der Bundesrepublik erhältlichen Insulinpräparate mit Verzögerungseffekt. (Nach Schlichtkrull et al. [151])

Verzögerungstyp	Handelsname	Species	Physikalischer Zustand	Zubereitung	pH
Protamin-Zink	Depot-Insulin „Horm"	Rind	Gelöst	Klare Lösung	3
NPH	Insulin Leo Initard	Schwein	Gelöst/kristallin (5:5)	Suspension	7,3
	Insulin Leo Mixtard	Schwein	Gelöst/kristallin (3:7)	Suspension	7,3
	Insulin Leo Retard NPH	Schwein	Kristallin	Suspension	7,3
Surfen	Komb-Insulin Hoechst (CR)	Rind	Gelöst	Klare Lösung	3
	Komb-Insulin S Hoechst (CS)	Schwein	Gelöst	Klare Lösung	3
	Depot-Insulin Hoechst (CR)	Rind	Gelöst	Klare Lösung	3
	Depot-Insulin S Hoechst (CS)	Schwein	Gelöst	Klare Lösung	3
	Long-Insulin Hoechst (CS)	Schwein	Kristallin/amorph (29:11)	Suspension	6
Lente	Insulin Novo Semilente (MC)	Schwein	Amorph	Suspension	7
	Insulin Novo Rapitard (MC)	Rind/Schwein	Kristallin/gelöst (3:1)	Suspension	7
	Insulin Novo Monotard (MC)	Schwein	Kristallin/amorph (7:3)	Suspension	7
	Insulin Novo Lente (MC)	Rind/Schwein	Kristallin/amorph (7:3)	Suspension	7
	Insulin Novo Ultralente (MC)	Rind	Kristallin	Suspension	7
Humanglobin	HG-Insulin Hoechst (CR)	Rind	Gelöst	Klare Lösung	3
	HG-Insulin Hoechst S (CS)	Schwein	Gelöst	Klare Lösung	3
Optisulin	Optisulin-Spezial Hoechst CS	Schwein	amorph	Suspension	7
	Optisulin-Depot Hoechst CR	Rind	kristallin/gelöst (3:1)	Suspension	7
	Optisulin-Depot Hoechst CS	Schwein	kristallin/gelöst (3:1)	Suspension	7
	Optisulin-Long Hoechst CR	Rind	amorph/kristallin (3:7)	Suspension	7
	Optisulin-Long Hoechst CS	Schwein	amorph/kristallin (3:7)	Suspension	7

werden. Als Ursache der Antigenität sah man zunächst die unterschiedliche chemische Zusammensetzung der am häufigsten verwendeten Rinder- und Schweineinsuline im Vergleich zum menschlichen Insulin an. Da Schweineinsulin eine größere Antigenität als Rinderinsulin aufzuweisen scheint, stellt man heute fast ausschließlich Monospeziesinsuline entweder vom Schwein oder vom Rind her. Da selbst gegen das humane Insulin Antikörper gebildet werden [153], scheinen auch andere Faktoren für die Antigenität verantwortlich zu sein. Mit Hilfe moderner Verfahren der präparativen Eiweißtrennung konnte eine sehr heterogene Zusammensetzung der handelsüblichen Insulinpräparationen nachgewiesen werden. Drei Fraktionen werden unterschieden: die a-Fraktion enthält hauptsächlich Proteine des exokrinen Pankreas, die b-Fraktion die biologische Vorstufe des Insulins, das stark antigene Proinsulin, die c-Fraktion vorwiegend Insulin in reiner Form. Als Monokomponentinsulin bezeichnet man das weitgehend von Verunreinigungen befreite reine Insulin der c-Fraktion. Insgesamt hat die Verwendung hochgereinigter Monospeziesinsuline dazu geführt, daß Nebenwirkungen wie Lipodystrophien, Insulinallergie und Insulinresistenz sehr viel seltener auftreten als früher.

16.5.2.1.3 Wahl des Insulinpräparats

Nach Wirkungseintritt, Wirkungsmaximum und Wirkungsdauer werden 3 Gruppen von Insulinpräparaten unterschieden. Sie sind in Abb. 16.3 dargestellt.

Handelsname	Wirkung Eintritt (h)	Maximum (h)	Dauer (h)
Kurzzeitinsuline			
Optisulin Hoechst CR bzw. CS	1/2	1 - 2	5 - 7
Insulin Hoechst CR bzw. CS	1/2	1 - 2	6 - 8
Actrapid MC Novo	1/4	1/2 - 1	6 - 7
Insulin Leo	1/2	1 1/2 - 3	5 - 7
Intermediärinsuline			
Komb-Insulin Hoechst CR bzw. CS	1/2 - 2	1 1/2 - 4	9 - 14
Semilente MC Novo	1 1/2	3 - 4	12 - 16
Optisulin-Spezial Hoechst CS	1 1/2	3 - 4	12 - 14
Optisulin-Depot Hoechst CR bzw. CS	1/2 - 1	2 - 6	12 - 16
Rapitard MC Novo	1/4 - 3/4	1 1/2 - 6	14 - 18
Depot-Insulin Hoechst CR bzw. CS	1/2 - 1	2 - 6	10 - 16
Initard Leo	1/2 - 3/4	2 - 5	12 - 18
Mixtard Leo	1/2 - 3/4	3 - 7	14 - 20
HG-Insulin Hoechst CR bzw. CS	1/2 - 1	3 - 7	12 - 16
Langzeitinsuline			
Retard Leo NPH	1 - 1 1/2	4 - 10	16 - 22
Monotard MC Novo	1 1/2	6 - 16	18 - 22
Optisulin-Long Hoechst CR bzw. CS	1 1/2	4 - 10	20 - 24
Lente MC Novo	1 1/2 - 2	7 - 14	24
Long-Insulin Hoechst CS	1	3 - 8	18 - 26
Ultralente MC Novo	4	10 - 30	34

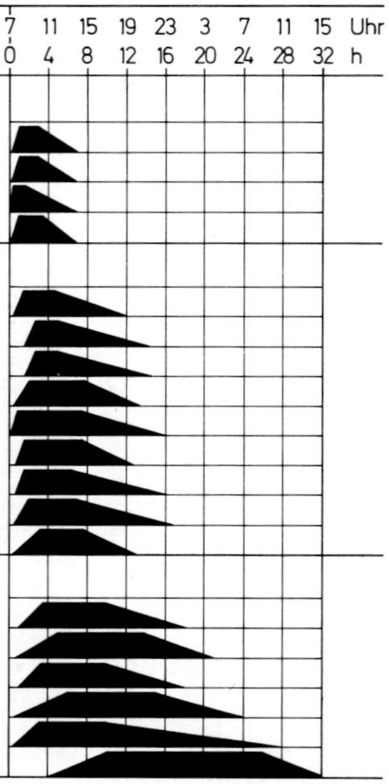

Abb. 16.3. Wirkungsbeginn, Wirkungsmaximum und Wirkungsdauer der in der Bundesrepublik erhältlichen Insulinpräparate. (Aus Hürter [146])

Kurzzeitinsuline zeichnen sich durch schnellen Wirkungseintritt und kurze Wirkungsdauer aus. Für die Langzeitbehandlung sind sie nicht gut geeignet, da sie 3mal am Tag injiziert werden müssen. Sie werden vorwiegend für Insulininfusionen (z.B. bei diabetischer Ketoazidose oder bei Operationen) eingesetzt oder für die selbständige Mischung mit Intermediär- oder Langzeitinsulinen.

Intermediärinsuline sind die am häufigsten verwendeten Präparate für die Langzeitbehandlung diabetischer Kinder und Jugendlicher. Sie werden 2mal am Tag injiziert (morgens um 7 Uhr, abends um 18 Uhr). Wir unterscheiden Intermediärinsuline *ohne* Kurzzeitinsulinanteil (Depot-Insulin Hoechst, HG-Insulin Hoechst, Insulin Novo Semilente, Depot-Insulin „Horm"), die bei jüngeren Kindern mit niedrigem (< 0.5 IE/kg KG und Tag) oder mittlerem Insulinbedarf (0,5–1,0 IE/kg KG und Tag) Verwendung finden, von Intermediärinsulinen *mit* Kurzzeitinsulinanteil (Komb-Insulin Hoechst, Insulin Novo Rapitard, Insulin Leo Initard und Insulin Leo Mixtard), die bei älteren Kindern und Jugendlichen mit mittlerem oder hohem Insulinbedarf (> 1.0 IE/kg KG und Tag) eingesetzt werden.

Langzeitinsuline (Insulin Leo Retard NPH, Insulin Monotard, Insulin Novo Lente, Long-Insulin Hoechst, Insulin Novo Ultralente) sind bei Eltern, Patienten und Ärzten sehr beliebt, da sie wegen ihrer langen Wirkungsdauer nur einmal am Tag injiziert werden müssen. Mit Erfolg können sie jedoch nur während der Phase niedrigen Insulinbedarfs, d.h. während der partiellen Remission nach Manifestation des Diabetes eingesetzt werden. Die besten Ergebnisse erzielt man mit den beiden mittellang wirkenden Präparaten Insulin Leo Retard NPH und Monotard Novo, da sie keine Hypoglykämien in den frühen Morgenstunden (2–6 Uhr) provozieren können.

Die Vielfalt der Insulinpräparate, die heute angeboten werden, erlaubt eine exakte, der individuellen Stoffwechselsituation des Patienten angepaßte Insulinsubstitution, die allerdings vom behandelnden Arzt viel Erfahrung verlangt. Sehr zuverlässige Eltern können, um eine noch bessere Einstellung zu erzielen, von der Möglichkeit Gebrauch machen, unmittelbar vor der Injektion ein Kurzzeitinsulin mit einem Intermediär- oder Langzeitinsulin individuell zu mischen.

Folgende *Insulinmischungen* sind herstellbar: Depot-Insulin Hoechst und HG-Insulin Hoechst können mit Insulin Hoechst kombiniert werden, Insulin Novo Semilente, Rapitard, Monotard und Lente mit Insulin Novo Actrapid sowie Insulin Leo Retard NPH mit Insulin Leo (die fixe Mischung 7:3 ist als Insulin Leo Mixtard, die Mischung 5:5 als Insulin Leo Initard bereits im Handel.). Weiterhin besteht die Möglichkeit, abends ein anderes Insulinpräparat als morgens zu injizieren.

Warnen sollte man allerdings vor großer Insulinakrobatik. Erfahrene Diabetologen kommen meist mit wenigen Insulinpräparaten aus, deren Eigenschaften sie allerdings genau kennen und einzusetzen wissen.

Die besten Stoffwechseleinstellungen sind fraglos mit kontinuierlicher Insulingabe zu verwirklichen. Für die Dauerbehandlung diabetischer Kinder und Jugendlicher sind jedoch mehr als 2 Injektionen pro Tag praktisch schwierig durchzuführen und psychologisch kaum zumutbar. Mit 2 Injektionen läßt sich in den meisten Fällen auch eine gute Stoffwechseleinstellung erreichen. Die einmalige Injektion eines Langzeitinsulins sollte nur Kindern mit niedrigem Insulinbedarf vorbehalten sein.

Da der Insulinbedarf nicht konstant ist, sollte es den Eltern erlaubt sein, die Insulindosis den Ergebnissen der täglichen Stoffwechselkontrollen entsprechend zu ändern (um 10% der Ausgangsdosis, d.h. bei < 10 IE um 1 IE, bei 10–20 IE um 2 IE usw). Entscheidungen über den Wechsel des Insulinpräparats sind Eltern grundsätzlich nicht gestattet.

16.5.2.1.3 Nebenwirkungen der Insulinsubstitution

Seit Beginn der Insulintherapie sind *allergische Hautreaktionen* im Bereich der Injektionsstellen bekannt. Die Reaktionen können durch Insulin selbst, aber auch durch Depotstoffe, Konservierungsstoffe, Lösungsmittel und Desinfizienzien ausgelöst werden. Wir unterscheiden die lokale Reaktion vom Spättyp (24 h nach Injektion) von der Reaktion vom Soforttyp (1/2–2 h nach Injektion). Die Insulinallergie bedarf in den meisten Fällen keiner Therapie, da sie trotz fortgesetzter Insulinbehandlung nach einigen Wochen verschwindet.

Humorale, im Blut zirkulierende Antikörper können nicht nur die Ursache allergischer Hautreaktionen, sondern auch verminderter Insulinansprechbarkeit oder Insulinresistenz sein.

Eine *Insulinresistenz,* die nach Guthrie et al. [154] vorliegt, wenn der Insulintagesbedarf 2,5 IE/kg KG überschreitet, ist bei Kindern und Jugendlichen äußerst selten. Sehr viel häufiger ist eine *verminderte Insulinansprechbarkeit,* von der man spricht, wenn der Tagesbedarf höher als die von einem gleichaltrigen Stoffwechselgesunden produzierte Insulinmenge liegt, die mit etwa 1 IE/kg KG angenommen wird.

Bei verminderter Insulinansprechbarkeit muß immer geprüft werden, ob eine sog. *Überbehandlung* oder *Überinsulinierung* vorliegt. Travis [155] wies als erster darauf hin, wie häufig bei Kindern und Jugendlichen mit angeblich nicht einstellbarem Diabetes eine Überbehandlung mit Insulin vorlag. Rosenbloom u. Giordano [156] konnten bei 70% ihrer Patienten eine Insulinüberdosierung nachweisen. Eine Überinsulinierung mit nachfolgender verminderter Insulinansprechbarkeit, die auch als relative Insulinresistenz bezeichnet wird, entsteht meist aus der Fehlinterpretation insulinbedingter Hypoglykämien mit anschließenden reaktiven Hyperglykämien, aus denen sich ein Circulus vitiosus mit kontinuierlicher Erhöhung der Insulindosis entwickelt. Somogyi [157] und Bruck u. Mac Gillivray [158] haben dieses Phänomen zuerst beschrieben.

Die *Hypoglykämie* muß als praktisch wichtigste Nebenwirkung der Insulintherapie angesehen werden, da sie vor allem bei der angestrebten „scharfen" Stoffwechseleinstellung mit Blutglukosewerten zwischen 100

Tabelle 16.8. Hypoglykämiesymptome

Vasomotorische Phase	Zerebrale Phase
Hungergefühl	Orientierungsstörung
Herzklopfen	Bewußtseinstrübung
Mattigkeit	Bewußtlosigkeit
Unruhe	Krämpfe
Zittrigkeit	
Feuchte, kalte, blasse Haut	
Kopfschmerzen	
Leibschmerzen	
Nachlassen der Konzentrationsfähigkeit	
„Sich-gehen-Lassen"	
Clownerien	
Aggressivität	

und 250 mg/dl auftreten kann. Die Symptomatologie der Hypoglykämie, die definitionsgemäß bei Werten unter 40 mg/dl auftritt [159], ist durch 2 Phasen gekennzeichnet, eine durch die Zeichen der sympathikoadrenalen Gegenregulation gekennzeichnete vasomotorische und eine durch die Symptome der Neuroglykopenie charakterisierte zerebrale Phase (Tabelle 16.8).

Als Ursachen einer Hypoglykämie kommen neben einer Insulinüberdosierung mangelnde Kalorienzufuhr (Appetitlosigkeit, Erbrechen, mangelhafte Resorption, Diätfehler) oder plötzliche sportliche Anstrengungen, aber auch langanhaltende körperliche Belastungen in Frage.

Erfahrene Eltern und Kinder diagnostizieren eine Hypoglykämie aufgrund der klinischen Symptomatik und beginnen sofort mit der Therapie (Traubenzucker, Kochzucker). Damit kann ein Hinübergleiten in die zerebrale Phase meist verhindert werden. Wenn der Patient nicht mehr essen kann, muß Glukose in ausreichender Menge intravenös zugeführt werden (mindestens 1 ml einer 40 oder 50%igen Glukoselösung/kg KG).

Lipodystrophien sind heute selten gewordene Nebenwirkungen der Insulintherapie. Wir unterscheiden *Lipome* (Vermehrung des subkutanen Fettgewebes) von *Lipoatrophien* (Verminderung des subkutanen Fettgewebes). Die Behandlung der Lipodystrophien besteht darin, daß man auf andere Injektionsareale ausweicht und die betroffenen Stellen in Ruhe läßt.

16.5.2.2 Diätetische Behandlung

Eine gute Stoffwechseleinstellung ist nur durch das berechenbare Wechselspiel zwischen Insulinsubstitution und geregelter Diät realisierbar.

Die Auffassungen, welche Diätform bei diabetischen Kindern und Jugendlichen angewendet werden soll, sind nicht einheitlich. In Tabelle 16.9 sind die heute üblichen Kostformen dargestellt. Die „freie Kost", bei der diabetische Kinder grundsätzlich alles essen dürfen, und die „normale Kost", bei der nur schnell resorbierbare Kohlenhydratnahrungsmittel verboten sind, lehnen wir ab. Über die anderen 3 Diätformen muß diskutiert werden.

Tabelle 16.9. Kostformen für die Behandlung diabetischer Kinder und Jugendlicher

	Berechnung von			Fixierte Verteilung von			Verbot von Süßigkeiten
	Kohlenhydraten	Fett	Eiweiß	Kohlenhydraten	Fett	Eiweiß	
Strenge Diät	+	+	+	+	+	+	+
Kalorienfixierte Diät	+	+	+	+	–	–	+
Kohlenhydratfixierte Diät	+	–	–	+	–	–	+
Normale Kost	–	–	–	–	–	–	+
Freie Kost	–	–	–	–	–	–	–

Bei der „strengen Diät" wird die gesamte Nahrungszufuhr einschließlich der Verteilung von Kohlenhydraten, Fett und Eiweiß auf die verschiedenen Mahlzeiten streng geregelt und berechnet. Die „kalorienfixierte Diät", bei welcher der Bedarf an Kohlenhydraten, Fett und Eiweiß ebenfalls berechnet, aber nur die Verteilung der Kohlenhydrate auf die Mahlzeiten fixiert wird, ist mit sehr viel weniger Restriktionen behaftet. Wir hal-

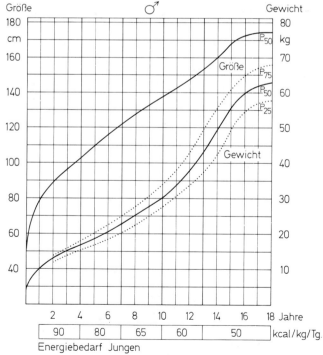

Abb. 16.4. Somatogramm zur Berechnung des Kalorientagesbedarfs von Jungen. (Aus Hürter [146])

16. Diabetes mellitus

ten diese Diätform für realisierbar und empfehlen sie. Trotz aller Bemühungen um diese „kalorienfixierte Diät" sind wir sicher, daß die „kohlenhydratfixierte Diät", bei der nur die Kohlenhydratmenge berechnet wird, die am häufigsten angewendete Diätform ist.

16.5.2.2.1 Diätverordnung

Für die Berechnung des täglichen Kalorienbedarfs wird häufig die von White [160] angegebene Formel: Kalorienmenge = 1000 + (Anzahl der Lebensjahre · 100) angewendet, die nicht berücksichtigt, ob bei dem Kind Übergewicht, Untergewicht, Minderwuchs oder Hochwuchs vorliegt. Wir ermitteln den Kalorienbedarf anhand der in Abb. 16.4, 16.5 dargestellten Somatogramme nach Tanner et al. [161, 162]. Von der Körpergröße ausgehend schließt man auf das Idealgewicht (P_{50}) und multipliziert es mit den von Droese u. Stolley [163] mitgeteilten Energiebedarfszahlen. Der Kalorienbedarf wird der entsprechenden, in Tabelle 16.10 dargestellten, Nahrungsmittelstufe zugeordnet, aus der auch die Nährstoffmengen abgelesen werden können (16–19% der Gesamtkalorien in Form von Eiweiß, 37–38% als Fett, 43–47% als Kohlenhydrate).

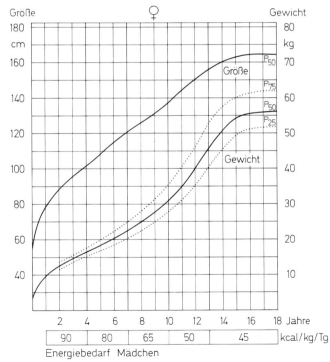

Abb. 16.5. Somatogramm zur Berechnung des Kalorientagesbedarfs von Mädchen. (Aus Hürter [146])

Tabelle 16.10. Nahrungsmittelstufen und Nährstoffverteilung für die Diät diabetischer Kinder und Jugendlicher

Nahrungs-mittelstufe	kcal	(kJ)	Eiweiß (19 – 16%) [g]	Fett (38 – 37%) [g]	Kohlenhydrate (43 – 47%) [g]
1	1000	(4 187)	49	44	108
2	1200	(5 024)	56	52	132
3	1400	(5 862)	63	60	152
4	1600	(6 699)	70	68	180
5	1800	(7 536)	77	76	204
6	2000	(8 374)	84	84	228
7	2200	(9 211)	91	92	252
8	2400	(10 048)	98	100	276
9	2600	(10 886)	105	108	300
10	2800	(11 723)	112	116	324
11	3000	(12 560)	119	124	348
12	3200	(13 398)	126	132	372

16.5.2.2.2 Verwirklichung der Diätverordnung

Die Umsetzung der Diätverordnung des Arztes in tägliche Speisepläne erfolgt mit Hilfe von Nahrungsmittelaustauschtabellen. Zwei Methoden gestatten es, die Diätverordnung zu realisieren. Bei der ersten Methode werden Nahrungsmittel von bekannter Zusammensetzung genau gewogen, bei der zweiten, einfacheren und praktischeren Methode werden Nahrungsmittel mit gleichem Kohlenhydratgehalt in ein Wertsystem eingeteilt. Die Wahl der Nahrungsmitteläquivalente variiert leider von einem Land zum anderen. So entsprechen in der Schweiz einem „Brotwert" 10 g Kohlenhydrate, in Deutschland und Österreich sind einer „Broteinheit" 12 g Kohlenhydrate äquivalent. Während die „Broteinheit" breiteste Anwendung findet, ist die Notwendigkeit von Fett- und Eiweißäquivalenten umstritten.

Ein reproduzierbares Diätsystem, das mit Kohlenhydrat-, Fett- und Eiweißeinheiten arbeitet, ist bei Hürter [146] eingehend dargestellt.

Bei den Kohlenhydrataustauschtabellen muß besonders darauf geachtet werden, daß die Nahrungsmittel nach dem Grad ihrer Resorbierbarkeit unterschieden und untereinander ausgetauscht werden. Nahrungsmittel der Obstgruppe enthalten vorwiegend Mono- und Disaccharide, die zu schnellen und hohen Anstiegen der Blutglukose führen. Nahrungsmittel der Brot-, Backwaren-, Getreideprodukte- und Gemüsegruppe enthalten Stärke mit verzögerter Resorption, während die Kohlenhydrate der Nahrungsmittel der Milchproduktegruppe wegen ihres Fettgehalts noch verzögerter resorbiert werden [129].

In Tabelle 16.11 sind die meist 7 Mahlzeiten dargestellt, auf die die Nahrungsmittel verteilt werden müssen. Die Verteilung der Kohlenhydratnahrungsmittel, die in erster Linie die Höhe des Blutglukosespiegels bestimmen, hat sich nicht nur nach den individuellen Aktivitäten und Eigenarten des Kindes zu richten, sondern auch nach dem Wirkungsspektrum des verwendeten Insulinpräparats (Tabelle 16.12).

16. Diabetes mellitus

Die Verwirklichung der vom Arzt ermittelten Diätverordnung hängt von der Praktikabilität des verwendeten Diätsystems ab, von der Intensität und Qualität der Ernährungsberatung und von der Bereitschaft der Eltern und Patienten, engagiert mitzuarbeiten.

16.5.2.2.3 Diätetische Sonderprobleme

Es darf nicht vergessen werden, daß der Kalorienbedarf durch Faktoren beeinflußt wird, die von Tag zu Tag, von Stunde zu Stunde wechseln können. Der von Alter, Geschlecht, Größe und Gewicht abgeleitete Kalorienbedarf stellt nur einen Basiswert dar, der aufgrund anderer oft schwierig abzuschätzender Faktoren über- oder unterschritten werden muß. Die Intensität körperlicher Aktivität ist z. B. ein solcher den Kalorienbedarf beeinflussender Faktor. Daher sind Sonderzuteilungen leicht resorbierbarer Kohlenhydrate, sog. Extrabroteinheiten, bei voraussehbaren körperlichen Anstrengungen (Sport) notwendig. Andererseits kann die Kalorienzufuhr an Tagen körperlicher Ruhe reduziert werden.

Diabetische Kinder müssen darin unterwiesen werden, die berechnete Diät einzuhalten und trotzdem sinnvolle und notwendige Abweichungen von der Diätverordnung abzuschätzen und zu realisieren.

Eine Zweiterkrankung (Angina, Durchfallerkrankung) führt bei Kindern häufig zu Übelkeit und Erbrechen. Um ein Flüssigkeits- und Kohlenhydratdefizit zu vermeiden, ist es wichtig, leicht resorbierbare, bekömmli-

Tabelle 16.11. Mahlzeiten bei Diabetesdiät

1. Frühstück	7.00 Uhr
2. Frühstück	9.00 Uhr
3. Frühstück	11.30 Uhr
Mittagessen	13.30 Uhr
Vesper	16.00 Uhr
Abendessen	18.00 Uhr
Spätmahlzeit	20.30 Uhr

Tabelle 16.12. Verteilungsmuster der Broteinheiten bei verschiedenen Insulintypen

	Mahlzeiten							Summe
	1.	2.	3.	4.	5.	6.	7.	
Langzeitinsulin vom NPH-Typ	2	3	3	4	3	4	2	21
Langzeitinsulin vom Lente-Typ	2	2	3	4	3	4	3	21
Intermediärinsulin ohne Kurzzeitinsulin	3	4	3	3	2	3	3	21
Intermediärinsulin mit Kurzzeitinsulin	4	3	3	3	2	4	2	21

Tabelle 16.13. Austauschtabelle für leicht resorbierbare, bekömmliche kohlenhydrathaltige Nahrungsmittel

1 Broteinheit ≅ 12 g Kohlenhydrate sind enthalten in:

  2 Teelöffel Traubenzucker
  1½ Zwiebacke
  50 g geschlagene Banane
100 g geriebener Apfel
  20 g Haferflocken
100 ml Apfelsaft
100 ml Coca Cola

che und wohlschmeckende Nahrungsmittel anzubieten. Besonders geeignet sind die in Tabelle 16.13 zusammengestellten Kohlenhydratnahrungsmittel.

Kinder können nur sehr schwer auf den „süßen Wohlgeschmack" verzichten. Daher ist die Verwendung von *Zuckerersatzstoffen* unumgänglich. Zuckeraustauschstoffe sind Fructose und die Zuckeralkohole Sorbit, Xylit und Mannit. Da sie in Leber und Niere zu Glukose umgebaut werden, müssen sie kalorisch voll angerechnet werden. In größeren Mengen genossen führen sie zu durchfälligen Stühlen. Als Süßstoffe finden Saccharin und Zyklamat vielfältige Verwendung. Nachweisbare Nebenwirkungen sind für Menschen bisher nicht bekannt.

„Diätetische" Nahrungsmittel für Diabetiker sind meist teure, unnötige Nahrungsmittel. Die Diabetesdiät kann mit den üblichen in normalen Lebensmittelgeschäften erhältlichen Nahrungsmitteln bereitet werden.

16.5.2.3 Stoffwechselkontrolle

Eine „ideale" Stoffwechselkontrolle bestände darin, kontinuierlich den Blutglukosespiegel zu messen. Das ist evtl. später mit dem „künstlichen Pankreas" möglich, heute jedoch undurchführbar und auch unzumutbar. Die nächste denkbare Möglichkeit bestände darin, mehrfach täglich die Blutglukosekonzentration zu bestimmen. Das ist heute mit den relativ einfach zu bedienenden Reflektometern realisierbar und wird auch von einigen Zentren propagiert [164–167]. Wir stehen dieser Methode wegen des häufig notwendigen Lanzettenstichs zurückhaltend gegenüber, da wir wissen, daß auch nach 10 und 15 Jahren Diabetesdauer der tägliche Insulininjektionsschmerz als belastendste therapeutische Maßnahme empfunden wird. Für die täglichen Stoffwechselkontrollen bleibt daher die indirekte Schätzung des Blutglukosespiegels über die Messung der Urinzuckerausscheidung die Methode der Wahl.

16.5.2.3.1 Schnelltests für die Stoffwechselkontrolle (Tabelle 16.14)

Für die semiquantitative Bestimmung der Urinzuckerkonzentration stehen mehrere Schnelltests zur Verfügung: Glukotest, Diabur, Diastix, Clinitest. Mit der Glukotest-, Diastix-, und Clinitest-5-Tropfen-Methode können nur Gluko-

16. Diabetes mellitus

sekonzentrationen bis 2 g% geschätzt werden. Wir empfehlen die Clinitest-2-Tropfen- oder Diabur-Test-5000-Methode, da sie Schätzungen bis 5 g% zulassen.

Neben der Urinzuckerbestimmung ist häufig der Ketonkörpernachweis im Urin notwendig. Vier gleichwertige Schnelltests stehen zur Verfügung.

Bei bestimmten Stoffwechselsituationen kann eine semiquantitative Glukosebestimmung im Blut notwendig werden, z. B. wenn Unsicherheit darüber besteht, ob eine Hypoglykämie vorliegt. Für die semiquantitative Blutglukosebestimmung eignen sich die beiden Schnelltests Dextrostix und Haemoglukotest 20–800.

16.5.2.3.2 Durchführung der Stoffwechselkontrolle

Die Effektivität der Stoffwechseleinstellung muß täglich überwacht und kontrolliert werden. Voraussetzung für die Durchführung täglicher Stoffwechselkontrollen ist ein Grundverständnis der pathophysiologischen Vorgänge beim Diabetes, das den Eltern und Patienten im Rahmen der Diabetikerschulung beigebracht werden muß (s. 16.5.1.1).

Wir raten den Eltern und Patienten, täglich 4mal Urinzuckerbestimmungen durchzuführen. Sammelurin lassen wir nur in Phasen drohender oder bestehender Stoffwechselentgleisung untersuchen. Für die tägliche Orientierung genügt die Untersuchung von 4 Urinportionen:

1. Die Urinportion nach der Schule vor dem Mittagessen;

2. die vor der Abendinjektion, vor dem Abendessen;

3. die vor dem Einschlafen;

4. der morgens nüchtern gelassene Urin vor der Insulininjektion, vor dem 1. Frühstück.

Tabelle 16.14. Schnelltests für die Stoffwechselkontrolle

Zuckerbestimmung im Harn

1. Glukotest	(Boehringer Mannheim)
2. Diabur-Test 5000	(Boehringer Mannheim)
3. Diastix	(Ames)
4. Clinitest	(Ames)

Ketonkörpernachweis im Harn

1. Acetest	(Ames)
2. Keto-Merckognost	(E. Merck)
3. Ketostix	(Ames)
4. Keturtest	(Boehringer Mannheim)

Glukosebestimmung im Blut

1. Dextrostix	(Ames)
2. Haemoglukotest 20 – 800	(Boehringer Mannheim)

Woche vom .... bis .... 198..					Acetest / Clinitest			
Tag	Insulin-	1. Inj.	7⁰⁰ - 12⁰⁰	12⁰⁰ - 18⁰⁰	2. Inj.	18⁰⁰ - 24⁰⁰	24⁰⁰ - 7⁰⁰
	präparat	I. E.	ml	ml	I. E.	ml	ml
Mo							
Di							
Mi							
Do							
Fr							
Sa							
So							

Abb. 16.6. Protokollbogen für die Stoffwechselkontrolle. (Aus Travis u. Hürter [129])

Wichtig ist die Protokollierung der erhaltenen Urinzuckerwerte. Hierfür hat sich die Farbstiftmethode bewährt [146]. Den Farben der Clinitest-2-Tropfen-Methode sind Farbstifte mit identischen Farben zugeordnet. Die Eltern tragen keine Zahlen, sondern Farben in ihre Protokollhefte ein. Dadurch kann die Stoffwechselsituation eines Zeitraums, z. B. einer Woche, mit einem Blick erfaßt werden.

Die Farbstifte sind in einem „Clinitest-Set für die Stoffwechselselbstkontrolle" enthalten.

Für die Eintragung der Werte eignet sich ein Protokollbogen (Abb. 16.6), der über den Bund diabetischer Kinder zu beziehen ist. In die verschiedenen Spalten des Wochenbogens werden nebeneinander der Name des Insulinpräparats, die Höhe der Morgendosis, die vormittags und nachmittags gemessenen Urinwerte, die Abenddosis und die abends, nachts und morgens nüchtern erhobenen Urinbefunde eingetragen; in die unteren rechten Fähnchen das Clinitestergebnis, bei Bedarf (z. B. bei hoher Blutzuckerausscheidung) in die oberen linken Fähnchen das Ergebnis der Untersuchung des Urins auf Ketonkörper.

Immer wieder erfährt man von Eltern, daß Unsicherheit darüber besteht, was nachts „los ist", mit Recht, denn vor allem nachts treten unerkannte Hypoglykämien mit reaktiven Hyperglykämien auf, die zu Überinsulinierungen führen können (Somogyi-Phänomen) (s. 16.5.2.1.2).

Mehr Information als die Zuckerkonzentration des morgens nüchtern gelassenen Urins, die den Mittelwert einer 10–20 h dauernden Sammelphase darstellt, bietet die fraktionierte Urinuntersuchung, die sog. Doppelentleerung der Blase, bei der ein nüchtern gelassener erster Urin und ein ½ h später gewonnener zweiter Urin untersucht wird. Die Doppelentleerung der Blase sollte nicht zur täglichen Routinemethode werden, sondern nur

16. Diabetes mellitus

angewendet werden, wenn Unklarheiten über die Stoffwechselsituation nachts bestehen.

16.5.2.3.3 Stoffwechseleinstellungskriterien

Wir bezeichnen eine Stoffwechseleinstellung als *gut*, wenn die Blutglukosewerte weitgehend unter 200 mg/dl liegen, wenn selten oder nie Zucker im Urin ausgeschieden wird und nie eine Ketonurie auftritt. *Befriedigend* ist die Stoffwechseleinstellung, wenn die Blutglukosewerte unter 300 mg/dl liegen, wenn etwa die Hälfte aller Urinproben zuckernegativ ist und nur selten eine Ketonurie auftritt. *Schlecht* ist die Stoffwechseleinstellung, wenn die Blutglukosewerte meist über 300 mg/dl liegen, wenn in allen Urinproben Zucker nachweisbar ist, gelegentlich eine Ketonurie vorliegt und evtl. sogar eine diabetische Ketoazidose auftritt.

Tägliche Urinzuckermessungen vermitteln einen ausreichenden Einblick in die Stoffwechselsituation diabetischer Kinder und Jugendlicher und erlauben den Eltern, den Ergebnissen entsprechend therapeutische Veränderungen durch Modifikation der Diät oder der Insulindosis vorzunehmen.

16.5.2.3.4 HbA1$_c$-Bestimmung

Die drei bisher besprochenen Methoden der Stoffwechselkontrolle sind an das Engagement, die Mitarbeit, das Verständnis und die Ehrlichkeit der Eltern und Patienten gebunden. In den letzten Jahren ist ein Stoffwechselparameter eingeführt worden, der ohne Mithilfe der Patienten gemessen werden kann: der Anteil des glykolysierten Hämoglobins am Gesamthämoglobin, das HbA1$_c$ [168–172]. Bei Stoffwechselgesunden beträgt der durchschnittliche HbA1$_c$-Anteil 5,3%, bei diabetischen Kindern und Jugendlichen 13,4% [173]. Der HbA1$_c$-Wert spiegelt nicht die aktuelle Stoffwechselsituation wider, sondern ist Ausdruck der Qualität der Stoffwechseleinstellung über einen längeren Zeitraum von etwa 8–10 Wochen. Die Bewertung von HbA1$_c$-Werten muß kritisch vorgenommen werden. So weist ein niedriger Wert ohne Frage auf eine gute Stoffwechseleinstellung hin, ein hoher muß jedoch nicht unbedingt Ausdruck einer langanhaltend schlechten Einstellung sein. Ausgeprägte Hyperglykämien von nur kurzer Dauer können den HbA1$_c$-Anteil schnell in die Höhe treiben [174–176], während der Abfall des HbA1$_c$-Wertes sehr langsam erfolgt und, da es sich um eine irreversible Glukosebindung handelt, mit der Erythrozytenlebensdauer korreliert.

16.6 Rehabilitation diabetischer Kinder und Jugendlicher

Der Typ-I-Diabetes ist eine chronische Erkrankung, die zwar nicht geheilt, aber durch sorgfältige Langzeitbehandlung gut kontrolliert werden kann. Insulinsubstitution und diätetische Behandlung sowie möglichst tägliche Stoffwechselkontrollen bestimmen das Leben der Kinder, Jugendlichen und ihrer Eltern. Hieraus erwächst eine Vielzahl von Problemen, die ohne fremde Hilfe von den Betroffenen nicht gelöst werden können.

16.6.1 Medizinische Versorgung

Die ambulante Langzeitversorgung diabetischer Kinder und Jugendlicher erfolgt durch niedergelassene Ärzte und Diabetesambulanzen, die Kinderkliniken angeschlossen sind. Die Vorteile einer Diabetesambulanz liegen auf der Hand. Ein Team von Mitarbeitern steht bereit, das Eltern und Kinder von der stationären Erstbehandlung her kennen: Kinderarzt, Ernährungsberaterin, Kinderkrankenschwester, Psychologe und Sozialarbeiter. Dieses Team sollte aufgrund langjähriger Spezialerfahrung in der Lage sein, die vielfältigen Aufgaben der medizinischen, psychologischen und sozialen Betreuung zu übernehmen. Die Hausärzte sind meistens damit einverstanden, daß diese Aufgaben von einer Diabetesambulanz übernommen werden, da ihre Funktionen als niedergelassene Ärzte dadurch kaum eingeschränkt werden, denn bei allen Notfallsituationen und Zweiterkrankungen sind sie zuständig. Allerdings ist ein ungestörter Informationsfluß zwischen Hausarzt und Diabetesambulanz eine wichtige Voraussetzung für eine vertrauensvolle und erfolgreiche Zusammenarbeit [127].

Die Vorstellungen diabetischer Kinder und Jugendlicher in der Diabetesambulanz sollten alle 4–6 Wochen erfolgen. Anhand des Kontrollhefts wird eingehend der Verlauf der Stoffwechseleinstellung seit dem letzten Besuch besprochen. Wichtig ist die sorgfältige Erhebung der Maße zur Beurteilung von Wachstum und Entwicklung, weiterhin die Inspektion der Injektionsstellen, die Blutdruckmessung, die Überprüfung mitgebrachter Urinproben, der Status des spontan gelassenen Urins, die $HbA1_c$-Bestimmung und in halbjährlichen Abständen Blutuntersuchungen zur Beurteilung des Lipidstoffwechsels und der Leber- und Nierenfunktion.

Bei einer Diabetesdauer unter 5 Jahren sollte der Augenhintergrund einmal im Jahr, bei einer Dauer von mehr als 5 Jahren zweimal im Jahr kontrolliert werden. Wünschenswert sind fluoreszeinangiographische Untersuchung des Augenhintergrunds.

16.6.2 Psychologische Betreuung

Die vielfältigen mit dem Diabetes verbundenen Aufgaben, Pflichten, Mühen, Sorgen, Ängste und Restriktionen können die psychische Entwicklung diabetischer Kinder und Jugendlicher gefährden und die Persönlichkeitsstruktur ihrer Eltern nachhaltig beeinflussen [177–182].

Die psychologische Betreuung diabetischer Patienten und ihrer Eltern ist daher ein wichtiger Teil der Diabetestherapie [147]. Grundlage dieser Betreuung können Gespräche sein, die aufgrund unterschiedlicher psychologischer Notwendigkeiten als Familien-, Gruppen- oder Einzelgespräche geführt werden (Tabelle 16.15) [36]. Die verschiedenen Formen der Gespräche sollen helfen, zu akzeptieren, Diabetiker zu sein oder ein diabetisches Kind zu haben und die damit verbundenen psychologischen Bela-

Tabelle 16.15. Gesprächsformen für die psychologische Betreuung diabetischer Kinder und Jugendlicher und ihrer Eltern

Familiengespräche

Initialgespräche
Folgegespräche

Gruppengespräche

mit Eltern
     Eltern und Kindern
     Kindern

Einzelgespräche

Akutgespräche
Psychotherapie

---

stungen möglichst konfliktfrei zu erleben [36, 183]. Außerdem soll verhindert werden, daß neurotische Fehlentwicklungen auftreten, die eine langfristige Psychotherapie notwendig machen.

16.6.3 Pädagogische Probleme

Diabetische Kinder sollten eine ihrer individuellen Begabung entsprechende Schulbildung erhalten. Intelligenztests zeigen, daß sich die Begabung diabetischer Kinder und Jugendlicher im Rahmen der Normalverteilung stoffwechselgesunder bewegt [178, 184–186]. Auch in ihren Schulleistungen unterscheiden sich diabetische Kinder nicht von anderen [187].

Lehrer und Mitschüler sollten wissen, daß ein diabetisches Kind in ihrer Klasse lebt. Zu ihrer Information eignen sich die Merkblätter des Bundes diabetischer Kinder oder die *Hinweise für die Erzieher diabetischer Kinder* von Sachsse [188]. Kein diabetisches Kind sollte von Schulausflügen oder Landheimaufenthalten ausgeschlossen oder daran gehindert werden, am Schulsport teilzunehmen.

Nach Joslin [160] stellt die Ausübung körperlicher Tätigkeit eine der drei Säulen der Diabetestherapie dar. Körperliche Aktivität führt zu einer Verbesserung der Glukosetoleranz durch Vergrößerung der Muskelmasse, Verkleinerung der Fettgewebsmasse, Erhöhung der Sensibilität des Muskels auf Insulin und Erhöhung der insulinunabhängigen Glukoseaufnahme des Muskels [189, 190]. Muskelarbeit ist bei Diabetikern daher mit einem insulineinsparenden Effekt verbunden. Kinder und Jugendliche bewegen sich grundsätzlich sehr viel mehr als Erwachsene. Daher sind Mahnungen, sich sportlich zu betätigen, bei Kindern nur selten notwendig. Wichtig ist die tägliche körperliche Aktivität. Nicht zu empfehlen sind plötzliche Sportexplosionen bei körperlich untrainierten Diabetikern. Sie können durch Stimulation der Ausschüttung antiinsulinärer Hormone (Glukagon, Wachstumshormon, Katecholamine, Kortisol) zur Stoffwechselentgleisung mit Ketoazidose führen.

Die meisten Kinder fahren am liebsten mit ihren Eltern in den Urlaub. Das gilt besonders für die stark an ihr Elternhaus fixierten diabetischen Kinder. Ältere Kinder und Jugendliche mit Verselbständigungstendenzen möchten häufig allein, ohne Eltern ihre Ferien verleben. Für sie eignen sich die vom Bund diabetischer Kinder organisierten „Diabetes-Ferienaufenthalte".

Da diabetischen Jugendlichen grundsätzlich jeder Beruf offensteht, sollte die Berufswahl durch die Interessen, die Begabung und Schulbildung des Diabetikers bestimmt sein. Es gibt nur wenige Berufe, von denen abgeraten werden muß, weil sie den Diabetiker gefährden oder ihn daran hindern, die Insulinsubstitution, die diätetische Behandlung oder die Stoffwechselkontrolle regelmäßig durchzuführen [191].

16.6.4 Soziale Hilfen

Neben der Unterstützung bei der Berufsfindung, der Berufsausbildung und der Sicherung des Arbeitsplatzes haben diabetische Kinder und Jugendliche einen Anspruch auf Hilfe im sozialrechtlichen und steuerrechtlichen Sinne. Die Gewährung sozialer Hilfen setzt eine versorgungsärztliche Begutachtung voraus, für die folgende Regelung gilt [192]: „Kinder mit Diabetes mellitus rechnen grundsätzlich und gehören stets zur Gruppe der mit Insulin schwer einstellbaren Diabetiker, bei denen eine Minderung der Erwerbsfähigkeit (MdE) von 40 bis 60 v.H. anerkannt wird. Organkomplikationen sind zusätzlich zu bewerten". Die Anerkennung einer MdE ist Voraussetzung zur Eintragung eines entsprechenden Freibetrags beim Finanzamt (nach § 33b Abs. 3 EStG 1975). Diese Regelung ist sehr umstritten, da soziale Hilfe nur in Verbindung mit der Zuordnung zur Gruppe der „Schwerbehinderten" gewährt wird.

Möglichst selten sollte man sich dafür entscheiden, diabetische Kinder und Jugendliche in ein Diabetesheim einzuweisen. Dies ist nur als letztmögliche Lösung für die Betreuung diabetischer Kinder und Jugendlicher anzusehen, die ohne dauerhaft Schaden zu nehmen, nicht mehr in ihrer Familie leben können.

Literatur

1. National Diabetes Data Group (1979) Classification and diagnosis of diabetes mellitus and other categories of glucose intolerance. Diabetes 28:1039–1957
2. Rotter J, Rimoin DL (1978) Heterogeneity in diabetes mellitus-update, 1978. Evidence for further genetic heterogeneity within juvenile-onset insulindependent diabetes mellitus. Diabetes 27:599–608
3. Cudworth AG (1978) Typ I diabetes mellitus. Diabetologia 14:281–291
4. Tattersall RB, Fajans SS (1975) A difference between the inheritance of classical juvenile-onset and maturity-onset type diabetes in young people. Diabetes 24:44–53
5. Rimoin DL, Schimke RN (1971) Disorders of the endocrine glands. Mosby, St Louis
6. Rimoin DL (1976) Genetic syndromes associated with glucose intolerance. In: Creuzfeldt, W, Köbberling J, Neel JV (eds) The genetics of diabetes mellitus. Springer, Berlin Heidelberg New York, pp 43–63

7. Keen H, Jarrett RJ, Alberti KGMM (1979) Diabetes mellitus: A new look at diagnostic criteria. Diabetologia 16:283–285
8. Köbberling J, Kattermann R, Arnold A (1975) Follow-up of „non diabetic" relatives of diabetics by retesting oral glucose tolerance after 5 years. Diabetologia 11:451–456
9. Fajans SS, Floyd JC, Pek S, Taylor CI (1976) Prospective studies on patients with asymptomatic diabetes. In: Creuzfeldt W, Köbberling J, Neel JV (eds) The genetics of diabetes mellitus. Springer, Berlin Heidelberg New York pp 224–233
10. Jarret RJ, Keen H, Fuller JH, McCartney M (1979) Worsening to diabetes in men with impaired glucose tolerance („borderline diabetes"). Diabetologia 16:25–30
11. O'Sullivan JB, Mahan CM (1968) Prospective study of 352 young patients with chemical diabetes. N Engl J Med 278:1038–1041
12. O'Sullivan JB, Mahan CM (1969) Population retested for diabetes after 17 years: New prevalence study in Oxford Massachusetts. Diabetologia 5:211–214
13. Rosenbloom AL, Drash A, Guthrie R (1972) Chemical diabetes mellitus in childhood. Report of a conference. Diabetes 21:45–49
14. Butterfield WJH, Hoet JP, Magyar J (1965) Diabetes mellitus. Report of a WHO expert committee. WHO Tech Rep Ser 310
15. Weber B (1981) Diabetes mellitus in children and adolescents. In: Brook CGD (ed) Clinical paediatric endocrinology. Blackwell, London
16. Lestradet A, Besse J (1977) Prevalence and incidence of juvenile diabetes in children and adolescents. Acte Paediatr Belg 30:123
17. Krainick HG, Struwe FE (1960) Zur Situation des kindlichen Diabetes in Westdeutschland. Dtsch Med Wochenschr 85:1631–1635
18. Wadsworth MEJ, Jarrett RJ (1974) Incidence of diabetes in the first 26 years of life. Lancet II:1172–1174
19. Koivisto VA, Akerblom HK, Wasz-Höckert O (1976) The epidemiology of juvenile diabetes mellitus in Northern Finland. Nord Council Arct Med Res Rep 15:58–65
20. Drash A (1971) Diabetes mellitus in childhood: A review. J Pediat 78:919–941
21. Schmidt FH (1971) Laboratoriumsdiagnose der Zuckerkrankheit. Methoden der Harn- und Blutzuckerbestimmung. In: Pfeiffer EF (Hrsg) Handbuch des Diabetes mellitus, Bd. II, Lehmanns, München S 913–947
22. White P (1956) Natural course and prognosis of juvenile diabetes. Diabetes 5:445
23. Danowski TS (1957) Diabetes mellitus with emphasis on children and young adults. Williams & Wilkins, Baltimore
24. Knowles HC Jr, Guest GM, Lampe J, Kessler M, Skillman TG (1965) The course of juvenile diabetes treated with unmeasured diet. Diabetes 14:239
25. Weil WB Jr (1968) Juvenile diabetes mellitus. N Engl J Med 278:829
26. Drash A (1970) Management of the child with diabetes mellitus. Med Times 98:83
27. Jack RL, Onofrio J, Waiches H, Guthrie RA (1971) The „honeymoon period": Partial remission of juvenile diabetes mellitus. Diabetes [Suppl 1] 20:361
28. Akerblom HK (1980) Definition of remission in insulin-dependent, juvenile-onset diabetes mellitus (JDDM). Acta Paediatr Belg 33:66
29. Baker L, Kaye R, Root AW (1967) The early partial remission of juvenile diabetes mellitus. J Pediat 71:825–831
30. Illig R, Prader A (1968) Remission of juvenile diabetes. Lancet II:1190
31. Weber B (1972) Glucose-stimulated insulin secretion during „remission" of juvenile diabetes. Diabetologia 8:189–195
32. Heinze E, Beischer W, Keller L, Winkler G, Teller WM, Pfeiffer EF (1978) C-peptide secretion during the remission phase of juvenile diabetes. Diabetes 27:670–676
33. Ludvigsson J, Heding LG (1978) Beta-cell function in children with diabetes. Diabetes [Suppl 1] 27:230–234
34. Zick R, Lange P, Mitzkat HJ, Hürter P (1980) Duration of remission period in diabetic children assessed by 24-hours urinary C-peptide excretion. Acta Paediatr Belg 33:64
35. Weber B (1980) Diabetes mellitus im Kindesalter. Pharmakotherapie 3:119–128
36. Hürter H, Hürter P (1980) Psychologische Betreuung diabetischer Kinder und Jugendlicher und ihrer Eltern. Monatsschr Kinderheilkd 128:11–15
37. Joslin EP, Root HF, White P (1925) The growth, development and prognosis of diabetic children. JAMA 85:420

38. Wagner R, White P, Bogan IK (1942) Diabetic dwarfism. Am J Dis Child 63:667–727
39. White P (1956) Natural course and prognosis of juvenile diabetes. Diabetes 5:445–450
40. Craig JO (1970) Growth as a measurement of control in the management of diabetic children. Postgrad Med J [Suppl] 46:607
41. Pond H (1970) Some aspects of growth in diabetic children. Postgrad Med J [Suppl] 46:616
42. White P, Graham CA (1971) The child with diabetes. In: Marble A, White P, Bradley RF, Krall LP (eds) Joslin's diabetes mellitus. Lea & Febinger, Philadelphia, pp 339–360
43. Müller-Hess R, Oberdisse U, Pachaly J, Weber B (1977) Die somatische Entwicklung juveniler Diabetiker. In: Weber B (Hrsg) Ambulante Langzeitbehandlung diabetischer Kinder und Jugendlicher. Enke, Stuttgart, S 27–40
44. Leupold R (1960) Erkrankungsalter und Wachstumsverlauf beim jugendlichen Diabetes mellitus. Helv Paediat Acta 15:336–353
45. Hamne B (1962) Growth in a series of diabetic children an identical treatment with „free" diet and insulin, 1944–1960. Acta Paediatr Scand [Suppl] 135:72–82
46. Drayer NM (1974) Height of diabetic children at onset of symptoms. Arch Dis Child 49:616–620
47. Laron Z, Volovitz B, Karp M (1977) Linear growth and insulin dose as indices of control in children with diabetes mellitus. Pediat Adolesc Endocrinol 2:60–69
48. Sterky G (1967) Growth pattern in juvenile diabetes. Acta Paediatr Scand [Suppl] 177:80–82
49. Jivani SKM, Rayner PHW (1973) Does control influence the growth of diabetic children? Arch Dis Child 48:109–115
50. Bergquist N (1954) The growth of juvenile diabetes. Acta Endocrinol (Copenh) 15:133–165
51. Jackson RL, Kelly HG (1946) Growth of children with diabetes mellitus in relationship to level of control of the disease. J Pediatr 29:316–328
52. Evans N, Robinson VP, Lister J (1972) Growth and bone age of juvenile diabetics. Arch Dis Child 47:589–593
53. Tattersall RB, Pyke DA (1973) Growth in diabetic children. Studies in identical twins. Lancet II:1105–1110
54. Zacharias L, Wurtman RJ (1969) Age at menarche. Genetic and environmental influences. N Engl J Med 280:868–875
55. Wagner H, Böckel K, Hrubesch M, Fazekas ATA, Winkler G (1973) Gonadotropine im Serum vor und nach synthetischem LH-Releasing Hormon bei Jugendlichen mit Diabetes mellitus. In: Beringer A (Hrsg) 3. Internat. Donau-Sympos. über Diabetes mellitus. Mandrich, Wien München Bern, S 801–806
56. Rubin A, Babbot D (1958) Impotence and diabetes mellitus. JAMA 168:498–500
57. Ellenberg M (1971) Impotence in diabetes. The neurogenic factor. Ann Intern Med 75:213–219
58. McCulloch DK, Campbell IW, Wu FC, Prescott RJ, Clarke BF (1980) The prevalence of diabetic impotence. Diabetologia 18:279–283
59. Schöffling K, Federlin K, Ditschuneit H, Pfeiffer EF (1963) Disorders in sexual function in male diabetics. Diabetes 12:519–527
60. Rastogi GK, Chakraborti J, Sinha MK (1974) Serum gonadotropins (LH and FSH) and their response to synthetic LHRH in diabetic men with or without impotence. Horm Metab Res 6:335–336
61. Wright AD, London DR, Holder G, William JW, Rudd BT (1976) Luteinizing release hormone tests in impotent diabetic males. Diabetes 25:975–977
62. Kolodny RC, Kahn CB, Goldstein HH, Barnett DM (1974) Sexual dysfunction in diabetic men. Diabetes 23:306–309
63. Clarke BF, Ewing DJ, Campbell IW (1979) Diabetic autonomic neuropathy. Diabetologia 17:195–212
64. Pedersen J (1977) The pregnant diabetic and her newborn, 2nd edn. Munksgaard, Copenhagen
65. Mauriac P (1930) Gros ventre, hépatomégalie, trouble de la croissance chez les enfants diabétiques traités depuis plusieurs années par l'insuline. Gaz Hebdomad Sci Med Bordeaux 51:402

66. Lee RGL, Bode HH (1977) Stunted growth and hepatomegaly in diabetes mellitus. J Pediat 91:82–84
67. Dorchy N, van Vliet G, Toussaint B, Ketelbant-Balasse P, Loeb H (1979) Mauriac syndrome: Three cases with retinal angiofluorescein study. Diabete Metab 3:195–200
68. Lestradet H, Megevand A (1975) The Mauriac syndrome. Mod Probl Paediat 12:164–168
69. Guest GM (1953) The Mauriac syndrome. Dwarfism, hepatomegaly and obesity with juvenile diabetes. Diabetes 2:415–417
70. Knowles HC Jr (1975) Atherosclerosis in juvenile diabetes. Mod Probl Paediatr 12:293–296
71. Gundersen HJG Osterby R, Lundbaek K (1978) The basement membrane controversy. Diabetologia 15:361–363
72. Siperstein MD, Feingold KR, Bennet PH (1978) Hyperglycaemia and diabetic microangiopathy. Diabetologia 15:365–367
73. Williamson JR, Kilo C (1979) A common sense approach resolves the basement membrane controversy and the Pima indian study. Diabetologia 17:129–131
74. Kilo C, Vogler N, Williamson JR (1972) Muscle capillary basement membrane changes related to aging and diabetes mellitus. Diabetes 21:881–905
75. Østerby R (1972) Morphometric studies of the peripheral glomerular basement in early juvenile diabetes mellitus. I. Development of initial basement membrane thickening. Diabetologia 8:84–92
76. Spiro RG (1973) Biochemistry of the renal glomerular basement membrane and its alterations in diabetes mellitus. N Engl J Med 285:1337–1342
77. Jackson R, Guthrie R, Esterly J et al. (1975) Muscle capillary basement membrane changes in normal and diabetic children. Diabetes [Suppl 2] 24:400
78. Siperstein MD, Unger RH, Madison LL (1968) Studies of muscle capillary basement membranes in normal subjects, diabetic and prediabetic patients. J Clin Invest 47:1973–1999
79. Williamson JR, Vogler NJ, Kilo C (1973) Early capillary basement membrane changes in subjects with diabetes mellitus. In: Camerini-Davalos RA, Cole HS (eds) Vascular and neurological changes in early diabetes. Academic Press, New York, pp 363
80. Cahill GF, Etzwiler DD, Freinkel N (1976) „Control" and diabetes. N Engl J Med 294:1004
81. Tchobroutsky G (1978) Relation of diabetic control to development of microvascular complications. Diabetologia 15:143–152
82. Knowles HC Jr (1971) Longterm juvenile diabetes measured with unmeasured diet. Trans Assoc Am Physicians 84:95–99
83. Kohner EM, Oakley NW (1975) Diabetic retinopathy. Metabolism 24:1085–1102
84. Palmberg PF (1977) Diabetic retinopathy. Diabetes 26:703–709
85. Bradley RF, Ramos E (1971) The eyes and diabetes. In: Marble A, White P, Bradley RF, Krall LP (eds) Joslins diabetes mellitus. Lea & Febinger, Philadelphia, pp 478
86. Jensen VA, Lundbaek K (1971) The eyes in diabetes mellitus. In: Pfeiffer EF (Hrsg) Lehmanns, München (Handbuch des Diabetes mellitus, Bd II, S 559–681)
87. Burditt AF, Caird FJ, Draper CJ (1968) The natural history of diabetic retinopathy. Q J Med 37:303
88. Dorchy N, Toussaint B, Devroede M, Ernould C, Loeb H (1977) Diagnostic de la retinopathie diabétique infantile par angiographie fluorescéinique. Description des lésions initiales. Nouv Presse Med:345–347
89. Malone JI, van Cader TC, Edwards WC (1977) Diabetic vascular changes in children. Diabetes 26:673–679
90. Barta L, Brooser G, Molnar M (1972) Diagnostic importance of fluorescein angiography in infantile diabetes. Acta Diabetol Lat 9:290–298
91. Dorchy H, Toussaint D, Devroede M, Ernould C (1977) Angiofluorescein studies in infantile diabetic retinopathy. Acta Paediatr Belg 30:59
92. Hövener G, Oberdisse U, Burger W, Weber B (1981) Development of retinopathy in diabetic children and adolescents, related to long-term metabolic control. Pediatr Adolesc Endocrinol 9:226–231
93. Hürter P, Bernsau I, Gilde K, Hoffman K, Jost J (1981) Fluorescein angiographic studies in 90 diabetic children and adolescents. Pediatr Adolesc Endocrinol 9:223–225

94. Meyer-Schwickerath G (1959) Lichtkoagulation. Klin Monatsbl Augenheilkd 33:1
95. Kohner EM, Dollery CT (1975) Diabetic retinopathy im complications of diabetes. Arnold, London, pp 61
96. Morse PH, Duncan TG (1976) Ophthalmologic management of diabetic retinopathy. N Engl J Med 295:87
97. Spitznas M, Wessing A, Meyer-Schwickerath G (1972) Die diabetische Retinopathie und ihre Behandlung durch Lichtkoagulation. Dtsch Med Wochenschr 97:821-825
98. Shafer D (1976) Vitrectomy (Editorial). N Engl J Med 295:836
99. Kohner EM (1977) Diabetic retinopathy. Clin Endocrinol Metab 6:345-375
100. Kohner EM, Hamilton AM, Joplin GF, Fraser TR (1976) Florid diabetic retinopathy and its response to treatment by photocoagulation. Diabetes 25:104-110
101. Knowles HC Jr (1975) Glomerulosclerosis and other renal disease in juvenile diabetes. Mod Probl Paediatr 12:297-299
102. Francois R, Gillet P (1978) Diabète infantile et juvenile. In: Job JS, Pierson M (eds) Endocrinologie pédiatrique et croissance. Flammarion, Paris, pp 361-405
103. Kimmelstiel P, Wilson C (1936) Intercapillary lesions in the glomeruli of the kidney. Am J Pathol 12:83
104. Keiding NR, Root WF, Marble A (1952) Importance of control of diabetes in prevention of vascular complications. JAMA 150:964-969
105. Constam GR (1965) Zur Spätprognose des Diabetes mellitus. Helv Med Acta 32:287-306
106. Balodimos MC (1971) Diabetic nephropathy. In: Marble A, White P, Bradley RF, Krall LP (eds) Joslin's diabetes mellitus. Lea & Febinger, Philadelphia, pp 526-561
107. Pirard J (1977) Diabète et complications dégénératives. Présentation d'une étude prospective portant sur 4400 cas observés entre 1947 et 1973. Diabete Metab II:97-107, II 173-182, III: 245-256
108. Shapiro FL, Leonard A, Comty CM (1974) Chronic dialysis in diabetic patients. Kidney Int [Suppl 1] 6:8
109. Najarian JS, Sutherland DER, Simmons RL et al. (1977) Kidney transplantation for the uremic diabetic patient. Surg Gynecol Obstet 144:682-690
110. Jervell J, Dahl BO, Flatmark A et al. (1978) Renal transplantation in insulin-dependant diabetics. A joint Scandinavian report. Lancet II:915-917
111. Bischoff A (1981) Prevalence of peripheral neuropathy in diabetic children and adolescents. Pediatr Adolesc Endocrinol 9:249
112. Bagdade JD, Root RK, Bulger RJ (1974) Impaired leucocyte function in patients with pairly controlled diabetes. Diabetes 23:9-15
113. Bagdade JD, Stewart M, Walters E (1978) Impaired granulocyte adherence. A reversible defect in host defense in patients with poorly controlled diabetes. Diabetes 27:677-681
114. Niethammer D, Heinze E, Teller W, Kleihaver E (1975) Impairment of granulocyte function in juvenile diabetes. Klin Wochenschr 53:1057-1060
115. Ludwig H, Eibl M, Schernthaner G, Erd W, Mayr WR (1976) Humoral immuno deficiency to bacterial antigens in patients with juvenile onset diabetes mellitus. Diabetologia 12:259-262
116. Rosenbloom AL, Frias JL (1974) Diabetes, short stature and joint stiffness – a new syndrom. Clin Res 22:92 A
117. Benedetti A, Cattano G, Macor S, Noacco C (1975) Cheiroarthropathy of juvenile diabetes. Diabetologia 11:332
118. Benedetti A, Noacco C (1981) Hand changes in childhood onset diabetes. Pediatr. Adolesc Endocrinol 9:149
119. Rosenbloom AL, Silverstein JH, Riley WJ et al (1981) Joint contracture in childhood diabetes indicates high risk for vasculopathy. Pediatr Adolesc Endocrinol 9:143-148
120. Entmacher PS (1975) Longterm prognosis in diabetes mellitus. In: Sussman KE, Meth RJS (eds) Diabetes mellitus. American Diabetes Association, New York, pp 191-196
121. Entmacher PS, Root HF, Marks HH (1964) Longevity of diabetic patient in recent years. Diabetes 13:373-377
122. Goodkin G (1975) Mortality factors in diabetes. J Occup Med 17:716-721
123. Marks HH, Krall LP (1971) Onset, course, prognosis and morbidity in diabetes mellitus. In: Marble, A, White P, Bradley RF, Krall LP (eds) Joslin's diabetes mellitus. Lea & Febinger, Philadelphia, pp 209-254

16. Diabetes mellitus

124. Pell S, D'Alonzo C (1970) Factors associated with long-term survival of diabetics. JAMA 214:1833–1840
125. Deckert T, Poulsen JE, Larsen M (1978) Prognosis of diabetics with diabetes onset before the age of thirtyone. I. Survival, causes of death, and complications. Diabetologia 14:363–370
126. Deckert T, Poulsen JE, Larsen M (1978) Prognosis of diabetics with diabetes onset before the age of thirtyone. II. Factors influencing the prognosis. Diabetologia 14:371–377
127. Hürter P (1980) Die Zusammenarbeit zwischen Hausarzt, Eltern und Klinik bei der Betreuung diabetischer Kinder. In: Bachmann K-D (Hrsg) Diabetes mellitus im Kindes- und Jugendalter. Thieme, Stuttgart New York, S 98–105
128. Graber LA, Christman BG, Alogna MT, Davidson JK (1977) Evaluation of diabetes patient-education programs. Diabetes 26:61–64
129. Travis LB, Hürter P (1982) Einführungskurs für Kinder und Jugendliche mit Diabetes mellitus. 2. Aufl. Bund Diabetischer Kinder, Kaiserslautern
130. Rubin HM, Kramer R, Drash H (1969) Hyperosmolality complicating diabetes mellitus in childhood. J Pediatr 74:177
131. Dell RB (1973) Diabetes mellitus. In: Winters RW (ed) The body fluids in pediatrics. Little Brown, Boston p. 372
132. Haddow JE, Cohen DL (1974) Understanding and managing hypernatremic dehydration. Pediatr Clin North Am 21:435
133. Brodehl J (1978) Die Therapie der akuten Dehydratation. Monatsschr Kinderheilkd 126:531–539
134. Nabarro JDN, Spencer AG, Stowers JM (1952) Metabolic studies in severe diabetic ketoacidosis. Q J Med 82:225
135. Ditzel J (1973) Importance of plasma inorganic phosphate on tissue oxygenation during recovery from diabetic ketoacidosis. Horm Metab Res 5:471–472
136. Gibby OM, Veale KEA, Hayes TM, Jones JG, Wardrop CAJ (1978) Oxygen availability from the blood and the effect of phosphate replacement on erythrocyte 2,3-diphosphoglycerate and hemoglobin-oxygen affinity in diabetic ketoacidosis. Diabetologia 15:381–385
137. Page MM, Alberti KGMM, Greewood R et al. (1974) Treatment of diabetic coma with continuous low-dose infusion of insulin. Br Med J II:687–690
138. Kidson W, Casey J, Kraegen E, Lazarus L (1974) Treatment of severe diabetes mellitus by insulin infusion. Br Med J II:691–693
139. Semple PF, White C, Manderson WG (1974) Continuous intravenous infusion of small doses of insulin in treatment of diabetic ketoacidosis. Br Med J II:694–697
140. Kaufman JA, Keller MA, Nyhan WL (1975) Diabetic ketosis and acidosis: The continuous infusion of low doses of insulin. J Pediatr 87:846
141. Malleson PN (1976) Diabetic ketosis in children treated by adding low-dose insulin to rehydrating fluid. Arch Dis Child 51:373
142. Drash AL (1977) The treatment of diabetic ketoacidosis. J Pediatr 91:858
143. Martin MM, Martin ALA (1976) Continuous low-dose infusion of insulin in the treatment of diabetic ketoacidosis in children. J Pediatr 89:560–564
144. Krumlick JJ, Ehlich RM (1973) Insulin and sodium bicarbonate treatment of diabetic ketoacidosis: A retrospective review. J Pediatr 83:268
145. Kaye R (1975) Diabetic ketoacidosis – the bicarbonate controversy. J Pediatr 87:156
146. Hürter P (1982) Diabetes bei Kindern und Jugendlichen. Klinik, Therapie, Rehabilitation. 2. Aufl. Springer, Berlin Heidelberg New York
147. Campagnoli M (1979) A „fifth" pillar in diabetes therapy? Bull Int Diab Fed 24:21–23
148. Albisser AM, Leibel BS (1977) The artificial pancreas. Clin Endocrinol Metab 6:437–447
149. Pickup JC, Keen H (1980) Continuous subcutaneous insulin infusion: A developing tool in diabetes research. Diabetologia 18:1–4
150. Brown J (ed) (1980) Proceedings of a conference on pancreas transplantation. Diabetes [Suppl 1] 29:1–128
151. Schlichtkrull J, Pingel M, Heding LG, Brange J, Jorgensen KH (1975) Insulin preparations with prolonged effect. In: Hasselblatt A, Bruchhausen F von (Hrsg) Insulin II. Springer, Berlin Heidelberg New York (Handbuch der experimentellen Pharmakologie, Bd XXXII/2, S 729–777)

152. Berson SA, Yalow RS (1959) Quantitative aspects of the reaction between insulin and insulin-binding antibody. J Clin Invest 38:1996
153. Deckert T, Anderson O, Grunddahl O, Kerp L (1972) Isoimmunisation of man by recrystallized human insulin. Diabetologia 8:358
154. Guthrie RA, Murthy DYN, Womack W (1967) Insulin resistance in diabetes in juveniles. A case report in a child and review of literature. Pediatrics 40:642
155. Travis LB (1975) „Overcontrol" of juvenile diabetes mellitus. South Med J 68:767
156. Rosenbloom AL, Giordano BP (1977) Chronic overtreatment with insulin in children and adolescents. Am J Dis Child 131:881
157. Somogyi M (1960) Exacerbation of diabetes in excess insulin action. Diabetes 9:328
158. Bruck E, MacGillivray MH (1974) Post-hypoglycemic hyperglycemia in diabetic children. J Pediatr 84:672
159. Marks V (1976) The measurement of blood glucose and the definition of hypoglycemia. In: Andreani D, Lefèbvre P, Marks V (eds) Hypoglycemia. Thieme, Stuttgart, pp 1–6
160. White P (1959) Management of juvenile diabetes. In: Joslin EP, Root HF, White P, Marble A (eds) Treatment of diabetes mellitus. Lea & Febinger, Philadelphia, pp 664–670
161. Tanner JM, Whitehouse RH, Takaishi M (1966) Standards from birth to maturity for height, weight, height velocity, and weight velocity: British children, 1965. Part I. Arch Dis Child 41:454
162. Tanner JM, Whitehouse RH, Takaishi M (1966) Standards from birth to maturity for height, weight, height velocity, and weight velocity: British children, 1975. Part II. Arch Dis Child 41:613
163. Droese W, Stolley II (1973) Die Ernährung des Kleinkindes und Schulkindes. Deutsche Gesellschaft für Ernährung, Frankfurt
164. Sönksen PH, Judd SL, Lowy C (1978) Home monitoring of blood glucose. Lancet I:729–732
165. Peterson CM, Jones RL, Dupuis A, Bernstein R, O'Shea M (1978) Feasibility of tight control of juvenile diabetes through patient monitored glucose determinations. Diabetes [Suppl 2] 27:437
166. Skyler JS, Lasky JA, Skyler DL, Robertson EG, Mintz DH (1978) Home blood glucose monitoring as an aid in diabetes management. Diabetes Care 1:150–157
167. Tattersall RB (1979) Home blood glucose monitoring. Diabetologia 16:71–74
168. Trivelli LA, Ranney HM, Lai HT (1971) Haemoglobin components in patients with diabetes mellitus. N Engl J Med 284:353–357
169. König RJ, Peterson CM, Jones RL, Saudek C, Lehrman M, Cerami A (1976) Correlation of glucose regulation and hemoglobin $A1_c$ in diabetes mellitus. N Engl J Med 295:417–420
170. Paulsen EP, Koury M (1976) Haemoglobin $A1_c$ levels in insulin dependent and independent diabetes mellitus. Diabetes [Suppl 2] 25:890–896
171. Gabbay KH, Hasty K, Breslow JL, Ellison RC, Bunn HF, Gallop PM (1977) Glycosylated haemoglobins and long-term blood glucose control in diabetes mellitus. J Clin Endocrinol Metab 44:859–864
172. Gonen B, Rubinstein AH (1978) Haemoglobin A1 and diabetes mellitus. Diabetologia 15:1–8
173. Byrd DJ, Hürter P, Leititis, J, Brodehl J (1980) An automated column chromatographic method for the quantitative determination of hemoglobin A1c. Acta Paediatr Belg 33:199
174. Bunn HF, Haney DN, Kamin S, Gabbay KH, Gallop PM (1976) The biosynthesis of human haemoglobin $A1_c$. J Clin Invest 57:1652–1659
175. Welch SG (1979) Fast glycosylation of haemoglobin. Lancet I:728
176. Bolli G, Cartechini MG, Compagnucci P, Massi-Benedetti M, Santeusanio F, Brunetti P (1979) Fast glycosylation of haemoglobin. Lancet I:1143–1144
177. Laron Z (ed) (1970) Habilitation and rehabilitation of juvenile diabetics. Kroese, Leiden
178. Jochmus J (1971) Die psychische Entwicklung diabetischer Kinder und Jugendlicher. Arch Kinderheilkd 66:1–128
179. Fällström K (1974) On the personality structure in diabetic school children. Acta Paediatr Scand [Suppl] 251:1–71
180. Laron Z (ed) (1975) Diabetes in juveniles; medical and rehabilitation aspects. Mod Probl Paediatr 12:327–362

181. Laron Z (ed) (1977) Psychological aspects of balance of diabetes in juveniles. Pediatr Adolesc Endocrinol 3:
182. Steinhausen HC, Börner S (1978) Kinder und Jugendliche mit Diabetes; Psychologie einer chronischen Krankheit. Vandenhoeck & Ruprecht, Göttingen
183. Feller R, Assal J-P (1977) Une expérience pilote en diabetologie clinique et en psychologie médicale: L'unité de traitement et d'enseignement pour malades diabétiques de l'Hôpital cantonal de Génève. Med Hyg 37:2966
184. Kubany AJ, Danowsky TS, Moses C (1956) The personality and intelligence of diabetics. Diabetes 5:462–467
185. Hiltmann H, Lüking J (1966) Die Intelligenz bei diabetischen Kindern im Schulalter. Acta Paedopsychiat (Basel) 33:11–24
186. Manciaux M, Sardin AM, Hennion E (1967) Aspects psychologiques du diabète infantile. Rev Neuropsychiatr Infant 15:737–747
187. Krainick HG, Struwe FE (1961) Das diabetische Kind in der Schule. In: Demole M (ed) IV. Congrès de la Fédération Internationale du Diabète, vol II. Edition Medicine et Hygiène, Geneva, pp 49
188. Sachsse R (1968) Hinweise für die Erzieher diabetischer Kinder. Arch Kinderheilkd 58:106
189. Berger M, Berchtold P, Cüppers HJ et al. (1977) Metabolic and hormonal effects of muscular exercise in juvenile type diabetics. Diabetologia 13:355–365
190. Vranic M, Horvath S, Wahren J (eds) (1979) Proceedings of a conference on diabetes and exercise. Diabetes [Suppl 1] 28:1–113
191. Petzold R, Schöffling K (1974) Sozialmedizinische Aspekte beim Diabetes. In: Mehnert H, Schöffling K (Hrsg) Diabetologie in Klinik und Praxis. Thieme, Stuttgart, S 529–548
192. Bundesminister für Arbeit, Gesundheit und Sozialordnung (Hrsg) (1977) Anhaltspunkte für die ärztliche Gutachtertätigkeit im Versorgungswesen, Kollen, Bonn

17. Die blande Struma

D. Reinwein

17.1 Struma: Definition und Einteilung der Größe

Unter Struma versteht man eine Schilddrüsenvergrößerung, die ohne und mit Funktionsstörungen (Hyperthyreose, Hypothyreose) vorkommt und in jedem Fall einer weiteren diagnostischen Abgrenzung gegenüber entzündlichen Erkrankungen oder Malignomen bedarf. Für die Definition einer Struma gelten heute die Richtlinien von Perez et al. [5]: „Eine Struma liegt dann vor, wenn die Seitenlappen der Schilddrüse größer sind als die Endphalangen der Daumen der untersuchten Person". Eine genauere Formulierung gibt es nicht, weil die Schilddrüsengröße nicht einer einfachen Gauß-Verteilungskurve folgt. Die Einteilung der Schilddrüsengröße richtet sich nach der Klassifikation der Pan American Thyroid Organization [9] (Tabelle 17.1).

Tabelle 17.1. Größeneinteilung der Struma

Stadium 0:	Keine Struma
Stadium I:	Tastbare Struma
Ia:	Bei normaler Kopfhaltung ist die Struma nicht sichtbar
Ib:	Struma wird bei voll zurückgebeugtem Hals sichtbar – Strumaknoten jeder Größe
Stadium II:	Struma bei normaler Kopfhaltung bereits sichtbar. Die Palpation ist für die Diagnose nicht erforderlich
Stadium III:	Sehr große, schon aus Entfernung sichtbare Struma

Für die klinische Diagnostik sind zwei Kernsätze zu berücksichtigen: 1) Die häufigste Erkrankung der Schilddrüse ist eine blande Struma. Sie bedarf im Gegensatz zu anderen Erkrankungen in ihrer Diagnostik nur weniger Laboratoriumsparameter. 2) Eine Hyperthyreose ist im Kindesalter ausgesprochen selten und läßt sich durch gezielte Untersuchungen leicht ausschließen. Die Diagnose der Erkrankung muß stets durch Anamnese, körperliche Untersuchung und Laboratoriumsbefunde gestützt werden.

17.2 Die blande Struma

17.2.1 Definition

Es handelt sich um eine Schilddrüsenvergrößerung, die „nicht entzündlich und nicht maligne ist und eine euthyreote Stoffwechselsituation unterhält". Zweifellos ist die blande Struma die häufigste endokrine Erkrankung. Sind mehr als 10% der Bevölkerung betroffen, so spricht man von einer Kropfendemie, sonst von sporadischem Kropfvorkommen.

17.2.2 Vorkommen

Blande Strumen machen mehr als 90% aller Schilddrüsenkrankheiten aus. In den schwersten Endemiegebieten ist der Kropf wegen der damit zusammenhängenden hohen Frequenz von Kretinismus ein soziales Problem. In der Bundesrepublik Deutschland gibt es neuere Daten durch die Auswertung von 5,4 Mill. Musterungsuntersuchungen [3]. Die Geburtsjahrgänge von 1937 bis 1952 wiesen eine mittlere Kropffrequenz von 15,3% auf, so daß für die erfaßten Altersklassen das Strumavorkommen in der Bundesrepublik als endemisch einzuordnen wäre (s. Tabelle 17.2). Studien der Sektion Schilddrüse der Deutschen Gesellschaft für Endokrinologie zeigten, daß bei 13- bis 15jährigen Schulkindern beider Geschlechter die Kropfhäufigkeit in der Bundesrepublik eher noch höher ist. Im Mittel wurde bei 32% der Knaben und bei 42% der Mädchen eine vergrößerte Schilddrüse festgestellt. Ähnliche Zahlen wurden in der DDR beobachtet [2]. Die Kropfhäufigkeit bei Neugeborenen liegt nach Untersuchungen im Göttinger Raum um 1% [10].

17.2.3 Pathogenese

Im Mittelpunkt der Pathogenese der blanden Struma steht eine Mehrsekretion von TSH als Reaktion des intakten Reglermechanismus auf langdauernde schilddrüsenhemmende Einflüsse, wie z.B. Jodmangel, strumigene Substanzen oder Defekte der Hormonsynthese (s. Abb. 17.1). Sinken die freien Schilddrüsenhormone unter eine für den individuellen Hypophysenvorderlappen erkennbare Schwelle, so stellt dies den adäquaten Reiz für eine TSH-Mehrsekretion dar. Das TSH stimuliert die Hormonsynthese sowie Hormonsekretion und führt darüber hinaus zu einer Proliferation des Schilddrüsengewebes durch Hypertrophie, dann durch Hyperplasie. Je nach Disposition kommt es zunächst zu einer diffusen und später zu einer knotigen Hyperplasie des Drüsenparenchyms, das sich regressiv mit und ohne Kolloidzysten umwandeln kann. Überraschend war die Feststellung, daß in leichten im Gegensatz zu schweren Endemiegebieten die TSH-Spiegel bei der Mehrzahl der Strumaträger normal sind [9]. Nur etwa 20% der Strumapatienten haben erhöhte TSH-Spiegel und/oder eine erhöhte TSH-Antwort auf die TRH-Stimulation. Der „normale" TSH-Spiegel wird autoregulativen Adaptationsmechanismen der Schilddrüse zugeschrieben. Ferner ist zu beachten, daß Struma und TSH-Spiegel sich nicht kontinuierlich,

17. Die blande Struma

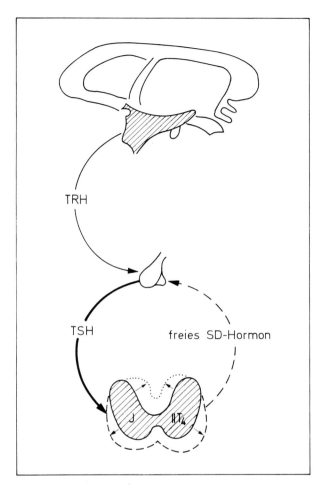

Abb. 17.1. Regelkreis bei blander Struma

Tabelle 17.2 Kropfhäufigkeit bei Gemusterten in der Bundesrepublik Deutschland [28] in %

Schleswig-Holstein + Hamburg	Nieders. + Bremen	Hessen, Rheinland-Pfalz +Saarld.	Nordrhein-Westfalen	Baden-Württemberg	Bayern
4	8	19	15	21	32

sondern schubweise ändern. Bei einem „normalen" Serum-TSH besteht demnach keine aktuelle Wachstumstendenz.

17.2.4 Pathophysiologie

Die Pathophysiologie muß man im Zusammenhang mit den zugrundeliegenden Noxen betrachten. Bei der *endemischen Struma* stehen ein exogener Jodmangel mit einer Zufuhr von weniger als 0,04 mg Jod täglich, strumigene Stoffe in Wasser und Nahrung oder eine Kombination dieser Möglichkeiten im Vordergrund. Strumigene Substanzen sind Zyanate, Goitrin, Progoitrin aus Kohl und Raps und Urochrome (Tabelle 17.3). Zu beachten ist, daß Frauen 5- bis 8mal häufiger bei mäßigem Jodmangel eine Struma aufweisen und daß in den meisten Jodmangelgebieten keineswegs alle dort ansässigen Personen einen Kropf bekommen. Man erklärt diese Besonderheit mit unterschiedlichen *Manifestationsfaktoren* wie Pubertät, Gravidität und einseitigen Ernährungsweisen. Neuerdings werden außerdem Abnormitäten der Follikelzelle selbst diskutiert [11].

Die *sporadische Struma* tritt beim weiblichen Geschlecht 4- bis 8mal häufiger auf als beim männlichen. Auch hier besteht ein Mißverhältnis zwischen Hormonbedarf und -produktion mit Störungen bestimmter endokriner Phasen während des Wachstums und der Pubertät. Exogener Jodmangel ist die Ausnahme und macht sich vorzugsweise bei Neugeborenen bemerkbar [10]. Meist handelt es sich um einen Defekt der Hormonsynthese in Form sog. Jodfehlverwertung (s. 3.3.2). Die Defekte sind leichter Art, Strumen treten erst im späteren Kindesalter, selten bei Neugeborenen auf. Am häufigsten liegt eine Jodisationsstörung vor; das Thyreoglobulin enthält wie bei den Jodmangelstrumen weniger Jod als normal. Hinzu kommen medikamentöse Faktoren (Tabelle 17.3), wie exzessive Jodzufuhr, Behandlung mit antithyreoidalen Substanzen oder mit strumigen wirksamen Medikamenten wie Antirheumatika, Antidepressiva und Lithium. Ein hoher Serumjodidspiegel hemmt homöostatisch die Hormonsynthese und -sekretion, so daß ein endogener Jodmangel entsteht. Die gemeinsame pathogenetische Endstrecke ist eine Minderversorgung der Peripherie mit wirksamen Schilddrüsenhormonen. Der relativ hohe T_3-Spiegel gegenüber dem T_4-Spiegel im Serum gilt in diesen Fällen als ein Adaptationsphänomen, um möglichst effektiv das Hormondefizit zu kompensieren (kompensatorische T_3-Mehrsekretion).

17.2.5 Kropfformen

Klinisch finden wir zwischen endemischer und sporadischer Struma keine Unterschiede. Sie werden daher gemeinsam, wie in Tabelle 17.4 dargestellt, abgegrenzt [4].

Bei den autonomen Adenomen ist zu beachten, daß sie bei Jodzufuhr eine Hyperthyreose induzieren und unterhalten können. Postoperativ können alle Formen der hier genannten Struma rezidivieren.

17. Die blande Struma

Tabelle 17.3. Klassifizierung der strumigenen Substanzen

1. Medikamente

1.1 Verwendet bei der Behandlung der Hyperthyreose

Carbimazol
Thiamazol
Propylthiouracil
Perchlorat

1.2 Verwendet bei der Behandlung anderer Erkrankungen

Aminoglutethimid (Adrenostatikum)	selten
Kobalt (Behandlung von Anämien)	selten
Jodenthaltende Medikamente	oft
Pyrazolonderivate, Phenylbutazon	oft
Lithium (Anwendung in der Psychiatrie)	oft
Sulfonamide und Paraaminosalizylsäure	selten
Thiocyanat (Hochdrucktherapie)	selten

2. Natürlich vorkommende Substanzen

2.1 Nahrungsmittel

Sojabohnen, vorwiegend in den USA	oft
Pflanzen der Familie Brassicaceae (Thioglykoside), in Australien/Finnland/England	oft
Cassava (zyanogene Glykoside), in Afrika	oft

2.2 Andere diätetische Faktoren

Jod	selten
Kalzium	extrem selten
Fluorid	extrem selten
Kontaminiertes Trinkwasser	extrem selten

Tabelle 17.4. Abgrenzung der Strumen

1. Halsstrumen (auch nach substernal reichend, ohne und mit Komplikationen)

1.1 Diffus

1.2 Einknotig

Zyste, Blutung, hormonell inaktives Gewebe: szintigraphisch kalt
Adenom: szintigraphisch warm
Autonomes Adenom ohne Hyperthyreose: szintigraphisch heiß

1.3 Mehrknotig

Zysten, Blutungen, hormonell inaktives Gewebe: szintigraphisch kalt
Adenome: szintigraphisch warm
Autonomes Adenom ohne Hyperthyreose: szintigraphisch heiß

2. Dystopisch gelegene Strumen

2.1 Mediastinale oder pulmonale Struma (ggf. Teratom)
2.2 Struma ovarii
2.3 Zungengrundstruma

Symptome der blanden Struma sind rein mechanisch bedingt. Trotz erheblicher Größe können Beschwerden fehlen. Andererseits gibt es manchmal bei kaum sichtbarem Kropf Phonationsstörungen, Heiserkeit, Globusgefühl und lästigen Zwang zum Räuspern.

17.2.6 Diagnostik

Die blande Struma ist eine Ausschlußdiagnose. In der Diagnostik sind Größe, Beschaffenheit und eventuelle Komplikationen der Struma abzuklären und ihre euthyreote Funktion zu beweisen. Differentialdiagnostisch wichtig sind Fragen nach familiärer Belastung (Jodfehlverwertungen), Jodmangelgebiet, Alter bei Beginn der Erkrankung, Geschwindigkeit des Strumawachstums oder Änderung (Thyreoiditis, Zyste, Blutung, schnelle Größenzunahme), und ob möglicherweise Medikamente wie Jod oder solche mit antithyreoidalen Nebenwirkungen [6] eingenommen werden (iatrogene Struma). Bei einer Neugeborenenstruma ist an eine vorangegangene Applikation von Jod zu denken. In Frage kommen jodhaltige Expektorantien während der Schwangerschaft, Amniographie mit jodhaltigen Kontrastmitteln, Vaginalspülungen der Mutter und Hautpflege (Nabel) des Neugeborenen mit jodhaltigen Desinfektionsmitteln [10]. Häufig kann sich – auch ohne Struma – eine transiente Hypothyreose entwickeln.

Anamnestische Angaben zur Funktion der Schilddrüse berücksichtigen Gewichtsänderung, Herzklopfen, Schwitzen und Unruhe. Bei fehlender Gewichtsabnahme sind die übrigen 3 Angaben für eine Hyperthyreose uncharakteristisch. Erst die körperliche Untersuchung entscheidet über etwaige Laboratoriumsuntersuchungen.

Zur Lokalisation kommt bei Kindern und Jugendlichen ein Szintigramm nur in Betracht bei Struma nodosa (ein- oder mehrknotig), bei derber, harter Konsistenz (Thyreoiditis, Malignomverdacht). Bei Struma diffusa genügt Sonographie. Bei Hinweisen auf eine chronische Thyreoiditis ist zusätzlich die Bestimmung der zirkulierenden Antikörper indiziert (s. 3.2.5.4).

Zur Funktionsbeurteilung und zum Ausschluß einer Mehr- oder Minderversorgung des Organismus mit Schilddrüsenhormonen empfiehlt sich eine T_4-Analyse im Serum und ein Parameter für das freie Thyroxin (T_3-uptake-Test, ETR, Messung des TGB selbst mit Bildung eines T_4/TGB-Quotienten oder durch die Bestimmung des freien Thyroxins (FT_4)). Bei Verdacht auf Hypothyreose wird man die Funktionsdiagnostik durch einen TRH-Test erweitern; steht eine Hyperthyreose zur Diskussion, ist die zusätzliche Bestimmung von T_3 indiziert.

17.3 Differentialdiagnose

Bei Neugeborenen mit Struma handelt es sich in der Hälfte der Fälle um eine Hypothyreose (Abgrenzung s. S. 80). Tumoren und Zysten sind Raritäten, auch im Kindesalter. Abgegrenzt werden müssen dagegen bei kindlichen Strumen die Hashimoto-Thyreoiditis und andere seltenere Thyreoiditiden (s. 3.3.2.1). Differentialdiagnostisch kommen auch branchogene Zysten, insbesondere median gelegene in Betracht. Einzelne Besonderheiten des Tastbefundes geben differentialdiagnostische Hinweise:

- Hufeisenförmige Struma von gummiartiger Konsistenz und knotiger Oberfläche: Verdacht auf Hashimoto-Thyreoiditis.
- Kongenitale Strumen variieren erheblich in der Größe. Bei Taubstummheit Verdacht auf Pendred-Syndrom (s. S. 83).
- Schmerzhafte Vergrößerung einer schon bestehenden Struma ist typisch für Blutung in eine Zyste.
- Druckschmerzhafte, kleine diffuse Struma oder schmerzhafter Schilddrüsenlappen mit Ausstrahlung: Verdacht auf subakute Thyreoiditis (s. S. 94).
- Derbe feste Knoten, einzeln oder multinodulär: Verdacht auf Schilddrüsenmalignom (s. S. 97).

TSH-unabhängige Strumen findet man nicht selten bei Akromegalie oder ihrem Vorstadium. Bei einer einknotigen Struma im Kindesalter sollte in jedem Fall eine Schilddrüsenaspirationspunktion bzw. -probeexzision vorgenommen werden, da die Gefahr eines Malignoms mehr als 5mal so groß ist wie bei Erwachsenen [12].

17.4 Therapie

Zur Therapie der blanden Struma kommen zwei Verfahren in Betracht: 1) Als *Basistherapie* bei jeder Kropfform die Langzeit- bzw. meistens *Dauermedikation von Schilddrüsenhormonen* und zusätzliche Maßnahme, abhängig von Größe, Beschaffenheit und Komplikation der Struma, 2) *die operative Behandlung*. Die Strahlentherapie mit *Radiojod* ist bei Jugendlichen grundsätzlich *kontraindiziert*. Die Behandlung mit täglich 0,1–0,5 mg Kaliumjodat kommt bei der Neugeborenenstruma für einige Wochen und bei der juvenilen Struma für einige Monate in Betracht. Besonderheiten der Struma sind in folgenden Fällen maßgebend:

a) *Juvenile Strumen ab Größe Ib* sind behandlungsbedürftig. Bei kleineren Strumen kann man die spontane Entwicklung abwarten.

b) *Solitärknoten*, die szintigraphisch kalt sind, gelten bei Jugendlichen grundsätzlich als malignomverdächtig. Das gleiche gilt für röntgenvorbestrahlte Strumen mit und ohne kalte Bezirke.

c) *Rezidivstrumen* sollte man wegen der Komplikationsrate von 30–42% [7] nur im äußersten Fall zum zweiten Mal operieren. Besonders häufig rezidiviert nach Sauer [8] eine Struma bei operierten Pubertätsstrumen, nämlich etwa 5mal mehr als bei allen übrigen Kropfoperierten. Die logische Konsequenz daraus ist eine Medikation mit Schilddrüsenhormonen.

17.4.1 Therapie mit Schilddrüsenhormonen

Die Behandlung mit Schilddrüsenhormonen geht davon aus, daß eine hypophysäre TSH-Mehrsekretion Ursache des Strumawachstums ist und durch Medikation von Schilddrüsenhormon beeinflußt wird. Die Ziele der Behandlung sind:

- bei blander Struma die TSH-Sekretion eben zu supprimieren,

- bei Rezidivstrumen ebenso gerade die Grenze der TSH-Suppression zu erreichen und

- zur Rezidivprophylaxe nach Strumaresektion die TSH-Sekretion im unteren Normalbereich zu halten.

Grundsätzlich sollte bei der Medikation eine Basisfunktion der Schilddrüse um 50% belassen werden, die – individuell verschieden – dann bei Kindern über 10 Jahre zwischen 0,05–0,20 mg Thyroxin und T_3 liegt. Eine vermehrte TSH-Stimulation läßt sich mit allen Schilddrüsenpräparaten, den natürlichen Extrakten (als Thyreoidea siccata) oder den synthetischen Monopräparaten (als L-T_4 oder L-T_3 oder in der Kombination beider) supprimieren. Die synthetischen Präparate sind exakt dosierbare Hormone und liegen in Konzentrationen bzw. in Konzentrationsrelationen zueinander vor, die der physiologischen täglichen Sekretion entsprechen. L-T_3 kommt als Monosubstanz für die Langzeittherapie wegen der kurzen Halbwertszeit nicht in Betracht. Man bevorzugt daher i. allg. L-Thyroxin oder Kombinationspräparate.

1) *Reine L-Thyroxin-Präparate* (Euthyrox, L-Thyroxin 100 Henning) enthalten je Tablette 0,100 mg L-Thyroxin. Es gibt sie auch in Dosierungen von 0,025, 0,05, 0,075, 0,125, 0,150 und 0,200 mg.

2) *Kombinationspräparate* mit der Relation 5 Teile L-Thyroxin und 1 Teil L-Trijodthyronin (Novothyral, Thyroxin-T_3 „Henning") mit 0,1 mg Thyroxin plus 0,02 mg Trijodthyronin pro Tablette und mit der Relation 10 Teile L-Thyroxin und 1 Teil L-Trijodthyronin (Prothyrid) mit 0,100 mg Thyroxin und 0,01 mg Trijodthyronin pro Tablette. Beide erfüllen ihren Zweck, wobei die periphere Dejodierung von T_4 zu T_3 durch den Organismus selbst zu berücksichtigen ist.

Der Streit darüber, ob T_4-Monopräparate vorzuziehen sind, ist wohl akademisch [9]. Die erforderliche Hormondosis ist individuell verschieden und unabhängig von Strumagröße und -beschaffenheit. Sie ist bei jugendlichen Strumapatienten etwas höher als im Erwachsenenalter und beträgt bei 12- bis 16jährigen im Durchschnitt etwa 1 Tablette des Kombinationspräparats oder 1–1 1/2 Tabletten L-Thyroxin. Für die Tagesdosen der verschiedenen Lebensalter wurden nach der Oberflächenregel [7] die in der Tabelle 3.2 wiedergegebenen Mengen an T_4 vorgeschlagen [13].

Bei jugendlichen Patienten benötigt man in 30% der Fälle eine höhere und in etwa 5% der Fälle eine niedrigere Dosis als hier angegeben. Die Schilddrüsenhormone sollten wegen der besseren Resorption nüchtern eingenommen werden. Die Dosierung für Neugeborene und Säuglinge bedarf nocht weiterer Überprüfungen [13]. Es empfiehlt sich, insbesondere bei leicht erregbaren Patienten mit der Hälfte der zu erwartenden Dauerdosis zu beginnen und nach 2–4 Wochen dann die Dosis zu steigern.

Kontrolliert wird in etwa 6monatigen Abständen durch körperliche Untersuchung einschließlich Messung des Halsumfangs sowie Analysen von Serum-T_4, freiem T_4 bzw. freiem T_4-Index und TSH. Ob und wann ein T_4-Wert unter Schilddrüsenhormonbehandlung als erhöht zu betrachten ist, hängt von den TBG-Spiegeln, der Benutzung von T_4-Monopräparaten oder T_4-T_3-Kombinationspräparaten, der Einnahmezeit und den Bestimmungsmethoden ab.

Optimal ist eine Dosierung mit einem hochnormalen T_4-Spiegel von 10–12 µg/dl und einem nicht mehr meßbaren kleinen TSH. Ob eine komplette Suppression des durch TRH stimulierbaren TSH bessere Erfolge bringt, bleibt abzuwarten. Eine Unterdosierung ist therapeutisch unwirksam, eine Überdosierung kann eine Hyperthyreosis factitia unterhalten und ist durch Dosisreduktion korrigierbar. Kontraindikationen gegen diese Hormonbehandlung gibt es nicht.

Die Struma beginnt sich nach etwa 3monatiger Medikation zu verkleinern. Bei kleinen diffusen Strumen im Jugendalter kann man etwa 1–2 Jahre nach Rückgang der Struma die Hormonmedikation abbrechen und auf täglich 0,1 mg Jodid (Jodetten, Jodidtabletten) im Sinne einer Kropfrezidivprophylaxe übergehen. Bei Strumen, die größer als Ib sind, sollte die Therapie konsequent bis in das Erwachsenenalter fortgesetzt und erst dann ein Auslaßversuch gemacht werden. Bei 70–80% aller Patienten ist mit einem Rückgang der Struma zu rechnen.

17.4.2 Operative Behandlung

Die operative Behandlung ist erst nach sicherem Ausschluß der medikamentösen Möglichkeiten indiziert. Da Strumen der Größe III bei Jugendlichen kaum vorkommen, gilt als Hauptindikation der kalte Solitärknoten oder/und die vom Tastbefund her malignomverdächtige Knotenstruma und Strumen mit lokalen Komplikationen, insbesondere bei Tauch- und substernalen Strumen. Bei Jugendlichen sollte man mit der Indikation zur Operation wegen der Rezidivgefahr grundsätzlich zurückhaltend sein. Bringt die konsequente medikamentöse Therapie nicht die erwünschte Verkleinerung der Struma, empfiehlt es sich, mit der Strumaresektion bis nach dem 21. Lebensjahr zu warten. Auf jeden Fall ist die blande Struma auch präoperativ mit Schilddrüsenhormonen zu behandeln, weil dadurch zumindest eine partielle Verkleinerung erfolgt und die Operationsbedingungen verbessert werden können.

Die *Komplikationen* nach Strumaresektion, von denen die Rekurrensparese mit persistierender Heiserkeit und der Hypoparathyreoidismus infolge operativ bedingter Insuffizienz der Nebenschilddrüse die wichtigsten sind, treten insgesamt in weniger als 5% der Fälle auf. Bei postoperativ aufgetretenen Tetanien oder Äquivalenten mit Akroparästhesien der Extremitäten, im Gesicht und im Bauchbereich, sollte man die nächsten 3 Monate mit AT_{10} oder Vitamin D_3 sowie Calcium behandeln und danach erst einen Auslaßversuch zur definitiven Beurteilung der Nebenschilddrüsenfunktion durchführen. Postoperativ ist in jedem Fall eine Strumarezidivprophylaxe mit Schilddrüsenhormonen in gleicher Weise wie oben geschildert durchzuführen. Postoperative Kontrolluntersuchungen empfehlen sich in Jahresabständen.

17.5 Prophylaxe

Die Jodprophylaxe der endemischen Struma hat in vielen Endemiegebieten der Welt, vor allem in der Schweiz, Österreich, USA und Südamerika die Kropfhäufigkeit erheblich reduziert. Die Weltgesundheitsorganisation empfiehlt eine Jodprophylaxe uneingeschränkt für Länder mit einer den Verhältnissen in der Bundesrepublik Deutschland entsprechenden Strumahäufigkeit und gleichzeitiger Jodmangelsituation [9]. Dies ist allerdings nicht erfolgversprechend auf freiwilliger Basis. Am besten läßt sich eine Strumaprophylaxe durch eine kontinuierliche Jodzufuhr, z. B. mit jodiertem Speisesalz, durchführen. In Deutschland empfehlen sich hierfür das Bayerische Vollsalz (nur in Bayern), Bad Reichenhaller Jodsalz, Dura Vollsalz (nur in Baden-Württemberg) und das Lüneburger Vollsalz. Diese Salze enthalten zwischen 3 und 5 mg Jod/kg, d. h. man kommt zusätzlich auf etwa 50 µg Jod täglich, die Hälfte des täglichen Jodbedarfs. Die meisten Meersalze haben nur 10% des nach der gegenwärtig gültigen Diätvorschrift zur Kropfprophylaxe zulässigen Jodgehalts und sind damit ungeeignet. Da es in der Bundesrepublik Deutschland keine gesetzliche allgemeine Jodsalzprophylaxe gibt, ist nur zu empfehlen, die Bemühungen um die vermehrte freiwillige Benutzung des jodierten Speisesalzes zu unterstützen. Gefahren oder Risiken in Richtung jodinduzierter Hyperthyreose (Jod-Basedow) sind damit nicht gegeben.

Literatur

1. Habermann S, Heinze HG, Horn K, Kantlehner R, Marschner I, Neumann J, Scriba PC (1975) Alimentärer Jodmangel in der Bundesrepublik Deutschland. Dtsch Med Wochenschr 100:1937
2. Hesse V (1978) Orientierende Untersuchungen zur Strumahäufigkeit und Urinjodausscheidung bei Schülern der DDR. Dtsch Gesundheitsw 33:2280
3. Horster FA, Klusman G, Wildmeister W (1975) Der Kropf – eine enedmische Krankheit in der Bundesrepublik? Dtsch Med Wochenschr 100:8
4. Klein E, Kracht J, Krüskemper HL, Reinwein D, Scriba PC (1973) Klissifikation der Schilddrüsenkrankheiten. Dtsch Med Wochenschr 98:2249

5. Pérez C, Scrimshaw NS, Muñoz JA (1980) Technique of endemic goiter surveys. Endemic goiter. WHO, Geneva (Monograph series, No 44, p 369)
6. Reinwein D (1981) Klinik der blanden Struma. Therapiewoche 31:1552
7. Reinwein D, Hackenberg K (1975) Schilddrüsenerkrankungen. In: Bock HE, Gerock W, Harmann F (Hrsg) Klinik der Gegenwart. Urban & Schwarzenberg, München
8. Sauer H (1961) Über den Einfluß des Operationsalters auf die Rezidivhäufigkeit nach Strumektomie. Langenbecks Arch Chir 257:116
9. Scriba PC, Pickardt CR (1980) Die blande Struma. In: Oberdisse K, Klein E, Reinwein D (Hrsg) Die Krankheiten der Schilddrüse. Thieme, Stuttgart New York, S 493
10. Stubbe P, Heidemann P, Schurnbrand P (1981) Struma neonatorum und kindliche blande Struma. Therapiewoche 31:1603
11. Studer H, Riek M, Greer MA (1979) Multinodular goiter. In: DeGroot LJ (ed) Endocrinology. Grune & Stratton, New York, p. 489
12. Taylor S, Psarras A (1967) The solitary thyroid nodule – benign or malignant. Praxis 56:370
13. Wiebel J, Kuhn N, Stahnke N, Willig RP (1976) Neuere Gesichtspunkte zur Behandlung der Hyperthyreose und „blanden" Struma bei Kindern und Jugendlichen. Monatsschr Kinderheilkd 124:667

18. Adipositas

P. Hürter

18.1 Definition

Für die Stammesentwicklung des Menschen war die Fähigkeit, Energie im Fettgewebe zu speichern, wesentliche Voraussetzung für das Überleben. In Zeiten des Nahrungsüberflusses mußten Energiedepots angelegt werden, um in Zeiten der Not für die Bedürfnisse des Organismus mobilisiert werden zu können.

Wegen des konstant geregelten Nahrungsangebots hat die Fähigkeit der Fettspeicherung heute ihre vitale Bedeutung für den Menschen verloren.

Eine über das Normale hinausgehende *Ansammlung von Körperfett*, wie Adipositas definiert werden könnte, stellt nicht nur aus mechanischen und ästhetischen Gründen eine Minusvariante der Norm dar [1], sondern führt zu einer Beeinträchtigung optimaler Körperfunktionen mit dem Risiko einer eingeschränkten Lebenserwartung [2].

18.2 Diagnose

Die exakte *Bestimmung der Fettgewebsmasse* eines Individuums erfordert aufwendige Methoden. So kann der Fettgewebsanteil über die Bestimmung des Gesamtkörperwassers mit K-Isotopen ermittelt werden [3, 4], weiterhin über die Messung des spezifischen Gewichts [5], über komplizierte Massenbestimmungen im Gasraum [6] oder mit Hilfe photographischer [7], anatomisch-anthropometrischer [8] und röntgenologischer Methoden [9]. Diese Untersuchungsmethoden sind für die klinische Routinediagnostik ungeeignet.

Weite Verbreitung, vor allem in der Pädiatrie, hat dagegen die indirekte Bestimmung der Körperfettmasse über die Messung der Dicke der subkutanen Fettschicht gefunden.

Die *Hautfettfaltenmessung* erfolgt mit dem Caliper (Abb. 18.1), einem zangenähnlichen Instrument, dessen Backen unabhängig von der Öffnung mit konstantem Meßdruck (nach den Richtlinien des Committee on Nutrition [10] 10 g/mm²) die Dicke der subkutanen Fettschicht abgreifen. Nach Maaser et al. [11] wird an 3 Stellen der rechten Körperseite gemessen:

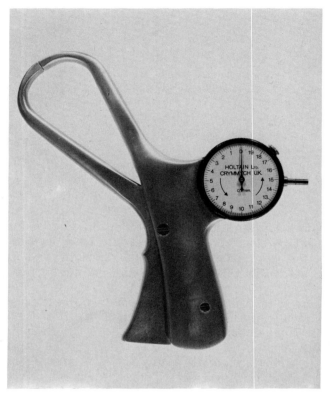

Abb. 18.1. Harpenden-Caliper (Holtain Ltd., Brynberian, Crymmych, Pembrokeshire, Wales) zur Bestimmung der Hautfettfaltendicke

Tabelle 18.1. Normalwerte der Hautfettfaltensumme (Trizeps-, Subskapular-, Suprailiakalhautfettfalte). (Nach Maaser et al. [11])

Jungen						Mädchen				
Perzentile					Alter [Jahre]	Perzentile				
97	75	50	25	03		97	75	50	25	03
44,6	28,2	25,6	22,8	18,6	2	38,5	29,1	25,1	20,6	15,9
35,2	25,4	22,9	20,2	16,4	3	37,6	27,2	24,7	18,7	14,8
33,8	24,1	21,5	19,1	15,3	4	39,9	28,8	25,6	22,0	16,9
34,2	24,0	21,1	18,8	14,5	5	40,2	28,0	24,9	21,6	16,6
33,8	21,0	18,0	16,1	12,8	6	38,2	25,5	21,7	18,5	14,3
41,0	21,4	18,1	15,6	12,6	7	36,9	24,1	20,1	17,1	12,8
63,3	24,2	19,2	16,4	13,1	8	43,0	26,7	22,0	18,5	13,3
63,7	26,2	19,9	16,7	12,7	9	52,6	29,9	25,3	20,0	14,7
64,2	25,9	19,2	15,7	11,8	10	58,2	32,8	26,0	21,5	16,0
66,7	30,0	21,6	17,6	13,0	11	62,5	35,7	27,3	22,6	17,0
68,0	32,0	22,9	19,2	14,6	12	66,4	38,4	28,4	23,6	17,9
68,8	33,0	23,5	20,0	15,6	13	69,9	41,0	29,5	24,5	18,7
69,4	33,4	23,9	20,2	16,1	14	72,5	43,3	30,5	25,4	19,3

1) in der Mitte zwischen Acromion und Oleacranon in vertikaler Richtung (Trizepshautfettfalte),

2) am äußeren unteren Scapulawinkel in Richtung des Rippenverlaufs (Subskapularhautfettfalte),

3) in der mittleren Axillarlinie über der Crista iliaca (Suprailiakalhautfettfalte).

Eine „Überernährung" liegt nach Maaser et al. [11] vor, wenn die Summe der 3 Fettfalten die 75. Perzentile, eine Adipositas, wenn sie die 97. Perzentile überschreitet (Tabelle 18.1).

Die einfachste und daher verbreitetste Methode zur Ermittlung einer Adipositas ist die *Messung des Körpergewichts.* Körperlänge, Körpergewicht und Alter des Patienten werden in ein Somatogramm eingetragen. Da das Körpergewicht wie die Hautfettfaltendicke nicht einer Gauß-Normalverteilung folgt (d.h. Mittelwert, 50. Perzentile und Häufigkeitsmaximum sind nicht identisch), sind nur Somatogramme mit Perzentilenangaben, nicht aber solche mit Mittelwert und Standardabweichung für die Diagnose einer Adipositas geeignet.

In der wissenschaftlichen Literatur finden die von Tanner et al. [12, 13] ermittelten Somatogramme die häufigste Anwendung. Heimendinger [14], Maaser [15] und Kunze u. Murken [16] teilen Normalwerte mit, die bei mitteleuropäischen Kindern erhoben wurden.

Überschreitet das aktuelle Gewicht des Patienten die 97. Percentile (bezogen auf die Körperlänge), so liegt definitionsgemäß eine Adipositas vor. Bei einem Gewicht oberhalb der 75. Percentile spricht man von „Übergewicht".

Andererseits gelten auch solche Kinder als „adipös", deren Istgewicht mehr als 20% über dem auf die Körperlänge bezogenen „Sollgewicht" liegt. Bei mehr als 10% wird „Übergewicht" diagnostiziert. Der bei Erwachsenen noch häufig angewendete Broca-Index ist bei Kindern und Jugendlichen ungeeignet.

Werden für die Bestimmung einer Adipositas ausschließlich Längen- und Gewichtstabellen verwendet, so ist zu berücksichtigen, daß muskulöse Kinder oder Patienten mit Ödemen oder Skelettanomalien Übergewicht oder Fettsucht vortäuschen können. Daher stellt die Hautfettfaltenmessung eine für die exakte Diagnosestellung unerläßliche Methode dar.

18.3 Epidemiologie

Die Häufigkeit der Adipositas hängt in hohem Maß von der ökonomischen und sozialen Situation der Bevölkerung ab. Durch die praktisch uneingeschränkte Verfügbarkeit von Nahrungsmitteln hat die Adipositashäufigkeit in den reichen Industriestaaten in den letzten Jahrzehnten erheblich zugenommen.

Die Fettsucht hat als die häufigste chronische Ernährungsstörung des Kindes zu gelten.

Wegen der Schwierigkeit, verbindliche Normen festzulegen (so bezeichnen die einen schon als „Adipositas", was die anderen noch als „Übergewicht" ansehen), schwanken die Häufigkeitsangaben für Kinder und Jugendliche in der Literatur zwischen 2 und 20% (Großbritannien 2,7% [17], DDR ♂ 3,5%, ♀ 11,9% [18] bzw. ♂ 10,9%, ♀ 19,3% [19], Österreich 5% [20], Italien 5,8% [21], ČSSR 8% [22], USA 11% [23], ♂ 9%, ♀ 12,5% [24], BRD 20% [25]). Die Adipositashäufigkeit scheint bei Mädchen größer zu sein als bei Jungen [18, 19, 24]. Bei Erwachsenen ist die Fettsucht bei Frauen ebenfalls häufiger anzutreffen als bei Männern.

Man kann davon ausgehen, daß die Adipositasmorbidität in der BRD z.Z. etwa 50% bei Frauen und 40% bei Männern beträgt [26].

Während eine rassenspezifische Neigung zur Fettsucht nicht vorzuliegen scheint [27, 28], wurde ein starker Einfluß des sozioökonomischen Statuts auf die Häufigkeit und Ausprägung der Adipositas nachgewiesen. So fand Pflanz [29] die Fettsucht gehäuft bei Frauen mit niedrigem sozioökonomischen Status, während Männer um so adipöser waren, je höher ihr sozioökonomischer Status war.

Bei Kindern konnten ähnliche Befunde wie bei Frauen nachgewiesen werden. Kinder aus niedrigem sozialen Milieu neigen eher zur Adipositas als Kinder aus höherem sozialen Milieu [24, 27, 30, 31].

18.4 Typisierung

Nach Sicherung der Diagnose „Adipositas" muß die genaue Typisierung vorgenommen werden. Das erfolgt auch heute noch nach der von van Noorden [32] eingeführten und von Zondek [33] differenzierten Einteilung in exogene (primäre, alimentäre) und endogene (sekundäre, endokrine) Adipositas.

Auf die „einfache", durch Überernährung bedingte Fettsucht (Adipositas simplex) entfallen 95–99,5% [34, 35] aller Fälle, die in Klinik und Ambulanz vorgestellt werden.

Wenn mit Sicherheit eine monosymptomatische, „einfache" Adipositas vorliegt, sind neben der Erhebung der Körpergröße und des Körpergewichts, der Hautfettfaltendicke und des klinischen Befunds keine weiteren Untersuchungen notwendig. Stellt sich jedoch aufgrund der Anamnese und des klinischen Status die Frage, ob eine endogen bedingte Fettsucht vorliegen könnte, sind Zusatzuntersuchungen nötig (s. 18.7).

Vague et al. [36, 37] führten aufgrund der unterschiedlichen Verteilung des subkutanen Fettgewebes eine Typisierung in eine *gynoide* und eine *androide* Form der Fettsucht ein. Beim gynoiden Typ liegt die Betonung der Fettgewebsverteilung im Bereich der unteren Körperhälfte, bei der androiden Form im Bereich der oberen. Diese Typisierung ist bei Kindern mit Adipositas kaum anwendbar, da bei ihnen die Fettgewebsvermehrung meist an Stamm und Extremitäten gleichmäßig ausgeprägt ist.

Durch die Entwicklung von Techniken zur Größenmessung von Fettzellen und durch die Berechnung der Fettzellzahl aus der Gesamtfettmasse des Organismus ergaben sich Hinweise dafür, daß nicht nur bei Tieren [38–40], sondern auch bei Menschen die Zunahme der Fettzellzahl auf Lebensabschnitte während der Kindheit beschränkt ist [41–44]. Hieraus entwickelten Hirsch u. Knittle [41] und Salans et al. [45, 46] eine Einteilung der Adipositas in einen *hyperplastischen* und einen *hypertrophen* Fettsuchttyp.

Die vor allem mit vermehrter *Fettzellzahl* einhergehende hyperplastische Form der Adipositas entspricht einer „lebenslangen" Fettsucht. Das Geburtsgewicht dieser Patienten ist noch normal, während der Kindheit tritt Übergewicht auf. Die Adipositas mit gleichmäßiger Fettgewebsverteilung auf Rumpf und Extremitäten entwickelt sich häufig erst während der Pubertät. Trotz vielfältiger therapeutischer Bemühungen bleiben diese Patienten meist lebenslang „dick" [47, 48].

Der vorweigend durch ein vergrößertes *Fettzellvolumen* bedingte hypertrophe Typ der Adipositas entsteht häufig erst zwischen dem 20. und 40. Lebensjahr. Vorher sind die Patienten meist normalgewichtig. Diese häufigste Form der Erwachsenenfettsucht tritt oft in Zusammenhang mit einer Veränderung der Lebensgewohnheiten auf (Verminderung körperlicher Bewegung, Verbesserung des Lebensstandards). Die hypertrophe, stammbetonte Form der Adipositas läßt sich sehr viel erfolgreicher behandeln als die hyperplastische Form.

18.5 Ätiologie

Nach den Gesetzen der Thermodynamik kann der Mensch seinen Energiegehalt in Form von Fettgewebe nur vermehren, wenn die Kalorienzufuhr den Kalorienbedarf übersteigt. Voraussetzungen für die Entstehung einer Adipositas sind daher eine *gesteigerte Nahrungszufuhr* und/oder ein *verminderter Energieverbrauch*.

18.5.1 Nahrungsaufnahme

Wesentliche Ursache der Adipositas ist die *Überernährung*. Die Kalorienzufuhr der Gesamtbevölkerung ist in den letzten Jahrzehnten deutlich gestiegen [49, 50], wahrscheinlich durch das reichere Angebot an Nahrungsmitteln und die Verbesserung der Durchschnittseinkommen. Es gilt als nachgewiesen, daß Adipöse in der Regel überernährt sind [51, 52] und bevorzugt fett- und zuckerreiche Nahrung zu sich nehmen [51–53].

Eine andere Frage ist, was Menschen veranlaßt, mehr zu essen, als ihrem Energiebedarf entspricht.

Das Fehlverhalten bei der Nahrungsaufnahme, dem Adipöse offenbar unterliegen, ist in unterschiedlicher Weise gedeutet worden.

In Tierversuchen konnte gezeigt werden, daß die Regulation von *Hunger und Sättigung* durch metabolische, humorale und neurale Einflüsse erfolgt. Eine Reduzierung der Energiedepots des Körpers löst Signale im Sinne einer Feedbackregulation aus, die eine Wiederherstellung des ursprünglichen Energieniveaus bewirken. Eine Störung dieser Mechanismen führt zu Überernährung und Fettsucht [54].

Vielfältig sind die psychologischen Deutungsversuche der gesteigerten Nahrungszufuhr.

So unterscheidet Bruch [55–57] zwischen *Entwicklungsfettsucht und reaktiver Adipositas.* Bei der Entwicklungsfettsucht kommt es aufgrund einer neurotisch gefärbten Eltern-Kind-Beziehung zu einer Störung der psychischen Entwicklung des Kindes mit Adipositas. Übertriebene Fürsorge mit „hätscheln und tätscheln", intensive Behütung und Überfütterung kennzeichnen das Verhalten der Eltern. „Dicksein und Vielessen" stehen im Mittelpunkt und prägen und behindern die Persönlichkeitsentwicklung des Kindes.

Eine reaktive Fettsucht entsteht nach Bruch [55–57] nach konflikthaft erlebten Änderungen der Lebenssituation (Scheidung der Eltern, Verlust naher Verwandter, Schulversagen, Trennung vom Partner, Heirat, Schwangerschaft und Geburt, Berufsversagen, Arbeitslosigkeit usw.). Eine Störung der Ernährungsgewohnheiten mit Überernährung und Adipositas ist die Folge. Psychoanalytisch orientierte Studien bei Adipösen wiesen Störungen der frühkindlichen Entwicklung nach (z.B. Veränderungen der psychosexuellen Entwicklung mit oraler Fixierung [58]).

Lerntheoretisch und verhaltenspsychologisch orientierte Autoren sehen die Adipositas als Folge von Störungen des *erlernten bzw. anerzogenen Appetitverhaltens* [59, 60]. Das Nachtessen-Syndrom, das Verschlingen großer Nahrungsmengen, das Essen-ohne-Sättigungsgefühl sind extreme Varianten gestörten Eßverhaltens [61, 62].

Bestimmt und geprägt wird das Appetitverhalten durch familiäre Eßgewohnheiten und Tischsitten. Menge und Zusammensetzung der Nahrung, Zahl und Zeitpunkt der Mahlzeiten, Art der Nahrungsaufnahme (Geschwindigkeit des Essens, Sorgfalt beim Kauen, Zurücklassen von Resten usw.) entscheiden darüber, ob eine Überernährung vorliegt oder nicht.

Andererseits konnte nachgewiesen werden, daß Adipöse durch Umweltreize leichter beeinflußt werden als Normalgewichtige. Fettsüchtige werden durch Sehen und Riechen von Speisen und durch emotionale Reize stärker zum Erwerb und Verzehr von Nahrungsmitteln stimuliert als Nichtadipöse [63–65].

18.5.2 Energieverbrauch

Die körperliche Aktivität adipöser Patienten ist in der Regel vermindert [66–69]. Von Noorden [70] sprach daher von „Faulheitsfettsucht", Brugsch [71] von „Trägheitsfettsucht".

Die Erfahrung zeigt jedoch, daß Veränderungen des Körpergewichts nicht allein durch Energiebilanzberechnungen zu erfassen sind.

Die Untersuchungen mit experimenteller Überernährung von Sims et al. [72, 73] haben gezeigt, daß bei einer Gruppe von Versuchspersonen ei-

18. Adipositas

ne Gewichtszunahme nur mit Schwierigkeiten zu erreichen ist, daß ihr Ausmaß häufig geringer ist, als es dem Kalorienüberschuß entspräche, und daß Sie von der Art der Nahrungsaufnahme und Zusammensetzung der Nahrung abhängt. Es stellt sich daher die Frage, warum Adipöse leichter „mästbar" sind als normalgewichtige Menschen.

Daß Fettsüchtige effektiver Nährstoffe im Darm resorbieren, ist bisher nicht nachgewiesen worden.

Dagegen gibt es Hinweise dafür, daß die Arbeitsthermogenese Fettsüchtiger eingeschränkt ist und damit der Substanzgewinn gefördert wird [74, 75].

Irsigler [76] konnte nachweisen, daß die Arbeitsthermogenese adipöser Patienten vor allem bei kohlenhydratreicher Nahrung erheblich reduziert ist.

Da die Arbeitsthermogenese immerhin mehr als $2/3$ der bei Muskelarbeit verbrauchten Energie ausmacht, muß sich eine Reduzierung bei Adipösen bilanzmäßig stark auswirken.

Weiterhin wird diskutiert, ob der Organismus die Fähigkeit besitzt, Nahrungsenergie ohne Arbeitsleistung und ohne Substanzgewinn umzusetzen. Dieser Mechanismus wurde erstmals von Neumann [77] als „Luxuskonsumption" postuliert. Die Fähigkeit zur Thermogenese, die durch verschiedene Stoffwechselprozesse repräsentiert wird, kann als ein solcher Mechanismus angesehen werden.

Bray [78] konnte nachweisen, daß bei Adipösen verminderte Aktivitäten der Enzyme des α-Glycerophosphatzyklus vorliegen. Die Reduzierung dieses wärmeproduzierenden Stoffwechselzyklus bei Fettsucht scheint das Konzept einer metabolisch bedingten Adipositas zu stützen.

Ätiologisch spielen bei der Fettsucht *gesteigerte Nahrungszufuhr* und *verminderte körperliche Aktivität* sicherlich die Hauptrolle. Darüber hinaus ist postuliert, jedoch noch nicht eindeutig bewiesen worden, daß Adipöse weniger als normalgewichtige Menschen in der Lage sind, sich von Überschußenergien zu befreien, ohne Arbeit leisten zu müssen oder ihre Fettdepots zu vergrößern.

18.6 Pathophysiologie

Überernährung, verminderte körperliche Aktivität und wahrscheinlich Änderungen des Energieumsatzes im Sinne einer verminderten Thermogenese verursachen eine Adipositas, deren Pathophysiologie durch *Störungen der endokrinen und metabolischen Regulation* charakterisiert ist. Sicher ist, daß diesen Störungen die Tendenz innewohnt, eine bestehende Fettsucht zu erhalten, unsicher ist jedoch, ob ihnen eine pathogenetische Bedeutung bei der Entstehung der Adipositas zukommt.

In Abb. 18.2 wird versucht, die Vielfalt pathophysiologischer Veränderungen bei der Adipositas vereinfacht darzustellen.

Insbesondere die vermehrte Nahrungszufuhr, aber auch körperliche Inaktivität und verminderte Thermogenese führen zu einem Anstieg der Plasmaspiegel von Glukose, Triglyceriden und freien Fettsäuren.

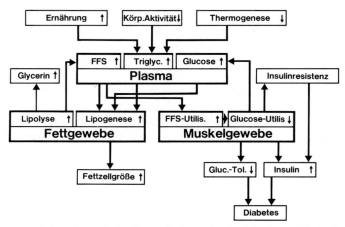

Abb. 18.2. Schematische Darstellung pathophysiologischer Veränderungen der metabolischen und endokrinen Regulation bei Adipositas (FFS: freie Fettsäuren). (Nach Hürter [101])

Der verstärkte Einstrom von Glukose und freien Fettsäuren in die Fettzellen, der durch den bei Fettsucht bestehenden Hyperinsulinismus gefördert wird, erhöht die Triglyceridsynthese (Lipogenese) in den Adipozyten, deren Durchmesser von durchschnittlich 90 µm auf maximal 140 µm vergrößert werden kann [79, 80]. Auch der vermehrte Einstrom von Triglyceriden in die Fettzellen füllt deren Fettdepots.

Faulhaber et al. [81] und Neumann et al. [82] fanden, daß die Lipolyserate, d. h. das Ausmaß der Spaltung von Triglyceriden in Glycerin und Fettsäuren, mit der Zellgröße zunimmt. Obwohl auch die Reveresterungsrate von Fettsäuren bei Adipositas erhöht ist [83, 84], trägt der Überschuß an freigesetzten Fettsäuren zur Hyperlipidazidämie bei.

Der Anstieg freier Fettsäuren im Plasma führt nach Randle et al. [85, 86] zu deren vermehrter Metabolisierung im Muskelgewebe und damit zu einer Störung der Glukoseutilisation, die als Insulinresistenz des Muskelgewebes imponiert.

Neuere Untersuchungen haben ergeben, daß bei Adipositas jedoch auch eine passagere Verminderung der Zahl und/oder Affinität von Insulinrezeptoren, insbesondere an Fettzellmembranen, nachweisbar ist [87, 88]. Dieser Effekt stellt einen Schutz der bereits überfüllten Adipozyten vor weiterem Glukoseeinstrom dar und erklärt die bei Adipositas immer wieder beschriebene verminderte Insulinempfindlichkeit, deren Folge häufig eine pathologische Glukosetoleranz ist.

Ob der vielfach nachgewiesene Hyperinsulinismus [89–92] Ursache oder Folge der verminderten Insulinempfindlichkeit des Muskel- und Fettgewebes ist, bleibt unklar.

Sicher ist, daß die verminderte Insulinempfindlichkeit und der Hyperinsulinismus, wenn sie über einen längeren Zeitraum bestehen, zur Entstehung eines insulinunabhängigen Typ-II-Diabetes beitragen.

Auch andere an der Regulation des Energiestoffwechsels beteiligte Hormone liegen bei Adipositas in verminderter Konzentration vor. So konnten Schteingart u. Conn [93] bei 30–60% adipöser Patienten eine gesteigerte NNR-Aktivität nachweisen. Veränderungen der Schilddrüsenfunktion wurden nicht gefunden [94].

Sowohl basale Wachstumshormonspiegel [95] wie STH-Konzentrationen nach Stimulation [96, 97] wurden bei Adipösen vermindert gemessen. Katecholaminspiegel sind bei Adipositas nicht gegenüber der Norm verändert [98, 99], während eine vermehrte Glukagonsekretion bei Fettsucht nachgewiesen wurde [100].

Alle beschriebenen Störungen der metabolischen und endokrinen Regulation sind reversibel, d.h. sie sind nach Verschwinden der Adipositas nicht mehr nachweisbar. Damit liegt nahe, daß ihnen für die Erhaltung der Adipositas, nicht aber für deren Entstehen eine Bedeutung zukommt [101].

18.7 Differentialdiagnose

In Ambulanz und Klinik werden häufig Kinder mit Adipositas vorgestellt, deren Eltern eine „Drüsenstörung" annehmen. Obwohl in über 95% der Fälle eine „einfache" Fettsucht vorliegt, muß sorgfältig nach anderen, seltenen Fettsuchtformen gefahndet werden.

Extrem selten sind Erkrankungen mit lokalisiertem Fettansatz. Lipomatosen sind durch multiple Lipome gekennzeichnet, die, wenn sie schmerzhaft sind, als Lipomatosis dolorosa Dercum bezeichnet werden [102].

Selten sind auch endokrine Formen der Adipositas. Die Überfunktion der NNR und Unterfunktion der Schilddrüse gehen mit Fettsucht einher. Patienten mit Cushing-Syndrom weisen eine charakteristische Fettverteilung auf (Stammfettsucht) und sind eher minderwüchsig (s. Tabelle 18.2).

Kinder mit Hypothyreose sind immer minderwüchsig, zeigen eine generalisierte Fettsucht und sind geistig retardiert.

Kortisoltagesrhythmus bzw. Dexamethasonsuppressionstest, die Bestimmung von T_3, T_4 und TSH, sowie die Schätzung der Knochenkernentwicklung sind die notwendigen Untersuchungen zum Ausschluß eines Cushing-Syndroms bzw. einer Hypothyreose.

Eine gonadale Unterfunktion geht beim Menschen selten mit Adipositas einher. Bei Hyperinsulinismus wird dagegen häufig eine Fettsucht gesehen. Patienten mit hypophysärem Minderwuchs sind ebenfalls adipös. Das heute sehr selten beobachtete Mauriac-Syndrom bei langfristig unzureichend behandeltem Typ-I-Diabetes (s. 16.4.2) ist durch Hepatomegalie, Minderwuchs und Stammfettsucht charakterisiert.

Störungen im Bereich des Hypothalamus führen ebenfalls zu Adipositas (Tabelle 18.2). Ursachen können raumverdrängende Prozesse nach Trauma oder Infektion sein oder auch Tumoren, Zysten, Leukose, Gefäßveränderungen oder Mißbildungen. Kennzeichnend für die hypothalamische Form der Fettsucht ist die Hyperphagie, die meist zu sehr ausgeprägter Fettsucht führt.

Tabelle 18.2. Differentialdiagnose der wichtigsten Adipositasformen im Kindesalter. (Nach Girard [106])

	„Einfache" Adipositas	ZNS-Läsion	Cushing-Syndrom	Laurence-Moon-Biedl-Syndrom	Prader-Labhart-Willi-Syndrom
Beginn der Adipositas	Säuglings- und Kleinkindesalter	In jedem Alter	In jedem Alter	Von Geburt an	2 – 4 Jahre
Familiäre Belastung	Häufig	Keine	Keine	Rezessiv vererbt	Fraglich
Typus der Adipositas	Allgemein oder Gürteltypus	Allgemein oder Gürteltypus	Vollmondgesicht Buffalo-typ oder allgemein	Allgemein	Allgemein, mehlsackartig
Wachstum	Normal/beschleunigt (eher Großwuchs)	Verlangsamt (eher Kleinwuchs)	Verlangsamt (eher Kleinwuchs)	Normal oder Kleinwuchs	Kleinwuchs, evtl. normal
Pubertätsentwicklung	Normal (Cave Pseudohypogenitalismus)	Verzögert	Verzögert oder Pseudopubertas praecox (Androgenproduktion)	Verzögert oder normal	verzögert, unvollständig
Knochenentwicklung	Normal/beschleunigt	Verzögert	Verzögert oder avanciert (Androgen)	Normal	Verzögert
Geistige Entwicklung	Normal	Normal Hirndrucksymptome	Normal Hypertension, Polyglobulie, Osteoporose	Debil Polydaktylie, Retinitis pigmentosa	Debil-imbezil Muskelhypotonie, hypoplast. Skrotum, Kryptorchismus, Diabetes mellitus im Präpubertätsalter
Besondere Merkmale					

Sehr selten ist die 1901 von Fröhlich [103] beschriebene Dystrophia adiposogenitalis, die pathogenetisch der hypothalamischen Fettsuchtsform zugeordnet werden muß. Minderwuchs, Hypogonadismus, verzögerte Pubertät und psychische Auffälligkeiten sind typische Symptome dieses früher viel zu häufig diagnostizierten Syndroms.

Ein Hypogenitalismus wird bei Kindern mit Adipositas meist nur vorgetäuscht, da das kindliche Genitale im Fettgewebe verschwindet. Klar abgrenzbare Syndrome mit Fettsucht sind das Prader-Labhart-Willi-Syndrom [104] und das Laurence-Moon-Biedl-Syndrom [105] (Tabelle 18.2).

Muskelhypotonie im Säuglings- und Kleinkindalter, Adipositas (beginnend im 2.–3. Lebensjahr), Minderwuchs mit Akromikrie, Hypogonadismus und Hypogenitalismus (skrotale Hypoplasie, häufig Kryptorchismus bei Knaben, primäre Amenorrhoe bei Mädchen, geistige Retardierung und ein meist erst jenseits des 10. Lebensjahres auftretender Diabetes vom insulinunabhängigen Typ (Typ II) charakterisieren das Prader-Labhart-Willi-Syndrom.

Das Laurence-Moon-Biedl-Syndrom wird autosomal-rezessiv vererbt. Die Patienten sind geistig retardiert, leiden unter labyrinthärer Schwerhörigkeit, weisen häufig eine Poly- oder Syndaktylie auf, immer eine Retinitis pigmentosa, Genitalhypoplasie und Adipositas, seltener andere Anomalien wie z. B. einen Diabetes insipidus.

18.8 Prognose

Die Prognose der „einfachen" Adipositas im Kindesalter, die vorwiegend der hyperplastischen Form zugeordnet werden muß, ist ungünstig. Nach Huber et al. [107] werden 80% aller adipösen Kinder auch adipöse Erwachsene.

Getrübt wird die Prognose weiterhin durch Begleitsymptome der Adipositas, die später zu lebensverkürzenden Komplikationen führen können. Das häufigste Begleitsymptom der Fettsucht ist die *Hypertonie*. Nicht nur bei Erwachsenen [108], sondern auch bei Kindern [109, 110] besteht eine signifikante Korrelation zwischen Adipositas und Hypertonie. 53% der von Loude et et. [109] untersuchten Kinder mit Hypertonie waren adipös. Da die Hypertonie nach Kannel et al. [111] als stärkster Risikofaktor für die Entwicklung der Myokardinsuffizienz anzusehen ist, hat die Beziehung Adipositas – Hypotonie eine wichtige prognostische Bedeutung für adipöse Kinder.

Fettsüchtige Patienten weisen häufig eine Herzvergrößerung auf, die durch Lipomatose und myokardiale Hypertrophie bedingt ist. Diese Veränderungen sind auch bei Kindern [112], wenn auch in geringerem Ausmaß als bei Erwachsenen, nachgewiesen worden.

Bei mittlerer und ausgeprägter Adipositas (Pickwick-Syndrom) treten häufig Störungen der Atemfunktion auf, die durch Hochdrängen des Diaphragma, thorakalen Fettansatz, Fettinfiltration der Atemmuskulatur und Reduktion der Compliance zustande kommen.

Bei Kindern wurde eine erhöhte Anfälligkeit für respiratorische Infekte nachgewiesen [113].

Fettleber und Häufung von Gallensteinen sind weitere Begleitsymptome der Fettsucht. Viele Adipöse klagen über Obstipation.

Für den Bewegungsapparat stellt die Adipositas eine Überbelastung dar, die zu degenerativen Veränderungen im Bereich der Wirbelsäule und der großen Gelenke führt.

Hautstriae, Mykosen und Intertrigo sind für Adipöse typische und häufige Hautveränderungen.

Weitere mit der Adipositas verbundene Begleitsymptome sind die Hypercholesterinämie, die Hypertriglyceridämie und die Hyperurikämie.

Die häufigste Komplikation der Adipositas ist der insulinunabhängige Typ-II-Diabetes, der allerdings meist erst im Erwachsenenalter bei fettsüchtigen Patienten auftritt. Nach Dublin u. Marks [114] tritt Diabetes bei Adipösen 3- bis 4mal häufiger auf als bei Normalgewichtigen. West u. Kalbfleisch [115] bestätigten diesen Befund in einer 10 Nationen umfassenden Untersuchung.

In zahllosen retro- und prospektiven Studien konnte bewiesen werden, daß neben der familiären Belastung die Adipositas der wichtigste Manifestationsfaktor für den insulinunabhängigen Typ-II-Diabetes ist [1].

Die Prognose der kindlichen Adipositas ist geprägt durch die Häufigkeit ihres Weiterbestehens im Erwachsenenalter, die Begleitsymptome und die Spätkomplikationen. Die häufigsten Komplikationen, die allerdings erst nach langer Adipositasdauer auftreten, dann aber zu lebensverkürzenden Risikofaktoren werden, sind kardiovaskuläre Spätschäden und der Typ-II-Diabetes.

18.9 Therapie der Adipositas

Das Behandlungsziel bei der „einfachen" Adipositas ist die Negativierung der Bilanz zwischen Kalorienaufnahme und Kalorienverbrauch über einen längeren Zeitraum mit dem Ergebnis *Gewichtsreduktion* [1].

Dieses Ziel kann durch eine Verminderung der Nahrungszufuhr (*Diättherapie*) und/oder eine Steigerung des Kalorienverbrauchs (*Bewegungstherapie*) erreicht werden. Wichtige Voraussetzung für den Erfolg der Behandlung ist der Wunsch und Wille des Kindes oder des Jugendlichen und seiner Eltern, die restriktiven, mit Opfern verbundenen Maßnahmen zu akzeptieren und über lange Zeit durchzuführen. Neben die Diät- und Bewegungstherapie tritt daher als dritte Säule der Fettsuchtbehandlung die *Psychotherapie*, deren Aufgabe darin besteht, den Patienten bei seinem Langzeitbemühen um Gewichtsreduktion zu beraten, zu unterstützen und zu motivieren (Tabelle 18.3).

Tabelle 18.3. Dreisäulentherapie der Adipositas

1. Diättherapie
2. Bewegungstherapie
3. Psychotherapie

18.9.1 Diättherapie

Ein totaler Nahrungsentzug (Nulldiät) mit reichlicher Substitution von Flüssigkeit, Mineralien und Vitaminen, wie er bei der Therapie der Erwachsenenfettsucht weite Verbreitung gefunden hat [1], ist für Kinder und Jugendliche abzulehnen.

Die Untersuchung der pathophysiologischen Konsequenzen des totalen Fastens hat ergeben, daß 3 Adaptationsmechanismen einander ablösen, deren zweiter mit einem für Kinder und Jugendliche nicht vertretbaren Risiko verbunden ist [116]. Nach Cahill et al. [117, 118] folgt auf eine 1–2 Tage dauernde Initialphase, in der die Glukoseutilisation des Gehirns durch Mobilisation der Glykogendepots in Leber und Muskulatur gedeckt wird, eine zweite Phase von 2–3 Wochen Dauer, in der der Energiestoffwechsel des Zentralnervensystems noch voll auf die Metabolisierung von Glukose, die durch Glukoneogenese aus Aminosäuren gewonnen wird, angewiesen ist. Eine ausgeprägte Proteolyse mit negativer Stickstoffbilanz ist die Folge. Die Gewichtsreduktion ist während dieser zweiten Phase totaler Nahrungsrestriktion vorwiegend durch unerwünschte, bei Kindern gefährliche Verluste fettfreier Körpermasse bedingt [119, 120]. Erst in der dritten Phase der Fastenperiode erfolgt die Stoffwechselumstellung, die zur gewünschten Reduktion der Fettdepots führt. Durch maximale Lipolyse und Ketogenese wird die β-Hydroxybuttersäure zum wichtigsten Oxidationssubstrat des Zentralnervensystems.

Auch Diäten mit extremen Nährstoffrelationen, wie z. B. eine fettreiche Reduktionskost, sind für Kinder und Jugendliche nicht zu empfehlen, einmal, weil sie aus Geschmacksgründen häufig abgelehnt werden, zum anderen, weil der Erfolg der Therapie allein vom Kaloriengehalt der Diät abhängt [121]. Die Akzeptanz einer kalorienreduzierten Kost scheint um so größer zu sein, je weniger sie von den üblichen Nährstoffrelationen abweicht. Daher sind auf lange Sicht die besten Erfolge mit der Verordnung einer *kalorienarmen Mischkostdiät* zu erwarten.

Die Einweisung der Patienten und ihrer Eltern in ein Diätprogramm erfordert viel Geduld und Einfühlungsvermögen.

In einer ersten Beratungsstunde sollte versucht werden, die Lebens- und Eßgewohnheiten der Familie zu erkunden. Ein besonderes Interesse hat kalorienreichen Nahrungsmitteln zu gelten. Die Eltern und Kinder werden gebeten, bis zur nächsten Beratungsstunde eine exakte Aufzeichnung der gesamten Nahrungs- und Flüssigkeitszufuhr durchzuführen.

Mit Hilfe dieser Ernährungsanamnese wird in der zweiten Stunde eine Diätverordnung erarbeitet. Die adipösen Kinder und Jugendlichen angemessene Kalorienmenge beträgt je nach Alter, Größe und Gewicht 600–1200 kcal (ca. 2500–5000 kJ) pro Tag.

Der wichtigste Grundsatz bei der Umsetzung der Kalorienverordnung in eine möglichst abwechslungsreiche Reduktionsdiät besteht darin, die obere Grenze der erlaubten täglichen Kalorienmenge nicht zu überschreiten. Wichtige Hilfsmittel für die Verwirklichung der kalorienreduzierten Mischkost sind eine möglichst detaillierte *Kalorientabelle* und eine *Diätwaage*.

Erleichtert wird die Realisierung der Diät durch eine eingehende Unterweisung auf den Gebieten der Ernährungs- und Nahrungsmittellehre, weiterhin durch die Vermittlung küchentechnischer Fertigkeiten für die Herstellung kalorienarmer Speisen und Gerichte. Von besonderer Bedeutung für den Langzeiterfolg der Therapie ist eine genaue Protokollierung der zugeführten Nahrungsmittel (einschließlich deren Kalorienberechnung) und des Gewichtsverhaltens, damit die Patienten sich das Erreichte oder Nichterreichte bewußt machen können.

Klinikaufenthalte zur initialen Gewichtsreduktion können nicht empfohlen werden, da die Möglichkeiten zu körperlicher Aktivität oft fehlen und die Erfahrung zeigt, daß die unter Klinikbedingungen erzielte Gewichtsabnahme zu Hause oft schnell wieder ausgeglichen wird. Dagegen scheinen durch Ferienaufenthalte adipöser Kinder in Heimen oder Lagern mit viel Bewegungsaktivität und intensiver pädagogischer und psychologischer Führung bessere Erfolge erzielt zu werden.

18.9.2 Bewegungstherapie

Lewis et al. [122] konnten nachweisen, daß unter Reduktionskost und forcierter Muskelarbeit die fettfreie Körpermasse zunimmt, während das Gesamtkörpergewicht und die Fettmasse abnehmen. Der Vorteil einer Bewegungstherapie bei Adipositas liegt in der lipidmobilisierenden Wirkung der Muskelarbeit, ihrem proteineinsparenden Effekt und ihrer Wirkung auf das körperliche und seelische Wohlbefinden mit dem Bewußtsein erhöhter Leistungsfähigkeit. Die Effektivität sportlicher Tätigkeit im Hinblick auf den Kalorienverbrauch ist dagegen relativ gering. Eine Gewichtsabnahme *ohne* Kalorienbeschränkung ist erst bei erheblicher körperlicher Betätigung zu erwarten (ein 54 kg schwerer Jugendlicher verbraucht 125 kcal, wenn er 2,4 km in 8 min läuft [123]).

Kinder und Jugendliche, die wegen ihrer Adipositas und der damit verbundenen körperlichen Ungeschicklichkeit oft gehänselt werden, sollten in einfühlsamer Weise motiviert werden, sich körperlich zu betätigen, zunächst durch tägliche Trainingsprogramme zu Hause, dann durch aktive Teilnahme am Sportunterricht in der Schule, später evtl. durch Eintritt in einen Sportverein.

18.9.3 Psychotherapie

Die psychotherapeutischen Methoden, die bei der Führung und Betreuung adipöser Patienten eingesetzt werden, sind genauso unterschiedlich wie die psychologischen Deutungsversuche abnormen Eßverhaltens (s. 18.5.1). Eine langdauernde *Einzelpsychotherapie* scheint nur bei Patienten mit eindeutig erkennbarer neurotischer Fehlentwicklung sinnvoll.

Bei Familien, in denen nur ein Kind adipös ist, während die anderen Familienmitglieder normalgewichtig sind, drängt sich der Verdacht auf, daß das adipöse Kind Symptomträger einer konflikthaften Familiensituation ist. Hier erscheint der Einsatz einer tiefenpsychologisch orientierten *Familientherapie* angezeigt [124].

Gute Erfolge, vor allem bei der Behandlung der Erwachsenenfettsucht, sind mit *gruppentherapeutischen Techniken* erzielt worden, wobei verhaltenstherapeutische Methoden der traditionellen Gruppenpsychotherapie offenbar deutlich überlegen sind [125].

Ziel der Verhaltenstherapie ist es, nicht nur eine Gewichtsreduktion, sondern eine Änderung des Eß- und Appetitverhaltens herbeizuführen [60, 126]. Nach dem Prinzip von Strafe und Belohnung wird die Nahrungszufuhr mit sublimer Mühsal (schriftliches Planen und Protokollieren) und sogar Aversionen (ekel- und angsterzeugende Vorstellungen) belegt, während auf Nichtessen und Gewichtsabnahme mit kleinen, aber hochwertigen Geschenken reagiert wird. Kinder und Jugendliche sollten jedoch insbesondere vom Einsatz der Aversionstherapie verschont bleiben.

Sehr erfolgreich scheinen verhaltenstherapeutische Laiengruppen, z. B. die TOPS-Organisation in den USA [127, 128], und tiefenpsychologisch orientierte Selbsthilfegruppen [129] zu sein.

Der behandelnde Arzt muß im Einzelfall entscheiden, welche Therapieform (Einzel-, Familien-, Gruppentherapie) bei der Betreuung des adipösen Kindes oder Jugendlichen eingesetzt werden muß.

18.9.4 Ungeeignete Therapieformen

Wegen der deprimierenden Mißerfolge der Adipositastherapie sind immer wieder Versuche unternommen worden, die Fettsucht medikamentös zu behandeln. Weder die medikamentöse Steigerung des Kalorienverbrauchs (z. B. durch Schilddrüsenhormone), noch die pharmakologische Induktion einer Malabsorption (z. B. durch Amylaseinhibitoren) oder die Hemmung des Appetits (z. B. durch sympathikomimetische Amine) konnte die Therapieerfolge verbessern. Wegen der teilweise erheblichen Nebenwirkungen, der Suchtgefahr und der psychologisch ungünstigen Wirkung auf die Durchführung der allein erfolgversprechenden Reduktionsdiätbehandlung ist die medikamentöse Behandlung der Adipositas bei Kindern und Jugendlichen abzulehnen.

Auch chirurgische Maßnahmen wie intestinale Bypassoperation oder Lipektomien mit dem Ziel der Verminderung der Fettzellzahl sind ungeeignete Methoden zur Fettsuchtbehandlung bei Kindern und Jugendlichen.

18.10 Prophylaxe

Wegen der Pathogenese der im Kindesalter dominierenden hyperplastischen Form der Adipositas (s. 18.4) ist es wichtig, schon im Säuglingsalter mit der Fettsuchtprävention zu beginnen. Dazu gehören die Förderung der Stillbereitschaft der Mutter und der Ad-libitum-Fütterung des Säuglings genauso wie die Abkehr vom Ideal des angeblich „dicken gesunden Säuglings". Eindringlich sollte bei Kleinkindern und Kindern eine eiweiß-, obst-, und gemüsereiche Mischkost empfohlen werden, während vor dem überreichlichen Genuß von Süßigkeiten und fettreichen „Snacks" gewarnt werden muß.

Die ungünstige Prognose der Adipositas mit ihren lebensverkürzenden Komplikationen sollte stärker als bisher ins Bewußtsein der Eltern und anderer den Lebensstil und die Lebensform der Kinder und Jugendlichen prägender Personen und Institutionen dringen.

Literatur

1. Gries FA, Berchtold P, Berger M (1976) Adipositas. Pathophysiologie, Klinik und Therapie. Springer, Berlin Heidelberg New York
2. Mayer J (1953) Genetic, traumatic and environmental factors in the etiology of obesity. Physiol Rev 33:472
3. Burmeister W (1965) Eine neue Methode zur Bestimmung der Körperzellmasse. Klin Wochenschr 43:750
4. Talso PJ, Miller CE, Carballo AJ (1960) Exchangeable potassium as a parameter of body composition. Metabolism 9:456
5. Keys A, Brozek J (1953) Body fat in adult men. Physiol Rev 33:245
6. Clive D, Ball MF, Meloni CR, Werdein EJ, Canary JJ, Kyle LH (1965) Modifications of the helium dilution method of measuring human body volume. J Lab Clin Med 66:841
7. Stalley S, Garrow JS (1975) Photographic and ultrasonic methods for measuring change in subcutaneous fat distribution. In: Howard A (ed) Recent advances in obesity research. Newman, London, p 66
8. Parnell RW (1958) Behavior and physique. Arnold, London
9. Garn SM (1961) Radiographic analysis of body composition. In: Brozek J, Henschel A (eds) Techniques for measuring body composition. Natl. Acad. Sci., Natl. Res. Council, Washington, p 36
10. Committee on Nutrition (1956) Recommendations concerning body measurements for the characterization of nutritional status. Hum Biol 28:111
11. Maaser R, Stolley H, Droese W (1972) Die Hautfettfaltenmessung mit dem Caliper. II. Standardwerte der subcutanen Fettgewebsdicke 2–14jähriger gesunder Kinder. Monatsschr Kinderheilkd 120:350
12. Tanner JM, Whitehouse RH, Takaishi M (1966) Standards from birth to maturity for height, weight, height velocity, and weight velocity: British children, 1965 part I. Arch Dis Child 41:454
13. Tanner JM, Whitehouse RH, Takaishi M (1966) Standards from birth to maturity for height, weight, height velocity, and weight velocity: British children, 1965 part II. Arch Dis Child 41:613
14. Heimendinger S (1964) Die Ergebnisse von Körpermessungen an 5000 Basler Kindern von 2–18 Jahren. Helv Paediatr Acta [Suppl 13] 19:5
15. Maaser R (1974) Eine Untersuchung gebräuchlicher Längen/Gewichtstabellen – zugleich ein Vorschlag für ein neues Somatogramm 0- bis 14jähriger Kinder. Monatsschr Kinderheilkd 122:146
16. Kunze D, Murken JD (1974) Diagnostik von Längenalter und Gewichtsalter mit neuen Somatogrammen. Kinderarzt 5:1077
17. Report on the health of the school child by the chief medical officer of the Ministry of Education (1962) Stationary Office, London
18. Müller F, Paul J, Wiltig J (1967) Untersuchungen zur Fettsuchthäufigkeit in einem Landkreis Ostmecklenburgs. Teil I: Fettsuchthäufigkeit und Schweregrad der Fettsucht in Abhängigkeit vom Geschlecht und Alter. Z Inn Med 22:789
19. Knorre Gv, Bode H, Steigmann M (1971) Fettsuchtfrequenz und Diabetesmorbidität. Z Inn Med 25:61

20. Lachner O (1965) Gesundheitszustand europäischer Jugendlicher. Aerztl Jugendkd 56:282
21. Marchionni M, Costabello E (1969) Primery obesity at school age. Minerva Pediatr 21:805
22. Luhanova Z (1969) Durch Fettsucht behinderte Kinder. Öffl. Gesundheitswes 31:209
23. Christakos G (1967) Community programs for weight reduction: Experience of the bureau of nutrition, New York City. Can J Public Health 58:499
24. Johnson ML, Burke BS, Mayer J (1956) The prevalence and incidence of obesity in a cross – section of elementary and secondary school children. Am J Clin Nutr 4:231
25. Maaser R (1973) Diagnose: Überernährung. Monatsschr Kinderheilkd 121:548
26. Deutsche Gesellschaft für Ernährung (1976) Ernährungsbericht 1976. Frankfurt
27. Johnson ML, Burke BS, Mayer J (1956) Relative importance of inactivity and overeating in the energy balance of obese high school girls. Am J Clin Nutr 4:37
28. Seltzer CC (1968) Genetics and obesity. In: Vague J (ed) Physiopathology of adipose tissue. Excerpta Medica, Amsterdam, p 325
29. Pflanz M (1962/63) Medizinisch-soziologische Aspekte der Fettsucht. Psyche (Stuttg) 16:575
30. Quaade F (1955) Obese children. Anthropology and environment. Danish Science Press, Copenhagen
31. Whitelaw AGL (1971) The association of social class and sibling number with skinfold thickness in London schoolboys. Hum Biol 43:414
32. Van Noorden C (1900) Die Fettsucht. Hölder, Wien
33. Zondek H (1926) Die Krankheiten der endokrinen Drüsen, 2. Aufl. Springer, Berlin
34. Fiser RH, Fisher DA (1975) Current understanding of pathogenesis of obesity. South Med J 68:931
35. Hegglin R (1975) Differentialdiagnose innerer Krankheiten. Thieme, Stuttgart
36. Vague J, Vague J, Boyer J, Cloix MC (1971) Anthropometry of obesity, diabetes, adrenal and beta-cell function. In: Rodrigues RR, Vallance-Owen J (eds) Diabetes. Excerpta Medica, Amsterdam, p 517
37. Vague J, Rubin P, Jubelin J, Lam-Van G, Aubert F, Wassermann AM, Fondarai J (1974) Regulation of the adipose mass: histometric and anthropometric aspects. In: Vague J, Boyer J (eds) The regulation of the adipose tissue mass. Excerpta Medica, Amsterdam, p 296
38. Hirsch J, Han PW (1969) Cellularity of rat adipose tissue: Effects of growth, starvation and obesity. J Lipid Res 10:77
39. Knittle JL, Hirsch J (1968) Effect of early nutrition on the development of rat epididymal fat pads: Cellularity and metabolism. J Clin Invest 47:2091
40. Hollenberg CH, Vost A, Patten RL (1970) Regulation of adipose mass: Control of fat cell development and lipid content. Recent Prog Horm Res 26:463
41. Hirsch J, Knittle JL (1970) Cellularity of obese and non obese human adipose tissue. Fed Proc 29:1516
42. Björntorp P, Sjöström L (1971) The number and size of adipose tissue fat cells in relation to metabolism in human obesity. Metabolism 20:703
43. Knittle JL (1972) Obesity in childhood: A problem in adipose tissue cellular development. J Pediatr 81:1048
44. Brook CGD (1972) Evidence for a sensitive period in adipose-cell replication in man. Lancet II:624
45. Salans LB, Horton ES, Sims EAH (1971) Experimental obesity in man: Cellular character of adipose tissue. J Clin Invest 50:1005
46. Salans LB, Danforth E, Horton ES, Sims EAH (1972) Dissociation of the effects of adiposity and diet on glucose, insulin and adipose tissue metabolism in human obesity. J Clin Invest 51:84
47. Albring MJ, Meigs JW (1964) Interrelationship between skinfold thickness, serum lipids, and blood sugar in normal men. Am J Clin Nutr 15:255
48. Bierman EL, Glomset JA (1974) Disorders of lipid metabolism. In: Williams RH (ed) Textbook of endocrinology. Saunders, Philadelphia, p 890
49. Grafe E (1958) Ernährungs- und Stoffwechselkrankheiten und ihre Behandlung. Springer, Berlin Göttingen Heidelberg

50. Wirths W (1968) Über den Einfluß von Industriezeitalter und geänderten Arbeitsbedingungen auf die Entwicklung der Fettsucht. In: Fettsucht, Gefahren, Propylaxe, Therapie. Lehmann, München
51. Drost H, Jahnke K (1975) Zur Frage der Nährstoffaufnahme Fettleibiger. In: Jahnke K, Mehnert H, Drost H (Hrsg) Metabolische und klinische Aspekte der Kohlenhydrate in der Ernährung. Kirchheim, Mainz, S 114
52. West KM, Kalbfleisch JM (1971) Influence of nutritional factors on prevalence of diabetes. Diabetes 20:99
53. Jahnke K, Gabbe R (1960) Bedeutung und Methodik von Ernährungsanamnesen. Nutr Dieta 2:115
54. Reichsman F (ed) Hunger and satiety in health and disease. Adv Psychosom Med 7:1
55. Bruch H (1957) The importance of overweight. Norton, New York
56. Bruch H (1964) Über die psychologischen Aspekte der Fettleibigkeit. Med Klin 59:295
57. Bruch H (1974) Eating disorders: Obesity, anorexia nervosa and the person within. Routledge & Kejan, London
58. Glucksman ML (1972) Psychiatric observations in obesity. Adv Psychosom Med 7:194
59. Pudel V, Jung F (1975) Psychologische und psychosoziale Faktoren bei der Genese der kindlichen Adipositas. Monatsschr Kinderheilkd 123:255
60. Pudel V (1978) Zur Psychogenese und Therapie der Adipositas. Untersuchungen zum menschlichen Appetitverhalten. Springer, Berlin Heidelberg New York
61. Stunkard AJ, Grace WJ, Wolff HG (1955) The night eating syndrome. Am J Med 19:78
62. Stunkard AJ (1959) Eating pattern and obesity. Psychiatr 33:284
63. Nisbett RE (1968) Determination of food intake in human obesity. Science 159:1254
64. Schachter S (1974) Appetide regulation in obese subjects. Horm Metab Res [Suppl] 4:88
65. Rodin J (1975) Obesity and external responsiveness. In: Howard A (ed) Recent advances in obesity research. Newman, London, p 191
66. Johnson ML, Burke BS, Mayer J (1956) Relative importance of inactivity and overeating in the energy balance of obese high school girls. Am J Clin Nutr 4:37
67. Mayer J (1958) Zur Psychologie der Adipositas und ihre Beziehungen zur Ernährung. Int Z Vitaminforsch 29:87
68. Bloom WL, Eidex M (1967) Inactivity as a major factor in adult obesity. Metabolism 16:679
69. Wilmore DW, Pruitt BA (1972) Fat boys get burned. Lancet II:631
70. Von Noorden C (1910) Die Fettsucht, 2. Aufl. Hölder, Leipzig
71. Brugsch T (1919) Fettsucht. In: Kraus F, Brugsch T (Hrsg) Spezielle Pathologie und Therapie innerer Krankheiten, Bd 1. Urban & Schwarzenberg, Berlin
72. Sims EAH, Goldman RF, Gluck CM, Horton ES, Kelleher PC, Rowe DW (1968) Experimental obesity in man. Trans Assoc Am Physicians 81:153
73. Sims EAH, Horton ES, Salans LB (1971) Inducible metabolic abnormalities during development of obesity. Ann Rev Med 22:235
74. Bloom WL, Eidex MF (1967) The comparison of energy expenditure in the obese and lean. Metabolism 16:685
75. Miller DS, Mumford P, Stock MJ (1967) Gluttony. 2. Thermogenesis in overeating man. Am J Clin Nutr 20:1223
76. Irsigler K (1969) Zum Energiehaushalt des menschlichen Organismus. Regulation des Körpergewichtes. Wien Klin Wochenschr 81:845
77. Neumann RO (1902) Experimentelle Beiträge zur Lehre von dem täglichen Nahrungsbedarf des Menschen unter besonderer Berücksichtigung der notwendigen Einflußmenge (Selbstversuche). Arch Hyg 45:1
78. Bray GA (1969) Effect of diet and trijodthyronine on the activity of α-glycerol-3-phosphate dehydrogenase and on the metabolism of glucose and pyruvate by adipose tissue of obese patients. J clin Invest 48:1413
79. Hirsch J, Knittle J, Salans L (1966) Cell lipid content and cell number in obese and nonobese human adipose tissue. J Clin Invest 45:1023
80. Preiss H, Hesse-Worthmann C, Gries FA, Jahnke K (1967) Die Größe menschlicher isolierter Fettzellen in Abhängigkeit vom Ernährungszustand. Fette Seifen Austrichm 69:827

81. Faulhaber JD, Petruzzi EN, Eble H, Ditschuneit H (1969) In vitro Untersuchungen über den Fettstoffwechsel isolierter menschlicher Fettzellen in Abhängigkeit von der Zellgröße: Die durch Adrenalin induzierte Lipolyse. Horm Metab Res 1:80
82. Gries FA, Berger M, Neumann M, Preiss H, Liebermeister H, Hesse-Wortmann C, Jahnke K (1972) Effects of norepinephrine, theophylline, and dibutyryl-cyclo-AMP on vitro lipolysis of human adipose tissue in obesity. Diabetologia 8:75
83. Thamer G, Preiss H, Gries FA, Jahnke K (1969) Zum Einfluß der Glucose auf die Lipidmobilisation aus subcutanen Fettgewebe in vitro. Z Ges Exp Med 150:94
84. Björntorp P, Sjöstrom L (1972) The composition and metabolism in vitro of adipose tissue fat cells of different sizes. Eur J Clin Invest 2:78
85. Randle PJ, Hales CN, Garland PB, Newsholme EA (1963) The glucose fatty acid cycle. Its rule in insulin sensibility and the metabolic disturbances of diabetes mellitus. Lancet I:785
86. Randle PJ, Garland PB, Newsholme EA, Hales CN (1965) The glucose fatty acid cycle in obesity and maturity onset diabetes mellitus. Ann NY Acad Sci 131:324
87. Archer JA, Gordon P, Roth J (1975) Defect in insulin binding to receptors in obese man: Amelioration with caloric restriction. J Clin Invest 55:176
88. Olefsky JM (1972) The insulin receptor: Its role in insulin resistance of obesity and diabetes. Diabetes 25:1154
89. Paulsen EP, Richendorfer L, Ginsberg-Fellner F (1968) Plasma glucose, free fatty acids, and immunoreactive insulin in sixtysix obese children. Diabetes 17:261
90. Chiumello G, Del Guercio MJ, Carnelutti M, Bidone G (1969) Relationship between obesity, chemical diabetes and beta pancreatic function in children. Diabetes 18:238
91. Weber B (1971) Plasmainsulin bei Kindern. Klinische Studien bei stoffwechselgesunden, adipösen und diabetischen Probanden. Enke, Stuttgart (Beih. Arch. Kinderheilkd, H 65)
92. Jacot JP, Zuppinger KA, Joss EE, Donath A (1973) Evidence for two types of juvenile obesity on the basis of body composition and insulin release following small doses of glucose. Klin Wochenschr 51:1109
93. Schteingart DE, Conn JW (1965) Characteristics of the increased adrenocortical function observed in many obese patients. Ann NY Acad Sci 131:388
94. Mertz DP, Stelzer M, Heinzmann M (1968) Hormonjod im Serum bei alimentärer Fettsucht. Klin Wochenschr 46:157
95. Parra A, Schultz RB, Graystone JE, Cheek DB (1971) Correlative studies in obese children and adolescents concerning body composition and plasma insulin and growth hormone levels. Pediatr Res 5:605
96. Sims EAH, Horton ES (1968) Endocrine and metabolic adaptation to obesity and starvation. Am J Clin Nutr 21:1455
97. Carnelutti M, Del Guercio MJ, Chiumello G (1970) Influence of growth hormone on the pathogenesis of obesity in children. J Pediatr 77:285
98. Orth RD, Williams RH (1960) Response of plasma NEFA levels to epinephrine infusions in normal and obese women. Proc Soc Exp Biol Med 104:119
99. Rath R, Kujalova V (1973) Catecholamines and obesity. In: Symposium über Lipidstoffwechselerkrankungen, vol II. Dresden, p 514
100. Paulsen EP, Lawrence AM (1968) Immunoreactive glucagon in response to oral glucose in normal and obese children. Pediatr Res 2:426
101. Hürter P (1974) Pathophysiologie des Fettstoffwechsels bei der kindlichen Adipositas. In: Grüttner R, Eckert J (eds) Adipositas im Kindesalter. Thieme, Stuttgart, S 8
102. Dercum FX (1888) A subentaneous connective tissue dystrophy of the harm and neck, associated with symptoms resembling myxedema. Univ Med Mag 1:140
103. Fröhlich H (1901) Ein Fall von Tumor der Hypophysis cerebri ohne Akromegalie. Wien Klin Rundsch 15:883
104. Prader A, Labhart A, Willi H (1956) Ein Syndrom von Adipositas, Kleinwuchs, Kryptorchismus und Oligophrenie nach myotonieartigem Zustand im Neugeborenenalter. Schweiz Med Wochenschr 86:1260
105. Laurence JZ, Moon RC (1866) Four cases of retinitis pigmentosa occuring in the same family, and accompanied by general imperfections of development. Ophthalmic Rev London 2:32

106. Girard J (1975) Kindliche Adipositas: Differentialdiagnose und Hypothese zur Pathophysiologie. Paediatr Fortbildungskurse Klin Prax 42:69
107. Huber EG, Kripser H, Thannhofer M (1975) Ein neuer Weg zur Behandlung der Fettsucht im Kindesalter. Paediatr Paedol 10:88
108. Kannel WB, Brand N, Skinner JJ, Dawber TR, McNamara PM (1967) The relation of adiposity to blood pressure and development of hypertension. Ann Intern Med 67:48
109. Loude RV, Bourgiognie JJ, Robson AM, Goldring D (1971) Hypertension in apparently normal children. J Pediatr 78:569
110. Court JM, Hill GJ, Dunlop M, Boulton TJC (1974) Hypertension in childhood obesity. Aust Paediatr J 10:296
111. Kannel WB, Castelli WP, McNamara PM, McKee PA, Feinleib M (1972) Role of blood pressure in the development of congestive heart failure. N Engl J Med 287:782
112. Cermak J (1965) Das Herzvolumen bei Fettleibigen. Das Herzvolumen und seine Beziehung zur Körpermasse und zum Gewicht bei obesen und proportional entwickelten Knaben. Arch Kreislaufforsch 47:234
113. Tracey VV, De NC, Harper JR (1971) Obesity and respiratory infection in infants and young children. Br Med J I:16
114. Dublin LJ, Marks HH (1951) Mortality among insured overweights in recent years. Trans Assoc Life Insurance Med Dir Am 35:235
115. West KM, Kalbfleisch JM (1971) Influence of nutritional factors on prevalence of diabetes. Diabetes 20:99
116. Cahill FG (1970) Starvation in man. N Engl J Med 282:668
117. Cahill GF, Owen OE, Felig P, Morgan AP (1968) The endocrine control of metabolism during fasting. Excerpta Med Int Congr Ser 184:148
118. Owen OE, Morgan AP, Kemp HS, Sullivan IM, Herrera MG, Cahill GF (1967) Brain metabolism during fasting. J Clin Invest 46:1589
119. Ball MF, Canary JJ, Kyle LH (1967) Comparative effects of caloric restriction and total starvation on body composition in obesity. Am Intern Med 67:70
120. Spahn U, Plenert W (1973) Veränderungen der Körperzusammensetzung adipöser Kinder bei absoluter Nahrungskarenz. Z Kinderheilkd 115:59
121. Howard AN (1969) Dietary treatment of obesity. In: Baird IM, Howard AN (eds) Obesity. Medical and scientific aspects. Livingstone, Edinburgh London, p 96
122. Lewis S, Haskell WL, Wood P, Manoogian N, Baoley JE, Pereira MB (1976) Effects of physical activity on weight reduction in obese middleaged women. Am J Clin Nutr 29:151
123. Harger BS, Miller JB, Thomas JC (1974) The caloric cost of running. Its impact on weight reduction. JAMA 228:482
124. Stierlin H (1975) Von der Psychoanalyse zur Familientherapie. Klett, Stuttgart
125. Penick SB, Filon R, Fox S, Stunkard AJ (1971) Behavior modification in the treatment of obesity. Psychosom Med 33:49
126. Basler HD, Schwoon DR (1973) Methoden der Verhaltenstherapie bei Adipösen. Med Klin 68:1722
127. Mann GV (1974) The influence of obesity on health. N Engl J Med 291:178
128. Garb JR, Stunkard AJ (1974) Effectiveness of a self-help group in obesity control. Arch Intern Med 134:716
129. Möller ML (1981) Gruppenselbsthilfe chronisch Kranker und ihrer Angehörigen. In: Angermeyer MC, Döhner O (Hrsg) Chronisch kranke Kinder und Jugendliche in der Familie. Enke, Stuttgart, S 112

19. Kongenitale Nebennierenrindenhyperplasie (angeborenes adrenogenitales Syndrom) mit Androgenüberproduktion

H. Stolecke

19.1 Nomenklatur

Die Bezeichnung „kongenitale Nebennierenrindenhyperplasie" (CNH) ist mehr pathologisch-anatomisch, die Bezeichnung „angeborenes adrenogenitales Syndrom" (AGS) vornehmlich klinisch ausgerichtet. Ätiologisch wichtig ist, daß es sich um eine *angeborene* Erkrankung handelt, was auf die Genese durch bestimmte Enzymdefekte bei der Steroidbiosynthese hinweist.

Adrenale Enzymdefekte, welche die Bildung sämtlicher adrenaler Endprodukte limitieren, wurden bereits besprochen (Lipidhyperplasie, 3β-Hydroxysteroiddehydrogenasemangel, s. Kap. 4.). Andere *nicht* mit adrenaler Hyperplasie einhergehende Defekte der Steroidbiosynthese wurden ebenfalls an anderer Stelle behandelt (s. Kap. 4 und 5).

Dieses Kapitel erörtert die beiden häufigsten und damit klinisch im Vordergrund stehenden Hydroxylierungsdefekte an C21 und C11, die auch als *virilisierende Formen* der kongenitalen NNR-Hyperplasie bezeichnet werden (virCNH).

19.2 Häufigkeit und Heredität

Die virCNH ist keine seltene Krankheit. Prader u. Zachmann [1] gaben für die Schweiz eine Häufigkeit von etwa 1:5000 an. Offenbar bestehen aber große ethnographische Unterschiede, so daß die Angaben zwischen 1:500 (Eskimos) bis 1:67 000 variieren. Eine Geschlechtsdifferenz besteht nach geltender Auffassung nicht, wenngleich Murtaza et al. [2] in Wales ein deutliches Überwiegen des weiblichen Geschlechts fanden. Der C-21-Hydroxylierungsdefekt ist mit Abstand am häufigsten. Die adrenalen Enzymdefekte werden autosomal rezessiv vererbt. Der Typ des Enzymdefekts ist also bei Geschwistern gleich.

Schon lange hat man versucht, die heterozygoten Merkmalsträger zu identifizieren. Steroidchemisch gelingt dies nur bedingt [3–5]. Am besten untersucht ist in diesem Zusammenhang der Anstieg des 17-Hydroxyprogesteron nach ACTH bei C-21-Hydroxylasemangel. Etwa 75% der Heterozygoten können so erfaßt werden [6].

Neue Möglichkeiten ergab die Erkenntnis, daß das oder die 21-Hydroxylasegen(e) eng mit dem HLA-Komplex auf dem Chromosom 6 assoziiert sind [6, 7–9]. Mauset et al. [6] fanden, daß in 6 Familien, in denen 2 Kinder eine virCNH mit C-21-Hydroxylasemangel hatten, diese Kinder HLA-identisch waren, jedoch keines der nicht erkrankten Geschwister.

Für den C-21-Hydroxylasemangel wird seit längerer Zeit diskutiert, ob das bei einem Teil der Säuglinge aufgetretene Salzverlustsyndrom Ausdruck einer praktisch fast vollständig fehlenden Hydroxylierungsaktivität ist oder ob zwei verschiedene 21-Hydroxylasen für den Syntheseweg Richtung Kortisol bzw. denjenigen in Richtung Kortikosteron-Aldosteron existieren [10]. Murtaza et al. [2] diskutieren in diesem Zusammenhang zwei allele Gene für den C-21-Hydroxylasemangel, da die HLA-Linkage bei der virCNH mit bzw. ohne Salzverlustsyndrom gleich verteilt ist. Eine Imbalance des Salz-Wasser-Haushalts auch bei klinisch nicht manifestem Salzverlustsyndrom ließe sich durchaus auch als Ausdruck verschiedener Allelen-Kombinationen mit dem Ergebnis einer unterschiedlichen Intensität des Enzymdefektes erklären.

Die Häufigkeit des Salzverlustsyndroms, das bei virCNH nur bei C-21-Hydroxylierungsdefekten vorkommt, liegt etwa bei 30%. Murtaza et al. [2] fanden in ihrer Serie von 26 Patienten in Wales doppelt so viele Patienten mit Salzverlustsyndrom wie ohne diese Komplikation. In unserer Serie von 41 Patienten gibt es 20 mit Salzverlustsyndrom. Hierbei spielt die Auslese der zugewiesenen Patienten offenbar eine Rolle.

Wenn eine virCNH von C-21-Hydroxylasetyp in einer Familie auftritt, ist die HLA-Typisierung eine zuverlässige Methode, die Überträgersituation in der Familie zu klären und erlaubt auch eine weitgehend sichere antenatale Diagnostik aus dem Fruchtwasser. Die Abb. 19.1 zeigt anhand eines Stammbaums ein Beispiel (s. a. S. 622).

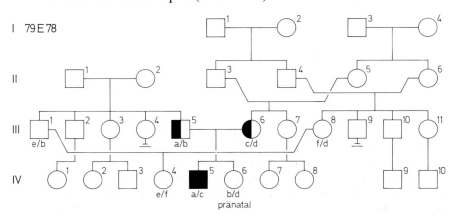

Abb. 19.1. Vorgeburtliche Diagnostik zur Frage einer kongenitalen NNR-Hyperplasie (C-21-Hydroxylasemangel) in einer Familie mit einem erkrankten Kind; Stammbaum und HLA-Typisierung

19.3 Pathophysiologie

Durch einen adrenalen Enzymdefekt wird das physiologische Gleichgewicht innerhalb des Regelkreises Hypothalamus-Hypophyse-Nebennierenrinde entscheidend gestört. Die Kortisolproduktion ist niedrig und wird durch intensive ACTH-Stimulation auf diesem eben normalen Niveau gehalten, ohne daß nennenswerte Sekretionsreserven bestehen. Die Überstimulation führt zur Hyperplasie und einer je nach Ausmaß des Enzymdefekts mehr oder weniger erheblichen Mehrproduktion der enzymatisch nicht limitierten Steroide, insbesondere der NNR-Androgene. Ebenso vermehrt finden sich Vorstufen der Kortisol- bzw. Kortikosteron/Aldosteron-Synthese, soweit sie Syntheseprodukte vor dem enzymatischen Engpaß darstellen.

Bei Patienten mit Salzverlustsyndrom (s. 19.5.2), z.T. auch bei solchen ohne klinische Hinweise auf eine Mineralokortikoidstörung, finden sich erhöhte Werte für die Plasmareninaktivität (PRA) [12, 13].

Abbildung 19.2 zeigt schematisch am Beispiel des Endprodukts Kortisol einen Vergleich zwischen der normalen Regelkreissituation und den Veränderungen, die bei C-21- bzw. C-11-Hydroxylasemangel entstehen.

Pathologisch-anatomisch kann die Hyperplasie der Nebennierenrinde das Organ bis zum 10fachen der Norm vergrößern. Die Hyperplasie ist zunächst diffus und neigt bei längerem Bestehen zur Knotenbildung. Histolo-

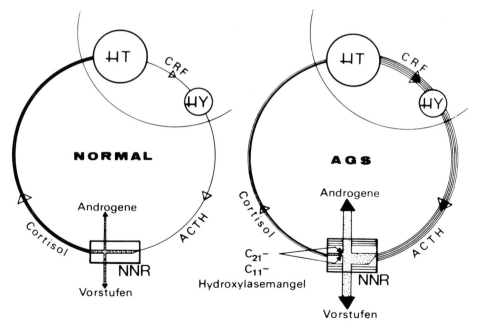

Abb. 19.2. Veränderungen im Feedbackregelkreis bei virCNH; *links* regelhafte Verhältnisse; *rechts* NNR-Hyperplasie durch ACTH-Überstimulation und massive Erhöhung der Kortisolvorstufen und der Androgene durch C-21- bzw. C-11-Hydroxylasedefekt

gisch ist bei diffuser Hyperplasie besonders eindrucksvoll die aus lipoidfreien Zellen bestehende „Faszikuloretikularis", Ausdruck der funktionellen Transformation der Zona fasciculata, die als typische Struktur weiter nachweisbar bleibt, jedoch in die dominierend ausgebildete Faszikuloretikularisstruktur fließend übergeht. Auch die Zona glomerulosa ist, besonders ausgeprägt beim C-11-Hydroxylasemangel, verbreitet. Bemerkenswert differiert das makroskopische Bild bei Kindern mit C-21-Hydroxylierungsdefekt *und* Salzverlustsyndrom im Sinne einer „zerebriformen Hyperplasie". Histologisch dominiert eine faszikuläre Struktur mit gering ausgebildeten retikulären Elementen im Bereich der Reste fetaler Rindenstrukturen. Eine Zona glomerulosa findet sich nicht [14].

Wie erwähnt besteht der jeweilige Enzymdefekt bereits in der Fetalzeit. Die Androgenüberproduktion kann daher beim weiblichen Feten genitale Fehlbildungen hervorrufen. Der Schwellenwert der Androgene, oberhalb dessen eine Virilisierung in utero möglich ist, wird frühestens um die 11. Schwangerschaftswoche erreicht, da selbst bei äußerlich vollständig männlich ausgebildetem Genitale [15, 16] die inneren Genitalorgane (Uterus, Adnexe, Ovarien) dieser Mädchen ausnahmslos regelhaft angelegt sind [15]. Der Androgenexzeß kann sich somit ausschließlich am Tuberculum genitale und am Sinus urogenitalis auswirken. Die für die Virilisierung sensible Phase des Feten liegt etwa zwischen der 11. und 20. Schwangerschaftswoche.

19.4 Biochemie der Hydroxylierungsdefekte

Abbildung 19.3 stellt die Lokalisation der Enzymdefekte an C 21 und C 11 und die biochemischen Folgen dar. Tabelle 19.1 gibt die charakteristisch erhöhten C-21-Steroide im Serum und Harn bei beiden Enzymdefekten an.

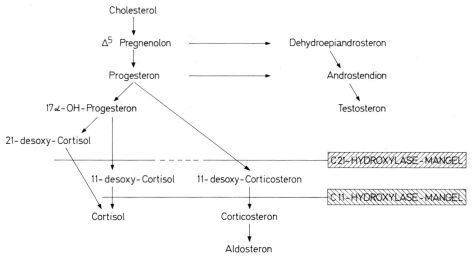

Abb. 19.3. Lokalisation der Enzymdefekte bei virCNH

Tabelle 19.1. Charakteristisch erhöhte C-21-Steroide im Plasma und ihre Harnmetaboliten bei C-21- und C-11-Hydroxylasemangel

	Plasma	Harn
C-21-Hydroxylasedefekt	17α-Hydroxyprogesteron	Pregnantriol
	21-Desoxycortisol	Pregnantriolon
C-11-Hydroxylasedefekt	11-Desoxycortisol (Substanz S)	THS
	11-Desoxycorticosteron	TH-DOC

Die exakte Messung der in Tabelle 19.1 genannten, den jeweiligen Enzymdefekt charakterisierenden C-21-Steroide ist heute zumindest in endokrinologischen Zentren oder gut ausgerüsteten diagnostischen Instituten routinemäßig möglich (Radioimmunoassay, Gaschromatographie). Die Bestimmung dieser Steroide hat die früher verbreiteten Gruppenbestimmungen im Harn (17-Ketosteroide, „Gesamtkortikoide", 17-ketogene Steroide) für die steroidchemische Diagnose vollständig abgelöst. Lediglich die Porter-Silber-Reaktion (Bestimmung der Steroide mit Dihydroxyacetonseitenkette) im Harn ist, da sie THS miterfaßt, für die Diagnose des C-11-Hydroxylasemangels nützlich.

Als Ausdruck einer meist massiv gesteigerten Androgensynthese werden Androstendion, Testosteron und Dehydroepiandrosteron im Plasma regelmäßig erhöht gemessen. Die Kortisolwerte liegen bei unbehandelten Patienten meist im unteren Normbereich und zeigen einen noch erhaltenen zirkadianen Rhythmus [11].

19.5 Klinische Befunde

19.5.1 Äußeres Genitale

Bei neugeborenen Mädchen fällt die Fehlbildung des äußeren Genitales spontan auf und veranlaßt eine diagnostische Klärung. Das Ausmaß der Virilisierungen variiert in der Regel von einer leichten Klitorishypertrophie bis zur vollständigen Vermännlichung des äußeren Genitales. In Ausnahmefällen ist auch nur eine Fusion der hinteren Kommissur der Labien ohne Klitorisvergrößerung möglich [17]. Die seltenen Fälle von vollständiger äußerer Virilisierung fallen klinisch durch das Fehlen von Testes im Skrotum auf, wenngleich in der bisherigen Literatur zweimal lipomartige Gebilde als Pseudotestikel beschrieben wurden (s. [15]).

Die Abb. 19.4a–d zeigen 3 Beispiele einer unterschiedlichen Virilisierung eines weiblichen Kindes und eine Skizze der Anatomie bei maximaler Virilisierung.

Bei Knaben ist das äußere Genitale stets regelhaft männlich ausgebildet. Eine gewisse Vergrößerung und die Pigmentierung des Genitales sind vielfach Hinweis auf eine virCNH. Ein intersexuelles Genitale bei männlichem Kerngeschlecht schließt eine *virilisierende* Form der NNR-Hyperpla-

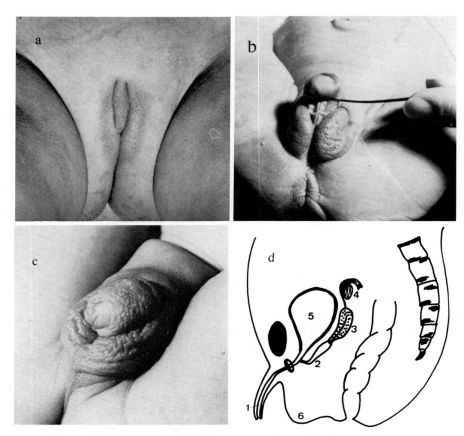

Abb. 19.4 a–d. Virilisierungsgrade bei virCNH. **a** Geringe Klitorishypertrophie. **b** Ausgeprägte Klitorishypertrophie mit Sinus urogenitalis, dessen Öffnung proximal der gut sichtbaren Urethralrinne liegt. **c** Maximale Virilisierung. **d** Anatomische Skizze zu **c**: Vollständige Virilisierung des äußeren Genitales bei virCNH (*1* penile Urethra, *2* Vagina, *3* Uterus, *4* Tube und Ovar, *5* Blase, *6* leeres Pseudoskrotalfach). Alle Kinder sind Mädchen

sie aus. Dystopes NNR-Gewebe kann zu einer Testisvergrößerung führen (Hyperplasie!) und differentialdiagnostische Schwierigkeiten bereiten.

19.5.2 Salzverlustsyndrom

Das Salzverlustsyndrom verursacht kaum vor der 2. Lebenswoche klinische Symptome. Meist treten sie zwischen der 3. und 5. Lebenswoche auf. Die Säuglinge erbrechen die Nahrung und verfallen durch den Flüssigkeitsverlust rasch. Exsikkose, Apathie und Kreislaufkollaps kennzeichnen ein Addison-artiges, akut lebensbedrohliches Zustandsbild. Labordiagnostik und Therapie s. 19.7.3 und 19.7.4. Bei C-11-Hydroxylierungsdefekt wird ein Salzverlustsyndrom nicht beobachtet.

19.5.3 Spätmanifestation

In einigen Fällen treten Zeichen einer fortschreitenden Virilisierung erst im späten Säuglings- bzw. Kleinkindalter auf, so daß an eine *erworbene* Form des adrenogenitalen Syndroms durch adrenale oder gonadale Tumore gedacht werden muß. Offenbar gibt es jedoch milde ausgeprägte Enzymdefekte im Sinne eines *kongenitalen* virilisierenden adrenogenitalen Syndroms, die sich erst später als üblich klinisch bemerkbar machen und zunächst durch eine beginnende Sekundärbehaarung und eine beschleunigte Wachstumsrate auffallen. Bei verzögerter oder nicht gestellter Diagnose kommt es zu einem raschen Skelettalterprogreß mit z.T. erheblicher Einschränkung der potentiellen Endlänge (sekundärer Klein-/Minderwuchs, s. 19.6).

19.5.4 „Mini-AGS" (late/adult onset AGS)

Ganz selten treten die ersten Zeichen einer Androgen-Überproduktion erst mit etwa 8 oder 10 Jahren auf. Sie können durchaus plausibel als prämature Adrenarche erklärt werden, auch der moderate Skelettalterprozeß paßt zu dieser Diagnose. Wir sahen ein Mädchen mit dieser Anamnese erstmals mit 13 Jahren; die sehr zögernd einsetzende und kaum fortschreitende Pubertät war Anlaß zur Vorstellung. Die Untersuchung ergab einen minimal ausgeprägten C-21-Hydroxylasedefekt. Nach Beginn einer Kortisolsubstitution kam es zu einer raschen und regelhaften Pubertätsentwicklung. Gelegentlich wird auch spontan eine normale Pubertätsentwicklung beobachtet; erst Untersuchungen zur Infertilität oder bei milden Hirsutismusformen ergeben einen leichten C-21-Hydroxylasemangel [18]. Das HLA-Muster unterscheidet sich bei diesen Patienten von dem der klassischen AGS-Form, so daß es offenbar eine eigenständige Variante darstellt.

19.5.5 Sonstige Befunde

Eine überdurchschnittliche Häufung assoziierter Anomalien konnte bei einer Gruppe von 105 Patienten mit virilisierender kongenitaler NNR-Hyperplasie nicht gefunden werden [19]. Eine geringe Virilisierung (leichte Klitorishypertrophie) bei einem gesunden Mädchen, dessen Mutter eine virilisierende NNR-Hyperplasie hatte, die zur Zeit der Schwangerschaft offenbar nicht adäquat behandelt wurde, ist beschrieben worden [20].

19.6 Diagnose und Differentialdiagnose

Ergibt sich aufgrund des klinischen Bildes der Verdacht, es könne eine virilisierende Form der kongenitalen NNR-Hyperplasie vorliegen, werden folgende Untersuchungen durchgeführt:

1) Kerngeschlechtbestimmung/Chromosomenanalyse,

2) Steroidbestimmungen,

3) Ionogramm,

4) Plasmareninaktivität,

5) Skelettalterbestimmung,

6) bei Mädchen: Genitographie,

7) HLA-Typisierung bei nachgewiesenem C-21-Hxdroxylasemangel.

Die unter 1)–4) genannten Befunde sind für die Bestätigung oder den Ausschluß der Diagnose essentiell. Kerngeschlecht und Chromosomenkonstellation sind praktisch immer normal männlich oder weiblich.

Das Skelettalter ist beim sehr jungen Säugling meist nicht feststellbar akzeleriert, während ein häufig erheblich voreilendes Knochenalter bei Spätdiagnose oder unzureichender Therapie besonders charakteristisch ist (s. 19.5.3 und 19.7.4). Die Genitographie dient zur Darstellung der anatomischen Verhältnisse von Vagina und Urethra bzw. des Sinus urogenitalis und ist Voraussetzung für die gezielte operative Korrektur. Die Möglichkeiten der HLA-Typisierung wurden bereits angesprochen (s. 19.2 und 23.6.1).

Pathognomonisch ist das Ionogramm bei Säuglingen mit Salzverlustsyndrom: *Hyperkaliämie, Hyponatriämie, Hypochlorämie.* Kaliumwerte über 5,5 mmol/l sind verdächtig, Werte über 6,0 mmol/l sind im Zusammenhang mit typischen klinischen Befunden praktisch beweisend. Da jedoch etwa ⅔ der Patienten mit C-21-Hydroxylasemangel und diejenigen mit C-11-Hydroxylierungsdefekt kein Salzverlustsyndrom entwickeln, ist das typische Ionogramm eine rasche und entscheidende Information nur in der akuten Salzverlustkrise. In jedem Fall ist die *endokrinologische* Beweisführung auch zur Unterscheidung zwischen C-21- und C-11-Hydroxylasedefekt notwendig.

Die gaschromatographische Bestimmung von *Pregnantriol und Pregnantriolen* in 24-h-Harn zum Nachweis eines *C-21-Hydroxylierungsdefekts* ist seit vielen Jahren bewährt und vielfach bestätigt. Pregnantriol ist als Harnmetabolit des 17α-Hydroxyprogesteron normaler Bestandteil des Harnsteroidspektrums, während Pregnantriolon unter physiologischen Bedingungen nicht im Harn nachweisbar ist. Bei Patienten mit C-21-Hydroxylasemangel steigen beide Metaboliten stark an und können auch schon beim Säugling in mg/24-h-Bereichen gefunden werden.

Die neben dem Zeitaufwand bestehenden Schwierigkeiten, zuverlässig eine 24-h-Harnprobe zu sammeln, sind bekannt. So wurde die mit dem Fortschritt der radioimmunologischen Steroidbestimmung mögliche Messung spezifischer Plasmasteroide rasch aufgenommen, die Harnsteroidanalysen traten in den Hintergrund. Es zeigte sich, daß die Bestimmung von *17α-Hydroxyprogesteron* für die Diagnose des C-21-Hydroxylierungsdefekts die Methode der Wahl ist ([21], [22, detaillierte Literatur]). Die obere Grenze für einen normalen 17α-Hydroxyprogesteronspiegel im Plasma liegt jenseits der 1. Lebenswoche bis zum 12. Lebensjahr sicher unter

150 ng/dl; Ausnahme: Männliche Säuglinge im 2. Lebensmonat (s. a. Kap. 4, S. 119).

In ausgeprägten Fällen mit C-21-Hydroxylasemangel kann 17α-Hydroxyprogesteron um 1–2 Zehnerpotenzen erhöht sein. Die Bestimmung des 17α-Hydroxyprogesteron im Serum wurde auch als Neugeborenenscreening vorgeschlagen [23].

Die Erhöhung von *Androstendion* und *Testosteron* bei virCNH ist ebenfalls diagnostisch verwertbar. Dabei sind die typischen Altersabhängigkeiten zu beachten. Eine brauchbare Beziehung, die es ermöglicht, die Androgenspiegel aus dem 17α-Hydroxyprogesteronwert prospektiv einzuordnen, ließ sich nicht finden [22].

Hughes u. Winter [24] weisen auf die Möglichkeit hin, durch Bestimmung der *Plasmareninaktivität* (PRA), falls sie erhöht gefunden wird, eine virCNH mit Salzverlustsyndrom schon zu diagnostizieren, bevor es zu klinischen Symptomen kommt.

Beim seltenen *C-11-Hydroxylasedefekt* ist das pathologische Steroidmuster durch die starke Erhöhung des *11-Desoxycortisol* und des die Hypertonie verursachenden *11-Desoxycorticosteron* im Plasma gekennzeichnet. In besonderen Fällen macht sich die Differenzierung des C-11-Hydroxylasesystems durch alleinige Erhöhung eines der genannten 11-Desoxysteroide bemerkbar [25, 26]. Testosteron und Androstendion sind ähnlich wie beim C-21-Hydroxylierungsdefekt erhöht. Im Harn dominieren die entsprechenden Tetrahydroderivate THS und TH-DOC. Als Steroidgruppenbestimmung ist die Porter-Silber-Reaktion geeignet, die THS zusammen mit den Kortisolmetaboliten THE, THF und Allo-THF erfaßt und bei 11-Hydroxylasemangel entsprechend erhöhte Werte ergibt. Ein Ausschütteln der Harnprobe mit Tetrachlorkohlenstoff macht die Bestimmung spezifischer, da durch die unterschiedliche Polarität vornehmlich THS in die organische Lösungsmittelphase geht. Pregnantriol ist ebenso erhöht, meist jedoch nur moderat. Pregnantriolon kann in geringer Menge nachweisbar sein.

Wenngleich in der ganz überwiegenden Mehrzahl bereits unter Basalbedingungen die steroidanalytischen Ergebnisse eindeutig sind, kann in Einzelfällen eine zusätzliche Abklärung durch dynamische Tests (ACTH-Stimulation, Dexamethasonhemmtest) notwendig sein.

Differentialdiagnostisch müssen in erster Linie andere Ursachen für einen Androgenexzeß diskutiert werden. In Frage kommen hormonaktive Tumoren der Nebennierenrinde und der Gonaden. Bei Kindern mit intersexuellem Genitale, bei denen andere Zeichen einer fortschreitenden Virilisierung – evtl. noch – fehlen, stehen natürlich auch sonstige Formen der Intersexualität zur Diskussion; sie werden durch zytogenetische und hormonelle Untersuchungen geklärt. Dies gilt ebenso für eine Virilisierung des Feten über die Mutter (Hormonangaben, androgenproduzierende Tumoren, virCNH) wie für die prämature Adrenarche oder die idiopathische Klitorishypertrophie.

Beim Auftreten eines Salzverlustsyndroms beim *Knaben* ist auch an einen Pseudohypoaldosteronismus zu denken (s. Kap. 4). Allerdings fehlen bei virCNH mit Salzverlustsyndrom eigentlich nie Zeichen der Androgenüberproduktion, die beim Pseudohypoaldosteronismus natürlich nicht bestehen. Somit entfällt der Verdacht auf diese Erkrankung bei Mädchen mit Salzverlustsyndrom bei virCNH durch die genitalen Veränderungen.

Ziel aller diagnostischen Überlegungen und Maßnahmen ist, die Erkrankung möglichst früh zu erkennen und damit eine adäquate Therapie einleiten zu können. Kinder, bei denen die Diagnose zu spät gestellt wurde oder die unzureichend behandelt wurden, erfahren oft ein das ganze Leben beeinträchtigendes Schicksal. Zwei Beispiele aus einer früheren Publikation sollen hier wiederholt werden [27]. Es muß erreicht werden, daß derartige Verläufe zu bedauerlichen Fehlern der Vergangenheit werden.

Beispiel 1. Patientin C. K., geb. 19. 4. 1965

Das Kind wurde zur endgültigen Klärung der Diagnose durch eine auswärtige Kinderklinik in unsere Abteilung überwiesen.

Befunde: Chronologisches Alter: $4^{3}/_{12}$ Jahre, Längenalter $6^{8}/_{12}$ Jahre, Skelettalter 10 Jahre. Genitale Fehlbildung entsprechend den Typen III bis IV der Prader-Skala. Pubes IV nach Tanner. Stimmbruch! Hochgradige psychologische Entwicklungshemmung.

Steroidanalysen: Porter-Silber-Chromogene: 1,75 mg/d; C-17-Ketosteroide 3,46 mg/Tag; freies Kortisol im Harn: 61,2 µg/Tag; Pregnantriol 499,0 µg/Tag.

Anamnese und Vorbefunde: 4.–6. Lebenswoche „Ernährungsstörungen" (offenbar leichtes Salzverlustsyndrom); mit 2½ Jahren trat dann eine Schambehaarung auf; mit 3 Jahren wurde eine Untersuchung in einer auswärtigen Kinderklinik durchgeführt: Skelettalter 7 Jahre; Klitorisvergrößerung; C-17-Ketosteroide: 3,6 mg/Tag.

Diagnose: Adrenogenitales Syndrom. Keine Therapie, da C-17-Ketosteroidwert „unter 8 mg/Tag" lag (Begründung s. unten). Auch Kontrolluntersuchungen bei einem chronologischen Alter von 3½ und 4 Jahren (zu diesem Zeitpunkt bereits eine Überlänge von +18,5 cm und ein Skelettalter von 10 Jahren) blieben ohne therapeutische Konsequenz. Aufgrund einer Bestimmung des Plasmakortisols, die einen Wert im Normbereich ergab, wurde die gestellte Diagnose angezweifelt. Dies war der Anlaß zur Überweisung in die hiesige Abteilung.

Unsere Diagnose: Kongenitale NNR-Hyperplasie vom Typ des C-21-Hydroxylasemangels.

Therapie: Einleitung einer Substitutionstherapie mit Hydrocortison mit einer Richtdosis von 25 mg/m² KOF am Tag, im Alter von 7 Jahren zusätzliche Gabe von Cyproteronacetat. Ein Vierteljahr nach Therapiebeginn operative Korrektur der genitalen Fehlbildung.

Diskussion: In der voruntersuchenden Klinik wurde zwar klinisch die richtige Diagnose gestellt, die notwendige therapeutische Konsequenz aber versäumt. Die Interpretation des Wertes für die C-17-Ketosteroide (Normalwert jenseits des Säuglingsalters bis 8 mg/Tag, lt. Arztbrief unter Bezug auf eine ältere Ausgabe eines pädiatrischen Lehrbuchs) erwies sich für das Kind als verhängnisvoll: fortschreitende Virilisierung, Skelettalterprogreß, Stimmbruch. Ebenso blieb das Kind durch die genitale Fehlbildung, die erst im 5. Lebensjahr operiert werden konnte, lange einer schweren psychischen Belastung ausgesetzt. Schließlich ließ die Fehldeutung eines weiteren Laborwerts (Plasmakortisol) Zweifel an der richtigen Diagnose entstehen. Dadurch wurde eine Revision möglich.

Die frühzeitig eintretende endogene Pubertät nach Therapiebeginn konnte symptomatisch durch die Cyproteronacetatbehandlung ausreichend zurückgehalten werden.

Beispiel 2. Patientin I. M., geb. 5. 5. 1969

Das Kind wurde uns von einer kinderchirurgischen Klinik zu endokrinologischen Diagnostik überwiesen, nachdem es dort zur operativen Korrektur einer Klitorishypertrophie auf Veranlassung einer auswärtigen Kinderklinik vorgestellt worden war.

Befunde: Chronologisches Alter $3^{9}/_{12}$ Jahre; Längenalter 5,0 Jahre; Skelettalter 10½ Jahre. Das Kind wirkte verstört und abweisend, hatte eine tiefe, rauhe Stimme, die genitale Fehlbildung entsprach dem Typ IV nach Prader, S. Abb. 19.5 a, b.

19. Kongenitale Nebennierenrindenhyperplasie mit Androgenüberproduktion

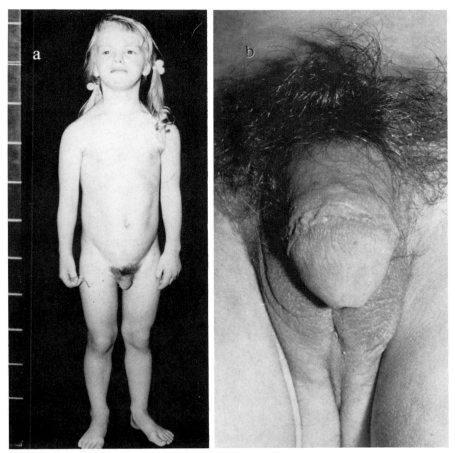

Abb. 19.5. a Patientin I. M. mit unzureichend behandelter virCNH. **b** Genitale des Mädchens

Steroidanalysen: Porter-Silber-Chromogene 1,35 mg/Tag; C-17-Ketosteroide 31,0 mg/Tag; freies Kortisol im Harn: 86,7 mg/Tag; Pregnantriol: 24,2 mg/Tag; Pregnantriolon aus technischen Gründen nicht gemessen, in späteren Analysen während der Einstellungsphase mehrfach erhöht nachgewiesen.

Während bei einer Genitographie in Verbindung mit einer Miktionsurethrozystographie die Darstellung einer Vagina nicht gelingt, findet sich bei der zystoskopischen Untersuchung am Boden der hinteren Harnröhre eine für eine Urethralkatheter durchgängige Öffnung. Nach Instillation von Kontrastmittel kommt es zur Darstellung von Scheide und Uterus.

Anamnese und Vorgeschichte: Bei der Geburt zunächst Annahme eines männlichen Geschlechts, Deutung der Genitalfehlbildung im Sinne einer Hypospadie. Aufgrund eines positiven Geschlechtschromatinbefundes und einer genauen Untersuchung des Genitale wurde die Diagnose „Hermaphroditismus femininus infolge Nebennierendysfunktion" gestellt. Während der ersten Lebensmonate ständig Salzverlustkrisen in typischer klinischer Ausprägung, später in der Frequenz nachlassend. Behandlung mit 1,5 mg Dexamethason/Tag unter zusätzlicher Gabe von 2mal 0,05 mg 9α-Fluorocortisol. Im weiteren Verlauf wurde von der Glukolortikoidmedikation Abstand genommen und lediglich das isoliert mineralokortikoidwirksame Fluorocortisol gegeben.

Diagnose: Kongenitale NNR-Hyperplasie vom Typ des C-21-Hydroxylasemangels.
Therapie: Einleitung einer Substitutionstherapie mit Hydrocortison; zusätzliche Gabe eines Mineralokortikoids. Nach Stabilisierung der endokrinen Situation wurde eine operative Korrektur der Genitalfehlbildung entsprechend den Angaben von Hendren durchgeführt.
Diskussion: In der voruntersuchenden Kinderklinik wurde aufgrund des klinischen Bildes, der Geschlechtschromatinbestimmung und des Ionogramms die richtige Diagnose „adrenogenitales Syndrom" gestellt. Häufige, mehr oder weniger gravierend verlaufende Salzverlustkrisen mit jeweils notwendig werdender klinischer Behandlung kennzeichneten den Verlauf der ersten beiden Jahre. Mit der durchgeführten hormonellen Behandlung konnte die zugrundeliegende Störung offensichtlich nicht ausreichend beherrscht werden. Der Verzicht auf eine Glukokortikoidsubstitution im weiteren Verlauf hatte zur Folge, daß die Virilisierung ungehindert fortschreiten konnte. So ergab sich bei der Erstuntersuchung in unserer Abteilung ein Skelettalter von fast 11 Jahren, was einer Wachstumsprognose von 128 cm entspricht. Durch die massive Genitalfehlbildung konnte sich das Kind psychosozial nicht adäquat entwickeln; zahlreiche Krankenhausaufenthalte beeinträchtigten diese Entwicklung zusätzlich. Die massiv eingeschränkte Wachstumsprognose und der Stimmbruch sind praktisch irreversibel.

Die skizzierten Beispiele stellen, wie erwähnt, sicher eine besonders negative Auslese dar. Die typischen Fehler und Versäumnisse lassen sich aber anhand derartiger Verläufe präzise erkennen. Stichwortartig zusammengefaßt, können sie folgendermaßen formuliert werden:

1) Eltern sind allgemein unzureichend über Störungen der genitalen Entwicklung unterrichtet. Auch wenn eine derartige Störung bereits bei der Geburt sichtbar besteht, werden eine rechtzeitige Konsultation bzw. eine Wiedervorstellung versäumt.

2) Im Falle des Vorliegens eines kongenitalen adrenogenitalen Syndroms sind die Eltern über die Art der Störung, über eventuelle Konsequenzen und über den Sinn der Therapie oft nicht oder nur wenig unterrichtet.

3) Bei Vorliegen einer genitalen Fehlbildung oder einer vorzeitigen „Geschlechtsentwicklung" wird eine vollständige und abschließende Diagnostik durch den primär behandelnden Arzt häufig nicht geleistet, so daß durch Zeitverluste und sachliche Informationslücken Fehlentwicklungen vorprogrammiert werden. Da z.T. spezielle Untersuchungsbefunde erhoben werden müssen, sollten derartige Patienten einer entsprechend eingerichteten Fachabteilung zugewiesen werden.

4) Die medikamentöse Therapie bei kongenitalem adrenogenitalem Syndrom wird von Beginn an oder im weiteren Verlauf nicht sachgerecht durchgeführt.

5) Rechtzeitige operative Korrekturen bei weiblichen Kindern werden versäumt.

6) Kontrollen der klinischen Parameter und typischen Laborwerte werden nicht regelmäßig durchgeführt. Sie sind jedoch Voraussetzung für einen optimalen Therapieerfolg.

19.7 Therapie

Es gibt bislang keine Möglichkeit, den C-21- bzw. C-11-Hydroxylasemangel zu beseitigen. Die Behandlung muß daher an den Folgen dieser Defekte ansetzen und die primär unzureichende Synthese der adrenalen Endprodukte Kortisol und Aldosteron durch exogene Zufuhr ausgleichen.

19.7.1 Grundsätze

Mit der *Substitution von Kortisol* balanciert sich der Feedbackmechanismus prinzipiell wieder ein. Der ACTH-Exzeß, der ja über die massive Stimulation der Nebennierenrinde einen eben ausreichenden Plasmaspiegel des Kortisols ermöglicht, geht zurück. Die Bildung der enzymatisch nicht limitierten androgenen Hormone und der C-21-Vorstufensteroide reduziert sich ebenfalls weitgehend auf Werte im Normbereich. Die *Substitution von Mineralokortikoiden* führt parallel zu einer entsprechenden Balance im Salz-Wasser-Haushalt. Das Plasmavolumen normalisiert sich, die Plasmareninaktivität geht auf physiologische Werte zurück.

Die Substitution muß *lebenslang* erfolgen. Da sich die NNR-Hyperplasie bei adäquater Behandlung zurückbildet, besteht praktisch keine Reservekapazität in Streßsituationen mehr (massive körperliche Anstrengung, hochfieberhafte Erkrankungen, Operationen). In derartigen Situationen muß die Substitutionsdosis *erhöht* werden. Engmaschige *Kontrollen* sind vorzusehen.

19.7.2 Substanzen, Dosis und Verabreichungsmodus bei der Substitutionstherapie

Zur Ersatztherapie eignet sich das originäre NNR-Hormon Hydrocortison besonders gut. Es wird zunächst in einer Dosis von 15–25 mg/1,0 m² KOF und Tag in Tablettenform gegeben und im Verlauf individuell einreguliert. Die Rhythmik der physiologischen Kortisolsekretion ist natürlich nur bedingt nachzuvollziehen; man versucht es durch 3 Einzeldosen zu erreichen, die sich zeitlich an dem diurnalen Grobraster der Kortisolsekretion orientieren. So ergibt sich folgendes Schema:

morgens 7– 8^{00} etwa 50% der Tagesdosis,

mittags 13–15^{00} etwa 15% der Tagesdosis,

abends ≧22^{00} etwa 35% der Tagesdosis.

Die Abenddosis ist eine Konzession an die Praktikabilität. Um die nächtlichen (0–4^{00}) ACTH-Sekretionspeaks zu beeinflussen, müßte die Abenddosis eigentlich nachts gegeben werden. Es stehen Tabletten zu 10 mg Hydrocortison zur Verfügung, die ohne Schwierigkeiten halbiert und noch ausreichend zuverlässig geviertelt werden können. Es ist nach unserer Erfahrung kein Vorteil, andere Steroide zu verwenden, vielmehr besteht die

Tabelle 19.2. Äquivalenzdosen für Hydrocortison, gemessen an der entzündungshemmenden (*I*) und der Na-retinierenden Wirkung (*II*)

		I	II
Hydrocortison	=	1,0	1,0
Kortison	=	1,25	1,25
Prednison	=	0,25	1,25
Prednisolon	=	0,25	1,25
6-Methylprednisolon	=	0,2	2,0
Dexamethason	=	0,04	0
Fludrocortison	=	0,1	0,008

Gefahr der Überdosierung, da die Äquivalenzdosis stets nur auf die jeweilige Referenzfunktion bezogen werden kann und diese nicht zwangsläufig alle Funktionsebenen des Hydrocortisons einschließt. Außerdem scheint die wachstumshemmende Wirkung, vor allem des Dexamethasons, größer als der substitutive Effekt zu sein [28].

Die Äquivalenzdosen für Hydrocortison werden in Tabelle 19.2 angegeben [29].

Die Diskussion, ob auch bei klinisch und blutchemisch nicht oder nicht mehr manifestem Salzverlust eine Mineralokortikoidsubstitution notwendig ist, wurde kürzlich erneut belebt [30, 31]. Man war lange Zeit der Meinung, man könne zumindest bei einigen Patienten mit Salzverlust mit zunehmendem Lebensalter auf eine Mineralokortikoidbehandlung verzichten. Die klinische Erfahrung sprach dafür, eine verbesserte Regulationsfähigkeit im Salz-Wasser-Haushalt wurde in diesem Zusammenhang angenommen [32]. Nun zeigten die Studien von Edwin et al. [30], daß keine altersabhängige Änderung der Intensität des C-21-Hydroxylasemangels eintritt. Hughes et al. [31] zeigten anhand von Messungen des 17α-Hydroxyprogesteron, der Plasmareninaktivität und der Natriumausscheidung nach Natriumrestriktion, daß bei C-21-Hydroxylasemangel mit Salzverlust auch ohne weitergehende Symptomatik eine Mineralokortikoidsubstitution fortgesetzt werden sollte. Man muß sogar noch einen Schritt weitergehen und alle Patienten, bei denen die Plasmareninaktivität erhöht gefunden wird, mit Mineralocorticoiden substituieren [13, 33], zumal das Renin-Angiotensin-System offenbar alle Zonen der NNR stimulieren kann und so, ähnlich wie eine unzureichende ACTH-Suppression, zu einer mangelhaften endokrinen Einstellung führen kann.

Als Präparat wird 9α-Fluorohydrocortison oral gegeben. Die Dosis liegt bei 0,15–0,20 mg/Tag bei Säuglingen, bei älteren Kindern bei 0,05 bis 0,3 mg/Tag [33].

19.7.3 Akute Salzverlustkrise

Eine akute Salzverlustkrise bei C-21-Hydroxylasemangel ist immer ein *lebensbedrohlicher Zustand*. Dies gilt besonders für Säuglinge unmittelbar jenseits der Neugeborenenperiode, bei denen die Diagnose noch nicht gestellt wurde. Ihr Wasserhaushalt hat nur eine geringe Regulationsbreite, rasche Exsikkose und rapider Verfall infolge der adrenalen Insuffizienz treten oft ohne nennenswerte Vorboten ein.

Die klinischen Zeichen und der Verlauf bei nicht rechtzeitiger Therapie sind durch die folgenden Symptome charakterisiert:

- Blutdruckabfall,
- Unruhe, Reizbarkeit,
- kalte Haut, Blässe,
- Exsikkosezeichen,
- zunehmende Zyanose,
- kaum noch tastbarer Puls,
- rasche, mühsame Atmung,
- meist kurzes Koma mit Fieberanstieg und Krämpfen,
- Exitus.

Zur Therapie s. Tabelle 19.3.

Tabelle 19.3. Akuttherapie bei Kindern mit C-21-Hydroxylierungsdefekt und Salzverlustsyndrom

1. Intravenöse Dauertropfinfusion mit 0,9%iger NaCl-Lösung und 5%iger Glukoselösung 1:1; je nach Grad der Exsikkose 50 – 150 ml/kg KG in 24 h *zusätzlich* zum Erhaltungsbedarf (bis 10 Jahre etwa 2500 ml/m² KOF in 24 h)
2. Intravenöse Bypassinfusion von Hydrocortison, 250 mg/m² KOF in 24 h, davon etwa 20% rasch einlaufen lassen oder 2 – 4 mg/kg KG vorab i.v. injizieren
3. Intravenöse oder, je nach Kreislaufverhältnissen, auch intramuskuläre Gabe von 0,5 – 1,0 mg Aldosteron/24 h
4. Bei systolischen Blutdruckwerten, die ca. 20% unter der Norm liegen: Noradrenalin 4 – 6 mg/100 ml Infusionsflüssigkeit
5. Je nach Astrup-Werten evtl. Azidosetherapie
6. Bei Insuffizienz vitaler Funktionen intensivmedizinische Maßnahmen
7. Überwachung, insbesondere des Ionogramms und der Astrup-Werte
8. Stufenweiser Übergang auf eine Infusionslösung entsprechend 1. im Verhältnis 1:2 bis 1:4, Beginn meist nach 22 – 24 h möglich

Bei weiter gutem Verlauf wird schrittweise auf die Dauertherapie übergegangen

19.7.4 Kontrolle und Verlauf

Ein langfristig guter Behandlungserfolg verlangt regelmäßige Kontrolluntersuchungen. Klinische und endokrinologische Daten lassen erkennen, ob die Therapie regelmäßig und individuell gut adaptiert durchgeführt wird. Tabelle 19.4 weist die kritischen Parameter aus und gibt ihre optimalen Werte an (Literatur hinsichtlich Androgenspiegel [34, 35]).

Die Erfahrung zeigt, daß in allen Teilen regelhafte Laborwerte auch bei guter Einstellung der Behandlung nicht immer erreicht werden. Man hüte sich, die therapeutischen Steroiddosen ausschließlich anhand einzelner La-

Tabelle 19.4. Kontrollparameter bei virCNH vom C-21-Hydroxylasemangeltyp

Parameter	Sollwert
1. Klinische Daten	
1.1 Wachstumsrate	Normal (s. Kap. 11)
1.2 Blutdruck	Altersgerecht
1.3 Knochenalter	$\dfrac{\text{chronolog. Altersprogreß}}{\text{Kochenaltersprogreß}} = 1{,}0$
1.4 Status der sexuellen Entwicklungsmerkmale	Altersgerecht bzw. kein Fortschritt vor pubertätsreifem Knochenalter
2. Labordaten	
2.1 17α-Hydroxyprogesteron im Plasma	< 150 ng/dl morgens 8 – 10 Uhr (2. LW – 12. LJ)
2.2 Testosteron im Plasma	Altersgemäße Werte (s. Kap. 4)
2.3 Androstendion	Vor Pubertät < 50 ng/dl, während der Pubertät bis Stadium III < 200 ng/dl, später 300 ng/dl.
2.4 Plasmareninaktivität	Normal (liegend: $1{,}24 \pm 1{,}09$ (SD) ng/ml/Std.)
2.5 Pregnantriol im Harn	< 200 µg/24 h im Kindesalter
2.6 Pregnantriolon im Harn	< 100 µg/24 h

borparameter zu korrigieren, da es auf diese Weise rasch zu einer Überdosierung kommt, die sich insbesondere in einer rückläufigen Wachstumsrate bemerkbar macht. Eine optimale therapeutische Situation ist immer dann erreicht, wenn Knochenalter und chronologisches Alter gleichmäßig fortschreiten und die Wachstumsrate dem Knochenalter entspricht.

Lediglich bei weit vorausgeeiltem Knochenalter, wie es bei verspäteter Diagnose oder unzureichender Therapie regelmäßig beobachtet wird, gilt diese Regel nicht. Unabhängig vom chronologischen Alter kann ein bis zur Pubertätsreife vorgeeiltes Knochenalter zu einer verfrühten endogenen Aktivierung der Gonadotropin-Gonaden-Achse führen. Das bis dahin schon übermäßige Längenmaß wird dann erneut stimuliert, es schreitet schnell weiter fort und begrenzt die für das Längenwachstum verfügbare Zeit weiter; so entsteht ein sekundärer Klein- bis Minderwuchs (s. Kap. 12). Man kann in derartigen Fällen versuchen, die Reifeentwicklung durch Gabe von Cyproteronacetat aufzuhalten. Der Effekt auf die Knochenreifung ist jedoch nicht immer überzeugend (s. Kap. 14).

So bleibt es vorrangiges Ziel, die Behandlung durch rechtzeitige Diagnose frühestmöglich beginnen zu können. Die Intervalle für die Kontrolluntersuchungen richten sich nach der Erfolgsqualität. Bei gutem Verlauf halten wir eine halbjährliche Untersuchung für ausreichend. Andererseits gilt der Grundsatz, daß engmaschigere (1- bis 3monatige) Untersuchungen immer dann vereinbart werden müssen, wenn durch Unzuverlässigkeit der Therapiedurchführung, durch gehäufte Infekte mit aktueller Dosisänderung u.ä. die Gefahr einer nachteiligen Entwicklung besteht. Auch nach der Ersteinstellung beim jungen Säugling bedarf es zunächst häufiger Nachuntersuchungen.

Es ist heute durchaus möglich, daß sich Patienten mit virCNH vom Säuglingsalter an hervorragend entwickeln und eine regelhafte Pubertät und Adoleszenz durchlaufen. Neben der sorgfältigen medikamentösen Therapie ist die Information der Patienten über ihre Krankheit und die guten Chancen für ein praktisch als Heilung anzusehendes Behandlungsergebnis besonders wichtig, damit die Zuverlässigkeit und Motivation bei der Therapie ebenso wie die regelmäßigen Kontrolluntersuchungen gewährleistet sind.

19.7.5 Operative Maßnahmen

Die Genitalfehlbildung beim Mädchen mit virCNH ist heute durch chirurgische Korrektur tadellos zu behandeln. Dies gilt sowohl für das kosmetische Ergebnis als auch im Hinblick auf die funktionellen Erfordernisse. Selbst eine vollständige Virilisierung des äußeren Genitales mit der Notwendigkeit einer weitgehenden Vaginalplastik ist technisch mit guten Resultaten möglich. Die früher fast regelmäßig durchgeführte Amputation der Klitoris ist inzwischen von einer funktionell orientierten Operationsmethodik abgelöst worden. In den meisten Fällen wird das vergrößerte Organ verkleinert und in den Bereich des präpubischen Fettpolsters versenkt. Auf diese Weise wird die genitale Sensibilität erhalten. Der Zeitpunkt für eine korrigierende Operation soll mit Rücksicht auf die Entwicklung der psychosozialen Geschlechtsrolle innerhalb der ersten 3 Lebensjahre erfolgen.

Literatur

1. Prader A, Zachmann M (1978) Das adrenogenitale Syndrom. In: Labhart A (Hrsg) Klinik der inneren Sekretion, 3. Aufl. Springer, Berlin Heidelberg New York, S 363
2. Murtaza L, Sibert JR, Hughes I, Balfour IC (1980) Congenital adrenal hyperplasia – a clinical and genetic survey (Are we detecting male salt-losers?) Arch Dis Child 55:622
3. Knorr D, Bidlingmeier F, Butenandt O, Schnakenberg K von, Wagner W (1977) Test for heterozygocity of congenital adrenal hyperplasia. In: Lee PA, Plotnick LP, Kowarski AA, Migeon CJ (eds) Congenital adrenal hyperplasia. University Park Press, Baltimore
4. Knorr D, Bidlingmeier F, Butenandt O, Sipell WG, Weil J (1978) Progress in testing for heterocygosity in congenital adrenal hyperplasia (CAH). Pediatr Res 12:1100
5. Lorenzen F, Pang S, New MI, Dupont B, Pollack M, Chow DM, Levine LS (1979) Hormonal phenotyp and HLA-genotype in families of patients with congenital adrenal hyperplasia (C-21-hydroxylase-deficiency). Pediatr Res 13:1356
6. Mauseth RS, Hansen JA, Smith EK (1980) Detection of heterozygotes for congenital adrenal hyperplasia: 21-Hydroxylase-deficiency - a comparison on HLA-typing and 17-OH-progesterone response to ACTH infusion. J Pediatr 97:749
7. Dupont B, Oberfield SE, Smithwick EM, Lee TD, Levine LS (1977) Close genetic linkage between HLA and congenital adrenal hyperplasia (21 hydroxylase-deficiency). Lancet II:1309
8. Grosse-Wilde H, Weil J, Albert E, Scholz S, Bidlingmeier F, Knorr D (1978) Linkage studies between HLA-A,B,D-alleles and congenital adrenal hyperplasia (CAH). Pediatr Res 12:1008
9. Levine LS, Zachmann M, New MI et al. (1978) Genetic mapping of the 21-hydroxylase deficiency gene with the HLA linkage group. N Engl J Med 299:911
10. Pham-Huu-Trung MT, Roux MC, Gourmelen M, Baron MC, Girard F (1976) Plasma aldosterone concentrations related to 17-hydroxyprogesterone in congenital adrenal hyperplasia. Acta Endocrinol (Copenh) 82:572

11. Frisch H, Parth K, Schober E, Swoboda W (1981) Circadian patterns of plasma cortisol, 17-hydroxyprogesterone, and testosterone in congenital adrenal hyperplasia. Arch Dis Child 56:208
12. Grant DB, Dillon MJ, Atherden SM, Levinsky RJ (1977) Congenital adrenal hyperplasia: Renin and steroid values during treatment. Eur J Pediatr 126:89
13. Horner JM, Hintz RL, Luetscher JA (1979) The role of renin and angiotensin in salt-losing, 21-hydroxylasedeficient congenital adrenal hyperplasia. J Clin Endocrinol 48:776
14. Siebenmann RE (1978) Das adrenogenitale Syndrom – Pathologische Anatomie. In: Labhart A (Hrsg) Klinik der inneren Sekretion, 3. Aufl. Springer, Berlin Heidelberg New York, S 365
15. Stolecke H (1970) Kongenitale Nebennierenrindenhyperplasie mit maximaler Virilisierung (penile urethra). Kasuistik der Weltliteratur und ein eigener Beitrag. Z Kinderheilkd 107:343
16. Hoepffner W, Sanding KR (1971) Totale Vermännlichung bei einem Mädchen mit adrenogenitalem Syndrom. Kinderaerztl Prax 41:356
17. Marshall WN Jr, Lightner ES (1980) Congenital adrenal hyperplasia presenting with posterior labial fusion without clitoromegaly. Pediatrics 66:312
18. Blankstein J, Faiman C, Reyes FI, Schroeder ML, Winter JSD (1980) Adult-onset familial adrenal 21-hydroxylase deficiency. Am J Med 68:441
19. Kirkland RT, Kirkland JL, Librik L, Clayton GW (1972) The incidence of associated anomalies in 105 patients with congenital adrenal hyperplasia. Pediatrics 49:608
20. Kai H, Nose O, Iida Y, Ono J, Harada T, Yabuuchi H (1979) Female pseudohermaphroditism caused by maternal congenital adrenal hyperplasia. J Pediatr 95:418
21. Giusti G, Mannelli M, Forti et al. (1978) Plasma steroid values in congenital adrenocortical hyperplasia. In: James VHT, Serio M, Giusti G, Martini L (eds) The endocrine function of the human adrenal cortex Academic Press, London New York, p 271
22. Schnakenburg K von, Bidlingmeier F, Knorr D (1980) 17-hydroxyprogesterone, androstendione, and testosterone in normal children and in prepubertal patients with congenital adrenal hyperplasia. Eur J Pediatr 133:25
23. Pang S, Hotchkiss J, Drash AL, Levine LS, New MI (1977) Microfilter paper method for 17-hydroxy-progesterone radioimmunoassay: Its application for rapid screening for congenital adrenal hyperplasia. J Clin Endocrinol Metab 45:1003
24. Hughes IA, Winter JSD (1977) Early diagnosis of saltlosing congenital adrenal hyperplasia in a newborn boy. Can Med Assoc J 117:363
25. Zachmann M, Völlmin JA, New MI, Curtius HC, Prader A (1971) Congenital adrenal hyperplasia due to deficiency of 11-hydroxylation of 17-hydroxylated steroids. J Clin Endocrinol 33:501
26. Gregory T, Gardner LI (1976) Hypertensive virilizing adrenal hyperplasia with minimal impairment of synthetic route to cortisol. J Clin Endocr 43:769 (1976)
27. Stolecke H (1977) Kongenitale Nebennierenrindenhyperplasie (Kongenitales adrenogenitales Syndrom). Beispiele und Analyse ungünstiger Verläufe. Therapiewoche 27:4499
29. Hyles AB, Daly JR (1974) Initiation of corticosteroid treatment. In: Myles AB, Daly JR, Corticosteroid and ACTH-treatment. Arnold, London, p 83
28. Meikle AW, Tyler FH (1977) Potency and duration of action of glucocorticoids; effects of hydrocortisone, prednisone and dexamethasone on human pituitary adrenal function. Am J Med 63:200
30. Edwin C, Lanes R, Migeon CJ, Lee PA, Plotnick LP, Kowarski AA (1979) Persistence of the enzymatic block in adolescent patients with salt losing congenital adrenal hyperplasia. J Pediatr 95:524
31. Hughes IA, Wilton A, Lole CA, Gray OP (1979) Continuing need for mineralocorticoid therapy in salt-losing congenital adrenal hyperplasia. Arch Dis Child 54:350
32. Newns GH (1974) Congenital adrenal hyperplasia. Arch Dis Child 49:1
33. Winter JSD (1980) Marginal comment: Current approaches to the treatment of congenital adrenal hyperplasia. J Pediatr 97:81
34. Korth-Schutz S, Virdis R, Saenger P, Chow DM, Levine SL, New MI (1978) Serum androgens as a continuing index of adequacy of treatment of congenital adrenal hyperplasia. J Clin Endocrinol Metab 46:452
35. Cavello A, Corn C, Bryan GT, Meyer III WJ (1971) The use of plasma androstendione in monitoring. Therapy of patients with congenital adrenal hyperplasia. J Pediatr 95:33

20. Klinische Krankheitsbilder bei Störungen der Bildung gastrointestinaler Hormone

H. Goebell, V. Eysselein

20.1 Allgemeine Beteiligung gastrointestinaler Hormone bei verschiedenen Krankheitsbildern

Unabhängig von den hormonproduzierenden Tumoren zeigen verschiedene gastrointestinale Hormone bei einigen Krankheitsbildern ein verändertes Verhalten, dessen pathologische Bedeutung bisher aber nur unvollkommen bekannt ist. In Tabelle 20.1 ist eine Übersicht gegeben (Übersicht bei [31, 85]).

20.1.1 Gastrin (Übersicht bei [27]):

Erhöhte Serumspiegel von Gastrin werden vor allem dann gefunden, wenn der Feedbackmechanismus mit Bremsung der Gastrinfreisetzung aus den G-Zellen des Antrums wegen zu niedriger oder fehlender Säureberieselung gestört ist. Dies trifft für manche Fälle mit chronisch-atrophischer Gastritis, insbesondere bei der Sonderform der perniziösen Anämie mit Atrophie der Fundusdrüsen zu. Nach Billroth-II-Operation mit zurückgelassenem Antrumrest an der zuführenden Schlinge kommt es aus gleichen Gründen zur ungebremsten Gastrinproduktion. Die erhöhten Serumgastrinspiegel dieser Patienten fallen jedoch nach Sekretininjektion ab. (Differentialdiagnose zum Zollinger-Ellison-Syndrom.) Ebenso findet sich nach selektiver proximaler Vagotomie ein erhöhter Gastringehalt des Bluts. Bei Magenausgangsstenose durch Entzündung, oder idiopathisch durch Hypertrophie bedingt, kommen erhöhte Gastrinspiegel mit Salzsäurehypersekretion vor [4]. Auch bei chronischer Niereninsuffizienz und nach ausgedehnten Dünndarmresektionen wird eine Hypergastrinämie mit oder ohne vermehrte Säuresekretion beschrieben. Ein gestörter Abbau des Gastrins wird angenommen. In der Pathogenese des Ulcus duodeni läßt sich dem Gastrin bisher kein gesicherter Platz zuweisen [27]. Bei einem Teil der Patienten lassen sich erhöhte Gastrinspiegel im Serum finden, auch eine Freisetzung auf einen Nahrungsreiz (vagaler Reiz) scheint erhöht zu sein. Bei Phäochromozytom wurden erhöhte Serumspiegel gefunden, die postoperativ abfallen, die Katecholamine setzen Gastrin frei.

Tabelle 20.1. Verhalten gastrointestinaler Hormone bei einigen Krankheiten

Hormon	Krankheit	Befund	Mechanismus
Gastrin	Zurückgebliebener Antrumrest bei Billroth-II (excluded antrum)	Im Serum erhöht	Ungebremste Freisetzung
	Vagotomie	Im Serum erhöht	Ungebremste Freisetzung
	Benigne Magenausgangsstenose, idiopathische hypertrophische Pylorusstenose	Im Serum erhöht	Ungebremste Freisetzung
	Magenkarzinom mit atrophischer Fundusgastritis	Im Serum erhöht	ungebremste Freisetzung
	Perniziöse Anämie	Im Serum erhöht	Ungebremste Freisetzung
	Ulcus duodeni	Bei Teil der Pat. postprandial erhöhte Serumspiegel	Erhöhte Empfindlichkeit der G-Zellen auf vagalen Reiz
	Niereninsuffizienz	Im Serum erhöht	Abbau gestört
	Ausgedehnte Dünndarmresektion	Im Serum erhöht	Abbau gestört
	Phäochromozytom	Im Serum erhöht	Freisetzung durch Katecholamine
Pankreozymin	Sprue, Zöliakie	Im Serum kein Anstieg	Gestörte Bildung
	Pankreasinsuffizienz	Im Serum erhöht	Wegfall Feedback?
Sekretin	Sprue, Zöliakie	Im Serum kein Anstieg	Gestörte Bildung
GIP	Diabetes mellitus	Im Serum erhöht?	Störung Feedback mit Insulin?
	Adipositas	Im Serum erhöht?	
	Sprue, Zöliakie	Im Serum kein Anstieg	Gestörte Bildung
Substanz P	Hirschsprung-Krankheit	Fehlt im agangliären Segment	?
	Chorea Huntington	Fehlt in Substantia nigra	?

20.1.2 Cholezystokinin-Pankreozymin (CCK)

Wegen unzuverlässiger Bestimmungsmethoden ist wenig über die pathophysiologischen Veränderungen dieses Hormons bekannt. Eine Erhöhung des Serumnüchternspiegels wurde bei exokriner Pankreasinsuffizienz beschrieben [37]. Eine Rolle des CCK in der Pathogenese der Fettsucht wird diskutiert [47]. Es soll die Nahrungsaufnahme und den Appetit hemmen. In diesem Zusammenhang ist das Vorkommen von CCK im Gehirn interessant. Eine verminderte Freisetzung von CCK aus der Duodenalschleimhaut bei gestörter Mukosastruktur im Rahmen des Spruesyndroms wurde beschrieben [3, 18]. Nach Gabe von Aminosäuren in das Duodenum fanden sich bei diesen Patienten sowohl eine verminderte Pankreasenzymsekretion als auch eine verminderte Gallenblasenkontraktion, bei erhaltener Reaktion des Organs auf exogen gegebenes CCK [56].

20.1.3 Sekretin

Es ließ sich bisher nicht nachweisen, daß eine verminderte Sekretinbildung in der Pathogenese des Ulcus duodeni eine Rolle spielt. Bei Sprue wurde eine verminderte Freisetzung aus dem Duodenum beschrieben [3].

20.1.4 Gastrisches inhibitorisches Polypeptid (GIP)

Die Freisetzung von Insulin in Gegenwart von Glukose durch GIP weist diesem Hormon eine Rolle in der entero-insulären Achse und der Glukoseregulation des Organismus zu. Erhöhte GIP-Werte wurden bei Diabetes mellitus und bei Adipositas im Sinne einer Störung eines Feedbackmechanismus gefunden [21a]. Bei Spruepatienten wird GIP postprandial vermindert freigesetzt [17].

20.1.5 Substanz P

Diesem Polypeptid, dem bisher nur die Rolle eines Hormonkandidaten mit Vorkommen vor allem im Kolon, aber auch im Gehirn zugewiesen wird, kommt möglicherweise in der Pathogenese der Hirschsprungkrankheit und der Chorea Huntington eine Rolle zu. Es soll dann im aganglionären Kolonsegment bzw. in der Substantia nigra des Gehirns nicht mehr nachweisbar sein [77].

20.2 Hormonproduzierende Tumoren im Gastrointestinaltrakt
(Übersicht bei [6, 10, 24, 31, 33, 39, 49, 74, 76])

Die seit 1970 stetig wachsende Kenntnis der Zahl gastrointestinaler Polypeptide und der sie produzierenden Zelltypen ist durch methodische Fortschritte bei den radioimmunologischen Bestimmungen und der Immunhistochemie möglich geworden. Die morphologische und funktionelle Ähnlichkeit der polypeptidproduzierenden Zellen des Magen-Darm-Pankreastrakts und außerhalb liegender Organe ließ diese auf einen gemeinsamen Ursprung im Ektoblast zurückführen und als sog. APUD-Zellen charakterisieren (*A*mine *P*recursor *U*ptake and *D*ecarboxylation) [73, 74]. Aus Zellen dieses Ursprungs sich zusammensetzende Tumoren werden daher als *APUDome* bezeichnet. Zu einigen Tumoren ließen sich aufgrund der alleinigen oder überwiegenden Sekretion eines Polypeptids bestimmte Symptome assoziieren [21, 26, 75, 76]. Eine Übersicht gibt die Tabelle 20.2.

Durch die bessere methodische Aufarbeitung und Charakterisierung von Polypeptiden werden bisher unbekannte Syndrome und Tumoren in Zukunft bekannt werden. Für den Kliniker mag es daher wichtig sein zu

Tabelle 20.2. Syndrome mit polypeptidproduzierenden Tumoren im Gastrointestinaltrakt. (In Anlehnung an: Holst [39])

Syndrom	Andere Bezeichnungen	Produzierte Polypeptide	Hauptsymptome
Zollinger-Ellison Typ I und II	G-Zell-Hyperplasie (I) Gastrinom (II)	Gastrin	Excessive HCl-Bildung Magen-Darm-Ulzera
Verner-Morrison	WDHA*, pankreatische Cholera, Vipom	Vasoaktives intestinales Polypeptid (VIP) u. a.	Wäßrige Diarrhoen
Werner-Syndrom	Multiple, endokrine Adenomatose (MEA, Typ I)	Gastrin, Parathormon u.a.	Multipel
Glukagonom	–	Glukagon	Bullöse Dermatose, Diabetes
Somatostatinom	–	Somatostatin	Diabetes, Steatorrhö, Achlorhydrie
PP-om	–	Pankreatisches Polypeptid	Diarrhö (?)
Insulinom	–	Insulin	Hypoglykämie
Karzinoid	–	Serotonin	Diarrhö, Flush

* WDHA = Watery Diarrhea Hypokalemia, Achlorhydria Syndrome

wissen, welche verschiedenen Hormone bzw. Polypeptide die wichtigsten Symptome hervorrufen können, wenn sie im Überschuß produziert werden (Tabelle 20.3) [24, 39, 49, 75]. Histologisch sind die polypeptidproduzierenden Tumoren des Pankreas oder Darms oft nicht einheitlich zusammengesetzt, obwohl ein sekretorisches Produkt die Symptomatik bestimmen kann [49]. Daneben können in kleineren Mengen andere Polypeptide sezerniert werden, z. B. pankreatisches Polypeptid. Die Symptome eines Tumors können sich somit im Laufe von Jahren ändern, in Metastasen können andere Zellen vorherrschen als im Primärtumor. Aus diesen Gründen ist auch die

Tabelle 20.3. Hauptsymptome. Tumoren und ihre Beziehung zur Überproduktion verschiedener Polypeptide. (Nach Holst [39])

Symptom	Peptide
Diarrhö	Vasoaktives intestinales Polypeptid (VIP) Gastrin Kalzitonin 5-Hydroxytryptamin/Kallikrein Substanz P Prostaglandine Pankreatisches Polypeptid (?)
Diabetische Glukosetoleranz	Gastrin Glukagon VIP Somatostatin ACTH
Flushing	Substanz P VIP 5-Hydroxytryptamin/Kallikrein

20. Störungen der Bildung gastrointestinaler Hormone

radioimmunologische Messung mehrerer Polypeptide, soweit möglich, im Serum empfehlenswert. Hormonproduzierende Tumoren des Gastrointestinaltrakts sind insgesamt selten, von einzelnen Formen sind nur einige Fälle bekannt geworden. Es muß aber auch im Kindesalter mit ihrem Auftreten gerechnet werden.

20.2.1 Zollinger-Ellison-Syndrom (Gastrinom) [1, 16, 22, 65, 80, 81]

Die Erstbeschreibung eines mit schweren Ulzerationen am Magen und Darm, einer extremen Salzsäuresekretion des Magens und einem Tumor im Pankreas einhergehenden Syndroms bei 2 Patienten erfolgte im Jahre 1955 durch Zollinger u. Ellison [90]. Sie war ein wesentlicher Anstoß zur weiteren Erforschung der Rolle gastrointestinaler Hormone und mit deren Überproduktion einhergehender Krankheitsbilder. Das ZES ist relativ häufig, mehr als 2000 Fälle wurden seit der Erstbeschreibung beobachtet. Es kommt in allen Altersstufen vor, also auch im Säuglings- und Kindesalter!

20.2.1.1 Ätiologie und Pathogenese [1, 16, 65, 80]

Als verursachend erwies sich beim ZES eine autonome Überproduktion von Gastrin in sog. D-Zellen von Tumoren des Pankreas [35]. Die Tumoren kommen einzeln oder multipel im Pankreas, seltener in der Schleimhaut des Duodenums oder Antrums vor. Ihre Größe ist außerordentlich variabel, von 2 mm bis 20 cm. Die Mehrzahl (ca. 60%) ist maligne, allerdings mit sehr langsamem Wachstum und Metastasierungstendenz. Metastasen entwickeln sich vor allem in den regionalen Lymphknoten, der Leber, im Hilus der Milz oder Leber. Pathologisch-anatomisch entsprechen die Zellformationen in Metastasen nicht selten nur unvollkommen dem Primärtumor und den eigentlichen polypeptidproduzierenden Zellen. In ca. 20% ist das ZES Teil einer sog. multiplen endokrinen Adenomatose (MEA, I-Syndrom, s. unten), bei dem noch andere Drüsen Hormone im Überschuß produzieren. Einzelne Fälle mit der Kombination eines Phäochromozytoms und eines gastrinproduzierenden Pankreastumors wurden beschrieben [15, 70]. Selten, in etwa 1% der beobachteten Fälle, liegt dem ZES eine G-Zell-Hyperplasie des Antrums ohne eigentliche Tumorbildung zu Grunde. Die autonome Überproduktion von Gastrin führt zu einer Hyperplasie der Parietalzellen des Magens, die ihrerseits das Leitsymptom der übermäßigen Säureproduktion mit den weiteren pathophysiologischen Folgen bedingt.

20.2.1.2 Symptome und klinische Befunde [1, 22]

Die Patienten bieten als Leitsymptome die dyspeptischen Beschwerden einer Ulkuskrankheit und/oder Diarrhoen. In ca. 20% können Durchfälle ganz im Vordergrund stehen. Die Ulzera entwickeln sich zu ca. 70% im Duodenum, zumeist im Bulbus duodeni, aber typischerweise auch postbulbär bis hinein in das Jejunum. Ulzera im Magen kombinieren sich häufig mit Duodenalulzera, schwere Ösophagitiden mit Ulzerationen kommen vor. Das multiple und atypisch lokalisierte Auftreten von Ulzerationen muß also vor allem an das ZES denken lassen, ein Befund, der besonders bei endoskopischer Untersuchung von Ösophagus, Magen und Duodenum gut erkennbar ist. Weitere Charakteristika des ZES sind das schlechte Ansprechen auf eine beim Ulkus übliche medikamentöse Therapie, die hohe Rezidivrate nach vorübergehender Besserung und nach Operationen, sowie die Häufung von u. U. lebensbedrohenden Ulkuskomplikationen (Blutung, Perforation, Stenosen). Die Diarrhoen sind ebenfalls auf eine exzessive Magensaft- und HCl-Produktion zurückzuführen, wobei eine durch Inaktivierung der Pankreaslipase bedingte Steatorrhoe assoziiert sein kann.

20.2.1.3 Diagnose [1, 14, 16, 66]

Leitbefund sind die exzessive Produktion von Salzsäure im Magen und die starke Erhöhung der basalen Gastrinwerte im Blut. Eine basale HCl-Produktion von mehr als 10 mmol/h gilt als verdächtig, eine von mehr als 15 mmol/h als hoch suspekt auf ein ZES. Nach operativen Eingriffen (Resektionen oder PSV) wird eine basale HCl-Produktion von mehr als 5 mmol/h als verdächtig angesehen [78]. Es besteht allerdings eine Überschneidung mit den erhöhten basalen Sekretionswerten von Ulcus-duodeni-Patienten. Die basale Säurebildung beträgt bei ca. ⅔ der ZES-Patienten mehr als 60% der maximal mit Pentagastrin stimulierten Sekretion. Aufgrund der Überlappungen gibt die Säuresekretionsmessung unter standardisierten Bedingungen zwar einen wichtigen Hinweis auf das Vorliegen eines ZES, kann es aber nicht beweisen.

Die z.Z. beste Methode zum Nachweis eines ZES ist die Bestimmung der Serumgastrinspiegel im Nüchternzustand mittels der radioimmunologischen Methode [1, 14, 19, 65, 81]. Die Gastrinspiegel sind beim ZES 20- bis 10 000fach erhöht. Werte über 1000 pg/ml Serum beweisen das Syndrom, wenn sie mit einem passenden klinischen Krankheitsbild einhergehen. Beim Kind wird die Einordnung dieser Gastrinerhöhungen dadurch erleichtert, daß mit Erhöhungen durch andere pathophysiologische Situationen (s. oben), wie z.B. Perniziosa oder zurückgelassenen Antrumrest im allgemeinen nicht zu rechnen ist. Bei Nüchterngastrinwerten zwischen 150 pg/ml und 1000 pg/ml muß man eine genauere Differenzierung vornehmen. Hier können die Messungen der Gastrinspiegel vor und nach einer Testmahlzeit sowie vor und nach einer Sekretininjektion helfen. In Abb. 20.1 ist ein typisches Beispiel dargestellt. Nach einer *Testmahlzeit* kommt es normalerweise und beim Ulcus duodeni zu einer mäßigen Erhöhung der Gastrinwerte, bei ZES erfolgt praktisch kein oder nur ein geringer Anstieg, bei der G-Zell-Hyperplasie des Antrums ist dagegen die Freisetzung des Gastrins deutlich und beträgt mehr als 50% der Nüchternwerte [65]. Wir führen anschließend, nach einem 1stündigen Intervall noch den *Sekretintest* durch [42, 66]. 2 E/kg/KG Sekretin werden als Bolus intravenös injiziert. Normalerweise, bei Ulcus duodeni und bei G-Zell-Hyperplasie, fällt der Gastrinspiegel etwas ab, bei ZES steigt er dagegen deutlich an. Der Sekretintest soll bei 90% von ZES-Patienten positiv ausfallen, falschpositive Anstiege sollen nicht vorkommen. Die seltene G-Zell-Hyperplasie

20. Störungen der Bildung gastrointestinaler Hormone 571

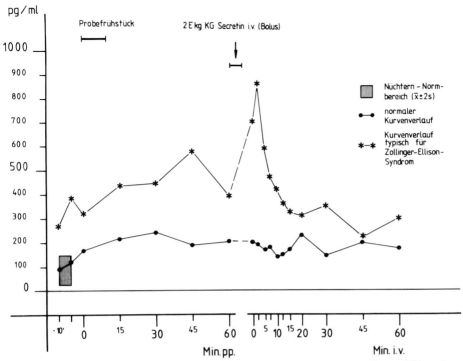

Abb. 20.1. Durchführung des Sekretin-Tests in der Diagnostik des Zollinger-Ellison-Syndroms. Das vorangehende Probefrühstück dient der Differenzierung der G-Zellhyperplasie. Bei ZES kommt es nach Sekretin-Injektion zu einem raschen Anstieg des Gastrinspiegels im Blut

des Antrums mit Hypergastrinämie als Sonderform des ZES läßt sich am besten durch die Testmahlzeit und den Sekretintest von anderen, unspezifischen Gastrinerhöhungen abtrennen. Auch nach einer Kalziuminfusion kommt es bei ZES zu einer weiteren Erhöhung des Serumgastrins, die Überschneidung mit Befunden bei Ulcus duodeni ist aber beträchtlich.

Zusammengefaßt empfiehlt sich somit zur Diagnostik bei klinisch passendem Bild die Bestimmung des Nüchterngastrinspiegels im Serum und bei Werten zwischen 150 pg/ml und 1000 pg/ml die Durchführung einer Testmahlzeit und eines Sekretintests mit Gastrinbestimmungen.

Wegen der außerordentlichen Varianz von Lokalisation und Größe der Tumoren schlagen Versuche zum genauen Nachweis meist fehl. Arteriographie, Laparaskopie, Computertomographie und Ultraschalluntersuchung wird man durchführen, um unbeschriebene Tumoren zu entdecken. Duodenaltumoren werden durch Endoskopie dargestellt.

20.2.1.4 Therapie [1, 12, 25, 62]

Für die einzuschlagende therapeutische Strategie ist bedeutsam, daß die wesentliche Bedrohung von der Ulkuskrankheit mit ihren Komplikationen und erst in zweiter Linie von dem langsamen Wachstum eines möglicherweise malignen Tumors ausgeht. Das therapeutische Ziel ist daher zuerst die Beseitigung der hohen Säureproduktion als Ursache der Komplikationen und dann die Entfernung des Tumors, sofern er als Einzeltumor ohne Metastasen zu lokalisieren ist. In der Literatur ist z. Z. noch keine Übereinstimmung über das günstigste Vorgehen festzustellen.

Bis Mitte der 70er Jahre bestand Konsens, daß die *totale Gastrektomie* das Mittel der Wahl sei [25]. Auch bei malignem Wachstum des Primärtumors war bei diesem Vorgehen die Prognose wesentlich besser als bei dem Versuch der radikalen Entfernung dieses Tumors. Diese Meinung änderte sich nach Einführung der potenten *Medikamente,* die die *Säurebildung im Magen hemmen.* Hier sind das Cimetidine und das Ranitidine als H_2-Blokker und das Pirenzepin als selektives Vagolytikum zu nennen. Vor allem mit der Kombination von Cimetidine (2–3 g in 24 h) und Pirenzepin (3 × 50 mg pro Tag) läßt sich die HCl-Produktion bei Patienten mit ZES-Syndrom in der Mehrzahl stark reduzieren [12, 62]. Es kommt zur Abheilung der Ulzera und zum weitgehenden Verschwinden der Symptome. Es hat sich daher die Meinung gebildet, daß an Stelle einer totalen Gastrektomie zuerst eine konservative Therapie eingesetzt werden soll.

In der Regel geht man heute so vor, daß man nach der Diagnosestellung die pharmakologische Kontrolle der Säuresekretion prüft. Unter oraler Gabe von Cimetidine wird die basale Säuresekretion über mehrere Stunden verfolgt. Die Reduktion der HCl-Produktion auf weniger als 10 mmol/h von der 2. bis zur 6. Stunde ist mit einer guten klinischen Kontrolle des Krankheitsbilds verbunden. Die Kombination mit Pirenzepin vermag die Kontrolle zu verstärken. Nach Stabilisierung des Zustands strebt man heute nach entsprechenden Voruntersuchungen (Sonographie, Computertomographie, Zöliakographie, Ösophagogastroduodenoskopie) eine Laparoskopie an, um den Tumor und/oder Metastasen nach Möglichkeit zu entfernen. Postoperativ fallen dann bei Erfolg die Gastrinspiegel ab, andernfalls wird weiter mit Cimetidine (plus Pirenzepin) systematisch behandelt. Eine totale Gastrektomie wird somit nur noch selten notwendig sein.

20.2.2 Multiple endokrine Adenomatose (MEA-I-Syndrom) und Inselzelltumoren mit mehrfacher Hormonbildung [6, 24, 33, 39]

20.2.2.1 MEA-I-Syndrom[1] *(Wermer-Syndrom)* [2, 52, 88, 89]

Dieses Krankheitsbild vererbt sich autosomal dominant und ist durch die tumoröse Beteiligung mehrerer hormonproduzierender Drüsen charakterisiert [88]. In ca. 80–90% finden sich Nebenschilddrüsenadenome mit den Leitsymptomen des Hyperparathyreoidismus und in 40–60% ein Zollinger-

---

[1] Man unterscheidet noch ein MEA-II-a-Syndrom (Sipple-Syndrom) mit medullärem Schilddrüsenkarzinom, Phäochromozytom und Hyperparathyreoidismus sowie ein MEA-II-b-Syndrom mit zusätzlich zu den Tumoren des Sipple-Syndroms Neuromen und Hyperplasie der Kornealnerven.

Ellison-Syndrom. Hypophysentumoren mit ACTH-Produktion sind seltener. Das Inselzellsystem des Pankreas kann auch mit einem Insulinom oder Glukagonom beteiligt sein. Wegen des Vererbungsgangs sollen die Familienmitglieder untersucht werden. Die Bestimmung des Nüchterngastrinspiegels und evtl. die Durchführung des Sekretintests mit Bestimmung der Gastrinspiegel (s. bei ZES) können latente Fälle in der Familie aufdecken.

20.2.2.2 Inselzelltumoren mit mehrfacher Hormonbildung [6, 24, 33, 39]

Einzelne Fälle wurden beschrieben, bei denen aus Inselzelltumoren gleichzeitig verschiedene Polypeptide in großen Mengen gebildet wurden, wodurch gemischte Syndrome entstehen. Die Produktion von Gastrin, ACTH, Insulin, Glukagon, Parathormon wurde beobachtet. Eine Lokalisation derartiger Tumoren ist auch im Mediastinum, der Lunge, der Nebennierenrinde bekannt geworden. Meist bestand Malignität.

20.2.3 Pankreatische Cholera (Verner-Morrison-Syndrom)
[6, 24, 33, 39, 84, 86]

Dieses Syndrom wurde erstmals 1958 von Verner u. Morrison beschrieben [83] und ist in seiner Ätiologie vielschichtig, wenn auch in der Mehrzahl der Fälle die Produktion von vasoaktivem intestinalen Polypeptid (VIP) in einem pankreatischen oder neurogenen Tumor die Ursache zu sein scheint [7–9, 11, 23, 30, 68, 79]. Für diesen Teil der Tumoren ist der Ausdruck VIPOM berechtigt. Die Tumoren liegen meist im Pankreas [84], entweder als benigne Adenome oder als Karzinome. Eine diffuse Inselzellhypoplasie kann mit einem milderen Krankheitsbild einhergehen [84]. Die *klinische Symptomatik* (Tabelle 20.4) besteht in episodischen oder kontinuierlichen Diarrhoen, wobei die Wasserausscheidung in 24 h mindestens 1 l [48], nicht selten auch mehr als 5 l beträgt. Die Flüssigkeit sieht teeartig aus und enthält große Mengen Kalium (100–400 mmol/24 h). Einer der Hauptbefunde ist daher eine schwer behandelbare Hypokaliämie. Natrium und Chlor im Serum sind meist normal, Serumbikarbonat etwas erniedrigt, so daß eine leichte metabolische Azidose besteht. Als Folge der Hypokaliämie und Dehydratation können eine Adynamie, Übelkeit und Darmkrämpfe sowie eine rapide Gewichtsabnahme auftreten. Weitere Charakteristika sind eine

Tabelle 20.4. Symptomatik des Verner-Morrison-Syndroms (WDHA, pankreatische Cholera)

Choleraartige Durchfälle, 1–6 l pro Tag Hypokaliämie mit Adynamie Hypochlorhydrie oder Achlorhydrie	Häufige Leitsymptome
Diabetische Glukosetoleranz Metabolische Azidose Hyperkalzämie Hautflush Tetanie (Hypomagnesiämie)	Seltene Symptome

verminderte Magensekretion oder Achlorhydrie (etwa 60%). Aufgrund dieser Symptome und Befunde wurde auch von einem WDHA-Syndrom gesprochen (watery diarrhea, hypokalemia, achlorhydria). Als Befunde wurden weiterhin beobachtet Flush, eine geringe Hyperkalzämie und eine Störung der Glukosetoleranz. Als Folge der Hypokaliämie und Dehydratation kann eine schwere Nephropathie entstehen.

In der Mehrzahl der Fälle mit dem beschriebenen klinischen Syndrom fanden sich erhöhte VIP-Spiegel im Serum [8], produziert entweder von einem Pankreastumor oder in Ganglioneuromen bzw. Ganglioneuroblastomen. Auch Bronchialkarzinom wurde assoziiert gefunden [79]. Die VIP-produzierenden neurogenen Tumoren außerhalb des Pankreas (Retroperitoneum, Nebennierenrinde) wurden vor allem bei Kindern bekannt [84]. Während bei den Vipomen des Pankreas meist auch pankreatisches Polypeptid im Serum erhöht gefunden wurde [76], soll dies bei den neurogenen Tumoren nicht der Fall sein. Die VIP-Produktion erklärt nur einen Teil der Krankheitsfälle mit klassischer WDHA-Symptomatik. VIP stimuliert die Wasser- und Elektrolytsekretion im Dünndarm, hemmt die Magensekretion und steigert die Glukosesekretion aus der Leber, führt zu einer Vasodilatation und setzt den Tonus der Gallenblase herab [23]. In einem Teil fanden sich normale VIP-Spiegel und kein Tumor; man spricht vom „Pseudo-Verner-Morrison-Syndrom" [9]. Interessanterweise wurde teilweise die Symptomatik nach Resektion des Pankreas gebessert. Die Ursache des Syndroms blieb jedoch unbekannt. Es muß daran erinnert werden (s. Tabelle 20.3), daß eine große Zahl von Polypeptiden Diarrhoen hervorrufen kann [57] und daß auch andere Syndrome, wie der Abusus von Abführmitteln und Diuretika sowie villöse Tumoren des Dickdarms in die Überlegungen mit einbezogen werden müssen.

Die *Diagnose* des Syndroms liegt klinisch nahe, ist aber ätiologisch schwierig. Die Bestimmung von VIP[2] [20] und PP im Serum muß versucht werden, die Analyse der Spiegel von Prostaglandin E im Plasma kann im Einzelfall bei normalem VIP-Spiegel nötig sein [44]. Bei erhöhten Werten liegt die Suche nach einem Pankreastumor oder neurogenem Tumor auf der Hand, u.U. mit einer Probelaparotomie. Ein Zollinger-Ellison-Syndrom, ein Schilddrüsenkarzinom mit Kalcitoninbildung, ein Karzinoid, müssen ausgeschlossen werden. Pankreasfunktion, Morphologie des Dünndarms, Röntgenbilder des Dickdarms erbringen normale Befunde. In der *Therapie* wird die Resektion der Tumoren angestrebt, die Behandlung mit Streptozotocin [28, 46] erbrachte Remissionen bei vorliegender Metastasierung. Prednison kann symptomatisch die Diarrhoen bessern (40–60 mg oral), Indometacin (100–200 mg) kann bei Produktion von Prostaglandin E in dem Tumor günstig wirken [45].

20.2.4 Somatostatinom und PP-om

Ganz vereinzelt wurden im Pankreas somatostatinproduzierende Tumoren beschrieben (6 Fälle bisher) [29, 51, 53, 71]. Die Hauptsymptome

---
2 Z.B. im Labor von Prof. Stephen Bloom, Hammersmith-Hospital, London

waren Diabetes mellitus, Steatorrhö, Hypochlorhydrie des Magens, niedrige Serumwerte von Insulin und Glukagon. Der Tumor enthielt in einem Fall auch größere Mengen Kalzitonin. Nach operativer Entfernung der Tumoren kam es zur Remission der klinischen Symptome. Ein einzelner Fall eines Pankreastumors mit Überproduktion von *pankreatischem Polypeptid* wurde bekannt [57]. Die Symptome glichen jenen des WDHA-Syndroms. Die radioimmunologische Bestimmung der Serumspiegel der Hormone sichert die Diagnose.

20.2.5 Glukagonom, Enteroglukagonom [38, 40, 41, 55, 58, 59, 64]

Eine größere Zahl von Fällen mit glukagonproduzierenden Inselzelltumoren des Pankreas wurde bekannt und eine Assoziation dermatologischer und endokrinologischer Symptome beschrieben. Charakteristisch sind ein wanderndes nekrolytisches Erythem, ein internistisches Syndrom (normochrome Anämie, Thromboembolien, Cheilitis, Glossitis, Gewichtsverlust, pathologische Glukosetoleranz) und psychische Veränderungen. Es besteht eine Erniedrigung der Aminosäurespiegel im Blut (Hypoaminoazidämie), die möglicherweise für die Hautveränderungen verantwortlich ist. An das Syndrom sollte man denken bei der Trias von pathologischer Glukosetoleranz, Anämie und Glossitis. Die radioimmunologisch nachgewiesene Erhöhung des Glukagons im Plasma sichert die Diagnose. Ein Fall eines *Enteroglukagonoms*, ausgehend von der Niere, wurde ebenfalls beschrieben [5].

20.2.6 Karzinoidsyndrom [34, 36, 50, 67, 69, 82]

Die Karzinoide wurden zuerst 1907 beschrieben [72] und 1953 einem klinischen Symptomenkomplex zugeordnet [43]. Das Karzinoid entsteht als Tumor aus den enterochromaffinen Zellen des Gastrointestinaltrakts und wird ebenfalls zur Tumorgruppe der Apudome gerechnet. Im Magen-Darm-Trakt entwickeln sich ca. 90% aller Karzinoidtumoren, vereinzelt kommen sie extraintestinal vor, so im Bronchialbaum, im Gallengang, im Pankreasgang und in Ovarialteratomen. Im Magen-Darm-Trakt entstehen sie am häufigsten im Appendix, hier im allgemeinen ohne Metastasen, sodann im terminalen Ileum, im Rektum, übrigen Kolon, Magen, Meckelschem Divertikel [36, 50, 82]. Die Primärtumoren sind i. allg. klein, während die Metastasen in den Lymphknoten und der Leber großen Raum einnehmen können, allerdings mit nur langsamer Wachstumstendenz. Metastasen sind nach der Leber auch in der Lunge, den Knochen, der Haut und in anderen parenchymatösen Organen möglich. Die Primärprozesse am Darm und die Metastasen in den mesenterialen Lymphknoten haben eine ausgesprochene Tendenz zur Sklerosierung, so daß Schrumpfungen der Mesenterialwurzel eintreten, die an eine retroperitoneale Fibrose erinnern. Sklerosierungen treten auch am Endokard des linken Herzens bei Bronchialkarzinoid bzw. des rechten Herzens bei Lebermetastasen auf.

Die Karzinoidzellen können verschiedenste Amine produzieren, teilweise auch Polypeptide (ACTH, Gastrin, Kalzitonin), so daß ein Syndrom mit multipler Expression der Symptomatik entstehen kann. Hauptprodukte sind 5-Hydroxytryptamin (Serotonin) [54], das aus Tryptophan gebildet wird und das sich im weiteren zu 5-Hydroxyindolessigsäure umwandelt. Letzteres Produkt erscheint im Urin. In im Magen lokalisierten Karzinoiden wird meist kein Serotonin gebildet, sondern nur 5-Hydroxytryptophan, welches erst in der Niere zu Serotonin decarboxyliert wird, so daß in diesem Fall im Harn die beiden Substanzen und kaum 5-HIES auftreten. In den Karzinoidzellen entsteht weiterhin Kallikrein, welches im Blut aus Kininogenen enzymatisch Bradykinin bildet, das seinerseits zu den typischen Flush-Symptomen führt [67].

20.2.6.1 Klinisches Bild und Diagnose

Die Symptome entwickeln sich langsam und entstehen einmal durch lokale Erscheinungen des Tumors am Darm wie Blutung, Intussuszeption, Obstruktion, Sklerosierung, das Wachsen der Metastasen in der Leber mit tastbaren Knoten im vergrößerten Organ, zum anderen durch Folgen der schubweise ausgeschütteten hormonartigen Substanzen Serotonin und Kallikrein. In Tabelle 20.5 sind die Symptome zusammengetragen und sollen hier nicht im einzelnen erwähnt werden. Es sei nur auf die Kombination der Diarrhoen (s. auch Tabelle 20.3), der krampfartigen Leibschmerzen und der flushartigen Hautrötung, vor allem im Gesicht und dem oberen Körperteil hingewiesen. Diese Symptome treten erst dann auf, wenn Lebermetastasen vorhanden sind oder ein primäres Bronchialkarzinoid vorliegt. Die Flushs werden schubweise ausgelöst durch Nahrungsaufnahme, psychische Erregung, Palpation der Leber u. a. Gewichtsverlust bis zur Kachexie entwickelt sich im Laufe der Erkrankung.

Diagnostisch wird aufgrund der klinischen Symptome der Verdacht entstehen, der durch den quantitativen Nachweis einer erhöhten Ausscheidung von 5-HIES im 24-h-Harn untermauert wird. Zur Vermeidung falsch-

Tabelle 20.5. Wichtigste Symptome des Karzinoidsyndroms

Allgemein	Kachexie
Magen-Darm-Trakt	Diarrhoen, krampfartige Schmerzen, Blutung, Ileussymptomatik
Haut	Episodenartige Rötung („flush"), Teleangiektasien, vor allem an der oberen Körperpartie. Pellagroide Veränderungen. Gesichtsödeme
Lunge	Bronchospasmen, Asthma, Husten, Dyspnoe
Herz	Tachykardien, Endokardfibrose mit Klappenbeteiligung
Leber	Vergrößerung mit Knoten
Kreislauf	Rechtsherzinsuffizienz, Pleuraerguß, Aszites

positiver Ergebnisse sollten alle Medikamente abgesetzt und serotoninhaltige Nahrungsmittel vermieden werden, vor allem Obst. Bei niedriger Ausscheidung von 5-HIES soll nach einer erhöhten Ausscheidung von Serotonin im Harn gesucht werden. Im Verdachtsfall empfiehlt sich die Suche nach einer Erhöhung von ACTH, Insulin, Gastrin, VIP, PP im Serum mit entsprechenden radioimmunologischen Methoden.

Die röntgenologische Untersuchung des Magen-Darm-Trakts, getrennt für Dünndarm und Kolon, sowie der Leber, die Proktorektoskopie und Sonographie versuchen den Primärtumor und seine Metastasen zu lokalisieren. Laparoskopie mit gezielter Punktion vermag bei Vorliegen von Lebermetastasen die histologische Diagnose zu stellen.

20.2.6.2 Therapie [13]

Eine Heilung durch Exzision des Tumors ist im allgemeinen nicht möglich, es sei denn, beim nichtmetastasierenden Karzinoid der Appendix oder bei isoliertem Bronchuskarzinoid. Die Gefährdung der Patienten kommt auch vor allem durch die Produktion der hormonartigen Substanzen aus den Metastasen. Die Entfernung des Primärtumors am Darm hat somit meist einen palliativen Charakter, wird bei Obstruktion allerdings notwendig; die Umgehungsanastomose wird man dabei erwägen. Zur Verminderung der Serotonin- und Kallikreinbildung wird die partielle Resektion der Lebermetastasen empfohlen [32].

Im Zentrum der Bemühungen steht die konservative Therapie. Es handelt sich um drei Prinzipien [13, 87]:

1. Hemmung der Serotoninsynthese,

2. Antagonisierung von Serotonin,

3. Chemotherapie.

Eine Hemmung der *Serotoninsynthese* wird mit Parachlorphenylalanin (Fenclonine) erreicht. Eine Besserung der Diarrhoen und der Intensität der Flushs kann bewirkt werden. Besonders hat sich die Gabe des *Serotoninantagonisten* Methysergid (Desent) eingeführt (6–24 mg pro Tag, oral). Zur Kontrolle akuter Attacken können 10 mg in 200 ml physiologischer NaCl für ca. 2 h infundiert werden. Diarrhoen, Asthma, Flushs werden teilweise gebessert. Methysergid kann als Nebenwirkung selbst zu einer retroperitonealen Fibrose führen.

An weiteren Medikamenten zur Besserung der Symptome wurden Antihistaminika (vor allem bei Magenkarzinoid), Prednison (vor allem bei Bronchialkarzinoid), Phenoxybenzamine (Dibenzyran) (gegen Flush) versucht.

In der *Chemotherapie* des Karzinoidsyndroms wurden Zyklophosphamid, Methotrexat, 5-Fluorouracil, Zytosinarabinosid, Streptozotozin eingesetzt. Die Kombination von 5-FU mit Streptozotozin wurde bei fortgeschrittenen Fällen als wirksam beschrieben. Im allgemeinen soll man eine Chemotherapie erst in einem späteren Stadium der Erkrankung versuchen, die Wirksamkeit ist insgesamt gering.

Die *allgemeine Therapie* wird eine ausgewogene Ernährung mit ausreichender Flüssigkeits- und Elektrolytzufuhr zum Ausgleich der Diarrhön berücksichtigen. Diphenoxylat oder Loperamid bzw. Tinctura opii können symptomatisch zur Bekämpfung der Diarrhoen gegeben werden. In der Ernährung sollen serotoninhaltige Nahrungsmittel vermieden werden (Eier, Milch, Bananen, Zitrusfrüchte lösen manchmal Flushs aus). Die besondere Problematik einer Operation mit Anästhesie, die zur plötzlichen Hormonfreisetzung führen kann (Bronchospasmus, Tachykardie, Blutdrucksteigerung) muß dem Anästhesisten bekannt sein und bedacht werden [61].

Literatur

1. Arnold R, Fuchs K, Siewert R, Peiper HJ, Creutzfeldt W (1970) Zur Morphologie, Klinik, Diagnostik und Therapie des Zollinger-Ellison-Syndroms. Dtsch Med Wochenschr 99:607–616
2. Becker V, Schneider HH (1968) Das Wermer-Syndrom: hereditäre endokrine Polyadenomatose. Dtsch Med Wochenschr 93:935–940
3. Besterman HS, Sarson DL, Johnston DI et al. (1978) Gut hormone profile in coeliac disease. Lancet I:785
4. Bleicher MA, Shandling B, Zingg W, Karl HWA, Track NS (1978) Increased serum immunoreactive gastrin levels in idiopathic hypertrophic stenosis. Gut 19:794
5. Bloom SR (1972) An enteroglucagon tumor. Gut 13:520
6. Bloom SR (ed) (1978) Gut hormones. Churchill Livingstone, Edinburgh
7. Bloom SR (1978) Vasoactive intestinal peptide, the major mediator of the WDHA (pancreatic cholera) syndrome: Value of measurement in diagnosis and treatment. Dig Dis 23:373–376
8. Bloom SR (1978) VIP and watery diarrhoea VI. In: Bloom SR (ed) Gut hormones. Churchill Livingstone, Edinburgh, pp 583–588
9. Bloom SR, Polak JM (1976) VIP measurement in distinguishing Verner-Morrison syndrome and pseudo Verner Morrison syndrome. Clin Endocrinol (Oxf) 5:223–228
10. Bloom SR, Polak JM (1980) Alimentary endocrine system. In: Sircus VU, Smith AN (eds) Scientific foundations of gastroenterology. Heinemann, London, pp 101–122
11. Bloom SR, Polak JM, Pearse AGE (1973) Vasoactive intestinal peptide and watery-diarrhoea syndrome. Lancet II:14–16
12. Bonfils S, Mignon M, Hervoir P, Letonturier P (1980) Long term follow-up in 92 cases of Zollinger-Ellison-Syndrome. Gastroenterology 78:1144
13. Br Med J (1978) Surgical approaches and drug treatment in the carcinoid syndrome. 1572–1573
14. Burcharth F, Stage JG, Stadil F, Jensen LJ, Fischerman K (1979) Localization of gastrinomas by transhepatic portal catheterization and gastrin assay. Gastroenterology 77:444–450
15. Carney JA, Go VLW, Gordon H, Northcutt RC, Pearse AGE, Sheps SG (1980) Familial pheochromocytoma and islet cell tumour of the pancreas. Am J Med 68:515–521
16. Creutzfeldt W, Arnold R, Creutzfeldt C, Track NS (1975) Pathomorphologic, biochemical and diagnostic aspects of gastrinomas (Zollinger-Ellison syndrome). Hum Pathol 6:47–76
17. Creutzfeldt W, Ebert R, Arnold R, Frerichs H, Brown JC (1976) Gastric inhibitory polypeptide (GIP), gastrin, and insulin: Response to test meal in coeliac disease and after duodeno-pancreatectomy. Diabetologia 12:279
18. DiMagno EP, Go VLW, Summerskill WHJ (1972) Impaired cholecystokinin-pancreozymin-secretion, intraluminal dilution and maldigestion of fat in sprue. Gastroenterology 63:25

19. Domschke S, Domschke W (1979) Gastrinbestimmung. In: Domschke W, Koch H (Hrsg) Diagnostik in der Gastroenterologie. Thieme, Stuttgart, S 322–323
20. Domschke S, Domschke W (1979) Bestimmung von vasoaktivem intestinalen Peptid (VIP). In: Domschke W, Koch H (Hrsg) Diagnostik in der Gastroenterologie. Thieme, Stuttgart, S 323–324
21. Dobroschke J, Schwemmle K, Feustel H, Steckenmesser R (1979) Erfahrungen in der Diagnostik und Therapie hormonaktiver Pankreastumoren. Med Welt 30:689–694
21a. Ebert R, Frerichs H, Creutzfeldt W (1976) Serum gastric inhibitory polypeptide (GIP) response in patients with maturity onset diabetes and in juvenile diabetes. Diabetologia 12:388
22. Ellison EH, Wilson SD (1964) The Zollinger-Ellison syndrome: Reappraisal and evaluation of 260 registered cases. Ann Surg 160:512–528
23. Fahrenkrug J (1980) Vasoactive intestinal polypeptide. Clin Gastroenterol 9:633–643
24. Femppel J, Domschke W (1979) Pathophysiologie gastrointestinaler Hormone. Intern Welt 6:208
25. Fox PS, Hoffmann JW, Wilson SD, DeCosse JJ (1974) Surgical management of the Zollinger-Ellison syndrome. Surg Clin North Am 54:395–407
26. Frerichs H, Track NS (1974) Pharmacotherapy of hormone-secreting tumours. Clin Gastroenterol 3:721–732
27. Fritsch WP, Hausamen TU, Scholten T (1977) Gastrointestinale Hormone. I. Hormone der Gastringruppe. Z Gastroenterol 15:264
28. Gagel RF, Costanza ME, DeLellis RA et al. (1976) Streptozotocin-treated Verner-Morrison syndrome. Arch Intern Med 136:1429–1435
29. Ganda OP, Weir GC, Soeldner JS et al. (1977) Somatostatinoma. A somatostatin-containing tumor of the endocrine pancreas. N Engl J Med 296:963–967
30. Gardner JD (1978) Plasma VIP in patients with watery diarrhea syndrome. Dig Dis 23:370–373
31. Giercksky KE, Halse J, Mathisen W, Gjone E, Flatmark A (1980) Endocrine tumors of the pancreas. Scand J Gastroenterol 15:129–135
32. Gillett DJ, Smith RC (1974) Treatment of the carcinoid syndrome by hemihepatectomy and radical excision of the primary lesion. Am J Surg 128:95–99
33. Glass GBJ (ed) Gastrointestinal hormones. Raven, New York
34. Graham-Smith DG (1974) Natural history and diagnosis of the carcinoid syndrome. Clin Gastroenterol 3:575–594
35. Gregory RA, Tracy HJ (1964) A note on the nature of the gastrin-like stimulant present in Zollinger-Ellison tumours. Gut 5:115–117
36. Hajdu SJ, Winawer SJ, Myers WPL (1974) Carcinoid tumors. A study of 204 cases. Am J Clin Pathol 61:521–528
37. Harvey RF, Dowsett L, Hartog M, Read AE (1973) A radioimmunoassay for cholecystokinin-pancreozymine. Lancet II:826
38. Holst JJ (1978) Glucagonomas. In: Bloom SR (ed) Gut hormones. Churchill Livingstone, Edinburgh
39. Holst JJ (1979) Gut endocrine tumor syndromes. Clin Endocrinol Metab 413–432
40. Holst JJ (1979) Possible entries to the diagnosis of a glucagon-producing tumour. Scand J Gastroenterol [Suppl 53] 14:53–56
41. Ingemannson S, Holst JJ, Larsson LI, Lunderquist A (1977) Localization of glucagonomas by catheterization of the pancreatic veins and with glucagon assay. Surg Gynecol Obstet 145:504–508
42. Isenberg JI, Walsh JH, Passaro E, Moore EW, Grossman MI (1972) Unusual effect of secretin on serum gastrin, serum calcium, and gastric acid secretion in a patient with suspected Zollinger-Ellison syndrome. Gastroenterology 62:626–631
43. Isler P, Hediger C (1953) Metastasierendes Dünndarmcarzinoid mit schweren, vorwiegend das rechte Herz betreffenden Klappenfehlern und Pulmonalstenose – ein eigenartiger Symptomenkomplex? Schweiz Med Wochenschr 83:4–7
44. Jaffe BM, Condon S (1976) Prostaglandins E and F in endocrine diarrheagenic syndromes. Ann Surg 184:516–524
45. Jaffe BM, Kopen DF, DeSchryver-Kecskemeti K, Gingerich RL, Greider M (1977) Indomethacin-responsive pancreatic cholera. N Engl J Med 297:817–821

46. Kahn CR, Levy AG, Gardner JD, Miller JV, Gordon P, Schein PS (1975) Pancreatic cholera: Beneficial effects of treatment with streptozotocin. N Engl J Med 292:941–945
47. Kather H, Simon B (1980) Gastrointestinale Hormone in der Pathogenese der Fettsucht. Dtsch Med Wochenschr 105:143
48. Kidd GS, Donowitz M, O'Dorisio T, Cataland S, Newman F (1979) Mild chronic watery diarrhea-hypokalemia syndrome associated with pancreatic islet cell hyperplasia. Am J Med 66:883–888
49. Klöppel G, Seifert G, Heitz P (1979) Endokrine Pankreastumoren. Morphologie und Syndrome. Dtsch Med Wochenschr 104:1571–1577
50. Kowlessar OD (1978) The carcinoid syndrome. In: Sleisinger MH, Fordtran JS (eds) Gastrointestinal disease. Saunders, Philadelphia
51. Kreis GJ, Orci L, Conlon M et al. (1979) Somatostatinoma syndroma. Biochemical, morphological and clinical features. N Engl J Med 301:285–292
52. Lamers CBHW, Froeling PGAM (1979) Clinical significance of hyperparathyroidism in familial multiple endocrine adenomatosis type I (MEA I). Am J Med 66:422–424
53. Larsson LI, Holst JJ, Kühl C et al. (1977) Pancreatic somatostatinoma. Clinical features and physiological implications. Lancet I:666–668
54. Lembeck F (1953) 5-Hydroxytryptamine in a carcinoid tumour. Nature 172:910–911
55. Lomsky R, Langer F, Vortel V (1967) Demonstration of glucagon in islet cell adenomas of the pancreas by immunofluorescent technique. Am J Clin Pathol 51:245–250
56. Low-Beer TS, Harvey RF, Davies ER, Read AE (1975) Abnormalities of serum cholecystokinin and gallbladder emptying in celiac disease. N Engl J Med 292:961
57. Lundqvist G, Krause U, Larsson LL et al. (1978) A pancreatic-polypeptide producing tumour associated with the WDHA syndrome. Scand J Gastroenterol 13:715–718
58. Mallinson CN, Bloom SR, Warin AP, Salmon PR, Cox B (1974) A glucagonoma syndrome. Lancet II:1–4
59. Mallinson CN, Adrian TE, Hanley J, Bryant M, Bloom SR (1977) Metabolic and clinical responses in patients with pancreatic glucagonomas. Ir J Med Sci 146:3–7
60. Marks IN, Bank S, Louw JH (1967) Islet cell tumor of the pancreas with reversible watery diarrhea and achlorhydria. Gastroenterology 52:695–708
61. Mason RA, Steane PA (1976) Carcinoid syndrome: Its relevance to the anaesthetist. Anaesthesia 31:228–242
62. McCarthy DM (1980) The place of surgery in the Zollinger-Ellison syndrome. N Engl J Med 302:1344–1347
63. McFarland RJ (1979) GI-hormones and gastrointestinal disease. Clin Endocrinol 8/2:331–348
64. McGarran MH, Unger RH, Recant L, Polk HC, Kilo C, Levin M (1966) A glucagonsecreting alpha-cell carcinoma of the pancreas. N Engl J Med 274:1408–1413
65. McGuigan JE (1978) The Zollinger-Ellison-syndrome. In: Sleisinger MH, Fordtran JS (eds) Gastrointestinal disease. Saunders, Philadelphia, pp 860–875
66. McGuigan JE, Wolfe MM (1980) Secretin injection test in the diagnosis of gastrinoma. Gastroenterology 79:1324–1331
67. Melmon KL (1974) The endocrinologic manifestations of the carcinoid tumor. In: Williams RH (ed) Textbook of endocrinology. Saunders, Philadelphia, pp 1084–1104
68. Modlin IM, Bloom SR, Mitchell SJ (1978) Experimental evidence for vasoactive intestinal peptide as the cause of the watery diarrhoea syndrome. Gastroenterology 75:1051–1054
69. Morgan JG, Marks C, Hearn D (1974) Carcinoid tumors of the gastrointestinal tract. Ann Surg 180:720–727
70. Nathan DM, Daniels GH, Ridgway EC (1980) Gastrinoma and phaeochromocytoma: Is there a mixed multiple endocrine adenoma syndrome? Acta Endocrinol (Copenh) 93:91–93
71. De Nutte N, Somers G, Gepts W, Jacobs M, Pipeleers D (1978) Pancreatic hormone release in tumour-associated hypersomatostatinemia. Diabetologia 14:227
72. Oberndorfer S (1907) Karzinoide: Tumoren des Dünndarms. Frankfurt Z Pathol 1:426–429
73. Pearse AGE, Polak JM (1978) The diffuse neuroendocrine system and the APUD concept. In: Bloom SR (ed) Gut hormones. Churchill Livingstone, Edinburgh London, pp 33–39

74. Pearse AGE, Polak JM, Bloom SR (1977) The newer gut hormones: Cellular sources, physiology, pathology and clinical aspects. Gastroenterology 72:746–761
75. Peiper HJ, Creutzfeldt W (1975) Endokrine Tumoren des Gastrointestinaltraktes. Diagnostik und Therapie. Chirurg 46:194–203
76. Polak JM, Bloom SR, Adrian IB, Heitz P, Bryand MG, Pearse AGE (1976) Pancreatic polypeptide insulinomas gastroinomas VIPomas and glucagonomas. Lancet I:328–330
77. Powell D, Cannon D, Skrabanek P, Kirrane J (1978) The pathophysiology of substance P in man. In: Bloom SR (ed) Gut hormones. Churchill Livingstone, Edinburgh, pp 524–529
78. Richardson CT, Feldman M, McClelland R, Dickerman RM, Kumpuris D, Fordtran JS (1979) Effect of vagotomy in Zollinger-Ellison syndrome. Gastroenterology 77:682–686
79. Said SI, Faloona GR (1975) Elevated plasma and tissue levels of vasoactive intestinal polypeptide in the watery-diarrhea syndrome due to pancreatic, bronchogenic and other tumors. N Engl J Med 293:155–160
80. Stadil F (1980) Gastrinomas. In: Glass GBJ (ed) Gastrointestinal hormones. Raven, New York, 729–739
81. Stadil F, Stage JG (1979) The Zollinger-Ellison syndrome. Clin Endocrinol Metab 433–446
82. Tilson MD (1974) Carcinoid syndrome. Surg Clin North Am 54:409–423
83. Verner JV, Morrison AB (1958) Islet cell tumor and a syndrome of refractory watery diarrhea and hypokalemia. Am J Med 25:374–380
84. Verner JV, Morrison AB (1974) Non-B islet tumors and the syndrome of watery diarrhoea, hypokalaemia and hypochlorhydria. Clin Gastroenterol 3:595–608
85. Walsh JH (1978) Gastrointestinal peptide hormones and other biologically active peptides. In: Sleisenger MH, Fordtran JS (eds) Gastrointestinal disease, 2nd edn. Saunders, Philadelphia, pp 107–195
86. Walsh JH (1978) Pancreatic cholera and related syndromes. In: Sleisinger MH, Fordtran JS (eds) Gastrointestinal disease. Saunders, Philadelphia, pp 1496–1504
87. Welch JP, Malt RA (1977) Management of carcinoid tumors of the gastrointestinal tract. Surg Gynecol Obstet 145:223–227
88. Wermer P (1954) Genetic aspects of adenomatosis of endocrine glands. Am J Med 16:363–371
89. Wermer P (1974) Multiple endocrine adenomatosis: Multiple hormone-producing tumours, a familial syndrome. Clin Gastroenterol 3:671–684
90. Zollinger RM, Ellison EH (1955) Primary peptic ulcerations of the jejunum associated with islet cell tumors of the pancreas. Ann Surg 142:709–723

21. Syndrome mit Endokrinopathien (tabellarische Übersicht)

E. Passarge

Ein Syndrom ist ein definierbares, wiederholt beobachtetes Muster von Fehlbildungen oder Funktionsausfällen, für die bei verschiedenen Patienten trotz möglicher klinischer Variabilität ein gemeinsamer ätiologischer Faktor angenommen werden kann. Dieser Syndrombegriff, wie er sich in den letzten 10–15 Jahren im Bereich der klinischen Genetik herausgebildet hat, unterscheidet sich von dem ursprünglichen Sinn, der lediglich „Zusammenlaufen" bedeutet, aber ätiologische Gesichtspunkte nicht berücksichtigt. Es kann keine scharfe Grenze zwischen „Syndrom" und „Krankheit" gezogen werden. Vielfach wird ein „Syndrom" als Vorstufe im Übergang zu einer „Krankheit" aufgefaßt. Während zur Definition eines Syndroms bestimmte diagnostische Kriterien und gewisse Vorstellungen von der ätiologischen Gemeinsamkeit der einzelnen Merkmale gehören, kommt zum Begriff „Krankheit" wesentlich verbesserte Klarheit über Ätiologie und Pathogenese hinzu, die die Vielfalt klinischer Ausprägung verstehen lassen [1, 2, 5, 6, 12, 14, 15].

Dieses Kapitel faßt verschiedene „Syndrome" und „Krankheiten" zusammen, denen gemeinsam ist, daß neben anderen Organsystemen ein oder mehrere endokrine Organe betroffen sind. Zahlreiche dieser Erkrankungen sind in anderen Kapiteln näher behandelt, so daß wir uns hier auf eine tabellarische Darstellung beschränken können (Tabellen 21.1–21.4).

Viele dieser Syndrome mit Endokrinopathien dürften ätiologisch nicht einheitlich sein. Dies muß bei der diagnostischen Klärung und genetischen Beratung sorgfältig beachtet werden (vgl. Kap. 23).

Bei zahlreichen Erkrankungen ist weder der Erbgang noch der Anteil genetischer Faktoren in der Ätiologie sicher geklärt. Verschiedentlich sind sie bisher nur sporadisch beobachtet worden. In diesen Fällen ist eine präzise Aussage über die Genetik z.Z. noch nicht möglich. Man sollte daran denken, daß sich nicht wenige übergeordnete Erkrankungen zuerst durch Störungen endokriner Funktionen manifestieren.

Tabelle 21.1. Syndrome mit multipler endokriner Unterfunktion

Erkrankung	Klinische Merkmale	Genetik*
Polyglanduläres Defizienz-syndrom (Schmidt-Syndrom)	Hypoadrenalismus, lymphozytäre Thyreoiditis, andere endokrine Organe, Autoantikörper gegen endokrine Gewebe	Meist sporadisch, meist weiblich, ? AD
Candidiasis-Endokrinopathie	Mukokutane Candidiasis, Hypoparathyreoidismus, Nebenniereninsuffizienz	Nicht ganz klar, einige AR
Adrenoleukodystrophie (Addison-Schilder-Syndrom)	Sudanophile Leukodystrophie, Nebenniereninsuffizienz	X
Optikusatrophie-Diabetes-mellitus-Syndrom (Wolfram-Syndrom)	Diabetes mellitus (insulinabhängig, juvenil), Optikusatrophie, Diabetes insipidus, Innenohrschwerhörigkeit	AR
Alström-Syndrom	Diabetes mellitus, adulte Form, Innenohrschwerhörigkeit, retinale Degeneration, Hypogonadismus	AR
Laurence-Moon-Bardet-Biedl-Syndrom	Adipositas, pigmentäre Retinade-generation, Hypogenitalismus, geistige Retardierung, Polydaktylie	AR
Werner-Syndrom	Vorzeitiger Alterungsprozeß, Katarakte, Hyperlipidämie, Diabetes mellitus, Hypogonadismus	AR
Pendred-Syndrom	Thyreoideainsuffizienz, Struma, Innenohrschwerhörigkeit	AR
Hereditäre Osteodystrophie (Albright-Syndrom)	Minderwuchs mit typischen Skelettver-änderungen, Hypoparathyreoidismus (Rezeptordefekt)	X
Angeborene Lipodystrophie (Seip-, Bernardinelli-Syndrom)	Fehlendes Unterhautfettgewebe, Muskeldystrophie, Visceromegalie Acanthosis nigricans, Hyperpigmen-tierung, Insulinrezeptordefekt	unklar AD? AR?

* AD = autosomal dominant; AR = autosomal rezessiv; X = X-chromosomal (dominant oder rezessiv).
Hinweis: Viele der genannten Erkrankungen dürften keine einheitliche Ätiologie haben und im Grunde mehrere Entitäten darstellen. So können diese Gruppenzuordnungen genetische und nichtgenetische Formen umfassen. Für die genetische Beratung ist deshalb eine indivi-duelle Abklärung unerläßlich (vgl. Kap. 14)

Tabelle 21.2. Syndrome mit multipler endokriner Überfunktion oder Neoplasie

Erkrankung	Klinische Merkmale	Genetik*
Multiple Endokrine Adeno-matose Typ I (Wermer-, Zollinger-Ellison-Syndrom)	Adenome der Parathyreoidea, Pankreasinselzellen, Nebennieren-Thyreoidea	AD
Typ 2 (Sipple-Syndrom)	Medulläres Schilddrüsenkarzinom, Phäochromozytom, Parathyreoidea-hyperplasie	AD
Typ 3 (Schimke-Syndrom)	Medulläres Schilddrüsenkarzinom Phäochromozytom, multiple Neurinome (Conjunctivae, labiale und bukkale Mukosa, Zunge, Larynx, Gastrointesti-naltrakt), Megakolon	AD

21. Syndrome mit Endokrinopathien (tabellarische Übersicht)

Tabelle 21.2. (Fortsetzung)

Erkrankung	Klinische Merkmale	Genetik*
Polyostöse fibröse Dysplasie	Polyostote-fibröse Dysplasie, Café-au lait-Flecken, Pubertas praecox, Cushing-Syndrom, Hyperparathyreoidismus	X oder sporadisch bei ♀
Familiäre Polyposis coli Typ 3 (Gardner-Syndrom)	Adenomatöse Kolon- und Rektumpolypen, Schilddrüsenkarzinom, subkutane und knöcherne Tumoren Epidermoidzysten, Hypodontie	AD
Exomphalos-Makroglossie-Gigantismus (EMG-Syndrom) (Beckwith-, Wiedemann-Syndrom)	Gigantismus (fetal, postnatal), Viszeromegalie, Omphalozele Makroglossie, Inselzellhyperplasie Hemihypertrophie, Wilms-Tumor Nebennierenrindenkarzinom	unklar AD? AR?
Aniridie Nierenanomalie, Wilms-Tumor	Angeborene Nephrose Persistierende Müller-Strukturen Kryptorchismus, Intersexualität, Wilms-Tumor	Deletion 11p13**

* vgl. Fußnote zu Tabelle 21.1
** Deletion von Band 3, Region 1 im kurzen Arm von Chromosom 11

Tabelle 21.3. Genetische Syndrome mit Prädisposition zu Glukoseintoleranz. (Nach Rimoin [7])

1. Erkrankungen des Pankreas:
   Hereditäre Pankreatitis
   Zystische Fibrose (Mukoviszidose)
   Polyendokrine Defizienz (Morbus Addison, Thyreoiditis, Diabetes mellitus, Hypogonadismus)
   Hämochromatose
2. Endokrine Erkrankungen:
   Isolierter Wachstumshormonmangel
   Hereditärer Panhypopituitarismus
   Phäochromozytom
   Multiple endokrine Adenomatose
3. Hereditäre Stoffwechselerkrankungen:
   Glykogenspeicherkrankheit Typ I (Gierke-Krankheit)
   Akute intermittierende Porphyrie
   Hyperlipidämien
4. Syndrome mit nichtketotischem insulinresistenten Frühdiabetes:
   Ataxia telangiectatica
   Myotone Muskeldystrophie
   Lipatrophe Diabetesformen
5. Hereditäre neuromuskuläre Erkrankungen mit Glukoseintoleranz:
   Muskeldystrophien (fazio-skapulo-humerale; Duchenne-Syndrom)
   Späte proximale Myopathie
   Huntington-Chorea
   Machado-Krankheit (Ataxie, Nystagmus, Dysarthrie, Kontrakturen)
   Herrmann-Syndrom (Photomyoklonie, Schwerhörigkeit, Nephropathie, Dementia)
   Optikusatrophie-Diabetes-mellitus-Syndrom (Wolfram-Syndrom)
   Friedreich-Ataxie
   Alström-Syndrom
   Laurence-Moon-Bardet-Biedl-Syndrom
6. Progeroide Syndrome mit Glukoseintoleranz:
   Cockayne-Syndrom
   Werner-Syndrom
7. Syndrome mit Fettsucht und Glukoseintoleranz:
   Prader-Willi-Syndrom
   Achondroplasie
8. Chromosomenanomalien mit Glukoseintoleranz:
   Trisomie 21 (Down-Syndrom)
   Turner-Syndrom
   Klinefelter-Syndrom

Tabelle 21.4. Multiple Fehlbildungssyndrome mit unvollständiger Maskulinisierung oder anderen Genitalfehlbildungen

Bezeichnung	Klinische Merkmale	Genitalstörung	Genetik
Aarskog-Syndrom	Rundes Gesicht, antimongoloide Lidachsenstellung, Hypertelorismus, Entwicklungsverzögerung, antevertierte Nasenlöcher	Ventrale Skrotalfalte, Kryptorchismus, Scrotum bifidum	X
Zerebro-hepato-renales Syndrom (Zellweger-Syndrom)	Schwere Muskelhypotonie, Entwicklung schwer gestört, Leberfibrose, Zystennieren	Kryptorchismus, Hypospadie	AR
Cockayne-Syndrom	Kachektischer Minderwuchs, Mikrozephalie, Retinadegeneration, Taubheit, lichtempfindliche Dermatose	Kryptorchismus	AR
Kryptophthalmus-Syndaktylie-Syndrom (Fraser-Syndrom)	Hautfalten über den Augen, Anomalien der Nase, Gaumenspalte, Ankyloglossie	Kryptorchismus, Hypospadie (Vaginalatresie)	AR
Dubowitz-Syndrom	Minderwuchs, schmales Gesicht, lichtempfindliche Dermatose	Kryptorchismus	AR
Ellis-van-Creveld-Syndrom	Minderwuchs, Polydaktylie, Ektodermaldysplasie, einzelner Vorhof	Epispadie	AR
Fetalgesicht-Minderwuchs-Syndrom (Robinow-Silverman-Smith-Syndrom)	Minderwuchs, „fetales" Gesicht, flache und kleine Nase	Mikropenis, Kryptorchismus	AD AR?
Fazio-ösophago-genitales Syndrom („G-Syndrom" nach Opitz)	Hypertelorismus, enge Lidspalten, Entwicklungsverzögerung, Dysphagien	Hypospadie, Scrotum bifidum	AD
Gorlin-Syndrom	Minderwuchs, kraniofaziale Dysostose, Hypertrichose, Schalleitungsstörung	Hypoplasie der Labia minora	AR?
Hand-Fuß-Uterus-Syndrom	Hypoplasie der Hände und Füße	Verdoppelte Müller-Strukturen	AD?
Hypertelorismus-Hypospadie-Syndrom	Geistige Entwicklungsstörung, Lippen-Kiefer-Gaumenspalte, angeborene Herzdefekte	Hypospadie, Kryptorchismus	AD?
Kallmann-Syndrom	Anosmie. Manchmal andere Defekte [Spaltbildungen, Taubheit, Nierenhypoplasie oder -agenesie (einseitig)]	Hypogonadotroper Hypogonadismus, kleine Testes	AD
Leopard-Syndrom	Minderwuchs, multiple Lentigoflecken, Hypertelorismus, Pulmonalstenose, Überleitungsstörungen, Schallleitungsstörung	Kryptorchismus, Hypospadie, kleine Testes	AD

21. Syndrome mit Endokrinopathien (tabellarische Übersicht)

Syndrom	Klinische Merkmale	Genitale Merkmale	Erbgang
Leprechaunismus	Schwere prä- und postnatale Entwicklungsstörung, Lipodystrophie, Hirsutismus, Insulinrezeptordefekt	Penis- oder Klitorishypertrophie, Leydig-Zell-Hyperplasie, zystisches Ovar	AR?
Mikrophthalmie-Syndrom (Lenz-Syndrom)	Mikrophthalmie, Mikrozephalie, Minderwuchs, Nierendysplasien, Zahnanomalien	Hypospadie, Kryptorchismus	X
Meckel-Syndrom	Okzipitale Enzephalozele, Anomalien des Stirnhirn, Mikrozephalie, Mikrophthalmie, Colobom, Katarakte, Gaumenspalte, Polydaktylie, Zystennieren, und andere Fehlbildungen	Zwittriges Genitale, Scrotum bifidum, Kryptorchismus	AR
Noonan-Syndrom	Minderwuchs, Hypertelorismus, geistige Entwicklungsstörung, Pulmonalstenose, Ptosis palpebrae, Pterygium colli, Cubitus valgus, Lymphödeme	Kryptorchismus, Testishypoplasie	AD
Prader-Willi-Syndrom	Adipositas, Muskelhypotonie, Geistige Entwicklungsstörung, Minderwuchs, verminderter Schläfendurchmesser, Glucoseintoleranz	Kryptorchismus Mikropenis Testishypoplasie	nicht genetisch*
Russell-Silver-Syndrom	Prä- und postnataler Minderwuchs, normal großer Kopf („Pseudohydrocephalus"), Asymmetrie, Uringonadotropine erhöht	Kryptorchismus Kleiner Penis Hypospadie	unklar, wohl nicht genetisch
Smith-Lemli-Opitz-Syndrom	Prä- und postnataler Minderwuchs, Entwicklungsstörungen, Ptosis palpebrae, Nierendysplasien	Hypospadie Kryptorchismus Scrotum bifidum	AR

* bei etwa der Hälfte der Patienten findet sich eine offenbar spezifische Aberration von Chromosom 15, meist eine Deletion distal von Region 1, Band 1.

Literatur

1. Benirschke K, Lowry RB, Opitz JM, Schwarzacher HG, Spranger JW (1979) Development terms – some proposals: First report of an International Working Group. Am J Med Genet 3:297–302
2. Bergsma D (ed) (1979) Birth defects compendium. 2nd edn. The National Foundation – March of Dimes. Liss, New York
3. DiGeorge AM (1979) Genetics of endocrine diseases. In: Jackson LG, Schimke RN (eds) Clinical genetics. A source book for physicians. Wiley & Sons, New York Chichester, pp 285–329
4. Fraser FC, Gunn T (1977) Diabetes mellitus, diabetes insipidus, and optic atrophy. J Med Genet 14:190–193
5. Opitz JM, Herrmann J, Pettersen JC, Bersu ET, Colacino SC (1979) Terminological, diagnostic, nosological, and anatomical-developmental aspects of developmental defects in man. Adv Hum Genet 9:71–164
6. Passarge E (1979) Elemente der Klinischen Genetik. Grundlagen und Anwendung der Humangenetik in Studium und Praxis. Fischer, Stuttgart
7. Rimoin DL (1976) Genetic syndromes associated with glucose intolerance. In: Creutzfeldt W, Köbberling J, Neel JV (eds) The genetics of diabetes mellitus. Springer, Berlin Heidelberg New York, pp 43–63
8. Rimoin DL, Schimke RN (1971) Genetic disorders of the endocrine glands. Mosby, St. Louis
9. Schimke RN (1978) Genetics and cancer in man. Churchill Livingstone, Edinburgh
10. Schimke RN (1979) Syndromes with multiple endocrine involvement. Prog Med Genet 3:143–175
11. Schimke RN, Hartmann WH, Prout TE, Rimoin DL (1968) Syndrome of bilateral pheochromocytoma, medullary thyroid carcinoma, and multiple neuromas. N Engl J Med 279:1–7
12. Smith DW (1976) Recognizable patterns of human malformation. Genetic, embryologic and clinical aspects, 2nd edn. Saunders, Philadelphia London Toronto
13. Spranger, J et al (1982) Errors of morphogenesis: Concepts and terms. Recommendations of an international working group. J Pediat 100:160–165
14. Summitt RL (1979) Genetic forms of hypogonadism in the male. Prog Med Genet 3:1–72
15. Taybi H (1975) Radiology of syndromes. Year Book Medical Publishers, Chikago
16. Warkany J (1971) Congenital malformations. Notes and comments. Year Book Medical Publishers, Chicago

22. Intersexualität

E. Passarge

22.1 Einleitung

Die normale somatische Geschlechtsentwicklung besteht aus chromosomal bedingter Geschlechtsdetermination und Differenzierung des gonadalen Geschlechts (Testis oder Ovar), mit nachfolgender Entwicklung des jeweiligen phänotypischen Geschlechts, männlich oder weiblich. Die Geschlechtsdifferenzierung wird, etwas schematisch gesehen, auf mehreren Ebenen determiniert: 1) genetisches Geschlecht (chromosomal determiniert), 2) gonadales Geschlecht (hormonell determiniert), 3) phänotypisches Geschlecht (anatomisch determiniert), 4) psychologisches Geschlecht. Eine weitere Ebene wäre die juristische, standesamtlich festgelegte Geschlechtszuordnung. Bei normalem Verlauf der Geschlechtsdifferenzierung stimmen alle Ebenen überein.

Intersexualität ist das Ergebnis einer Störung der Geschlechtsdifferenzierung. Sie führt zu einer Diskrepanz zwischen chromosomal determiniertem Geschlecht, Morphologie oder Funktion der Gonaden, sowie äußerer Genitalentwicklung. Bei einem Hermaphroditismus liegen gleichzeitig Testis und Ovar in ein und demselben Individuum vor. Stimmen zwar Chromosomensatz und Gonaden eines Geschlechts überein, aber sind die inneren und äußeren Genitalien unvollständig, zwittrig oder zum entgegengesetzten Geschlecht differenziert, so spricht man von Pseudohermaphroditismus (männlicher bzw. weiblicher Pseudohermaphroditismus).

Störungen der Geschlechtsdifferenzierung können einer oder mehreren der genannten Ebenen zugeordnet werden. Der erste Schritt in der Abklärung von Störungen der normalen Geschlechtsentwicklung ist deshalb die Zuordnung zur gestörten Ebene der Geschlechtsdifferenzierung. Dabei ist zu beachten, daß bei einigen Störungen der primäre Defekt auf einer anderen Ebene liegt als die Ebene, auf der sich der Defekt manifestiert. Deshalb sollte die Einteilung nach Ebenen der Geschlechtsdeterminierung als Ordnungsprinzip verstanden werden, das nicht in jedem Falle schematisch angewendet werden kann.

Dieses Kapitel stützt sich neben zahlreichen, im einzelnen oft nicht zitierten Originalarbeiten, vor allem auf folgende Übersichten: [6, 14, 16, 27, 36–38, 40, 43, 46, 47, 55].

22.2 Genetische Grundlagen der Geschlechtsentwicklung

Die morphologischen und endokrinologischen Grundlagen der Geschlechtsdifferenzierung sind schematisch in Abb. 22.1 dargestellt. Das genetische Geschlecht ist bereits in der Zygote festgelegt: bei Anwesenheit von zwei normalen X-Chromosomen (Karyotyp 46,XX) wird sich aus der anfänglichen undifferenzierten Gonade ein Ovar bilden; bei Anwesenheit eines normalen X- und eines normalen Y-Chromosoms (Karyotyp 46,XY) bilden sich Testes. Somit ist bereits bei Beginn der Embryonalentwicklung determiniert, ob die Differenzierung der inneren und äußeren Genitalorgane weiblich oder männlich erfolgen soll [19, 22].

Die Entwicklung männlicher Strukturen muß durch fetale Testes und die dazugehörigen Funktionen (s. unten) induziert werden. Geschieht dies nicht, so werden keine männlichen Strukturen gebildet, und stattdessen entsteht ein phänotypisch weibliches Individuum.

Voraussetzung für die Differenzierung der Wolff-Gänge in die inneren männlichen Geschlechtsorgane und des äußeren Genitales ist die zeitlich und örtlich aufeinander abgestimmte Funktion von zwei androgenen Hormonen (Testosteron, Dihydrotestosteron) und die gleichzeitige Unterdrückung der Müller-Gänge durch ein drittes Hormon. Testosteron und Müller-Regressionsfaktor („Faktor X") werden im fetalen Testis gebildet.

Die Analyse von Strukturanomalien des Y-Chromosoms zeigen, daß der kurze Arm des Y-Chromosoms (Yp) für die Induktion der Testisentwicklung verantwortlich ist [16, 19, 55], wenngleich einzelne Beobachtun-

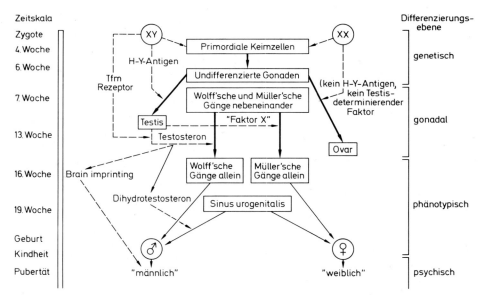

Abb. 22.1. Schema der Geschlechtsdifferenzierung. *Gestrichelte Pfeile* bedeuten Einfluß, *ausgezogene Pfeile* die Änderung anatomischer Strukturen während der Embryonal- und Fetalentwicklung

gen auch dem proximalen Arm (Yq) eine mögliche Rolle bei der Testisinduktion zuweisen [9, 11].

Bei Anwesenheit eines strukturell und funktionell normalen Y-Chromosoms wird ein gonadenspezifisches Zelloberflächenantigen gebildet (H-Y-Antigen), unter dessen Einfluß sich die undifferenzierte Gonade in tubuläre Strukturen umordnet und zum Testis differenziert [22, 42, 48, 53–55, 59]. Nach derzeitiger Auffassung ist H-Y-Antigen das Genprodukt eines oder mehrerer autosomaler Gene, die unter Kontrolle von Genloci auf dem Y-Chromosom und auf dem X-Chromosom stehen. Die Beteiligung eines auf dem X-Chromosom liegenden, die H-Y-Antigenbildung kontrollierenden Genlocus muß angenommen werden, weil Patienten mit nur einem X-Chromosom (45,X0 bei Turner-Syndrom) schwach H-Y-Antigen-positiv sind [57]. Offenbar wirken Y-Chromosom und X-Chromosom in der Kontrolle von H-Y-Antigen-kodierenden Genloci zusammen.

Die Anwesenheit von H-Y-Antigen erlaubt den serologischen Nachweis eines strukturell und funktionell normalen Y-Chromosoms, selbst wenn es zytogenetisch nicht nachweisbar ist [13, 49, 53].

Der erste Schritt der Geschlechtsdifferenzierung aus ursprünglich undifferenzierten Gonaden ist unter den genannten Voraussetzungen die Bildung eines embryonalen Testis etwa in der 6.–7. Schwangerschaftswoche. Dies geschieht auch dann, wenn mehr als ein X-Chromosom vorhanden ist.

Der zweite prinzipielle Schritt ist die Differenzierung der männlichen Strukturen (Wolff-Gänge) unter dem Einfluß von fetalen Testes. Zugleich werden die primär gleichfalls angelegten weiblichen Strukturen (Müller-Gänge) unterdrückt.

Die Funktion des fetalen Testis besteht aus zwei wesentlichen Komponenten, Produktion von Testosteron in den Leydig-Zellen und ein die Entwicklung der Müller-Gänge unterdrückendes Produkt (Müllerian Inhibiting Factor, MIF, oder Müller-Regressionsfaktor, oder Josts „Faktor X") in den Sertoli-Zellen [16, 28, 51]. Testosteron ist das wesentliche androgene Hormon, das für die Differenzierung der Wolff-Gänge verantwortlich ist. Aus dem Sinus urogenitalis entwickelt sich das äußere männliche Genitale unter dem Einfluß von Dihydrotestosteron, das durch enzymatische Umwandlung des endogen gebildeten Testosterons entsteht (5α-Reduktase). Die Testosteron- und Dihydrotestosteron-gesteuerte Maskulinisierung des männlichen Fetus wird von Choriongonadotropin und luteinisierendem Hormon (LH) reguliert. Follikelstimulierendes Hormon (FSH) wirkt auf die Sertoli-Zellen und dürfte für die MIF-Produktion wichtig sein [16].

Die Wirkung von Testosteron und von Dihydrotestosteron ist von der Funktion spezifischer zytoplasmatischer Rezeptoren abhängig. An drei verschiedenen Stellen sind Mutationen bekannt: 1) Defekte in der Umwandlung von Testosteron in Dihydrotestosteron infolge 5α-Reduktasedefizienz (zwei Typen identifiziert), 2) Defekte der intrazellulären Rezeptoren für Testosteron und für Dihydrotestosteron (je zwei identifiziert), 3) rezeptorpositive Androgenresistenz mit verminderter Androgenwirkung [20].

Nach der Pathogenese sind demnach folgende Arten von Störungen der männlichen Geschlechtsentwicklung möglich: 1) Defekte des H-Y-Systems, die zu Geschlechtsumkehr (sex reversal) führen, d. h. XY-Individuen mit weiblichem Phänotyp oder XX-Individuen mit männlichem Phänotyp, 2) Defekte in der enzymatischen Bildung von Testosteron oder fehlende Testosteronproduktion bei Leydig-Zellen-Defekten, 3) Unwirksamkeit von Testosteron bzw. Dihydrotestosteron (Androgenresistenz), 4) Persistenz von Müller-Strukturen (Sertoli-Zellen-Defekt?). In jeder dieser Gruppen sind genetisch verschiedene Mutanten bekannt. Allen ist gemeinsam, daß entweder die verminderte Bildung männlich-determinierender Hormone oder ihre Unwirksamkeit in den Zielgeweben zu Störungen der männlichen Geschlechtsdifferenzierung führen (männlicher Pseudohermaphroditismus).

Demgegenüber ist die Differenzierung zum weiblichen Geschlecht relativ einfach. Sie tritt immer dann ein, wenn fetale Androgenwirkung fehlt. Aus diesem Grunde gibt es weniger Störungen der Differenzierung in das weibliche Geschlecht (weiblicher Pseudohermaphroditismus).

Anomalien der Gonadotropinwirkung können gleichfalls die Geschlechtsdifferenzierung stören, aber die Gruppe ist genetisch noch nicht gut abgeklärt (s. unten).

22.3 Genetisch bedingte Störungen der männlichen Geschlechtsentwicklung (männlicher Pseudohermaphroditismus)

Bei dieser Krankheitsgruppe finden sich bei einem XY-Karyotyp gänzlich oder teilweise männliche Strukturen, aber die äußeren Genitalien sind inkomplett virilisiert, zwittrig oder erscheinen weiblich. Die Gonaden sind Testes, wenn auch häufig rudimentär oder abnorm.

22.3.1 Defekte des H-Y-Systems

Die kritische Rolle des H-Y-Antigens bei der Induktion des fetalen Testis im XY-Embryo wurde eingangs erwähnt. Die Genetik und Funktion dieses Systems ist noch in vielen Punkten unklar, aber eine Reihe neuer Erkenntnisse erlauben Einblick in mögliche bzw. beobachtete genetisch bedingte Defekte.

Normalerweise sind H-Y-Antigen und Gonaden konkordant, aber bei einigen Störungen der Geschlechtsentwicklung ist das nicht der Fall. Verschiedene zytogenetische Beobachtungen haben erwiesen, daß H-Y-Antigen nicht von einem auf dem Y-Chromosom liegenden Genlocus kodiert wird, wie ursprünglich angenommen, denn H-Y-Antigen kann in der Abwesenheit eines Y-Chromosoms exprimiert sein [22, 36, 48, 55, 56].

Neben einem für die Expression von H-Y verantwortlichen Gen auf dem kurzen Arm des Y-Chromosoms [9, 11, 56] gibt es auf dem kurzen Arm des X-Chromosoms einen Genlocus für Repression dieses Antigens. Wolf et al. [57] haben den X-chromosomalen Genlocus der Region 2. Band 2.3 des kurzen Arms des X-Chromosoms zugeordnet (Xp223), einer Region, die der X-chromosomalen Inaktivierung entgeht [32, 41]. Offenbar

22. Intersexualität

Tabelle 22.1. H-Y-Antigen und klinischer Status. (Nach Wolf [56])

(1) **Konkordanz I** (H-Y-Antigen-positiv und Testisinduktion):

XY Normal männlich
XY Testikuläre Feminisierung
XXY, XXXY, XXXXY, XXYY
XX Männer
XX Echter Hermaphroditismus
XX/XY Chimärismus
XO/XY Mixoploidie

(2) **Konkordanz II** (H-Y-Antigen-negativ und fehlende Testisinduktion):

XX Normal weiblich
XY Gonadendysgenesie, H-Y-negative Form
XY Campomele Dysplasie mit Geschlechtsumkehr

(3) **Diskordant** (H-Y-Antigen-positiv, aber fehlende Testisinduktion):

XX Normal weiblich, heterozygot für autosomale Mutation (?)
XO Turner-Syndrom
Turner-Syndrom mit Deletion (Xp-) und Isochromosom (iXq)
XY-Gonadendysgenesie, H-Y-Antigen-positive Form

---

unterliegt die H-Y-Antigenwirkung einem Schwellenwert, unterhalb dessen die Testisinduktion nicht oder nur rudimentär stattfindet [56].

Andererseits scheint die repressive Wirkung des X-chromosomalen Gens dosisabhängig zu sein. Nur zwei normale X-Chromosomen unterdrücken die mutmaßlich autosomal kodierte Synthese von H-Y-Antigen [56]. Tabelle 22.1 faßt die Beziehungen zwischen chromosomalen, gonadalem und phänotypischem Geschlecht und H-Y-Status zusammen.

Ein Minimum von vier Genen muß angenommen werden, regulierende Gene auf dem Y- und dem X-Chromosom, ein autosomales Gen für die Struktur des Genprodukts, sowie ein Gen für den gonadenspezifischen Rezeptor [34, 56].

Genetische Defekte des H-Y-Systems sollten sich diesen Genen zuordnen lassen. Der folgende Abschnitt zeigt, daß dies ansatzweise möglich ist, wenn auch der Beweis fehlt. Grundsätzlich wäre zu erwarten: 1) Funktionsausfall des H-Y-Antigens bei XY-Individuen, z.B. aufgrund defekter Synthese (vermutlich autosomal), 2) Defekt des gonadenspezifischen Rezeptors (vermutlich X-chromosomal) oder der Y-chromosomalen Induktion oder 3) Defekt der Repression des H-Y-Antigens bei XX-Individuen. In jedem Fall wäre Geschlechtsumkehr (sex reversal) die Folge, weil Geschlechtschromosomen und H-Y-Antigen oder H-Y-Antigen und Gonaden diskordant sind.

22.3.1.1 XY-Gonadendysgenesie (Swyer-Syndrom)

Dies ist eine klinisch wichtige, ätiologisch heterogene Krankheitsgruppe (gelegentliche Bezeichnung „reine Gonadendysgenesie"). Patienten sind

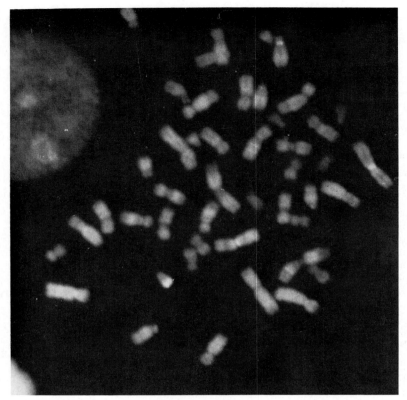

Abb. 22.2. Metaphasechromosomen mit männlichem Chromosomensatz 46,XY bei einer Patientin mit XY-Gonadendysgenesie. Der distale lange Arm des Y-Chromosoms (unten gegen 7 Uhr) leuchtet heller als alle anderen Chromosomen (Quinacrine-Fluoreszenzfärbung. Vergr. ca. 2000fach)

phänotypisch weiblich, haben einen 46,XY-Karyotyp (Abb. 22.2), bilaterale Streakgonaden und unvollständige oder fehlende weibliche pubertäre Geschlechtsmerkmale (Abb. 22.3). Angeborene Fehlbildungen oder Minderwuchs, wie beim Turner-Syndrom, kommen nicht vor. Die Gonadenrudimente haben ein hohes Risiko zu maligner Transformation, das bei rund der Hälfte der Patienten vor dem 30. Lebensjahr zu einem Dysgerminom oder Gonadoblastom führt.

Es gibt eine H-Y-Antigen-positive Form und eine H-Y-negative Form [39, 45, 50, 54] (Abb. 22.4). Von insgesamt 26 Patienten mit bekanntem H-Y-Status waren 20 H-Y-positiv und 6 H-Y-negativ. Diese Befunde sprechen dafür, daß es mindestens zwei ätiologisch verschiedene Formen von XY-Gonadendysgenesie gibt. Die häufigere H-Y-positive Form beruht offenbar auf Ineffektivität des H-Y-Antigens, möglicherweise aufgrund eines Defekts des gonadenspezifischen H-Y-Antigenrezeptors. In diesem Falle würden keine oder bei partiellem Defekt nur rudimentäre testikuläre Struk-

22. Intersexualität   595

turen induziert. In der Abwesenheit von zwei normalen X-Chromosomen kann sich jedoch auch kein normales Ovar bilden, so daß sich nur eine Streakgonade bildet. Diese Form der Erkrankung, die in sich wiederum heterogen sein kann, dürfte X-chromosomal bedingt sein.

Für die H-Y-Antigen-negative Form könnte eine Mutation des oder der für die Struktur des H-Y-Antigen verantwortlichen Gene angenommen werden. Da sie offenbar auf Autosomen liegen, wären betroffene XY-Individuen homozygot für eine autosomal rezessive Mutante. Ein Defekt des

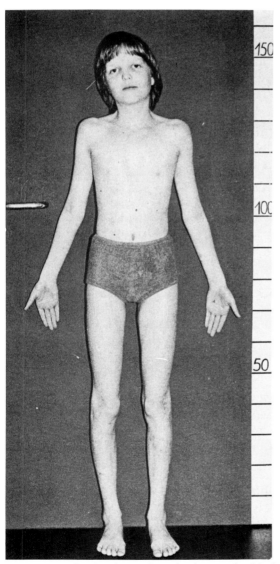

Abb. 22.3. Patientin mit XY-Gonadendysgenesie. (Nach [39])

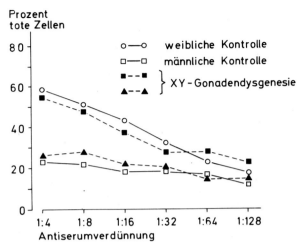

Abb. 22.4. H-Y-Antigenbestimmung bei zwei verschiedenen Formen von XY-Gonadendysgenesie, eine HY-Antigen-positiv wie eine männliche Kontrolle und eine -negativ wie eine weibliche Kontrolle. (Nach [39])

Y-chromosomalen Systems könnte stets nur auf einer Mutation beruhen und nicht auf Transmission eines mutanten Gens.

Außer für Überlegungen zur Genetik und Ätiologie könnte der H-Y-Status prognostische Bedeutung haben [39, 45]. Es fällt auf, daß ein Dysgerminom oder Gonadoblastom bisher nur bei H-Y-Antigen-positiven Patienten (9 von 20) dokumentiert ist, nicht aber bei H-Y-negativen (keiner von 6).

Dies würde man erwarten, weil ohne H-Y-Antigen keine testikulären Strukturen induziert werden, im Gegensatz zu möglichen Rudimenten bei niedrigem Antigentiter. Gerade rudimentäre testikuläre Strukturen sind es aber, die ein Risiko in dysplastischen Gonaden bedeuten [43]. Noch sind die Zahlen jedoch zu gering, um endgültige Schlüsse auf die Tumorhäufigkeit ziehen zu können.

22.3.1.2 XX-Männer mit Hypogonadismus

Dies stellt zwar klinisch keine Form von Intersexualität dar, aber ätiologisch handelt es sich um eine Störung der männlichen Geschlechtsentwicklung. Nach Phänotyp, gonadalem Geschlecht und psychischer Zuordnung handelt es sich um männliche Individuen, aber es findet sich ein weiblicher Chromosomensatz (46,XX). Klinisch ähnelt die Erkrankung dem Klinefelter-Syndrom (47,XXY), ist jedoch mit ca. 1:24 000 viel seltener [12]. Die Anwesenheit von Testes deutet darauf hin, daß Y-chromosomal gesteuerte Informationen der Geschlechtsdetermination vorgelegen haben müssen, wenn auch unvollständig, denn die Testes zeigen ähnliche pathologische Veränderungen wie beim Klinefelter-Syndrom, d.h. kleine Testes ohne normale Spermatogenese (vgl. Kap. 5). XX-Männer sind H-Y-Antigen positiv, aber intermediär zwischen normal männlich („positiv") und normal weiblich („negativ"). Die durchschnittliche Körpergröße liegt mit 168,2 ± 1,52 cm unter der für XY-Männer, aber über der für XX-Frauen [12]. Bei den meisten Patienten sind beide X-Chromosomen strukturell normal und es findet sich kein Y-Chromosom. Hinweise auf Anwesenheit eines Y-Chromosoms in wenigen Zellen oder in Testis sind bisher nicht überzeugend [12]. Einige Autoren haben argumentiert, daß ein X-Y-Austausch als Ursache in Betracht kommen könne [15], zumindest für einige Fälle. Einzelne familiäre Fälle [12] lassen an eine genbedingte Ursache denken. Derzeit kann zwischen den verschiedenen Möglichkeiten nicht entschieden werden [12]. Das genetische Wiederholungsrisiko innerhalb einer Familie kann nach den bisherigen Beobachtungen als gering eingeschätzt werden.

22.3.1.3 Campomele Dysplasie mit Geschlechtsumkehr bei XY-Individuen

Campomele Dysplasie ist eine generalisierte Skelettdysplasie, bei der eine Umkehr in einen weiblichen Phänotyp bei XY-Individuen auftreten kann [17, 21].

Die wichtigsten Zeichen am Skelettsystem sind: 1) gebogene Femura und Tibiae, 2) kurze Extremitäten, 3) fehlende Femuralepiphysen, 4) kraniofaziale Dysplasien (Makrozephalie, Hypertelorismus, Mikrognathie, große Fontanelle), 5) kleiner Thorax mit dünnen Rippen, 6) Hypoplasie oder Aplasie der Skapulae, 7) flache thorakale Wirbelkörper. Zusätzlich findet sich oft ein deutlich erniedrigtes Geburtsgewicht. Die meisten Säuglinge überleben den ersten Lebensmonat nicht. Diagnostisch besonders wichtig sind die oft bis zu 80° nach hinten abgewinkelten Tibiae und die Skapulahypoplasie.

Unter 21 Beobachtungen haben Fraccaro et al. [17] 12 mit weiblichem äußeren Genitale, Vagina, Uterus, Tuben, aber einem 46,XY-Karyotyp tabuliert. Bei 9 XX-Individuen lag ein normaler weiblicher Phänotyp vor; 3 XY-Individuen hatten einen männlichen Phänotyp.

Die bisher vorliegenden, wenigen Daten zeigen, daß campomele XY-Individuen mit Geschlechtsumkehr X-Y-Antigen-negativ sind [17, 56]. Aus diesem Grunde könnte eine Mutation des H-Y-Systems vorliegen. Hovmöller et al. [23] haben die Möglichkeit einer Migrationsstörung der primordialen Keimzellen in die Gonadenanlage infolge einer generalisierten Mesenchymstörung diskutiert, weil sich entweder unvollständig differenziertes Ovarialgewebe oder Gonadengewebe mit rudimentären testikulären Strukturen gefunden haben.

Die Zuordnung dieser vermutlich ätiologisch heterogenen Krankheitsgruppe zu den Störungen der männlichen Geschlechtsentwicklung ist also noch tentativ.

Die Genetik ist noch unklar. Hall u. Spranger [21] fanden unter 60 Schwangerschaften 25 Probanden, 15 Fehlgeburten, 17 normale Geschwister (7 männlich, 6 weiblich, 4 unbekannten Geschlechts) und 3 gleichfalls erkrankte Geschwister. In einigen Fällen wurde elterliche Blutsverwandtschaft beobachtet, so daß gegenwärtig die Annahme eines autosomal rezessiven Erbgangs berechtigt ist.

22.3.2 Defekte der Androgenbiosynthese

Fünf Enzymschritte steuern die Synthese von Testosteron aus Cholesterin: 20,22-Desmolase, 3β-Hydroxysteroiddehydrogenase, 17-Hydroxylase, 17,20-Desmolase, 17,17-Ketosteroiddehydrogenase (Schritte 1–5 in Abb. 22.5). Genetische Defekte (autosomal rezessiv) sind für jeden dieser Enzymschritte bekannt. Sie führen bei XY-Individuen zu Pseudohermaphroditismus infolge unzureichender Maskulinisierung. Als sechster

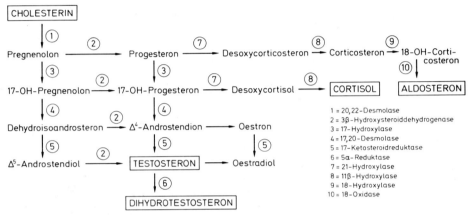

Abb. 22.5. Die zehn Enzymschritte der Steroidbiosynthese

Schritt ist die Umwandlung von Testosteron in Dihydrotestosteron (DHT) bekannt, die zur gestörten Entwicklung des Sinus urogenitalis führt (vgl. 22.3.3.3).

Da die ersten vier steroidogenen Hormone nicht nur in Testis, sondern auch in der Nebennierenrinde gebildet werden, führt die Unterbrechung nicht nur zu verminderter Maskulinisierung, sondern auch zu Nebennereninsuffizienz mit kompensatorischer Nebennierenrindenhyperplasie (vgl. Kap. 4). Da bei Defekten in der Testosteronbiosynthese die Bildung des MIF nicht betroffen ist, haben erkrankte XY-Individuen niemals Müller-Strukturen. Bei XX-Individuen entsteht keine Intersexualität, wohl aber die Nebennierenstörung.

22.3.3 Defekte der Androgenwirkung

22.3.3.1 Komplette Androgenresistenz bei Patienten mit weiblichem Phänotyp (testikuläre Feminisierung, Tfm)

Bei kompletter Unwirksamkeit von Testosteron resultiert das Krankheitsbild der Testikulären Feminisierung. Zwar werden fetale Testes gebildet, aber das von ihnen produzierte Testosteron bleibt unwirksam. Die Wolff-Gänge werden nicht induziert und der Sinus urogenitalis entwickelt sich weiblich. Zugleich wird jedoch der die Müller-Gänge unterdrückende Faktor regelrecht gebildet, so daß keine inneren weiblichen Geschlechtsorgane entstehen. Es kommt zur Bildung einer blind endenden, oft sehr kurzen Vagina ohne Uterus oder Tuben, sowie intraabdominalen oder inguinalen Testes mit normaler hormonaler Produktion. Wegen der generalisierten Androgeninsensitivität kommt es während der Pubertätsentwicklung nicht zur Sekundärbehaarung. Die psychische Zuordnung ist eindeutig weiblich. Diese Erkrankung wird X-chromosomal rezessiv vererbt. Die Mutation auf dem einen X-Chromosom von XY-Individuen führt zu Unwirksamkeit eines zytoplastischen Androgenrezeptors.

Betroffene XY-Individuen haben ein normal weibliches äußeres Genitale. Die häufigste klinische Manifestation ist eine testisenthaltende Inguinalhernie oder primäre Amenorrhoe und fehlende Sekundärbehaarung. Nach der Pubertät (Längenwachstumsschub, Brustentwicklung, aber primäre Amenorrhoe) sollten die Testes wegen der Gefahr maligner Entartung entfernt werden. Permanente Östrogen/Progesteron-Substitution ist erforderlich. Werden die Gonaden im Kindesalter entfernt, können die adrenalen Östrogene allein eine Brustdrüsenentwicklung zur Zeit der Pubertät induzieren.

Individuen mit Tfm fehlt der Rezeptor für DHT. Dieser Defekt ist auch in Hautfibroblastenkulturen nachweisbar. Entsprechend dem Lyon-Prinzip der X-Chromosomeninaktivierung haben weibliche Heterozygote zwei klonale Zellpopulationen, eine mit normaler und eine mit fehlender DHT-Bindungsaktivität. Es ist noch ungeklärt, ob die fehlende Bindungsaktivität darauf beruht, daß überhaupt kein Bindungsprotein gebildet wird oder ob ein abnormes Rezeptorprotein gebildet wird. Bisher sind zwei verschiedene Rezeptordefekte identifiziert worden, eine partielle Rezeptordefizienz mit etwa 50% erhaltener Testosteronbindungsfähigkeit bei 37°C und fehlender Bindung bei 42°C, sowie eine totale Bindungsunfähigkeit [20].

Daneben gibt es eine komplette Androgeninsensitivität mit offenbar normalem Androgenrezeptor [2, 30]. Da in einer Studie auch der Transfer des Rezeptorkomplexes in den Zellkern normal war, könnte diese Mutation die Bindung des Rezeptorproteins an den Zellkern betreffen, oder noch spätere Schritte [16]. Diese Tatsache hat klinische Bedeutung, weil diese Mutante nicht in Fibroblastenkulturen nachweisbar ist und deshalb derzeit nicht in Amnionzellkulturen diagnostizierbar ist.

22.3.3.2 Inkomplette Androgenresistenz bei Patienten mit unvollständig männlichem Phänotyp (männlicher Pseudohermaphroditismus Typ 1)

Bei dieser X-chromosomal rezessiven Erkrankung ist die Androgenresistenz im Gegensatz zur Tfm nicht komplett. Es kommt zu partieller Virilisierung des männlichen Fetus mit resultierendem Pseudohermaphroditismus. Man findet eine erhebliche Variabilität der Intersexualität infolge partieller Differenzierung der Wolff-Gänge. Das klinische Spektrum ist weit und reicht vom weiblichen Phänotyp mit partieller Labioskrotalfusion und Pseudovagina (frühere Bezeichnung Lubs-Syndrom), einem eher maskulinen Phänotyp mit Hypospadie, kleinem Phallus, pubertärer Azoospermie und Gynäkomastie (frühere Bezeichnung Gilbert-Dreyfuß-Syndrom), über eine perineoskrotale Hypospadie mit Scrotum bifidum und Gynäkomastie (frühere Bezeichnung Reifenstein-Syndrom) bis zu einem männlichen Phänotyp mit Sterilität und Gynäkomastie ohne äußerlich erkennbare Entwicklungsstörung der Genitalorgane (frühere Bezeichnung Rosewater-Syndrom). Vereinzelt ist ein unauffälliger männlicher Phänotyp mit Infertilität infolge Azoospermie oder Oligospermie beobachtet worden (s. 22.3.3.4).

Wolff-Derivate fehlen oder sind hypoplastisch (Epididymis, Vasa deferentia), Müller-Derivate fehlen. Bei der Pubertät kommt es zu deutlicher bis mäßiger Brustentwicklung, analog der kompletten Androgenresistenz, aber zu geringer bis mäßiger Virilisierung. Im Gegensatz zu Tfm tritt geringe Sekundärbehaarung auf. Nach der Pubertät finden sich im Plasma erhöhte Werte für Testosteron, normale Reaktion auf HCG und ACTH, keine anabole Wirkung nach Testosteronapplikation. Die Testes bleiben kryptorchid und müssen wegen der Möglichkeit zu neoplastischer Transformation und wegen ihres virilisierenden Einflusses entfernt werden.

Bei rechtzeitiger Diagnose ist die Zuordnung zum weiblichen Geschlecht recht unproblematisch. Die partielle Laboserotalfusion muß operativ korrigiert werden.

22.3.3.3 Dihydrotestosteronineffektivität infolge 5α-Reduktase-Defizienz oder DHT-Rezeptordefekt (männlicher Pseudohermaphroditismus Typ 2)

Dies ist eine ätiologisch heterogene Gruppe von autosomal rezessiv erblichen Störungen in der Entwicklung des Urogenitalsinus bei XY-Individuen, die zu der früheren Bezeichnung pseudovaginale perineoskrotale Hypospadie geführt hatte [31]. Bei der Geburt ist der Phänotyp der äußeren Genitalien in der Regel weiblich, aber es findet sich nur eine kurze Pseudovagina, Perineoskrotalfalten und ein kleiner Phallus mit Hypospadie. In die Pseudovagina münden weitgehend normal entwickelte Wolff-Gänge (Ductus ejaculatorius, Samenblasen, Vas deferens, Epididymis). Die Gonaden sind Testes und finden sich häufig in den großen Labien oder im Leistenkanal. Unerkannt werden betroffene Individuen zunächst als weiblich eingestuft. Aber schon vor der Pubertät kann eine eher männliche psychische Zuordnung auftreten. Während der Pubertät kommt es zu partieller, aber deutlicher Virilisierung (vergrößerter Phallus, tiefe Stimme, Zunahme der Muskelmasse, während die Sekundärbehaarung spärlich ist). Spermatogenese ist dokumentiert, aber keine Insemination, vermutlich wegen der schweren Hypospadie und geringer Prostataentwicklung.

Plasmatestosteron und Testosteron/DHT-Verhältnis sind erhöht, LH-Spiegel normal. Die psychische Orientierung ist vorwiegend männlich, vor allem nach der Pubertät, auch wenn betroffene Individuen anfänglich fälschlicherweise als weibliche Individuen erzogen worden sind [25]. Andererseits verhindert rechtzeitige Entfernung der Gonaden vor der Pubertät die für Mädchen entstellende männliche Pubertät und erlaubt eine weitgehend normale weibliche Orientierung.

22. Intersexualität

Bei mehreren Familien ist die gestörte Entwicklung des Sinus urogenitalis auf eine verminderte Aktivität von Testosteron-5α-Reduktaseaktivität zurückgeführt worden [24]. Dieser Defekt ist in Zellkulturen aus Genitalhaut nach Inkubation mit markiertem Testosteron nachweisbar. Daneben gibt es Patienten mit verminderter Enzymstabilität. Zwischen verminderter Dihydrotestosteronbindung (Rezeptordefekt) und verminderter Dihydrotestosteronbildung (Enzymdefekt) kann nicht sicher entschieden werden (vgl. [20]). Homozygote XX-Individuen scheinen normal zu sein.

Bemerkenswert ist die nahezu fehlende Virilisierung beim männlichen Fetus im Gegensatz zur deutlichen Virilisierung während der Pubertät. Daraus hat man abgeleitet, daß die bei Erkrankten während der Pubertät auftretenden sekundären Geschlechtsmerkmale testosteronabhängig und die anderen DHT-abhängig sind. Androgenrezeptordefekte sind nicht nachweisbar.

22.3.3.4 Androgenrezeptordefekt und männliche Infertilität

Zwar nicht klinisch, aber ätiologisch gehört eine kürzlich von Aiman et al. [1] beschriebene Androgenrezeptorstörung bei infertilen, aber sonst gänzlich normalen Männern in die oben beschriebene Krankheitsgruppe. Die Bindung von Dihydrotestosteron in kultivierten Fibroblasten aus Genitalhaut war reduziert. Ähnliche Befunde waren bereits aus Familienuntersuchungen bei Reifenstein-Syndrom (s. oben) bekannt. Die Häufigkeit und klinische Wertigkeit dieser Gruppe ist noch unbekannt, aber unter männlicher Infertilität könnte diese Gruppe eine wesentliche Rolle spielen. Die Genetik ist noch unklar.

22.3.4 Defekte der Gonadotropinregulation

Einige Erkrankungen mit Intersexualität betreffen die Regulation von Gonadotropinen beim Feten (human chorionic gonadotropin, HCG), luteinisierendem Hormon (LH) und Follikelstimulierendem Hormon (FSH). Da diese Krankheitsgruppe klinisch und genetisch noch nicht gut definiert ist, sei sie hier nur am Rande erwähnt [16].

22.3.5 Leydig-Zellen-Dysfunktion

Zwei Beobachtungen von männlichem Pseudohermaphroditismus infolge Leydig-Zellen-Agenesie [7] oder Leydig-Zellen-Hypoplasie [8] sind dokumentiert. Bei weiblichem Phänotyp fiel bei der Pubertät eine primäre Amenorrhoe und fehlende Brustentwicklung auf. Die Untersuchung ergab ein äußeres weibliches Genitale, posteriore Fusion der Labia majora, inguinal gelegene Testes, keine inneren Genitalorgane. Epididymis und Vas deferens waren vorhanden.

Niedrige Testosteronwerte (unter der Norm für weibliche Individuen), fehlende HCG-Stimulierbarkeit und erhöhte LH-Werte deuten darauf hin, daß Leydig-Zellen in den fetalen Testes nicht vorhanden waren. Da die beiden Beobachtungen sporadisch waren, ist die Genetik noch unklar.

22.3.6 Persistenz der Müller-Gänge beim männlichen Geschlecht (Hernia-uteri-Syndrom)

Bei chromosomal und phänotypisch männlichen Patienten finden sich Uterus und Tuben neben normal entwickelten männlichen Strukturen. Der Uterus präsentiert sich oft auf einer Seite im Leistenkanal. Tuben können doppel- oder einseitig vorliegen. Testisentwicklung ist meistens unauffällig, kann aber auf einer Seite unterentwickelt sein. Chirurgische Entfernung der Müller-Strukturen ist indiziert. Es ist nicht geklärt, ob in den Testes ein erhöhtes Risiko für Keimzelltumoren besteht, wie bei der gemischten Gonadendysgenesie X0/XY (s. 22.5.1).

Die Ätiologie des Hernia-uteri-Syndroms wird in defekter Bildung oder Wirkung des Müller-Regressionsfaktors gesehen. In Analogie zur Leydig-Zellen-Agenesie könnte eine fetale Sertoli-Zellen-Agenesie zumindest bei einem Teil der Patienten als Ursache angenommen werden.

Die Genetik ist nicht ganz klar. Die meisten Beobachtungen sind isoliert, aber andere Familien mit mehr als einem betroffenen männlichen Individuum und elterliche Blutsverwandtschaft bei zwei Familien sprechen für autosomal rezessive Vererbung [3]. Betroffene Halbgeschwister (gleiche Mutter) sprechen bei einigen Fällen für eine X-chromosomale oder autosomal dominante (mit Geschlechtsbegrenzung) Mutation [16].

22.3.7 Bilaterale Anorchie

Bei der bilateralen Anorchie findet sich ein vollständig männlicher Phänotyp ohne Müller-Derivate. Die testikuläre Funktion muß also während der kritischen Phase der Fetalentwicklung normal gewesen sein, so daß die Störung erst nach Abschluß der Geschlechtsdifferenzierung eingetreten sein kann. Diskordanz der Erkrankung bei monozygoten Zwillingen deutet darauf hin, daß genetische Ursachen eine untergeordnete Rolle spielen.

22.4 Genetisch bedingte Störungen der weiblichen Geschlechtsentwicklung (weiblicher Pseudohermaphroditismus)

Beim weiblichen Pseudohermaphroditismus finden sich ein XX-Karyotyp, Ovarien und innere weibliche Genitalien, aber ein virilisiertes oder zwittriges äußeres Genitale. Da die weibliche Geschlechtsdifferenzierung einfacher als die komplexe männliche Differenzierung ist, gibt es nur zwei Formen von genetisch bedingtem weiblichem Pseudohermaphroditismus. Ausgeprägte Virilisierung von weiblichen Feten durch adrenale Androgenwirkung bei Nebennierenrindenhyperplasien findet sich bei kongenitaler Nebennierenrindenhyperplasie mit C-21- oder C-11-Hydroxylasemangel. Gelegentlich ist der Grad der Maskulinisierung so ausgeprägt, daß eine vollständig ausgebildete penile Urethra vorhanden ist und das äußere Geschlecht als männlich mit Kryptorchismus fehlgedeutet werden kann. Diese Defekte werden autosomal rezessiv vererbt. Einzelheiten finden sich in Kap. 4 und 19.

Der Genlocus für die C-21-Hydroxylase liegt sehr nahe dem HLA-Komplex auf dem kurzen Arm von Chromosom 6, so daß durch HLA-Typisierung eines erkrankten Kindes und beider Eltern das die Mutation tragende Chromosom ermittelt werden kann. Dies kann u. U. zu pränataler Diagnostik verwendet werden (vgl. Kap. 19 und 23).

Ein weiblicher Pseudohermaphroditismus kann auch resultieren, wenn die Androgene mütterlicher Herkunft sind, wie bei Nebennierenrindenhyperplasie der Mutter [29].

22.5 Chromosomal bedingte Intersexualität

Unter den chromosomal bedingten Formen von Intersexualität lassen sich drei Gruppen unterscheiden: X0/XY gemischte Gonadendysgenesie und andere Formen von geschlechtschromosomalem Mosaik (Mixoploidie), Strukturaberrationen des Y-Chromosoms, sowie einige autosomale Chromosomenaberrationen.

22.5.1 X0/XY-Syndrom (gemischte Gonadendysgenesie)

Betroffene Individuen haben in ihren Körperzellen nebeneinander Zellen mit einem pathologischen Karyotyp von 45,X („X0") und normalem männlichen Karyotyp 46,XY. Der Phänotyp kann von normal weiblich, zwittrig bis normal männlich reichen. Bei den meisten findet sich jedoch ein weibliches oder zwittriges äußeres Genitale mit Müller-Derivaten. Im Gegensatz zu den meisten genetischen Formen von männlichem Pseudohermaphroditismus (s. oben) ist ein Uterus vorhanden. Der Uterus kann rudimentär und die Tube nur auf der testisentgegengesetzten Seite vorhanden sein. Recht häufig finden sich Seitenunterschiede in der Gonadenentwicklung, z. B. auf einer Seite ein Testis oder ein rudimentärer Testis mit histologischen Veränderungen und auf der anderen Seite eine Streakgonade.

Trotz erheblicher klinischer Variabilität kann hier von einem ätiologisch einigermaßen einheitlichen Krankheitsbegriff gesprochen werden. Allen Erkrankten ist gemeinsam, daß nebeneinander eine X0-Zellreihe und eine Y-haltige Zellreihe vorliegen. Dabei können erhebliche Unterschiede in ihrem Anteil in Lymphozyten- und Fibroblastenkulturen auftreten.

Es ist wichtig, daß Gonadoblastome oder Dysgerminome in etwa 10–20% von X0/XY-Individuen zu erwarten sind. Aus diesem Grunde sollten die Gonaden entfernt werden, unabhängig vom Alter.

In diese Krankheitsgruppe gehören auch Patienten mit einer X0-Zellreihe und einer anderen Zellreihe mit strukturell defektem Y-Chromosom, z. B. einem dizentrischen Y-Chromosom. Dabei können unter Umständen verschiedene Zellreihen mit XY-Karyotyp, einem oder sogar zwei dizentrischen Y-Chromosomen nebeneinander vorkommen. Es fehlen Vagina, Uterus und Gonaden. Es kommt nicht zur Pubertät. Gonadotropinspiegel sind erhöht.

Die meisten Patienten werden weiblich aufgezogen. Das Fehlen Müllerscher Strukturen deutet darauf hin, daß im Fetus testikuläres Gewebe lange genug vorhanden war, um die Entwicklung der Müller-Strukturen zu unterdrücken, daß zur gleichen Zeit aber die Leydig-Zell-Funktion minimal war.

22.5.2 Strukturaberrationen des Y-Chromosoms

Die Anwesenheit eines normalen Y-Chromosoms determiniert die Entwicklung des männlichen Geschlechts, unabhängig von der Zahl der anwesenden X-Chromosomen. Strukturaberrationen des Y-Chromosoms können zu Intersexualität führen, weil die Y-chromosomale Geschlechtsdetermination gestört ist (Übersichten s. [9, 11]. Genloki auf dem proximalen kurzen Arm (Yp) nahe des Zentromers spielen offenbar eine kritische Rolle bei der Testisinduktion. Einige Beobachtungen sprechen dafür, daß auch Genloki auf dem proximalen langen Arm (Yq) die Testisentwicklung beeinflussen.

Die wichtigsten Strukturaberrationen des Y-Chromosoms sind: dizentrisches Y (zwei Centromeren), Y-Isochromosomen (zwei gleiche Arme, entweder des langen Arms (i(Yq)) oder des kurzen Arms (i(Yp)), Y-Ringchromosom (Yr), Y-chromosomale Deletion, sowie Translokation eines Teils oder des gesamten Y-Chromosoms auf ein Autosom, ein X-Chromosom oder ein zweites Y-Chromosom.

Nahezu alle Patienten mit dizentrischem Y-Chromosom und Y-Isochromosom haben zugleich eine X0-Zellreihe und sind deshalb der gemischten Gonadendysgenesie (X0/XY-Syndrom) zuzuordnen.

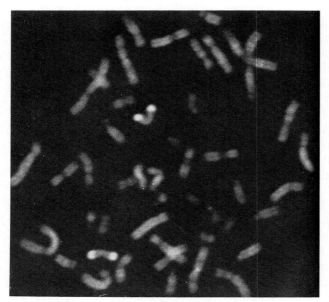

Abb. 22.6. Metaphase mit zwei dizentrischen Y-Chromosomen (gegen 4 und 8 Uhr). Jedes der beiden Y-Chromosomen besteht aus zwei hell fluoreszierenden langen Armen, die über den kurzen Arm unter Bildung von zwei Zentromeren verbunden sind. Die männlich determinierende Funktion von Genen auf dem kurzen Arm des Y-Chromosoms (Yp) ist dadurch eingeschränkt (Quinacrine-Fluoreszenzfärbung. Vergr. ca. 2000fach)

Auch bei einer Y-autosomalen oder bei einer Y-X-Translokation kann die chromosomale Geschlechtsdetermination so gestört sein, daß eine zwittrige Genitalanlage entsteht.

Die Pathogenese des X0/XY-Syndroms und von nichtmixoploiden Y-chromosomalen Strukturaberrationen dürfte darin ähnlich sein, daß bei Überwiegen einer X0-Zellreihe oder bei einer Y-Strukturaberration die von Y- und von X-Chromosomen determinierte Testisentwicklung defekt ist.

22.5.3 Intersexualität bei autosomalen Chromosomenaberrationen

Auch einzelne autosomale Chromosomenaberrationen können von intersexueller Geschlechtsentwicklung begleitet sein, wie bei Triploidie mit XXY-Geschlechtschromosomen. Da jedoch stets andere, schwere Fehlbildungen im Vordergrund stehen, soll auf diese ätiologisch heterogene Gruppe nicht eingegangen werden.

22.6 Echter Hermaphroditismus und XX/XY-Chimärismus

Echter Hermaphroditismus wird definiert durch die gleichzeitige Anwesenheit von ovariellem und testikulärem Gewebe entweder in der gleichen oder in verschiedenen Gonaden. Der Phänotyp des äußeren Geschlechts kann männlich, weiblich oder zwittrig sein. Chromosomal sind etwa 50% XX, etwa 20% XY und etwa 30% mixoploid. Die häufigste Form von Mixoploidie (chromosomales Mosaik) ist X0/XY, XX/XXY und XX/XY. Wie bereits oben erwähnt, sollten Individuen mit dem Karyotyp X0/XY nicht als echte Hermaphroditen betrachtet werden, sondern der gemischten Gonadendysgenesie zugeordnet werden (vgl. 22.5.1).

Von besonderem Interesse sind echte Hermaphroditen mit *46,XX/ 46,XY-Chimärismus*. Hier läßt sich sehr häufig durch genetische Marker (Blutgruppen, polymorphe Enzyme, Histokompatibilitätsantigene) der Nachweis führen, daß diese Individuen aus mehr als einer Zygote entstanden sind, z.B. durch doppelte Fertilisation. Bei den 46,XX/46,XY-echten Hermaphroditen findet sich häufig ein zwittriges Genitale. Die rechte Gonade ist meistens ein Testes und die linke ein Ovar. In der Regel ist ein Uterus vorhanden und eine Tube auf der Seite des Ovars oder des Ovotestis.

Die meisten 46,XX-echten Hermaphroditen haben ein zwittriges oder ein überwiegend männliches äußeres Genitale und werden meist als Knaben erzogen. Bei rund 75% findet sich ein Uterus, wenn auch oft rudimentär.

46,XY-echte Hermaphroditen sind relativ selten und beruhen vermutlich auf nicht aufgedecktem Chimärismus oder Mixoploidie oder anderen, beim Menschen bisher nicht sicher nachgewiesenen genetischen oder zytogenetischen Mechanismen.

Ätiologisch ist 46,XX-echter Hermaphroditismus wahrscheinlich heterogen. In der Regel tritt er nicht familiär auf, aber einige Beobachtungen bei Geschwistern (3 Familien unter 130) deuten darauf hin, daß es eine genetische Form gibt [43, 44].

22.7 Gonadenagenesie

Bei einem meist zwittrigen oder weiblichen äußeren Genitale finden sich rudimentäre Wolff- und Müller-Gänge, aber keinerlei Gonadengewebe. Der Karyotyp ist 46,XY. Ätiologie und Genetik sind unklar. Vermutlich haben fetale Testes lange genug existiert, um die normale Ausprägung von Müller-Strukturen zu unterdrücken, aber zu kurz, um Wolff-Gänge effektiv zu induzieren. Einige Geschwisterbeobachtungen lassen an eine genetische Ursache denken.

22.8 Intersexualität bei multiplen Fehlbildungssyndromen

Einige Fehlbildungen im Bereich des Tuberculum genitale, der Kloaken- und Urogenitalmembran können zu Unklarheiten über die phänotypische Geschlechtszuordnung bei der Geburt führen, z. B. Duplikation oder Agenesie der äußeren Genitalien (vgl. Kap. 21).

22.9 Teratogen bedingte Intersexualität

Die fetale Geschlechtsentwicklung kann durch exogene Einwirkung von Geschlechtshormonen beeinflußt werden. Da es jedoch schwierig ist, eine Kausalbeziehung zu erkennen, sollte zunächst unterschieden werden, ob die Exposition vor der Konzeption oder während der Schwangerschaft stattgefunden hat. Eine besondere Rolle spielen Kontrazeptiva, über deren mögliche teratogene Einwirkung in den letzten Jahren zahlreiche widersprüchliche Presseberichte erschienen sind. Bei der Beurteilung von Fragen möglicher schädigender Einflüsse auf die Geschlechtsentwicklung müssen die Auslese untersuchter Patienten, Fragen der Dosierung und Dauer der Einwirkung, Art und Häufigkeit des in Frage stehenden Defekts, sowie pathophysiologische Gesichtspunkte ausreichend berücksichtigt werden. Prinzipiell mögliche Folgen für den Fetus wären eine Feminisierung von XY-Feten durch weibliche Geschlechtshormone, eine Maskulinisierung von XX-Feten durch männliche Geschlechtshormone, sowie eine allgemeine teratogene Wirkung.

22.9.1 Feminisierung bei XY-Feten

Den Androgenen entgegenwirkende Hormoneinwirkungen während der Schwangerschaft könnten zu einer Störung der normalen männlichen Geschlechtsdifferenzierung führen. Bisher liegen jedoch keine überzeugenden Hinweise dafür vor, daß Östrogene oder Gestagene während der Schwangerschaft eine adverse Wirkung auf die Entwicklung des männlichen Fetus entwickeln.

Das Antiandrogen Cyproteronacetat (Androcur) unterdrückt bei Ratten, Mäusen und Kaninchen die Entwicklung der Wolff-Gänge. Daneben kommt es zur Bildung äußerer weiblicher Genitalien, blind endender Vagina, vorhandener Vasa deferentia, Samenblasen und Testes, aber fehlender Prostata. Deshalb muß nach Cyproteronacetateinnahme nach dem 45. Tag einer Gravidität mit der Möglichkeit einer Feminisierung eines XY-Feten gerechnet werden. Jedoch gibt es keine sicheren Beobachtungen, daß dies so ist. Die im Tierexperiment verwendeten Dosen sind erheblich höher als bei normaler therapeutischer Dosierung.

22.9.2 Maskulinisierung bei XX-Feten

Androgen produzierende Tumoren während der Schwangerschaft können zu einer Maskulinisierung eines weiblichen Fetus führen, z. B. Nebennierenadenom, Hypernephrom, Ovarialtumoren, insbesondere Arrhenoblastom oder Luteom.

Ein weiblicher Pseudohermaphroditismus kann durch androgene Medikamente während der Schwangerschaft induziert werden. Neben Testosteron und 17-Methyl-Testosteron sind vor allem einige progestene Präparate zu beachten, die früher zur Behandlung einer drohenden Fehlgeburt verwendet wurden.

Unter den Verbindungen, die im Tierexperiment sicher und beim Menschen möglicherweise zu einer Virilisierung eines weiblichen Fetus führen, sind Norethindron (19-Nor-Testosteron), Äthisteron (17α-Äthinyl-Testosteron) sowie Testosteron. Dagegen haben sich Progesteron und 17α-Hydroxy-Progesteron, sowie Nor-Ethynodryl und Ethyndiol-di-acetat als nicht nachweisbar schädlich erwiesen [43].

Eine Sonderstellung nimmt Diäthyl-Stilböstrol ein. Es erzeugt ein Vaginaladenokarzinom bei jungen Frauen, deren Mütter während der Schwangerschaft dieses Präparat eingenommen haben. Dagegen wirkt es nach neueren Daten nicht teratogen.

Literatur

1. Aiman J, Griffin JE, Gazak JM, Wilson JE, MacDonald PC (1979) Androgen insensitivity as a cause of infertility in otherwise normal men. Engl J Med 300:223–227
2. Amrhein J, Meyer W, Jones H, Migeon C (1976) Androgen insensitivity in man: Evidence for genetic heterogeneity. Proc Natl Acad Sci USA 73:891
3. Armendares S, Buentello L, Frenk S (1973) Two small sibs with uterus and fallopian tubes, a rare, probably inherited disorder. Clin Genet 4:291
4. Axelrod L, Neer R, Kilman B (1979) Hypogonadism in a male with immunologically active, biologically inactive luteinizing hormone: An exception to a venerable rule. J Clin Endocrinol Metab 48:279
5. Bardin CW, Catterall JF (1981) Testosterone: A major determinant of extragenital sexual dimorphism. Science 211:1285–1294
6. Bergsma D (ed) (1971) The clinical delineation of birth defects, part X. National Foundation, New York (The endocrine system. Birth defects: Original article series vol VII/6)
7. Berthezène F, Forest MG, Grimauld JA, Claustrat B, Mornex R (1976) Leydig cell agenesis. A cause of male pseudohermaphroditism. N Engl J Med 295:969–972

8. Brown D, Markland C, Dehner L (1978) Leydig cell hypoplasia: A cause of male pseudohermaphroditism. J Clin Endocrinol Metab 46:1
9. Bühler EM (1980) A synopsis of the human Y chromosome. Hum Genet 55:145–175
10. Crigler JF, Scully RE (1977) Severe hypospadias and cryptorchidism in a five-year-old boy. N Engl J Med 296:803–809
11. Davis RM (1981) Localisation of male determin factors in man: A thorough review of structural anomalies of the Y chromosome. J Med Genet 18:161–195
12. De la Chapelle A (1981) The etiology of maleness in XX men. Hum Genet 58:105–116
13. De la Chapelle A, Koo GS, Wachtel SS (1978) Recessive sex-determining genes in human XX male syndrome. Cell 15:837–842
14. DiGeorge A (1979) Genetics of endocrine diseases. In: Jackson LG, Schimke RN (eds) Clinical genetics. A source book for physicians. Wiley & Sons, New York, Chichester, pp 285
15. Evans HJ, Buckton KE, Spowart G, Carothers AD (1979) Heteromorphic X chromosomes in 46,XX males: Evidence for the involvement of X-Y interchange. Hum Genet 49:11–31
16. Fichman KR, Migeon BR, Migeon CJ (1980) Genetic disorders of male sexual differentiation. Adv Hum Genet 10:333–377
17. Fraccaro M, Zuffardi O, Baggio P, Console V, Valagussa E (1980) Campomelic dysplasia and sex reversal. In: Spranger J, Tolksdorf M (Hrsg) Klinische Genetik in der Pädiatrie. Thieme, Stuttgart, pp 62–68
18. German J, Simpson JL, Chaganti RSK (1978) Genetically determined sex-reversal in 46,XY humans. Science 202:53–56
19. Gordon JW, Ruddle FH (1981) Mammalian gonadal determination and gametogenesis. Science 211:1265–1271
20. Griffin JE, Wilson JD (1980) The syndromes of androgen resistance. Engl J Med 302:198–209
21. Hall BD, Spranger JW (1980) Campomelic dysplasia. Further elucidation of a distinct entity. Am J Dis Child 134:285–289
22. Haseltine FP, Ohno S (1981) Mechanisms of gonadal differentiation. Science 211:1272–1278
23. Hovmüller ML, Osuna A, Eklöf O et al. (1977) Camptomelic dwarfism. A genetically determined mesenchymal disorder combined with sex reversal. Hereditas 86:51–62
24. Imperato-McGinley J, Peterson RE (1976) Male pseudohermaphroditism: The complexities of male phenotypic development. Am J Med 61:251–272
25. Imperato-McGinley J, Peterson RE, Gautier T, Sturia E (1979) Androgenes and the evolution of male-gender identity among male pseudohermaphrodites with 5α-reductase deficiency. N Engl J Med 300:1233–1237
26. Isurugi K, Aso Y, Ishida H et al. (1977) Prepubertal XY gonadal dysgenesis. Pediatrics 59:569–573
27. Josso N (ed) (1981) The intersex child. Karger, Basel (Pediatric and adolescent endocrinology, vol 8)
28. Josso N, Picard J, Tran D (1977) The anti-Mullerian hormone. Birth Defects 13/2:59–84
29. Kai H, Nose O, Iida Y, Ono J, Harada T, Yabuuchi H (1979) Female pseudohermaphroditism caused by maternal congenital adrenal hyperplasia. J Pediatr 95:418–419
30. Kauffman M, Straisfeld C, Pinsky L (1976) Male pseudohermaphroditism presumably due to target organ unresponsiveness to androgens. J Clin Invest 58:345
31. Lenz W (1964) Pseudohermaphroditismus masculinus externus mit Sekundärbehaarung und ohne Brustentwicklung (pseudovaginale, perineoskrotale Hypospadie). In: Becker PE (Hrsg) Handbuch der Humangenetik, Bd III/1. Thieme, Stuttgart, S 385–387
32. Müller CR, Migl B, Traupe H, Ropers HH (1980) X-linked steroid sulfatase: Evidence for different gene-dosage in males and females. Hum Genet 54:197–199
33. Müller U (1981) Immunological and functional aspects of H-Y antigen. Hum Genet 58:29–33
34. Müller U, Aschmoneit I, Zenzes MT, Wolf U (1978) Binding studies of H-Y antigen in rat tissues. Indications for a gonad specific receptor. Hum Genet 43:151–157
35. Ohno S (1976) Major regulatory genes for mamilian sexual development. Cell 7:315–321

36. Ohno S (1979) Major sex-determining genes. Springer, Berlin Heidelberg New York (Monographs on endocrinology, vol 11)
37. Opitz JM (1980) Comments on some genetic abnormalities of sex determination and sex differentiation in homo sapiens. Eur J Pediat 133:77–91
38. Passarge E (1979) Elemente der Klinischen Genetik. Grundlagen und Anwendung der Humangenetik in Studium und Praxis. Fischer, Stuttgart
39. Passarge E, Wolf U (1981) Genetic heterogeneity of XY gonadal dysgenesis (Swyer syndrome): H-Y antigen-negative XY gonadal dysgenesis associated with inflammatory bowel disease. Am J Med Genet 8:437–441
40. Rimoin DL, Schimke RN (1971) Genetic disorders of the endocrine glands. Mosby, St Louis
41. Shapiro LJ, Mohandas T, Weiss R, Romeo G (1979) Non-inactivation of an X-chromosome locus in man. Science 204:1224–1226
42. Silvers WK, Wachtel SS (1977) H-Y antigen: Behavior and function. Science 195:956–960
43. Simpson JL (1976) Disorders of sexual differentiation. Etiology and clinical delineation. Academic Press, New York
44. Simpson JL (1978) True hermaphroditism: Etiology and phenotypic consideration. Birth Defects 14/6C:9–35
45. Simpson JL, Blagowidow N, Martin AO (1981) XY gonadal dysgenesis: Genetic heterogeneity based upon clinical observations, H-Y antigen status and segregation analysis. Hum Genet 58:91–97
46. Summitt RL (1979) Genetic forms of hypogonadism in the male. Prog Med Genet 3:1–72
47. Wachtel SS (ed) (1981) Errors of sex determination. Hum Genet 58:1–127
48. Wachtel SS, Koo GC, Breg WR et al. (1976) Serologic detection of a Y-linked gene in XX males and XX true hermaphrodites. N Engl J Med 295:750–754
49. Wachtel SS, Koo GC, Breg WR et al. (1976) Serologic detection of a Y-linked gene in XX males and XX true hermaphrodites. N Engl J Med 295:750–754
50. Wachtel SS, Koo GC, de la Chapelle A, Kallio H, Heyman JM, Miller OJ (1980) H-Y antigen in 46,XY gonadal dysgenesis. Hum Genet 54:25–30
51. Wilson JD, George FW, Griffin JE (1981) The hormonal control of sexual development. Science 211:1278–1284
52. Winters SJ, Wachtel SS, White BJ, Koo GC, Javadpur N, Loriaux DL, Sherins RJ (1979) H-Y antigen mosaicism in the gonad of 46,XX true hermaphrodite. N Engl J Med 300:745–749
53. Wolf U (1978) Zum Mechanismus der Gonadendifferenzierung. Bull Schweiz Akad Med Wiss 34:357–368
54. Wolf U (1979) XY gonadal dysgenesis and the H-Y antigen. Report on 12 cases. Hum Genet 47:269–277
55. Wolf U (1980) Geschlechtsumkehr beim Menschen infolge genetischer Defekte im H-Y-Antigen-System. In: Spranger J, Tolksdorf M (Hrsg) Klinische Genetik in der Pädiatrie. Thieme, Stuttgart, S 20–33
56. Wolf U (1981) Genetic aspects of H-Y antigen. Hum Genet 58:25–28
57. Wolf U, Fraccaro M, Mayerová A, Hecht T, Maraschio P, Hameister H (1980) A gene controlling H-Y antigen on the X chromosome. Tentative assignment by deletion mapping to Xp223. Hum Genet 54:149–154
58. World Health Organization (1981) The effect of female sex hormones on fetal development and infant health. WHO Tech Rep Ser 657
59. Zenzes MT, Wolf U, Engel W (1978) Organization in vitro of ovarian cells into testicular structures. Hum Genet 44:333–338

23. Genetische Beratung

E. Passarge

23.1 Definition und Ziele

Genetische Beratung bei Endokrinopathien unterscheidet sich im Prinzip nicht von sonstiger genetischer Beratung. Am Anfang steht immer eine möglichst präzise, auf Ätiologie und Nosologie der Erkrankung gerichtete Diagnose. Ungeprüfte diagnostische Annahmen, nichtverifizierte anamnestische Angaben oder pauschale Diagnosen ohne Berücksichtigung von Untergruppen reichen als Grundlage für genetische Beratung nicht aus. Im folgenden sind einige allgemeine, auf endokrine Störungen ausgerichtete Prinzipien der genetischen Diagnostik und Beratung zusammengefaßt.

Genetische Beratung ist ein Kommunikationsprozeß, der sich mit klinischen und menschlichen Problemen im Zusammenhang mit dem Auftreten oder dem Risiko des Auftretens einer genetisch bedingten Erkrankung in einer Familie beschäftigt. Dieser Prozeß besteht in dem Versuch einer oder mehrerer ausgebildeter Personen, das ratsuchende Individuum oder die Familie über folgende Fragen zu informieren:

1) Verständnis der relevanten medizinischen Situation, einschließlich Diagnose, des wahrscheinlichen Verlaufs der Erkrankung und Möglichkeiten der Behandlung und Betreuung;
2) Klärung der Frage, in welcher Weise genetische Faktoren zur Ätiologie der Erkrankung beitragen und welches Risiko des Auftretens bei jeweils spezifizierten Verwandten besteht;
3) Erklärung der bestehenden Alternativen eigener Entscheidungen bei Bestehen eines Risikos;
4) Hilfestellung bei Entscheidungen, die in bezug auf das bestehende Risiko, die jeweilige Erkrankung, die individuellen Umstände der Familie angemessen erscheinen, sowie bei ihrer Durchführung;
5) Sicherung einer optimalen Einstellung einer betroffenen Familie auf die Erkrankung und ihr Risiko und die Ausschöpfung aller Förderungsmöglichkeiten und amtlichen Hilfen.

Diese Definition (in Anlehnung an einen Vorschlag eines Komitees für Genetische Beratung der Amerikanischen Gesellschaft für Humangenetik,

Committee on Genetic Counseling of the American Society of Human Genetics, Amer. J. Hum. Genet. 26: 637, 1974) enthält die wesentlichen Bestandteile der genetischen Familienberatung [1, 6].

Aus ihr geht deutlich hervor, daß es vor allem auf eine akkurate Diagnostik und eine klare, unverzerrte Informierung der Ratsuchenden unter Abwägung aller Optionen ankommt. Diese Klärung sollte *vor* Beginn einer Schwangerschaft mit möglichem Risiko erfolgt sein, nicht erst nach eingetretener Schwangerschaft.

In der genetischen Beratung geht es nicht darum, einem gegebenen Ehepaar von Kindern abzuraten, sondern auf evtl. bestehende Risiken aufmerksam zu machen. Dabei müssen Art und Größe des Risikos ausführlich besprochen werden und die sich daraus ergebenden möglichen Entscheidungen diskutiert werden. Selbstverständlich kann ein erfahrener Arzt diese Information mit einem persönlichen ärztlichen Rat verbinden, insbesondere wenn er die Familie der Ratsuchenden gut kennt. Aus diesem Grunde können der Hausarzt und der Facharzt in Zusammenarbeit mit dem Genetiker eine wichtige, oft entscheidende Rolle spielen. Bei endokrinen Erkrankungen müssen der zu erwartende Verlauf der Erkrankung und die Behandlungsmöglichkeiten besonders berücksichtigt werden.

Grundlage der genetischen Beratung sind die einzelnen klinischen und endokrinologischen Befunde und Daten. Anamnestische Angaben und klinische Daten müssen ausreichend zuverlässig sein, um in der genetischen Beratung verwendet werden zu können.

23.2 Bestandteile der genetischen Beratung

Jede genetische Beratung beginnt mit einer sorgfältig erhobenen Eigen- und Familienanamnese. Dabei müssen nicht nur erkrankte, sondern auch gesunde Familienmitglieder berücksichtigt werden, ebenso wie Fehlgeburten und Totgeburten. Es empfiehlt sich, diese Angaben in einer Stammbaumskizze darzustellen. Die häufigsten Symbole zur Skizzierung eines Stammbaums sind in Abb. 23.1 wiedergegeben. Man sollte vom Konsultanden aus gesehen nach Möglichkeit Informationen über mindestens zwei Generationen niederlegen.

Genetische Beratung ist Familienberatung und kann nur individuell erfolgen. Die familiären Verhältnisse spielen bei der zu fällenden Entscheidung eine Rolle. Handelt es sich beispielsweise um junge Eltern, deren erstes Kind an einer schweren Erkrankung leidet, wird man eher ein erhöhtes Wiederholungsrisiko in Kauf nahmen müssen als bei einem Elternpaar, das bereits mehrere gesunde Kinder hat. Auch im Laufe der Zeit kann sich das Verhältnis von Kinderwunsch zur subjektiven Einordnung eines bestehenden Risikos ändern. Aus diesem Grunde ist bei Fragen der Sterilisation Zurückhaltung geboten.

Das Auftreten einer angeborenen oder erblich bedingten Erkrankung ist nicht selten von Schuldgefühlen der beiden oder einem der Eltern begleitet. Durch angemessene Erklärung des Sachverhalts kann diesem Problem er-

23. Genetische Beratung

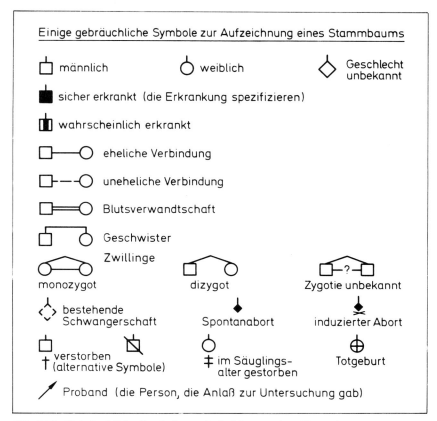

Abb. 23.1. Gebräuchliche Symbole zur Aufzeichnung eines Stammbaums

folgreich begegnet werden. Beispielsweise ist der Hinweis darauf nützlich, daß für fast alle Menschen angenommen werden muß, daß sie Träger von mehreren schwerwiegenden Erbdefekten sind, die lediglich unerkannt bleiben. In jeder Familie kann eine angeborene oder erblich bedingte Erkrankung auftreten. Es sind ausschließlich die Gesetze der Wahrscheinlichkeit und Statistik, die darüber entscheiden, wann dies geschieht. Für viele Ehen existiert ein genetisches Wiederholungsrisiko, ohne daß es auch tatsächlich eintritt. Die Bevölkerung läßt sich nicht in Erbgesunde und Erbkranke einteilen, sondern nur danach, ob eine bestimmte Erkrankung aufgetreten ist oder nicht.

Bei Fragen der Intersexualität und der gestörten Geschlechtsentwicklung erweist es sich oft als hilfreich, wenn Eltern eines erkrankten Kindes die embryonal anfänglich zwittrig angelegte Geschlechtsentwicklung verstehen. Dies erklärt Intersexualität als ein zwar durch eine Störung verursachtes, letzten Endes aber verstehbares und in diesem Sinne „natürliches" Ereignis.

Die Eltern sollten verstehen, daß die Geschlechtsdeterminierung auf mehreren Ebenen festgelegt ist. Aus diesem Grunde muß ein männlicher Chromosomensatz keineswegs im Widerspruch dazu stehen, ein Individuum als Mädchen aufzuziehen und umgekehrt. Erst die Berücksichtigung der gesamten Situation, des zu erwartenden Verlaufs und der operativen Möglichkeiten entscheiden darüber, ob ein betroffenes Individuum männlich oder weiblich erzogen werden sollte. Naturgemäß sollte diese Entscheidung möglichst früh fallen. Verständnis ist der erste Schritt zur Akzeptierung. Gerade bei Intersexualität muß einerseits eine rasche Diagnostik angestrebt, andererseits aber eine vorschnelle und möglicherweise falsche Namensgebung vermieden werden.

Die Qualität des Risiko für eine bestimmte Erkrankung kann eine wichtige Rolle in der Entscheidung für oder gegen eine weitere Schwangerschaft spielen. Hier sind die Schwere der Erkrankung, der zu erwartende Verlauf und die Behandlungsmöglichkeiten zu berücksichtigen.

Stets sollte den Ratsuchenden eine schriftliche Zusammenfassung über das Ergebnis der genetischen Beratung gegeben werden, zumal es unter Umständen noch nach vielen Jahren wichtig sein kann. Auf die Möglichkeit zukünftiger neuer, vielleicht anderer Erkenntnisse sollte hingewiesen werden.

23.3 Voraussetzungen (genetische Kategorien und Heterogenität)

Für die Beurteilung eines möglichen genetischen Wiederholungsrisikos ist es wichtig, die in Frage stehende Erkankung einer definierbaren ätiologischen Kategorie zuzuordnen. Nach genetischen Gesichtspunkten lassen sich folgende Kategorien unterscheiden, für die jeweils ein bestimmtes genetisches Wiederholungsrisiko gilt:

1) Unilokale Störungen aufgrund der Wirkung eines mutierten Gens an *einem* Genlocus mit Erbgang nach den Mendel-Gesetzmäßigkeiten. Bei Erkrankungen dieser Kategorie ergibt sich das genetische Wiederholungsrisiko aus den Mendel-Erbgängen, autosomal rezessiv (25% Wiederholungsrisiko für jede Schwangerschaft heterozygoter Eltern), autosomal dominant (50% Risiko für das Auftreten der gleichen Erkrankung bei Kindern eines Erkrankten), X-chromosomal (50% Wiederholungsrisiko für Söhne einer Heterozygoten) (s. unten).

2) multilokale Störungen durch Wirkung zahlreicher, in ihrer Wirkung nicht individuell faßbarer Gene als sog. multifaktorielles Erbsystem (polygene Vererbung). Dabei läßt sich in der Regel der Anteil genetischer und nichtgenetischer Faktoren in der Ätiologie nicht zuverlässig trennen. Bei dieser Krankheitsgruppe existieren für jede Erkrankung verschiedene, empirisch gewonnene statistische Zahlenangaben über die Größe des Wiederholungsrisikos, das meist im Bereich von 2–10% liegt.

3) *Aneuploide Störungen* durch Änderung der normalen Chromosomenzahl oder -struktur (Chromosomenanomalien). Hier sind meist zahlreiche Organsysteme betroffen, aber einige Störungen der Geschlechtschromosomen können sich klinisch wie eine Endokrinopathie äußern, wie Klinefelter- oder Turner-Syndrom. Die Gesamtbeurteilung richtet sich hier nach dem Grundproblem.

4) *Unbekannte Ätiologie; mutmaßlich nicht genetisch bedingt* sind zahlreiche endokrine Erkrankungen. Hier läßt sich einigermaßen zuverlässig abschätzen, daß an der Ursache keine genetischen Faktoren beteiligt sind, und deshalb empirisch nicht mit einem erkennbar erhöhten Wiederholungsrisiko zu rechnen ist.

Nicht selten erlaubt die Pathogenese einer Erkrankung gewisse Rückschlüsse auf den möglichen Vererbungsmodus. So sind Enzymdefekte oder Defekte von Polypeptiden in der Regel autosomal rezessiv. Auch Rezeptordefekte sind von vornherein verdächtig auf autosomal rezessiven Erbgang. Ausnahmen kann man erwarten, wenn der Primärdefekt in einer Regulationsstörung liegt, nicht in der Struktur eines Genprodukts. Die meisten genetisch bedingten Neoplasien im endokrinen Bereich sind autosomal dominant.

Zahlreiche Erkrankungen sind klinisch ähnlich, obwohl sie auf ganz verschiedener genetischer oder nichtgenetischer Ätiologie beruhen (ätiologische bzw. *genetische Heterogenität*). Wenn genetische Erkrankungen auf verschiedenen Erbgängen zu einem ähnlichen klinischen Bild führen, kann das genetische Wiederholungsrisiko dementsprechend nur korrekt bestimmt werden, wenn die genetischen Unterschiede berücksichtigt werden.

23.4 Genetische Analyse von Familiendaten

Obwohl innerhalb einer Familie der zugrundeliegende Erbgang in der Regel nicht eindeutig ermittelt werden kann, stellt die genetische Analyse von Familiendaten den ersten Schritt zur Abklärung dar (Abb. 23.2).

23.4.1 Autosomal rezessiver Erbgang

Erkrankte Geschwister beiderlei Geschlechts legen den Verdacht auf autosomal rezessive Vererbung nahe. Beide Eltern sind obligat heterozygot und tragen jeweils das mutante und das normale Gen. Erkrankte haben von jedem der Eltern das mutante Gen erhalten (homozygot). Für jede Schwangerschaft besteht ein Risiko von 25% für das Auftreten der Erkrankung und eine Chance von 75% für das Nichtauftreten. Nichterkrankte Geschwister sind mit 66⅔% heterozygot für die gleiche Mutation.

Die Häufigkeit von Heterozygoten für die meisten autosomal rezessiven Mutanten liegt in der Größenordnung von 0,5–1%, so daß in der Regel für nichterkrankte Geschwister ein Gesamtrisiko von $\frac{2}{3} \times \frac{1}{100} \times \frac{1}{4} = \frac{1}{600}$ angenommen werden kann. Das zu erwartende Risiko für dieselbe Erkrankung

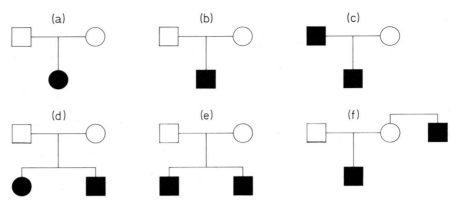

Abb. 23.2. Typische Stammbaumkonfigurationen (teilweise, da andere, nichterkrankte verwandte Personen nicht aufgezeichnet). Folgende Erbgänge sind formalgenetisch jeweils möglich (welcher Erbgang tatsächlich anzunehmen ist, läßt sich nur aufgrund einer genauen klinischen Diagnose ermitteln): (*a*) autosomal dominante Mutation (Wiederholungsrisiko nicht erhöht oder autosomal rezessiv (Wiederholungsrisiko 25%), (*b*) X-chromosomal rezessiv (Risiko 50% für Söhne) oder autosomal rezessiv (Wiederholungsrisiko 25%) oder autosomal dominante Mutation (Risiko nicht erhöht), (*c*) autosomal dominant (Risiko 50%), (*d*) autosomal rezessiv (Risiko 25%), (*e*) X-chromosomal Transmission (Risiko 50% für Söhne) oder autosomal rezessive Transmission (Risiko 25%), (*f*) X-chromosomal rezessive Transmission (Risiko 50% für Söhne)

liegt relativ also zwar höher als sonst, aber absolut im Bereich des bei allen Schwangerschaften stets üblichen Risikos. Man hat gewissermaßen nur zufällig Kenntnis von dem höheren Heterozygotierisiko eines nichterkrankten Geschwisters. Eine eindeutige Identifizierung der Heterozygotie ist in der Regel nicht möglich, ausgenommen bei Steroid-21-Hydroxylasedefizienz durch Analyse der Kopplungsbeziehung zum HLA-Locus (s. unten). Stammbäume a, b, d und e in Abb. 23.2 können autosomal rezessiv sein.

23.4.2 Autosomal dominanter Erbgang

Direkte Transmission eines autosomal dominanten Gens ist leicht erkennbar (Abb. 23.2). Unabhängig vom Geschlecht tritt es in aufeinanderfolgenden Generationen auf. Ein Erkrankter hat ein Risiko von 50% für die Weitergabe des mutanten Gens. Nichterkrankte Personen haben kein höheres Risiko als der mutativen Häufigkeit entspricht (Größenordnung 1:20000). Gelegentlich kann verminderte Ausprägung der Mutation die Beurteilung erschweren. Wenn keiner der Eltern betroffen ist, muß das Auftreten einer autosomal dominant erblichen Krankheit mit einer neuen Mutation erklärt werden. Die Häufigkeit zahlreicher Mutationen steigt mit dem Alter des Vaters um den Faktor 2–3. Für weitere Schwangerschaften ist das Risiko nicht erkennbar erhöht.

23.4.3 X-chromosomaler Erbgang

In der Regel sind nur männliche Individuen betroffen, weil alle Gene auf dem einen X-Chromosom exprimiert sind (Hemizygotie), während sie im heterozygoten Zustand verdeckt sind (X-chromosomal rezessiv). Transmission eines mutanten Gens vom Vater auf den Sohn schließt X-chromosomale Vererbung aus. Eine nichterkrankte Frau kann heterozygot sein. In diesem Falle besteht ein Risiko von 50% für ihre Söhne. Bei Töchtern kann die Erkrankung nicht auftreten, weil sie vom Vater ein normales X-Chromosom erhalten haben. Sie können aber gleichfalls heterozygot sein (50% Wahrscheinlichkeit).

In einem Stammbaum mit X-chromosomaler Vererbung sind also nur Söhne betroffen. Erkrankte Cousins oder Onkel sind stets über weibliche (heterozygote) Sippenmitglieder verwandt (Abb. 23.2 f).

Bei einigen X-chromosomal erblichen Merkmalen kann nur willkürlich zwischen dominant und rezessiv unterschieden werden, weil weibliche Heterozygote teilweise Manifestationen zeigen. In der Regel jedoch ist es ausgesprochen schwierig, weibliche Heterozygote sicher zu erkennen. Eine Frau ist *obligat heterozygot* für ein X-chromosomales Merkmal, wenn sie mit Sicherheit ein mutantes Gen tragen muß, z.B. wenn sie zwei erkrankte Söhne hat, oder wenn sie einen erkrankten Sohn und einen erkrankten Bruder hat (Abb. 23.2 f). Eine Frau ist *fakultativ heterozygot,* wenn sie das mutante Gen zwar tragen kann, die Erkrankung aber auch durch eine neue X-chromosomale Mutation erklärbar ist (Abb. 23.2 b).

Der Unterschied zwischen obligat und fakultativ heterozygot für die genetische Beratung ist beträchtlich. Während obligate Heterozygote ein Risiko von 25% für erkrankte Kinder haben (50% für Söhne), hängt das Risiko bei fakultativ Heterozygoten von der Wahrscheinlichkeit der Heterozygotie ab. Dies kann von Null (bei neuer Mutation) bis 50% (Tochter oder Schwester einer obligaten Heterozygoten) reichen.

Die Ermittlung des statistischen Risikos macht sich deshalb nicht nur die a priori genetische Information, sondern auch die posteriore Information zunutze. Jeder nicht erkrankte Sohn einer fakultativ Heterozygoten vermindert die Wahrscheinlichkeit, daß sie unerkannt heterozygot ist. Nach dem Bayes-Theorem kann auf diese Weise eine Endwahrscheinlichkeit ermittelt werden, die aufgrund nichterkrankter Söhne oft bedeutend unter dem a priori formalgenetisch ermittelten Risiko liegt [4,].

23.4.4 Multifaktorielles Erbsystem

Für einige Erkrankungen nimmt man das Vorliegen eines sog. multifaktoriellen Erbsystems an. Es handelt sich dabei um ein weitgehend statistisches Konzept, dem die Annahme einer genetischen Prädisposition in Form einer Normalverteilungskurve zugrunde liegt. Diese individuell nicht meßbare genetische Prädisposition äußert sich bei einigen Individuen im Auftreten der Erkrankung: sie liegen jenseits eines für die Manifestation relevanten Schwellenwerts (Abb. 23.3). Es liegt hier kein Sonderfall der Genetik vor. Die verschiedenen Gene innerhalb eines multifaktoriellen Erbsystems (multilokale Vererbung mit Beteiligung zahlreicher Genloci im Gegensatz zur unilokalen Vererbung, welche die Mendel-Gesetzmäßigkeiten erkennen läßt) sind lediglich einer detaillierten Analyse entzogen und einzeln in

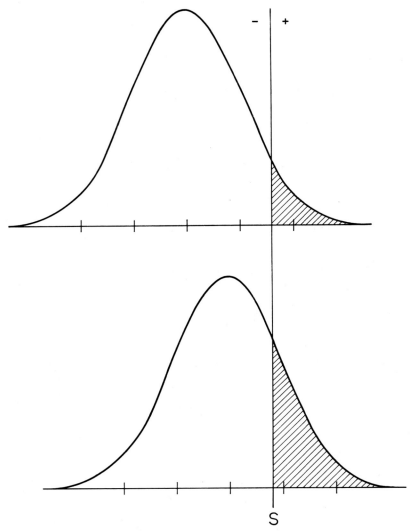

Abb. 23.3. Prinzip der multifaktoriellen Vererbung. Das Diagramm zeigt zwei hypothetische Populationen mit unterschiedlicher genetischer Prädisposition und daraus resultierender unterschiedlicher Häufigkeit der Erkrankung. Der schraffierte Teil der Population rechts vom Schwellenwert S wäre erkrankt. In der unteren Population, entsprechend z. B. einer Familie, hat ein höherer Anteil genetischer Prädisposition zu einer Verschiebung in Richtung auf den Schwellenwert geführt: dies bedeutet ein größeres familiäres Risiko für die Erkrankung (Schema modifiziert nach Falconer [2])

ihrer Wirkung nicht erkennbar. Hinzu kommen Beziehungen zu Umweltfaktoren, die aber gleichfalls individuell nicht faßbar sind. Die klinische Bedeutung des Konzepts der multifaktoriellen Vererbung liegt darin, daß es eine genetische Erklärung für die familiäre Häufung bietet, obwohl die Mendel-Gesetzmäßigkeiten erkennbar sind.

Praktisch wichtig ist, daß jede multifaktoriell vererbte Erkrankung ihr spezifisches hereditäres Risiko besitzt, das empirisch bestimmt werden muß. Im Gegensatz zum unilokalen (Mendel-)Erbgang mit unverändertem genetischen Risiko zeigt beim multilokalen Erbsystem jede weitere erkrankte Person innerhalb einer Familie ein höheres genetisches Risiko an, als nach nur einem Erkrankten anzunehmen ist (stärkere Verschiebung der genetischen Prädisposition jenseits des Schwellenwerts, s. Abb. 23.3). Empirische genetische Risikoangaben sind deshalb stets etwas ungenau, weil sie sich auf Durchschnittswerte von Populationen beziehen, aber nicht auf Individuen.

23.5 Chromosomenanalyse

Eine Chromosomenanalyse ist keine allgemeine Methode zur Klärung eines vermuteten Risikos. Sie ist vor allem bei Störungen der Geschlechtsentwicklung indiziert, wenn die genbedingte Ätiologie klinisch oder genetisch nicht klar erwiesen ist. Bei Intersexualität ist eine Chromosomenanalyse stets indiziert.

23.5.1 Methodische Grundzüge und Materialentnahme

Eine Chromosomenanalyse erfordert Zellen in Teilung (Abb. 23.4). Diese können durch eine Zellkultur gewonnen werden. Als Ausgangspunkt eignet sich Venenblut, das während der Entnahme mit Heparin ungerinnbar gemacht worden ist. Wenige Milliliter genügen. Die Kultur dauert 72 h. Versand von Blut auf dem Postweg ist möglich.

Als Ausgangsmaterial kann bei bestimmten Indikationen auch ein steril entnommenes Hautstückchen von ca. 2×3 mm Größe oder Gonadengewebe dienen. Es darf nicht fixiert werden, sondern muß unmittelbar nach der Entnahme in sterile Nährlösung gebracht werden. Entnahme und Versand sollten unbedingt vorher mit dem aufnehmenden Chromosomenlabor abgesprochen werden. Die Bestimmung des X-Chromatins (frühere Bezeichnung „Geschlechtschromatin") und des Y-Chromatins aus Zellkernen der Mundschleimhaut erlaubt zwar eine rasche Diagnose, weil keine Zellkultur erforderlich ist, aber die Aussage über die Geschlechtschromosomen ist nur indirekt. Deshalb hat diese Untersuchung nur orientierenden Charakter.

Abstriche der Mundschleimhaut müssen genügend Material auf einen Objektträger bringen, der nach Lufttrocknen in Äthanol/Äther (1:1) für ca. 2 h fixiert werden muß.

23.5.2 Interpretation der Ergebnisse

Prinzipiell erlaubt die Chromosomenanalyse nur eine Aussage über das chromosomal determinierte Geschlecht (vgl. Kap. 22). Das gonadale, anatomische und phänotypische Geschlecht, sowie die psychische Geschlechts-

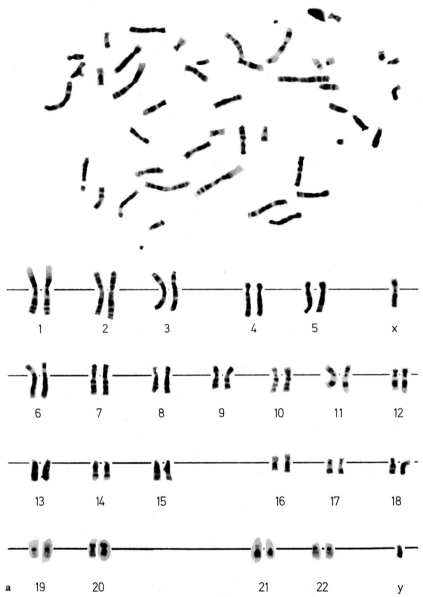

Abb. 23.4. Normaler männlicher (*a*) und weiblicher (*b*) Chromosomensatz des Menschen

zuordnung können davon abweichen. Stets ist es die gesamte Situation, die Grundlage der endgültigen Geschlechtszuordnung werden kann, niemals der Karyotyp allein. So liegt keinerlei Widerspruch in der Zuordnung von XY-Individuen mit testikulärer Feminisierung oder XY-Gonadendysgenesie zum weiblichen Geschlecht oder eines XX-Mannes zum männlichen Geschlecht.

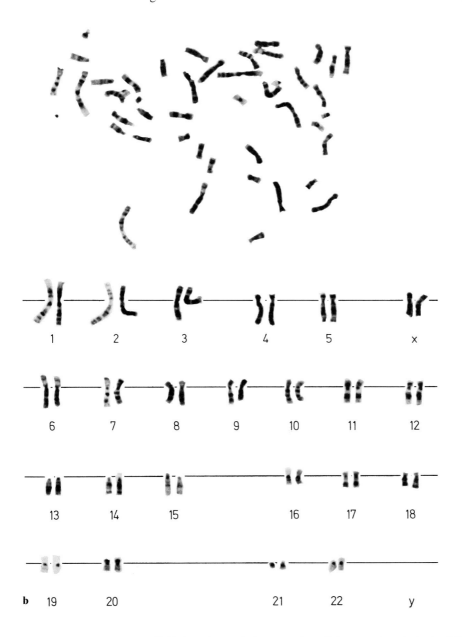

46,XX Karyotyp: Weiblicher Pseudohermaphroditismus (praktisch 100%) oder echter Hermaphroditismus (bei 60%) haben einen normalen weiblichen Karyotyp. Ein weiblicher Pseudohermaphroditismus mit Virilisierung eines XX-Feten entsteht entweder durch endogen gebildete Androgene bei kongenitaler Nebennierenrindenhyperplasie oder durch transplazentaren Androgentransfer von der Mutter.

46,XY Karyotyp: Intersexualität mit 46,XY-Karyotyp zeigt meistens einen männlichen Pseudohermaphroditismus an (vgl. Kap 22). Bei weiblichem Pseudohermaphroditismus findet man keinen 46,XY-Karyotyp, bei echtem Hermaphroditismus nur bei ca. 16–20%.

Chromosomales Mosaik und Chimärismus: 46,XX/46,XY zeigt einen Chimärismus an (Zellen zweierlei zygoter Herkunft in einem Organismus, häufig aufgrund doppelter Fertilisation und anschließender Fusion der Zygoten). Von Chimärismus werden postzygot entstandene unterschiedliche Karyotypen in verschiedenen Zellen unterschieden (chromosomales Mosaik oder Mixoploidie). Aberrationen der Geschlechtschromosomen kommen besonders als Mixoploidie vor, z.B. XO/XY-Mixoploidie bei der gemischten Gonadendysgenesie, Strukturaberrationen des Y-Chromosoms oder des X-Chromosoms. Andere häufig beobachtete Mixoploidien (chromosomale Mosaike) sind XX/XXY, XO/XX, XO/XYY u.a.

23.6 Genetische Pränataldiagnostik

Nach der genetischen Beratung fällt die Entscheidung für eine weitere Schwangerschaft, aber verbunden mit einem Risiko, oder für die Vermeidung des Risikos, jedoch mit Verzicht auf eine Chance für ein gesundes Kind. Demgegenüber eröffnet die genetische Pränataldiagnostik eine dritte Dimension. Bereits während der Schwangerschaft wird festgestellt, ob das befürchtete Risiko eingetreten ist oder nicht. In diesem Falle wird durch eine Punktion des schwangeren Uterus (Amniozentese) in der 16. Schwangerschaftswoche (gerechnet ab 1. Tage der letzten Regel) Fruchtwasser entnommen (ca. 10–20 ml) und untersucht. Dieses Vorgehen ist jedoch an eine Reihe von Voraussetzungen gebunden, die für die meisten endokrinen Erkrankungen derzeit nicht gegeben sind: 1) das genetische Risiko muß vorher bekannt sein, 2) die Erkrankung muß aus Fruchtwasser oder Fruchtwasserzellkulturen diagnostizierbar sein, 3) der nachgewiesene Defekt muß schwer und unbehandelbar bzw. die Behandlung schwierig und unsicher sein, 4) das genetische Risiko muß größer als das Risiko des Eingriffs liegen, das mit ca. 0,5–1% für einen ungewollten Abort beziffert werden kann.

Prinzipiell sind alle genetischen Defekte pränatal diagnostizierbar, die in Fibroblastenzellkulturen untersuchbar sind, weil die fetalen Zellen in der Kultur wie Fibroblasten wachsen. Die derzeit eindeutigste Möglichkeit zur Pränataldiagnostik einer genetisch bedingten endokrinen Erkrankung ist weiblicher Pseudohermaphroditismus mit Nebennierenrindenhyperplasie infolge Steroid-21-Hydroxylasedefizienz [1].

23.6.1 Pränataldiagnostik der Steroid-21-Hydroxylasedefizienz (Adrenogenitales Syndrom)

Der Genlocus für 21-Hydroxylase liegt auf dem kurzen Arm von Chromosom 6 in unmittelbarer Nähe der HLA-Region (Histokompatibilitätsantigene). Das bedeutet, daß genetische Kopplung von Allelen des HLA-Systems und einer 21-Hydroxylasemutanten zu erwarten ist. Wenn der HLA-Genotyp eines an 21-Hydroxylase erkrankten Kindes bekannt ist, kann für jede weitere Schwangerschaft durch Bestimmung des fetalen HLA-Typs aus Fruchtwasserzellkulturen ermittelt werden, ob der Fetus ein, zwei oder kein Allel mit der 21-Hydroxylasemutanten erhalten hat (Abb. 23.5), sofern nicht eine Rekombination eingetreten ist. Da dies wegen der engen nachbarschaftlichen Beziehungen dieser Genloci selten eintrifft (ca. bei 1%),

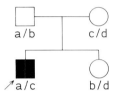

Abb. 23.5. Familie mit einem an Steroid-21-Hydroxylasedefizienz (Adrenogenitales Syndrom) erkrankten Sohn (*Pfeil*). Die Eltern haben folgende HLA-Typen: A3, Bw47, C- (Haplotyp *a*)/ Aw30, B13, CW6 (Haplotyp *b*) beim Vater; A2, B15, Cw3 (Haplotyp *c*)/A3, B27, Cw2 (Haplotyp *d*) bei der Mutter. Das erkrankte Kind hat die Haplotypen *a* (vom Vater) und *c* (von der Mutter). Für das zweite Kind bedeutete die pränatal festgestellte Anwesenheit von Haplotyp *b* oder *d*, daß nicht mit der Krankheit zu rechnen war

kann erheblich genauer gesagt werden, ob das Risiko für die Erkrankung eingetreten ist oder nicht, als allein nach den Mendel-Gesetzmäßigkeiten möglich wäre. Abb. 23.5 illustriert das Verfahren.

Zusätzlich kann in dem nichtkultivierten Fruchtwasser eine Erhöhung von 17-Hydroxysteroiden (vor allem 17-Hydroxyprogesteron) den Verdacht auf einen Block der 21-Hydroxylase erhärten, während normale Werte nicht für diesen Stoffwechselblock sprechen.

Ob der Nachweis eines 21-Hydroxylasedefekts einen Abbruch der Schwangerschaft rechtfertigt, kann nur individuell entschieden werden. Keinesfalls besteht dafür gewissermaßen automatisch eine Indikation. Da von einigen Autoren eine pränatale Kortisolsubstitution empfohlen wird, kann möglicherweise der negative Einfluß auf die Entwicklung eines XX-Feten durch erhöhte reaktive adrenale Androgenproduktion vermindert oder verhindert werden.

23.7 Genetische Beratung nach eingetretener Schwangerschaft und Indikationsstellung zum Schwangerschaftsabbruch

Wenn erst während einer Schwangerschaft festgestellt wird, daß ein Risiko für das Auftreten einer genetisch bedingten Erkrankung angenommen werden muß, ist eine prinzipiell vermeidbare Zwangssituation eingetreten. Stets muß diese Frage vor Beginn der nächsten Schwangerschaft geklärt sein. Denn wenn dies erst nach eingetretener Schwangerschaft geklärt wird, ist der Handlungsspielraum eingeschränkt, weil einem etwaigen Risiko eine Chance für ein nichterkranktes Kind gegenübersteht. Unter diesen Umständen kann die Feststellung eines hohen Risikos für eine schwere, unbehandelbare Erkrankung des Kindes durchaus problematisch sein. Art und Höhe des Risikos müssen vor dem Hintergrund der jeweiligen individuellen Familiensituation gegen die Chance abgewogen werden, mit der ein nichterkranktes Kind erwartet werden kann. Eine sog. eugene Indikation zum Schwangerschaftsabbruch sollte erst nach sorgfältigem Abwägen aller Gesichtspunkte gestellt werden. Sie sollte auf keinen Fall an die Stelle einer sog. sozialen Indikation treten.

23.8 Fetale Exposition durch mögliche Teratogene

Für die Beurteilung eines möglichen teratogenen Risikos sind folgende Informationen erforderlich, die der behandelnde Arzt zusammentragen kann: chemische Zusammensetzung und Dosis des Präparats, Zeitraum der Einnahme und genaue zeitliche Beziehung zur Schwangerschaft. Eine tatsächliche teratogene Gefährdung ist seltener als oft angenommen. Dennoch sollten Medikamente während der Schwangerschaft nur mit klarer medizinischer Indikation verwendet werden. Die Beratung sollte versuchen, eine individuelle Antwort auf folgende Fragen zu finden: 1) Gibt es Anhaltspunkte für eine potentielle oder tatsächliche Gefährdung? 2) Wie groß und wie sicher ist das Risiko? 3) Wie zuverlässig sind die jeweils vorliegenden Informationen? Der Anspruch, „jedes Risiko auszuschließen", ist nicht zu verwirklichen.

23.8.1 Einfluß auf den Fetus durch orale Kontrazeptiva

Schwangerschaften trotz Einnahme oraler Kontrazeptiva oder die Einnahme von Kontrazeptiva bei nicht erkannter Schwangerschaft sind häufig Anlaß zur Frage, ob ein Risiko für die Fetalentwicklung zu befürchten ist. Eine Untersuchungsgruppe der Weltgesundheitsorganisation hat die bisherigen Daten analysiert und kam zu folgenden Schlußfolgerungen [8]:

1) Es gibt keine Hinweise auf erhöhtes Risiko für Schwangerschaften nach Absetzen von Kontrazeptiva.

2) Für orale Kontrazeptiva während des Konzeptionszyklus gibt es keine Hinweise für erhöhtes fetales Risiko.

3) Für orale Kontrazeptiva, die nach der Konzeption benutzt werden, kann ein erhöhtes Risiko für angeborene Fehlbildungen nicht erkannt werden.

4) Für die Einwirkung von oralen Kontrazeptiva während der Schwangerschaft ist ein fetales Risiko nicht nachweisbar, kann aber nicht ausgeschlossen werden. Hormonale Schwangerschaftstests sollten nicht mehr angewendet werden.

Eine Indikation zum Schwangerschaftsabbruch ist nach erfolgter Exposition jedoch nicht begründet.

Literatur

1. Briard M-L, Frézal J (1981) Genetic counseling in intersexuality. Pediat Adeolesc Endocrinol 8:228–236
2. Falconer DS (1960) Introduction to quantitative genetics. Oliver & Boyd, Edinburgh
3. Josso N (ed) (1981) The Intersex child. Pediatr Adolesc Endocrinol 8
4. Murphy EA, Chase GA (1975) Principles of genetic counseling. Year Book Medical Publishers, Chicago
5. Passarge E (1978) Indikationen zur Chromosomenanalyse. Internist (Berlin) 19:445–451
6. Passarge E (1979) Elemente der Klinischen Genetik. Grundlagen und Anwendung der Humangenetik in Studium und Praxis. Fischer, Stuttgart
7. Simpson JC (1976) Disorders of sexual differentiation. Academic Press, New York
8. World Health Organization (1981) The effect of female sex hormones on fetal development and infant health. WHO Tech Rep Ser 657

24. Gynäkologische Infektionen im Adoleszentenalter

I. Rey-Stocker, S. Herbst-Bormann

24.1 Die Vulvovaginitis

Die häufigste Genitalerkrankung bei Jugendlichen ist die Vulvovaginitis. Die Hauptsymptome der Vulvovaginitis sind Rötung und Fluor, der je nach Ätiologie weißlich, gelblich oder blutig sein kann. Häufig findet man noch eine ödematöse Schwellung der Labien, Brennen, Juckreiz und eine Dysurie.

24.1.1 Ätiologie

Die Ätiologie der Vulvovaginitis wird in exogene und endogene Faktoren unterteilt. Bei den mikrobiologischen Ursachen kommen als Erreger vorwiegend Darmkeime wie Entero- und Staphylokokken, hämolysierende Streptokokken und Proteus in Betracht, welche über die Perianalregion zur Vulva, Vagina und bis zur Urethra verschleppt werden, so daß sich häufig eine Begleitcystitis einstellt.

Bei den *spezifischen* Infektionen steht die Soorkolpitis und die Trichomonadeninfektion im Vordergrund. Die Häufigkeit dieser beiden spezifischen Entzündungen nimmt mit dem Anstieg der Östrogenproduktion in der Pubertät zu [5]. Nach der Aufnahme der Kohabitation finden wir spezifische Erreger genau so häufig wie bei der Erwachsenen. Kaye [6] fand bei Tricho-Kolpitis-Patientinnen auch Bakteroidesarten in 8 von 10 Fällen. Sie könnten den üblen Geruch bei der Tricho-Kolpitis erklären. Während der Menstruation bleibt die Anzahl der Anaerobenkeime konstant, die Anzahl der Fakultativen dagegen nimmt in der Woche vor der Menstruation um den Faktor 100 ab.

24.1.1.1 Mikrobiologische Ursachen

Corynebacterium vaginale (Haemophilus vaginalis) fand Kaye [6] bei ca. 50% seiner jungen Patientinnen ohne Symptome einer Vaginitis. Er konnte sie im Grampräparat nachweisen. Nach seiner Meinung kann Corynebakterium vaginale beim ersten Kontakt eine Kolpitis auslösen. Bei Mädchen aus niedrigen sozio-ökonomischen Gruppen im Alter von 12–14 Jahren war das häufig der Fall.

Chlamydia trachomatis ist häufig im unteren Genital-Trakt im Zervixabstrich nachweisbar. Die Antikörper sind im allgemeinen auch positiv bei bakteriologischem Nachweis. Chlamydia trachomatis spielt bei der aufsteigenden Infektion eine wichtige Rolle. Eine antibiotische Behandlung, ebenfalls des Sexualpartners, ist aus diesem Grunde erforderlich.

Mycoplasmen: Ihre Rolle und Pathogenität ist noch unklar. Tierversuche sprechen eher für Pathogenität [9]. Nachgewiesen werden sie vor allem durch Spezialkultur nach Entnahme aus dem hinteren Scheidengewölbe. Auch hier helfen uns Antikörpertests. Medikamente der Wahl sind Tetrazykline.

Gonokokken-Infektion nimmt bei Jugendlichen mit häufigem Partnerwechsel stark zu. Symptome sind gelblich rahmiger, eitriger Fluor. Der Nachweis erfolgt durch Abstriche von der Urethra und Zervix. 10–20% der Mädchen mit Zervix-GO entwickeln eine aufsteigende Infektion. Die Behandlung erfolgt mit Antibiotika, auch für den Partner. Kontrollabstriche nach der Menstruation sind wünschenswert.

Anaerobier: kommen im Gastrointestinaltrakt, in der Vagina und Endozervix vor. Vaginal- und Zervixabstriche sind deshalb nicht sinnvoll, da Anaerobier hier ohnehin vorhanden sind [3].

Viruserkrankungen können am äußeren Genitale isoliert oder im Rahmen einer generalisierten Erkrankung auftreten, z.B. bei Windpocken, Masern und nach Pockenschutzimpfung mit einem Hautexanthem an der Vulva und Perianalregion. Herpes genitalis und Condylomata acuminata zeigen je ihr spezifisches Erscheinungsbild im Genitalbereich.

24.1.1.2 Chemisch-allergische Ursachen

Die allergischen Vulvitiden entstehen durch Unverträglichkeit auf Kunststoffe (Nylon- oder Perlonwäsche) und auf Wasch-, Desinfektionsmittel und Sprays.

24.1.1.3 Endogene Ursachen

Hormonale Einflüsse: Der physiologische Fluor der Pubertät entsteht durch hormonale Stimulation von Vaginalepithel und Zervixdrüsen. Es liegt jedoch keine entzündliche Veränderung der Vulva und Vagina vor. Auch bei gesunden jungen Mädchen ist die Vagina mit einer Vielzahl verschiedener Keime in häufig wechselnder Zusammensetzung besiedelt [4]. Es kann jedoch zum physiologischen Fluor eine unspezifische oder spezifische Infektion hinzukommen. Deshalb sollte bei unklarem Ausfluß immer eine Abklärung erfolgen. Die Leukorrhoe beunruhigt die jungen Mädchen sehr und ist häufig der Grund, warum sie unsere Sprechstunde aufsuchen. Wir finden diesen Weißfluß bei ca. 60% aller Mädchen 6–12 Monate vor

24. Gynäkologische Infektionen im Adoleszentenalter

der Menarche. Er kann aber jahrelang anhalten. Diese Beschwerden sind nur durch hygienische Maßnahmen zu bessern.

24.1.1.4 Folge von infektiösen Allgemeinerkrankungen

- Infektionen des Nasen-Rachen-Raumes besitzen identische Keime.
- Infektionen der Harnwege können für eine Vulvitis verantwortlich sein.

Das Grampräparat ist sehr gut geeignet als „Bed-side"-Methode zum Nachweis einer Genitalinfektion. Es kann sofort ausgewertet werden und ist uns eine Hilfe zur schnellen Orientierung, bis das Ergebnis der bakteriologischen Kultur vorliegt. Ist das Grampräparat voller Keime – bei steriler Kultur –, so ist das ein wichtiger Hinweis für eine Anaerobierinfektion.

24.1.2 Therapieprinzipien

Sie richten sich nach dem Erreger der Infektion. Bei banaler Mischinfektion genügen korrekt durchgeführte hygienische Maßnahmen zur Heilung. Diese müssen manchem jungen Mädchen beigebracht werden und bestehen in

- Waschen der Genitalgegend nach jeder Miktion und Defäkation.
- 2–3maligem Duschen der äußeren Genitalorgane pro Tag, Trocknen mit Föhn.
- Täglichem Wechseln von ausgekochten Baumwollslips.
- Absehen von enganliegenden Jeans, Nylonstrumpfhosen etc.

Bei Soor-, Trichomonaden-, Gonokokken- und Chlamydiainfektion muß der Partner, eventuell die Partner zur Vermeidung von Rezidiven unbedingt in den Behandlungsplan eingeschlossen werden.

24.2 Die Salpingitiden

24.2.1 Akute Salpingitis

Die Häufigkeit dieses Krankheitsbilds nimmt parallel zu den sexuell übertragenen Krankheiten zu. Die tuberkulöse Salpingitis ist bei uns heute selten. Die aufsteigende Form der Salpingitis wird in der hormonalen Ruheperiode nicht beobachtet, da die geschlossene Zervix eine Aszension verhindert. In der Adoleszenz, mit Beginn der Kohabitationen beobachtet man dann die gleichen Formen wie bei Erwachsenen. Es handelt sich bei der akuten Salpingitis in der überwiegenden Zahl um eine aufsteigende, genitale Infektion.

Im anglo-amerikanischen Schrifttum findet man die akute Salpingitis miteinbezogen in den Begriff „pelvic inflammatory disease" (PID).

24.2.1.1 Pathophysiologische und ätiologische Aspekte

Die Einteilung der akuten Salpingitis erfolgt heute in gonorrhoische oder GO-assoziierte und nichtgonorrhoische Salpingitiden. Die akute Salpingitis hat jedoch eine multifaktorielle Genese. Neben Gonorrhoe, Chlamydia trachomatis und Mykoplasmen findet man auch Anaerobier. Die stärkste Zunahme der GO-assozierten und nicht GO-assozierten PID sieht man bei jungen Teenagergruppen. Schweden und Atlanta haben eine ähnliche Inzidenzrate [12]. 33% der jungen Frauen haben den ersten Schub der akuten Salpingitis unter 20 Jahren, also vor der Reproduktionsperiode. Fast 75% sind Nulliparae. Die höchste Inzidenz der PID liegt zwischen 15 und 20 Jahren, später wird sie seltener. Ein wichtiger Faktor ist die Promiskuität der Jugendlichen.

Bei der gonorrhoischen oder GO-assoziierten Salpingitis ist häufig nur eine positive Kultur aus der Endozervix ein Hinweis für die Diagnose, während man bei der laparoskopischen Sekretentnahme aus dem Douglas-Raum oder den Tuben die Gonokokken oft nicht nachweisen kann.

Sweet [11] konnte in seinem Krankengut trotz Nachweis von Gonokokken in der Zervix bei 60-70% der Patientinnen mit einer akuten Salpingitis in den Tuben und dem Peritonealsekret keine Gonorrhö nachweisen. Es wird die Meinung vertreten, daß die Gonokokken als Initialkeime eine Rolle spielen und für andere pathogene Bakterien als Wegbereiter dienen. Die Gonokokken verursachen eine toxische Tubenschädigung der Epithelzellen. Bei Tubenbiopsien konnten in einem hohen Prozentsatz Gonokokken nachgewiesen werden [11].

Nach Märdh [9] begünstigt eine GO-geschädigte Tube die sekundäre Anaerobierinfektion. Chlamydien und Mykoplasmen sollen sekundäre Mischinfektionen begünstigen. Nach laparoskopischer Sekretentnahme aus dem Douglas-Raum konnten bei schweren Formen der Salpingitis vor allem verschiedene Bakteroidesarten wie Fragilis, Clostridium, Peptokokkus und Peptostreptokokkus durch Spezialkulturen isoliert werden. Immunologische und radio-immunologische Tests zum Nachweis von Bacteroides-fragilis-Antikörpern ergaben unterschiedliche Resultate.

Die Rolle und Pathogenität der Mykoplasmen ist noch unklar. Sie sind im Zervixabstrich häufig nachweisbar, bei akuter Salpingitis werden sie im Peritonealsekret hingegen nur selten gefunden. Sweet [11] konnte sie bei 26 Patientinnen mit akuter Salpingitis nur zweimal nachweisen, wobei jedesmal noch eine Mischinfektion mit anderen Keimen vorlag. Märdh [9] konnte die Mykoplasmen in den Tuben bei Salpingitispatientinnen in 13% durch Reinkultur isolieren, in normalen Tuben hat er sie nie gefunden. Die Chlamydien nehmen eine Sonderstellung ein. Sie sind in 75% der Fälle mit PID nachgewiesen worden [9]. Wahrscheinlich sind sie der häufigste Erreger der aufsteigenden Infektion. Sie sind in der Zervix und Tube nachweisbar.

Es besteht eine Korrelation zwischen Höhe des IgM-Titers und Schweregrad der Erkrankung. Außerdem können auch IgG-Antikörper positiv sein, häufig wird ein Titeranstieg während der Erkrankung beobachtet. Es besteht eine Korrelation zwischen Schweregrad der akuten Salpingitis und

Antikörpertiter [10]. Bei der hohen Prävalenz der Chlamydieninfektion ist die Untersuchung des Partners genauso wichtig wie bei der Gonorrhö. 50% oder mehr der Geschlechtspartner sind kulturpositiv für Chlamydia trachomatis und oft symptomlos.

Die chlamydienassozierte Salpingitis verläuft häufig klinisch bland, macht jedoch schwere tubare und peritubare Veränderungen und ist so wahrscheinlich die häufigste Ursache der postsalpingitischen Sterilität.

24.2.1.2 Symptomatologie und diagnostische Überlegungen

- Fieber 38 °C und mehr.
- Beidseitige Schmerzen im kleinen Becken.
- Zeichen der Entzündung: Leukozytose.
- BSG erhöht.
- Fluor.

Henry-Suchet u. Gayraud [2] weisen darauf hin, daß an das Bestehen einer Salpingitis bei Jugendlichen zu wenig gedacht wird. In ihrem eigenen Krankengut deckte sich die klinische Symptomatik mit der laparoskopisch gesicherten Diagnose nur in etwa 50%. 23% der Fälle hatten nur einseitige Schmerzen, 25% hatten eine normale BSG, wenigstens in den ersten Tagen nach Beginn der Erkrankung. Die Leukozyten lagen zu diesem Zeitpunkt häufig noch im Normbereich. In 35% wurde ohne Laparoskopie überdiagnostiziert und in 20% zu wenig diagnostiziert.

Ledger [8] wiederum plädiert nicht für die systematische, sondern nur für die gezielte Laparoskopie bei Verdacht auf PID.

Nach Weström [12] ist die konventionelle, klinische Untersuchung für die Diagnose einer akuten Salpingitis unzureichend. Nur 30% der bestätigten Salpingitisfälle hatten eine Leukozytose. Die Laparoskopie ist für die exakte Diagnose und zur Erkennung des Schweregrades unerläßlich. Weström [12] teilt die akute Salpingitis laparoskopisch in 3 Grade ein: leichte, mittelschwere und schwere Form.

24.2.2 Andere Formen der Salpingitis

24.2.2.1 Iatrogene Salpingitis

Ca. 15% aller Salpingitisfälle sind iatrogen bedingt [9, 12]. Sie können nach Abortausräumungen, Kürettagen, Insufflationen, Hysterosalpingographien (HSG) und Intrauterinpessaren (IUP) entstehen. Die durch IUP induzierte Salpingitis hat eine völlig andere Pathogenese. Durch das IUP entsteht häufig eine chronische Endometritis. Es sind im wesentlichen Staphylo- und Streptokokken, Enterokokken und E. coli, sowie anaerobe Keime: Peptokokki und Bakteroidesspezies [13]. Die Bakterien gelangen vom Cavum uteri über die Lymphbahnen des Ligamentum latum von außen in die Tuben und verursachen so die Salpingitis [11]. Die IUP-Salpingitis tritt häufig einseitig auf. Bei Nulliparae ist das Risiko einer IUP-Salpingitis 7–9fach höher gegenüber den nicht IUP-Trägerinnen.

24.2.2.2 Deszendierende Begleitsalpingitis

Die deszendierende Form der Salpingitis kann nach einer Appendizitis als rechtsseitige Begleitsalpingitis entstehen. Bei jungen Mädchen muß man an diese Möglichkeit denken (ca. 1% nach Weström). Beim Vorliegen der chronischen Form sind oft nur diskrete Unterbauchschmerzen rechts das einzige Symptom. Die Laboruntersuchungen geben keine Anthaltspunkte für eine Entzündung. Die vaginale oder rektale Untersuchung hingegen kann schmerzhafte palpable Eileiter erkennen lassen. Bei der akuten Form der unspezifischen Begleitsalpingitis finden wir jedoch Leukozytose und erhöhte BSG. Auch periappendizitische Abszesse, die die rechte Tube mit einbezogen haben mit Beteiligung des Peritoneums, wurden beschrieben [7].

24.2.2.3 Salpingitis bei Genital-Tbc

Die Genital-Tbc ist in entwickelten Ländern selten geworden. Eine höhere Prävalenz finden wir in den Entwicklungsländern, ca. 5% aller Salpingitiden. In fast 20% ist der Erreger Mycobacterium bovis verantwortlich. Diese Form wird in entwickelten Ländern seltener, da die Rinder saniert sind. Die primäre Behandlung dieser Salpingitisform sollte eine konservativ medikamentöse sein. Nach Falk sind die Aussichten auf Gravidität minimal, selten tritt eine Extrauteringravidität (EUG) ein. Radikales chirurgisches Vorgehen sollte therapieresistenten Fällen vorbehalten sein.

24.2.2.4 Oxyurensalpingitis

Als ungewöhnliche Form sei noch die Oxyurensalpingitis erwähnt. Etwa 30 Fälle sind in der Literatur bekannt. Der Verlauf ist wie bei einer chronischen Salpingitis. Nur die Biopsie aus den Tuben brachte die endgültige Diagnose mit anschließender gezielter Therapie.

24.2.3 Therapie der Salpingitis

24.2.3.1 Medikamentöse Behandlung

Da es sich in der Regel um Mischinfektionen handelt, auch bei GO-positiver Zervixkultur, sollte die Therapie das ganze bakterielle Spektrum abdecken (s. oben).

Therapievorschlag: Kombination Ampicillin und Clindamycin oder Ampicillin und Gentamycin bzw. Metronidazol. Chloramphenicol ist ebenfalls wirksam, wird jedoch in Anbetracht der Nebenwirkungen von uns nur gezielt verwendet. Neue Cephalosporine kommen ebenfalls in Frage, da sie auch das Anaerobierspektrum und gramnegative Keime abdecken. Über

24. Gynäkologische Infektionen im Adoleszentenalter

Sinn und Nutzen der zusätzlichen Kortikoidbehandlung gehen die Meinungen auseinander [2, 12]. Wie bei der Gonorrhö ist auch bei allen anderen durch sexuellen Kontakt übertragbaren Krankheiten eine Partneruntersuchung und -behandlung erforderlich.

24.2.3.2 Chirurgische Behandlung

Sie kann schon bei der Laparoskopie mit der Durchtrennung frischer Adhäsionen beginnen [2]. Einige Autoren punktieren dabei auch Pyosalpingen und injizieren lokal Antibiotika [2]. Drainage sollte dagegen bei Jugendlichen vermieden werden, die einzige Indikation ist die Pelveoperitonitis. Die Indikation zur Laparotomie sollte zurückhaltend gestellt und der Eingriff nach antibiotischer Vorbehandlung so konservativ wie möglich sein. Sie hat ihre Berechtigung bei chronisch-rezidivierendem Tuboovarialabszeß.

24.2.4 Folgezustände

Mindestens eine von vier Frauen nach PID leidet an:

1. Infertilität als Folge von Tubenveränderungen und Verschlüssen nach Infektionen. Die Häufigkeit dieser Komplikation liegt bei 21–30% [11]. Weström fand in seinem Krankengut nach einem oder mehreren Schüben einer akuten Salpingitis, daß 15,2% seiner Patientinnen steril waren. Die Infertilitätsrate stieg mit dem Alter an, ebenso mit der Zahl der Infektionen und ihrem Schweregrad.

2. Ein Übergang in chronische Abdominalschmerzen, verbunden mit Dyspareunie, ist recht häufig. Laparoskopisch findet man ausgedehnte Adhäsionen. Die Schmerzursache ist unklar, eventuell ist ein erhöhter intraovarieller Druck im Zyklus dafür verantwortlich. Dafür spricht der gute Erfolg mit Progesteron oder Danazol [12].

3. In schweren Fällen nach akuter Salpingitis findet man Pyosalpinx und Tuboovarialabszeß.
   Ginsburg et al. [1] berichten über 160 Fälle mit Tuboovarialabszeß. 53% mußten operativ behandelt werden. Ohne Operation bestand eine hohe residuelle Morbidität und Infertilität. Nur 8% der Fälle wurden schwanger nach erhaltener reproduktiver Funktion. Nach beidseitigem Abszeß traten keine Schwangerschaften ein.

4. PID und EUG: Weström [12] fand eine relative Zunahme der Tubargravidität in den letzten Jahren in Lund. 46,2% der EUG-Fälle traten nach PID auf. Bei Nachkontrollen fand er, daß auf 1:16 Schwangerschaften 1 EUG auftrat. In der Altersgruppe von 15–24 Jahren blieben nach der ersten Infektion 12,6% steril oder bekamen eine EUG. Nach zwei oder mehr Schüben liegen diese Zahlen bei 36,2 und 42,2%. Nach dem dritten Schub fand er in 75% verschlossene Tuben. Das EUG-Risiko ist nach PID um das 7–10fache erhöht.

Literatur

1. Ginsburg DS, Stern JL, Hamod KA, Genadry R, Spence MR (1980) Tuboovarian abscess: A retrospective review. Am J Obstet Gynecol 138:1055
2. Henry-Suchet J, Gayraud M (1977) Annexites non tuberculeuses. Valeur de la coelioscopie dans le diagnostic, le traitement et l'évaluation d'un pronostic fonctionnel tubaire. In: Henry-Suchet J, Steg A, Constantin A (eds) Infection et fécondité. Masson, Prais, pp. 199–214
3. Hill GB (1980) Vaginalflora bei gesunden Frauen im geschlechtsreifen Alter. Geburtsh Frauenheilkd 40:961
4. Hirsch HA (1978) Vorkommen und Bedeutung anaerober Keime in Gynäkologie und Geburtshilfe. Geburtsh Frauenheilkd 38:170
5. Huber A (1977) Vulvovaginitis bei Kindern und Jugendlichen. Gynaekol Prax 1:511
6. Kaye D (1980) Keimgehalt der Vagina bei Kolpitis und bei gesunden Frauen. Geburtsh Frauenheilkd 40:964
7. Komorowska A, Armatys A, Palatynski A (1978) Adnexitis bei jungen Mädchen. Hexagon Dig 6:21
8. Ledger WJ (1978) Anaerobier Symposium. Rundtischgespräch. Geburtsh Frauenheilkd 38:188–190
9. Märdh PA (1980) An overview of infectious agents of salpingitis, their biology, and recent advantages in methods of detection. Am J Obstet Gynecol 138:933
10. Paavonen J (1980) Chlamydia trachomatis in acute salpingitis. Am J Obstet Gynecol 138:957
11. Sweet RL (1978) Die akute Salpingitis: Diagnose und Behandlung. Geburtsh Frauenheilkd 38:182
12. Weström L (1980) Incidence, prevalence, and trends of acute pelvic inflammatory disease and its consequences in industrialized countries. Am J Obstet Gynecol 138:880
13. Wolf AS, Krieger D (1980) Bedeutung der bakteriellen Kontamination von Intrauterinpessar. In: Huber A (hrsg) Probleme der Kontrazeption bei der Jugendlichen. Excerpta Medica, Amsterdam, pp. 124–132

25. Sexualität, Schwangerschaftsverhütung und Schwangerschaft bei Jugendlichen

I. Rey-Stocker

25.1 Einführung

Die ärztliche Betreuung junger Mädchen soll sich nicht auf deren körperliches Wohlergehen beschränken, sondern muß sich auch um ihre erwachende Sexualität und die damit verbundenen Probleme kümmern. Diese erstrecken sich von der Masturbation über homosexuelle Nöte und fehlenden Orgasmus bis zur Angst vor einer unerwünschten Schwangerschaft.

Untersuchungen von Grandguillaume [6] in den Schulen von Lausanne zeigen, daß bereits 13- bis 14jährige Mädchen und Knaben sexuelle Aufklärung an zweithäufigster Stelle nach den Eltern vom ihnen bekannten Haus-, Kinder- oder Frauenarzt erhalten möchten.

Adoleszente sprechen selten von sich aus über ihre sexuellen Probleme und sind meistens dankbar, wenn wir die Initiative zum Gespräch ergreifen. Dabei handelt es sich vor allem darum, daß wir ihnen mit Interesse und Sympathie zuhören, daß wir auf ihre Fragen antworten und ihnen soviel an Information geben, daß sie selbst ein Urteil fällen und eine verantwortungsbewußte Entscheidung treffen können.

25.2 Alter beim ersten Geschlechtsverkehr

Je besser ihre Erziehung und ihre Ausbildung ist, desto später nehmen junge Mädchen geschlechtliche Beziehungen auf [28].

Je früher die Menarche eintritt, desto früher findet der erste Geschlechtsverkehr statt [30].

Je früher der erste Geschlechtsverkehr stattfindet, desto häufiger wechseln junge Mädchen ihren Partner und desto seltener befolgen sie eine Schwangerschaftsverhütungsmethode [30].

Obgleich junge Mädchen in zunehmend jüngerem Alter geschlechtliche Beziehungen aufnehmen (Tabelle 25.1), kommt Promiskuität bei ihnen nur selten vor. Meistens halten sie ihrem Partner über Jahre die Treue. Nach Wasz-Höckert [28] heiraten sie ihn in 75%.

Der erste Geschlechtsverkehr findet meistens völlig ungeplant und überraschend statt, obgleich ihm häufig eine mehrmonatige Zeit des Kennenlernens vorausgegangen ist. Untersuchungen aus verschiedenen Quel-

Tabelle 25.1. Beginn des Geschlechtsverkehrs bei Mädchen

Alter	BRD [23]	Wien [13]	Stockholm [28]	Basel [19]
15 Jahre	10%	14% (1975–76)	mittleres Alter	mittleres Alter
16 Jahre	40%	27% (1978–79)	15,8 Jahre	15,5 Jahre
17 Jahre	60%	30% (1975–76)		
		64% (1978–79)		

len zeigen, daß er in 50% der Fälle [4, 25, 28] ohne jegliches Schwangerschaftsverhütungsmittel ausgeführt und daß in 25% der Fälle eine unzureichende Methode angewendet wird [26]. Nach Widholm [30] ersuchen 75% der jungen Mädchen von Stockholm erstmals um eine kontrazeptive Beratung, nachdem sie bereits länger als ein Jahr ungeschützten Geschlechtsverkehr gepflegt haben.

Die Gründe für die fehlende Kontrazeption unter Jugendlichen liegen

- in der Unkenntnis der reproduktiven Vorgänge,
- in ihrem Lebensstil: Unfähigkeit zum Planen, Wunsch nach Romantismus, Ablehnung von allem, was „gegen die Natur" geht,
- im geheimen Wunsch nach einem eigenen Kind [26].

25.3 Schwangerschaften bei Minderjährigen

In den meisten Ländern (mit Ausnahme von China) nehmen sie kontinuierlich zu. Nach Leng [17] werden diese Schwangerschaften in 10% der Fälle von den Familienangehörigen nicht erkannt, werden von der jungen Mutter versteckt und bleiben ohne jede ärztliche Untersuchung.

In den USA haben von 21 Millionen Adoleszenten 11 Millionen Koituserfahrung und werden jedes Jahr etwa 800 000 Jugendliche schwanger [26]. In der Altersgruppe der 11- bis 14jährigen werden 9 von 10 Schwangerschaften abgebrochen, in jener der 15- bis 18jährigen 4 von 10 Schwangerschaften durch Schwangerschaftsabbruch beendet [14]. In der Bundesrepublik Deutschland hat sich die Zahl der Geburten bei 15- bis 18jährigen zwischen 1950 und 1970 verdreifacht [24]. 1978 fanden 20 000 Lebendgeburten und ca. 4100 gemeldete Schwangerschaftsabbrüche statt [24], wobei die Dunkelziffer weit höher liegen mag.

Die Vorverlegung der sexuellen Aktivität und das damit verbundene Schwangerschaftsrisiko sind oft Ausdruck des Suchens nach Liebe, Wärme, Verständnis in der Partnerschaft, die zu Hause fehlen. Prädisponierend für eine Schwangerschaft junger Mädchen sind:

- eine frühe Menarche, frühe Aufnahme geschlechtlicher Beziehungen
- Mißerfolg in Schule oder Beruf

- durch Konflikte, Trennung oder Tod belastete Familienverhältnisse
- ein gespanntes Verhältnis zum Vater [19].

Werden Schwangerschaften bei jungen Minderjährigen ausgetragen, so bedeuten sie meistens eine schwere Beeinträchtigung der Berufsausbildung und eine große Belastung für die junge Mutter, ihre Angehörigen und die Zukunft des Kindes. Schwangere Jugendliche sind vermehrt suizidgefährdet [4]. Bei forcierter Heirat ist die Scheidungsfrequenz doppelt so hoch als diejenige erwachsener Ehepaare [4]. In 10–15% der Fälle erfolgt eine ungeplante zweite Schwangerschaft im folgenden Jahr [27].

Aus diesen Angaben geht hervor, wie wichtig es ist, junge Menschen zur Kontrazeption zu motivieren, wenn sie sexuelle Kontakte pflegen. Diese Aufgabe ist nicht leicht, da Jugendliche ihre endokrine Entwicklung nicht abgeschlossen haben und in ihren psychologischen Reaktionen sprunghaft sind. Sie erfordert Sympathie für junge Menschen, Zeit, Geduld und ein spezielles Eingehen auf ihre individuelle Problematik.

25.4 Empfängnisverhütende Methoden

Ein geeignetes Kontrazeptivum sollte sicher, frei von Nebenwirkungen und einfach in der Anwendung sein [26]. Keine Methode erfüllt diese Bedingungen ganz. Dennoch ist jede Methode besser als völlige Schutzlosigkeit, und jedes Kontrazeptivum gefährdet die Gesundheit weniger als eine unerwünschte Schwangerschaft.

25.4.1 Coitus interruptus

Der Coitus interruptus ist die unter Jugendlichen am häufigsten angewandte Kontrazeption. Ihre Sicherheit ist gering (PI 10–38; PI = Pearl Index = Anzahl Schwangerschaften/100 Paare pro Jahr). Sie kommt vor allem bei unerwartetem Geschlechtsverkehr zur Anwendung, stellt eine Notlösung dar mit hohen Anforderungen an die Selbstdisziplin des männlichen Partners und behindert den spontanen Liebesaustausch des Paars.

25.4.2 Periodische Enthaltsamkeit

Die periodische Enthaltsamkeit ohne Temperaturmessung weist eine geringe Sicherheit auf (PI 14).

Mit Temperaturmessung dagegen ist die Methode ebenso sicher wie die hormonale Kontrazeption (PI 0,7–1,3). Sie setzt jedoch regelmäßige ovulatorische Zyklen, eine konsequent durchgeführte Basaltemperaturmessung und eine Beschränkung des Koitus auf die postovulatorischen unfruchtbaren Tage voraus, die bei Jugendlichen nur ausnahmsweise möglich ist.

Weit zuverlässigere Methoden sind die intravaginale, die hormonale oder die intrauterine Kontrazeption.

25.4.3 Intravaginale Kontrazeption

– Vaginale chemische Spermizide.

– Vaginale chemische Spermizide kombiniert mit Kondom oder Scheidendiaphragma.

Die intravaginale Empfängnisverhütung eignet sich für Jugendliche, die nicht regelmäßig Geschlechtsverkehr pflegen und geschützt sein müssen, wenn sich Gelegenheit dazu ergibt.

Intravaginale Kontrazeptiva sind leicht zu beschaffen und frei von gesundheitsschädigenden Nebenwirkungen.

25.4.3.1 Vaginale chemische Spermizide

Schaumovula (75 mg Monoxinol 9, Patentex Oval, Lab. Patentex Frankfurt) wirken dadurch, daß der Schaum im hinteren Scheidendrittel eine für Spermatozoen undurchlässige mechanische Barriere bildet und gleichzeitig eine spermizide Wirkung ausübt.

Auf Grund retrospektiver Studien an schwangeren Jugendlichen [18] wurde diese Methode bisher als unsicher bewertet. Prospektive Studien zeigen jedoch eine weit größere Sicherheit als bisher angenommen wurde. So finden Hauser [8], Brehm u. Haase [3] einen PI von 0,8, Salomon u. Haase [22] einen PI von 0,3 und Huber [11] einen solchen von 1,5, wobei sämtliche Schwangerschaften bei Jugendlichen eintraten, die die vaginale Kontrazeption unregelmäßig anwandten und auch ungeschützte sexuelle Beziehungen aufnahmen.

Die Sicherheit der Methode hängt von der korrekten Befolgung der Gebrauchsanweisung ab:

– Einführen des Schaumovulums in das hintere Scheidengewölbe in liegender Stellung vor jedem Geschlechtsverkehr,
– 10 min liegenbleiben ohne Koitus und ohne aufzustehen,
– Absehen von Scheidenspülung oder Intimspray 2 h vor bis 2 h nach dem Geschlechtsverkehr, da beide die spermizide Wirkung des Ovulums aufheben könnten.

Spermizide Vaginalcreme (1,25 mg Benzalkoniumchlorid, Pharmatex Unidose, Lab. Pharmelac Paris). Sie immobilisiert die Spermatozoen durch Auflösung des Schwanzes und wirkt gleichzeitig bakterizid für Gonokokken.

Die Sicherheit dieser Methode ist groß (PI 0,8). Sie hat den Vorteil, daß außer dem Absehen von Scheidenspülungen keine weiteren Bedingungen eingehalten werden müssen, daß sie sofort wirksam ist und ihre Wirkung sich über 12 h erstreckt. Die Nachteile liegen in gelegentlich auftretenden lokalen Reizerscheinungen und in dem als unangenehm empfundenen Herausrinnen des chemischen Spermizids.

Der Doppelschutz Kondom plus vaginale Spermizide verbessert die kontrazeptive Sicherheit und erhöht das partnerschaftliche Verantwortungsbewußtsein. Zur Erhöhung der kontrazeptiven Sicherheit wird von se-

25. Sexualität, Schwangerschaftsverhütung und Schwangerschaft bei Jugendlichen

xuell aktiven jungen Mädchen gelegentlich auch die Kombination Vaginaldiaphragma plus Vaginalspermizid angewandt. Das Diaphragma soll jedoch nicht ohne vorherige Bestimmung des Vaginaldurchmessers und ohne richtige Anleitung eingeführt werden.

25.4.4 Hormonale Kontrazeption

Mit einem PI von 0,1 ist sie die sicherste reversible Verhütungsmethode. Sie gewährleistet einen dauernden Schutz, wird jungen Mädchen am häufigsten verordnet und von ihnen am häufigsten akzeptiert.

Hormonale Kontrazeptiva bestehen aus einer Kombination von synthetischem Östrogen und Gestagen oder aus einem Gestagen allein.

Östrogen-Gestagen-Präparate hemmen die basale Gonadotropinsekretion und den präovulatorischen LH-Anstieg, die Follikelreifung und den Aufbau eines zur Nidation geeigneten Endometriums. Zudem beeinflussen sie die Tubenfunktion und die Qualität des Zervixschleims. Durch diese vielfältigen Angriffspunkte bewirken sie eine kontrazeptive Sicherheit, wie sie von keiner anderen Methode erreicht wird.

Reine Gestagenpräparate wirken in ihrer Depotform und hochdosiert als Ovulationshemmer. Niedrig dosiert in Form der Minipille erhöhen sie die Viskosität des Zervixschleims und stören den zyklusgerechten Aufbau des Endometriums.

Im Jugendalter empfehlenswerte hormonale Kontrazeptiva sind die niedrig dosierten, kombinierten, sowie die Stufen- und Sequentialpräparate [16].

25.4.4.1 Niedrig dosierte Kombinationspräparate

0,03 mg Aethinylöstradiol plus 0,15 mg Levonorgestrel (Microgynon 30 Schering, Stediril d 150/30 Wyeth) enthalten weniger als 0,05 mg Äthinylöstradiol. Sie unterdrücken die basale Gonadotropinsekretion, die Reaktion der Gonadotropine auf LHRH und die Follikelreifung weniger stark als die höher dosierten Kombinationspräparate.

Die kontrazeptive Wirkung beruht auf der Inhibition des präovulatorischen LH-Anstiegs, auf der Veränderung der Tubenmotilität, des Endometriums und des Zervikalschleims. Niedrig dosierte Kombinationspräparate eignen sich für Jugendliche, da sie bei gleicher kontrazeptiver Sicherheit wie die höher dosierten Präparate eine geringere zentrale Hemmung ausüben.

Die möglichen Nebenwirkungen – irreguläre Blutungen, Gewichtszunahme, Mastodynie – klingen meistens nach 2- bis 3monatiger Pilleneinnahme ab. Sie müssen mit dem jungen Mädchen besprochen werden, sonst befürchtet es, an der Pille krank zu werden und nimmt sie nicht weiter ein.

25.4.4.2 Abgestufte Kombinationspräparate

0,03 mg Äthinylöstradiol + 0,05 mg Levonorgestrel während 6 Tagen
0,04 mg Äthinylöstradiol + 0,075 mg Levonorgestrel während 5 Tagen

0,03 mg Äthinylöstradiol + 0,125 mg Levonorgestrel während 10 Tagen
(Triquilar Schering, Trinordiol Wyeth).

Ähnlich den niedrig dosierten Kombinationspräparaten enthalten die neuen Stufenpräparate weniger als 0,05 mg Äthinylöstradiol und unterdrücken die Ovulation bereits im ersten Einnahmezyklus. Sie imitieren weitgehend die hormonalen Veränderungen im Normalzyklus durch den dreistufigen Aufbau der Östrogen-Gestagen-Relation. Die zugeführte Gesamthormonmenge wird dadurch erniedrigt. Die Zyklusstabilität wird jedoch erhöht.

25.4.4.3 Sequentialpräparate

0,05 mg Äthinylöstradiol während 7 Tagen
0,05 mg Äthinylöstradiol + 1 mg Lynestrenol während 15 Tagen
(Normophasic, Ercopharm).

Die normophasische Sequentialtherapie imitiert den normalen Zyklus insofern, als während der ersten 7 Tage eine Östrogentablette und vom 8.–22. Tag eine Östrogen-Gestagen-Tablette eingenommen wird.

Die zentrale Hemmung der Gonadotropinsekretion ist noch geringer als bei den niedrig dosierten Kombinations- und Stufenpräparaten. Zudem wird das Endometrium normal aufgebaut. Die Östrogen-Gestagen-Zufuhr ab 8. Zyklustag bewirkt die Ovulationshemmung, die verminderte Sekretion des Zervikalschleims und die Erhöhung seiner Viskosität.

Nebenerscheinungen der hormonalen Kontrazeption wie Abnahme der Libido, Gewichtszunahme und Zwischenblutungen sind seltener als bei Kombinationspräparaten. Normophasische Sequentialpräparate eignen sich für junge Mädchen auch deshalb, weil sie nicht wie gewisse gestagenbetonte Kombinationspräparate zur Verkleinerung des Uterus führen [16], sondern das Uteruswachstum eher fördern.

25.4.4.4 Reine Gestagene

Nur ausnahmsweise kommen diese bei Jugendlichen zur Anwendung. Die gebräuchlichsten Präparate sind:

Depo-Provera 150 (Upjohn): Diese parenterale, regelmäßig alle 90 Tage zu wiederholende, hochdosierte Medroxyprogesteronacetat-Therapie ist wegen ihrer starken zentralen Hemmwirkung für junge Mädchen nicht empfehlenswert. Bei sozial gefährdeten, verwahrlosten oder debilen Jugendlichen, ebenso wie bei psychiatrischen Patientinnen stellt sie eine der wenigen Möglichkeiten dar, um sie durch eine reversible Methode vor ungewollter Schwangerschaft zu schützen.

Minipille:
0,5 mg Lynestrenol (Exlutona Organon)
0,03 mg D-Norgestrel (Microlut Schering)
0,035 mg Norethisteron (Micronovum Cilag)

25. Sexualität, Schwangerschaftsverhütung und Schwangerschaft bei Jugendlichen 641

Die kontinuierliche Einnahme niedrig dosierter Gestagene beeinflußt die zentrale Zyklusregulation kaum. Ihr kontrazeptiver Effekt beruht auf einer verminderten, besonders viskösen und damit samenfeindlichen Sekretion des Zervikalschleims, auf einem zur Nidation wenig geeigneten Endometrium und auf einer gestörten Tubenmotilität.

Die Minipille bewirkt weder Gewichtszunahme, Mastopathie, Kopfschmerzen oder Beinbeschwerden. Sie führt jedoch in 50% der Fälle zu Zyklusstörungen, die von irregulären Schmierblutungen über Dauerblutungen bis zur Amenorrhö reichen und in vielen Fällen das Abbrechen der Behandlung erfordern.

25.4.4.5 Postkoitale Interzeption

Die postkoitale Interzeption ist keine Kontrazeption im strengen Sinne. Sie kann jedoch junge Mädchen nach ungeschütztem Koitus vor einer ungewollten Schwangerschaft bewahren, falls die Behandlung in den ersten 24 h nach dem Geschlechtsverkehr begonnen wird. Sie besteht

- in der täglichen Verabreichung von 5 × 1 mg Äthinylöstradiol während 5 Tagen (Lynoral forte Organon; Eticyclin forte Ciba) [7].
- oder in der täglichen i.m. Injektion von 30 mg Östradiolbenzoat (Ovocyclin Depot Ciba) [26] während 5 Tagen.

  Diese hochdosierte Östrogentherapie ist meistens mit starker Nausea verbunden und erfordert die zusätzliche Verabreichung eines Antiemetikums.

  Ihr starker Antinidationseffekt schließt eine Schwangerschaft mit fast 100%iger Sicherheit aus [2].

- Beginnt die Behandlung innert 12 h nach dem Geschlechtsverkehr, so genügt eine einmalige Gabe von 0,6 mg D-Norgestrel, entsprechend 20 Tabletten Microlut Schering. Diese Variante hat den Vorteil, daß sie besser vertragen wird, keinen Brechreiz zur Folge hat und ebenso sicher ist wie die postkoitale Östrogentherapie.

25.4.4.6 Medizinische Einwände gegen die hormonale Kontrazeption bei Jugendlichen

1. Wachstumshemmung durch vorzeitigen Epiphysenschluß. Zur therapeutischen Wachstumshemmung sind höher dosierte Östrogen-Gestagen-Kombinationen nötig als sie in der Pille vorhanden sind. Zudem würde eine Schwangerschaft das Längenwachstum bei Jugendlichen stärker beeinflussen als die hormonale Kontrazeption.

2. Post-pill-Amenorrhö. Sie beträgt bei Jugendlichen weniger als 1%. Wahrscheinlich ist es nicht die hormonale Kontrazeption, die eine Amenorrhö bewirkt. Sie vermag jedoch eine vorhandene Dysfunktion des hypothalamo-hypophyso-ovariellen Systems zu maskieren, die erst nach Absetzen der Behandlung manifest wird.

3. Hemmung der endokrinen Reifeprozesse. Hormonale Kontrazeptiva hemmen die Gonadotropinausschüttung. Wie wirken sie auf das hypothalamohypophysäre System bei jungen Mädchen, bei denen noch keine regelmäßigen ovulatorischen Zyklen vorhanden sind? Prospektive Untersuchungen an jungen Mädchen in den ersten 5 Jahren nach der Menarche [21] zeigen, daß die hypophysäre Aktivität sowohl nach normal als auch nach niedrig dosierten kombinierten Kontrazeptiva und unabhängig von der Dauer ihrer Verabreichung unverzüglich nach Absetzen der Pille wieder aufgenommen wird. Die mittleren Östradiol- und Progesteronspiegel in der zweiten Zyklushälfte entsprechen denen junger, nicht mit Hormonen vorbehandelter gleichaltriger Mädchen. Diese Ergebnisse zeugen von der starken Anpassungsfähigkeit der Hypophyse und sprechen dafür, daß endokrine Reifungsprozesse durch orale Kontrazeptiva nicht wesentlich beeinflußt werden.

25.4.4.7 Nebenwirkungen der hormonalen Kontrazeptiva

Nervosität, Müdigkeit und Abnahme der Libido sind Begleitsymptome, die bei Jugendlichen häufiger auftreten als bei der erwachsenen Frau [9]. Ein ätiologischer Zusammenhang von hormonaler Kontrazeption mit Hypertension, oberflächlichen und tiefen Beinvenenthrombosen, zerebralen Insulten, Chloasma, Gallenblasenerkrankungen, Ekzem, Erythema nodosum und Harnwegsinfektionen wird vermutet [26].

Diese letzteren Nebenwirkungen sind jedoch selten und scheinen bei Jugendlichen noch weniger häufig aufzutreten als bei der erwachsenen Frau. Günstige Nebenwirkungen sind die Verringerung des Blutverlusts und die Behebung der Schmerzen während der Menstruation. Hormonale Kontrazeptiva scheinen zudem eine Schutzwirkung auf die Brust auszuüben und das Entstehen benigner Brusterkrankungen zu verhindert [26].

25.4.4.8 Beeinträchtigung der Wirksamkeit hormonaler Kontrazeptiva durch Pharmaka

Die Sicherheit hormonaler Kontrazeptiva kann durch die gleichzeitige Einnahme anderer Medikamente beeinträchtigt werden.

Tuberkulostatika (Rifampicin), Antikonvulsiva (Phenobarbital, Phenytoin, Primidon) und Tranquilizer (Diazepam, Chlordiazepam, Meprobat) sind Induktoren mikrosomaler Leberenzyme und können bei chronischer Anwendung die Inaktivierung und Ausscheidung der Steroide beschleunigen [26]. Antibiotika (Ampicillin) beeinträchtigen den enterohepatischen Kreislauf und werden vermehrt fäkal ausgeschieden.

Schmierblutungen können das erste Anzeichen dafür sein, daß die hormonalen Kontrazeptiva infolge gleichzeitiger Einnahme dieser Pharmaka keine empfängnisverhütende Sicherheit gewährleisten [26].

25.4.4.9 Kontraindikationen

Absolute Kontraindikationen für eine hormonale Antikonzeption sind:

- Schwangerschaft
- Thrombophlebitis, Embolie, Apoplexie
- Hypertonie
- Leberzellschaden, Leberfunktionsstörung (Dubin-Johnson, Rotor), cholostatischer Ikterus
- Sichelzell- und hämolytische Anämie
- Lupus erythematodes
- Maligne hormonabhängige Tumoren, M. Hodgkin.

25.4.4.10 Verordnung und Kontrolle

Vor der Verordnung einer hormonalen Kontrazeption muß in der Familienanamnese nach Hypertonie, Apoplexie, Hyperlipidämie, Diabetes geforscht und eine sorgfältige persönliche Anamnese aufgenommen werden. Die Untersuchung besteht aus der Kontrolle des Gewichts, des Blutdrucks, des Genitalstatus und der Brüste. Es empfiehlt sich auch ein Urinstatus und eine Blutzuckerbestimmung. Bei familiär belasteten jungen Patientinnen sollen Cholesterol- und Triglyzeridspiegel bestimmt werden.

Nach der Verordnung einer hormonalen Kontrazeption sollen die erste *Kontrolle* nach 3 Monaten, die weiteren Kontrollen in halbjährlichen Abständen vorgenommen werden. Dabei empfiehlt es sich, bei der gynäkologischen Untersuchung nach einer eventuellen Geschlechtskrankheit zu fahnden, die bei Jugendlichen häufiger auftritt als bei der erwachsenen Frau. Brustkontrolle, Bestimmung des Blutdrucks und Urinstatus sollen bei jeder Kontrolluntersuchung vorgenommen werden. Dabei ist es wichtig, Zeit zu reservieren, um von der jungen Patientin über Nebenwirkungen und Frühsymptome möglicher Komplikationen, aber auch über geheime Ängste im Zusammenhang mit dem hormonalen Kontrazeptivum aufgeklärt zu werden. Pillenpausen sollen dort eingeschaltet werden, wo sie die Patientin wünscht. Empfehlenswert sind sie nach 3- bis 5jähriger kontinuierlicher Pilleneinnahme, um eine latente Dysfunktion der Zyklusregulation rechtzeitig aufzudecken.

25.4.5 Intrauterine Kontrazeption

Ausnahmsweise ist die hormonale Kontrazeption nicht anwendbar wegen

- fehlender Intelligenz oder Disziplin zur täglichen Pilleneinnahme,
- Ablehnung der Pilleneinnahme oder medizinische Kontraindikationen,
- Interferenz mit anderen Medikamenten.

Der Doppelschutz Kondom oder Vaginaldiaphragma + Vaginalspermizid ist oft aus technischen oder psychologischen Gründen für Jugendliche nicht anwendbar.

In diesen Fällen stellt die intrauterine Kontrazeption mit speziellen Kupfer-IUP (Intrauterinpessar), die der Größe des Uteruskavums angepaßt sind, eine Alternativmethode dar. Ihre Sicherheit ist 20–25mal geringer als jene der hormonalen Kontrazeption. Sie ist beim Mädchen geringer als bei der erwachsenen Frau, die eine oder mehrere Geburten hinter sich hat. Ihr PI beträgt 3–4. Durch den gleichzeitigen Gebrauch eines Vaginalspermizids kann die kontrazeptive Sicherheit jedoch wesentlich verbessert werden.

Die kontrazeptive Wirkung des IUP ist nicht mit Sicherheit geklärt. Folgende Mechanismen werden diskutiert:

– Störung des Spermatransports,

– erhöhte Prostaglandinsekretion des Endometriums, die zu uteriner Hyperkontraktilität, verstärkter tubärer Peristaltik und vorzeitiger Lyse des Corpus luteum führt,

– reaktive Entzündung des Endometriums mit Antinidationseffekt.

Unangenehme Nebenwirkungen bestehen in Zwischenblutungen, Hypermenorrhö, Dysmenorrhö, in einer Ausstoßungsrate von über 10% [29], besonders aber im erhöhten Risiko einer aufsteigenden Genitalinfektion. Dieses Risiko scheint bei Nulliparen höher zu sein als bei Frauen, die bereits eine Schwangerschaft hinter sich haben.

So findet Mall-Haefeli [20] bei jungen Mädchen, die Trägerinnen eines Kupfer-IUP sind, eine doppelseitige Adnexitis in 4,2%. Bei von Widholm [31] untersuchten nulliparen IUP-Trägerinnen erhöht sich die Frequenz einer Begleitadnexitis auf 7%, verglichen mit 1,7% bei der erwachsenen Frau, die eine Schwangerschaft hinter sich hat.

Dieses hohe Risiko kann reduziert werden durch Vorbehandlung einer bestehenden Vaginitis oder Zervizitis.

Junge Mädchen sind dem Risiko einer ungewollten Schwangerschaft ausgesetzt und müssen von der Notwendigkeit der Kontrazeption überzeugt werden. Die beste kontrazeptive Methode ist diejenige, welche von der jungen Patientin und ihrem Partner voll akzeptiert wird, sie in ihrem Intimbereich nicht stört und eine Vertiefung ihrer zwischenmenschlichen Beziehung nicht verhindert.

Tragen Jugendliche ihre *Schwangerschaft* aus, so ist sie bei unter 16jährigen mit erhöhten Risiken belastet. Anämie [15], Genitalinfektion [10], EPH-Gestose [1], Frühgeburt oder fetaler Wachstumsrückstand [5, 10, 12] treten bei ihnen häufiger auf als bei älteren Jugendlichen. Perinatale Morbidität und Mortalität ebenso wie die Frequenz kindlicher Spätschäden sind erhöht [14].

Diese erhöhte Komplikationsgefahr scheint vor allem auf der psychosomatischen Unreife [12] der jungen Mütter zu beruhen. Mit schlechter Schulbildung allein auf sich gestellt, vom Vater ihres Kindes verlassen und häufig aus getrennten Familien stammend, versuchen sie oft, ihre Schwangerschaft zu verbergen oder zu ignorieren.

Selten unterziehen sie sich regelmäßigen Schwangerschaftskontrollen und befolgen kaum die ihnen erteilten Ratschläge. Ihre Ernährung ist meistens zu kalorienarm oder zu kalorienreich. Ihr Schlaf ist oft ungenügend. Aber auch biologisch scheint der Organismus so kurz nach der Menarche mit nicht abgeschlossenem Uteruswachstum schlecht für eine Schwangerschaft vorbereitet zu sein [12].

Die medizinische Überwachung dieser jungen Risikopatientinnen muß deshalb intensiver sein als bei der erwachsenen Frau. Junge Mädchen müssen zur regelmäßigen Einnahme von Mahlzeiten, zu regelmäßiger Stuhlentleerung, regelmäßiger Gewichtszunahme und regelmäßigem nächtlichen Schlafen angehalten werden. Die sie belastenden Probleme müssen mit ihnen immer wieder durchgesprochen werden.

Nur wenn eine intensive medizinische, psychologische und soziale Betreuung dieser gefährdeten jugendlichen Mütter erfolgt, besteht Gewähr, daß ihr Kind gesund sein wird und daß sich das Unglück dieser ungeplanten, ungewollten Schwangerschaft nicht durch ein geschädigtes Kind über Generationen hinzieht.

Literatur

1. Battaglia F, Frazier TM, Hellegers AE (1963) Obstetric and pediatric complications of teenage pregnancy. Pediatrics 32:902
2. Bayot D (1975) Morning after pill and youngsters. In: Schellen T (ed) Sexual behaviour and contraception in adolescence. European Press Medikon, Gent, pp 58–69
3. Brehm H, Haase W (1975) Die Alternative zur hormonalen Kontrazeption. Med Welt 26:1610–1617
4. Garcia CR, Rosenfeld DC (1977) Human fertility, the regulation of reproduction. Davis, Philadelphia, pp. 47–57
5. Goldman JA (1980) Teenage pregnancy: Complications and outcome in an Israeli medical center. Abstracts of Main Reports XVI International Congress of Pediatrics Sept 8–13, Barcelone
6. Grandguillaume P (1979) What do adolescents think about sex education. In Vth Internat. Symp. on Ped. and Adolesc. Gynecol. Oct 22–23, Tokyo.
7. Haspels A (1971) VIIth World congress on fertility and sterility. Excerpta Med Int Congr Ser 234a:88
8. Hauser GA (1979) Das Schaumovulum im Postkoitaltest. Sexualmedizin 3:112
9. Hauser GA (1980) Nebenwirkungen von Ovulationshemmern. In: Huber A (Hrsg) Probleme der Kontrazeption bei der Jugendlichen. Excerpta Medica, Amsterdam, pp 65–73
10. Heald PP (1980) Critical issues in teenage pregnancy. Abstracts of Main Reports XVI International Congress of Pediatrics Sept 8–13, Barcelone
11. Huber A (1980) Intravaginale Kontrazeption mit chemischen Spermiziden. In: Huber A (Hrsg) Probleme der Kontrazeption bei der Jugendlichen. Excerpta Medica, Amsterdam, pp 59–64
12. Huffman JW (1981) Childhood and adolescent pregnancy. In: Huffman JW, Dewhurst CJ (eds) The gynecology of childhood and adolescence. Saunders, Philadelphia, pp 560–569
13. Husslein A (1980) Bevorzugte Verhütungsmethoden in der Praxis. In: Huber A (Hrsg) Probleme der Kontrazeption bei der Jugendlichen. Excerpta Medica, Amsterdam, pp 27–31

14. Husslein H (1980) Ungewollte Schwangerschaft bei Jugendlichen. In: Huber A (Hrsg) Probleme der Kontrazeption bei der Jugendlichen. Excerpta Medica, Amsterdam, pp 237–240
15. Jovanic D (1972) Pathology of pregnancy and labour in adolescent patients. J Reprod Med 9:61
16. Lauritzen C (1980) Hormonale Kontrazeption bei jungen Mädchen. In: Huber A (Hrsg) Probleme der Kontrazeption bei der Jugendlichen. Excerpta Medica, Amsterdam, pp 160–170
17. Leng X (1978) La grossesse chez les adolescentes de moins de 16 ans. Sud Ouest Med 3:413–423
18. Mall-Haefeli M (1976) Die antikonzeptionelle Beratung Jugendlicher. Med Welt 27:149–154
19. Mall-Haefeli M (1980) Diskussion. In: Huber A (Hrsg) Probleme der Kontrazeption bei der Jugendlichen. Excerpta Medica, Amsterdam, p 265
20. Mall-Haefeli M (1980) Die Intrauterinprophylaxe bei Jugendlichen. In: Huber A (Hrsg) Probleme der Kontrazeption bei der Jugendlichen. Excerpta Medica, Amsterdam, pp 97–101
21. Rey-Stocker I (1980) Einfluß hormonaler Kontrazeption auf endokrine Reifungsvorgänge. In: Huber A (Hrsg) Probleme der Kontrazeption bei der Jugendlichen. Excerpta Medica, Amsterdam, pp 177–178
22. Salomon W, Haase W (1977) Intravaginale Kontrazeption. Sexualmedizin 3:198–202
23. Schlaegel J (1975) Beziehungen zwischen Jungen und Mädchen. Sexualmedizin 4:206
24. Schmid-Tannwald I (1980) Prädisponierende Faktoren für unerwünschte Schwangerschaft bei Minderjährigen. In: Huber A (Hrsg) Probleme der Kontrazeption bei der Jugendlichen. Excerpta Medica, Amsterdam
25. Sigusch V, Schmid G (1973) Sexualmoral der Schüler. Sexualmedizin 2:240
26. Taubert HD, Kuhl H (1981) Kontrazeption mit Hormonen. Thieme, Stuttgart, S 170–172
27. Wallace H (1965) Teen-age pregnancy. Am J Obstet Gynecol 92:1125–1131
28. Wasz-Hoeckert O (1980) Adolescent sexuality in today's world. In: Abstracts of XVI Internat. Congress of Pediatrics Sept 8–13, Barcelone
29. Weiner E, Berg AA, Johansson J (1978) Copper intrauterine contraceptive devices in adolescent nulliparae. Br J Obstet Gynaecol 78:204–206
30. Widholm O (1975) The need of gynecological services during adolescence. Ann Chir Gynaecol 60:67
31. Widholm O (1976) Problems of contraception during adolescence. Vol. rapports IIIe Symp. int. gynec. enfant adolescente, Lausanne, pp 288–292

A. Umrechnungstabelle zur SI-Dimensionierung

Substanz	Dimensionierung alt → SI		Dimensionierung SI → alt	
Aldosteron	ng/dl	×0,0277 = nmol/l	nmol/l	×36,05 = ng/dl
Calcium	mg/dl	×0,2495 = mmol/l	mmol/l	×4,008 = mg/dl
Chlorid	mg/dl	×0,2821 = mmol/l	mmol/l	×3,545 = mg/dl
Cortisol	mcg/dl	×27,77 = nmol/l	nmol/l	×0,036 = mcg/dl
C-Peptid	ng/ml	×0,277 = nmol/l	nmol/l	×3,62 = ng/ml
Glucose	mg/dl	×0,0555 = mmol/l	mmol/l	×18,016 = mg/dl
hGH	ng/ml	×2,0 = mU/l	mU/l	×0,5 = ng/ml
Insulin	mcE/ml	×1,0 = U/l	U/l	×1,0 = mcE/ml
Kalium	mg/dl	×0,2557 = mmol/l	mmol/l	×3,910 = mg/dl
Natrium	mg/dl	×0,4350 = mmol/l	mmol/l	×2,299 = mg/dl
Oestradiol	pg/ml	×0,0037 = nmol/l	nmol/l	×270,27 = pg/ml
Plasma-Renin-Aktivität (PRA)	ng/h/l	×0,77 = pmol/h/l	pmol/h/l	×1,297 = ng/h/l
Prolaktin	ng/ml	×32,5 = mU/l	mU/l	×0,0307 = ng/ml
Progesteron	ng/dl	×0,0315 = nmol/l	nmol/l	×31,45 = ng/dl
17α-OH-Progesteron	ng/dl	×0,03 = nmol/l	nmol/l	×33,33 = ng/dl
freies Thyroxin	ng/dl	×12,87 = pmol/l	pmol/l	×0,077 = ng/dl
(Gesamt-)Thyroxin	mcg/dl	×12,87 = nmol/l	nmol/l	×0,077 = mcg/dl
Trijodthyronin	ng/dl	×0,0154 = nmol/l	nmol/l	×65,02 ng/dl
TSH	mcE/ml	×1,0 = mU/l	mU/l	×1,0 = mcE/ml

Stichwortverzeichnis

Vorbemerkung: Da das Inhaltsverzeichnis im Sinne einer weitgehenden Gliederung des behandelten Stoffes angelegt ist, ist vielfach schon von dort aus punktuelles Nachschlagen möglich. Das Stichwortverzeichnis ergänzt das Inhaltsverzeichnis, ohne alle Kapitel- oder Abschnitts-Überschriften und entsprechende Begriffe zu wiederholen.

Aarskog-Syndrom 586
ABP (Androgenbindendes Protein) 169
Achondroplasie 380, 583
ACTH (adrenocorticotropes Hormon)
–, Ausfall 43
–, Belastungsteste 126, 555
–, Bestimmung im Plasma 38, 44
–, nach Metopiron 38, 44, 126
–, Regulation der Sekretion 35, 36
–, zentrale Effekte 35
ACTH-Syndrom, ektopes 132
ACTH-unresponsiveness-Syndrom 141, 148
Addison-Krise 139, 148
Addison-Syndrom 139 ff
–, Formen 140
– –, ACTH-unresponsiveness-Syndrom 141
– –, Adrenoleukodystrophie 143
– –, Morbus Addison 143 ff
– –, Nebennierenhypoplasie 140
– –, NNR-Blutungen und Zysten 141
– –, Salzverlustsyndrom bei Synthesestörungen 141
Adenomatose, multiple endokrine 98, 156, 312, 569
–, MEA-Typ I (Wermer-Syndrom) 568, 572, 584
–, MEA-Typ II (Sipple-Syndrom) 98, 156, 584
–, MEA-Typ III (Schimke-Syndrom) 584
ADH (antidiuretisches Hormon; Arginin-Vasopressin) 38 ff
–, Defizit (zentraler Diabetes insipidus) 47
–, inadäquate Sekretion 48
–, indirekte Methoden zur Funktionsprüfung 40

–, Regulation der Sekretion 39
–, Wasserrückresorption 39
Adipositas (s. Kapitel 18)
–, Arbeitsthermogenese 533
–, endokrine Faktoren 534, 535
–, GIP-Produktion, erhöhte 567
–, Hypertonie 537
–, Hypogenitalismus 537
–, Nulldiät 539
–, Pickwick-Syndrom 537
–, psychologische Aspekte 582
–, Typ I-Diabetes 538
Adrenalin (Epinephrin) 28, 152, 153
Adrenarche 429
–, prämature 443, 555
adrenogenitales Syndrom (kongenitales) 547 ff
–, Behandlung mit Cyproteron 562
–, endokrinologische Befunde 142, 551, 554, 555
–, genitale Entwicklung 141, 550, 551, 563
–, heterozygote Merkmalsträger 547
–, HLA-Assoziation 548
Adrenoleukodystrophie 143, 584
Aetiocholanolonfieber 123
Akromegalie 23, 27, 406, 470, 521
Akzeleration 347, 348, 420
–, künstliche Lichtquellen 420
Albumin 5, 57, 111
Aldosteronismus
  s. Mineralocorticoid-Syndrome
Aldosteron 106, 120
–, ACTH 120
–, Aldosteronismus
– –, primärer (Conn-Syndrom) 135, 137

Aldosteron, Aldosteronismus, sekundärer 138, 139
–, enzymatische Bildungsstörung (Hypoaldosteronismus) 149
–, episodische Fluktuation der Plasmaspiegel 120
–, Prostaglandine 120, 121
–, Renin-Angiotensin-System 120, 121
–, Synchronisation zur Cortisolrhythmik 120
–, Wirkung 123
Alkoholembryofetopathie 390
Alter, biologisches
s. Skelettalter
Amenorrhoe 459, 461
–, klinische Klassifikation 462
–, post-pill-Amenorrhoe 641
AMH (Anti-Müller-Hormon) 163, 590, 591, 602
Androgene
–, Bildung im Ovar 198
–, Bildung in den Testes 163
–, cong. adrenogenitales Syndrom 549, 551, 555
–, Geschlechtsdifferenzierung, fetale 590, 591, 592
–, Konversion zu Oestradiol, gestörte 214
–, Nebennierenrinde 106, 109, 118, 119, 121–123
– –, Cortisolsekretion 121
– –, DHA-S und fetoplazentare Einheit 123, 124
– –, NNR-Tumoren 149–151
– –, Präkursorhormone 123
–, Resistenz der Peripherie 598–601
Anorchie 176, 602
Anorexia nervosa
–, Hirnatrophie 452
Antikonvulsiva
–, Kalziumresorption 242
–, Vitamin-D-Status 235
APUD-Zellen 156, 301, 567
Arachidonsäure
–, aktive Metaboliten 318
– –, Leukotriene 326
– –, Prostazykline 327
– –, Thromboxane 327
–, Leukotrien-Synthese 323
–, Prostaglandinsynthese 318, 319
Asthma bronchiale, Leukotriene 326
Athyreose 80, 81
Autoantikörper
–, Diabetes mellitus 285
–, Hyperthyreose 71, 76
–, Morbus Addison 145
–, Theorie zur Entstehung 71, 143, 239
Autoimmun-Krankheiten (-Polyendokrinopathien) 71, 96, 143, 147, 238, 239, 285

autonomes Adenom 72, 74, 76

Bartter-Syndrom 138, 330
Basaltemperatur
–, thermogenetischer Effekt in der Lutealphase 204
Bloom-Syndrom 389
brain-gut-hormones 15, 297, 298, 311
Brustdrüsenentwicklung 424
–, prämature 442
B-Zellhyperplasie 282

c-AMP
s. zyklisches Adenosinmonophosphat
CBG (Cortisol-bindendes Globulin; Transcortin) 111
–, Affinität 111
–, diurnale Änderung der Bindungskapazität 112
–, Formen 111
–, Kapazität 111
–, Prednison 112
CCK (Cholecystokinin-Pankreozymin) 21, 297, 299, 303, 566
–, CCK-Gastrin-Familie 299
–, Molekularformen 300
–, Stimulation
– –, Enzymsekretion des Pankreas 307
– –, Sekretion durch Fettsäuren 306
Chromosomale Aberrationen
–, autosomale Deletionen 389
–, Trisomie 13, 384
–, Trisomie 18, 383
–, Trisomie 21, 383
–, Turner-Syndrom 384
Chromosomenanalyse, Prinzipielles zur 619–622
CLIP (Corticotropin-like intermediate lobe peptide) 35, 124, 145
Clomifen 34, 173
–, Karzinogenese 465
–, Ovulationsauslösung 461
–, Stimulation der Gonadotropine 173
–, Test und Hypothalamusfunktion 463
Cockayne-Syndrom 586
Conn-Syndrom
s. Mineralocorticoid-Syndrome
Cornelia-de-Lange-Syndrom 389
corpus luteum
–, Insuffizienz und Zyklusstörungen 457
– –, inkomplette Desquamation 459
Cortisol 106, 111
–, Aequivalenzdosen 123, 560
–, cong. adrenogenitales Syndrom 551
–, diurnale Rhythmik 115
–, freies im Plasma 111

– –, nach ACTH 111
– –, Anteil am Gesamtcortisol 112, 116
– –, direkte Bestimmung 111
–, Halbwertszeit 114
–, Metaboliten im Harn 114
–, Mineralocorticoidwirkung 122
–, negativer feedback 115, 120
–, Normalwerte im Plasma 115, 116
–, pulsative Sekretion 115
–, Sekretionsrate 115
–, Substitutionsbehandlung 146, 559
– –, individuelle Überdosierung 146
–, zentralnervöse Kontrolle 115
C-Peptid (connecting peptide) 275, 276, 475
Cushing-Syndrom 46, 127
–, ACTH-Überproduktion 128, 129
–, Adenome und Karzinome 129
–, bilaterale adrenale Hyperplasie 128, 129
–, ektopes ACTH-Syndrom 132
–, endokrines Psychosyndrom 130
–, exogenes 132
–, Häufigkeit 127, 128
–, Hypertonie 131
–, Klinik 129, 130
–, Labordiagnostik 131
–, Morbus Cushing 128, 129
– –, bilaterale Adrenalektomie 133
– –, Hypophysenadenome 129
– –, Mikrochirurgie an der Hypophyse 133
– –, Nelson-Syndrom 133
–, Pseudo-Cushing-Syndrom 132
–, Steroiddiabetes 130, 470
–, Therapie 132
– –, Adrenostatica 134
– –, operative 132, 133
– –, radiologische 133, 134
–, ursächliche Verteilung 128
Cyproteronacetat
–, cong. androgenitales Syndrom 562
–, Cortisolsuppression 444, 445
–, Gynäkomastie 445
–, Therapie
– –, pubertas praecox 444
– –, Syndrom polyzystischer Ovarien 215
C-Zellkarzinom, medulläres 97, 98

Dejodase-Defekt 83
Deprivationssyndrom 379
 (s.a. Klein-Minderwuchs)
Dermopathie, Hyperthyreose (M. Basedow) 71
Desamino-D-Arginin-Vasopressin 40, 47
–, Diabetes insipidus zentralis 47
Dexamethasonhemmtest 126, 131, 555
Diabetes insipidus
–, peripherer (renaler) 40
–, zentraler 40, 47

Diabetes mellitus 283, 469ff
–, Angiopathie 477, 478
– –, Nephropathie 479, 480
– –, Retinopathie 478, 479
–, Autoimmunreaktionen 285, 470
–, Cheiroarthropathie 481
–, Diabetes-Typen (Klassifikation) 283, 284, 469, 470
–, Erblindung 479
–, Erbrisiko 284
–, Genetik 283, 284, 470
–, GIP-Produktion, erhöhte 567
–, Häufigkeit und Altersverteilung 472
–, HbA1c-Bestimmung 503
–, HLA-System und Typ-I-Diabetes 284, 285, 470
–, Hyperthyreose 77
–, Immunadrenalitis 147
–, Immunthyreoiditis 96
–, Indikation zur Klinikaufnahme 483
–, Insulinbedarf 475, 483, 486, 487
–, Insulinpräparate 490–494
–, Koma, Formen und Behandlung 485–487
–, Kostformen und Diätverordnung 496ff
– –, Broteinheiten 498
– –, Nährstoffverteilung 498
–, Lebenserwartung und Lebensqualität 482
–, Nebenwirkungen der Insulinsubstitution 494
–, Necrobiosis lipoidica (atrophische Dermatitis) 481
–, Pathophysiologie, Typ I-Diabetes 287–289
–, Polyneuritis 480
–, Restsekretion von Insulin 475
–, Schnelltests, Stoffwechselkontrolle 501
–, Schulung und Eigenkontrolle 484
–, Somogyi-Phänomen 494, 502
–, Stoffwechseleinstellungskriterien 503
–, Tagesprofil 484
–, versus verminderte Glukosetoleranz 471
–, Virusgenese, Typ I-Diabetes 285, 286
DIDMOA-Syndrom 470
Diencephales Syndrom 41
DiGeorge-Syndrom 239
Dihydrotestosteron 163, 166, 433, 590, 591, 598–600
Dopamin 21, 28, 31, 33, 34, 152, 153
Downregulation 7
–, Gonadotropinsekretion 43, 445
Down-Syndrom
 s. Trisomie 21
Dubowitz-Syndrom 389, 586
Durstperzeption 39, 47
–, Natriumkonzentration im Liquor 39
–, Osmolarität 39
Durstversuch 47

Dysautonomie, familiäre (Riley-Day-Syndrom) 153
Dysgerminom 209, 594, 603
Dyspareunie 633

Edwards-Syndrom 383
Ellis-van-Creveld-Syndrom 586
Eminentia media
  s.a. Tuber cinereum 17. 28
endokrine Ophthalmopathie 71
–, euthyreote 77
–, Steroidbehandlung 79
Endometrium
–, Karzinomprophylaxe, Syndrom polyzystischer Ovarien 215
–, sekretorische Umwandlung 205
Endorganresistenz
–, gegen T_4 und T_3 81, 84
–, Pseudohypoparathyreoidismus 242, 243
Endorphin 21, 35
Enkephalin 21, 35
epiphysär-metaphysäre Dysplasien 381
Epiphysendysgenesie 84, 88
Erbgang 615–619
Erythropoetin 167
essentielle Fettsäuren
–, Arachidonsäure 318
–, Linolensäure 318
Extrauteringravidität (EUG) 633

Feedback (s.a. Kurzfeedback) 9, 19, 29, 32, 35
–, cong. adrenogenitales Syndrom 549
–, Glukokortikoidfeedback 36, 115, 120
– –, rasche Komponente 36, 120
– –, verzögerte Komponente 36, 120
–, Gonadotropine, Regulation beim Knaben 166, 168, 169, 423
–, Katecholaminsynthese 152
–, negativer, Entwicklung bei Mädchen 195, 423
–, positiver, Oestrogene auf LH 34, 423
–, Regulation der Schilddrüsenfunktion 61
Feinnadelbiopsie 66, 98
Feminisierung, testikuläre 598, 599
fertile Eunuchen 179
Fertilität
–, männliche 165, 175, 178, 601
–, weibliche 465
fetoplazentare Einheit 123, 124, 193
Fettgewebsmasse, Bestimmung durch Hautfettfaltenmessung 527, 528
Fettsuchttypen 530, 531
Fluor albus (Leukorrhoe) 628
Follikelatresie 192
forbidden clones 71

Fruchtwasser
–, Pränataldiagnostik
– –, cong. NNR-Hyperplasie (angeb. AGS) 622
– –, Hypothyreose 89
–, Schilddrüsenhormone 58
FSH (follikelstimulierendes Hormon) 20, 33, 42, 168
–, feedback
– –, Inhibin 35, 168
– –, Oestradiol 35
– –, Testosteron 174
–, fetale Hormonproduktion beim Knaben 591
–, Hyperprolaktinaemie 31
–, LHRH-Test 42, 431–433
–, metabolische Clearance 35
–, Oligo- und Amenorrhoe 462, 463
–, Plasmakonzentration 171, 173, 430
–, pubertäre Entwicklung 429–433
–, pulsative Sekretion 42, 43, 429
–, Regulation der Sekretion 35
–, testikuläre LH-Rezeptoren 169
–, weibliche Säuglinge 195

Galaktorrhoe 441
Gastrin 297–299, 303
–, biologisch aktive Molekularformen 299
–, HCl-Produktion 305
–, Hypergastrinaemie 565
–, Gastrinom (Zollinger-Ellison-Syndrom) 569
–, Sekretionshemmung durch HCl 304, 565
–, trophische Wirkung; Pankreas, Magen-Darm-Mucosa 306
gastrointestinale Hormone 297 ff, 565 ff
  (s. Gliederung Kap. 9 u. 20)
–, diagnostische Teste 313
–, klinische Entitäten 566
–, Tumore mit Bildung von 567 ff
–, Verteilung; Magen-Darm-Trakt, Pankreas 302
–, zentrales u. peripheres Nervensystem, Vorkommen 297, 298, 301
Genitale
–, männliches
– –, klinische Untersuchung 170, 171
–, weibliches
– –, Reifestadium 196, 200
– –, Untersuchung beim Neugeborenen 195
– –, Untersuchungsbefunde bis zur Pubertät 196
Genitographie 554
Geschlechtsdifferenzierung 589, 590
Gestagen-Oestrogen-Test 463
Gestagentest 462, 463

Gewebehormone
  (s. Hormone, „Hormonkandiaten", Prostanoide/Prostaglandine)
GIP (gastrisches inhibitorisches Polypeptid) 297
–, Adipositas 567
–, Diabetes mellitus 567
–, Stimulation
– –, Insulinsekretion 305, 309, 567
– –, Sekretion durch Kohlehydrate 304, 305
Glaukom
–, Diabetes mellitus 479
Glucagon 273, 301, 310
–, Faktoren für die Sekretion 280
–, Glucagonom 282, 470, 575
–, Inaktivierung 280
–, Konzentration im Serum, nüchtern 280
–, Proglucagon 280
–, Wirkungen 280, 281
– –, Kohlehydrat-, Fett-, Eiweißstoffwechsel 281
– –, Organfunktionen 281
– –, Sekretion endokriner Substanzen 281
Glucocorticoide 122
  (s.a. Nebenniere, Nebennierenrindenhormone, Cortisol, CBG, Cushing-Syndrom, Addison-Syndrom)
–, Aequivalenzdosen 123, 560
–, Wirkungen 122
Glucocorticoidinsuffizienz, familiäre 141, 148
Gluconeogenese 122, 279
Glukosetoleranz, pathologische 471
–, Glukagonom 575
–, -Test 471
Glycoproteinhormon 32
GnRH
  (s. LHRH)
Gonadendysgenesie
–, fetale Gonadotropinausschüttung 193
–, gemischte (XO/XY-Syndrom) 603
– –, Gonadoblastome, Dysgerminome 603, 604
–, Klinefelter-Syndrom 175
–, 46,XY-Konstellation (Swyer-Syndrom) 175, 594
Gonadoblastom 209, 594, 603
Gonadostat 34, 170, 196
–, 5α-Reduktase 421
–, Rolle der Monoamine des ZNS 421
–, postnatale neuroendokrine Hemmung 422
–, terminale Arborisation adrenerger Neurone 421
Gonadotropine 32, 43
  (s.a. LH und FSH)
–, Anstieg beim weiblichen Säugling 195
–, dysgenetische Ovarien 193

–, fetale Androgenbildung 163, 591
–, fetale Follikelbildung 190, 191, 192
–, fetale, Intersexualität 601
–, lokale Regulation durch Inhibitoren 203
Gonokokkeninfektion 628, 630
Großwuchs 349, 358
  (s.a. Gliederung Kap. 11 u. 12)
growth hormone
  s. Wachstumshormon
Guanosyltriphosphat (GTP) 7
Gynäkomastie 175, 176
–, Cyproteronacetat 445
–, Differentialdiagnose 452
–, Neugeborene 195
–, pubertierende Knaben 427, 449–451

Hashimoto-Thyreoiditis (Immunthyreoiditis) 71, 95
–, Differentialdiagnose bei blander Struma 521
–, Kombination mit anderen Autoimmunkrankheiten 96, 147
–, Hyperthyreose, temporäre 76
–, Hypothyreose, Ursache der erworbenen 85
Hautfettfaltenmessung
–, Normalwerte 528
HCG (humanes Choriongonadotropin)
–, HCG-Test bei Anorchie 176
–, Stimulation der Testosteronsekretion 173
–, Testdesign 173
–, Therapie 180, 181
Hermaphroditismus, echter 605
Hernia uteri Syndrom
  s. Oviduktpersistenz
Hiluszellen 194, 197
Hirnentwicklung
–, Schilddrüsenhormone 61
Hirsutismus 214
HLA-Antigene
–, akute Thyreoiditis 95
–, cong. adrenogenitales Syndrom 548
–, Hyperthyreose, Typ Basedow 71
Hochwuchs 349, 363
  (s.a. Gliederung Kap. 11 u. 12)
–, Therapie bei idiopathischem Hochwuchs 365
– –, Erfolg 366
– –, hormonelle Studien 366
– –, Nebenwirkungen 366, 367
– –, Richtlinien 365
Hormone 3
–, Bestimmungen 9
–, biolog. aktive (freie) Fraktion 5
–, Konzentrationen im Serum 6
–, Regulationsprinzipien 9
–, Sekretion 4

Hormone, Spezifität 5
–, Synthese 4
–, Transport 5
–, Wirkungsweise 5
Hormonkandidaten 3, 297, 307, 308, 309, 317
Hoyt-Syndrom (septo-optic-dysplasia with hypopituitarism) 440
Hutchinson-Gilford-Syndrom 389
H-Y-Antigen 591, 592–597
–, klinischer Status 591
Hyperaminoacidurie 247
Hyperkalzämie 247
Hyperparathyreoidismus, bei der Mutter, Auswirkungen auf das Neugeborene 238
Hyperplasie, glandulär-zystische 459
–, Endometriumkarzinom 465
Hyperprolaktinaemie
–, Amenorrhoe 462
–, Gonadotropinproduktion 31
–, Pubertas tarda 32
–, TRH-Therapie 43
Hyperthyreose 70 ff
–, Adenom, autonomes 72, 74
–, Typ Basedow 72
–, exogene Schilddrüsenhormonzufuhr 71, 72
–, HLA-System 71
–, jodinduzierte 75
–, Kombination mit anderen Krankheiten 77
–, Labordiagnostik 67
–, neonatale 74, 79
–, operative Therapie 77, 79
–, sekundäre 76
–, Thyreoiditis 71, 72, 76, 96
–, TSH oder TSH-ähnliche Aktivitäten 71, 74, 75
–, Vitamin-D-Status 235
–, Zyklusstörungen 460
Hypertonie
–, Adipositas 537
–, Aldosteronismus
– –, primärer 135, 138
– –, sekundärer 138, 139
–, Cushing-Syndrom 131
–, low-renin-Hypertension 139
Hypoaldosteronismus 149
Hypogonadismus 42, 175 ff, 180
–, hypergonadotroper 173, 175, 176, 449, 463
–, hypogonadotroper 42, 180, 449, 464
Hypokalzaemie 237 ff
–, Hypoparathyreoidismus 240
–, Neugeborene, frühe u. späte Form 237, 239
–, Pseudohypoparathyreoidismus 244
Hypomagnesiaemie 238, 239, 242

Hypoparathyreoidismus, Autoimmunkrankheiten 238, 239
Hypophysärer Minderwuchs 395 ff
–, diagnostische Verfahren, andere 400, 401
–, Formen und Ursachen 395
–, Geburtskomplikationen 396
–, hormonanalytische Beweisführung 399, 400
–, klinische Befunde 397
–, kombinierte HVL-Insuffizienz 397, 398
–, psychische Situation 297
–, Therapie 401, 402
– –, kombinierte Insuffizienzen 403, 404
– –, Modifikation der GH-Therapie 403
Hypophyse 15
–, Differenzierung hypophysäre versus hypothalamische Läsion 33, 40, 68, 400
Hypophysenhinterlappen (Neurohypophyse) 16, 38
Hypophysenvorderlappen (Adenohypophyse) 17
–, akzessorisches Gewebe 17
–, Prolaktingehalt 30
–, Wachstumshormongehalt 25
–, Zelltypen 19
Hypotension, idiopathische orthostatische 153
Hypothalamo-hypophysäre Überfunktionssyndrome
–, primäre (autonome) 44
–, sekundäre 44, 48
hypothalamo-neurohypophysäre Einheit 38
Hypothalamus 15
–, Differenzierung hypothalamische versus hypophysäre Läsion 33, 40, 68, 400
–, peptiderge Neuronensysteme 17
–, selektive Läsion 15
Hypothyreose
–, Fetalstadium, durch Therapie bei der Mutter 85
–, Häufigkeiten 81
–, neurologische Defekte 81, 85
–, nach operativer Hyperthyreosebehandlung 80
–, Prognose 92
–, pituitary overlap-Syndrom 441
–, primäre, Ursachen 80, 84, 85
–, sekundäre 85, 90, 91
–, Screening 87–89
–, Therapiekontrolle 92
–, Wachstumshormonstimulation 40
–, Zyklusstörungen 460
Hypotrophie, intrauterine 382
–, Ursachen 392

IGF 347
Immunadrenalitis 143
Immundefekt, DiGeorge Syndrom 239

Immunkomplex-Erkrankungen, Bedeutung der Leukotriene 326
Immunpoliendokrinopathie
s. Autoimmunkrankheiten
Immunthyreoiditis 71, 76, 85, 93, 96, 147
Impotenz 477
Inhibin 35, 168, 203
Inhibiting Hormon(e) 23
Inselzelladenom 282
Inselzellen (Langerhans)
-, patholog. Anatomie bei Typ I-Diabetes 286, 287
-, Pathophysiologie bei Typ I-Diabetes
- -, Insulin im Serum 287
- -, Restsekretion/C-Peptid 287
-, Zelltypen und Hormone 274
Insulin 246, 274 ff
-, antagonistisch wirkende Hormone 279
-, biologische Halbwertszeit 277
-, Diabetes, Typ I 287
-, Freisetzung und Hemmung durch Hormone 277, 305
-, „Inkretin" 277
-, Membrantransport 278
-, Molekül 274, 275
- -, biologisch aktives Zentrum 274
-, Normalwerte im Serum, nüchtern 278
-, Praepro- und Proinsulin 275, 276
-, Sekretion, zweiphasische 277
-, Stoffwechselwirkungen
-, tierisches 275
-, Typ-I-Diabetes 287
-, Überproduktion
- -, B-Zellhyperplasie 282
- -, Inselzelladenom 282
- -, Nesidioblastose 282
Intelligenz (-entwicklung)
-, Hypothyreose 81, 85
-, Klinefelter-Syndrom 175
-, Pseudohypoparathyreoidismus 243
Intrauterinpessar (IUP), Salpingitis 631

Jodbedarf 56, 524
Jodexzess, Hemmung
-, Jodination (Wolff-Chaikoff-Effekt) 63
-, Schilddrüsen-Hormonsekretion 63, 518
Jodfehlverwertung 80, 82, 518
Jodid
-, Hemmung der Schilddrüsenhormonsekretion 63, 518
-, T_3-Adaptation 518
Jodination 56, 63, 78, 82
Jodisation 56, 78, 82, 518
Jodmangel
-, endemische Struma 83, 518
-, TSH-Sekretion 63
-, T_3/T_4-Relation 57, 518

Jodthyrosin(e) (MJT und DJT) 56
-, Dejodasedefekt 83

Kalium
-, Differentialdiagnose des primären Aldosteronismus 138
-, Hyperkaliaemie
- -, Addison-Syndrom 141, 145
- -, adrenal bedingtes Salzverlust-Syndrom 554
- -, Verner-Morrison-Syndrom (Vipom) 573, 574
-, Hypokaliaemie
- -, Cushing-Syndrom (ectopic ACTH-Syndrom) 132
- -, Mineralocorticoid-Syndrome 135
-, Insulinwirkung 279
-, Na-/K-ATPase-Mangel bei Pseudohypoaldosteronismus 149
Kalkablagerungen
-, Hyperparathyreoidismus 247
-, Hypoparathyreoidismus 241
-, Pseudohypoparathyreoidismus 243
Kallmann-Syndrom 180, 464, 586
Kalzitonin 98
Kalzium
-, Bestimmung im Labor 263
-, Kalziumpoolverteilung 231
-, humorale Kalziolyse 231
-, als Hydroxylapatit im Knochen 230
-, Mangel s. Hypokalzaemie
-, Proteinbildung 226, 227
-, Regulierung der PTH-Synthese 226
-, „second messenger"-Funktion 227
-, Serumkalziumfraktionen 227
-, Substitutionsbehandlung 238, 242
Karzinogenese
-, Ovarialfunktion in der Adoleszenz 464, 465
-, Schutzfunktion der Gestagen- und Clomifenbehandlung 465
Katarakt 241, 383, 479
Katecholamine 152 ff
Kenny-Syndrom 389
KEV, s. konstitutionelle Entwicklungsverzögerung
Kleinwuchs 349, 357
(s. a. Gliederung Kap. 11 u. 12)
Klinefelter-Syndrom 175, 585
Klitorishypertrophie 551, 555
Knochenalter, s. Skelettalter
Knochenumbau 232
Koma
-, diabeticum 473, 485
-, hypothyreotisches 100
-, thyreotoxisches 101

Konstitutionelle Entwicklungsverzögerung (KEV) 448
–, Differentialdiagnose 361
–, Häufigkeit 358
–, Sexualhormonbehandlung bei KEV 361
–, Somatomedin 360
–, Wachstumshormonsekretion 359, 360
Kontrazeption/-tiva 637 ff
–, endokrine Reifungsprozesse 642
–, Längenwachstum 641
–, Therapie des Syndroms der polyzystischen Ovarien 215
–, Zyklusstörungen 641
Korticosteroide, s. Nebennierenrindenhormone
Kortikotropin-Releasing-Hormon 36
Kraniopharyngeom 19, 40, 47, 378, 440
Kryptorchismus 176
–, Abgrenzung von der Anorchie 177
–, Malignomrisiko 177
Kurz-Feedback (short-loop-feedback) 29, 34, 38

Lageanomalien der Testes
  s. Testisdystopie
Langerhans-Inseln des Pankreas
  s. Inselzellen
LATS, s. TSI
Laurence-Moon-Bidl-Bardet-Syndrom 395, 584, 585
L-Dopa 29, 30, 31, 33
Leydig-Zellen 165
LH (Luteinisierungshormon) 20, 34, 168, 591
–, Clomifen 34
–, episodische (pulsatile) Sekretion 34, 42, 43, 168, 197, 429,
–, feedback
– –, kurzer, auf LHRH 34
– –, positiver und negativer, von Oestrogenen 34, 195, 197, 457
– –, Testosteron 34, 168
–, Hyperprolaktinaemie 31
–, Konzentrationen im Plasma 171
–, LHRH-Test 34, 42, 173, 431–433
–, mittzyklischer Anstieg 457, 458
–, Oligo- und Amenorrhoe 463
–, pubertäre Entwicklung 429–433
–, Regulation der Sekretion 34
–, schlafinduzierte Sekretion 34, 168, 429
–, testikuläre LH-Rezeptoren und FSH 169
–, weibliche Säuglinge 195
LHRH (GnRH) 20, 34, 42
–, intranasal bei Testisdystopie 178
–, LHRH-Test 34, 42, 173, 431–433
–, pulsatile Sekretion 20, 429
Lipotropine 35

Liquor, Hormone 17
low birthweight dwarfism 382

Malabsorptionskrankheiten 374, 375
Mangelernährung, Wachstumsprozeß 378
Marfan-Syndrom 407
Marmorknochenkrankheit, s. Osteopetrosis
Mastopathie 465
Mauriac-Syndrom 477
McCune-Albright-Syndrom 77, 441, 445
Melatonin 34
Menarche 200
–, Gewicht 200
–, isolierte (prämature) 200, 443
–, Knochenalter 200
Meßmethoden, Hormone 9
Methoxamine 152
Metopiron-Test 36, 38, 44, 126
Minderwuchs 349, 363
  (s. a. Gliederung Kap. 11 u. 12)
–, diabetisches Mauriac-Syndrom 477
–, hypophysärer, s. hypophysärer Minderwuchs
–, polysymptomatische Minderwuchssyndrome 382, 383, 384
–, „primordialer" 382
–, rachitogener 382
–, Therapie bei idiopathischem 364
Mineralocorticoide 122
  (s. a. Nebenniere, Nebennierenrindenhormone, Aldosteron, Mineralocorticoidsyndrome)
–, Wirkungen 123
Mineralocorticoid-Syndrome 135 ff
–, isolierte Überproduktion, Desoxycorticosteron u. Corticosteron 139
–, low-renin-Hypertension 139
–, primärer Aldosteronismus (Conn-Syndrom) 135, 470
– –, Adenom 135, 137
– –, bilaterale adrenale Hyperplasie 135, 137
– –, Differentialdiagnose 137, 138, 139
– –, Orthostaseversuch 137
– –, Plasmareninaktivität (PRA) 135
– –, Seitendiagnose, Tumor 137
– –, Therapie 137, 138
–, sekundärer Aldosteronismus 138
– –, ACTH-abhängiger Aldosteronismus 139
– –, Bartter-Syndrom 138
– –, 17α-Hydroxylasemangel 139
– –, renale Erkrankungen 138
Minirin®, s. Desamino-D-Arginin-Vasopressin
MODY-Typ, Diabetes mellitus 470
Moniliasis 147, 238

Morbus Addison 143 ff
–, Lues 147
–, Pilzerkrankungen 147
–, Tuberkulose 147
–, zytotoxische Adrenalitis (Immunadrenalitis) 143
– –, Anamnese 143, 144
– –, HLA-System 143
– –, Klinik 144
– –, Labordiagnostik 145
– –, Therapie und Verlauf 146
Morbus Basedow 71
Morbus Langdon-Down, s. Trisomie 21
Morbus Recklinghausen (Neurofibromatose) 156
MSH (Melanozyten-stimulierendes Hormon) 145
Mulibrey-Syndrom 389

Natrium
–, Hypertonie, Cushing-Syndrom 131
–, Hyponatriämie, Addison-Syndrom 141, 145
–, Na-/K-ATPase-Mangel, Pseudohypoaldosteronismus 149
–, Retention, Mineralocorticoid-Syndrome 135
Nebennierenmark 154 ff
–, Verner-Morrison-Syndrom (VIPom) 574
Nebennierenrinde 106 ff
–, endokrinologische Untersuchungsverfahren 125
– –, Funktionsteste 126
–, Erkrankungen
– –, Addison-Syndrom 139
– –, Cushing-Syndrom 127
– –, Enzymdefekte der Steroidproduktion 141, 142, 547
– –, isolierte Insuffizienzen 148
– –, Mineralocorticoid-Syndrome 135
– –, Tumore 149
–, Speicherfähigkeit 106
–, Syndrom der polycystischen Ovarien 215, 460
–, Zonen, histologische, steroide 106
Nebennierenrindenapoplexie 148
Nebennierenrindenhormone 37, 106 ff
 (s. a. Cushing-Syndrom, Mineralocorticoid-Syndrome, Addison-Syndrom)
–, Einteilung nach Hauptfunktionen 122
–, Formelbilder, Syntheseweg 108
–, Harnmetaboliten 114
–, Hemm-Lokalisationen für feedback 37
–, histologische Zonen 106
–, isolierte Insuffizienzen 148, 149
–, Konzentrationen im Plasma 116
–, Strukturformen 107
–, Syntheseschritte 110

–, Prinzipien des Metabolismus 113
–, Wirkungen 122–124
Nebennierenrindentumore 149
Nebennierenrinden-Unterfunktion
–, primäre; s. Addison-Syndrom, Morbus Addison
–, sekundäre 43, 147
– –, nach pharmakologischer Steroidtherapie 147
Nebenschilddrüsen 219 ff
–, kongenitale Aplasie 239
–, Zelltypen, PTH-Sekretion 221
Nelson-Syndrom 133
Nephrocalcinose 247
Nesidioblastose 282
Neuropeptide 21, 28
Neurophysin 39
Neurotransmitter 19
–, Aktivität, Beeinflussung 23–25
–, Effekt 23
–, nichtpeptiderge 22
–, peptiderge (Neuropeptide) 28
Nikotinabusus 391
Noonan-Syndrom 388, 587
Noradrenalin 20, 33, 34, 152, 153
NSILA (non suppressible insulin like activity) 278
Nulldiät 539

Ödem, Testosteron, hohe Dosen 167
Oestradiol
–, Abfall, weibliche Neugeborene 195
–, Amplituden 197, 200
–, feedback
– –, positiver, LH-Ausschüttung 197, 434
– –, negativer 195, 434
–, Kleinkindalter 196
–, Pubertät 197, 434
Oestriol 193
Oestrogenbiosynthese, Zweizellentheorie 198
Oestron 197
Orchidometer 164, 425
Orchitis 178
Oophoritis 206
Osteitis fibrosa cystica 247
Osteogenesis imperfecta 381
Osteopathie, renale
–, Ätiologie 248
–, Diagnostik 251
–, Klinik 249
–, Therapie 251, 252
Osteopetrosis (Albers-Schönberg) 381
Ovarialzysten 192, 195, 196, 208, 439
Ovarien 187 ff
–, feedback
– –, Fetalzeit 193

Ovarien, feedback, negativer, Entwicklung 195
–, fetale Follikelbildung 190, 191
–, Follikelentwicklung 194–197
– –, Bindungsfähigkeit, Gonadotropine 200
– –, ovulatorischer Zyklus 202–204
–, Hormone 198, 199
–, Keimzellenmeiose und FSH beim Feten 189
–, polyzystische
– –, Fetus 192
– –, Kindesalter (präpubertär) 195
– –, Pubertätsbeginn 196
–, ovariell synthetisierte Hormone 199
– –, Androgene 198
–, postpartale Lageänderungen 194
–, rectoabdominale Untersuchung 196
–, Syndrom der polyzystischen 214, 460
Oviduktpersistenz 602
Oxandrolon
–, Nierenerkrankungen mit Wachstumsstörung 377
–, Kombinationstherapie mit Wachstumshormon 403
–, Turner-Syndrom 388
Oxytocin 38, 39

Pätau-Syndrom 384
Pearl-Index (PI) 637
Pelvic inflammatory disease (PID)
s. Salpingitis
Pendelhoden („retractile Testis") 176
Pendred-Syndrom 82, 521, 584
Perzentilensprung 349, 357, 374
Phäochromozytom 155
–, Bösartigkeit 155
–, diabetische Stoffwechsellage 470
–, Diagnostik 155, 156
–, extraadrenale Lage 155
–, Gastrinom 569
–, Hypergastrinämie 565
–, paroxysmale Hypertonie 155
–, provokative Teste 155
–, Therapie 156
Phosphatase, alkalische 241, 247, 250, 255, 258, 259, 263
Phosphor/Phosphat 229, 230, 231, 238, 241, 243–246, 248, 250, 255, 257–263
Pigmentierung
–, Addison-Syndrom 144
–, MSH 145
pituitary overlap-Syndrom 86, 441
Plasma-Renin-Aktivität, s. PRA
polycystisches Ovarialsyndrom 215, 460
Polydipsie 39
–, Diabetes insipidus centralis 47
–, psychogene 40, 47

Polyglanduläre Insuffizienz
s. Autoimmunkrankheiten
PP (pancreatic polypeptide) 274, 281, 297, 312
–, multiple endokrine Adenomatose 312
–, tumoröse Überproduktion 575
PRA (Plasma-Renin-Aktivität) 135
–, Aldosteronismus
– –, ACTH-abhängiger 139
– –, primärer, Differentialdiagnose 137, 138
–, Bartter-Syndrom 138, 139
–, cong. adrenogenitales Syndrom mit Salzverlust 549, 554, 555
–, Normalwert (liegend) 562
–, renale Erkrankungen 138
Prader-Labhard-Willi-Syndrom 392, 470, 537, 585, 587
Pränataldiagnostik 89, 622
Primordialfollikel 189
–, Cortex ovarii 194
–, Wachstumsstadien 190
Prohormon 4, 35, 223, 275
Prolaktin 23, 30, 193
–, Altersabhängigkeit 32, 434
–, Amenorrhoe 462
–, Ausfall 42
–, Differenzierung hypothalamische versus hypophysäre Läsion 40
–, Gonadenfunktion 31
–, Mammaentwicklung 31
–, physiologische Bedeutung 30
–, Regulation der Sekretion 31
–, Stimulation durch TRH 31, 32
–, Progesteronsynthese im Ovar 201
–, stimulierende und hemmende Faktoren 31
Prolactinom 43
s.a. Hyperprolaktinämie
Prostaglandine
(s.a. Prostanoide, Arachidonsäure)
–, Analoga und Abortinduktion 334
–, Blutabnahme zur Bestimmung 322
–, Desaktivierung in der Lunge 324
–, Hemmung der Synthese
– –, Antipyretica 324
– –, Glucocorticoide 324
–, Ovarialfunktion 204, 327, 332, 333, 459
–, primäre 318
–, Quantifizierung 322
–, Reproduktionsbiologie 330 ff
–, spezielle Entitäten 330
– –, Bartter-Syndrom
– –, hämolytisch-urämisches Syndrom
– –, Hochdruck
– –, nephrogener Diabetes insipidus
–, Steroidogenese 120, 121
–, Synthese 318, 319, 329
– –, Nieren 329

Prostanoide 318, 324, 325
  (s. a. Prostaglandine, Arachidonsäure)
–, hämostatisches Gleichgewicht 328
–, Nierenfunktion 329
–, Reninfreisetzung 329
–, Wirkung auf
– –, Gefäßmuskulatur 327
– –, Thrombozytenaggregation 327
Proteinbindung 110
  (s. a. Transportprotein)
–, physiologische Bedeutung 111
Proteinsynthese
–, spezifische 7
Pseudohermaphroditismus 589
–, männlicher 592 ff
– –, defekte Gonadotropinregulation in der Fetalzeit 601
– –, Leydig-Zellen-Dysfunktion 601
– –, Typ I 599
– –, Typ II 600
–, weiblicher 602, 603
Pseudohypoaldosteronismus 149
Pseudopubertas praecox,
  s. vorzeitige Geschlechtsentwicklung Kap. 14 445 ff
psychosozialer Klein-/Minderwuchs 23, 379
–, endokrinologische Befunde 379
PTH (Parathormon) 220, 221
–, Bestimmung 263
–, Kalziumstoffwechsel 227
–, mittregionale und C-regionale PTH-Peptide 224
–, Modulatoren der Sekretion 226
–, Organmodulation der Wirkung 225
–, organspezifische Fragmentierung 224, 225
–, Prä-Pro-/und Pro-PTH 223
–, PTH-Peptide 223, 224
–, spezifische Organwirkungen 227–229
–, Synthese, Transport, Sekretion 223
Pubertas praecox vera hypothalamica 438 ff
–, Ätiologie 439
–, endokrine Befunde 440
–, familiäres Auftreten 438
–, sekundärer Klein- und Minderwuchs 440
Pubertas tarda 437, 448, 476, 477
Pubertät
  (s. a. Gliederung Kap. 13 u. 14)
–, diabetische Kinder 476, 477
–, Knochenalter 424, 439
–, männlicher Pseudohermaphroditismus 600, 601
–, vorzeitige und verspätete Pubertätsentwicklung 438
–, zeitliche Varianz des Beginns 423
Pubertätswachstumsschub 424, 426, 439

Pubesentwicklung 425, 426
Pyosalpinx 633

Rachitis
–, Differentialdiagnose, Formen 257
–, Einteilung 253
Radiojod-Zweiphasentest 67
Reifenstein-Syndrom 176
Rekurrensparese 98
Releasing (hypothalamische)-Hormon(e) 15, 19, 28, 36
Renin, s. PRA (Plasma-Renin-Aktivität)
Renin-Angiotensin-System 120, 121, 138
Resistant-ovary-Syndrome 463
Retroprogesteron 461
Rezeptor(en) 6
–, Defizienz („Rezeptorstörung") 8
–, Membranrezeptor 6
–, Zytosolrezeptor 6
Riesenwuchs 349
Rothmund-Thomson-Syndrom 389
rT_3 (reverse-Trijodthyronin) 56–59, 63, 89

Salpingitis 206
–, akute, infektiöse 629
–, iatrogene 631
–, sonstige 632
Salzverlustkrise 560, 561
–, Akuttherapie bei AGS mit 561
Salzverlustsyndrom
–, adrenale Enzymdefekte (AGS)
– –, frühe Syntheseschritte 142, 143
– –, späte Syntheseschritte 143, 548, 549, 552
–, Pseudohypoaldosteronismus 149, 555
Schilddrüse 55 ff
–, Fernmetastasen, Malignome 98
–, Hypothyreose-Screening 81, 87, 88, 89
–, Sonographie 64
–, Zytodiagnostik 66, 98
–, Dysplasie 80
–, Ektopie 66, 80, 81
Schilddrüsenhormone 56 ff
–, Fetal- und Perinatalzeit 58
–, Halbwertszeit, T_4 und T_3 57
–, Harnausscheidung 58
–, Hirnentwicklung 61
–, Hormonsekretion 56, 63
–, Hormontransport 57
–, Hyperthyreose 71, 72, 76
–, Hypothyreose 82, 89
–, Kindes- und Jugendalter 59
–, Konjugation mit Glucuron- und Schwefelsäure 58
–, Konzentration im Blut 57, 59
–, metabolische Wirkung 60
–, Produktion von rT_3 57
–, Synthese von T_3 und T_4

Schilddrüsenhormone, T$_4$-Dejodierung 57
–, T$_4$-T$_3$
– –, Konversion 57–59, 91
– –, Relation bei TSH- und Jodmangel 57
schilddrüsenstimulierende Antikörper,
   s. TSI
Schilddrüsenszintigraphie 64
–, fehlende Speicherung 64
–, hormonell inaktive Bezirke 64
–, Hyperthyreose 76
–, kalte, warme, heiße Knoten 64, 98
–, Schilddrüsenmalignome 98
Schwangerschaft bei Jugendlichen 636, 644
Screening auf Hypothyreose 81, 87–89
Seckel-Syndrom 389
Sekretin 297, 298, 303, 363, 567
–, Sekretinfamilie 299, 300
–, Stimulation der Sekretion
– –, durch HCl 303, 304
– –, des Pankreas 306
Serotonin 20, 28, 34, 36, 274, 576
Sertoli-cell-only-Syndrome 179
SHBG (Sexualhormon-bindendes Globulin) 168, 215, 433
Short-loop-feedback, s. Kurzfeedback
Silver-Russel-Syndrom 392, 587
Sipple-Syndrom 98, 156, 584
Skelettalter
–, cong. adrenogenitales Syndrom 554
–, hypophysärer Minderwuchs 397, 402
–, isolierter Gonadotropindefekt 180
–, Maß für das biologische Alter 355, 424
–, Menarche 200
–, Streuung zum chronologischen Alter 355
–, substitutiver Cortisoltherapie 146
–, Verzögerung bei Hypothyreose 84, 89
Smith-Lemli-Opitz-Syndrom 389, 587
Somatomammatropin(e) 23
Somatomedin(e) (SM) 346, 347
–, Dissoziation Wachstumshormon/Somatomedin 378
–, Halbwertszeit 346
–, idiopathischer Hoch- und Minderwuchs 363, 364
–, Lebererkrankungen 375
–, Mangel
– –, primärer 405
– –, sekundärer, bei β-Thalassämie 375
–, NSILA 347
–, Inhibitoren 376
–, „sulfation factor" 346
–, Transportprotein 346
–, Unterschiede zwischen Bioassay und Radiorezeptorassay bei Nierenkrankheiten 376, 377

–, Wirkung des Wachstumshormons und
   SM 26, 346, 401
Somatostatin 20, 28, 274, 297, 311
–, Bildungsorte 281
–, Somatostatinom 282, 470, 574
–, Wirkung auf andere Hormone 20, 21, 281
Somogyi-Phänomen 494, 502
Sotos-Syndrom 408
Spätentwickler 358
Speicherkrankheiten 390
Spermatogonien 165
Spironolacton 138
spondyloepiphysäre Dysplasien 381
Sterilität
–, Komplikation bei Maldescensus testis 177
–, Oophoritis 206
–, Orchitis 176
–, postsalpingitische 631, 633
Steroiddiabetes 130
Steroide 6
–, Konzentrationen im Plasma 116
–, Nebennierenrinde 106
s. Nebennierenrindenhormone
–, pharmakologische Dosen und Wachstumsstörung 379
–, Vitamin-D-Status 235
STH (Somatotropin), s. Wachstumshormon
Stimmbruch 167
Struma
–, blande 80, 515 ff
–, Differentialdiagnose 520
–, diffusa 70, 519
–, endemische (Kretinismus) 81, 82
–, Größeneinteilung 515
–, Hyperthyreose 70
–, jodavide 76
–, Jodidtherapie 521
–, Jodprophylaxe 523, 524
–, nodosa 70, 519
–, Schilddrüsenektopie 64, 519
Strumigene 82, 85, 518
–, Klassifizierung 519
Substanz P 312, 566, 567
–, Chorea Huntington 566, 567
–, Hirschsprung'sche Krankheit 566, 567
Swyer-Syndrom 175, 593
–, H-Y-Antigen 594, 595
–, maligne Transformation der Gonadenrudimente 594
Syndrom der polycystischen Ovarien 215, 460
Syndrome
   (s. a. Eigennamen)
–, genetische, mit Prädisposition zur Glukoseintoleranz 585
–, multiple endokrine Überfunktion oder Neoplasie

–, multiple endokrine Unterfunktion 584
–, multiple Fehlbildungssyndrome mit unvollständiger Maskulinisierung oder anderer Genitalfehlbildung 586
–, polypeptidproduzierende Tumoren im Gastrointestinaltrakt 568

T_3 (Trijodthyronin) 32, 33, 56 ff
T_3-in-vitro-Test 67
–, Bindung an Transporteiweiße 57
–, freie Fraktion 57
–, Fetal- und Perinatalzeit 58
–, Halbwertszeit 57
–, Hyperthyreose 72
–, Hypothyreose 82, 89
–, Jodmangel 57, 518
–, Konversion aus T_4 57–59, 91
–, Konzentration im Blut 57, 59, 60
–, Sekretion 56
–, Synthese 56
–, Wirkung 60
T_4 (Thyroxin) 32, 33, 56 ff
–, Bindung an Transporteiweiße 57
–, Dejodierung 57
–, Fetal- und Perinatalzeit 58
–, freie Fraktion 57, 67
–, Halbwertszeit 57
–, Hyperthyreose 72
–, Hypothyreose 82, 89
–, Jodmangel 57, 518
–, Konversion zu T_3 und rT_3 57–59, 91
–, Konzentration im Blut 57, 59, 60, 67
–, Sekretion 56
–, Synthese 56
–, Wirkung 60
TBG (Thyroxin-bindendes Globulin) 5, 57
–, extrathyreoidale Beeinflussung 57, 63, 67
–, Quotient TBG/Gesamt-T_4 67
TBPA (Thyroxin-bindendes Präalbumin) 5, 57
Testes 163 ff
–, dysgenetische 175
–, exogene Schädigungen 178
–, Hormonproduktion in der Fetalzeit 163
–, intratubulärer Testosterongehalt 169
–, Klinefelter-Syndrom 175
–, Syndrom der rudimentären Testes 175
–, Vergrößerung bei dystopem NNR-Gewebe 182, 552
–, Volumen 164, 426
–, XY-Gonadendysgenesie (Swyer-Syndrom) 175
Testisdystopie 176
–, endokrine Dysfunktion 177
–, feinstrukturelle Veränderungen an den Gonaden 177
–, Malignomrisiko 177

–, Spermatogonienzahl 177
–, Therapieschemata 178
–, Trisomie 21, 383
Testisentwicklung, Induktion
–, H-Y-Antigen 591, 593
–, Y-Chromosom 163, 590, 591
Testisvolumen 175, 181
–, Fertilität 165
–, Säuglings- und Kindesalter 163
–, Zunahme während der Pubertät 164, 426
Testosteron
–, cong. adrenogenitales Syndrom 551, 555
–, DHA und Androstendion als Präkursorhormone 166, 168
–, extragenitale Wirkung 167
–, genitale Wirkung 167
–, negativer feedback, Gonadotropine 168
–, Plasmakonzentrationen 118, 171, 172, 433
–, Sekretion und Funktion in der Fetalzeit 163, 590, 591, 598, 600, 607
–, Syndrom der polycystischen Ovarien 214, 460
–, Synthese
– –, und Metabolismus 166, 167, 168
– –, Störungen 179, 180, 598
–, Therapie mit 180, 181
Tetanie
–, Hypoparathyreoidismus 240
–, Therapie im akuten Anfall 242
Thelarche 424
–, prämature 442
– –, DD pubertas praecox vera 442, 443
– –, Oestradiol 442
– –, Oestrogenreaktion im Vaginalepithel 442
Thyreoglobulin 56
–, Proteasedefekt 83
–, Synthesedefekt 83
Thyreoiditis (Immun-) 71, 76, 85, 95, 96, 147
Thyreostatika
–, Behandlung mit 77–79
–, kombinierte Behandlung mit Schilddrüsenhormonen 78
–, Nebenwirkungen 78, 85
Transcortin, s. CBG
Transducer 6, 7
Translation 5
Transportproteine 5, 111
–, Albumin 5, 57
–, Neurophysin 39
–, SHBG 5, 168
–, Somatomedin 346
–, TBG 5, 57
–, TBPA 5, 57
–, Transcortin 5, 111
Transskription 5, 8

TRH 19, 33
–, Halbwertszeit 62
–, Therapie bei TSH-Ausfall 43
–, Test 33, 68
– –, Hyperthyreose 72, 76
– –, intravenös 33, 68
– –, oral 33, 68
– –, verspäteter TSH-Anstieg im TRH-
  Test 33, 68
Trisomie 13 384
Trisomie 18 383
Trisomie 21 383
–, Alter
– –, der Mutter 383
– –, des Vaters 383
–, hormonelle Kontrazeptiva 383
–, Inzidenz 383
–, partielle Trisomie 383
–, Prädisposition zu Glucoseintoleranz 585
–, Translokationsformen 383
trophische Störungen, ektodermale Gewebe 240
TSH (Thyroideastimulierendes Hormon) 19, 32
–, Basalwerte 67
–, blande Struma 518
–, Hyperthyreose 76
–, hypothalamo-hypophysäre Insuffizienz 43
–, Hypothyreose 80–82, 90
– –, Screening 81, 87–89
–, isolierter Ausfall 43
–, Plasmahalbwertszeit 62
–, Regulation der Sekretion 32
–, Stimulationstest mit TSH 68
–, Therapie mit TRH 43
–, zirkandiane Rhythmik 62
TSI (Thyreoidea-stimulierende Immunglobuline) 69, 74
Tuber cinerium 15, 17, 28
Tuboovarialabszeß 633
Tubuli seminiferi 165
Turner-Syndrom 213, 384 ff, 448, 585
–, chromosomale Befunde 384
–, Differentialdiagnose 387, 388
–, Entstehung 384
–, fertile Turner-Patientinnen 387
–, geistige Entwicklung 386
–, gonadale Entwicklungsstörung 384
–, Häufigkeit 384
–, H-Y-Antigen 589
–, hypergonadotroper Hypogonadismus 386
–, spontane Pubertätsentwicklung 387
–, Strukturveränderungen an den Knochen 386
–, Therapie 388
–, Verteilung der Dysmorphiesymptome 385
–, Wiederholungsrisiko 384

–, Mißbildungen
– –, Herz 386
– –, Bereich der Nieren 386
Turner-Syndrom, männliches
  s. Noonan-Syndrom

ulcus/ulcera
–, Zollinger-Ellison-Syndrom 569, 570
α-Untereinheit 32
–, isolierte im Blut 33
β-Untereinheit 32
–, immunochemische Spezifität

Vanillinmandelsäure 152
Varikozele 179
Vasopressin 35
Verkalkungen,
  s. Kalkablagerungen
Verner-Morrison-Syndrom 283, 312, 573
VIP (vasoactive intestinal peptide) 21, 274, 297, 310
–, Stimulation der intestinalen Wasser- und Elektrolytsekretion 310
–, VIPom 571
Vitamin D-Gruppe 232 ff
–, Struktur aktiver D-Hormone 233, 234, 235, 236
–, Therapie mit Vitamin D_3 und D-Metaboliten 242, 260
–, Vitamin D_3-Metabolismus 234
Vitamin D-Metabolitenspektrum 234
Vitamin D-Prophylaxe 253, 254
Vitamin D-Überdosierung 242, 247, 262

wachstumsfördernde Faktoren
  s. a. Oestrogene, Testosteron, Schilddrüsenhormone, Wachstumshormon, Somatomedin(e)
–, epidermal growth factor 347
–, multiplication activity factor 347
–, nerve growth factor 347
–, NSILA-Gruppe 347
Wachstumshormon – Releasing-Hormon 28
Wachstumshormon 23, 25, 346
–, Aktivität 25
– –, biologische 25
– –, immunochemische 25
–, alternative Quellen 25
–, Altersabhängigkeit der Basalwerte 29
–, Basalwerte 29
–, Beeinflussung durch Pharmakologische Steroidtherapie 380
–, cerebralorganische Wachstumsstörung 378
–, Geschlechtsunterschied 29
–, Hemmung durch
– –, freie Fettsäuren 29
– –, Glucocorticoide 29

Stichwortverzeichnis 663

– –, Kurzfeedback 29
–, Hypothyreose 40
–, Konzentrationen i. Plasma 29
–, lymphoblastische Leukämie 380
–, Mangel, Formen und Ursache 395
–, Niereninsuffizienz 376
–, Nierentransplantation 376, 377
–, pharamakologische Beeinflussung 27, 30
–, psychosoziale Wachstumsstörung 379
–, Regulation der Sekretion 28, 29
–, Speziesspezifität 25
–, Stimulation durch
– –, Neuropeptide 28
– –, Slow-wave-Schlaf 29
– –, sonstige Faktoren 29
–, Stimulationsteste 29, 30
–, Stimulationsfähigkeit, verminderte 30
–, Stoffwechselwirkungen 26
–, therapeutische Anwendung 402, 403
–, –, Antikörperbildung 402
–, Wirkung, direkte 26
–, Zusammensetzung 25
Wachstumspotenz 345, 364
Wachstumsprognose
–, hochwüchsige Mädchen 356, 365
Wachstumsrate 349
–, Adrenarche 355
–, Altersabhängigkeit 355, 356, 424, 426
–, Cortisolsubstitution 146
–, Diabetes mellitus 476
–, hypophysärer Minderwuchs 396, 402
–, renale Osteopathie 250
Wachstumsstörung (Längen-)
 (s. Kap. 12)
–, Diabetes mellitus 476
–, Hypothyreose 92
–, Pseudohypoparathyreoidismus 243
–, renaler Hyperparathyreoidismus 250
Waterhouse-Friderichsen-Syndrom 148

Wiedemann-Beckwith-Syndrom 407, 585
Wiederholungsrisiko, genetisches 614
Williams-Beuren-Syndrom 247
Wirkungskette, hormonelle 7
Wolff-Chaikoff-Effekt 63

XO/XY-Syndrom 603, 604

Zahnerkrankungen 241
Ziellänge 357
Zollinger-Ellison-Syndrom 282, 312,
 569–572, 573
Zuckerkandl'sches Organ 155
Zwergwuchs 349
zyklisches Adenosinmonophosphat
 (cAMP) 7, 61, 219, 228, 229, 230, 241,
 243–247, 264, 328
Zyklus, weiblicher 458
–, abnormale Blutungen 458, 459
– –, Diagnose und Differentialdiagnose 459,
 460
– –, Grundbehandlung zur Zyklusregula-
 tion 461
– –, Notfallbehandlung 460
– –, symptomatische Behandlung 461
–, anovulatorischer 457, 458
–, Einfluß auf Allgemeinbefinden und Psy-
 che 205
–, Hormonwerte in der 2. Zyklushälfte 201
–, Oestrogenentzugsblutungen, unregelmäßige 201, 424
–, ovulatorischer 202
– –, corpus luetum 204
– –, Follikelphase 202, 203
– –, Follikelruptur 204
– –, Häufigkeit 201
– –, Lutealphase 204
– –, Luetolyse 204
– –, präovulatorischer LH-Gipfel 204, 457

Pathologie der endokrinen Organe

Von E. Altenähr, W. Böcker et al.
1981. 669 Abbildungen in 886 Einzeldarstellungen. XLIII, 1309 Seiten (Spezielle pathologische Anatomie, Band 14).
Gebunden DM 780,-
ISBN 3-540-10132-2

Krankheiten der endokrinen Organe sind in besonderer Weise dadurch gekennzeichnet, daß spezielle Veränderungen einer endokrinen Drüse zu komplizierten Regulations- und Korrelationsstörungen des übrigen Endokriniums führen und darüber hinaus auch Auswirkungen auf den gesamten Organismus haben können. Eine spezielle Pathologie muß diesen Gegebenheiten Rechnung tragen.
Im Mittelpunkt der Thematik steht eine aktuelle, durch zahlreiche Abbildungen und Tabellen belegte Darstellung der krankhaften speziellen Veränderungen der einzelnen Hormondrüsen, dokumentiert durch elektronenmikroskopische, immunhistologische und zytochemie Befunde. Innerhalb der einzelnen Kapitel (Hypophyse, Epiphyse, Schilddrüse, Nebenschilddrüsen, endokrines Pankreas, Nebennieren, Paraganglien) wird jeweils einleitend auf die wichtigsten Grundlagen von Anatomie, Physiologie und Embryologie eingegangen. Es folgt eine systematische Charakterisierung der wichtigsten Krankheitsprozesse (Mißbildungen, Kreislauf- und Stoffwechselstörungen, Entzündungen, Hyperplasien und Tumoren). Im Hinblick auf klinische Krankheitsbilder werden auch die Über- und Unterfunktionszustände in ihrem morphologischen Substrat geschildert.
Die gesamte Darstellung ist bewußt auf die menschliche Pathologie abgestellt. Experimentelle Daten werden nur dort herangezogen, wo sie für das Verständnis der Veränderungen beim Menschen wichtige Informationen liefern. Übergeordnete Regulationsstörungen werden in zwei gesonderten Kapiteln (Pluriglanduläre Störungen, Paraneoplastische endokrine Syndrome) abgehandelt. Auf die Auswirkungen der endokrinen Organveränderungen auf andere Organsysteme wird jeweils in den einzelnen Kapiteln hingewiesen, speziell auf den Diabetes mellitus im Kapitel „Endokrines Pankreas".
Die einzelnen Kapitel wurden von intenational anerkannten Wissenschaftlern und Experten auf dem Gebiet der Endorinologie verfaßt.

P. Hürter

Diabetes bei Kindern und Jugendlichen

Klinik Therapie Rehabilitation
Mit einem Beitrag von H. Hürter und einem Geleitwort von Z. Laron
2., vollständig überarbeitete und erweiterte Auflage. 1982. 50, zum Teil farbige Abbildungen, 52 Tabellen. XVI, 325 Seiten
(Kliniktaschenbücher)
DM 29,80
ISBN 3-540-11035-6

Das jetzt in zweiter, völlig überarbeiteter und erweiterter Auflage vorliegende Taschenbuch berücksichtigt die in den letzten Jahren gewonnene Vielzahl neuer Erkenntnisse auf dem Gebiet des Diabetes sowie die Skala therapeutischer Möglichkeiten. Besonders ausführlich wird auf die diabetische Mikroangiopathie und andere Spätkomplikationen eingegangen, die Therapie der diabetischen Ketoacidose erläutert sowie eingehend die Indikation und Durchführung der psychologischen Betreuung diabetischer Kinder und Jugendlicher und ihrer Eltern dargestellt.
„Das Taschenbuch ist unentbehrlich für jeden, der diabetische Kinder und Jugendliche zu betreuen hat, jedoch wird auch der Internist, der nur Erwachsene betreut, manches finden, was für seine Tätigkeit wichtig ist." *(Pro Medico)*

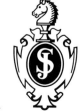

Springer-Verlag Berlin Heidelberg New York

Monographs on Endocrinology

Editors: F. Gross, M.M. Grumbach, A. Labhart, M.B. Lipsett, T. Mann, L.T. Samuels †, J. Zander

Volume 15
A.T. Cowie, I.A. Forsyth, I.C. Hart
Hormonal Control of Lactation
1980. 64 figures, 7 tables. XIV, 275 pages
Cloth DM 88,-. ISBN 3-540-09680-9

Volume 16
J.E.A. McIntosh, R.P. McIntosh
Mathematical Modelling and Computers in Endocrinology
1980. 73 figures, 57 tables. XII, 337 pages
Cloth DM 88,-. ISBN 3-540-09693-0

Volume 17
J. Chayen
The Cytochemical Bioassay of Polypeptide Hormones
1980. 72 figures, 7 tables. XIV, 208 pages
Cloth DM 78,-. ISBN 3-540-10040-7

Volume 18
I.J. Chopra
Triiodothyronines in Health and Disease
With a Contribution by V. Cody
1981. 76 figures, 18 tables. IX, 145 pages
Cloth DM 78,-. ISBN 3-540-10400-3

Volume 19
P. Mauvais-Jarvis, F. Kuttenn, I. Mowszowicz
Hirsutism
1981. 32 figures, 10 tables. XI, 110 pages
Cloth DM 68,-. ISBN 3-540-10509-3

Volume 20
R. Volpé
Auto-immunity in the Endocrine System
1981. 32 figures, 15 tables. X, 187 pages
Cloth DM 96,-. ISBN 3-540-10677-4

Volume 21
A.E. Schindler
Hormones in Human Amniotic Fluid
1982. 23 figures, 133 tables. XII, 158 pages
Cloth DM 98,-. ISBN 3-540-10810-6

Volume 22
D.T. Krieger
Cushing's Syndrome
1981. 27 figures in 42 separate illustrations (2 in color)., 24 tables. IX, 142 pages
Cloth DM 88,-. ISBN 3-540-10811-4

Volume 23
E. Flückiger, E. Del Pozo, K. von Werder
Prolactin: Physiology, Pharmacology and Clinical Findings
1982. 54 figures, 14 tables. X, 224 pages
Cloth DM 96,-. ISBn 3-540-11071-2

Volume 24
J.C. Brown
Gastric Inhibitory Polypeptide
1982. 32 figures, 1 table. XI, 88 pages
Cloth DM 68,-. ISBN 3-540-11271-5

Springer-Verlag
Berlin
Heidelberg
New York

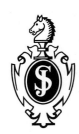